T0200199

SEGUNDA EDICIÓN

Manual de Tratamiento de la enfermedad renal crónica

SEGUNDA EDICIÓN

Manual de Tratamiento de la enfermedad renal crónica

Edited by

John T. Daugirdas, MD

Clinical Professor of Medicine
Division of Nephrology
University of Illinois at Chicago
Chicago, Illinois

Wolters Kluwer

Philadelphia · Baltimore · New York · London
Buenos Aires · Hong Kong · Sydney · Tokyo

Av. Carrilet, 3, 9.ª planta, Edificio D - Ciutat de la Justícia
08902 L'Hospitalet de Llobregat
Barcelona (España)
Tel.: 93 344 47 18
Fax: 93 344 47 16
Correo electrónico: consultas@wolterskluwer.com

Traducción
Dr. Israel Luna Martínez

Revisión científica
Dr. Antonio Méndez Durán
Nefrólogo. Especialista en Hipertensión Arterial
Coordinador de Programas Médicos
División de Hospitales, Dirección de Prestaciones Médicas
Instituto Mexicano del Seguro Social

Dr. Edgar Dehesa López
Medicina Interna/Nefrología
Hospital Civil de Culiacán

Dra. Adriana Flores Palacios
Nefrología y Trasplante Renal en el Hospital General Regional No 1, Director Médico de
Renal Center Life, Secretaria Administrativa del Colegio de Nefrólogos de México

Dirección editorial: Carlos Mendoza
Editor de desarrollo: Cristina Segura Flores
Gerente de mercadotecnia: Stephanie Manzo Kindlick
Maquetación: Carácter Tipográfico/Eric Aguirre • Aarón León • Ernesto Aguirre
Adaptación de portada: Jesús Esteban Mendoza Murillo
Impresión: C&C Offset-China/Impreso en China

CCS0619

Aseel Alsouqi, MD
Postdoctoral Fellow
Division of Nephrology and
    Hypertension
Vanderbilt University School of
    Medicine
Nashville, Tennessee

Deepa Amberker, MD
Fellow
Division of Nephrology
Washington University School of
    Medicine
St. Louis, Missouri

**Cheryl A.M. Anderson, PhD,
MPH, MS**
Associate Professor of Preventive
    Medicine
Department of Family Medicine and
    Public Health
University of California San Diego
San Diego, California

George L. Bakris, MD
Professor of Medicine
Section of Endocrinology, Diabetes,
    and Metabolism
Pritzker School of Medicine
University of Chicago
Chicago, Illinois

David A. Calhoun, MD
Professor of Medicine
Vascular Biology and Hypertension
    Program
University of Alabama at
    Birmingham
Birmingham, Alabama

Doris T. Chan, MBBS, PhD, FRACP
Consultant Nephrologist
Department of Renal Medicine
Sir Charles Gairdner Hospital
Nedlands, Western Australia

Steven C. Cheng, MD
Associate Professor of Medicine
Division of Nephrology
Washington University in St. Louis
St. Louis, Missouri

**Kai Ming Chow, MBChB,
MRCP(UK)**
Consultant and Chief of Service
Department of Medicine and
    Therapeutics
Prince of Wales Hospital
Sha Tin, Hong Kong, China

Jonathan C. Craig, MD, PhD
Professor of Clinical Epidemiology
School of Public Health
University of Sydney
Centre for Kidney Research
Children's Hospital at Westmead
Sydney, Australia

**John T. Daugirdas, MD, FACP,
FASN**
Clinical Professor of Medicine
Division of Nephrology
University of Illinois at Chicago
Chicago, Illinois

Jeroen K.J. Deegens, MD, PhD
Assistant Professor of Medicine
Department of Nephrology
Radboud University Medical Center
Nijmegen, Netherlands

Christopher R. deFilippi, MD
Cardiologist
Vice-Chairman of Academic Affairs
Inova Heart and Vascular Institute
Falls Church, Virginia

Tsering Dhondup, MBBS
Fellow
Division of Nephrology and
    Hypertension
Mayo Clinic School of Medicine
Rochester, Minnnesota

Ruth F. Dubin, MD
Assistant Professor of Medicine
Division of Nephrology
University of California, San
    Francisco
San Francisco, California

Denis Fouque, MD, PhD
Professor of Nephrology
Department of Nephrology, Dialysis,
    and Nutrition
Université de Lyon
Lyon, France

Allon Friedman, MD
Associate Professor of Medicine
Division of Nephrology
Indiana University School of
    Medicine
Indianapolis, Indiana

**Jane H. Greene, RD, CSR,
LDN (retired)**
Renal Dietitian and CKD Education
    Coordinator
Vanderbilt University Medical
    Center
Nashville, Tennessee

**Lisa Gutekunst, MSEd, RD,
CSR, CDN**
Renal Dietitian
DaVita, Inc.
Buffalo, New York

Allison J. Hahr, MD
Associate Professor of Medicine
Division of Endocrinology,
    Metabolism, and Molecular
    Medicine
Northwestern University Feinberg
    School of Medicine
Chicago, Illinois

**Brenda R. Hemmelgarn,
MD, PhD**
Professor of Medicine and
    Community Health Sciences
University of Calgary
Calgary, Alberta

Michael Heung, MD, MS
Associate Professor of Medicine
Division of Nephrology
University of Michigan
Ann Arbor, Michigan

Susan Hou, MD
Professor of Medicine
Division of Nephrology and
    Hypertension
Loyola University School of
    Medicine
Maywood, Illinois

T. Alp Ikizler, MD
Professor of Medicine
Division of Nephrology and
    Hypertension
Vanderbilt University School of
    Medicine
Nashville, Tennessee

Ashley B. Irish, MBBS, FRACP
Consultant Nephrologist
Division of Nephrology and Renal
    Transplantation
Fiona Stanley Hospital
Murdoch, Western Australia

Tanya Johns, MD, MPH
Assistant Professor of Medicine
Division of Nephrology
Albert Einstein College of Medicine
Bronx, New York

David W. Johnson, MBBS (Hons), DMed(Res), PhD, FRACP
Professor of Medicine and
Population Health
University of Queensland
City of Brisbane, Queensland

Hillary Johnston-Cox, MD, PhD
Fellow
Division of Cardiology
Hospital of the University of
Pennsylvania
Philadelphia, Pennsylvania

Eric K. Judd, MD, MS
Assistant Professor of Medicine
Division of Nephrology
University of Alabama at
Birmingham
Birmingham, Alabama

Rigas G. Kalaitzidis, MD
Hypertension Excellence Center
Department of Nephrology
University Hospital of Ioannina
Ioannina, Greece

Laetitia Koppe, MD, PhD
Assistant Professor of Nephrology
Deparment of Nephrology, Dialysis,
and Nutrition
Université de Lyon
Lyon, France

Warren L. Kupin, MD
Professor of Clinical Medicine
Miami Transplant Institute
Katz Family Division of Nephrology
and Hypertension
University of Miami Leonard M.
Miller School of Medicine
Miami, Florida

Philip Kam-Tao Li, MBBS, MD
Chief of Nephrology and Honorary
Professor of Medicine
Prince of Wales Hospital, Chinese
University of Hong Kong
Sha Tin, Hong Kong, China

Joseph B. Lockridge, MD
Assistant Professor of Medicine
Division of Nephrology
Oregon Health and Sciences
University and Portland VA
Portland, Oregon

Iain C. Macdougall, BSc, MD, FRCP
Consultant Nephrologist and
Professor of Clinical Nephrology
Renal Unit
King's College Hospital
London, United Kingdom

Mark S. MacGregor, MSc, MBChB, FRCP(Glas)
Consultant Nephrologist
John Stevenson Lynch Renal Unit
University Hospital Crosshouse,
NHS Ayrshire and Arran
Kilmarnock, Scotland

Timothy Mathew, MD
Emeritus Consultant Nephrologist
Renal Unit
Royal Adelaide Hospital
Adelaide, South Australia

Shona Methven, MD, MBChB, BSc
Consultant Nephrologist
Honorary Lecturer
Aberdeen Royal Infirmary, NHS
Grampian
Aberdeen, Scotland

Edgar R. Miller, III, MD, PhD
Professor of Medicine
Division of Cardiovascular and
Clinical Epidemiology
Johns Hopkins School of Medicine
Baltimore, Maryland

Emile R. Mohler, III, MD[†]
Associate Professor of Medicine
Division of Vascular Medicine
University of Pennsylvania School of
Medicine
Philadelphia, Pennsylvania

[†]Deceased.

Mark E. Molitch, MD
Professor of Medicine
Division of Endocrinology,
    Metabolism, and Molecular
    Medicine
Northwestern University Feinberg
    School of Medicine
Chicago, Illinois

Saw Yu Mon, MBBS, MMed, MRCP, FRACP
Nephrologist
Department of Nephrology
Princess Alexandra Hospital
Brisbane, Queensland

Keith C. Norris, MD, PhD
Professor of Medicine
David Geffen School of Medicine
University of California, Los Angeles
Los Angeles, California

Ann M. O'Hare, MD
Professor of Medicine
Division of Nephrology
University of Washington
Seattle, Washington

Ali J. Olyaei, PharmD
Professor of Medicine and
    Pharmacotherapy
Division of Nephrology and
    Hypertension
Oregon Health and Science University
Portland, Oregon

Qi Qian, MD
Professor of Medicine and
    Physiology
Division of Nephrology and
    Hypertension
Mayo Clinic School of Medicine
Rochester, Minnesota

Gregory J. Roberti, PharmD
Clinical Pharmacist
Department of Pharmacy Services
Oregon Health and Science University
Portland, Oregon

Franz Schaefer, MD
Professor of Pediatrics
Department of Pediatric Nephrology
Center for Pediatric and Adolescent
    Medicine
Heidelberg University
Heidelberg, Germany

Jenny I. Shen, MD, MS
Assistant Professor of Medicine
Division of Nephrology
David Geffen School of Medicine
Harbor-UCLA Medical Center
Los Angeles, California

Sandeep S. Soman, MD
Nephrologist
Division of Nephrology and
    Hypertension
Henry Ford Health System
Detroit, Michigan

James E. Tattersall, MD, MRCP
Specialty Doctor
Department of Renal Medicine
Leeds Teaching Hospitals NHS Trust
Leeds, United Kingdom

Allison Tong, MPH, MM, PhD
Associate Professor
Sydney School of Public Health
The University of Sydney
Sydney, New South Wales

Henry An Tran, MD
Assistant Professor of Medicine
Virginia Commonwealth University
Cardiologist
Inova Health System
Falls Church, Virginia

Agnes Trautmann, MD
Pediatric Nephrologist
Center for Pediatric and Adolescent
    Medicine
Heidelberg University
Heidelberg, Germany

Sharon I. Turban, MD, MHS
Assistant Professor of Medicine
Division of Nephrology
Johns Hopkins University School of
    Medicine
Baltimore, Maryland

Kavitha Vellanki, MD
Assistant Professor of Medicine
Division of Nephrology and
    Hypertension
Loyola University Medical Center
Maywood, Illinois

**Gerald F. Watts, DSc, MD, PhD,
FRACP, FRCP**
Professor of Medicine
University of Western Australia
    School of Medicine
Perth, Western Australia

Jack F.M. Wetzels, MD, PhD
Professor of Medicine
Department of Nephrology
Radboud University Medical Center
Nijmegen, Netherlands

Sandra F. Williams, MD
Assistant Professor of Medicine
Division of Endocrinology and
    Metabolism
Florida Atlantic University
Boca Raton, Florida

Timothy T. Yau, MD
Assistant Professor of Medicine
Division of Nephrology
Washington University School of
    Medicine
St. Louis, Missouri

Jerry Yee, MD
Professor of Medicine
Division of Nephrology and
    Hypertension
Henry Ford Hospital
Detroit, Michigan

Lenar Yessayan, MD, MS
Associate Professor of Medicine
Division of Nephrology
University of Michigan
Ann Arbor, Michigan

PREFACIO

En los últimos 8 años desde la publicación de la primera edición del *Manual de tratamiento de la enfermedad renal crónica*, los principios básicos para prevenir y retrasar la progresión de la enfermedad renal crónica (ERC) no han cambiado, pero se han logrado importantes mejorías. En esta segunda edición, decidimos seguir la ética modernista de "menos es más", como lo acuñó el arquitecto de Chicago Mies van der Rohe. De esta manera, 44 capítulos se han reducido a 31, excluyendo la discusión de varias causas específicas de la ERC y algunos mecanismos patogénicos relativamente vanguardistas, pero aún no clínicamente procesables. El objetivo es el mismo: aumentar la supervivencia de los pacientes con ERC mediante la mitigación del riesgo cardiovascular y reducir la tasa de progresión de la ERC en la mayor medida posible.

La mayoría de los autores que contribuyeron en la primera edición continúan compartiendo su sabiduría en esta edición. Se agregó un nuevo capítulo importante sobre la lesión renal aguda y el impacto que esto tiene en la causa de la ERC. Los nuevos autores de capítulos han abordado los temas del equilibrio ácido-base y la insuficiencia cardiaca.

Este manual está destinado no sólo a los nefrólogos, sino también a la amplia gama de profesionales de la atención de la salud: internistas, generalistas, que incluyen enfermeras y asistentes médicos, cardiólogos y endocrinólogos, que atienden a pacientes con ERC en estadio temprano. Me gustaría expresar mi profundo y sincero agradecimiento a los muchos autores de capítulos que trabajaron tan duro para hacer posible este libro. Muchas gracias también a Aleksandra Godlevska por su pintura de portada inspirada en el arte moderno.

John T. Daugirdas, MD
Chicago, Illinois

CONTENIDO

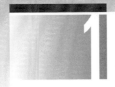

Evaluación de la función renal

Mark S. MacGregor y Shona Methven

FUNCIONES DEL RIÑÓN

Excreción de productos de desecho

Los riñones son la vía principal por la que se excretan los productos de desecho hidrosolubles. A esta tarea contribuye el hígado que, primero, convierte muchas sustancias absorbidas desde el torrente sanguíneo o generadas por el metabolismo y potencialmente tóxicas en compuestos hidrosolubles que, después, pueden excretar los riñones por la orina.

Control de agua, sal, otros electrolitos y estado ácido-base (homeostasis)

Los riñones responden continuamente a modificaciones del volumen y la osmolalidad de la sangre, y ajustan las concentraciones de agua, sodio, potasio, calcio, magnesio, fósforo y otros muchos compuestos del organismo mediante la excreción o la reabsorción selectiva de los mismos. Los riñones también mantienen el equilibrio ácido-base mediante la excreción del ácido producido por el metabolismo de determinados alimentos y, si es necesario, pueden excretar el exceso de álcalis.

Funciones endocrinas y metabólicas

Los riñones son el principal lugar de producción de una serie de hormonas, principalmente renina y eritropoyetina. La vitamina D se activa en los riñones mediante 1-hidroxilación del 25-hidroxicolecalciferol. Los riñones afectan a la concentración de determinados aminoácidos en el organismo por medio de su metabolismo y síntesis; también tienen una participación importante en el control de la glucosa mediante gluconeogénesis.

ANATOMÍA

La nefrona: un glomérulo y un conjunto de túbulos renales

Anatómicamente, el riñón está organizado como un filtro y un sistema de reabsorción conectados en serie. La unidad básica se denomina **nefrona**. La nefrona está formada por una porción vascular compuesta por un **glomérulo** y un **plexo venoso renal**, así como por una porción tubular formada por un **túbulo renal** largo y contorneado. La arteria renal (fig. 1-1, superior) se divide en vasos sanguíneos cada vez más pequeños y, por último, forma una red muy permeable de capilares denominada **glomérulo** (figs. 1-1 y 1-2). El penacho de capilares glomerulares se apoya en las **células mesangiales** (un tipo de célula intersticial) y en la matriz extracelular. Cuando la sangre atraviesa esta red capilar, la presión hidrostática transmitida desde la **arteriola aferente (ascendente)** impulsa un **filtrado** formado por líquido y solutos para que salga por los poros de la pared capilar hacia un espacio creado por la cápsula glomerular, que rodea el glomérulo y se abre hacia un túbulo renal (fig. 1-2).

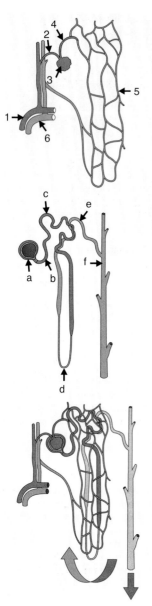

Porción vascular

1 arteriola

2 arteriola aferente

3 glomérulo

4 arteriola eferente

5 plexo venoso peritubular

6 rama venosa

Porción tubular

a cápsula glomerular

b túbulo

c túbulo proximal

d túbulo en pasador
   (asa de Henle)

e túbulo distal

f conducto colector
   (hacia la pelvis renal)

FIGURA 1-1 Estructura de la nefrona que muestra la porción vascular (**superior**), la porción tubular (**centro**) y las dos porciones juntas (**inferior**).

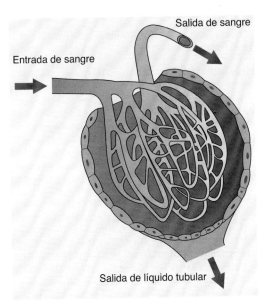

FIGURA 1-2 Detalle del glomérulo que muestra las arteriolas aferente y eferente, y la cápsula glomerular.

El filtrado glomerular sufre muchas modificaciones cuando fluye por el **túbulo renal**, que está revestido por varias poblaciones diferenciadas de células especializadas. Después de dar una serie de vueltas y giros y de un bucle en horquilla, el túbulo renal drena, finalmente, en la **pelvis renal**, desde donde se dirige su contenido hacia la vejiga y después se excreta como orina. Los capilares del glomérulo se reúnen en una única **arteriola eferente (descendente)** (ver núm. 4 en la fig. 1-1 superior y en la fig. 1-2) que, después, se vuelve a dividir en una red de venas muy fina que forma una malla alrededor de los túbulos renales (ver fig. 1-1). Esta anatomía permite el tránsito de sustancias que entran y salen de la sangre hacia diferentes porciones de los túbulos renales. Algunas sustancias pueden **secretarse** a través de esta red venosa hacia los túbulos renales, lo que da lugar a su excreción del organismo. Además, algunas de las sustancias que inicialmente se transfirieron mediante filtración desde la sangre hasta el líquido tubular en el glomérulo, incluida el agua, se pueden **reabsorber** desde los túbulos hacia la sangre, a través de estas venas tubulares. Diferentes hormonas actúan a lo largo de los túbulos renales y contribuyen al correcto ajuste de la absorción o la secreción de diversos compuestos y electrolitos.

CAMBIOS PATOLÓGICOS EN LAS NEFROPATÍAS

Pérdida funcional de los glomérulos

La enfermedad afecta de varias maneras a los glomérulos, túbulos y venas tubulares que forman el riñón. Por último, algunas partes de los glomérulos o los glomérulos completos, se pueden fibrosar junto con sus túbulos acompañantes, de forma que su capacidad funcional disminuye proporcionalmente o se pierde.

Proteinuria

La proteinuria se analiza con más detalle en este capítulo, en la sección que comienza en la página 14.

Deterioro de la función tubular

Muchas enfermedades no sólo afectan a los glomérulos, sino también a las células que recubren los túbulos renales y a su red venosa circundante. La tubulopatía o la fibrosis del intersticio que da soporte a los túbulos pueden afectar el transporte de solutos entre los túbulos y las venas circundantes. De manera habitual, la nefropatía tubular se manifiesta como problemas en el mantenimiento del equilibrio ácido-base, lo que da lugar a acidosis o alcalosis, o como dificultades para ajustar adecuadamente la excreción de potasio, lo que produce hipopotasemia o hiperpotasemia.

Deterioro de la función endocrina y la función nerviosa simpática

En las nefropatías se pueden secretar mayores cantidades de renina tanto a nivel local como hacia la circulación sistémica. La hipoxia del tejido renal puede aumentar la activación de los nervios simpáticos renales y producir un incremento indeseable de la actividad del sistema nervioso simpático. La producción de eritropoyetina, así como la 1α-hidroxilación de la vitamina D, al ser deficientes en el tejido renal enfermo y, en consecuencia, puede darse una reducción de las cantidades circulantes de eritropoyetina y vitamina D activa.

Medición de la función renal

Normalmente, cada riñón contiene de 500 000 a 1 000 000 de glomérulos. A medida que la enfermedad que afecta a los riñones progresa, se reduce el número de glomérulos funcionales, disminuye la eficiencia de los restantes, se filtra menos sangre para formar el líquido tubular y aumenta la concentración sanguínea de los compuestos que excreta normalmente el riñón. Por este motivo, una forma de evaluar la salud general de los riñones es medir la concentración sanguínea de creatinina o de sustancias similares que normalmente son filtradas por el glomérulo.

Concepto de aclaramiento

Filtración glomerular

Una forma de medir la función renal es determinar el volumen de sangre que "aclaran" los riñones en una unidad de tiempo determinada. Como este aclaramiento se produce en los glomérulos, se denomina **tasa de filtración glomerular** o **TFG**. La TFG total es la suma de la filtración por todos los glomérulos individuales del riñón. Si se extirpa quirúrgicamente un riñón, la TFG se reducirá aproximadamente 50% porque el cirujano habrá extirpado la mitad de los glomérulos existentes (en seguida se producen cambios compensadores en las nefronas restantes para contrarrestar parcialmente dicha pérdida); la TFG es casi proporcional al número de **nefronas** en los dos riñones. Asimismo, la TFG es menor en adultos de menor tamaño que en los más grandes. Los lactantes nacen con el mismo número de glomérulos que el adulto, aunque la TFG en niños es mucho menor que en adultos. Esto se debe a que la TFG es también proporcional al tamaño de los glomérulos. Por este motivo, cuando se analiza un valor de TFG en un paciente determinado, no se puede decidir si dicho valor es demasiado bajo, excesivamente elevado o adecuado, salvo que se tenga en consideración el tamaño y la edad de la persona en la que se midió la TFG. En individuos sanos, la TFG puede aumentar de manera fisiológica y transitoria por encima de su nivel basal en respuesta a ciertos estímulos (p. ej., una carga de proteínas o el embarazo). Algunos piensan que la pérdida de esta reserva renal funcional puede ser un marcador temprano de enfermedad renal.

Normalización de la tasa de filtración glomerular por el área de superficie corporal. Hay discrepancias sobre el denominador de tamaño adecuado que se debe utilizar para ajustar la TFG al tamaño corporal, tradicionalmente la TFG se normaliza en adultos relacionándola con el área de superficie corporal (ASC), habitualmente por cada 1.73 m. El ASC se puede calcular con diversas fórmulas, por ejemplo, la de Gehan y George (1970), que utiliza únicamente la altura y el peso: $ASC = 0.0235 \times P^{0.51456} \times A^{0.422446}$, siendo P = peso en kilogramos y A = altura en centímetros. Cuando la TFG se normaliza por el ASC, el valor de la TFG/1.73 m^2 en hombres y mujeres adultos jóvenes es similar, y está en el intervalo de 110 a 120 mL/min. En niños de tan sólo 2 años, la TFG/1.73 m^2 se mantiene próxima a 110 a 120 mL/min.

> **Ejemplo: cómo normalizar la TFG por cada 1.73 m^2 de ASC:**
> *Asuma que la TFG bruta es de 100 mL/min*
> *Si ASC = 1.5 m^2;* multiplique $100 \times 1.73/1.5$
>   TFG/1.73 m^2 = **115 mL/min**
> *Si ASC = 2 m^2;* multiplique $100 \times 1.73/2.0$
>   TFG/1.73 m^2 = **86 mL/min**

El ejemplo muestra a dos personas con una TFG de 100 mL/min. Una de ellas tiene un ASC de 1.5 m^2 y la otra de 2.0 m^2. La TFG normalizada por el ASC es 115 mL/min por 1.73 m^2 en la persona de menor tamaño y 86 mL/min por 1.73 m^2 en la de mayor tamaño.

Disminución con la edad de la tasa de filtración glomerular normalizada
A medida que envejecemos se producen una serie de cambios en la composición corporal de muchos órganos, como el hígado y los riñones, disminuye su tamaño y su funcionamiento. La TFG se reduce con la edad a partir de la tercera o la cuarta década en adelante (tabla 1-1). Las estimaciones sobre la velocidad de disminución varían desde 0.4 hasta 1.2 mL/min por año. La mediana de la TFG estimada (TFGe) en estadounidenses de 80 años es de 70 a 80 mL/min por 1.73 m^2 (ver cap. 26).

Medición de la tasa de filtración glomerular con marcadores exógenos
La TFG no se puede medir directamente. En cambio, puede medirse indirectamente utilizando el aclaramiento de una sustancia marcadora exógena. La inulina es un marcador exógeno que se acerca a los criterios de un marcador ideal y es el método de referencia reconocido para medir la TFG. No se utiliza mucho debido a su costo e incomodidad. Ocasionalmente, se emplean otros marcadores exógenos en la práctica clínica (p. ej., radioisótopos como Cr-EDTA, ^{125}I-iotalamato, ^{99}mTc-DTPA o medios de contraste yodados, como el iohexol), aunque están limitados por el costo, la incomodidad y la exposición a la radiactividad o a un medio de contraste yodado.

Intervalo de años de edad	TFGe media/1.73 m²
20-29	116
30-39	107
40-49	99
50-59	93
60-69	85
+70	75

TABLA 1-1 Valor estimado de TFG/1.73 m² en función de la edad

TFG, tasa de filtración glomerular; TFGe, tasa de filtración glomerular estimada.
Tomada de Coresh J, Astor B, Greene T, *et al*. Prevalence of chronic kidney disease and decreased kidney function in the adult U.S. population: Third National Health and Nutrition Examination Survey. *Am J Kidney Dis*. 2003; 41:1-12; con autorización.

Estos métodos se utilizan cuando es esencial conocer con exactitud la TFG del paciente (Soveri, 2014).

Estimación de la tasa de filtración glomerular por el aclaramiento de creatinina y la creatinina sérica

La creatinina es un marcador endógeno de la TFG muy utilizado. Es una molécula de 113 Da que se sintetiza a una velocidad relativamente constante en cada individuo a través de la degradación de la creatina en el músculo.

El problema de la secreción tubular de creatinina

La creatinina se filtra libremente en el glomérulo, aunque también es transferida activamente, mediante secreción tubular, desde la sangre del plexo venoso peritubular hasta el líquido tubular. Por este motivo, el aclaramiento total de creatinina es la suma de la TFG y la secreción tubular, por lo que sobreestima la TFG. El porcentaje de eliminación de creatinina mediante secreción tubular varía con el funcionamiento renal. Cuando la TFG es elevada, este porcentaje es relativamente pequeño pero, cuando la TFG es baja, la contribución de la secreción tubular al aclaramiento de creatinina adquiere mayor importancia. Algunos fármacos (p. ej., trimetoprima, cimetidina) inhiben competitivamente la secreción de creatinina por los túbulos renales, y su uso puede llevar a un aumento de la creatinina sérica que no refleja un cambio en la función renal ni en la TFG.

Los problemas de medición de la creatinina y la calibración con espectrometría de masas de dilución isotópica

La mayor parte de los métodos de análisis de la creatinina se basan en la reacción colorimétrica de Jaffe con picrato alcalino. Diversas sustancias endógenas y exógenas (p. ej., cetonas, glucosa y bilirrubina) interfieren con estas reacciones colorimétricas, dando valores de creatinina falsamente elevados o, con menos frecuencia, bajos. El grado de interferencia está relacionado con el método empleado y su efecto es mayor cuando la creatinina sérica es < 1.6 mg/dL (< 140 μmol/L). Los laboratorios están utilizando cada vez más las pruebas enzimáticas de creatinina, que se ven menos afectadas por posibles interferentes. Asimismo, se están intentando ajustar los métodos de análisis de la creatinina para que todos ellos tiendan a medir la creatinina real, utilizando preparados de creatinina y métodos de medición de referencia (espectrometría de masas de dilución isotópica [EMDI]). Los valores de creatinina calibrados mediante EMDI son menores (en 5 a 6%) que la creatinina medida con los antiguos métodos de análisis con picrato alcalino.

Aclaramiento de creatinina mediante recolección de orina

La TFG puede estimarse mediante el cálculo del aclaramiento de creatinina: se obtiene una muestra de orina de 24 h y se mide su concentración de creatinina. La concentración sérica de creatinina se mide en algún momento durante el periodo de recolección. Durante dicho periodo se supone que la concentración sérica de creatinina es constante.

Por lo general, se recuperan de 500 a 2 000 mg/24 h de creatinina en la orina de los adultos. Estimando que se recuperan 1 440 mg (12.73 μmol). A continuación, se calcula la concentración sérica en mg/mL o μmol/mL. Normalmente, la concentración sérica de creatinina se mide por decilitro (100 mL) o como μmol/L. Suponiendo que la creatinina sérica es de 1 mg/dL (88.4 μmol/L). Esto equivale a 0.01 mg/mL (0.0884 μmol/mL). Primero, se calcula la tasa de excreción de creatinina dividiendo la creatinina recuperada entre el número de minutos que abarca el periodo de recolección (1 día = 24 h = 60 × 24 = 1 440 min). Así, si se han recogido 1 440 mg (12.73 μmol) en la orina durante 1 440 min, se excreta 1 mg/min (8.84 μmol/min) hacia la orina. Para averiguar cuánto suero se debe "aclarar" por minuto para conseguir esta eliminación de 1 mg/min, simplemente se divide la tasa de eliminación por minuto entre la concentración sérica:

Aclaramiento de creatinina = tasa de excreción por minuto/creatinina sérica

Ejemplo (mg/dL):
tasa de excreción por minuto = 1 mg/min, creatinina sérica = 1 mg/dL o 0.01 mg/mL, aclaramiento de creatinina = 1/0.01 = 100 mL/min

Así, como cada mililitro de suero contiene 0.01 mg de creatinina, deberían aclararse 100 mL/min para explicar la tasa de eliminación real de 1 mg/min.

Ejemplo (μmol/L):
tasa de excreción por minuto = 8.84 μmol/min; creatinina sérica = 88.4 μmol/L o 0.0884 μmol/mL; aclaramiento de creatinina = 8.84/0.0884 = 100 mL/min

El principal inconveniente de la medición del aclaramiento de creatinina es que con frecuencia los pacientes olvidan orinar cada vez en el frasco de recolección. Se debe indicar al paciente que al levantarse orine en el inodoro y anote la hora. Posteriormente, el paciente deberá orinar en el frasco de recolección durante 24 h y, lo que es muy importante, deberá orinar en el frasco una última vez al levantarse al día siguiente. Se debe apuntar la hora exacta del inicio y la finalización del periodo de recolección, de modo que el momento inicial coincida con la primera micción en el inodoro y el momento final con la micción en el frasco de recolección a primera hora de la mañana del día siguiente.

TABLA 1-2	Tasa diaria esperada de excreción de creatinina para varios pacientes	
	Excreción de creatinina esperada durante 24 h	
Características del paciente	**mg/24 h**	**mmol/24 h**
80 kg, hombre, 20 años	**1 760**	15.5
80 kg, hombre, 80 años	**1 385**	12.3
80 kg, mujer, 20 años	**1 380**	12.2
80 kg, mujer, 80 años	**1 005**	8.9
50 kg, mujer, 80 años	**630**	5.6

Los cálculos se basan en la ecuación para la tasa de excreción de creatinina de Ix y cols. (2011).

La tasa de excreción de creatinina durante las 24 h a partir de la muestra de orina recogida (calculada como concentración en orina × volumen, ajustado a 1 440 min) siempre se debe comparar con la tasa de excreción esperada (tabla 1-2). La tasa esperada de excreción de creatinina depende de la cantidad de masa muscular de una persona, porque la creatinina se forma a partir de la creatinina, que se sintetiza principalmente en el músculo. La masa muscular depende del peso corporal y para cualquier peso dado es mayor en hombres que en mujeres; cuando se comparan afroamericanos con caucásicos, es mayor en el primer grupo. La masa muscular disminuye mucho a medida que envejecemos: la tasa de excreción de creatinina en una persona de 80 años es aproximadamente 75% de la de una persona de 20 años y el mismo peso corporal. Los pacientes con caquexia también tendrán una tasa muy baja de excreción de creatinina, al igual que los pacientes con cirrosis. Como el aclaramiento de creatinina es la tasa de excreción de creatinina por minuto dividida entre la concentración sérica, una persona que no genere mucha creatinina (debido a una masa muscular baja) tendrá un aclaramiento de creatinina relativamente bajo para una concentración dada de creatinina sérica. Por ejemplo, la tabla 1-3 muestra los mismos pacientes que la tabla 1-2, todos ellos con una concentración sérica de creatinina de 1.3 mg/dL, junto al valor calculado que correspondería al aclaramiento de creatinina. La tabla 1-3 muestra que una creatinina sérica de 1.3 mg/dL (115 µmol/L) puede ser compatible con una función renal relativamente normal en una persona joven y musculosa (aclaramiento de creatinina [ClCr] = 94), aunque la misma concentración sérica de creatinina en una mujer mayor y pequeña indica una marcada reducción del nivel de funcionamiento renal (ClCr = 28). La tabla 1-4 muestra los mismos cálculos repetidos en unidades del SI.

TABLA 1-3	Valores esperados del aclaramiento de creatinina para varios pacientes cuando la creatinina sérica es 1.3 mg/dL (0.013 mg/mL)	
Características del paciente	**Cálculo del aclaramiento**	**Aclaramiento de creatinina**
80 kg, hombre, 20 años	**1 760**/(1 440 × 0.013) =	**94**
80 kg, hombre, 80 años	**1 385**/(1 440 × 0.013) =	**74**
80 kg, mujer, 20 años	**1 380**/(1 440 × 0.013) =	**80**
80 kg, mujer, 80 años	**1 006**/(1 440 × 0.013) =	**54**
50 kg, mujer, 80 años	**630**/(1 440 × 0.013) =	**28**

Los cálculos se basan en la ecuación para la tasa de excreción de creatinina de Ix y cols. (2011).

TABLA 1-4	Valores de aclaramiento de creatinina esperados para varios pacientes cuando la creatinina sérica es 115 µmol/L (0.115 µmol/mL)	
Características del paciente	**Cálculo del aclaramiento**	**Aclaramiento de creatinina**
80 kg, hombre, 20 años	**15 531**/(1 440 × 0.115) =	94
80 kg, hombre, 80 años	**12 247**/(1 440 × 0.115) =	74
80 kg, mujer, 20 años	**12 176**/(1 440 × 0.115) =	80
80 kg, mujer, 80 años	**8 893**/(1 440 × 0.115) =	54
50 kg, mujer, 80 años	**5 576**/(1 440 × 0.115) =	28

Los cálculos se basan en la ecuación para la tasa de excreción de creatinina de Ix y cols. (2011).

Estimación del aclaramiento de creatinina a partir de la creatinina sérica
Algunos autores han elaborado ecuaciones que (utilizando el tamaño corporal, el sexo, la edad y en ocasiones la raza) intentan predecir la tasa de excreción diaria de creatinina. Si ésta se puede calcular, la tasa de excreción por minuto puede calcularse sencillamente dividiendo la tasa estimada de excreción diaria de creatinina entre 1 440, el número de minutos que hay en un día. Después, puede obtenerse el aclaramiento de creatinina estimada dividiendo la tasa de excreción por minuto estimada entre la concentración sérica de creatinina. El uso de estas ecuaciones evita la necesidad de obtener una muestra de orina de 24 h.

Ecuación de Cockroft y Gault. La ecuación más popular para el aclaramiento de creatinina estimado (ClCre) fue propuesta por Cockroft y Gault (1976):

$$ClCre = (140 - edad) \times (peso\ en\ kg) \times (0.85\ si\ es\ mujer)/$$
$$(72 \times creatinina\ sérica\ [CrS]\ en\ mg/dL)$$

o cuando CrS se mide en µmol/L:
$$ClCre = (140 - edad) \times (peso\ en\ kg) \times (0.85\ si\ es\ mujer)/$$
$$(0.814 \times creatinina\ sérica\ [CrS]\ en\ µmol/L)$$

Ix y cols. (2011) elaboraron una nueva ecuación para predecir la tasa de excreción de creatinina en 24 h que fue validada en varias bases de datos de gran tamaño, se basa en la creatinina medida utilizando un análisis calibrado mediante EMDI. La ecuación de Ix se usa como sigue:

Cuando la tasa de excreción de creatinina está en mg/24 h y CrS está en mg/dL:
$$ClCre = ([tasa\ de\ excreción\ de\ 24\ h\ en\ mg]/1\ 440)/(0.01 \times CrS)$$
tasa de excreción en 24 h en mg = 880 − 6.2 × edad + 12.5 × (peso en kg) + (35 si es afroamericano) − (380 si es mujer)

o cuando CrS se mide en µmol/L:

$$ClCre = (tasa\ de\ excreción\ de\ 24\ h\ en\ µmol)/1\ 440)/(0.001 \times CrS)$$
tasa de excreción en 24 h en µmol = 8.84 × (880 − 6.2 × edad + 12.5 × [peso en kg] + [35 si es afroamericano] − [380 si es mujer])

Obsérvese que la ecuación de Ix y cols. (2011) tiene una corrección por la edad mucho menos abrupta que la de Cockroft y Gault. La corrección para el sexo femenino es mayor que el término de 0.85 habitualmente utilizado en la ecuación de Cockroft y Gault. El peso se incluye en ambas ecuaciones porque el resultado de las mismas es el aclaramiento de creatinina "bruta", sin corrección por el área de superficie corporal.

Ecuación del estudio Modification of Diet in Renal Disease. La ecuación del estudio Modification of Diet in Renal Disease (MDRD) (Levey, 1999) se elaboró durante el transcurso del mismo. Este incluyó principalmente a pacientes con una TFG < 60 mL/min (por 1.73 m²). La TFG se midió con iotalamato marcado radiactivamente. El iotalamato es una sustancia que se filtra en el glomérulo pero que al contrario que la creatinina, no es secretado por los túbulos. La relación entre la TFG basada en iotalamato y CrS en los participantes del estudio se muestra en la figura 1-3. Para un valor dado de CrS, se encontró que la TFG era aproximadamente 26% menor en mujeres que en hombres y cerca de 18% menor en caucásicos (hombres o mujeres) que en afroamericanos. La masa muscular de los afroamericanos tiende a ser mayor, por lo que su tasa de excreción de creatinina es relativamente mayor. Hay distintas formas para la ecuación del estudio MDRD. Cuando la técnica de medición de la CrS se ha calibrado con estándares de espectrometría de masas de dilución isotópica y la CrS se expresa en mg/dL, la ecuación del estudio para la TFG estimada (TFGe) es:

$$\text{TFGe}/1.73 \text{ m}^2 = 175 \times \text{CrS}^{-1.154} \times \text{edad}^{-0.203} \times (1.21 \text{ si es afroamericano}) \times (0.742 \text{ si es mujer})$$

Si la medición de la creatinina sérica no se calibró mediante espectrometría de masas de dilución isotópica, el término 175 debe ser sustituido por 186. Cuando la CrS se expresa en μmol/L, primero se debe convertir el valor de CrS de μmol/L a mg/dL; esto se hace dividiéndolo entre 88.4.

Normalización a un área de superficie corporal de 1.73 m². Obsérvese que la ecuación del estudio MDRD no tiene ningún término relativo al tamaño corporal, por ejemplo el peso. Esto se debe a que la TFG que calcula se normaliza a 1.73 m² de ASC, por lo que se anulan los términos de tamaño corporal. Si se conoce el ASC estimado de un paciente, se puede normalizar fácilmente el ClCr obtenido con el método de Ix a 1.73 m², o se puede "desnormalizar" la TFGe/1.73 m² obtenido con la ecuación del estudio MDRD a una TFGe no normalizada o "bruta" (tabla 1-5).

Ecuación del estudio MDRD cuando la TFG > 60. Se incluyó a pocos pacientes con valores de TFG > 60 (mL/min)/1.73 m² en la muestra de la que se obtuvo la ecuación del estudio; dicha ecuación es cada vez menos fiable si TFG > 60 (mL/min)/1.73 m². Por encima de 60, la ecuación infraestima la TFG y tiene menor precisión. Por este motivo, algunos autores recomiendan que los valores de TFG > 60 estimados con la ecuación del estudio se deben describir, simplemente, como > 60, sin dar un número definitivo.

Ecuaciones de la Chronic Kidney Disease Epidemiology Collaboration de 2009. Las ecuaciones de la Chronic Kidney Disease Epidemiology Collaboration (CKD-EPI) son un grupo de ocho ecuaciones utilizadas para calcular la TFG a partir de la creatinina sérica y se basaron en una muestra amplia de pacientes que incluyó a muchos con TFG > 60 mL/min por 1.73 m² (Levey, 2009). La elección de qué ecuación utilizar depende de si el paciente es

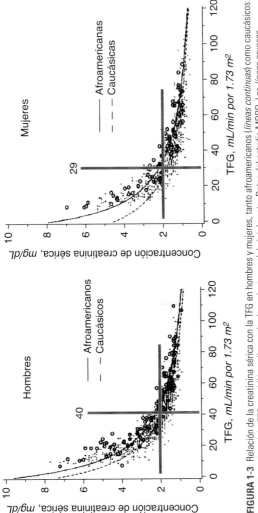

FIGURA 1-3 Relación de la creatinina sérica con la TFG en hombres y mujeres, tanto afroamericanos (*líneas continuas*) como caucásicos (*líneas discontinuas*). La TFG se midió mediante el aclaramiento renal de iotalamato. Datos del estudio MDRD. Las *líneas gruesas* muestran que (para un caucásico de 39 años) una CrS de 2 mg/dL corresponde en hombres a una TFG de 40 (mL/min)/1.73 m², y a una TFG de tan sólo 29 en mujeres. (Levey AS, Bosch JP, Lewis JB, *et al.* Un método más exacto para estimar la tasa de filtración glomerular a partir de la creatinina sérica: una nueva ecuación predictiva. Modificada de Diet in Renal Disease Study Group. *Ann Intern Med.* 1999;130:461-470).

TABLA 1-5	Efecto de la normalización del aclaramiento de creatinina o de la tasa de filtración glomerular estimada por un área de superficie corporal de 1.73 m²

Hombre caucásico de 60 años, CrS = 1.0 mg/dL (EMDI)

Características del paciente	Área de superficie corporal	Ix y cols. CrCl		MDRD	
		CrCl	CrCl/1.73 m²	TFGe	TFGe/1.73 m²
80 kg, 180 cm de altura	2.0	105	91	88	76
50 kg, 160 cm de altura	1.5	79	91	65	76

ClCr, aclaramiento de creatinina; CrS, creatinina sérica; EMDI, espectrometría de masas de dilución isotópica; TFGe, tasa de filtración glomerular estimada; MDRD, estudio Modification of Diet in Renal Disease.

hombre o mujer, afroamericano o caucásico, y si la CrS está dentro de un rango bajo o alto (ver apéndice 1 para las ecuaciones). Cuando la TFGe es < 50 mL/min por 1.73 m², las ecuaciones del MDRD y la CKD-EPI dan resultados similares. Por encima de este nivel, CKD-EPI proporciona resultados más confiables para la TFGe. Hoy en día las ecuaciones de la CKD-EPI de 2009 son las recomendadas por las guías internacionales para estimar la TFG (Kidney Disease: Improving Global Outcomes [KDIGO], 2012).

Cistatina C: ecuaciones de la CKD-EPI de 2012. La cistatina C es una proteína de 13 kDA producida a una velocidad constante en todas las células nucleadas; se filtra libremente en el glomérulo y no se secreta, aunque es reabsorbida en los túbulos donde se metaboliza por completo. La cistatina C es un prometedor marcador endógeno de la TFG porque no varía con la masa muscular, el sexo o la edad (aunque esto se ha cuestionado). La CKD-EPI desarrolló otro grupo de ecuaciones para calcular la TFG utilizando la creatinina, cistatina C o ambas (Inker, 2012), siendo la combinación de creatinina y cistatina C la que proporciona mayor precisión y exactitud. Las guías internacionales recomiendan utilizar estas ecuaciones basadas en cistatina C cuando exista inquietud en relación con la precisión de las ecuaciones basadas en creatinina (KDIGO, 2012). Sugieren específicamente que se utilicen en caso de que se requiera confirmar el diagnóstico de enfermedad renal crónica, cuando la TGFe basada en creatinina es 45 a 59, y no existen otros marcadores de daño renal. El ensayo de cistatina C es más costoso, los métodos de análisis no se han estandarizado al mismo nivel que con la creatinina y la concentración sérica de cistatina C puede verse afectada por la inflamación y las enfermedades tiroideas. Estas cuestiones han limitado la popularidad de las estimaciones de la TFG basadas en cistatina C. En algunas poblaciones, la TFGe basada en la cistatina C predice la evolución cardiovascular mejor que la TFGe basada en la creatinina. No está claro si esto significa que la cistatina C es un marcador más adecuado de la TFG o si detecta un riesgo cardiovascular adicional mediado por otra vía.

Calculadoras en Internet. Se dispone de varias calculadoras en Internet para evaluar el aclaramiento de creatinina (ecuaciones de Ix o de Cockroft y Gault) y la TFGe (MDRD o CKD-EPI), como se detalla en el capítulo 30.

Influencia de la raza. Las fórmulas de los estudios MDRD y CKD-EPI incluyen términos para la raza (afroamericana o caucásica) con el fin de mejorar la exactitud de la estimación de la TFG en cada grupo racial. También se han obtenido factores para otras razas, como la china o la japonesa (ver cap. 27).

PROBLEMAS CON LA ESTIMACIÓN DE LA TASA DE FILTRACIÓN GLOMERULAR

Lesión renal aguda

Independientemente de que se basen en la creatinina sérica o en la cistatina C, las ecuaciones de predicción de la TFGe asumen que la función renal es estable en el momento de la medición. Por ejemplo, si un paciente tiene una CrS de 1 mg/dL (88 µmol/L) y los dos riñones se deshidratan el mismo día, al siguiente día la CrS puede haber aumentado tan sólo hasta 1.6 mg/dL (140 µmol/L); una ecuación de TFGe puede estimar que la TFG es aproximadamente de 40 (mL/min)/1.73 m², cuando la TFG real será cero. La única forma de calcular la función renal utilizando la creatinina en una situación cambiante es recolectar una muestra de orina para determinar la creatinina y después dividir la tasa de extracción por minuto entre el valor medio de CrS durante el periodo de recolección.

Personas muy delgadas o muy obesas

En pacientes muy delgados o caquécticos con un índice de masa corporal < 18.5 kg/m², las ecuaciones del estudio MDRD y de Cockroft y Gault tienden a sobreestimar, respectivamente, el valor de TFGe/1.73 m² y el aclaramiento de creatinina. Es mejor realizar una medición formal de la TFG o la recolección de orina de 24 h para determinar el aclaramiento de creatinina en pacientes caquécticos, con cirrosis y ascitis o con amputaciones significativas. Los cálculos de la TFG basados en cistatina C también pueden desempeñar un papel en estos pacientes.

Los pacientes obesos (índice de masa corporal [IMC] > 30 kg/m²) presentan un problema específico para las estimaciones de la TFG basadas en la creatinina. Las ecuaciones de predicción de la creatinina que incorporan el peso (p. ej., las de Cockroft y Gault, y de Ix y cols.) sobreestiman el ClCr porque asumen que la velocidad de generación de creatinina aumenta como una función lineal del peso corporal (P). De hecho, la generación de creatinina es proporcional a la masa corporal magra (MCM; ver las ecuaciones para el cálculo en el Apéndice 2) y el cociente de MCM/P disminuye al aumentar el IMC. En las ecuaciones de Cockroft y Gault o de Ix no se debe sustituir directamente el peso por la MCM porque MCM/P es mucho menor de 1. Además, el cociente MCM/P es menor en mujeres que en hombres y disminuye con la edad en ambos sexos. Actualmente no hay ninguna ecuación validada de forma general para predecir la excreción de creatinina en pacientes obesos. Se puede considerar que la ecuación de Salazar-Corcoran (1988) es una ecuación de Cockroft y Gault modificada que se derivó de una población obesa y que toma en consideración la creatinina sérica, el sexo y el peso, la edad y la altura reales (ver las ecuaciones en el Apéndice 1). Otro factor que complica la situación en los pacientes obesos es que se ha descrito un aumento del aclaramiento de creatinina de 24%, lo que se puede relacionar con una hiperfiltración glomerular debida a un aumento del tamaño renal, a un incremento del volumen sanguíneo hacia los riñones y a otros factores (Levey y Kramer, 2010). En pacientes obesos, la ecuación del estudio MDRD ofrece resultados más exactos para la TFG que la ecuación de Cockroft y Gault (Froissart, 2005) aunque en la obesidad extrema la ecuación del estu-

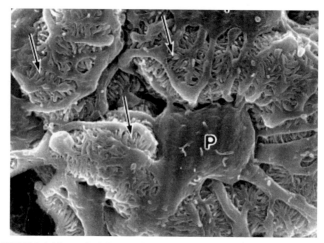

FIGURA 1-4 Micrografía de los podocitos glomerulares (células epiteliales viscerales que se asientan como amebas sobre los capilares glomerulares, envolviendo cada capilar en sus prolongaciones similares a pies (*flechas*). P, cuerpo celular del podocito. Modificada con autorización de: Takahashi-Iwanaga H. Comparative anatomy of the podocyte: a scanning electron microscopic study. *Microscopy Res Tech* 2002; 57:196-202.

dio MDRD y probablemente la ecuación del estudio CKD-EPI, puede seguir sobreestimando el aclaramiento de creatinina (Pai, 2010). Por lo tanto, en todos los pacientes obesos en los que sea necesaria una medición exacta del aclaramiento de creatinina puede ser mejor obtener simplemente una muestra de orina de 24 h, o utilizar un cálculo basado en cistatina C.

PROTEINURIA

Anatomía

La red capilar glomerular está rodeada por células epiteliales denominadas **podocitos** (fig. 1-4). Dichas células presentan prolongaciones parecidas a pies que envuelven cada uno de los capilares, proporcionándoles soporte estructural. Los podocitos también secretan una **membrana basal** alrededor del exterior de la pared de cada uno de los capilares (figs. 1-4 y 1-5). Los podocitos envuelven, alrededor de cada capilar, numerosas prolongaciones parecidas a pies, de tal manera que forman varios **poros en hendidura** entre prolongaciones adyacentes (ver fig. 1-5). Estos poros en hendidura se abren hacia la cápsula glomerular, que recoge el líquido filtrado desde los capilares glomerulares y dirige este filtrado hacia el túbulo renal. También existe una capa rica en carbohidratos que reviste a la cara luminal de las células endoteliales llamada glucocálix. El glucocálix endotelial, los poros de las células endoteliales del capilar, la membrana basal y los poros en hendidura forman, en conjunto, una **barrera a la filtración** entre la sangre del capilar y el líquido tubular de la cápsula glomerular.

Proteínas urinarias en buen estado de salud

La barrera que se muestra en la figura 1-5 impide, casi por completo, que las proteínas grandes del capilar glomerular entren en el filtrado de la cápsula glomerular. Sin embargo, las proteínas pequeñas (habitualmente moléculas de < 4 nm de diámetro) se filtran libremente. Entre estos extre-

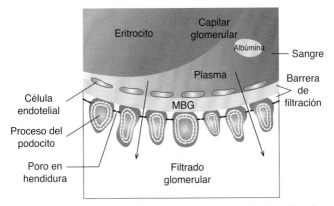

FIGURA 1-5 Detalle de la barrera de filtración entre la sangre en el capilar glomerular y el filtrado glomerular. La barrera está formada por células endoteliales fenestradas, la membrana basal glomerular (MBG) y las hendiduras de filtración entre podocitos adyacentes.

mos, la proporción filtrada está determinada por el tamaño molecular, la conformación y la carga. Por ejemplo, como la membrana basal tiene carga negativa, las moléculas con carga negativa como la albúmina (peso molecular de 55 000 Da) tienen una dificultad específica para atravesar esta barrera a la filtración. Sea cual sea la proteína filtrada, se reabsorbe casi por completo en el túbulo proximal, donde es catabolizada por las células tubulares. Una pequeña cantidad de proteínas del líquido tubular procede de otra fuente: es secretada activamente hacia el líquido tubular por las células que recubren los túbulos.

El límite superior de la normalidad para la cantidad total de proteínas excretadas hacia la orina a lo largo de un día es de 150 a 200 mg. Para la albuminuria, habitualmente, se considera que 30 mg/día es el límite superior de la normalidad, aunque la mayor parte de los adultos sanos excretan una cantidad mucho menor.

Proteinuria en las nefropatías

Anatomía patológica: destrucción de los podocitos y de la barrera a la filtración
Algunos procesos patológicos de los riñones afectan a la función de la barrera de filtración formada por los podocitos, la membrana basal glomerular, los capilares glomerulares y el glucocálix endotelial (ver fig. 1-5). Cuando se altera dicha barrera, escapan hacia el filtrado glomerular cantidades crecientes de proteínas que llegan a superar la capacidad de los túbulos de absorber y metabolizar las proteínas que han escapado. Por este motivo, la **proteinuria** es un signo importante de nefropatía.

Proteinuria en la enfermedad renal
En la enfermedad renal, la magnitud de la proteinuria puede aumentar mucho y superar los 10 g/día. Se considera que una proteinuria total > 3.5 g/día es proteinuria en *rango nefrótico*. La proteinuria > 1 g/día se debe, habitualmente, a lesión glomerular. Los valores menores también pueden estar producidos por lesión tubular, lo que da lugar a una disminución en la reabsorción de las proteínas pequeñas filtradas. Un exceso de proteínas circulantes puede superar la reabsorción tubular (p. ej., cadenas ligeras libres en el mieloma), y se le denomina "proteinuria por rebosamiento".

La magnitud de la proteinuria se correlaciona con el riesgo de deterioro progresivo de la función renal, aunque dicha relación varía en las enfermedades específicas. Sigue habiendo controversia sobre si esto refleja simplemente la gravedad de la lesión glomerular o si se debe a que las proteínas son directamente tóxicas para el túbulo. La proteinuria también se asocia con un aumento del riesgo de episodios cardiovasculares y de muerte cardiovascular (Chronic Kidney Disease Prognosis Consortium, 2010).

En las nefropatías, la albúmina es, habitualmente, la proteína predominante en la orina. El seguimiento de la albuminuria resulta útil para detectar la nefropatía en enfermedades con evolución gradual, como la nefropatía diabética. La albuminuria de bajo nivel puede identificar el inicio temprano de la nefropatía en pacientes diabéticos; tanto en pacientes diabéticos como en no diabéticos es un marcador del aumento del riesgo cardiovascular. En la enfermedad renal hay también otras proteínas en la orina, y sus concentraciones varían independientemente de la albúmina. Todavía se desconoce su importancia como factores predictivos de la evolución.

En reconocimiento a la importancia central de la albuminuria en la enfermedad renal, las guías internacionales (KDIGO, 2012) aconsejan incluir un esquema para la cuantificación de la albuminuria en cualquier descripción de enfermedad renal crónica (ERC). Sugieren el sufijo A1 (albuminuria normal o ligeramente elevada), A2 (albuminuria moderadamente elevada, antes conocida como microalbuminuria) y A3 (gravemente aumentada). Por favor, consulte la sección titulada "Estadificación de la enfermedad renal crónica" para mayor información.

Medición
Proteinuria total y albuminuria

La proteinuria total se mide con diversas técnicas fisicoquímicas. Cada método de análisis tiene distintos valores de sensibilidad para las diferentes proteínas, lo que dificulta las comparaciones entre los distintos métodos. Los métodos para determinar las proteínas totales tienen menor precisión que los procedimientos para determinar la albúmina y es difícil estandarizarlos. Habitualmente, la albúmina urinaria se mide específicamente por inmunoanálisis. La cromatografía en medio líquido de elevado rendimiento mide sistemáticamente valores mayores para la albúmina, como también algunos fragmentos de albúmina y tal vez permita la detección más temprana de niveles de albuminuria bajos. Actualmente no hay ningún método de referencia que se utilice a nivel internacional ni ningún material de consulta para los métodos que determinan la albúmina urinaria, y la variación entre laboratorios para la albuminuria no es mucho mejor que para proteinuria total. Sin embargo, el National Kidney Disease Education Project, con sede en Estados Unidos, junto con otros grupos, han desarrollado un método de referencia para la albuminuria, basado en espectrometría de masa de cromatografía de líquidos, el cual está en proceso de validación.

Análisis de orina con tira reactiva

Los análisis de orina con tira reactiva para determinar las proteínas totales o la albúmina son baratos y fáciles de emplear. Usan reacciones químicas o inmunológicas para generar cambios de color en tiras reactivas. La lectura automática mejora la fiabilidad, aunque eleva el costo. Las tiras reactivas miden la concentración y no la cantidad, lo que constituye su principal desventaja. El volumen urinario varía mucho según el estado de hidratación y la carga osmótica. Se puede pasar por alto una proteinuria significativa en una orina diluida y se puede sobrediagnosticar en una orina concentrada. Habitualmente, las tiras reactivas para determinar proteínas totales detectan una concentración de proteínas > 0.15 g/L, pero son menos sensibles para algunas proteínas distintas a la albúmina, como las cadenas ligeras de inmunoglobulinas (proteína de Bence-Jones). Las tiras reactivas específicas para la albúmina son sensibles a concentraciones bajas de albúmina urinaria (> 20 mg/L), pero no resuelven el problema de la concentración urinaria.

Por lo general, se utilizaba el análisis de orina con tira reactiva como prueba de cribado para identificar a los pacientes que precisaban un análisis más formal. En los pacientes con una o más cruces en un análisis con tira reactiva, se envía una muestra para un análisis de laboratorio. Pero a la vista del bajo valor predictivo positivo y negativo de los análisis con tira reactiva se recomienda cada vez más el estudio de laboratorio formal de una muestra de orina puntual para el cribado, el diagnóstico y el seguimiento. Aún existe un papel para la identificación de la proteinuria, utilizando una tirilla reactiva de análisis de orina en los lugares donde los recursos son limitados (y también para identificar hematuria no visible).

Muestras de orina puntuales

Las muestras de orina puntuales son sencillas de obtener y pueden analizarse para determinar las proteínas totales y la albúmina. Aunque son más exactas que los análisis con tira reactiva, siguen midiendo la concentración y no la cantidad.

La creatinina se excreta en la orina a una velocidad relativamente constante. Por lo tanto, si también se mide la concentración de creatinina, se puede calcular el cociente de proteínas totales-creatinina (CPTC) o el cociente de albúmina-creatinina (CAC) para ajustar el grado de concentración de la orina. El CAC se correlaciona bien con la excreción urinaria de albúmina durante 24 h y el CPTC con la excreción urinaria de proteínas durante 24 h (tabla 1-6). Se recomiendan las muestras puntuales de la primera mic-

TABLA 1-6 Medición de la excreción de albúmina y proteínas en la orina

Clasificación de la albuminuria de KDIGO	Cociente albúmina/creatinina: mg/g (mg/mmol)[a]	Tasa de excreción de albúmina: mg/día	Cociente proteínas/creatinina: mg/g (mg/mmol)[a]	Tasa de excreción de proteínas: mg/día
A1 (normal o ligeramente elevada)	< 30 (< 2.5 hombres, < 3.5 mujeres)	< 30	< 150 (< 15)	< 150
A2 (moderadamente elevada)	30-300 (2.5-30 hombres, 3.5-30 mujeres)	30-300	—	—
A3 (gravemente elevada)	> 300 (> 30)	> 300	> 450 (> 45)	> 450
Rango nefrótico (incluido en A3)	—	—	> 3 000 (> 300)	> 3 500

Las columnas de la albúmina y proteínas totales son sólo equivalentes aproximados, ya que existe una relación no lineal entre la albuminuria y la proteinuria total.
[a] Obsérvese que los valores de CPTC calculados utilizando unidades estadounidenses sólo son, en comparación con las unidades internacionales, aproximadamente unas 10 veces mayores. Para convertir con exactitud mg/g de creatinina a mg/mmol de creatinina, multiplíquese por 0.113.

ción después de levantarse porque se correlacionan bien con la excreción durante 24 h y excluyen la proteinuria ortostática. Sin embargo, una muestra diurna aleatoria ofrecerá habitualmente una exactitud aceptable.

El problema de la normalización con la creatinina

Como ya se ha analizado, la tasa de excreción de creatinina varía mucho en función de la masa muscular. En particular, las mujeres y los ancianos tienen una menor tasa de generación de creatinina, lo que incrementa artificialmente el cociente de proteínas o albúmina a creatinina. Algunos autores han utilizado un umbral diagnóstico mayor para el cociente de albúmina-creatinina en mujeres, con la finalidad de resolver parcialmente este problema, pero el KDIGO (2012) no lo aconseja. Es probable que haya un problema similar con otras razas, aunque se dispone de menos datos (Mattix, 2002).

Proteinuria ortostática. La excreción de proteínas varía a lo largo del día y con la postura, con valores menores durante la noche y en decúbito supino. En los pacientes que tienen una enfermedad benigna denominada proteinuria ortostática, se excretan de 1 a 2 g/día de proteínas urinarias en posición erguida, aunque estos valores se normalizan cuando el paciente está en decúbito supino.

Proteinuria benigna transitoria. Puede producirse proteinuria transitoria en respuesta al estrés (p. ej., fiebre, ejercicio o insuficiencia cardiaca). Si se detecta proteinuria, se debe repetir la prueba. No hay que excluir una infección urinaria en pacientes asintomáticos.

Usos clínicos de las muestras de orina puntuales para determinar el cociente de albúmina-creatinina o el cociente de proteínas totales-creatinina. La proteinuria se mide por varios motivos: da información sobre el riesgo renal o cardiovascular; se puede utilizar la magnitud de la proteinuria como umbral para el estudio (p. ej., biopsia renal) o el tratamiento; y también puede ser útil para seguir la progresión de la enfermedad y la respuesta al tratamiento.

Cociente de albúmina-creatinina y cociente de proteínas totales-creatinina. En la nefropatía diabética se utiliza la albuminuria para el cribado, el diagnóstico y el seguimiento. Una muestra puntual para el cociente de albúmina-creatinina resulta muy cómoda, aunque algunos autores siguen utilizando la concentración de albúmina o la excreción urinaria durante 24 h. Parece que el cociente de albúmina-creatinina es un factor predictivo de la evolución renal más adecuado en pacientes diabéticos que la concentración urinaria de albúmina o la excreción urinaria de albúmina durante 24 h (Lambers Heerspink, 2010). La primera micción de la mañana es más fiable para el seguimiento de la microalbuminuria que las muestras de orina aleatorias (Witte, 2009).

En la nefropatía no diabética hay más controversia sobre si la proteinuria total o la albuminuria es la prueba más adecuada para realizar el cribado de nefropatía. Históricamente, la mayor parte de los estudios de investigación han medido la excreción urinaria de proteínas totales durante 24 h; los umbrales para determinar el riesgo, la investigación y la intervención se originan en dichos estudios. La albuminuria tiene ventajas teóricas técnicas y clínicas que ya se han resumido. También se desconoce qué nivel de riesgo tienen los pacientes con proteinuria con menores valores de albuminuria pero mayores valores de proteinuria distinta a la albúmina.

La albuminuria de bajo nivel en la población no diabética se asocia a aumento del riesgo cardiovascular. Este bajo volumen de excreción urinaria de albúmina puede no detectarse de forma fiable con los análisis para medir las proteínas totales. Sin embargo, hay relativamente pocos indicios sobre el tipo de pacientes no diabéticos que deben someterse a un cribado para detectar albuminuria de bajo nivel y sobre el tratamiento que se debería utilizar.

Cuando el CAC supera los 300 mg/g, no añade ninguna información adicional al CPTC (que es más barato). Una estrategia es medir el CPTC en todos los pacientes, y si es < 450 mg/g también se mide el CAC. Otra estrategia es medir el CAC en todos los pacientes y después cambiar al CPTC si el CAC es > 500 a 1 000 mg/g (Kidney Disease Outcomes Quality Initiative [KDOQI], 2002). Sin embargo, hay quienes mantienen que debe recomendarse el CAC para todos los pacientes, para fines de simplificar, a fin de fomentar la cuantificación de la proteinuria por parte de los médicos.

Muestras de orina de un periodo determinado. Una muestra de orina de un periodo determinado (habitualmente 24 h) es el método de referencia tradicionalmente aceptado para medir la albuminuria. Como ya se ha descrito en la sección anterior sobre las muestras de orina de 24 h para el aclaramiento de creatinina, la recolección de la orina se realiza con frecuencia mal, lo que lleva a inexactitudes importantes. La obtención de muestras de < 24 h de duración se ve afectada por la variación diurna de la excreción de proteínas y resulta menos útil. Se pueden utilizar muestras obtenidas por separado durante el día y la noche para diagnosticar formalmente la proteinuria ortostática.

Aplicaciones clínicas. En pacientes con masa muscular anómala, el CAC y el CPTC pueden dar resultados erróneos porque las concentraciones urinarias de creatinina son anómalamente bajas o elevadas; debe plantearse la recolección de una muestra de 24 h, particularmente si los resultados están próximos a los umbrales para las decisiones clínicas. Si el seguimiento de la respuesta de la proteinuria al tratamiento es importante, el CAC y el CPTC pueden no ser lo suficientemente fiables; algunos autores siguen proponiendo la obtención de muestras de orina de 24 h (p. ej., para vigilar la adecuación de la inmunodepresión cuando se trata la nefritis lúpica). La proteinuria es una indicación de biopsia renal y habitualmente se utiliza como umbral una proteinuria total > 1 g/día. Dicho umbral se verá afectado por el cuadro clínico general; por ejemplo, si se asocia a hematuria se puede utilizar un umbral menor, de 450 mg/día. También se pueden utilizar umbrales de proteinuria (> 0.5 a 1 g/día) como indicación para el tratamiento con inhibidores de la enzima de conversión de la angiotensina.

ESTADIFICACIÓN DE LA ENFERMEDAD RENAL CRÓNICA

La Kidney Disease Outcomes Quality Initiative (KDOQI) de la National Kidney Foundation estadounidense estableció en 2002 una nueva clasificación de la enfermedad renal crónica (ERC), que todo el mundo ha aceptado rápidamente (tabla 1-7).

La clasificación estadifica la ERC según el valor estimado de la TFGe/ 1.73 m^2 con la ecuación del estudio MDRD, de modo que los niveles de la TFGe son múltiplos de 15 y 30: el estadio 5 es < 15 (mL/min)/1.73 m^2; el estadio 4 está en un intervalo de 15 a 30; el estadio 3, de 30 a 60 y los estadios 1 y 2 son > 60. En este sistema de clasificación, tener una TFGe < 60 (mL/min)/1.73 m^2 es suficiente para tener ERC, independientemente de otros datos de enfermedad renal. Para que haya ERC cuando TFGe es > 60 (mL/min)/1.73 m^2, debe haber algún otro signo de enfermedad renal. Pueden verse más detalles sobre el sistema de estadificación del estudio KDOQI en los capítulos 2 y 31.

Aplicando la clasificación del estudio KDOQI se considera que muchos pacientes ancianos con TFGe en el intervalo de 45 a 60 (mL/min)

TABLA 1-7	Estadificación de la enfermedad renal crónica por la tasa de filtración glomerular estimada	
Estadio	**Definición**	**TFGe ([mL/min]/1.73 m^2)**
1	Presencia de lesión renal con TFG normal o elevada	≥ 90
2	Presencia de lesión renal con reducción ligera de la TFG	60-89
3a	Reducción moderada de la TFG	45-59
3b		30-44
4	Reducción grave de la TFG	15-29
5	Enfermedad renal en fase terminal	< 15

TFG, tasa de filtración glomerular; TFGe, tasa de filtración glomerular estimada.
Tomada de Kidney Disease: Improving Global Outcomes.

por 1.73 m^2 tienen ERC (estadio 3), a pesar de que, en ausencia de otros marcadores de enfermedad renal, su nivel de función renal es, por lo general, relativamente estable. Puede no ser adecuado considerar que estas personas tienen una enfermedad cuando están asintomáticas. El uso del término *estadio* también implica que los pacientes progresarán por los distintos estadios, lo que en la inmensa mayoría de ellos no es cierto. La clasificación del estudio KDOQI no aborda la causa subyacente de la ERC. Es importante buscar un diagnóstico en los pacientes adecuados. No obstante, es poco probable que, en la mayoría de los adultos mayores asintomáticos con ERC en estadio 3 estable y sin proteinuria ni hematuria, se llegue a un diagnóstico firme a pesar de realizarse un estudio meticuloso. En el capítulo 26 se puede encontrar un análisis adicional de la ERC en el adulto mayor.

LA CLASIFICACIÓN KDIGO DE ENFERMEDAD RENAL CRÓNICA

La KDIGO es una colaboración internacional que revisó la clasificación KDOQI con base en un metaanálisis de cohortes con enfermedad renal crónica con ~ 1.5 millones de sujetos (KDIGO, 2012). La KDIGO define a la ERC como anormalidades en la estructura o función del riñón, presentes durante al menos 90 días y con implicaciones para la salud. La KDIGO establece que la ERC debe clasificarse con base en la causa de la misma, la TFG, y el nivel de Albuminuria (clasificación CGA).

- La KDIGO exige establecer la causa de la ERC, abordando las críticas previas sobre que la ERC estaba siendo tratada como un diagnóstico, sin darle la suficiente importancia a la causa.
- La clasificación de la TFG de la KDIGO es similar a la clasificación KDOQI, pero divide la etapa 3 en etapas 3a y 3b (3a cuando $45 \leq TFG \leq 59$, y 3b cuando $30 \leq TFG \leq 44$). La etapa 3a es más común que la 3b (70 a 75% del total en etapa 3), y su asociación con el riesgo es menos clara, particularmente en ancianos.
- La KDIGO también exige una clasificación basada en albuminuria: A1 CAC < 30 mg/g; A2 CAC 30 a 299 mg/g (p. ej., albuminuria de bajo nivel), y A3 CAC ≥ 300 mg/g (p. ej., macroalbuminuria). Esto es en reconocimiento al hecho de que la proteinuria es al menos tan importante como la TFG para el pronóstico.

De modo que, por ejemplo, los pacientes pueden clasificarse como:

- ERC G3a A1: nefropatía isquémica
- ERC G4 A3: nefropatía membranosa

Bibliografía y lecturas recomendadas

Chronic Kidney Disease Prognosis Consortium;Matsushita K, van der Velde M, Astor BC, *et al*. Association of estimated glomerular filtration rate and albuminuria with all-cause and cardiovascular mortality in general population cohorts: a collaborative meta-analysis. *Lancet*. 2010;375:2053-2054.

Cockcroft DW, Gault MH. Prediction of creatinine clearance from serum creatinine. *Nephron*. 1976;16:31-41.

Coresh J, Astor BC, Greene T, *et al*. Prevalence of chronic kidney disease and decreased kidney function in the adult U.S. population: third national health and nutrition examination survey. *Am J Kidney Dis*. 2003;41:1-12.

Coresh J, Selvin E, Stevens LA, *et al*. Prevalence of chronic kidney disease in the United States. *JAMA*. 2007;298:2038-2047.

Earley A, Miskulin D, Lamb EJ, *et al*. Estimating equations for glomerular filtration rate in the era of creatinine standardization: a systematic review. *Ann Int Med*. 2012;156:785-795.

Eckardt KU, Berns JS, Rocco MV, *et al*. Definition and classification of CKD: the debate should be about patient prognosis—a position statement from KDOQI and KDIGO. *Am J Kidney Dis*. 2009;53:915-920.

Fine DM, Ziegenbein M, Petri M, *et al*. A prospective study of protein excretion using short-interval timed urine collections in patients with lupus nephritis. *Kidney Int*. 2009;76:1284-1288.

Froissart M, Rossert J, Jacquot C, *et al*. Predictive performance of the modification of diet in renal disease and Cockcroft-Gault equations for estimating renal function. *J Am Soc Nephrol*. 2005;16:763-773.

Gehan E, George SL. Estimation of human body surface area from height and weight. *Cancer Chemother Rep*. 1970;54:225-235.

Graziani MS, Gambaro G, Mantovani L, *et al*. Diagnostic accuracy of a reagent strip for assessing urinary albumin excretion in the general population. *Nephrol Dial Transplant*. 2009;24:1490-1494.

Inker LA, Levey AS, Tighiouart H, *et al*. Performance of glomerular filtration rate estimating equations in a community-based sample of Blacks and Whites: the multiethnic study of atherosclerosis. *Nephrol Dial Transplant*. 2018;33:417-425.

Inker LA, Schmid CH, Tighiouart H, *et al*. Estimating glomerular filtration rate from serum creatinine and cystatin C. *N Engl J Med*. 2012;367:20-29.

Ix JH, Wassel CL, Stevens LA, *et al*. Equations to estimate creatinine excretion rate: the CKD epidemiology collaboration. *Clin J Am Soc Nephrol*. 2011;6:184-191.

Kidney Disease: Improving Global Outcomes. KDIGO 2012 clinical practice guideline for the evaluation and management of chronic kidney disease. *Kidney Int*. 2012; 1-150.

Kidney Disease Outcomes Quality Initiative. Clinical practice guidelines for chronic kidney disease: evaluation, classification and stratification. *Am J Kidney Dis*. 2002;39:S46-S75. Available from www.kidney.org/Professionals/kdoqi. Accessed May 31, 2018.

Lambers Heerspink HJ, Gansevoort RT, Brenner BM, *et al*. Comparison of different measures of urinary protein excretion for prediction of renal events. *J Am Soc Nephrol*. 2010;21:1355-1360.

Levey AS, Bosch JP, Lewis JB, *et al*. A more accurate method to estimate glomerular filtration rate from serum creatinine: a new prediction equation. Modification of Diet in Renal Disease Study Group. *Ann Intern Med*. 1999;130:461-470.

Levey AS, Kramer H. Obesity, glomerular hyperfiltration, and the surface area correction. *Am J Kidney Dis*. 2010;56:255-258.

Levey AS, Stevens LA, Schmid CH, *et al*. CKD-EPI (Chronic Kidney Disease Epidemiology Collaboration). A new equation to estimate glomerular filtration rate. *Ann Intern Med*. 2009;150:604-612.

Mattix HJ, Hsu CY, Shaykevich S, *et al*. Use of the albumin/creatinine ratio to detect microalbuminuria: implications of sex and race. *J Am Soc Nephrol*. 2002;13:1034-1039.

Pai MP. Estimating the glomerular filtration rate in obese adult patients for drug dosing. *Adv Chronic Kidney Dis*. 2010;17:e53-e62.

Salazar DE, Corcoran GB. Predicting creatinine clearance and renal drug clearance in obese patients from estimated fat-free body mass. *Am J Med.* 1988;84:1053-1060.

Seegmiller JC, Eckfeldt JH, Lieske JC. Challenges in measuring glomerular filtration rate: A clinical laboratory perspective. *Adv Chronic Kidney Dis.* 2018;25:84-92.

Soveri I, Berg UB, Björk J, *et al.* SBU GFR Review Group. Measuring GFR: a systematic review. *Am J Kidney Dis.* 2014;64:411-424.

Stevens LA, Coresh J, Feldman HI, *et al.* Evaluation of the modification of diet in renal disease study equation in a large diverse population. *J Am Soc Nephrol.* 2007;18:2749-2757.

Stevens LA, Nolin TD, Richardson MM, *et al.* Chronic Kidney Disease Epidemiology Collaboration. Comparison of drug dosing recommendations based on measured GFR and kidney function estimating equations. *Am J Kidney Dis.* 2009;54:33-42.

Stevens LA, Schmid CH, Zhang YL, *et al.* Development and validation of GFR-estimating equations using diabetes, transplant and weight. *Nephrol Dial Transplant.* 2010;25:449-457.

Vickery S, Stevens PE, Dalton RN, *et al.* Does the ID-MS traceable MDRD equation work and is it suitable for use with compensated Jaffe and enzymatic creatinine assays? *Nephrol Dial Transplant.* 2006;21:2439-2445.

Witte EC, Lambers Heerspink HJ, de Zeeuw D, *et al.* First morning voids are more reliable than spot urine samples to assess microalbuminuria. *J Am Soc Nephrol.* 2009;20:436-443.

Cribado y tratamiento: visión general

Saw Yu Mon y David W. Johnson

La magnitud del problema que plantea la enfermedad renal crónica (ERC) en todo el mundo es grande y sigue creciendo (Bello, 2017a; Bello, 2017b). La ERC se define por una tasa de filtración glomerular medida o estimada (TFGe) menor a 60 mL/min por 1.73 m^2 o mediante datos de lesión renal durante al menos 3 meses (tabla 2-1). La ERC se clasifica en cinco estadios según la tasa de filtración glomerular (TFG) (tabla 2-2) y por el grado de albuminuria (tabla 2-3). Datos recientes han demostrado que el grado de albuminuria ofrece información pronóstica, que es al menos tan importante como la estadificación de la TFG, de modo que para una estadificación y una estratificación del riesgo óptimas, se debe tener en consideración la información sobre ambos parámetros (Johnson, 2015).

CRIBADO

La identificación y el tratamiento tempranos de la ERC son altamente costo-eficaces y pueden reducir el riesgo de progresión de la insuficiencia renal y de la enfermedad cardiovascular en hasta el 50% (Johnson, 2015). Los médicos de atención primaria, generales y los especialistas no nefrólogos tienen una participación crucial en la detección y el tratamiento tempranos de la ERC. Aunque se ha defendido el cribado poblacional generalizado (De Jong y Brenner, 2004), los datos disponibles indican que la estrategia costo-eficacia óptima es un cribado dirigido y oportuno de pacientes con uno o más factores de riesgo de ERC (Collins, 2009). Deben evaluarse los factores de riesgo de ERC en todas aquellas personas que consulten con su médico como parte de la consulta habitual de atención primaria. Los principales factores de riesgo incluyen diabetes mellitus, obesidad, hipertensión, tabaquismo, historia familiar de insuficiencia renal y de edad avanzada (> 60 años), enfermedad cardiovascular declarada y antecedente de lesión renal aguda (Johnson, 2015). Si un paciente tiene alguno de los principales factores de riesgo de ERC, se debe realizar un estudio según el algoritmo que se muestra en la figura 2-1. En el capítulo 31 se describen las directrices para el cribado en pacientes adultos con ERC. En varios países asiáticos se aplican programas de cribado para la detección de ERC infantil, aunque hay pocos datos sobre su costo-eficacia (Hogg, 2009). Las actuales directrices de la American Academy of Pediatrics no recomiendan el cribado sistemático de niños para detectar ERC, y están respaldadas por un reciente análisis que encontró que el cribado mediante análisis de orina con tira reactiva no es costo-eficaz (Sekhar, 2010).

El análisis de orina también es muy sensible para detectar hematuria y puede identificar todas las hemorragias significativas. Como la hematuria se relaciona frecuentemente con la menstruación o con infecciones urinarias,

TABLA 2-1	Definición de enfermedad renal crónica

1. TFG < 60 mL/min por 1.73 m² durante al menos 3 meses con o sin evidencia de lesión renal;[a] o
2. Evidencia de lesión renal (con o sin disminución de TFG) durante al menos 3 meses, que se manifiesta por cualquiera de los siguientes:
   - Albuminuria (micro o macro)
   - Proteinuria
   - Hematuria persistente (después de excluir otras causas, como enfermedades urológicas)
   - Alteraciones patológicas (p. ej., biopsia renal anómala)
   - Alteraciones radiológicas (p. ej., cicatrices o riñones poliquísticos observados en el estudio radiológico)

[a] Los métodos para medir o calcular la TFG se analizan en el capítulo 1.

TABLA 2-2	Estadificación de la enfermedad renal crónica por la tasa de filtración glomerular estimada

Estadio de función renal	TFG (mL/min por 1.73m²)	Descripción
1	≥ 90	TFG normal o elevada
2	60-89	TFG normal o ligeramente reducida
3a	45-59	Disminución leve-moderada de la TFG
3b	30-44	Disminución moderada-grave de la TFG
4	15-29	Disminución grave de la TFG
5	< 15 o en diálisis	Insuficiencia renal en fase terminal

TFG, tasa de filtración glomerular.

TABLA 2-3	Estadios de la enfermedad renal crónica según la albuminuria

Estadio de albuminuria	Cociente albúmina: creatinina urinaria (mg/mmol)	Albúmina urinaria de 24 h (mg/d)	Cociente proteínas: creatinina en orina (mg/mmol)	Proteínas en orina de 24 h
Normoalbuminuria (A1)	< 3 (< 30 mg/g)	< 30	< 5	< 50 (< 500 mg/g)
Microalbuminuria (A2)	3-30 (30-300 mg/g)	30-300	5-50	50-500 (500-5 000 mg/g)
Macroalbuminuria (A3)	> 30 (> 300 mg/g)	> 300	> 50	> 500 (> 5 000 mg/g)

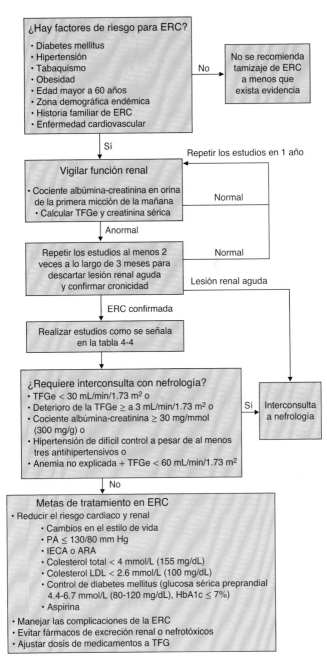

FIGURA 2-1 Algoritmo para el cribado y el tratamiento de la enfermedad renal crónica en pacientes adultos.

en caso de un resultado positivo en el análisis de orina con tira reactiva debe repetirse el estudio; después, se debe confirmar con un estudio microscópico y un cultivo de orina. La microscopia de orina con contraste de fase puede distinguir entre hematuria glomerular y no glomerular. El abordaje terapéutico de la hematuria microscópica persistente se detalla en el capítulo 19.

UNA VEZ QUE SE HA DIAGNOSTICADO LA ENFERMEDAD RENAL CRÓNICA, ¿QUÉ ESTUDIOS ADICIONALES SE DEBEN SOLICITAR?

Cuando se realiza el diagnóstico inicial de ERC, es importante asegurarse de que no se pasa por alto una enfermedad renal aguda asumiendo que la primera TFGe anómala representa una enfermedad crónica. Si se sospecha una enfermedad aguda, debe repetirse el análisis poco después. Además, es importante excluir patologías tratables como obstrucción urinaria, vasculitis, síndrome nefrótico y glomerulonefritis rápidamente progresiva. Se debe prestar atención especial a los síntomas (p. ej., síntomas urinarios, exantema, artritis u otros datos de un trastorno del tejido conjuntivo), los problemas médicos conocidos, las infecciones urinarias previas, los factores de riesgo cardiovascular, el consumo de fármacos potencialmente nefrotóxicos (p. ej., antiinflamatorios no esteroides, drogas intravenosas, consumo previo de compuestos analgésicos, terapias con hierbas chinas) y los antecedentes familiares de trastornos renales (p. ej., riñón poliquístico). La exploración física debe centrarse particularmente en la piel, las articulaciones, el sistema cardiovascular y el abdomen (riñones o vejiga palpables, soplos renales audibles). En adultos mayores se debe considerar el tacto rectal de la próstata. Los estudios de laboratorio recomendados se mencionan en la tabla 2-4.

 TABLA 2-4 Evaluación diagnóstica en pacientes con enfermedad renal crónica confirmada

1. Estudios generales
   - Hemograma completo
   - Determinación seriada de la concentración sérica de urea/electrolitos/creatinina/TFGe/albúmina
   - Lípidos y glucosa en ayunas
   - Microscopia y cultivo de orina
   - Ecografía renal
2. Estudios específicos
   - HbA1c (en diabéticos)
   - Estudio de la concentración sérica de calcio, fosfato, PTH y hierro (si TFGe < 60 mL/min por 1.73 m²)
   - Electroforesis de suero y orina (> 40 años de edad), cadenas ligeras en suero
   - Anticuerpos antinucleares, antígenos nucleares extraíbles, estudio de complemento (si hay exantema, artritis o datos de enfermedad del tejido conjuntivo)
   - Anticuerpos antimembrana basal glomerular (si hay síntomas pulmonares o deterioro agudo de la función renal)
   - Anticuerpos anticitoplásmicos de neutrófilos, crioglobulinas (si hay síntomas constitucionales, exantema o síntomas respiratorios, o deterioro agudo de la función renal)
   - Serología contra los virus de hepatitis B, hepatitis C e inmunodeficiencia humana (si hay factores de riesgo)
   - Biopsia renal (especialmente si hay CAC-U > 60 mg/mmol o proteinuria > 1 000 mg/d de forma persistente)

Estadio de la ERC	Revisión	Plan de acción clínico
2 (TFGe > 60)	Cada 3-6 meses ■ Presión arterial ■ Peso ■ CAC-U (trimestral) ■ Urea, creatinina, electrolitos ■ TFGe ■ Glucosa en ayunas ■ Lípidos en ayunas	■ Estudios iniciales para excluir ERC tratable (ver tabla 2-2) ■ Reducir el riesgo cardiovascular ■ Reducir la progresión de la ERC
3a y 3b (TFGe 30-59)	Cada 1-3 meses ■ Presión arterial ■ Peso ■ CAC-U (trimestral) ■ Urea, creatinina, electrolitos ■ TFGe ■ Glucosa en ayunas ■ Lípidos en ayunas ■ Hemograma completo ■ Depósitos de hierro (3-6 meses) ■ Calcio y fosfato ■ Hormona paratiroidea (trimestral)	Lo anterior más ■ Detección y tratamiento tempranos de las complicaciones de la ERC ■ Evitar fármacos con excreción y nefrotóxicos ■ Ajustar los fármacos a dosis adecuadas según la función renal ■ Derivación a un especialista cuando esté indicado (ver fig. 2-1)

TABLA 2-5   Plan terapéutico de la enfermedad renal crónica

TRATAMIENTO DE PACIENTES CON ENFERMEDAD RENAL CRÓNICA

La revisión y el tratamiento de los pacientes con ERC en atención primaria dependen del estadio de la ERC y de las circunstancias individuales (tabla 2-5; fig. 2-1), y se describen a lo largo del presente manual.

Tabaquismo y abuso de drogas

En pacientes con ERC, el tabaquismo se asocia con proteinuria más grave y a progresión a insuficiencia renal. Los datos clínicos sobre esta relación son más evidentes en pacientes diabéticos. El abandono del tabaco se ha asociado con un retraso de la progresión de la ERC. Si es necesario, debe considerarse la terapia de reemplazo de nicotina u otros medicamentos para lograr la abstinencia. El consumo de cocaína y de drogas por vía parenteral (ver cap. 3) también es responsable de una proporción importante de ERC y de lesiones renales agudas.

Obesidad

Se ha demostrado que la restricción calórica que produce pérdida de peso mejora la ERC en pacientes con sobrepeso/obesidad (cap. 4), como demuestra la disminución de la proteinuria y la mejoría de la función renal. Idealmente, el índice de masa corporal (IMC) debe ser < 30 kg/m^2 y la circunferencia de cintura debe ser menor a 80 cm en mujeres y menor a 94 cm en hombres (menor a 90 cm en hombres asiáticos). La cirugía bariátrica también puede mejorar la ERC.

Sodio y potasio

Se ha demostrado que la restricción del sodio de la dieta hasta una cantidad de 100 mmol/día (2.3 g de sodio o 6 g de sal al día) o menor reduce la presión arterial (PA) y la albuminuria en pacientes con ERC (McMahon, 2013) y, por lo tanto, se recomienda. No obstante, no hay estudios a largo plazo que evalúen el efecto de la restricción de sodio en la dieta sobre la progresión de la ERC y los criterios de valoración cardiovasculares. Los sustitutos de sal que contienen grandes cantidades de sales de potasio no deben ser utilizados en pacientes con ERC. Una ingesta elevada de potasio produce efectos benéficos para la salud, al igual que un consumo elevado de alimentos con alto contenido de potasio, sobre todo frutas y verduras (Kelly, 2017). Por este motivo, no deben restringirse los alimentos altos en potasio en pacientes con ERC, salvo que sea necesario para tener concentraciones séricas de potasio próximas o superiores al extremo superior del intervalo normal (caps. 5 y 6).

Restricción de proteínas

En adultos con ERC, generalmente se recomienda una dieta con restricción ligera de las proteínas aproximadamente 0.8 g/kg/día y un aporte adecuado de energía, como se explica en el capítulo 7. Si se intenta prescribir una dieta con un menor contenido en proteínas ($\leq$ 0.6 g/kg/día) para retrasar la progresión de la ERC, debe vigilarse de cerca y deben sopesarse cuidadosamente sus posibles pequeños efectos beneficiosos sobre la disminución de la TFG, frente a los riesgos asociados de empeoramiento de los parámetros nutricionales clínicos y bioquímicos. No se ha demostrado que la reducción de la ingesta de proteínas en la dieta hasta la menor cantidad considerada segura por la Organización Mundial de la Salud (0.8-1.1 g/kg/día, dependiendo de la edad) reduzca la progresión de la ERC en niños.

Fosfato

Actualmente se empieza a reconocer que incluso las concentraciones ligeramente elevadas del fosfato sérico están asociadas con el aumento del riesgo cardiovascular. Sin embargo, no se ha evaluado el efecto de la restricción de fosfato en la dieta en pacientes con ERC; por lo tanto, en general no se recomienda restringir la ingesta de fosfato en pacientes con ERC temprana (estadios 1-3) (Johnson, 2013). Sin embargo, como se describe en los capítulos 8 y 9, una porción muy elevada del fosfato en la dieta occidental procede de aditivos alimentarios que lo contienen. Evitar, en la medida de lo posible, dichos aditivos alimentarios debería ser un método relativamente carente de riesgos para reducir la exposición al fosfato en la dieta. A medida que progresa la ERC, la mayor parte de las directrices recomiendan restringir la ingesta de fosfato, e incluso se sugiere el consumo de fijadores de fosfato cuando sea necesario, para mantener el fosfato sérico dentro del intervalo normal (Palmer, 2016a).

Ácido úrico

Hay pocos datos que indiquen que el tratamiento de la hiperuricemia asintomática con alopurinol o rasburicasa en pacientes con ERC pueda resultar útil en relación con el control de la PA y de la progresión de la enfermedad renal (Bose, 2014). Sin embargo, los problemas de seguridad del alopurinol y el elevado costo de los fármacos alternativos pueden limitar su uso habitual en la práctica clínica diaria.

Productos finales de la glucación avanzada

Los productos finales de la glucación avanzada (PFGA) están presentes en los alimentos, aunque son mucho más abundantes en las carnes grasas y en todos los alimentos sometidos a temperaturas muy elevadas durante su preparación (p. ej., a la parrilla o fritos). La concentración sérica de productos finales de la glucación avanzada aumenta de forma aguda después de la ingesta de alimentos que los contienen y, a corto plazo, hay disminución de la vasodilatación endotelial inducida por el flujo. En estudios observacionales, las concentraciones séricas elevadas de PFGA se asocian con un aumento del riesgo de mortalidad. Se puede reducir la exposición a los PFGA de la dieta tomando más alimentos hervidos o al vapor y más verduras que carnes. Sin embargo, los efectos de la eliminación de los PFGA de la dieta no se han evaluado sistemáticamente sobre criterios clínicos importantes.

Vitaminas y suplementos

La principal vitamina que podría tener que recetarse a pacientes con ERC es la vitamina D, en forma de una prohormona no activada todavía (colecalciferol o ergocalciferol) o de una hormona dihidroxilada y totalmente activada o un análogo (calcitriol, doxercalciferol, paricalcitol). Los pacientes con ERC tienen concentraciones bajas de 25-hidroxivitamina D, incluso durante las fases tempranas de la enfermedad. Puede haber una deficiencia leve de varias vitaminas hidrosolubles del complejo B en pacientes con ERC que sigan una dieta con restricción de proteínas, lo que se debe prevenir con un aporte suplementario. Por lo anterior, no es necesario el aporte suplementario de vitaminas, y puede producir efectos adversos (caps. 8 y 10).

Frutas y verduras

Aunque las guías internacionales actuales recomiendan que los pacientes reciban intervenciones individualizadas, las participaciones dietéticas basadas en un solo nutriente (p. ej., sal, fosfato, potasio, proteínas y calorías) por un nutriólogo calificado (Johnson, 2013), otras recomendaciones alternativas que promuevan una alimentación sana como incrementar el consumo diario de frutas, verduras, proteínas de origen vegetal y fibra pueden tener impacto benéfico sobre la acidosis metabólica, PA, progresión de la ERC y enfermedad cardiovascular, sin incrementar de forma notoria el riesgo de hipercalcemia (Kelly, 2017). Ejemplos de estas recomendaciones incluyen la dieta mediterránea, la dieta DASH (*Dietary Approaches to Stop Hypertension*) y dietas vegetarianas. Algunas guías de ERC recomiendan actualmente que los pacientes con ERC temprana consuman una dieta balanceada en frutas y verduras (Johnson, 2013).

Acidosis

Como se analiza en el capítulo 11, los pacientes con ERC tienden a poseer un grado de acidosis de leve a moderado. La acidosis se debe a las proteínas de los alimentos que consumimos, y puede ser neutralizada por una ingesta balaceada de frutas y vegetales (con la guía de un nutriólogo calificado) o tomando bicarbonato o citrato sódico (o, con menos frecuencia, potásico). Algunos estudios han señalado que el aporte de álcalis puede ayudar a mantener la salud ósea, e incluso hay datos sobre un posible retraso de la progresión de la ERC. Sin embargo, no se ha evaluado el cociente de riesgo-beneficio de dicho abordaje. La alcalinización excesiva, combinada con una ingesta elevada de calcio y vitamina D, puede povocar el denominado síndrome de "calcio-álcali", con hipercalcemia y deterioro rápido de la función renal. La suplementación de álcalis puede ser complicada también por la retención de sodio y líquidos.

Alcohol

No se pueden hacer recomendaciones específicas sobre el consumo de alcohol en pacientes con ERC porque hay datos epidemiológicos contradictorios.

Refrescos de cola

El consumo de refrescos (especialmente de cola) se ha asociado con diabetes, hipertensión y litiasis renal. Hay algunos datos que indican que beber dos o más refrescos de cola al día podría relacionarse con un aumento significativo del riesgo de ERC (Saldana, 2007). Por lo tanto, los pacientes con ERC deben reducir al mínimo la ingesta de refrescos de cola.

Ingesta de líquidos

En la literatura popular, habitualmente se propone beber grandes cantidades de líquido para mejorar la salud renal. Sin embargo, no hay datos suficientes que permitan recomendar el aumento de la ingesta de líquidos en la mayoría de los pacientes con ERC. Es evidente que estos pacientes deben evitar la deshidratación y la sobrehidratación. Para la mayoría de los pacientes es suficiente una ingesta de 2 a 2.5 L de líquidos al día, aunque esta recomendación debe ser individualizada a las circunstancias particulares de cada paciente.

REDUCCIÓN DEL RIESGO DE PROGRESIÓN DE LA ENFERMEDAD RENAL CRÓNICA Y DE LA ENFERMEDAD CARDIOVASCULAR

Los pacientes con ERC tienen un riesgo muy aumentado de enfermedad cardiovascular y renal terminal. Independientemente de la causa subyacente de la ERC, los tratamientos ya señalados (descritos con detalle en los caps. 12 a 18) retrasarán el deterioro de la función renal y reducirán el riesgo cardiovascular. Es fundamental un seguimiento frecuente por el médico especialista o nefrólogo (al menos cada 3 meses).

Modificación del estilo de vida y ejercicio

La modificación del estilo de vida puede reducir mucho el riesgo de hipertensión, así como de obesidad, diabetes mellitus, enfermedad cardiovascular y progresión de la insuficiencia renal. Debe animarse a los pacientes con ERC a que realicen ejercicio físico frecuente, adecuado a su capacidad física y a sus antecedentes médicos. Hay pocos datos de que el ejercicio pueda tener efectos beneficiosos en la función renal en pacientes con ERC (Johnson, 2013).

Reducción de lípidos

Las estatinas son seguras y reducen significativamente el riesgo producido por otras causas y de mortalidad cardiovascular, así como de enfermedades cardiovasculares, en pacientes con ERC que no reciben tratamiento sustitutivo renal (Palmer, 2014). Los efectos de las estatinas sobre la progresión de la ERC siguen siendo inciertos (Palmer, 2014). De acuerdo, principalmente, por los resultados del estudio SHARP (Baigent, 2011), las guías para mejorar los desenlaces globales de la enfermedad renal (KDIGO) recomiendan fármacos hipolipemiantes a un gran número de pacientes con ERC y no sugieren vigilar constantemente los niveles de lípidos o ajustar la dosis de los fármacos hipolipemiantes para alcanzar metas establecidas de lípidos (KDIGO, 2013). Específicamente se recomienda una estatina o la combinación estatina/ezetimiba en pacientes con ERC sin diálisis, sin importar los niveles de lípidos si tienen al menos 50 años de edad, o si son más jóvenes y tienen uno o más factores de riesgo cardiovascular (p. ej., enfermedad arterial coronaria, antecedente de enfermedad vascular cerebral, diabetes o riesgo, calculado a 10 años, de infarto mortal o no mayor a 10%). No se recomienda iniciar hipolipemiantes en pacientes que ya se encuentran en diálisis (KDIGO, 2013).

Control glucémico

Hay datos sólidos que indican que el control glucémico intensivo reduce el riesgo de enfermedad cardiovascular y de progresión de la ERC en la diabetes mellitus tipos 1 y 2 (cap. 13). La modificación al estilo de vida debe ser el tratamiento de primera línea. La metformina sigue siendo el agente monoterapia de primera elección para diabetes mellitus tipo 2, pero debe ajustarse la dosis en pacientes con ERC (Palmer, 2016b). Agregar al tratamiento estándar agentes más nuevos como liraglutide, análogo del péptido 1 similar a glucagón (GLP-1), e inhibidores del cotransportador 2 sodio-glucosa (como empagliflozina) ha demostrado reducir los desenlaces y muertes cardiovasculares (Palmer, 2016b). Se debe sopesar este efecto beneficioso con el riesgo de complicaciones (hipoglucemia grave, aumento de peso y, tal vez, incremento de la mortalidad) que pueden asociarse con la reducción de la glucosa hasta concentraciones casi normales. Actualmente, los objetivos recomendados en pacientes diabéticos con ERC son glucemia preprandial < 6.1 mmol/L (110 mg/dL) y una HbA1c al azar $< 7\%$ (53 mmol/mol) para la mayoría (Gunton, 2014). En pacientes con comorbilidades graves (como enfermedad cardiovascular declarada) se sugiere una meta menos estricta ($< 8\%$ o 61 mmol/mol) recomendada por la American Association of Diabetes, 2017.

Control de la presión arterial

La reducción de la PA hasta el objetivo marcado es el paso más importante para el tratamiento de los riesgos cardiovascular y renal en la ERC. La meta ideal de PA es objeto de investigación y debate actualmente. Las guías KDIGO recomiendan una PA meta $< 140/90$ mm Hg en pacientes con ERC sin diálisis y normoalbuminuria (con o sin diabetes mellitus) (KDIGO Blood Pressure Work Group, 2012). En pacientes con micro- o macroalbuminuria, la meta de PA debe ser $< 130/80$ mm Hg (KDIGO Blood Pressure Work Group, 2012). Aunque esta meta más baja también se ha sugerido para todos los pacientes con diabetes y ERC, un nivel más alto de PA ha sido recomendado por KDIGO de acuerdo con los hallazgos del estudio ACCORD-BP (Control Cardiovascular Risk in Diabetes Blood-Pressure Trial) (Cushman, 2010).

Más reciente, el estudio SPRINT (Systolic Blood Pressure Intervention Trial, Wright, 2015) demostró que reducir la PA a < 120 mm Hg resultó en una reducción de 25% en desenlaces cardiovasculares compuestos en pacientes no diabéticos mayores (> 50 años) con una presión arterial sistólica (PAS) entre 130 y 180 mm Hg y al menos un factor de riesgo cardiovascular. Sin embargo, la PA fue medida con un esfigmomanómetro automático oscilante en ausencia de un profesional de la salud (y por lo tanto pudo haber dado mediciones de PA menores que las clínicas estándar), y el grupo de control intensivo de la PA experimentó una mayor frecuencia de efectos adversos graves por hipotensión, síncope, alteraciones en electrolitos séricos (hiponatremia e hipopotasemia) y lesión renal aguda. Por lo tanto, la meta de PA más baja debe ser aplicada con cuidado, especialmente en pacientes adultos mayores en quienes una presión excesivamente baja puede ser riesgosa. En pacientes más jóvenes con riesgo cardiovascular moderado a alto, pudiera ser razonable considerar una meta más baja de PAS de la recomendada actualmente. De forma reciente, la American Heart Association y el American College of Cardiology publicaron guías actualizadas sobre la prevención, detección, evaluación y manejo de la PA elevada en adultos, que definen la hipertensión como una medición de PA $\geq$ 130/80 mm Hg (en lugar de $\geq$ 140/90) y recomiendan una meta de PA < 130/80 mm Hg, en especial en sujetos con elevación del riesgo cardiovascular (Cifu y Davis, 2017; Whelton, 2017; Wyatt, 2018).

Como se describe en los capítulos 14 y 15, a menudo son necesarios múltiples antihipertensivos (con frecuencia de tres a cuatro) para alcanzar los objetivos de PA en pacientes con ERC. Los inhibidores de la enzima convertidora de la angiotensina (IECA) y los antagonistas del receptor de la angiotensina (ARA) son la estrategia antihipertensiva inicial de preferencia, pues han demostrado su efecto renoprotector, independientemente de la reducción en la PA. No está claro el efecto beneficioso exacto del denominado "bloqueo dual" con tratamiento combinado con IECA + ARA, o el tratamiento combinado con un IECA o un ARA junto con un antagonista de la aldosterona, y al menos un estudio reciente (Mann, 2008) ha mostrado un cociente de riesgo: beneficio desfavorable con el bloqueo dual (IECA + ARA).

Resulta prudente medir la creatinina sérica y la TFGe 1 y 4 sem después del inicio del tratamiento con IECA o ARA. Se espera que se produzca un aumento agudo de la concentración plasmática de creatinina menor a 25%, que se estabiliza durante el primer mes y se asocia con una respuesta beneficiosa a largo plazo, en comparación con los pacientes que no tienen ninguna modificación de la creatinina sérica ni de la TFGe (Johnson, 2004). Si el aumento inicial de la concentración de creatinina supera 25% por encima del valor inicial, se debe interrumpir el IECA/ARA. También se debe suspender el IECA/ARA si la concentración sérica de potasio es mayor de 6 mmol/L a pesar de la reducción de la dosis, la restricción del potasio de la dieta y el tratamiento diurético asociado. La respuesta al tratamiento con IECA o ARA también se puede vigilar con la cuantificación de la albúmina. Por cada reducción de 50% en la excreción urinaria de albúmina, el riesgo de enfermedad renal terminal, de trastornos cardiovasculares y de insuficiencia cardiaca disminuye en 45, 18 y 27% respectivamente (Palmer, 2007). Los diuréticos y la restricción de sodio en la dieta también pueden potenciar sinérgicamente el efecto reductor de la PA y de la albuminuria de los IECA y los ARA.

En la hipertensión resistente, o cuando hay un deterioro progresivo de la función renal con otros signos de ateroesclerosis, no debe descartarse la hipertensión arterial vasculorrenal, si bien datos recientes indican que el tratamiento médico puede ser la mejor forma de tratar a estos pacientes (caps. 14 y 15). Con frecuencia, la hipertensión resistente responde a la restricción de sodio, así como a la adición a fármacos que bloquean la acción de la aldosterona o los canales de sodio en la nefrona distal.

ENFERMEDAD VASCULAR PERIFÉRICA Y RIESGO DE ACCIDENTE CEREBROVASCULAR

Los pacientes con ERC presentan aumento del riesgo de accidente cerebrovascular cerebral y de vasculopatía periférica (cap. 16). Algunos de los estudios que analizan los objetivos óptimos de PA han descubierto que, si los objetivos más bajos para la PA tienen algún efecto beneficioso adicional, éste se relaciona con una mayor protección frente a la enfermedad cerebrovascular. Se ha demostrado que el ácido acetilsalicílico reduce el riesgo cardiovascular en pacientes con ERC (Kaisar, 2008), aunque se debe sopesar este posible efecto beneficioso con un importante riesgo de hemorragia digestiva. Actualmente, se tiene más precaución con el ácido acetilsalicílico como prevención primaria, debido al riesgo de hemorragia.

CARDIOPROTECCIÓN

Los pacientes con ERC presentan un marcado aumento del riesgo de muerte cardiovascular y, con frecuencia, tienen hipertrofia ventricular izquierda, ateroesclerosis coronaria e insuficiencia cardiaca congestiva. Como se analiza en los capítulos 17 y 18, se aplican las habituales estrategias cardioprotectoras empleadas en pacientes con función renal normal, pero con un inconveniente importante: el ligero aumento del riesgo de hemorragia con el tratamiento anticoagulante. Los trastornos del metabolismo mineral óseo (cap. 8) pueden tener efecto sobre las cardiopatías en este grupo de pacientes, y la provisión adecuada de vitamina D, prevención de la hiperfosfatemia y del hiperparatiroidismo pueden ser medidas importantes para limitar la disfunción cardiaca y la calcificación vascular, aunque todavía no se han realizado estudios controlados prospectivos para analizar los efectos cardiovasculares beneficiosos del mantenimiento de una óptima homeostasis del calcio.

PROTEINURIA EN EL INTERVALO NEFRÓTICO

Un subgrupo importante de pacientes con ERC tendrá un alto grado de proteinuria debido, la mayoría de las veces, a nefropatía diabética avanzada, aunque otros pacientes la tendrán como consecuencia de una enfermedad idiopática que afecta a la barrera renal de filtración en el glomérulo, como la nefropatía membranosa o la glomeruloesclerosis focal, o como manifestación de una enfermedad sistémica que afecta a múltiples órganos, no sólo a los riñones. Estos problemas se tratan con detalle en el capítulo 20.

ANEMIA

A medida que progresa la ERC, empeora la anemia, e inicialmente se pensó que la prevención de la anemia permitiría incluso prevenir la aparición de la hipertrofia ventricular izquierda que, según se ha observado, se produce a medida que disminuye la TFG. No obstante, estudios aleatorios con fármacos estimulantes de la eritropoyetina han demostrado que la corrección de la anemia leve, con Hb > 100 g/L (10 g/dL) hasta niveles casi normales, no tiene ningún efecto beneficioso sobre los criterios de valoración cardiacos; la corrección de la anemia leve puede aumentar ligeramente las medidas de calidad de vida, aunque puede hacerlo a expensas de un aumento del riesgo de accidente cerebrovascular y de la mortalidad general. Por lo tanto, actualmente se tiende a ser cauto en relación con la corrección de la anemia, aunque mantener una Hb > 100 g/L (> 10 g/dL) utilizando hierro o fármacos estimulantes de la eritropoyesis sigue siendo el tratamiento estándar. La controversia a este respecto y las estrategias terapéuticas recomendadas se analizan en el capítulo 22.

EVITAR LAS COMPLICACIONES INDUCIDAS POR MEDIOS DE CONTRASTE

El uso de medio de contraste yodado para estudios diagnósticos es una causa importante que precipita o agrava la ERC, aunque su incidencia es baja. En pacientes con ERC avanzada, el uso de medios de contraste con gadolinio para la resonancia magnética se ha asociado con una dermopatía fibrosante que puede ser debilitante y difícil de tratar, aunque este riesgo ha disminuido sustancialmente con la mayor disponibilidad de nuevos métodos de imagen.

REVISIÓN DE LA MEDICACIÓN Y POSOLOGÍA DE LOS FÁRMACOS EN LA ENFERMEDAD RENAL CRÓNICA

En general, se debe reducir la dosis o suspender los fármacos excretados por vía renal cuando la TFG disminuye por debajo de 60 mL/min por 1.73 m². El uso óptimo de los fármacos se complica porque muchos pacientes con ERC son adultos mayores, y en ellos la excreción renal y hepática de los fármacos puede estar reducida, además de que la composición corporal es diferente a la de los pacientes jóvenes. Estos problemas, junto con las tablas de fármacos que enumeran las recomendaciones posológicas, se presentan en el capítulo 23.

ENFERMEDAD RENAL CRÓNICA EN POBLACIONES ESPECIALES

Niños

Las causas de la ERC en niños son diferentes a las de los adultos. Hay dificultades especiales asociadas con la medición y la estimación de la TFG, así como a los niveles óptimos de PA, y el tratamiento de la ERC en niños muy pequeños es también muy especializado (ver cap. 24).

Pacientes gestantes

En general, la gestación no afecta a la evolución de la enfermedad renal en mujeres con una función renal normal o casi normal en el momento de la concepción, siempre que la PA esté bien controlada. No se debe desaconsejar a estas pacientes que conciban simplemente por su nefropatía. La progresión de la ERC se ve acelerada por la gestación en pacientes con hipertensión mal controlada y, especialmente, en mujeres con concentraciones plasmáticas de creatinina pregrávidas > 200 µmol/L (2.25 mg/dL), equivalente a una TFGe < 25 mL/min por 1.73 m² en una mujer de 30 años. Esto se trata con más detalle en el capítulo 25.

Adultos mayores

¿Todos los adultos mayores definidos como pacientes de ERC tienen realmente ERC? Una de las controversias actuales sobre la utilización de la TFG para diagnosticar la ERC es cómo tomar en consideración el deterioro de la función renal relacionado con el envejecimiento. Después de los 30 años de edad, la TFG disminuye progresivamente a una velocidad media de

8 mL/min por 1.73 m^2 por década. Se estima que hasta 50% de los adultos mayores de 70 años tendrá una TFG menor de 60 mL/min por 1.73 m^2, aunque sólo una minoría progresará a enfermedad renal terminal debido al riesgo de muerte presente. Sigue habiendo discrepancias sobre si este deterioro de la TFG relacionado con la edad es normal o patológico. Sin embargo, una TFGe < 5 mL/min por 1.73 m^2 predice un aumento significativo del riesgo de enfermedad cardiovascular y de progresión de la ERC en todos los grupos de edad, por lo que, en general, se debe considerar que es patológico (es decir, ERC) y no fisiológico o adecuado para la edad. Una TFGe de entre 45 y 60 mL/min por 1.73 m^2 (estadio 3a de ERC, ver tabla 2-1) permite predecir un aumento significativo del riesgo de evolución clínica adversa en pacientes más jóvenes (< 65 o 70 años), aunque aún se debe demostrar definitivamente la utilidad de identificar a pacientes adultos mayores con una TFGe entre 45 y 60 mL/min por 1.73 m^2. European Renal Best Practice (ERBP) ha recomendado un modelo de predicción de riesgo clínico para pacientes mayores a 65 años y TFG 15 a 45 mL/min por 1.73 m^2 basado en el puntaje Bansal, puntaje de la Kidney Failure Risk Equation (KFRE), puntaje de la Renal Epidemiology and Information Network (REIN) y puntajes de fragilidad, para ayudar con la estratificación y toma de decisiones clínicas en adultos mayores con ERC (Farrington, 2017).

Otros grupos especiales

El diagnóstico y el tratamiento de la ERC tienen matices especiales en los diferentes grupos de pacientes. En relación con la etnicidad, los pacientes de origen hispano y los afroamericanos tienen propensión a la diabetes y a una progresión acelerada. En asiáticos, como se analiza en el capítulo 27, deben ajustarse ligeramente los valores normales del índice de masa corporal, así como las ecuaciones para la predicción de la TFGe, y la estrategia para optimizar la dieta será diferente en los que sigan un patrón occidental de ingesta de alimentos. Los pacientes con litiasis renal tienen su conjunto particular de problemas terapéuticos, al igual que los pacientes con poliquistosis renal y los infectados por el virus de la inmunodeficiencia humana (VIH).

DETECCIÓN Y TRATAMIENTO DE LAS COMPLICACIONES DE LA ENFERMEDAD RENAL CRÓNICA

Muchas de las complicaciones conocidas de la ERC como hipertensión, hiperparatiroidismo secundario, osteodistrofia renal, anemia, apnea del sueño, piernas inquietas, enfermedad cardiovascular y desnutrición, a menudo, evidentes en el estadio 3 (TFG 30 a 59 mL/min por 1.73 m^2). Otras complicaciones como hiperpotasemia, acidosis e hiperfosfatemia, habitualmente se hacen evidentes en la ERC en estadio 4 (TFG 15 a 29 mL/min por 1.73 m^2). La uremia y el edema pulmonar se manifiestan a menudo en la ERC en estadio 5 (TFG < 15 mL/min por 1.73 m^2). El seguimiento frecuente es fundamental para detectar todas estas complicaciones (al menos cada 3 meses en el estadio 3 y cada mes en el estadio 4).

¿CUÁNDO SE DEBE REFERIR AL NEFRÓLOGO A UN PACIENTE CON ENFERMEDAD RENAL CRÓNICA?

Las indicaciones actuales para la referencia a un nefrólogo se enumeran en la figura 2-1. Con esas indicaciones se pretende identificar a los pacientes con un riesgo significativo de progresar hasta enfermedad renal terminal o que pueden tener una nefropatía subyacente susceptible de tratamiento específico (p. ej., glomerulonefritis primaria, enfermedad del tejido conjuntivo, discrasia de células plasmáticas). La decisión de referir o no siempre debe individualizarse. Cuando se refiera a un nefrólogo, es importante asegurarse de que al paciente se le haya hecho recientemente una ecografía renal, de que tenga una bioquímica hemática actual y de que se haya cuantificado la albuminuria.

¿TRASPLANTE ANTICIPADO, DIÁLISIS O TRATAMIENTO CONSERVADOR?

En pacientes en los que se espera que progrese la ERC, la discusión sobre la mejor forma de reemplazar la función renal perdida puede comenzar en un estadio relativamente temprano de la enfermedad, aunque la consideración del trasplante anticipado, incluyendo el inicio de un estudio diagnóstico previo al trasplante, debe considerarse seriamente cuando la TFGe haya disminuido hasta 20 a 25 mL/min por 1.73 m² (cap. 28). En los pacientes en los que se prevé que haya que realizar diálisis, deben presentarse de forma equitativa todas las opciones disponibles a nivel local, como la hemodiálisis domiciliaria, la diálisis peritoneal y la hemodiálisis en un centro médico, y deben discutirse con detalle todas las ventajas y desventajas de cada método. Para los pacientes que opten por la hemodiálisis es necesario un periodo temporal razonable para la creación de una fístula arteriovenosa funcionante, como se analiza en el capítulo 29.

ASPECTOS RELACIONADOS CON LA PRÁCTICA CLÍNICA, DIRECTRICES Y HERRAMIENTAS PARA EL TRATAMIENTO Y LA EDUCACIÓN DE LOS PACIENTES

El método óptimo para estructurar el cuidado de los pacientes con ERC depende de la infraestructura sanitaria de cada país. Cualquiera que sea el sistema de salud, el uso creciente de equipos multidisciplinarios y de un abordaje para el tratamiento de la enfermedad parece ofrecer grandes ventajas potenciales. Se dispone de diversas guías de práctica clínica que abordan específicamente la asistencia de los pacientes con ERC así como de aquellos con cardiopatía, diabetes o hipertensión. Además, diversas organizaciones de todo el mundo han elaborado herramientas y páginas web que ofrecen material educativo dirigido a pacientes y profesionales, así como algoritmos terapéuticos. Estos recursos se analizan con detalle en el capítulo 30.

Bibliografía y lecturas recomendadas

American Diabetes Association. Standards of medical care in diabetes—2017. *Diabetes Care*. 2017;40:S1-S132.

Baigent C, Landray MJ, Reith C, *et al*. The effects of lowering LDL cholesterol with simvastatin plus ezetimibe in patients with chronic kidney disease (Study of Heart and Renal Protection): a randomised placebo-controlled trial. *Lancet*. 2011;377:2181-2192.

Bello AK, Levin A, Tonelli M, *et al*. Assessment of global kidney health care status. *JAMA*. 2017a;317:1864-1881.

Bello AK, Levin A, Tonelli M, *et al*. Global Kidney Health Atlas: A Report by the International Society of Nephrology on the Current State of Organization and Structures for Kidney Care Across the Globe. Brussels, Belgium: International Society of Nephrology; 2017b.

Bose B, Badve SV, Hiremath SS, *et al*. Effects of uric acid-lowering therapy on renal outcomes: a systematic review and meta-analysis. *Nephrol Dial Transplant*. 2014;29:406-413.

Cifu AS, Davis AM. Prevention, detection, evaluation, and management of high blood pressure in adults. *JAMA*. 2017;318:2132-2134.

Collins AJ, Vassalotti JA, Wang C, *et al*. Who should be targeted for CKD screening? Impact of diabetes, hypertension, and cardiovascular disease. *Am J Kidney Dis*. 2009;53:S71-S77.

Cushman WC, Evans GW, Byington RP, *et al*. ACCORD Study Group. Effects of intensive blood-pressure control in type 2 diabetes mellitus. *N Engl J Med*. 2010;362:1575-1585.

de Jong PE, Brenner BM. From secondary to primary prevention of progressive renal disease: the case for screening for albuminuria. *Kidney Int*. 2004;66:2109-2118.

Farrington K, Covic A, Nistor I, *et al*. Clinical practice guideline on management of older patients with chronic kidney disease stage 3b or higher (eGFR<45 mL/min/1.73 m²): a summary document from the European Renal Best Practice Group. *Nephrol Dial Transplant*. 2017;32:9-16.

Gunton JE, Cheung NW, Davis TM, *et al*. A new blood glucose management algorithm for type 2 diabetes: a position statement of the Australian diabetes society. *Med J Aust*. 2014;201:650-653.

Hogg RJ. Screening for CKD in children: a global controversy. *Clin J Am Soc Nephrol*. 2009;4:509-515.

Johnson DW, Atai E, Chan M, *et al*. KHA-CARI guideline: early chronic kidney disease: detection, prevention and management. *Nephrology (Carlton)*. 2013;18:340-350.

Johnson DW, Fawcett K, Harvie B, *et al*. Chronic Kidney Disease Management in General Practice. Adelaide, South Australia: Kidney Health Australia; 2015.

Kaisar MO, Isbel NM, Johnson DW. Recent clinical trials of pharmacologic cardiovascular interventions in patients with chronic kidney disease. *Rev Recent Clin Trials*. 2008;3:79-88.

Kelly JT, Rossi M, Johnson DW, *et al*. Beyond sodium, phosphate and potassium: potential dietary interventions in kidney disease. *Semin Dial*. 2017;30:197-202.

Kidney Disease: Improving Global Outcomes. KDIGO clinical practice guideline for lipid management in chronic kidney disease. *Kidney Int Suppl*. 2013;3:1-303.

Kidney Disease: Improving Global Outcomes (KDIGO) Blood Pressure Work Group. KDIGO clinical practice guideline for the management of blood pressure in chronic kidney disease. *Kidney Int*. 2012;2:337-414.

McMahon E, Bauer J, Hawley C, *et al*. Effect of sodium restriction on blood pressure, fluid status and proteinuria in CKD patients: results of a randomised crossover trial and 6-month follow-up. *Nephrology*. 2013;18:15-16.

Palmer BF. Proteinuria as a therapeutic target in patients with chronic kidney disease. *Am J Nephrol*. 2007;27:287-293.

Palmer SC, Gardner S, Tonelli M, *et al*. Phosphate-binding agents in adults with CKD: a network meta-analysis of randomized trials. *Am J Kidney Dis*. 2016a;68:691-702.

Palmer SC, Mavridis D, Nicolucci A, *et al*. Comparison of clinical outcomes and adverse events associated with glucose-lowering drugs in patients with type 2 diabetes: a meta-analysis. *JAMA*. 2016b;316:313-324.

Palmer SC, Navaneethan SD, Craig JC, *et al*. HMG CoA reductase inhibitors (statins) for people with chronic kidney disease not requiring dialysis. *Cochrane Database Syst Rev*. 2014;CD007784.

Saldana TM, Basso O, Darden R, *et al*. Carbonated beverages and chronic kidney disease. *Epidemiology*. 2007;18:501-506.

Sekhar DL, Wang L, Hollenbeak CS, *et al*. A cost-effectiveness analysis of screening urine dipsticks in well-child care. *Pediatrics*. 2010;125:660-663.

Stanifer JW, Von Isenburg M, Chertow GM, *et al*. Chronic kidney disease care models in low- and middle-income countries: a systematic review. *BMJ Glob Health*. 2018;3:e000728.

Umeukeje EM, Wild MG, Maripuri S, *et al*. Black Americans' perspectives of barriers and facilitators of community screening for kidney disease. *Clin J Am Soc Nephrol*. 2018;13:551-559.

Whelton PK, Carey RM, Aronow WS, *et al*. 2017 ACC/AHA/AAPA/ABC/ACPM/AGS/APhA/ASH/ASPC/NMA/PCNA guideline for the prevention, detection, evaluation, and management of high blood pressure in adults: a report of the American college of cardiology/American heart association task force on clinical practice guidelines [Epub ahead of print November 7, 2017]. *J Am Coll Cardiol*. doi: 10.1016/j.jacc.2017.11.006.

Wright JT Jr., Williamson JD, Whelton PK, *et al*. SPRINT Research Group. A Randomized trial of intensive versus standard blood-pressure control. *N Engl J Med*. 2015;373:2103-2116.

Wyatt CM, Chertow GM. Updated guidelines for the diagnosis and management of high blood pressure: implications for clinical practice in nephrology. *Kidney Int*. 2018;93:768-770.

Tabaquismo, abuso de sustancias y riesgos ambientales

Jenny I. Shen, Sandra F. Williams y Keith C. Norris

La exposición ambiental a toxinas puede desempeñar un papel importante en provocar el inicio de la enfermedad renal crónica (ERC), modificando su progresión y teniendo impacto sobre los desenlaces adversos asociados con sus etapas avanzadas. Estas exposiciones pueden ser geográficamente inespecíficas, como en el caso de la presencia casi ubicua del tabaquismo y la alta incidencia de abuso de sustancias. Otros riesgos de exposición a toxinas en particular pueden estar vinculados con ciertos entornos de trabajo, como la exposición laboral al plomo, el cadmio o el mercurio, a pinturas que contienen plomo en el hogar o a contaminantes orgánicos en el aire relacionados con la comunidad (como hidrocarburos aromáticos policíclicos, dioxinas y óxidos de nitrógeno) o a sustancias pequeñas en forma de partículas y procedentes de los tubos de escape de los vehículos y de industrias con chimeneas (tabla 3-1) (Chen, 2018; Kim, 2018; Lunyera y Smith, 2017; Tsai, 2017; Wu, 2017).

TABLA 3-1 Toxinas ambientales que pueden afectar a la enfermedad renal crónica

Sin relación con una localización geográfica	Específicas de una localización geográfica
Tabaquismo	Laborales ■ Metales: plomo, cadmio, mercurio, boro, antimonio ■ Compuestos orgánicos ■ Silicio ■ Disolventes industriales y orgánicos
Abuso de sustancias ■ Cocaína ■ Heroína ■ Metanfetaminas ■ Éxtasis	Contaminantes transportados por el aire ■ Desechos tóxicos/vertidos tóxicos ■ Partículas de humo diésel (rutas de transporte industrial pesado) ■ Material en forma de partículas finas ■ Contaminantes orgánicos persistentes: hidrocarburos aromáticos policíclicos (HAP), dioxinas, dióxidos de nitrógeno

Tener conocimiento sobre el riesgo de la posible exposición a las toxinas ambientales es un aspecto importante de la valoración de los pacientes con ERC, particularmente cuando la etiología no está clara o cuando la enfermedad avanza a pesar de un tratamiento de base científica. Estos conocimientos pueden ayudar a establecer el diagnóstico de enfermedad renal, modificar el tratamiento de los pacientes e informar a las autoridades de salud pública y a la industria local a fin de desarrollar mensajes y planes de acción preventivos adecuados.

TABAQUISMO

En Estados Unidos, el tabaquismo es la principal causa de enfermedad y muerte prevenibles y los cigarrillos son el producto a base de tabaco más utilizado entre los adultos (Jamal, 2016). Aunque el tabaquismo en la actualidad ha disminuido de casi 21 por cada 100 adultos (21%) en 2005 a alrededor de 15 por cada 100 adultos (15%) en 2015 (Jamal, 2016), cada día, casi 400 individuos menores de 18 años de edad se vuelven fumadores diarios. La prueba que existe relacionando el tabaquismo con desenlaces renales adversos, en particular la progresión de la ERC, es muy amplia. Existe evidencia que implica al tabaquismo como un desencadenante del inicio de la enfermedad renal. Un metaanálisis por Xia y col., encontró un aumento en el riesgo relativo de ERC incidente de 1.27 (IC de 95% 1.19-1.35) para quienes siempre habían fumado, 1.34 (IC de 95% 1.23-1.47) para quienes fumaban en ese momento y 1.15 (IC de 95% 1.08-1.23) para exfumadores (Xia, 2017). Un estudio con más de 7 000 participantes reclutados en el protocolo PREVEND (Prevention of Renal and Vascular End-stage Disease), junto con más de 28 000 participantes de la población general, encontró una correlación significativa entre la tasa de excreción de albúmina en orina y el número de cigarrillos fumados al día (Pinto-Sietsma, 2000). Estos datos apuntan a un papel potencial del tabaco como contribuyente al inicio de la ERC.

Tabaquismo y progresión de la enfermedad renal crónica

Además del inicio de la ERC, muchos estudios observacionales han encontrado un sólido vínculo entre el tabaquismo y la progresión de las enfermedades (Orth y Hallan, 2008). Un estudio transversal que evaluó prospectivamente a 84 pacientes con diabetes tipo 2 que tomaban inhibidores de la enzima convertidora de la angiotensina (IECA) descubrió que el tabaquismo y el aumento de la proteinuria eran factores predictivos interrelacionados de progresión de la enfermedad renal (Chuahirun, 2003). De forma similar, un estudio que siguió prospectivamente a 53 pacientes con hipertensión esencial durante 36 meses, encontró que además de la concentración inicial de creatinina y la raza afroamericana, sólo el tabaquismo se asociaba con una aceleración de la progresión de la enfermedad renal (Regalado, 2000). Varios estudios extensos también han encontrado vínculos intensos entre el tabaquismo y el declive progresivo de la función renal. Un análisis de más de 300 000 hombres tamizados para ser reclutados en el protocolo MRFIT (Multiple Risk Factor Intervention Trial) encontró que además de la presión arterial (PA) elevada, el tabaquismo se asociaba significativamente con un aumento del riesgo de enfermedad renal terminal (ERT), aunque no se describió la magnitud del efecto (Klag, 1996). Aparentemente, la relación entre el tabaquismo y los hallazgos de una reducción progresiva en la función renal es más pronunciada en hombres (Orth y Hallan, 2008), posiblemente debido a los patrones de tabaquismo, puesto que los hombres tienen más probabilidad de fumar con frecuencia y de inhalar profundamente.

Sin embargo, no todos los datos han sido consistentes. En el estudio SHARP (Study of Heart and Renal Protection), que reclutó a más de 9 000 participantes con ERC, el tabaquismo no se asoció con progresión de la enfermedad renal, aunque sí hubo una relación significativa con morbilidad y mortalidad vascular y no vascular (Staplin, 2016).

Tabaquismo y estadios avanzados de la enfermedad renal crónica

El tabaquismo se asocia con un aumento en el riesgo de desarrollar enfermedad renal terminal (ERT), y también con un pobre desenlace una vez que se ha establecido. Por ejemplo, el metaanálisis mencionado anteriormente por Xia y cols., encontró aumentos de 1.51, 1.44 y 1.99 veces en el riesgo relativo de desarrollar ERT en quienes siempre habían fumado, quienes habían fumado anteriormente y en quienes fumaban en la actualidad (Xia, 2017).

En los casi 2 000 pacientes a los que se realizó un trasplante renal desde 1981 hasta 2004, la incidencia de episodios cardiovasculares fue casi el doble de incremento en fumadores que en no fumadores (Valdes-Canedo, 2007). Otros estudios informaron de un incremento en el riesgo de muerte en fumadores después del trasplante renal o en diálisis (Shah, 2008a). Parece que los efectos del tabaquismo sobre los desenlaces cardiovasculares adversos en pacientes con ERT se disipan después de 5 años o más tras haber dejado de fumar.

Algo que aún no ha sido bien establecido es el efecto del tabaquismo pasivo sobre todos los aspectos previamente comentados de la enfermedad renal. El tabaquismo pasivo podría conceptualmente representar un factor contribuyente no reconocido para el daño renal, en particular en pacientes que pueden estar en las etapas iniciales de la ERC y que por lo tanto, están en riesgo de progresión. Existen estudios relacionados con la exposición fetal al tabaquismo. El tabaquismo materno durante el embarazo se asoció con un menor volumen renal y una tasa de filtración glomerular estimada (TFGe) más baja en los niños con base en mediciones posteriores, cuando los niños habían alcanzado la edad escolar (Kooijman, 2015). La exposición prenatal también ha sido asociada con proteinuria en el rango nefrótico tanto en niños (Omoloja, 2013) como en adolescentes (Garcia-Esquinas, 2013).

Entre los estudiantes de preparatoria, el uso del cigarrillo electrónico se ha incrementado de 1.5% en el año 2011 a 16% en 2015, con aumentos relativos similares, de 0.6 a 5.3% en estudiantes de secundaria. Los efectos cardiovasculares del uso del cigarrillo electrónico son consistentes con los conocidos de la nicotina, pero aún no se han determinado las reacciones adversas potenciales de los oxidantes, aldehídos, partículas y "saborizantes" relacionados con este cigarrillo (Benowitz y Frauman, 2017). Al momento de escribir este capítulo, no existen estudios grandes que reporten una asociación entre el uso del cigarro electrónico y la ERC.

Fisiopatología del tabaquismo y la enfermedad renal crónica

La lesión renal que tiene una mayor relación con el tabaquismo es la nefroesclerosis y también se han descrito importantes asociaciones positivas para la glomerulonefritis. Estas lesiones pueden ser provocadas por mecanismos múltiples, variados y posiblemente interrelacionados (fig. 3-1). El tabaquismo crónico podría producir enfermedad ateroesclerótica microvascular, que podría iniciar la nefroesclerosis y también acelerar la progresión de una ERC preexistente. La enfermedad microvascular podría producir hipertensión, que aceleraría aún más la progresión de la ERC. En el humo del cigarro existen más de 4 000 químicos y aún no está claro cuáles de ellos pueden ser responsables de los efectos nocivos del tabaquismo sobre los riñones.

Tratamiento

El tratamiento debe enfocarse en el abandono del tabaco, así como evitar, en la medida de lo posible, los entornos con humo de tabaco. Se ha demostrado

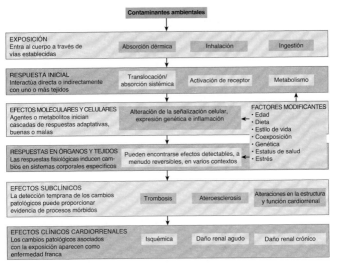

FIGURA 3-1 Marco para la tipificación de contaminantes ambientales en la enfermedad cardiorrenal. Los agentes entran al cuerpo a través de vías establecidas, interactúan con uno o más órganos y tejidos, iniciando cascadas de señalización y respuestas fisiológicas, conduciendo a cambios patológicos subclínicos y finalmente clínicos.
(Adaptada de Cosselman KE, Navas-Acien A, Kaufman JD. Environmental factors in cardiovascular disease. *Nat Rev Cardiol.* 2015;12:627-642.)

que diversas intervenciones farmacológicas y no farmacológicas son eficaces para el abandono del tabaco (Smith, 2009). La vigilancia de la concentración urinaria de cotinina puede ser una herramienta útil para evaluar el cumplimiento (Jones-Burton, 2007). Stack y Murthy han destacado la importancia de abordar las barreras y retos que existen para lograr el cese del tabaquismo en pacientes con ERC (Stack y Murthy, 2010). Para los casos difíciles, los cigarrillos electrónicos han demostrado ser una herramienta prometedora para reducir los riesgos del tabaquismo tradicional (McRobbie, 2014).

Intervenciones no farmacológicas

El consejo médico sigue siendo una importante y eficaz estrategia de base científica. Pueden resultar útiles la asesoría o la psicoterapia y la terapia conductual individual, la terapia en grupo, los grupos de apoyo, como Nicotine Anonymous y los recursos suministrados por los servicios locales de salud y por organizaciones sin ánimo de lucro, como la American Cancer Society. El uso de la tecnología móvil, aplicaciones de teléfonos inteligentes y las redes sociales (p. ej., por Facebook o Twitter) son intervenciones novedosas para reducir el tabaquismo (McCabe, 2017; Naslund, 2017) e incluyen el uso de aplicaciones como "Clickotine" (Iacoviello, 2017). De igual forma, las plataformas de redes sociales que utilizan Facebook, así como en plataformas que crean compromiso social y apoyo para promover la reducción del tabaquismo han demostrado ser igualmente promisorias (Kim, 2017), aunque aún no se han reportado estudios a largo plazo y a gran escala, potencialmente prometedores que documenten la eficacia de estos nuevos abordajes (Haskins, 2017), y no existe información relacionada a su utilización en pacientes con ERC.

Intervenciones farmacológicas

La terapia de restitución de nicotina (TRN) sigue siendo la principal intervención farmacológica para el cese del tabaquismo. Los métodos incluyen el uso de parches de nicotina, gomas de mascar, inhaladores y aerosoles nasales. En pacientes con una función renal normal, los agentes farmacológicos adicionales incluyen el tratamiento combinado con atropina y escopolamina, bupropión o vareniclina (un fármaco que atenúa la estimulación dopaminérgica inducida por la nicotina) (Benowitz, 2009). Se ha descrito que el tratamiento combinado con un parche de nicotina junto con un segundo fármaco es más eficaz que la monoterapia, sin que se hayan reportado diferencias en cuanto a efectos adversos y cumplimiento (Shah, 2008b).

Ajustes de las dosis de los tratamientos para dejar de fumar en la enfermedad renal crónica

Existe la posibilidad de acumulación de los metabolitos de la nicotina y el bupropión derivada del uso de estos agentes farmacológicos en pacientes con función renal gravemente comprometida, existe la posibilidad de acumulación de los metabolitos de la nicotina y el bupropión. En los pacientes en diálisis se debe administrar bupropión 150 mg por vía oral cada tercer día, y se deben reducir las dosis de nicotina tradicionalmente administradas en 50 a 75%. En pacientes con ERC moderada o avanzada, el uso de nortriptilina, vareniclina, rimonabant, inhibidores de la monoaminooxidasa o inhibidores selectivos de la recaptación de serotonina, debe ser abordado con extrema precaución con el fin de evitar posibles incrementos inesperados en los niveles séricos (Formanek, 2018).

Implicaciones para la salud pública

Colectivamente se ha demostrado que las iniciativas de salud pública para reducir el tabaquismo son útiles. Los prestadores de servicios médicos pueden y deben tener una participación activa en el estímulo de políticas y programas de educación que se centren en las implicaciones adversas del tabaquismo para la salud en pacientes con ERC.

DROGAS ILEGALES Y ENFERMEDAD RENAL CRÓNICA

Un reporte de 2016 indicó que más de 10% de las personas de 12 años de edad o mayores en Estados Unidos reportaron consumo de drogas ilegales durante el mes previo. (National Center for Health Statistics, 2017). Entre las sustancias ilegales con más frecuencia utilizadas, la cocaína y la heroína han sido las más comúnmente asociadas con ERC. Más reciente, se ha establecido que los cannabinoides sintéticos (CS), las metanfetaminas e incluso el éxtasis tienen efectos nefrotóxicos (Pendergraft, 2014) (tablas 3-1 y 3-2). Debido a la naturaleza ilícita del uso de dichas sustancias, la identificación de un vínculo entre el abuso de sustancias y la ERC sigue siendo difícil. Muchas personas que consumen drogas lo hacen de manera combinada. Por ejemplo, muchos usuarios de cocaína también lo son de alcohol, heroína o metanfetaminas. El consumo de alcohol, ya sea por sí solo o en conjunto con drogas ilegales, se asocia con una amplia gama de problemas, como alteraciones de la bioquímica hemática (p. ej., hipopotasemia, hipomagnesemia) y deshidratación. Estos trastornos pueden predisponer aún más a la hipoperfusión y posiblemente a la isquemia renal, no sólo con una lesión renal aguda, sino también, potencialmente crónica e irreversible.

TABLA 3-2	Riesgo relativo de deterioro de la función renal asociado con el abuso de sustancias		
	Riesgo relativo de deterioro de la función renal	Intervalos de confianza	*P*
Cualquier droga	2.3	1.0-5.1	< 0.05
Heroína	3.0	0.83-11	NS
Cocaína o crack	3.0	1.1-8.0	< 0.05
Anfetaminas	1.9	0.4-8.7	NS
Marihuana	2.0	0.87-4.4	NS
Psicodélicas	3.9	1.1-14	< 0.05
Otras	4.6	0.54-39	NS

NS, no significativo.
Datos tomados de: Vupputuri S, Batuman V, Muntner P, *et al*. The risk for mild kidney function decline associated with illicit drug use among hypertensive men. *Am J Kidney Dis*. 2004;43:629-35.

Un estudio reciente, prospectivo, de cohorte, con más de 2 000 adultos residentes de Baltimore, MD, encontró que el uso de opioides o cocaína se asoció con ERC prevalente (Novick, 2016). En conjunto los datos sugieren que cuando se consumen sustancias ilegales, solas o en combinación, puede iniciarse o potenciarse el daño renal.

Heroína

Las muertes por sobredosis casi se triplicaron en Estados Unidos durante el periodo de 1999 a 2014 y este incremento se derivó del consumo de heroína y opioides sintéticos distintos a la metadona (Rudd, 2016). La heroína ha sido fuertemente asociada con ERC. Este agente fue inicialmente descrito como la droga con el vínculo más concluyente con ERC, y comúnmente se relacionó con el hallazgo patológico de esclerosis glomerular focal. Sin embargo, a pesar de los sugerentes datos iniciales, todavía no está claro si las lesiones renales identificadas se debieron al consumo directo de heroína, a contaminantes, diluyentes (p. ej., talco, almidón de maíz) o incluso a enfermedades transmisibles (p. ej., hepatitis, virus de la inmunodeficiencia humana [VIH]) asociadas con la inyección intravenosa de drogas y a compartir agujas.

Cocaína

Por el contrario, nuevos datos han demostrado una asociación más intensa entre el consumo de cocaína y la enfermedad renal crónica (Jaffe y Kimmel, 2006; Norris, 2001a,b). El consumo de cocaína ha sido relacionado con un aumento agudo de la PA e insuficiencia renal aguda secundaria a hipertensión maligna. Varios trabajos relacionan el consumo de cocaína con la progresión de la ERC y con ERT. Los mecanismos propuestos incluyen lesión microvascular progresiva y microinfartos como resultado de aterogénesis acelerada, vasoespasmo o episodios intermitentes no documentados de hipertensión aguda. La detección de eosinofilia es un indicio clínico del abuso de cocaína.

Cannabinoides sintéticos (CS)

Los CS son drogas fabricadas que se unen a receptores de cannabinoides. Típicamente se diluyen en un solvente, se aplican en material vegetal seco y se fuman como alternativa a la marihuana, o se venden como líquidos que se vaporizan e inhalan en cigarrillos electrónicos y otros dispositivos (incienso líquido). Estos compuestos sintéticos con efectos similares a los de la mariguana se han vuelto populares como drogas de uso recreativo, y se han asociado con un tipo de daño renal agudo (Pendergraft, 2014) caracterizado por necrosis tubular aguda o nefritis intersticial aguda; en ocasiones, los efectos sobre los riñones son lo suficientemente graves como para requerir diálisis. Algunos pacientes afectados progresan de daño renal agudo a ERC. Los síntomas no son altamente específicos, e incluyen náusea y vómito, dolor abdominal, en el costado o la espalda.

Metanfetaminas

De acuerdo con la 2012 National Survey on Drug Use and Health, aproximadamente 440 000 personas reportaron el uso de metanfetaminas durante el mes previo. Las metanfetaminas son fuertes estimulantes del sistema nervioso central. La droga se trafica de forma ilegal y se vende como un polvo blanco o pastilla de sabor amargo. La metanfetamina cristalizada se asemeja a fragmentos de vidrio o rocas de color azul-blanquecino, y es químicamente similar a la anfetamina. Los nombres comunes para la metanfetamina incluyen *gis, cranck, cristal, hielo, meth* y *speed.*

Los problemas renales asociados con las metanfetaminas se manifiestan como daño renal agudo, debido, la mayor parte de las veces, a hipertensión acelerada. En casos graves, esto puede producir una lesión renal irreversible y puede acelerar la progresión de una ERC subyacente. Los pacientes con uso crónico de anfetaminas clínicamente presentan síntomas como cambios en el estado de ánimo, ansiedad y confusión, problemas del sueño, episodios violentos y pérdida de peso.

Éxtasis

El éxtasis o *molly* es la *3,4-metilenhidroximetanfetamina* (MDMA), un análogo sintético de la metanfetamina que altera el estado de ánimo y la percepción. Inicialmente popular en los clubes nocturnos y las fiestas ("*raves*"), en la actualidad la droga es utilizada por un segmento más amplio de la población.

El éxtasis ha recibido recientemente mayor atención pública, y lo consumen habitualmente personas en edad escolar. Similar a la ingesta de otros estimulantes, el consumo de éxtasis produce sensación de euforia, empatía emocional y aumento de energía. Existe un riesgo considerable de complicaciones, incluyendo vasculitis inducida por la droga, hiponatremia hipotónica debido a los efectos similares al secretagogo de arginina vasopresina que tiene la droga, hipertermia, rabdomiólisis y colapso cardiovascular (Pendergraft, 2014). Los episodios recurrentes de daño renal agudo relacionado a rabdomiólisis, así como otras formas de DRA, pueden dar lugar a ERC. Se piensa que la rabdomiólisis es secundaria a las crisis convulsivas inducidas por el éxtasis, a actividad muscular repetitiva o tal vez a un efecto tóxico directo de la droga.

Uso de opioides con receta

El uso crónico de opioides con receta médica se ha convertido en una epidemia de salud pública en Estados Unidos (Mallappallil, 2017) y su prevalencia es cada vez mayor. Hasta 35% de los pacientes en hemodiálisis utilizan opioides para el manejo del dolor (Olivo, 2015). Muchos pacientes con ERC avanzada tienen dolor crónico y el uso apropiado de opioides es un componente importante de su manejo. Sin embargo, el uso inapropiado de opioides con receta médica, específicamente la sobredosis de opioides, puede resultar en daño renal agudo por deshidratación, hipotensión, rabdomiólisis y retención urinaria (Mallappallil, 2017). Adicionalmente, el uso crónico de opioides, incluso si es apropiado, se ha asociado con un aumento en el riesgo de hospitalización en pacientes postrasplante renal, aunque no ha habido un incremento relacionado en las tasas de rechazo (Kulshrestha, 2014). Los datos que se tienen sobre el uso crónico de opioides y la mortalidad postrasplante han resultado contradictorios, ya que algunos estudios no encuentran diferencias (Kulshrestha, 2014), en tanto que otros reportan un aumento en las tasas de mortalidad (Barrantes, 2013).

Tratamiento

Es indispensable considerar el uso de drogas ilegales como parte del diagnóstico diferencial en pacientes con enfermedad renal sin una etiología evidente. El tratamiento del abuso de sustancias está repleto de dificultades y retos. Las personas con trastorno de abuso de sustancias tienen con frecuencia numerosos factores implicados, la mayor parte de las veces un único abordaje, ya sea no farmacológico o farmacológico, no será suficiente. La corrección de las alteraciones metabólicas y los episodios agudos de hipo-hipertensión, cuando se identifican, pueden ayudar a atenuar la gravedad del daño renal agudo y a reducir la probabilidad de progresión a ERC.

Abordajes no farmacológicos

Las opciones no farmacológicas para abordar el problema del abuso de sustancias incluyen programas de tratamiento residencial, asesoría y terapia psicológica y conductual, terapia de grupo, terapia familiar, grupos de apoyo, sistemas de apoyo de base comunitaria y recursos suministrados por agencias gubernamentales como el National Institute on Drug Abuse, los departamentos sanitarios locales y las organizaciones sin fines de lucro.

Abordajes farmacológicos

El tratamiento farmacológico disponible para el abuso de sustancias tiene su máxima eficacia cuando se combina con psicoterapia y asesoramiento. En muchos casos es necesario un tratamiento farmacológico en las primeras fases de la adicción, particularmente para eliminar o reducir cualquier dependencia física existente que pudiera haberse producido, a la vez que se inician intervenciones a largo plazo dirigidas a la dependencia psicológica a las sustancias ilegales. La metadona y la buprenorfina son fármacos eficaces para el tratamiento de la adicción a opiáceos. Otros medicamentos utilizados para reducir los síntomas de la abstinencia y para tratar los trastornos del estado de ánimo, como los antidepresivos y otros estabilizadores del estado de ánimo, también han demostrado ser eficaces. La terapia de la enfermedad renal inducida por éxtasis (u otros estimulantes) incluye la identificación y el tratamiento de la rabdomiólisis con hidratación vigorosa o la identificación y terapéutica de la hiperpirexia utilizando dantroleno sódico. Aunque no se ha demostrado la eficacia de ninguna terapia específica en la enfermedad renal relacionada con el uso de opioides, las intervenciones generales, como un control óptimo de la hipertensión previa, especialmente con el uso de fármacos dirigidos a inhibir el sistema renina-angiotensina, son estrategias comunes recomendadas por la opinión experta.

Implicaciones para la salud pública

El National Institute of Drug Abuse estima que el abuso del tabaco, alcohol y drogas ilegales, así como de opioides con receta cuesta aproximadamente 750 mil millones de dólares anuales, relacionados con el ingreso en el sistema de justicia criminal, la pérdida de productividad y la necesidad de servicios médicos adicionales (Office of National Drug Control Policy, 2004). El tratamiento y la prevención del abuso de drogas pueden impactar de forma positiva los costos asociados con los delitos relacionados con las drogas, además de disminuir enfermedades infecciosas, como hepatitis y VIH/sida. Los prestadores de servicios médicos deben, además de implementar las modalidades de tratamiento indicadas, involucrarse de forma activa para aconsejar políticas y programas de educación de pacientes que se centren en las implicaciones adversas de las drogas para la salud. A pesar de la variedad de intervenciones no farmacológicas y farmacológicas, no existe evidencia de que estas medidas hayan sido exitosas para detener esta epidemia.

RIESGOS AMBIENTALES Y ENFERMEDAD RENAL CRÓNICA

Plomo

El plomo es un metal pesado asociado con una entidad bien definida llamada enfermedad renal por plomo, caracterizada por nefritis tubulointersticial crónica. Se manifiesta como hipertensión, a menudo relacionada con gota y datos de lesión tubular. Esta última, en ocasiones, se manifiesta como glucosuria en el contexto de glucosa sérica normal. La intoxicación aguda por plomo puede ser detectada ocasionalmente por el hallazgo de niveles elevados de plomo en suero, pero en la mayoría de los casos de toxicidad crónica por plomo, los niveles séricos son normales. La intoxicación crónica por plomo se asocia con un incremento en la carga total de plomo corporal, que se almacena en tejidos blandos y hueso. La demostración de un aumento de la cantidad de plomo en el organismo se puede precisar por una recolección de orina de 24 h tras la administración de fármacos quelantes, como ácido etilenodiaminotetraacético (EDTA) o ácido meso-2,3-dimercaptosuccínico (DMSA), para movilizar el plomo almacenado en los tejidos blandos. Otro abordaje diagnóstico es el uso de fluorescencia por rayos X para medir la concentración ósea de plomo.

Los estudios epidemiológicos indican que el plomo puede contribuir a la nefrotoxicidad, incluso con concentraciones sanguíneas menores de 5 µg/dL, que es el nuevo punto de corte de aceptabilidad recomendado por los Centers for Disease Control and Prevention (CDC). Esto parece ser particularmente cierto en poblaciones sensibles, como personas con hipertensión, diabetes o ERC preexistente. Por otro lado, en un artículo sueco, un antecedente ocupacional de exposición al plomo (no confirmado por la concentración sanguínea) no se asoció con aumento del riesgo de ERC relacionada con el plomo (Evans, 2010). Más recientemente, tanto el plomo como el sílice se han propuesto como toxinas responsables de enfermedad renal crónica de origen desconocido (ERCod) reportada en países de bajos ingresos como Sri Lanka, India y Centroamérica (Mascarenhas, 2017). Las fuentes atípicas de exposición adicional al plomo incluyen el síndrome de pica, especialmente en mujeres embarazadas, el uso de vajillas vidriadas con plomo como contenedores de alimentos, fragmentos de balas de plomo retenidos en personas con heridas previas por arma de fuego y fracciones de balas de plomo que contaminan los tejidos de los animales de caza

(Hamilton, 2001; McQuirter, 2003; Pain, 2010). En Asia, África y Sudamérica, los remedios herbales e incluso los aditivos alimentarios pueden incluir plomo u otros metales pesados (Lin, 2010).

Cadmio y mercurio

El cadmio y el mercurio son agentes nefrotóxicos reconocidos (Johri, 2010; Thomas, 2009). El daño renal asociado con el cadmio se manifiesta más frecuentemente como una ERC tras la exposición prolongada en un entorno ocupacional. El mercurio puede producir enfermedad renal aguda o crónica. Cuando se genera vapor de mercurio en volcanes, plantas térmicas que queman carbón o incineradores municipales, vuelve a la tierra a través de la lluvia contaminada con mercurio metálico. Este mercurio metálico es entonces convertido a metilmercurio en los océanos y lagos, y subsecuentemente entra en la cadena alimentaria a través del pescado y otros animales marinos.

Además de las fuentes en aire y alimentos, fueron encontrados niveles de mercurio que rebasan los límites recomendados por la FDA y lo suficientemente altos para causar ERC en 5 de 60 cremas para aclarar la piel, como reportó un estudio (Gabler y Roe, 2010). El potencial de ser absorbido en forma significativa a partir de las amalgamas dentales sigue siendo tema de controversia (Jarosinska, 2008), y un estudio reportó que el área superficial de las amalgamas que contenían mercurio fue el principal determinante de la concentración renal de mercurio (Barregard, 2010); sin embargo, todavía se desconoce la importancia clínica de estos pequeños aumentos en la concentración renal de mercurio relacionados con las amalgamas.

A pesar de los continuos intentos de eliminar el mercurio, la exposición continua sigue siendo un importante factor de riesgo de enfermedad renal (Hodgson, 2007). Las minorías y poblaciones desprotegidas pueden encontrarse en un riesgo desproporcionalmente mayor de desarrollar enfermedad renal por plomo, cadmio y mercurio, puesto que con mayor frecuencia residen en comunidades con mayores tasas de exposición ambiental y ocupacional (Said y Hernández, 2015).

Arsénico

La mayor parte de las veces, la toxicidad por arsénico se asocia con alteraciones neurológicas, aunque puede provocar una enfermedad renal en forma de lesión tubular (Huang, 2009). El daño renal relacionado con el arsénico tiene mayor probabilidad de presentarse en personas que ingieren agua de pozos contaminada con arsénico o agua corriente; éste es un problema importante en algunos países, como Bangladesh. Además, el arsénico puede encontrarse en agua corriente en muchas áreas de Estados Unidos. El agua potable contaminada con arsénico se ha relacionado con el desarrollo de nefritis tubulointersticial y necrosis tubular aguda, que pueden progresar a ERC (Orr y Bridges, 2017). La nefropatía inducida por arsénico se caracteriza por hipercalciuria, albuminuria, nefrocalcinosis y necrosis de las papilas renales (Orr y Bridges, 2017).

Tratamiento quelante para el plomo y otros metales pesados

Una opción terapéutica utilizada para tratar la exposición a metales pesados es la quelación. Esta se recomienda principalmente en casos en los cuales la exposición causa niveles séricos inequívocamente elevados del tóxico en cuestión. Un informe reciente ha mostrado que 2 o 3 meses de tratamiento quelante pueden mejorar la función renal en pacientes con ERC secundaria a exposición al plomo (Lin-Tan, 2007). La eficacia del tratamiento quelante crónico para la prevención y tratamiento de la lesión renal causada por el plomo requiere confirmación y aún están por definirse los beneficios de la eficacia del tratamiento quelante para metales pesados distintos al plomo.

Disolventes orgánicos

La exposición a disolventes industriales y orgánicos derivados de hidrocarburos también representa un riesgo para el desarrollo de enfermedad renal. Estos solventes incluyen el tricloroetileno, que a menudo se encuentra en los disolventes para pintura y los desengrasantes (Jacob, 2007). Muchas ocupaciones implican la exposición a dichos disolventes, pero los pintores y algunos tipos de trabajadores de fábricas pueden tener un riesgo mayor. El uso generalizado de dichos disolventes a lo largo de las últimas décadas ha dado lugar al depósito de grandes cantidades de tricloroetileno acumuladas en zonas de vertidos tóxicos de las plantas industriales, así como a contaminación de las aguas subterráneas, lo que plantea la posibilidad de exposición comunitaria no ocupacional.

Sustancias en forma de partículas pequeñas y contaminantes orgánicos transportados por el aire

Otra exposición ambiental importante se refiere a las sustancias en forma de partículas pequeñas que habitualmente se expelen en los humos de los tubos de escape de las grandes fábricas industriales y vehículos motorizados. Estos contaminantes se han relacionado con daño vascular y enfermedad cardiovascular consecuente (Cosselman, 2015) y, posiblemente, con ERC (fig. 3-1).

Según la Organización Mundial de la Salud, la contaminación del aire causó la muerte de aproximadamente 7 millones de personas en todo el mundo en 2012. Estas exposiciones ocurren en forma desproporcionada en personas de estratos socioeconómicos bajos, ya que las plantas industriales y sus vertederos de desechos tóxicos con frecuencia son adyacentes a donde viven estas personas (Hendryx, 2009). La exposición a largo plazo a contaminación del aire y pequeñas partículas, especialmente PM2.5 (partículas atmosféricas con diámetro menor a 2.5 micras), se ha asociado con mayor riesgo de enfermedad cardiovascular. Estas micropartículas podrían moderar el daño vascular mediante sus efectos prooxidativos y proinflamatorios que ejercen en la circulación luego de ser absorbidas a través de los pulmones (Bai y Sun, 2016).

La asociación entre estos contaminantes y la ERC está menos definida, sin embargo, varios estudios sugieren que puede existir dicha relación. Xu y cols. reportaron que la exposición a largo plazo a PM2.5 se asoció con mayor riesgo de nefropatía membranosa en China (Xu, 2016). El Veterans Administration Normative Aging Study también demostró que la exposición a largo plazo a PM2.5 afecta de manera negativa la función renal y se asoció con deterioro progresivo de la función renal (Mehta, 2016). Adicionalmente, Yang y colegas examinaron a 21 656 adultos de Taiwán y encontraron que la exposición a PM10, un microcontaminante un poco más grande, se asoció con deterioro en la tasa de filtración glomerular estimada (Yang, 2017). Un estudio realizado por Bowe y colegas, que incluyó a casi 2.5 millones de veteranos estadounidenses, encontró que los niveles elevados de partículas finas (PM2.5) se asociaron con un riesgo mayor a 25% en la prevalencia de ERC y

ERT, así como con incremento en el riesgo de desarrollar ERC e ERT incidentes, además de un deterioro de 30% en la TFGe (Bowe, 2018).

Paliación y tratamiento

El pilar del tratamiento es que el paciente evite el ambiente contaminado por las toxinas responsables. Evitar una mayor exposición ambiental puede ser más factible en el caso de contaminantes ocupacionales, pero complicado cuando la toxina se encuentra en la comunidad y en el espacio vital. Algunos factores económicos pudieran impedir la relocalización de los sujetos. Para agravar estos retos, falta evidencia convincente de que habrá mejoría en la función renal o disminuirá el riesgo al retirar a la persona afectada del ambiente contaminado. Además, el problema de reducir la contaminación con partículas pequeñas está estrechamente ligado con temas relacionados con la producción de energía y desarrollo económico. Los profesionales de la salud pueden hacer una importante contribución informando a los líderes comunitarios y gubernamentales de los riesgos potenciales asociados con diferentes políticas en esta área (Davidson, 2005).

Implicaciones para la salud pública

La globalización ha conducido a la expansión de múltiples industrias que generan una amplia gama de toxinas, las cuales pueden afectar de manera negativa a los riñones. Si se permite que la expansión industrial continúe con controles ambientales escasos, entonces aumentará el riesgo de exposición a toxinas, especialmente en los países menos desarrollados, así como en las comunidades de bajos recursos en los países desarrollados. Los recursos económicos y comunitarios del lugar de residencia de una persona influyen en los riesgos de exposición ambiental a metales pesados, de exceso de sustancias en forma de partículas en el aire ambiental y en nefrotóxicos potenciales. Tal vez en parte por este motivo, la pobreza a nivel comunitario tiene una sólida asociación con una mayor tasa de incidencia de ERT.

El problema de reducir la contaminación por partículas finas se combina con cuestiones relacionadas con la producción de energía y el desarrollo económico. Los científicos de la salud pueden realizar contribuciones valiosas informando a las comunidades y a los líderes en el gobierno sobre los riesgos y desventajas potenciales, asociados con recomendaciones de política diferentes en esta área (Davisdon, 2005).

Enfermedad renal crónica de origen desconocido

Durante las últimas dos décadas ha emergido progresivamente una epidemia de ERC inexplicable y altamente mortal de etiología desconocida entre los trabajadores del campo en las costas del Pacífico de Mesoamérica, especialmente El Salvador, Nicaragua, Costa Rica, Guatemala, posiblemente algunas zonas del sureste de México (Correa-Rotter, 2014) y en partes de Sri Lanka, Egipto e India (Almaguer, 2014; Wijkstrom, 2018). Esta epidemia ha incrementado tanto en incidencia y prevalencia en los últimos 15 años, aunque existe la sospecha que puede haber pasado sin ser detectada por décadas y que el incremento en la incidencia es en parte debido a la mayor detección de los casos, mejoría en general en la esperanza de vida y mayor crecimiento social y político (Orantes-Navarro,

2017). A esta entidad se le ha llamado nefropatía o enfermedad renal crónica de origen desconocido mesoamericana y está atrayendo la atención
de muchas autoridades de salud locales y regionales, así como de organizaciones globales (Laux, 2016; Laux, 2012; Peraza, 2012; Torres, 2010;
Wesseling, 2014). La susceptibilidad a este síndrome ha sido atribuida
a antecedente de deshidratación y exposición al calor que condiciona
episodios subclínicos de daño renal agudo que parece ser el factor desencadenante en muchos casos, y posteriormente potenciada por agentes tóxicos incluyendo posiblemente agroquímicos, metales pesados y
otros tóxicos (Edirisinghe, 2018; Glaser, 2016).

Ha sido difícil determinar el papel de los pesticidas en esta entidad,
debido a las dificultades con la recolección y análisis de los datos (Valcke,
2017). Una revisión de un pesticida utilizado históricamente por una
compañía de caña de azúcar en zonas afectadas encontró asociaciones
de evidencia buena a fuerte entre el daño renal agudo y seis pesticidas de
uso común (2,4-D dicloruro de paraquat, captano, cipermetrina, glifosato
y 1,2-dibromo-3-cloropropano [DBCP]). Un análisis de 21 estudios para
determinar la relación entre el uso de pesticidas y la nefropatía mesoamericana sugirió un posible papel causal, pero reconoce que existen múltiples
factores concomitantes (Valcke, 2017).

Implicaciones en salud pública

En ambientes donde los trabajadores realizan trabajos pesados en campo
con estrés repetitivo por calor y deshidratación pueden ocurrir episodios
frecuentes de daño renal agudo no detectado (Madero, 2017). Se requieren políticas eficientes para manejar las condiciones de trabajo y estándares de seguridad comunitarios en estos contextos agriculturales.

Bibliografía y lecturas recomendadas

Almaguer M, Herrera R, Orantes CM. Chronic kidney disease of unknown etiology in
   agricultural communities. *MEDICC Rev*. 2014;16:9-15.

Bai Y, Sun Q. Fine particulate matter air pollution and atherosclerosis: Mechanistic
   insights. *Biochim Biophys Acta*. 2016;1860:2863-2868.

Barrantes F, Luan FL, Kommareddi M, *et al*. A history of chronic opioid usage prior to
   kidney transplantation may be associated with increased mortality risk. *Kidney
   Int*. 2013;84:390-396.

Barregard L, Fabricius-Lagging E, Lundh T, *et al*. Cadmium, mercury, and lead in kidney
   cortex of living kidney donors: impact of different exposure sources. *Environ Res*.
   2010;110:47-54.

Benowitz NL. Pharmacology of nicotine: addiction, smoking-induced disease, and
   therapeutics. *Annu Rev Pharmacol Toxicol*. 2009;49:57-71.

Benowitz NL, Fraiman JB. Cardiovascular effects of electronic cigarettes. *Nat Rev Cardiol*. 2017;14:447-456.

Bowe B, Xie Y, Li T, *et al*. Particulate matter air pollution and the risk of incident CKD
   and progression to ESRD. *J Am Soc Nephrol*. 2018;29:218-230.

Chen SY, Chu DC, Lee JH, *et al*. Traffic-related air pollution associated with chronic
   kidney disease among elderly residents in Taipei City. *Environ Pollut*. 2018;234:
   838-845. doi:10.1016/j.envpol.2017.11.084.

Chuahirun T, Khanna A, Kimball K, *et al*. Cigarette smoking and increased urine
   albumin excretion are interrelated predictors of nephropathy progression in type
   2 diabetes. *Am J Kidney Dis*. 2003;41:13-21.

Correa-Rotter R, Wesseling C, Johnson RJ. CKD of unknown origin in Central America:
   the case for a Mesoamerican nephropathy. *Am J Kidney Dis*. 2014;63:506-520.

Cosselman KE, Navas-Acien A, Kaufman JD. Environmental factors in cardiovascular disease. *Nat Rev Cardiol.* 2015;12:627-642.

Davidson CI, Phalen RF, Solomon PA. Airborne particulate matter and human health: A review. *Aerosol Sci Technol.* 2005;39:737-749.

Edirisinghe E, Manthrithilake H, Pitawala H, *et al.* Geochemical and isotopic evidences from groundwater and surface water for understanding of natural contamination in chronic kidney disease of unknown etiology (CKDu) endemic zones in Sri Lanka. *Isotopes Environ Health Stud.* 2018;54:244-261. doi:10.1080/10256016.2017.1377704.

Evans M, Fored CM, Nise G, *et al.* Occupational lead exposure and severe CKD: a population-based case-control and prospective observational cohort study in Sweden. *Am J Kidney Dis.* 2010;55:497-506.

Fischer RSB, Vangala C, Truong L, *et al.* Early detection of acute tubulointerstitial nephritis in the genesis of Mesoamerican nephropathy. *Kidney Int.* 2018;93:681-690.

Formanek P, Salisbury-Afshar E, Afshar M. Helping patients with ESRD and earlier stages of CKD to quit smoking. *Am J Kidney Dis.* 2018. doi:10.1053/j.ajkd.2018.01.057.

Gabler E, Roe S. FDA widens mercury-skin lightening cream investigation. Chicago Tribune. May 28, 2010. Available from www.chicagotribune.com/news/watchdog/chi-skin-creams-mercury,0,2495405.story?track = rss. Accessed July 18, 2010.

Garcia-Esquinas E, Loeffler LF, Weaver VM, *et al.* Kidney function and tobacco smoke exposure in US adolescents. *Pediatrics.* 2013;131:e1415-e1423.

Glaser J, Lemery J, Rajagopalan B, *et al.* Climate change and the emergent epidemic of CKD from heat stress in rural communities: The case for heat stress nephropathy. *Clin J Am Soc Nephrol.* 2016;11:1472-1483.

Hamilton S, Rothenberg SJ, Khan FA, *et al.* Neonatal lead poisoning from maternal pica behavior during pregnancy. *J Natl Med Assoc.* 2001;93:317-319.

Haskins BL, Lesperance D, Gibbons P, *et al.* A systematic review of smartphone applications for smoking cessation. *Transl Behav Med.* 2017;7:292-299.

Hendryx M. Mortality from heart, respiratory, and kidney disease in coal mining areas of Appalachia. *Int Arch Occup Environ Health.* 2009;82:243-249.

Hodgson S, Nieuwenhuijsen MJ, Elliott P, *et al.* Kidney disease mortality and environmental exposure to mercury. *Am J Epidemiol.* 2007;165:72-77.

Huang M, Choi SJ, Kim DW, *et al.* Risk assessment of low-level cadmium and arsenic on the kidney. *J Toxicol Environ Health A.* 2009;72:1493-1498.

Iacoviello BM, Steinerman JR, Klein DB, *et al.* Clickotine, a personalized smartphone app for smoking cessation: Initial evaluation. *JMIR Mhealth Uhealth.* 2017;5:e56.

Jacob S, Héry M, Protois JC, *et al.* Effect of organic solvent exposure on chronic kidney disease progression: the GN-PROGRESS cohort study. *J Am Soc Nephrol.* 2007;18:274-281.

Jaffe JA, Kimmel PL. Chronic nephropathies of cocaine and heroin abuse: a critical review. *Clin J Am Soc Nephrol.* 2006;1:655-667.

Jamal A, King BA, Neff LJ, *et al.* Current cigarette smoking among adults – United States, 2005–2015. *MMWR Morb Mortal Wkly Rep.* 2016;65:1205-1211.

Jarosińska D, Horvat M, Sällsten G, *et al.* Urinary mercury and biomarkers of early renal dysfunction in environmentally and occupationally exposed adults: a three-country study. *Environ Res.* 2008;108:224-232.

Johri N, Jacquillet G, Unwin R. Heavy metal poisoning: the effects of cadmium on the kidney. *Biometals.* 2010;23:783-792.

Jones-Burton C, Vessal G, Brown J, *et al.* Urinary cotinine as an objective measure of cigarette smoking in chronic kidney disease. *Nephrol Dial Transplant.* 2007;22: 1950-1954.

Kim SJ, Marsch LA, Brunette MF, Dallery J. Harnessing facebook for smoking reduction and cessation interventions: Facebook user engagement and social support predict smoking cessation. *J Med Internet Res.* 2017;19:e168.

Kim HJ, Min JY, Seo YS, *et al.* Association between exposure to ambient air pollution and renal function in Korean adults. *Ann Occup Environ Med.* 2018;30:14. doi:10.1186/s40557-018-0226-z.

Klag MJ, Whelton PK, Randall BL, *et al.* Blood pressure and endstage renal disease in men. *N Engl J Med.* 1996;334:13-18.

Kooijman MN, Bakker H, Franco OH, *et al.* Fetal smoke exposure and kidney outcomes in school-aged children. *Am J Kidney Dis.* 2015;66:412-420.

Kulshrestha S, Barrantes F, Samaniego M, *et al.* Chronic opioid analgesic usage post-kidney transplantation and clinical outcomes. *Clin Transplant.* 2014;28:1041-1046.

Laux TS, Barnoya J, Cipriano E, *et al.* Prevalence of chronic kidney disease of non-traditional causes in patients on hemodialysis in southwest Guatemala. *Rev Panam Salud Publica.* 2016;39:186-193.

Laux TS, Bert PJ, Ruiz B, *et al.* Nicaragua revisited: evidence of lower prevalence of chronic kidney disease in a high-altitude, coffee-growing village. *J Nephrol.* 2012; 25:533-540.

Lin CG, Schaider LA, Brabander DJ, *et al.* Pediatric lead exposure from imported Indian spices and cultural powders. *Pediatrics.* 2010;125:e828-e835.

Lin-Tan DT, Lin JL, Yen TH, *et al.* Long-term outcome of repeated lead chelation therapy in progressive non-diabetic chronic kidney diseases. *Nephrol Dial Transplant.* 2007;22:2924-2931.

Lunyera J, Smith SR. Heavy metal nephropathy: considerations for exposure analysis. *Kidney Int.* 2017;92:548-550. doi:10.1016/j.kint.2017.04.043.

Madero M, Garcia-Arroyo FE, Sanchez-Lozada LG. Pathophysiologic insight into Mesoamerican nephropathy. *Curr Opin Nephrol Hypertens.* 2017;26:296-302.

Mallappallil M, Sabu J, Friedman EA, *et al.* What do we know about opioids and the kidney? *Int J Mol Sci.* 2017;18. pii: E223.

Mascarenhas S, Mutnuri S, Ganguly A. Deleterious role of trace elements – Silica and lead in the development of chronic kidney disease. *Chemosphere.* 2017;177:239-249.

McCabe C, McCann M, Brady AM. Computer and mobile technology interventions for self-management in chronic obstructive pulmonary disease. *Cochrane Database Syst Rev.* 2017;5:Cd011425.

McQuirter JL, Rothenberg SJ, Dinkins GA, *et al.* Elevated blood lead resulting from maxillofacial gunshot injuries with lead ingestion. *J Oral Maxillofac Surg.* 2003; 61:593-603.

McRobbie H, Bullen C, Hartmann-Boyce J, *et al.* Electronic cigarettes for smoking cessation and reduction. *Cochrane Database Syst Rev.* 2014;Cd010216.

Mehta AJ, Zanobetti A, Bind MA, *et al.* Long-term exposure to ambient fine particulate matter and renal function in older men: The veterans administration normative aging study. *Environ Health Perspect.* 2016;124:1353-1360.

Naslund JA, Kim SJ, Aschbrenner KA, *et al.* Systematic review of social media interventions for smoking cessation. *Addict Behav.* 2017;73:81-93.

National Center for Health Statistics. Health, United States, 2016: With chartbook on long-term trends in health. 2017; Report No: 2017-1232.

Norris KC, Thornhill-Joynes M, Robinson C, *et al.* Cocaine use, hypertension, and end-stage renal disease. *Am J Kidney Dis.* 2001a;38:523-528.

Norris KC, Thornhill-Joynes M, Tareen N. Cocaine use and chronic renal failure. *Semin Nephrol.* 2001b;21:362-366.

Novick T, Liu Y, Alvanzo A, *et al.* Lifetime cocaine and opiate use and chronic kidney disease. *Am J Nephrol.* 2016;44:447-453.

Office of National Drug Control Policy. The Economic Costs of Drug Abuse in the United States: 1992-2002. Washington, DC: Executive Office of the President (Publication No. 207303); 2004.

Olivo RE, Hensley RL, Lewis JB, *et al.* Opioid use in hemodialysis patients. *Am J Kidney Dis.* 2015;66:1103-1105.

Omoloja A, Jerry-Fluker J, Ng DK, *et al.* Secondhand smoke exposure is associated with proteinuria in children with chronic kidney disease. *Pediatr Nephrol.* 2013; 1243-1251.

Orantes-Navarro CM, Herrera-Valdes R, Almaguer-Lopez M, *et al.* Toward a comprehensive hypothesis of chronic interstitial nephritis in agricultural communities. *Adv Chronic Kidney Dis.* 2017;24:101-106.

Orr SE, Bridges CC. Chronic kidney disease and exposure to nephrotoxic metals. *Int J Mol Sci.* 2017;18. pii: E1039.

Orth SR, Hallan SI. Smoking: a risk factor for progression of chronic kidney disease and for cardiovascular morbidity and mortality in renal patients—absence of evidence or evidence of absence? *Clin J Am Soc Nephrol.* 2008;3:226-236.

Pain DJ, Cromie RL, Newth J, *et al.* Potential hazard to human health from exposure to fragments of lead bullets and shot in the tissues of game animals. *PLoS One.* 2010;5:e10315.

Pendergraft WF 3rd, Herlitz LC, Thornley-Brown D, *et al.* Nephrotoxic effects of common and emerging drugs of abuse. *Clin J Am Soc Nephrol.* 2014;9:1996-2005.

Peraza S, Wesseling C, Aragon A, *et al.* Decreased kidney function among agricultural workers in El Salvador. *Am J Kidney Dis.* 2012;59:531-540.

Pinto-Sietsma SJ, Mulder J, Janssen WM, *et al.* Smoking is related to albuminuria and abnormal renal function in nondiabetic persons. *Ann Intern Med.* 2000;133:585-591.

Regalado M, Yang S, Wesson DE. Cigarette smoking is associated with augmented progression of renal insufficiency in severe essential hypertension. *Am J Kidney Dis.* 2000;35:687-694.

Rudd RA, Seth P, David F, *et al.* Increases in drug and opioid-involved overdose deaths – United States, 2010-2015. *MMWR Morb Mortal Wkly Rep.* 2016;65:1445-1452.

Said S, Hernandez GT. Environmental exposures, socioeconomics, disparities, and the kidneys. *Adv Chronic Kidney Dis.* 2015;22:39-45.

Shah DS, Polkinhorne KR, Pellicano R, *et al.* Are traditional risk factors valid for assessing cardiovascular risk in end-stage renal failure patients? *Nephrology (Carlton).* 2008a;13:667-671.

Shah SD, Wilken LA, Winkler SR, *et al.* Systematic review and meta-analysis of combination therapy for smoking cessation. *J Am Pharm Assoc.* 2008b;48:659-665.

Smith SS, McCarthy DE, Japuntich SJ, *et al.* Comparative effectiveness of 5 smoking cessation pharmacotherapies in primary care clinics. *Arch Intern Med.* 2009; 169:2148-2155.

Stack AG, Murthy BV. Cigarette use and cardiovascular risk in chronic kidney disease: an unappreciated modifiable lifestyle risk factor. *Semin Dial.* 2010;23:298-305.

Staplin N, Haynes R, Herrington WG, *et al.* Smoking and adverse outcomes in patients with CKD: the Study of Heart and Renal Protection (SHARP). *Am J Kidney Dis.* 2016;68:371-380.

Thomas LD, Hodgson S, Nieuwenhuijsen M, *et al.* Early kidney damage in a population exposed to cadmium and other heavy metals. *Environ Health Perspect.* 2009;117:181-184.

Torres C, Aragon A, Gonzalez M, *et al.* Decreased kidney function of unknown cause in Nicaragua: a community-based survey. *Am J Kidney Dis.* 2010;55:485-496.

Tsai TL, Kuo CC, Pan WH, *et al.* The decline in kidney function with chromium exposure is exacerbated with co-exposure to lead and cadmium. *Kidney Int.* 2017;92:710-720. doi:10.1016/j.kint.2017.03.013.

Valcke M, Levasseur ME, Soares da Silva A, *et al.* Pesticide exposures and chronic kidney disease of unknown etiology: an epidemiologic review. *Environ Health.* 2017;16:49.

Valdés-Cañedo F, Pita-Fernández S, Seijo-Bestilleiro R, *et al.* Incidence of cardiovascular events in renal transplant recipients and clinical relevance of modifiable variables. *Transplant Proc.* 2007;39:2239-2241.

Wesseling C, Crowe J, Hogstedt C, *et al.* Resolving the enigma of the mesoamerican nephropathy: a research workshop summary. *Am J Kidney Dis.* 2014;63:396-404.

Wijkstrom J, Jayasumana C, Dassanayake R, *et al.* Morphological and clinical findings in Sri Lankan patients with chronic kidney disease of unknown cause (CKDu): Similarities and differences with Mesoamerican Nephropathy. *PLoS One.* 2018;13:e0193056. doi:10.1371/journal.pone.0193056.

Wu W, Zhang K, Jiang S, *et al.* Association of co-exposure to heavy metals with renal function in a hypertensive population. *Environ Int.* 2018;112;198-206. doi:10.1016/j.envint.2017.12.023.

Xia J, Wang L, Ma Z, *et al.* Cigarette smoking and chronic kidney disease in the general population: a systematic review and meta-analysis of prospective cohort studies. *Nephrol Dial Transplant.* 2017;32:475-487.

Xu X, Wang G, Chen N, *et al.* Long-term exposure to air pollution and increased risk of membranous nephropathy in China. *J Am Soc Nephrol.* 2016;27:3739-3746.

Yang YR, Chen YM, Chen SY, *et al.* Associations between Long-term particulate matter exposure and adult renal function in the Taipei Metropolis. *Environ Health Perspect.* 2017;125:602-607.

4 Adiposidad visceral y control del peso corporal con dieta y ejercicio

Cheryl A.M. Anderson y Tanya Johns

El sobrepeso y la obesidad son factores de riesgo de enfermedad cardiovascular, así como de micro y macroalbuminuria y de progresión de la enfermedad renal crónica (ERC). El cociente cintura-cadera puede ser una medida más específica del riesgo asociado con la obesidad que el índice de masa corporal (IMC), porque la adiposidad de las vísceras abdominales como el hígado, parece tener una relación más directa con una evolución desfavorable. La pérdida de peso mediante dieta puede ser útil, especialmente cuando se combina con un programa de ejercicio, y el tratamiento farmacológico puede ayudar a los pacientes a conseguir y mantener unos niveles de peso corporal y grasa abdominal más saludables. La cirugía bariátrica puede ser necesaria para tratar los casos graves de obesidad.

ESTUDIO DE CASO 4-1

MEDICIÓN DE LA ADIPOSIDAD

El señor G es un hombre de 53 años de edad con antecedentes médicos extensos entre los que destacan artropatía coronaria, hipertensión, ERC, gota e insuficiencia cardiaca congestiva (ICC). Acude a la consulta de nefrología por un aumento agudo de creatinina sérica debido al uso de indometacina para la gota. La presión arterial (PA) del Sr. G es 150/90, el pulso 56, el peso 142 kg y la altura 193 cm. El nitrógeno ureico en sangre (BUN) es de 60 mg/dL (21 mmol/L) y la creatinina sérica de 4.2 mg/dL (370 µmol/L). Tres meses antes de esta consulta, la creatinina era de 3.5 (310 µmol/L). **Usted está preocupado por el peso del Sr. G y su adiposidad visceral. ¿Qué métodos utilizaría para evaluar el nivel de obesidad y la adiposidad visceral del Sr. G? ¿Qué importancia debe atribuir a este riesgo de complicaciones cardiovasculares y renales?**

Índice de masa corporal

El índice de masa corporal (IMC) es un método práctico para evaluar la adiposidad y se utiliza habitualmente para clasificar la obesidad. La importancia del IMC radica en su relación curvilínea con la mortalidad por todas las causas (Flegal, 2005). En pacientes < 65 años, a medida que aumenta el IMC en todo el intervalo de sobrepeso moderado y grave, también lo hace el riesgo de complicaciones cardiovasculares, discapacidad y mortalidad (Kuk, 2009). El IMC se calcula dividiendo el peso entre la altura al cuadrado, con el peso expresado en kilogramos y la altura en metros. La ecuación sencilla para calcular el IMC es la siguiente:

$$IMC \ (kg/m^2) = 10\,000 \times kg/cm^2 = 703 \times lbs/in^2$$

En este caso particular el peso del Sr. G era 142 kg y la altura, 193 cm, por lo que:

$$IMC = 10\,000 \times 142/193^2 = 38.2 \ kg/m^2$$

Se considera que un IMC entre 18.5 y 24.9 es normal; de 25 a 29.9 es sobrepeso y ≥ 30 es obesidad. El Sr. G se clasifica como obeso según los criterios del IMC.

Índice de masa corporal como un paradójico marcador de supervivencia

En estudios epidemiológicos se ha visto que el sobrepeso y la obesidad se asocian con una mayor supervivencia en pacientes con enfermedad renal terminal (ERT), mientras que un IMC normal o bajo aumenta el riesgo de muerte por todas las causas y de muerte cardiovascular (Hsu, 2006; Johansenn, 2006). Esto contrasta con los hallazgos en la población general, en la que el sobrepeso y el peso insuficiente se relaciona con una menor supervivencia. De acuerdo con los hallazgos de un aumento de la supervivencia, algunos autores han propuesto que no se debe aconsejar a los pacientes obesos con ERT que pierdan peso, o recomendar a los pacientes con peso normal que lo ganen. Por el contrario, otros datos indican que el desempeño de funciones físicas puede estar alterado por la obesidad en pacientes con ERT (Salahudeen, 2003). Esta "epidemiología inversa" (Kalantar-Zadeh, 2003) puede deberse a que los pacientes con enfermedades crónicas con valores elevados de IMC pueden ser un grupo particularmente resistente a su trastorno y este sesgo de selección puede superar los efectos adversos normales de la adiposidad. También podría ser la consecuencia de las limitaciones intrínsecas del IMC para diferenciar el tejido adiposo de la masa magra en los intervalos intermedios de IMC.

Índice de masa corporal en adultos mayores

Sigue habiendo controversia sobre el IMC óptimo para la supervivencia, y esto depende de la edad, la cultura, la etnicidad y también de la medida en la que se excluye del subgrupo con IMC bajo a pacientes enfermos y caquécticos. Se ha observado que los adultos mayores sanos con un IMC en la categoría de "sobrepeso" viven más tiempo (Flicker, 2010) y tienen mayor densidad ósea que los que tienen valores "normales" (Dogan, 2010).

Índice de masa corporal en grupos étnicos no europeos

Los valores normales de IMC se calcularon principalmente en personas de origen europeo (eurápidos). Se ha demostrado que para un valor determinado de IMC hay diferencias sistemáticas en la magnitud media de grasa corporal en contraposición con el tejido magro según la raza/etnicidad (Hoffman, 2005). Por ejemplo, para un mismo nivel de IMC los africanos y afroamericanos tienen menos grasa visceral que los blancos. En asiáticos, el intervalo normal de los valores de IMC es menor, y un IMC en el intervalo "normal" de 18.5 a 24.9 en el caso de los asiáticos incluirá a un buen número de personas con adiposidad elevada medida con los métodos más específicos que se describen a continuación.

Adiposidad visceral

La adiposidad visceral es la acumulación de tejido adiposo en el abdomen y el tórax, y parece tener una importancia particularmente elevada en la determinación de las consecuencias renales de la obesidad (Elsayed, 2008a; Elsayed, 2008b). El tejido adiposo abdominal está formado por las porciones subcutánea e intraabdominal, esta última se puede dividir en los depósitos intraperitoneal y extraperitoneal. El depósito de grasa intraperitoneal también se conoce como grasa visceral, puede contribuir a la resistencia a la insulina, la intolerancia a la glucosa, la dislipidemia, la hipertensión y la arteriopatía coronaria, y se asocia con acumulación de grasa en el hígado (Björntorp, 1990; Canoy, 2007; Frayn, 2000). Se ha observado que la adiposidad visceral es un factor importante que influye en la progresión de las ERC (Elsayed, 2008a; Pinto-Sietsma, 2003). Por lo tanto, es importante valorar la adiposidad visceral cuando se evalúe el riesgo de enfermedad renal. Se ha descubierto que las medidas para la obesidad que tienen en cuenta la distribución de la grasa corporal y los componentes proporcionales del cuerpo permiten predecir con más exactitud que el IMC una evolución desfavorable, aunque la magnitud de este aumento del valor predictivo depende del criterio de valoración concreto que se examine (Vázquez, 2007).

Circunferencia de la cintura

Hay cierta controversia sobre si la circunferencia de la cintura es *por sí sola*, un factor predictivo de riesgo cardiovascular más útil que el IMC. Los valores de corte para la circunferencia de la cintura dependen de la etnicidad, y la International Diabetes Federation ha propuesto valores de corte de "obesidad central" para diferentes grupos étnicos que son específicos

TABLA 4-1	Definición de la obesidad central por la circunferencia de la cintura		
País/grupo étnico	**Circunferencia de la cintura[a] (como medida de obesidad central)**		
EU ATPIII[b]	Hombres	$\geq$ 102 cm	$\geq$ 40.0 pulg
	Mujeres	$\geq$ 88 cm	$\geq$ 34.5 pulg
Európidos[b]	Hombres	$\geq$ 94 cm	$\geq$ 37.0 pulg
	Mujeres	$\geq$ 80 cm	$\geq$ 31.5 pulg
Asiáticos del sur[c]	Hombres	$\geq$ 90 cm	$\geq$ 35.5 pulg
	Mujeres	$\geq$ 80 cm	$\geq$ 31.5 pulg
Chinos	Hombres	$\geq$ 90 cm	$\geq$ 35.5 pulg
	Mujeres	$\geq$ 80 cm	$\geq$ 31.5 pulg
Japoneses[d]	Hombres	$\geq$ 85 cm	$\geq$ 33.5 pulg
	Mujeres	$\geq$ 90 cm	$\geq$ 35.5 pulg
Grupos étnicos de América del Sur y central	Utilícense las recomendaciones para los asiáticos del sur hasta que se disponga de datos más específicos		
Nativos de África Subsahariana	Utilícense los datos europeos hasta que se disponga de datos más específicos		
Poblaciones del Mediterráneo Oriental y Oriente Próximo (árabes)	Utilícense los datos europeos hasta que se disponga de datos más específicos		

[a]Ver también He y cols. (2010) para conocer la controversia sobre algunas de las mediciones de la circunferencia de la cintura específicas de grupo étnico.
[b]Los európidos son caucásicos; en Estados Unidos probablemente se puedan seguir usando con fines clínicos los valores del Adult Treatment Panel III (ATPIII) (102 cm para hombres y 88 cm para mujeres), que se refieren en su mayor parte a európidos.
[c]Basado en una población china, malaya e india asiática.
[d]Análisis de datos posteriores indican que los valores para los asiáticos (hombres, 90 cm y mujeres, 80 cm) se deben utilizar en poblaciones japonesas hasta que se disponga de más datos.
Modificada de la definición mundial de consenso del síndrome metabólico de la International Diabetes Federation.

de un sexo (tabla 4-1). Los valores de corte para una circunferencia de la cintura anómala en europeos propuestos por la International Diabetes Federation son menores que los valores de intervención recomendados por el National Cholesterol Education Projects Adult Treatment Panel III, que son de 102 cm (40 pulg) en hombres y 88 cm (34.8 pulg) en mujeres. La circunferencia de la cintura se obtiene utilizando una cinta métrica con la persona de pie, con los pies separados entre 25 y 30 cm. La medición se realiza entre el borde inferior de la última costilla y la cresta del íleon, en el plano horizontal. La cinta debe estar ajustada, pero no tanto que llegue a comprimir los tejidos blandos.

Cociente cintura-cadera

En algunos estudios (Elsayed, 2008a; De Koning, 2007), el cociente cintura-cadera resultó ser un mejor índice de riesgo cardiovascular y renal que el IMC. La idea es que las personas con un cuerpo con "forma de manzana" tienen más riesgo de evolución desfavorable en relación con la obesidad que las que tienen un cuerpo con "forma de pera", en las que el exceso de peso se distribuye sobre todo en los glúteos y los muslos (fig. 4-1). Para la circunferencia de la cadera, la persona debe estar de pie, con los brazos a los costados y los pies juntos. La medición debe tomarse en el punto en donde esté la mayor circunferencia sobre los glúteos, con la cinta en el plano horizontal, tocando la piel, pero sin presionar los tejidos blandos. Divida la medición de la cintura entre la de la cadera para obtener el índice, el cual puede ir de 0.80 o menos hasta arriba de 1.0. Los intervalos normales del cociente cintura-cadera son diferentes en hombres y mujeres (tabla 4-2). Los cocientes cintura-cadera asociados con el riesgo pueden variar con la etnicidad, aunque no se han determinado valores de corte específicos para cada raza. Se debe tener precaución cuando se aborde el concepto del cociente cintura-cadera en relación con los valores de corte, porque los datos indican un aumento continuo del riesgo renal y cardiovascular a medida que dicho cociente aumenta desde 0.65 hasta 1.3 (Elsayed, 2008a; Elsayed, 2008b).

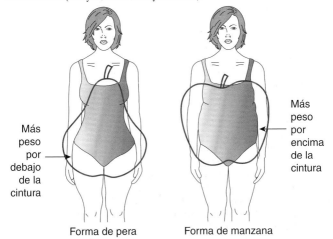

Más peso por debajo de la cintura

Más peso por encima de la cintura

Forma de pera   Forma de manzana

FIGURA 4-1 El aumento de peso en el área de la cintura y por encima (forma de manzana) es más peligroso que el peso ganado alrededor de las caderas y el área de los flancos (forma de pera).

	Valores del cociente cintura-cadera de una población dividida por tercios	

	Riesgo cardiovascular	
Hombres	**Mujeres**	
0.78-0.95	0.65-0.87	Bajo
0.95-1.02	0.87-0.96	Moderado
1.02-1.28	0.96-1.20	Moderadamente elevado

Nota: las recomendaciones iniciales de que se debe mantener un cociente cintura-cadera < 0.8 en mujeres para una reducción óptima del riesgo fueron actualizadas por Perry y cols., 1998, que señalaron que 0.9 puede ser un valor de corte más adecuado.
Tomada de Elsayed EF, Tighiouart H, Weiner DE, *et al.* Waist-to-hip ratio and body mass index as risk factors for cardiovascular events in CKD. *Am J Kidney Dis.* 2008b;52:49-57.

Explicación del caso. En este tema en particular, se determinó que la circunferencia de la cintura del Sr. G era de 112 cm (44 pulg) y la medición de la circunferencia de la cadera era de 96.5 cm (38 pulg), con un cociente cintura-cadera de 1.16. Tanto la circunferencia de la cintura como el cociente cintura-cadera son factores predictivos de alto riesgo cardiovascular.

Métodos tecnológicos para medir la grasa corporal y la adiposidad visceral

Diversos métodos radiológicos se han utilizado (Kullberg, 2009), así como bioimpedancia, para evaluar la masa de grasa corporal total y la adiposidad visceral. La radioabsorciometría de doble energía (DEXA), la tomografía computarizada (TC) y la resonancia magnética (RM) se utilizan raras veces en la práctica clínica debido a su costo. Más aún, en el contexto clínico, en la mayoría de los casos resulta evidente que un paciente presenta obesidad, y la respuesta al tratamiento se puede documentar con pruebas más sencillas como la disminución del peso corporal, la circunferencia de la cintura y el cociente cintura-cadera.

Ecografía portátil

La ecografía se ha utilizado para medir la grasa total e intraabdominal. Una evaluación del método a cargo de su creador indica una correlación muy elevada con las mediciones obtenidas mediante DEXA en adolescentes obesos (Pineau, 2010).

Bioimpedancia

La bioimpedancia se ha utilizado para calcular la masa de grasa, y los resultados se correlacionan razonablemente bien con los de la DEXA. Los dispositivos de impedancia de pie a pie en bipedestación, que son similares a una báscula y que miden la corriente y la impedancia de un pie a otro, son frecuentes en muchos gimnasios. Asimismo, se han descrito correlaciones razonables con la masa grasa evaluada mediante DEXA (Jaffrin, 2009). Los valores normales del porcentaje de grasa corporal en adultos de mediana edad dependen del método de medición aunque en personas sin obesidad habitualmente varían de 10 a 17% en hombres y de 15 a 23% en mujeres. No se dispone de datos que correlacionen la evolución cardiovascular o renal con el porcentaje de grasa corporal y no se han propuesto objetivos de porcentaje de grasa corporal basados en directrices.

Circunferencia de la cintura o cociente cintura-cadera y evolución

En un estudio transversal de pacientes con ERC, Fabiana (2008) encontró una elevada asociación entre la circunferencia de la cintura y la grasa visceral medida mediante TC. En un estudio prospectivo que obtuvo datos individuales de un grupo de pacientes de dos estudios de cohortes extensos (Atherosclerosis Risk in Communities Study y Cardiovascular Health Study), el cociente cintura-cadera, aunque no la circunferencia de la cintura ni el IMC, se asoció con ERC incidente, riesgo cardiovascular y mortalidad (Elsayed, 2008a; Elsayed, 2008b). Estos datos indican que debe utilizarse la circunferencia de la cintura y el cociente cintura-cadera, y no el IMC como medida antropométrica de obesidad, de preferencia. Cuando se evalúa el riesgo de progresión de la ERC en relación con la composición del cuerpo, puede ser mejor estimar la tasa de filtración glomerular (TFG) utilizando la cistatina en lugar de la creatinina, porque la creatinina sérica se relaciona con la función renal y con la cantidad de masa muscular corporal. Por ejemplo, Young (2008) reportó la asociación entre adiposidad visceral y ERC en 1 300 participantes del Framingham Offspring Study. Se encontró una relación cuando se medía la tasa de filtración glomerular estimada (TFGe) utilizando la cistatina, pero no cuando se empleaba la creatinina sérica.

Obesidad y microalbuminuria, albuminuria y proteinuria

Obesidad y microalbuminuria o albuminuria

Estudios epidemiológicos indican que la obesidad es un factor de riesgo importante de aparición de microalbuminuria en diversas poblaciones. Un estudio de base poblacional con italianos (Cirillo, 1998) reportó que el IMC se relacionaba con la albuminuria. Hallazgos similares se observaron en el estudio PREVEND, que analizó la relación entre el peso corporal, la distribución de la grasa, la microalbuminuria y la filtración glomerular en una población europea sin diabetes (Pinto-Sietsma, 2003). Las personas con adiposidad visceral medida utilizando el cociente cintura-cadera tenían mayor riesgo de microalbuminuria. Análisis multifactoriales muestran que la masa corporal se asocia independientemente con la albuminuria y que el riesgo es mayor en hombres que en mujeres (Verhave, 2003). La aparición de microalbuminuria o insuficiencia renal crónica (TFG < 60 mL/min por 1.73 m^2) se relaciona con el número de componentes del síndrome metabólico presentes, como obesidad central, elevación de la glucemia basal, hipertrigliceridemia, reducción de la concentración de colesterol unido a lipoproteínas de alta densidad (HDL) e hipertensión (Gerstein, 2001).

Obesidad y proteinuria

Los pacientes muy obesos pueden presentar proteinuria lentamente progresiva que puede alcanzar el rango nefrótico (Kambham, 2001). Habitualmente la aparición de proteinuria precede en varios años al inicio del deterioro de la TFG. La pérdida de peso en pacientes muy obesos a menudo se asocia con reducción de la proteinuria, hay varios posibles mecanismos mediante los cuales esto podría ocurrir (Praga, 2006), como la mejoría de la presión arterial, del perfil lipídico sérico, de la sensibilidad insulínica y del control glucémico en pacientes diabéticos, la disminución de la concentración circulante de leptina, la reversión de la hiperfiltración glomerular y la disminución de la activación del sistema renina-angiotensina.

Adiposidad visceral, inflamación y síndrome metabólico

La adiposidad visceral se caracteriza por tejido adiposo disfuncional, que es una conocida fuente de adipocinas proinflamatorias. Se ha implicado a las adipocinas proinflamatorias como factor de necrosis tumoral α, interleucina 1 e interleucina 6, leptina y resistina, en la aparición de resistencia a la insulina (Wisse, 2004). Modelos animales indican que la combinación de disminución de la sensibilidad insulínica e hiperinsulinemia produce cambios glomerulares, como expansión y engrosamiento de las membranas basales glomerulares, además de glomeruloesclerosis (Cusumamo, 2002). La evolución metabólica de la obesidad se caracteriza por la acumulación de factores de riesgo cardiovascular, como hipertensión, hiperinsulinemia, diabetes de tipo 2 e inflamación persistente. Estas comorbilidades clínicas son hallazgos frecuentes en las ERC, incluso en ausencia de obesidad y su presencia indica que hay una relación sinérgica de dichos factores con la evolución cardiovascular.

ESTRATEGIAS PARA LA PÉRDIDA DE PESO EN PACIENTES CON ENFERMEDAD RENAL CRÓNICA

La pérdida de peso es una estrategia terapéutica sensata para el Sr. G, aunque se desconoce la magnitud de la pérdida de peso necesaria para conseguir el máximo efecto beneficioso. Entre los efectos beneficiosos documentados de la pérdida de peso se encuentran la reducción de la proteinuria y de la PA, y la mejora de la sensibilidad a la insulina (Praga, 1995; Schneider, 2005). El pilar del tratamiento de la obesidad incluye estrategias farmacológicas centradas en la reducción del peso con una alimentación saludable y un aumento de la actividad física habitual. La prevención y el tratamiento de la obesidad deben ser objetivos prioritarios en el abordaje terapéutico de los pacientes con ERC diabética y no diabética. Un valor elevado del IMC es la segunda causa de muerte evitable en importancia después del tabaquismo (Mokdad, 2004). Aunque no se han realizado estudios de pérdida de peso intencionada para retrasar la progresión de las ERC, es probable que los beneficios para la salud y las recomendaciones para la pérdida de peso en la población general se apliquen también a este grupo. En personas sanas, una pérdida de 5 a 10% del peso corporal reduce la presión arterial y la concentración de colesterol. Por lo tanto, es importante el método mediante el cual el paciente pierde peso, y se debe insistir en los patrones alimenticios saludables y en un aumento de la actividad física (tabla 4-3).

ESTUDIO DE CASO 4-2

El Sr. G vuelve a la consulta después de 1 mes. La PA es ahora 168/90, el pulso es 56 y el peso ha aumentado hasta 144.2 kg (318 libras). La exploración física está dentro de los límites normales, excepto por edema leve en las extremidades inferiores. Su BUN es de 28 mg/dL (10 mmol/L), la creatinina de 2.4 mg/dL (212 μmol/L) y el aclaramiento de creatinina en la orina de 24 h es de 80 mL/min (no corregido por el área de superficie corporal). La excreción urinaria de proteínas en 24 h es de 190 mg. **¿Qué recomendaciones haría al Sr. G en relación con la pérdida de peso? ¿Por qué?**

Abordajes dietéticos

El éxito en el tratamiento precisa una planificación cuidadosa, la evaluación periódica del estado nutricional y el seguimiento del cumplimiento de la dieta. Las directrices de práctica clínica de la Kidney Disease Outcomes

TABLA 4-3	Modificaciones del estilo de vida recomendadas por las directrices del Seventh Report of the Joint National Committee on Prevention, Detection, Evaluation, and Treatment of High Blood Pressure
Componente del estilo de vida	**Recomendación**
Mantenimiento del peso si IMC < 25 kg/m²	Dieta equilibrada para mantener el peso corporal deseable
Pérdida de peso si hay sobrepeso u obesidad (IMC > 25 kg/m²)	Dieta equilibrada con restricción de las calorías
Ejercicio y actividad física	Intensidad moderada durante 30 min/día, la mayoría de los días de la semana
Moderación de la ingesta de alcohol	≤ 2 bebidas/día (hombres) ≤ 1 bebida/día (mujeres)
Abandono del tabaco	Consejería, aporte de nicotina

IMC, índice de masa corporal.
Tomada de National Kidney Foundation. KDOQI clinical practice guidelines for chronic kidney disease: evaluation, classification, and stratification. *Am J Kidney Dis.* 2002;39:S1-S266; tabla 84, con autorización.

Quality Initiative (KDOQI) no son específicas del paciente obeso porque no hay datos sobre los requisitos de nutrientes óptimos para estos pacientes con ERC. Las directrices nutricionales que se ofrecen aquí se han extrapolado de las recomendaciones para los pacientes con ERC que tienen un peso normal.

Individualización y seguimiento

La KDOQI recomienda que el tratamiento sistemático de los pacientes incluya el consejo dietético por un dietista titulado con experiencia en el asesoramiento de pacientes con ERC. La participación de un dietista es particularmente importante cuando se trata a pacientes obesos, porque se deben hacer consideraciones adicionales sobre el equilibrio energético y el tratamiento dietético de enfermedades comórbidas como diabetes e hipertensión. Como parte del tratamiento dietético, los pacientes deben recibir un plan exhaustivo e individualizado que incluya una evaluación dietética, una medición de los parámetros de laboratorio y de los datos antropométricos relacionados con la nutrición. La valoración dietética se puede realizar con métodos estandarizados, como recordatorios de la dieta, diarios o cuestionarios sobre la frecuencia de los alimentos. Los parámetros de laboratorio importantes incluyen las concentraciones séricas de albúmina, prealbúmina, creatinina, colesterol, fósforo, calcio y fósforo, calcio, colesterol y triglicéridos.

Ingesta de energía

En la ERC en los estadios 1 a 3, la KDOQI recomienda que los niveles de ingesta de energía se basen en una dieta equilibrada y mantengan el peso corporal deseable, pero no recomienda cantidades específicas. En las ERC en los estadios 4 a 5 (TFG < 30 mL/min) se recomiendan ingestas energéticas específicas: 35 kcal/kg por día en pacientes menores de 60 años y de 30 a 35 kcal/kg por día en personas mayores de 60 años. Una dieta de 30 kcal/kg es igual a una de 2 400 a 2 900 kcal/día en un paciente de 63.5 a 81.6 kg (150-180 libras). A los pacientes obesos se les debe recomendar menores cantidades de ingesta energética.

Ingesta de grasa con dietas hipocalóricas

La reducción de la grasa como parte de una dieta hipocalórica es un método práctico para reducir la ingesta de energía. No se han realizado estudios clínicos de terapia dietética para reducir los lípidos y retrasar la progresión de la ERC. Las recomendaciones sobre las grasas de la dieta en pacientes obesos con ERC deben seguir las directrices del National Cholesterol Education Program/Adult Treatment Panel III (NCEP/ATPIII, 2001) elaboradas para la reducción del riesgo cardiovascular.

En los estadios 1 a 4 de la ERC, la KDOQI recomienda que de 25 a 35% de la ingesta energética total proceda de la grasa, con < 10% del total de grasas saturadas. La ingestión recomendada de colesterol es de < 200 mg/día. El objetivo de estas directrices es controlar las concentraciones sanguíneas de lípidos y minimizar la elevación de la glucemia y los triglicéridos. Como las dietas en pacientes con ERC en ocasiones tienen cierta restricción de proteínas puede ser difícil aportar suficiente energía sin recurrir a una ingesta elevada de hidratos de carbono con un índice glucémico alto, que pueden aumentar la producción de triglicéridos. Otro reto al abordar la ingesta de grasas es mantener el equilibrio recomendado de macronutrientes cuando se reducen las grasas saturadas de la dieta. En este sentido, pueden sustituirse por grasas no saturadas, proteínas o hidratos de carbono. A la fecha se desconoce el método óptimo para sustituir las grasas saturadas. Datos de estudios de intervenciones dietéticas indican que una dieta pobre en grasas saturadas que utiliza proteínas o grasas insaturadas para sustituir a los hidratos de carbono puede tener efectos favorables sobre los lípidos.

Ingesta de proteínas en la pérdida de peso

En este respecto, hay controversia sobre la magnitud de la restricción de proteínas en la dieta en los diversos estadios de la ERC. En cualquier programa de pérdida de peso es importante mantener una ingesta mínima de proteínas de elevada calidad biológica para evitar la aparición de desnutrición. En el capítulo 9 se puede ver un análisis detallado de la ingesta de proteínas en la ERC.

Ingesta de carbohidratos en la reducción de peso

Las dietas con alto contenido de carbohidratos han sido implicadas como un factor contribuyente en el aumento en la prevalencia de la obesidad en Estados Unidos. En un esfuerzo por reducir el riesgo de enfermedad cardiovascular, las recomendaciones dietéticas nacionales han promovido las dietas altas en carbohidratos y bajas en grasa. Estas recomendaciones se basaron en estudios observacionales en los que una baja ingesta de grasas se asoció con bajo riesgo de enfermedad cardiovascular, presumiblemente reduciendo el colesterol de lipoproteína de baja densidad (LDL) (Grundy, 1982). Algunos carbohidratos, como las fibras, han demostrado tener efectos benéficos sobre la salud y la reducción de peso. En un metaanálisis de 35 estudios, la fibra *psyllium* ingerida antes de los alimentos durante periodos de varias semanas demostró reducir significativamente el nivel de glucosa plasmática en ayuno y la hemoglobina glucosilada (Gibb, 2015). Otro metaanálisis de 12 estudios, que duraron entre 2 y 17 sem, mostró que la fibra tuvo un efecto significativo en la reducción del IMC, el peso corporal y la grasa corporal, entre otros marcadores de salud metabólica (Thompson, 2017).

*Distribución de macronutrientes en las dietas en relación
con el riesgo de enfermedad y la reducción de peso*

Durante las últimas décadas ha habido debate acerca de si la distribución de macronutrientes en las dietas tiene el efecto más benéfico sobre la salud. La respuesta a este debate seguramente yace en las metas particulares del individuo. Para lograr una reducción de peso significativa, los estudios han demostrado en repetidas ocasiones que la restricción significativa del consumo energético a lo largo del tiempo es eficaz, sin importar la distribución de los macronutrientes en la dieta. Un estudio con 424 adultos que incluyó cuatro dietas diferentes para reducir peso, con distribución variable de micronutrientes en cuanto a la distribución de los macronutrientes, mostró que los sujetos en todos los tipos de dieta perdieron cantidades significativas de grasa y masa corporal magra en comparación con los niveles basales, pero no hubo diferencias significativas entre los tipos de dieta a los 6 meses ni a los 2 años (De Souza, 2012). Aunque la reducción de peso casi con seguridad mejorará la salud, los desenlaces más específicos en cuanto al riesgo de enfermedad sí favorecen ciertos perfiles de macronutrientes. Un estudio con una dieta con alto contenido de proteínas (AP) *vs.* una dieta con alto contenido de carbohidratos (AC) en mujeres con obesidad mostró que luego de 6 meses de la intervención dietética, ambos grupos perdieron una cantidad significativa de peso con respecto al nivel basal, sin que hubiese diferencias entre los tipos de dieta. Hubo diferencias significativas entre las dietas en cuanto a marcadores de función de células β, estrés oxidativo, citocinas proinflamatorias y adipocinas, todos en favor de la dieta AP. De forma similar, un estudio entre una dieta muy baja en carbohidratos (BC)/alta en grasas insaturadas y una dieta con alto contenido de azúcares no refinadas (AC)/baja en grasas en adultos con obesidad, mostró que ambos grupos perdieron cantidades similares de peso durante un periodo de 24 sem, sin efecto por la dieta. Sin embargo, la dieta BC mostró una diferencia significativa respecto a la dieta AC con mayores reducciones de triglicéridos, superiores reducciones en la HbA1c y mayor aumento en el colesterol HDL (Tay, 2014).

Dietas muy ricas en proteínas (de tipo Atkins) en la enfermedad renal crónica

Algunas dietas populares contienen cantidades excesivas de nutrientes que pueden ser perjudiciales (p. ej., proteínas y potasio) en pacientes que están en fases avanzadas de la ERC. Las dietas bajas en hidratos de carbono y con alto contenido en proteínas se deben evitar como estrategia para la pérdida de peso (p. ej., la dieta Atkins). Asimismo, se ha descubierto que estas dietas hacen que llegue al riñón una gran cantidad de ácidos, aumentan el riesgo de litiasis, favorecen un equilibrio negativo del calcio e incrementan la osteopenia, y aumentan la TFG (Reddy, 2002). La ingesta crónica de una dieta rica en proteínas (1.5 g/kg por día) para el control del peso en personas obesas puede agravar una hipertensión glomerular previa (Friedman, 2004), que es un factor de riesgo de progresión de la ERC. Las dietas AP también tienden a un alto contenido de fósforo y una ingesta muy alta puede tener un impacto adverso sobre la progresión de ERC (Chang y Anderson, 2017). Aun así, un estudio de 2 años no encontró efectos adversos de una dieta baja en carbohidratos sobre las mediciones de la salud renal (Tirosh, 2013).

Ingesta de sodio con la dieta

En la ERC se produce retención de sodio y la expansión del volumen extracelular asociada es importante en la aparición de hipertensión, edema periférico e insuficiencia cardiaca congestiva. En un estudio de 488 sujetos, la obesidad central se asoció significativamente con la ingesta de sal en la dieta en comparación con los sujetos no obesos (Perry, 2010).

Posibles problemas relacionados con una ingesta elevada de agua

Se debe evitar fomentar el concepto de "ocho vasos de agua al día" o una ingesta elevada de líquidos en general como ayuda para perder peso. Un estudio que utilizó la base de datos del estudio Modification of Diet in Renal Disease (MDRD) para examinar retrospectivamente la relación entre ingesta de líquidos y progresión de la enfermedad renal, descubrió que un volumen urinario elevado y una osmolalidad urinaria baja de forma mantenida eran factores de riesgo independientes de un deterioro más rápido de la TFG (Hebert, 2003). Los autores concluyeron que una ingesta elevada de líquidos no retrasa la progresión de la enfermedad renal y que los pacientes deben dejar que "la sed les guíe" sobre cuánta agua/líquido deben beber. La controversia acerca de los beneficios *vs.* los riesgos potenciales de la alta ingesta de agua en varios padecimientos renales, incluyendo enfermedad renal poliquística dominante, presumiblemente mediante la supresión de la liberación de hormona antidiurética, sigue sin resolverse (Visconti, 2018).

Ingesta de potasio con la dieta en la pérdida de peso

Incluso con los niveles habituales de ingesta de potasio, la excreción renal de potasio puede verse afectada en estadios avanzados de la ERC y puede predisponer a los pacientes a la hiperpotasemia. Para perder peso, habitualmente se aconseja evitar alimentos ricos en calorías, como hidratos de carbono con elevado índice glucémico, grasas y aceites, todos contienen una cantidad pequeña o nula de potasio. Los alimentos muy refinados, como pan blanco, pasta, arroz y determinados cereales, contienen poco potasio. Una estrategia típica para perder peso es aumentar el consumo de frutas, verduras y cereales con elevado contenido en fibra, los cuales contienen cantidades elevadas de potasio. Aunque las frutas y las verduras son una fuente de potasio importante, se las puede incorporar a la dieta de pacientes con ERC si se las selecciona adecuadamente, si se controla el tamaño de las raciones y se tiene en cuenta el método de preparación. En las fases más avanzadas de la ERC se deben evitar los alimentos ricos en potasio (se puede ver un análisis más detallado de este tema en los caps. 5 y 6).

Ingesta de fósforo y calcio con la dieta en la pérdida de peso

En las fases avanzadas de la ERC se recomienda restringir el fósforo de la dieta. Una ingesta elevada de calcio puede asociarse con calcificación vascular. En la tabla 4-4 se presenta una lista general de opciones de alimentos "saludables" para pacientes obesos con ERC. Esta lista siempre se debe individualizar dependiendo del estadio de la ERC y de las preferencias de la persona.

ESTUDIO DE CASO 4-3

PROGRAMAS ESTRUCTURADOS PARA LA PÉRDIDA DE PESO, EJERCICIO

El Sr. G consultó con el dietista para elaborar un plan alimenticio. Tiene ciertos altibajos con las dietas para perder peso. Después de 6 sem, el peso del Sr. G ha disminuido hasta 140 kg y la PA es 170/90 mm Hg. Usted le felicita por su reducción de peso y le pide que acuda al seguimiento 2 meses después. En esta visita, el peso del Sr. G sigue siendo 140 kg y la presión arterial está bien controlada en 122/50. **El paciente quisiera alguna ayuda adicional para conseguir los objetivos de pérdida de peso. Le pregunta por el uso de un programa estructurado. ¿Qué debe decirle?**

| | | TABLA 4-4 | Opciones de alimentos para ayudar a los pacientes obesos con enfermedad renal crónica a cumplir las recomendaciones de nutrientes seleccionados |

Nutriente	Buenas opciones de alimentos para pacientes obesos con ERC	Alimentos que deben estar limitados en los pacientes obesos con ERC
Sodio	Alimentos frescos y no procesados Alimentos que contengan 5-10% de la ingesta recomendada por ración (115-230 mg)	Alimentos envasados y procesados, como panes, cereales, carnes curadas, quesos y productos enlatados
Grasas saturadas	Aves, pescado y cortes de carne magros Productos lácteos sin o bajos en grasa Sustituir mantequilla y manteca por aceites insaturados (p. ej., oliva, canola y maíz)	Productos animales como carnes y productos lácteos con contenido normal de grasa Mantequilla, manteca
Hidratos de carbono	Frutas Verduras y legumbres Hidratos de carbono complejos, como panes y cereales integrales, arroz integral, cebada	Productos refinados como azúcar blanca, pan blanco, arroz blanco, miel procesada
Fósforo	Leche y productos lácteos sin o bajos en grasa Legumbres Cereales integrales	Productos lácteos con contenido normal de grasa Carnes y queso procesado Cereales procesados
Proteínas	Panes y productos de pastelería con bajo contenido de proteínas Clara de huevo o sustituto de huevo bajo en colesterol Leche sin o baja en grasa Legumbres Aves y pescado Carne con bajo contenido de grasa	Productos animales como carnes y productos lácteos con contenido normal de grasa
Potasio	*En estadios tempranos de ERC:* Frutas y verduras *En estadios avanzados de ERC:* El potasio está ampliamente distribuido en todos los alimentos, y se pueden cumplir las recomendaciones dietéticas consumiendo alimentos frescos y no procesados con contenido bajo de potasio	*En estadios avanzados de ERC:* Frutas como tomates, melocotones melones, cítricos y plátanos Tubérculos como patatas (salvo que se aplique doble cocción), semillas de soja y trigo negro

ERC, enfermedad renal crónica.
Tomada de Anderson CA, Miller ER. Dietary recommendations for obese patients with chronic kidney disease. *Adv Chronic Kidney Dis*. 2006;13:394-402; con autorización.

Características de los programas estructurados para la pérdida de peso

El Sr. G no es el único en su lucha para mantener la pérdida de peso a largo plazo. Aunque es difícil mantener la pérdida de peso, estudios aleatorizados y controlados han documentado que se puede conseguir una pérdida de peso con programas estructurados, centrados en modificaciones del estilo de vida. Las principales características eficaces de estos programas son la duración prolongada de la intervención, la autovigilancia de las calorías y el peso, las sesiones de grupo y la promoción de dietas con reducción del tamaño de las raciones, menor densidad calórica e ingesta elevada de fibra y cereales integrales (Wadden, 2007).

Las intervenciones habituales para perder peso insisten en el asesoramiento conductual más que en aportar información. El asesoramiento se realiza en reuniones de grupo con sesiones individualizadas periódicas. Las sesiones de grupo favorecen la responsabilidad, ofrecen apoyo social y son menos costosas que el asesoramiento individual. Los asesores incluyen un amplio espectro de profesionales sanitarios, como dietistas titulados, educadores para la salud y psicólogos clínicos. En una situación ideal, deberían tener formación en técnicas conductuales que motiven a los pacientes a llevar a cabo y mantener cambios en su estilo de vida.

La mayor parte de los programas para perder peso tienen dos fases
La primera es una fase intensiva en la que se produce un contacto entre el profesional y el participante de aproximadamente una vez a la semana durante un periodo de hasta 6 meses. Normalmente los programas de intervención bien diseñados producen una pérdida de peso clínica significativa en la mitad hasta los dos tercios de los participantes durante los 6 meses iniciales. Durante el periodo inicial de pérdida de peso, la pérdida media en los estudios es habitualmente de 4 a 6 kg (Neter, 2003), aunque con un intervalo amplio.

Después tiene lugar la segunda fase, de mantenimiento del peso, en la que los pacientes intentan mantener la pérdida de peso. Normalmente, esta fase es menos intensiva que la inicial. A pesar del éxito inicial a corto plazo, es habitual que se recupere peso. La pérdida de peso varía por factores como el sexo, la edad y la raza/etnicidad. En general, las mujeres pierden menos peso total que los hombres, aunque la diferencia se puede explicar por las diferencias del peso corporal inicial. Las personas mayores de 60 años pierden, en general, más peso al inicio y mantienen con más eficacia la reducción que las personas más jóvenes. Los miembros de las poblaciones minoritarias generalmente pierden menos peso que los caucásicos.

Para tener éxito en la pérdida de peso, los pacientes deben tener un excelente registro de asistencia a las sesiones de grupo y deben mantener el cumplimiento de las recomendaciones conductuales. Por otro lado, se ha estimado que para conseguir una pérdida de peso de 0.45 kg (1 libra) a la semana, es necesario un déficit calórico diario de 500 kcal. Es difícil conseguirlo únicamente con un aumento de la actividad física. Por lo tanto, los programas contemporáneos para perder peso insisten en la restricción calórica como método para reducir el peso.

Importancia del ejercicio
Se ha demostrado que el ejercicio *a*) contribuye poco a la pérdida de peso en adultos con sobrepeso y obesos; *b*) reduce la grasa abdominal; *c*) incrementa la resistencia cardiorrespiratoria, y *d*) ayuda a mantener la pérdida de peso. El ejercicio se debe recomendar en pacientes obesos con ERC como parte de un programa exhaustivo para perder y controlar el peso. El ejercicio, así como simplemente evitar la inactividad física, puede ser beneficioso en pacientes obesos con ERC para el control de comorbilidades como la hipertensión, la diabetes, la enfermedad cardiovascular y la dislipidemia (Zelle, 2017). Por lo tanto, se recomienda el ejercicio como parte de las directrices de práctica clínica de la iniciativa KDOQI de la

National Kidney Foundation sobre la hipertensión y los fármacos antihipertensivos en la ERC (directriz 6). Esta directriz particular recomienda un ejercicio de intensidad moderada durante 30 min/día la mayoría de los días de la semana (ver tabla 4-3).

Eficacia del ejercicio en la enfermedad renal crónica
Pocos estudios se han realizado sobre los efectos del ejercicio en las fases más tempranas de la ERC, y la mayor parte de los estudios publicados se han efectuado en pacientes con ERT. En un pequeño estudio se demostró que el ejercicio combinado con un programa estructurado para perder peso resultaba eficaz (MacLaughlin, 2010). Asimismo, se han observado los efectos beneficiosos del ejercicio en relación con una mejora del control de la presión arterial, la función física y la calidad de vida relacionada con la salud y de forma notable la función del músculo esquelético (Roshanravan, 2017). En pacientes con diabetes tipo 1 con o sin ERC, la actividad física se asoció con aumento en la sobrevivencia (Tikkanen-Dolenc, 2017).

Estudio médico previo
Antes de incorporar el ejercicio al programa de pérdida de peso de un paciente, debe realizarse una evaluación médica y se deben tomar en consideración las enfermedades coexistentes, lo que debe incluir el control de la presión arterial y el estado del volumen. Los planes de ejercicio deben individualizarse y vigilarse con atención en cada paciente. En una situación ideal, el ejercicio se debe combinar con terapia conductual dirigida a los niveles de motivación del paciente y a otros factores que contribuyen al éxito de un programa de ejercicio. De acuerdo con datos del National Weight Control Registry, los niveles elevados de actividad física, una autovigilancia continua, las restricciones alimentarias y la reducción del tiempo dedicado a ver la televisión son factores que se asocian a una pérdida de peso mantenida (Raynor, 2006).

ESTUDIO DE CASO 4-4

TRATAMIENTO FARMACOLÓGICO PARA LA PÉRDIDA DE PESO EN LA ENFERMEDAD RENAL CRÓNICA

El Sr. G tiene dificultad para perder peso sólo con modificaciones del estilo de vida (dieta y ejercicio). Esto es frecuente en pacientes que intentan perder peso. En esta consulta, la presión arterial es 172/90 mm Hg y el pulso 80, y el peso ha vuelto a 144 kg. **¿Cree usted que sería adecuado proponer abordajes farmacológicos para perder peso?**

Eficacia general y riesgo de los fármacos para la pérdida de peso
Puede ser necesario utilizar fármacos para perder peso, si la enfermedad renal asociada con la obesidad no se puede prevenir o retrasar únicamente con modificaciones del estilo de vida. Se ha estimado que los fármacos para perder peso de que se dispone producen una pérdida de peso media adicional de tan sólo 3 a 5 kg por encima de la que se consigue con la dieta y el placebo a lo largo de 6 meses, y es necesario un tratamiento farmacológico más eficaz de la obesidad. Actualmente, existen cinco medicamentos aprobados por la FDA para la reducción de peso, y cada uno ha demostrado cierto grado de eficacia, específicamente una reducción de peso de más de 5% en un periodo de 1 año (Khera, 2016).

Fármacos específicos para la pérdida de peso
Orlistat

El orlistat actúa inhibiendo las lipasas en el intestino para reducir la absorción de grasas. La malabsorción de grasa puede aumentar de forma marcada la absorción intestinal de oxalato, y esto puede provocar ya sea cálculos de oxalato o, de forma aguda, daño renal inducido por oxalato. Por otro lado, no hubo evidencia de deterioro en la función renal en 33 pacientes con ERC a quienes se les administró orlistat como parte de un programa estructurado de reducción de peso (MacLaughlin, 2010). Se han utilizado los suplementos de colestiramina (para unirse a la sales biliares) y de calcio (para unirse al oxalato intestinal) a fin de reducir la excreción de oxalato en pacientes con malabsorción de grasas secundaria a cirugía de intestino delgado. No se ha investigado si estos tratamientos adyuvantes pueden reducir la hiperoxaluria que se presenta bajo el tratamiento con orlistat. Los constantes reportes episódicos de empeoramiento de la ERC asociada con orlistat, presumiblemente debido a la precipitación de cristales de oxalato en el riñón, siguen siendo motivo de preocupación (Solomon, 2017). Su uso en pacientes con hiperoxaluria o cálculos renales requiere precaución adicional.

Fentermina-topiramato (Qsymia)

El Qsymia es una combinación de hidrocloruro de fentermina de liberación inmediata, un supresor del apetito noradrenérgico, y topiramato de liberación prolongada, un derivado de la fructosa utilizado como anticonvulsivante (Shin y Gadde, 2013). Un estudio de fase II de 24 sem sobre esta combinación de fármacos mostró un cambio de -10.7% en el peso corporal en comparación con un cambio de -2.1% con placebo. Un estudio de fase III mostró resultados similares de disminución de peso, con reducciones adicionales en la presión arterial sistólica (PAS), los triglicéridos y la insulina en ayuno. Por motivos de seguridad se recomienda que en pacientes con disfunción renal moderada (aclaramiento de creatinina ≥ 30 a < 50 mL/min) y grave (< 30 mL/min), la dosis máxima de FEN/TPM no debe sobrepasar los 7.5/46 mg.

Lorcaserina

La lorcaserina es un antagonista selectivo del receptor de serotonina 2C utilizado para suprimir el apetito. En un estudio aleatorizado, controlado, los pacientes con sobrepeso u obesidad en tratamiento con lorcaserina perdieron un promedio de 5.8 kg en comparación con 2.2 kg en aquellos tomando placebo, luego de 52 sem. En ese momento, aquellos sujetos que inicialmente fueron aleatorizados al tratamiento con lorcaserina fueron divididos en dos grupos de tratamiento que recibieron, ya fuese placebo o lorcaserina, durante 1 año adicional. Luego de 2 años, más sujetos en tratamiento con lorcaserina (68%) mantuvieron su reducción de peso en comparación con el grupo placebo (50%). Los efectos adversos más comunes reportados fueron cefalea, mareo y náusea (Smith, 2010). La lorcaserina puede utilizarse en pacientes con alteración renal leve, pero no se recomienda en aquellos con disfunción renal moderada o grave, o enfermedad renal en etapa terminal (Gustafson, 2013).

Naltrexona-bupropión

Es la combinación de naltrexona y bupropión no se ha descrito con exactitud el mecanismo de acción. La naltrexona y el bupropión actúan sobre regiones del cerebro que pueden influenciar la ingesta de alimentos, los antojos y otros aspectos del comer (Billes, 2014). En un estudio de 52 sem, los sujetos en tratamiento con naltrexona y bupropión perdieron en promedio 8.1% del peso corporal comparado con 1.4% en los pacientes con placebo. Es interesante que un estudio en el que pacientes fumadores recibieron la dosis de naltrexona y bupropión para reducir peso mostraron una reducción significativa en el consumo de nicotina, y en sujetos con depresión, una disminución de los síntomas depresivos. El tratamiento con naltrexona y bupropión no ha sido evaluado en pacientes con alteración renal o hepática. Las recomendaciones de dosis para estas poblaciones se basan en datos de la naltrexona y el bupropión en forma individual. No se recomienda el uso de este fármaco en pacientes con enfermedad renal terminal (Sherman, 2016).

Liraglutida 3.0 mg

La liraglutida es un antagonista del receptor de péptido 1 similar a glucagón de larga duración. Como se discute en el capítulo 13, la liraglutida se metaboliza por completo en el cuerpo, y el riñón no es un órgano principal en su eliminación, de modo que no requiere ajuste de la dosis en etapas 2 y 3 de ERC. La etiqueta sugiere tener precaución al iniciar tratamiento con liraglutida en pacientes con etapas más avanzadas de ERC, ya que se han reportado casos de empeoramiento en la vigilancia posmercadeo, quizá relacionadas con la deshidratación causada por la náusea y el vómito, que son efectos adversos del medicamento.

CIRUGÍA BARIÁTRICA Y ENFERMEDAD RENAL CRÓNICA

Para algunos pacientes obesos, en quienes las modificaciones en el estilo de vida son inefectivas para la reducción de peso, la cirugía bariátrica puede ser una opción. Esta intervención quirúrgica puede resultar en pérdida de peso que mejora diversos factores de riesgo para enfermedad, y también puede resultar benéfica para individuos con ERC (Friedman, 2018). La derivación gástrica en Y de Roux puede mostrar resultados más favorables en comparación con la gastrectomía en manga (Imam, 2017). Sin embargo, hay que tener precaución en los individuos con ERC que están considerando la cirugía bariátrica. Hay estudios que han mostrado que las tasas de eventos adversos y las tasas de mortalidad son más altas en individuos con ERC y la identificación de factores de riesgo específicos sigue siendo prioritaria (MacLaughlin, 2010). Específicamente, la etapa de ERC predice tasas de complicaciones más altas, aunque cabe destacar que la incidencia de complicaciones sigue siendo < 10% (Turgeon, 2012).

ESTUDIO DE CASO 4-5

El Sr. G decide no utilizar un abordaje farmacológico para perder peso. Han transcurrido 13 meses desde su consulta inicial y regresa a la consulta. Actualmente, pesa 151 kg y su PA es 132/76 mm Hg. La creatinina sérica es de 2.3 (203 µmol/L). **El paciente le comenta que, recientemente, a su esposa le han realizado cirugía de derivación gástrica laparoscópica y le pregunta si usted cree que podría ser un abordaje adecuado para él. ¿Qué le dice?**

La cirugía bariátrica se ha convertido en una herramienta importante para el tratamiento de los pacientes obesos con ERC y con frecuencia produce mejoría o remisión completa de las comorbilidades de la obesidad.

ESTUDIO DE CASO 4-6

Usted deriva al paciente a cirugía, aunque el cirujano es reacio a plantear la cirugía en el Sr. G por miedo a las posibles complicaciones relacionadas con su ERC. **¿Qué datos puede compartir con el cirujano sobre los efectos beneficiosos de la cirugía bariátrica en pacientes con ERC?**

Hay poca literatura científica sobre la cirugía bariátrica en pacientes con ERC. Los efectos beneficiosos documentados en descripciones de casos deben sopesarse con el riesgo de complicaciones posquirúrgicas, como insuficiencia renal crónica agudizada, complicaciones cardiopulmonares, infección de la herida, deshidratación, litiasis renal y, posiblemente, muerte. Las cirugías bariátricas más eficaces reducen el peso corporal entre 35 y 40%. Se han observado mejorías significativas posquirúrgicas de la TFGe, la excreción de albúmina urinaria, la diabetes, la hipertensión, la dislipidemia y la calidad de vida (Buchwald, 2004; Izzedine, 2005; Owen, 2018). En algunos pacientes se observan mejorías significativas de la glucemia y la hipertensión a los pocos días de la cirugía bariátrica, lo que permite reducir o retirar los fármacos antidiabéticos o antihipertensivos. Después de la operación, también disminuyen los marcadores inflamatorios, la leptina y la angiotensina. Esta tendencia se mantiene durante el primer año después de la operación. Se ha demostrado que estas tasas de resolución se mantienen durante 10 a 15 años. En pacientes diabéticos de tipo 2, el costo-eficacia de la cirugía bariátrica aumenta por una marcada disminución del uso de antidiabéticos, además de por una reducción de los costos asistenciales anuales (Makary, 2010).

Riesgo de hiperoxaluria entérica con la cirugía bariátrica
Al provocar cierto grado de malabsorción de grasas, algunos tipos de cirugía bariátrica pueden aumentar la excreción urinaria de oxalato. La grasa no absorbida se une al calcio, evitando que éste se una al oxalato. Esto puede aumentar el riesgo de cálculos renales luego de una cirugía bariátrica y puede incluso causar alteración de la función renal mediada por el oxalato. Es prudente medir la excreción urinaria de oxalato antes de una cirugía bariátrica, a fin de asegurar una ingesta adecuada de calcio y limitar la ingesta de alimentos con un alto contenido de oxalato. (Tarplin, 2015; Asplin, 2016).

 ESTUDIO DE CASO 4-7 El cirujano se ha convencido por su argumento y realiza cirugía bariátrica al Sr. G. Dieciséis meses después ha perdido 45.4 kg (218 libras) y actualmente pesa 99 kg. Su presión arterial ha disminuido hasta 102/70 mm Hg.

Bibliografía y lecturas recomendadas

Asplin JR. The management of patients with enteric hyperoxaluria. *Urolithiasis.* 2016;44:33-43.

Billes SK, Sinnayah P, Cowley MA. Naltrexone/bupropion for obesity: An investigational combination pharmacotherapy for weight loss. *Pharm Res.* 2014;84:1-11.

Björntorp P. "Portal" adipose tissue as a generator of risk factors for cardiovascular disease and diabetes. *Arteriosclerosis.* 1990;10:493-496.

Buchwald H, Avidor Y, Braunwald E, *et al.* Bariatric surgery: A systematic review and meta-analysis. *JAMA.* 2004;292:1724-1737.

Canoy D, Boekholdt SM, Wareham N, *et al.* Body fat distribution and risk of coronary heart disease in men and women in the European Prospective Investigation Into Cancer and Nutrition in Norfolk cohort: A population-based prospective study. *Circulation.* 2007;116:2933-2943.

Chang AR, Anderson C. Dietary phosphorus intake and the kidney. *Annu Rev Nutr.* 2017;37:321-346.

Cirillo M, Senigalliesi L, Laurenzi M, *et al*. Microalbuminuria in nondiabetic adults. *Arch Intern Med*. 1998;158:1933-1939.

Cusumamo AM, Bodkini NL, Hansen BC, *et al*. Glomerular hypertrophy is associated with hyperinsulinemia and precedes overt diabetes in aging, rhesus monkeys. *Am J Kidney Dis*. 2002;40:1075-1085.

De Koning L, Merchant AT, Pogue J, Anand S S. Waist circumference and waist-to-hip ratio as predictors of cardiovascular events: Meta-regression analysis of prospective studies. *Eur Heart J*. 2007;28:850-856.

de Souza RJ, Bray GA, Carey VJ, *et al*. (2012). Effects of 4 weight-loss diets differing in fat, protein, and carbohydrate on fat mass, lean mass, visceral adipose tissue, and hepatic fat: results from the POUNDS LOST trial. *Am J Clin Nutr*. 2012;95:614-625.

Doğan A, Nakipoğlu-Yüzer GF, Yildizgören MT, *et al*. Is age or the body mass index (BMI) more determinant of the bone mineral density (BMD) in geriatric women and men? *Arch Gerontol Geriatr*. 2010;51:338-341.

Elsayed EF, Sarnak MJ, Tighiouart H, *et al*. Waist-to-hip ratio, body mass index, and subsequent kidney disease and death. *Am J Kidney Dis*. 2008a;52:29-38.

Elsayed EF, Tighiouart H, Weiner DE, *et al*. Waist-to-hip ratio and body mass index as risk factors for cardiovascular events in CKD. *Am J Kidney Dis*. 2008b;52:49-57.

Expert Panel on Detection, Evaluation, and Treatment of High Blood Pressure in Adults. Executive summary of the third report of the National Cholesterol Education Program (NCEP) Expert Panel on Detection, Evaluation, and Treatment of High Blood Cholesterol in Adults (Adult Treatment Panel III). *JAMA*. 2001;285:2486-2497.

Fabiana MR, Sanches CM, Avesani, MA, *et al*. Waist circumference and visceral fat in CKD: A cross-sectional study. *Am J Kidney Dis*. 2008;52:66-73.

Flegal KM, Graubard BI, Williamson DF, *et al*. Excess deaths associated with underweight, overweight, and obesity. *JAMA*. 2005;293:1861-1867.

Flicker L, McCaul KA, Hankey GJ, *et al*. Body mass index and survival in men and women aged 70 to 75. *J Am Geriatr Soc*. 2010;58:234-241.

Frayn KN. Visceral fat and insulin resistance—causative or correlative? *Br J Nutr*. 2000;83:S71-S77.

Friedman AN. High protein diets: Potential effects on the kidney in renal health and disease. *Am J Kidney Dis*. 2004;44:950-962.

Friedman AN, Wahed AS, Wang J, *et al*. Effect of bariatric surgery on CKD risk. *J Am Soc Nephrol*. 2018;29:1289-1300.

Gerstein HC, Mann JF, Yi Q, *et al*. Albuminuria and risk of cardiovascular events, death and heart failure in diabetic and nondiabetic individuals. *JAMA*. 2001;286:421-426.

Gibb RD, McRorie Jr JW, Russell DA, Hasselblad V, D'Alessio DA. Psyllium fiber improves glycemic control proportional to loss of glycemic control: a meta-analysis of data in euglycemic subjects, patients at risk of type 2 diabetes mellitus, and patients being treated for type 2 diabetes mellitus. *Am J Clin Nutr*. 2015:102;1604-1614.

Grundy SM, Bilheimer D, Blackburn H. Rationale of the diet-heart statement of the American Heart Association. *Circulation*. 1982;65:839A-854A.

Gustafson A, King C, Rey JA. Lorcaserin (Belviq): A selective serotonin 5-HT2C agonist in the treatment of obesity. *P T*. 2013;38:525-534.

He M, Li ET, Harris S, *et al*. Canadian global village reality: Anthropometric surrogate cutoffs and metabolic abnormalities among Canadians of East Asian, South Asian, and European descent. *Can Fam Physician*. 2010;56:e174-e182.

Hebert LA, Greene T, Levey A, *et al*. High urine volume and low urine osmolality are risk factors for faster progression of renal disease. *Am J Kidney Dis*. 2003;41:962-971.

Hoffman DJ, Wang Z, Gallagher D, *et al*. Comparison of visceral adipose tissue mass in adult African Americans and whites. *Obes Res*. 2005;13:66-74.

Hsu CY, McCulloch CE, Iribarren C, *et al*. Body mass index and risk for end-stage renal disease. *Ann Intern Med*. 2006;144:21-28.

Izzedine H, Coupaye M, Reach I, *et al*. Gastric bypass and resolution of proteinuria in an obese diabetic patient. *Diabet Med*. 2005;22:1761-1762.

Imam TH, Fischer H, Jing B, *et al*. Estimated GFR before and after bariatric surgery in CKD. *Am J Kidney Dis*. 2017;69:380-388.

Jaffrin MY. Body composition determination by bioimpedance: An update. *Curr Opin Clin Nutr Metab Care*. 2009;12:482-486.

Johansenn KL, Kutner NG, Young B, *et al.* Association of body size with health status in patients beginning dialysis. *Am J Clin Nutr.* 2006;83:543-549.

Kalantar-Zadeh K, Block G, Humphreys MH, *et al.* Reverse epidemiology of cardio-vascular risk factors in maintenance dialysis patients. *Kidney Int.* 2003;63:793-808.

Kambham N, Markowitz G, Valeri AM, *et al.* Obesity-related glomerulopathy: An emerging epidemic. *Kidney Int.* 2001;59:1498-1509.

Khera R, Murad MH, Chandar AK, *et al.* Association of pharmacological treatments of obesity with weight loss: A systematic review and meta-analysis. *JAMA.* 2016;315:2424-2434.

Kuk JL, Ardern CI. Influence of age on the association between various measures of obesity and all-cause mortality. *J Am Geriatr Soc.* 2009;57:2077-2084.

Kullberg J, Brandberg J, Angelhed JE, *et al.* Whole-body adipose tissue analysis: Compari-son of MRI, CT and dual energy x-ray absorptiometry. *Br J Radiol.* 2009;82:123-130.

MacLaughlin HL, Cook SA, Kariyawasam D, *et al.* Nonrandomized trial of weight loss with orlistat, nutrition education, diet, and exercise in obese patients with CKD: 2-year follow-up. *Am J Kidney Dis.* 2010;55:69-76.

Makary MA, Clarke JM, Shore AD, *et al.* Medication utilization and annual health care costs in patients with type 2 diabetes mellitus before and after bariatric surgery. *Arch Surg.* 2010;145:726-731.

Mokdad AH, Marks JS, Stroup DF, *et al.* Actual causes of death in the United States, 2000. *JAMA.* 2004;291:1238-1245.

Neter JE, Stam BE, Kok FJ, *et al.* Influence of weight reduction on blood pressure: A meta-analysis of randomized controlled trials. *Hypertension.* 2003;42:878-884.

Owen JG, Yazdi F, Reisin E. Bariatric surgery and hypertension. *Am J Hyperten.* 2018;31:11-17.

Patel DK, Stanford FC. Safety and tolerability of new-generation anti-obesity medica-tions: a narrative review. *Postgrad Med.* 2018;130:173-182.

Perry AC, Miller PC, Allison MD, *et al.* Clinical predictability of the waist-to-hip ratio in assessment of cardiovascular disease risk factors in overweight, premenopausal women. *Am J Clin Nutr.* 1998;68:1022-1027.

Perry IJ, Browne G, Loughrey M, Harrington J, Lutomski J, Fitzgerald AP. Dietary salt intake and related risk factors in the Irish population. *Cork: SafeFood Ireland.* 2010.

Pineau JC, Lalys L, Bocquet M, *et al.* Ultrasound measurement of total body fat in obese adolescents. *Ann Nutr Metab.* 2010;56:36-44.

Pinto-Sietsma SJ, Navis G, Janssen WM, *et al.* A central body fat distribution is related to renal function impairment, even in lean subjects. *Am J Kidney Dis.* 2003;41:733-741.

Praga M, Hernandez E, Andres A, *et al.* Effects of body weight loss and captopril treat-ment on proteinuria associated with obesity. *Nephron.* 1995;70:35-41.

Praga M, Hernandez E, Morales E, *et al.* Clinical features and long-term outcome of obesity-associated focal segmental glomerulosclerosis. *Nephrol Dial Transplant.* 2001;16:1790-1798.

Raynor DA, Phelan S, Hill JO, *et al.* Television viewing and long-term weight mainte-nance: Results from the National Weight Control Registry. *Obesity (Silver Spring).* 2006;14:1816-1824.

Reddy ST, Wang CY, Sakhaee K, *et al.* Effect of low-carbohydrate high protein diets on acid base balance, stone forming propensity and calcium metabolism. *Am J Kidney Dis.* 2002;40:265-274.

Roshanravan B, Gamboa J, Wilund K. Exercise and CKD: Skeletal muscle dysfunction and practical application of exercise to prevent and treat physical impairments in CKD. *Am J Kidney Dis.* 2017;69:837-852.

Salahudeen AK. Obesity and survival on dialysis. *Am J Kidney Dis.* 2003;41:925-932.

Schneider R, Golzman B, Turkot S, *et al.* Effect of weight loss on blood pressure, arte-rial compliance, and insulin resistance in normotensive obese subjects. *Am J Med Sci.* 2005;330:157-160.

Sherman MM, Ungureanu S, Rey J. Naltrexone/Bupropion ER (Contrave): Newly ap-proved treatment option for chronic weight management in obese adults. *P T.* 2016;41:164-172.

Shin JH, Gadde KM. Clinical utility of phentermine/topiramate (QsymiaTM) combination for the treatment of obesity. *Diabetes Metab Syndr Obes*. 2013;8:131-139.

Smith SR, Weissman NJ, Anderson CM, *et al.* Multicenter, placebo-controlled trial of lorcaserin for weight management. *N Engl J Med*. 2010;363:245-256.

Solomon LR, Nixon AC, Ogden L, *et al.* Orlistat-induced oxalate nephropathy: An under-recognised cause of chronic kidney disease. *BMJ Case Rep*. 2017;pii: bcr-2016-218623.

Srivastava G, Apovian C. Future pharmacotherapy for obesity: New anti-obesity drugs on the horizon [Epub ahead of print march 5, 2018]. *Curr Obes Rep*. 2018 doi: 10.1007/s13679-018-0300-4.

Tarplin S, Ganesan V, Monga M. Stone formation and management after bariatric surgery. *Nat Rev Urol*. 2015;12:263-70.

Tay J, Luscombe-Marsh ND, Thompson CH, *et al.* A very low-carbohydrate, low-saturated fat diet for type 2 diabetes management: A randomized trial. *Diabet Care*. 2014;37:2909-2918.

Thompson SV, Hannon BA, An R, Holscher HD. Effects of isolated soluble fiber supplementation on body weight, glycemia, and insulinemia in adults with overweight and obesity: a systematic review and meta-analysis of randomized controlled trials. *Am J Clin Nutr*. 2017;106:1514-1528.

Tikkanen-Dolenc H, Wadén J, Forsblom C, *et al.* FinnDiane Study Group. Physical activity reduces risk of premature mortality in patients with type 1 diabetes with and without kidney disease. *Diabet Care*. 2017;40:1727-1732.

Tirosh A, Golan R, Harman-Boehm I, *et al.* Renal function following three distinct weight loss dietary strategies during 2 years of a randomized controlled trial. *Diabet Care*. 2013;36:2225-2232.

Turgeon NA, Perez S, Mondestin M, *et al.* The impact of renal function on outcomes of bariatric surgery. *J Am Soc Nephrol*. 2012;23:885-894.

Vazquez G, Duval S, Jacobs DR Jr, *et al.* Comparison of body mass index, waist circumference, and waist/hip ratio in predicting incident diabetes: A meta-analysis. *Epidemiol Rev*. 2007;29:115-128.

Verhave JC, Hillege HL, Burgerhof JG, *et al.* Cardiovascular risk factors are differently associated with urinary albumin excretion in men and women. *J Am Soc Nephrol*. 2003;14:1330-1335.

Visconti L, Cernaro V, Calimeri S, *et al.* The myth of water and salt: From aquaretics to tenapanor. *J Ren Nutr*. 2018;28:73-82.

Wadden TA, Butryn ML, Wilson C. Lifestyle modification for the management of obesity. *Gastroenterology*. 2007;132:2226-2238.

Wisse BE. The inflammatory syndrome: The role of adipose tissue cytokines in metabolic disorders linked to obesity. *J Am Soc Nephrol*. 2004;15:2792-2800.

Young JA, Hwang S, Sarnak MJ, *et al.* Association of visceral and subcutaneous adiposity with kidney function. *Clin J Am Soc Nephrol*. 2008;3:1786-1791.

Zelle DM, Klaassen G, van Adrichem E, *et al.* Physical inactivity: A risk factor and target for intervention in renal care. *Nat Rev Nephrol*. 2017;13:152-168.

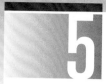

Ingesta de sodio y potasio

Sharon I. Turban y Edgar R. Miller, III

Las dietas bajas en sodio y con alto contenido de potasio tienen importantes efectos beneficiosos para la salud, como la reducción de la presión arterial (PA). En estudios epidemiológicos, una ingesta baja de sodio y elevada de potasio se asocian con reducción del riesgo de accidente cerebrovascular y cardiopatía. En pacientes con enfermedad renal crónica (ERC) estos efectos son particularmente importantes debido a que esta población sufre con frecuencia de hipertensión y enfermedad cardiovascular. La ERC también se relaciona con una mayor "sensibilidad a la sal": el sodio de la dieta se excreta con menos eficacia, lo que da lugar a un aumento del volumen del líquido extracelular y de la PA.

Aunque se ha demostrado que el incremento en la ingesta de potasio es beneficioso en pacientes sin ERC, no se han estudiado dichos efectos en personas con ERC. En las fases más avanzadas de la ERC puede haber un equilibrio delicado entre los efectos beneficiosos para la salud de un aumento de la ingesta de potasio y el riesgo de hiperpotasemia. No está claro el nivel de disfunción renal en el que se deben modificar las recomendaciones dietéticas desde una dieta rica en potasio, como la dieta Dietary Approaches to Stop Hypertension (DASH) (Appel, 1997), hasta la restricción del potasio.

ESTUDIO DE CASO 5-1

INGESTA RECOMENDADA DE SODIO

Un hombre afroamericano de 48 años de edad acude a una visita clínica rutinaria. Se le diagnosticó hipertensión hace 10 años y ha cumplido el tratamiento con 20 mg al día de lisinopril (inhibidor de la enzima convertidora de la angiotensina). La PA es 142/90. La creatinina sérica es de 1.5 mg/dL (133 µmol/L), la tasa de filtración glomerular estimada (TFGe) con la ecuación CKD-EPI (como se describió en el cap. 1) es de 63 mL/min por 1.73 m² (ERC etapa 2) y el cociente urinario de proteínas-creatinina es de 750 mg/g. El potasio sérico es de 4.0 mmol/L. Además de aumentar la ingesta de lisinopril, da consejos dietéticos al paciente.

Pregunta:¿Cuáles son sus recomendaciones sobre la ingesta de sodio?

Para la población general, varios grupos recomiendan el consumo de *menos de* 2.3 g (100 mmol) de sodio al día (tabla 5-1). Una reducción adicional de la ingesta de sodio hasta < 1.5 g (65 mmol) al día ha sido recomendado por algunas organizaciones para ciertas poblaciones, incluidos los afroamericanos, > 50 años de edad y personas con enfermedad renal, diabetes mellitus o hipertensión; este objetivo de sodio también ha sido recomendado por la American Heart Association (AHA) para todas las poblaciones (Eckel, 2014). Debido a que se ha encontrado que la reducción de sodio hasta este grado es difícil de lograr, la AHA recomienda una disminución de sodio de al menos 1 g/día, incluso si aún no se ha alcanzado la ingesta diaria deseada de sodio (Van Horn, 2016). Por lo tanto, aunque no se ha acordado un objetivo exacto, varias organizaciones están de acuerdo en que se debe reducir

| | | Ingestas diarias de sodio observadas comparadas con las recomendadas |

Registro de ingesta de sodio

g/día	mmol/día	Comentarios
4.1	180	Ingesta promedio en hombres estadounidenses
3.6	158	Ingesta promedio en 45 países en el estudio INTERSALT (ambos sexos)
3.0	129	Ingesta media de mujeres estadounidenses
2.3-2.4	100-102	Ingesta máxima recomendada por el Institute of Medicine de EU, el United States Department of Agriculture (USDA), el Health Canada, el Australian National Health and Medical Research Council y otras autoridades (para la población general). **Límite superior máximo de la iniciativa KDOQI para los estadios 1-4 de la ERC**
1.5-1.6	65-70	Ingesta máxima recomendada por la American Heart Association (Guías de 2013)
0.46-0.92	20-40	Ingesta adecuada según el Australian National Health and Medical Research Council y el Ministerio de Sanidad neozelandés (todas las personas)

K/DOQI, Kidney Disease Outcomes Quality Initiative.

la ingesta excesiva de sodio; están de acuerdo en que es probable que esto tenga beneficios importantes para la salud pública.

En adultos con ERC en estadio 1 o 2 la National Kidney Foundation Kidney Disease Outcomes Quality Initiative (KDOQI) recomienda menos de 2.4 g (104 mmol) diarios de sodio (2004).

CONTROVERSIA EN RELACIÓN CON LAS RECOMENDACIONES PARA LA REDUCCIÓN DE SODIO

Aunque diversos estudios han reportado los efectos negativos de una dieta con alto contenido de sodio y el beneficio de una baja en sodio, existe controversia en la literatura en relación con la seguridad y los beneficios de una dieta baja en sodio, así como también en lo que se refiere a si se debe recomendar la reducción de sodio de forma universal, cuál debe ser la meta para la ingesta y si dicha meta debe variar en ciertas poblaciones. En particular, existen inquietudes acerca de la activación del sistema renina-angiotensina y del sistema nervioso simpático, y los efectos adversos reportados sobre los lípidos y la resistencia a la insulina que pueden presentarse en respuesta a la reducción de sodio. Sin embargo, la relevancia clínica de estos efectos adversos potenciales es meramente especulativa. Aunque la controversia acerca de si se debe restringir la ingesta de sodio en los individuos con PA normal puede continuar, dicha controversia puede no necesariamente aplicar a los pacientes con ERC, ya que este grupo tiende a ser sensible a la sal.

INGESTAS MEDIAS ACTUALES

En Estados Unidos se estima que la ingesta diaria habitual de sodio es de 4.1 g (180 mmol) en los hombres adultos, y de 3.0 g (129 mmol) en las mujeres adultas, con un promedio general de 3.6 g (154 mmol) al día (Bailey, 2016); ver la tabla 5-1. En un estudio sobre el consumo de sodio por persona en 45 países se estimó la ingesta diaria a partir de la excreción en la orina de 24 h, la media fue de 3.6 g (168 mmol) al día (McCarron, 2013).

> **Conversión de la ingesta de sodio de gramos a milimoles:** el peso molecular del sodio es **23**. Para convertir el sodio de gramos a milimoles se debe multiplicar por 1 000/**23**. Por lo tanto, una ingesta de sodio de 2.3 g/día = 2.3 × 1 000/23 = 100 mmol/día.
>
> **Sal y cloruro sódico:** algunos estudios y directrices indican la ingesta de sal y no de sodio. La sal de mesa es NaCl, con un peso molecular de 58.4, que resulta de la suma 23 (Na) + 35.4 (Cl) = 58.4. Para convertir de sal a sodio se debe dividir entre 2.54. Por ejemplo, 6 g/día de sal = 6/2.54 = 2.36 g/día de Na.

EFECTOS BENEFICIOSOS DE LA REDUCCIÓN DE SODIO

Sodio de la dieta y presión arterial (**PA**)

La PA elevada es un mediador biológico importante del riesgo de episodios renales y cardiovasculares adversos. En estudios realizados en diversas poblaciones, hay una relación dosis-respuesta entre la PA y la ingesta diaria media de sodio. En las poblaciones en las que la ingesta de sodio es muy baja, hay atenuación de los aumentos de la PA relacionados con la edad. Una limitación de estos estudios ecológicos es que resulta difícil distinguir la importancia relativa de las dietas pobres en sodio de las ricas en potasio, porque las poblaciones con una ingesta baja de sodio tienden a una ingesta elevada de potasio. El dato más sólido sobre los efectos beneficiosos para la salud de la reducción del sodio proviene de estudios clínicos que analizan los efectos de la disminución del sodio de forma aislada.

Dieta DASH

La dieta **DASH** demostró reducir la PA y el colesterol sérico en adultos con prehipertensión o hipertensión en estadio I que no recibían antihipertensivos. En general, se recomienda esta dieta para conseguir los objetivos. La dieta DASH es rica en frutas, verduras y productos lácteos bajos en grasa, tiene un contenido moderadamente elevado en proteínas y un contenido reducido de grasas saturadas y grasas totales.

Estudio DASH-Sodium

El DASH-Sodium Trial (Sacks, 2001) fue un estudio de alimentación aleatorizado y controlado que analizó los efectos de los patrones dietéticos y la ingesta de sodio sobre la PA en adultos con prehipertensión e hipertensión en estadio I que no recibían antihipertensivos. En dicho estudio, la adopción de la dieta DASH se asoció con una reducción de la PA con todos los niveles de sodio, en comparación con una dieta control similar a la de muchos estadounidenses. Además, la PA disminuyó en los participantes que tomaron la dieta DASH y en los que recibieron la dieta control cuando se redujo la ingesta diaria de sodio desde la cantidad que consumen habitualmente los adultos estadounidenses, 3.4 g (150 mmol) al día, hasta 2.3 g (100 mmol) al día. Se consiguió una reducción aún mayor de la PA con el consumo de una dieta con menor nivel de sodio, 1.5 g (65 mmol) al día.

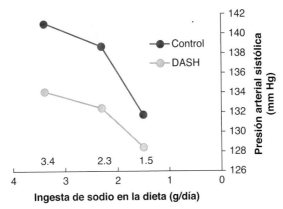

FIGURA 5-1 Efectos de la dieta DASH y de la ingesta de sodio con la dieta sobre la presión arterial sistólica (PAS) en pacientes afroamericanos hipertensos no tratados con antihipertensivos. (Adaptada de Bray GA, Vollmer WM, Sacks FM, *et al*. A further subgroup analysis of the effects of the DASH diet and three dietary sodium levels on blood pressure: results of the DASH-Sodium Trial. *Am J Cardiol.* 2004;94(2): 222-227; con autorización).

En algunos subgrupos se observaron mayores reducciones de la PA con la restricción de sodio. Por ejemplo, en los participantes afroamericanos hipertensos que consumían la dieta control, cambiando de una cantidad elevada de sodio a otra baja se asoció con una disminución de la PAS de 9.4 mm Hg (fig. 5-1) (Bray, 2004). Con la dieta DASH el efecto reductor de la PAS fue de 5.7 mm Hg. Los efectos sobre la PA observados en los estudios DASH y DASH-Sodium se consiguieron mientras los participantes consumían calorías suficientes para mantener el peso corporal inicial, es decir, no hubo pérdida de peso total.

Sensibilidad de la PA a la sal
En personas sanas hay una variación importante en la respuesta de la PA a las modificaciones de la ingesta de sodio. Se ha utilizado el término "sensible a la sal" para referirse a personas cuya PA aumenta en respuesta a un incremento de la ingesta de sodio; sin embargo, no se trata de un fenómeno de todo o nada. Parece que los cambios de la PA en respuesta a los cambios de la ingesta de sodio tienen una distribución continua; es la magnitud de esta respuesta lo que varía. No hay ninguna definición de consenso de la sensibilidad a la sal, ni ninguna estrategia actual para identificar a los pacientes sensibles a la sal a nivel individual; sin embargo, algunos grupos parecen ser más sensibles a la sal, como afroamericanos, adultos mayores, pacientes diabéticos e hipertensos y, lo que es más importante para el tema que analizamos, los pacientes con ERC.

Otros beneficios de la reducción de sodio
Aunque muchos de los efectos de la reducción del sodio están mediados por la disminución de la PA resultante, se han descrito **efectos beneficiosos adicionales de la reducción del sodio que van más allá de la PA**.

Sodio en la dieta y enfermedad cardiovascular

Se ha vinculado la ingesta elevada de sodio con la hipertrofia ventricular izquierda y el aumento de riesgo de episodios cardiovasculares especialmente de accidente cerebrovascular. El mayor riesgo puede estar mediado por mecanismos, dependientes e independientes, de la PA (p. ej., aumento del estrés oxidativo y activación de las señales de los receptores de mineralocorticoesteroides). Por lo tanto, es difícil diferenciar la contribución relativa de la PA y de las causas alternativas en estudios epidemiológicos. Además, la mayor parte de los estudios que investigan el efecto de la reducción del sodio no han tenido la duración suficiente ni han sido lo bastante extensos para evaluar de forma adecuada los efectos del sodio sobre los criterios de valoración cardiovasculares. Un hallazgo interesante del seguimiento a largo plazo de los Trials of Hypertension Prevention (TOHP) (Cook, 2007) fue que los participantes a los que inicialmente se asignó de forma aleatoria a reducción del sodio tuvieron una disminución del riesgo de eventos cardiovasculares cuando se les evaluó de 10 a 15 años después.

Con frecuencia, se recomienda restringir el sodio en pacientes con insuficiencia cardiaca congestiva, en parte debido a que la retención de sodio genera también la de líquidos. Esto a menudo se lleva a cabo en conjunto con un diurético. En pacientes con hipertensión resistente, a menudo se requiere terapia con múltiples medicamentos, incluyendo diuréticos, y la adición de una dieta baja en sodio puede algunas veces mejorar marcadamente el control de la PA (Pimenta, 2009). Una dieta baja en sodio puede aumentar los efectos de los diuréticos, facilitando el control de la sobrecarga de volumen (Jessup, 2009). Sin embargo, los resultados en la literatura son contradictorios en relación con la asociación entre la ingesta de sodio en la dieta de pacientes con insuficiencia cardiaca (quienes por lo común están en tratamiento con un diurético), y las hospitalizaciones y muerte. Por lo tanto, son necesarios más estudios para investigar mejor los efectos del sodio de la dieta en los trastornos cardiovasculares y para determinar la ingesta óptima en pacientes con riesgo de enfermedad cardiovascular o que ya la tengan.

Sodio en la dieta y enfermedad renal crónica

La ingesta de sodio puede modificar la velocidad de progresión de la enfermedad renal por mecanismos dependientes e independientes, de la PA. Los pacientes con ERC tienden a ser "sensibles a la sal" debido a su menor capacidad de excretar el sodio. He (2016) y otros han demostrado que una ingesta de sodio alta en pacientes con ERC (basada en la excreción urinaria de 24 h) se asoció con un mayor riesgo de progresión de la ERC y mortalidad por cualquier causa. Se ha demostrado que las dietas con menor contenido de sodio reducen la proteinuria (He, 2009; Swift, 2005), incluso en el contexto de una inhibición de la enzima convertidora de angiotensina a dosis fija (Keyzer, 2017). Sin embargo, no se han realizado suficientes estudios en seres humanos para poder determinar los efectos crónicos de las modificaciones de la ingesta de sodio en la ERC.

INGESTA DE POTASIO RECOMENDADA

En la población general **se establece una "ingesta adecuada" de potasio en 4.7 g (120 mmol) al día** para todos los adultos (Institute of Medicine of the National Academies. Panel on Dietary Reference Intakes for Electrolytes and Water, Standing Committee on the Scientific Evaluation of Dietary Reference Intakes, Food and Nutrition Board, 2004). En adultos con ERC en estadio 1 o 2,

TABLA 5-2	Ingestas diarias de potasio observadas frente a las recomendadas

Intervalo de ingesta de potasio		Comentarios
g/día	mmol/día	
4.7	120	Contenido en potasio de la dieta DASH (por cada 2 100 calorías). Nivel recomendado de ingesta adecuada tanto para hombres como para mujeres (personas sanas sin enfermedad renal) según el Institute of Medicine
4.0	102	**Ingesta recomendada por el KDOQI en pacientes con ERC en estadios 1-2 (TFG/1.73 m² ≥ 60 mL/min con datos de lesión renal)**
3.1-3.3	80-85	Ingesta media observada en la población estadounidense para hombres (NHANES 2011-2012)
2.0-4.0	51-102	**Ingesta recomendada por el KDOQI para pacientes con ERC en estadios 3-4 (TFG/1.73 m² entre 15 y 59 mL/min)**
2.4	60-62	Ingesta media observada en la población estadounidense para mujeres (NHANES 2011-2012)

DASH, Dietary Approaches to Stop Hypertension; ERC, enfermedad renal crónica; TFG, tasa de filtración glomerular; KDOQI, Kidney Disease Outcomes Quality Initiative; NHANES, National Health and Nutrition Examination Survey.

el grupo KDOQI recomienda el consumo diario de **al menos 4 g (102 mmol) de potasio**. La tabla 5-2 muestra la ingesta habitual de potasio de la población estadounidense, además de los valores de ingesta recomendados.

Conversión de la ingesta de potasio de gramos a mmol: el peso molecular del potasio es **39.1 g/mol**. Para convertir el potasio de gramos al día a milimoles al día se multiplica por $1\,000/$**39.1**. Por ejemplo, 4.7 g/día = 4.7 × $1\,000/39.1$ = 120 mmol/día.

Lo que el Institute of Medicine considera una "ingesta adecuada" es un nivel de potasio que se cree que sería suficientemente elevado para reducir los efectos adversos de la ingesta de cloruro sódico sobre la PA, para disminuir el riesgo de litiasis renal y posiblemente, para reducir la osteopenia. Una mayor ingesta de potasio puede ser especialmente beneficiosa en pacientes hipertensos y en afroamericanos. No se ha establecido ningún límite superior para el potasio porque en personas sin enfermedad renal significativa el exceso de potasio se excreta por la orina y no parece haber efectos adversos asociados a niveles superiores a la ingesta adecuada. Aunque en la dieta prehistórica había grandes cantidades de potasio, en la era moderna este se elimina durante el procesamiento de los alimentos preparados comerciales. La mayoría de los estadounidenses que consumen dietas occidentales modernas no ingieren una cantidad "adecuada" de potasio, como se muestra en la tabla 5-2.

Ingesta de potasio y PA

En personas sin enfermedad renal normotensas e hipertensas se ha demostrado que el aumento de la ingesta de potasio, ya sea con alimentos ricos en potasio o con suplementos, reduce la PA. Los efectos antihipertensivos del potasio pueden estar mediados por un aumento de la excreción de sodio por el riñón, vasodilatación u otros efectos vasculo-protectores. Con una dosis media suplementaria de potasio que producía un aumento del doble en la ingesta habitual, la magnitud de la reducción de la PA descrita en varios metaanálisis de estudios controlados, aleatorizados, habitualmente ha variado desde 3.5 hasta 8.2 mm Hg para la PAS, y de 1.0 a 4.5 mm Hg para la diastólica (Cappuccio y MacGregor, 1991; Geleijnse, 2003; Whelton, 1997). Se observaron mayores efectos en afroamericanos y en pacientes hipertensos. En estos estudios no se incluyó a pacientes con ERC.

La sensibilidad al sodio de la PA se ve muy afectada por la ingesta de potasio. La disminución del potasio puede dar lugar a mayores niveles de PA en respuesta a la carga de sodio, mientras que el consumo elevado de potasio puede atenuar el aumento de la PA debido a una mayor ingesta de sodio. De forma similar, el potasio tiene más probabilidad de reducir la PA cuando la ingesta de sodio es elevada que cuando es baja.

Ingesta de potasio y enfermedad cardiovascular

Igual que en el caso del sodio, los efectos del potasio sobre la enfermedad cardiovascular y renal pueden estar mediados por vías dependientes e independientes de la PA. Una baja ingesta de potasio puede causar aumento del estrés oxidativo y de la inflamación, mientras que un aumento del consumo de potasio inhibe estos procesos. Datos de estudios epidemiológicos y de modelos animales muestran que las dietas ricas en potasio reducen el riesgo de accidente cerebrovascular, episodios cardiovasculares y muerte. En estudios prospectivos se ha visto que una ingesta elevada de potasio con la dieta se asociaba con reducción del riesgo de mortalidad por accidente cerebrovascular después de ajustar el efecto de la PA. En pacientes con cardiopatía, la reducción de la concentración sérica de potasio parece aumentar el riesgo de arritmias ventriculares y de episodios cardiovasculares. Un pequeño estudio mostró que el consumo de sal enriquecida con potasio en comparación con la sal normal, reducía el riesgo de episodios cardiovasculares (Chang, 2006). Una vez más es difícil determinar si los efectos de dietas saludables se deben al elevado contenido en potasio, al bajo contenido en sodio o a otros ingredientes.

Ingesta de potasio y enfermedad renal crónica

Además de reducir la PA, que es un factor de riesgo de ERC importante, estudios en animales muestran que el aumento del potasio de la dieta protege de la lesión renal, independientemente de sus efectos sobre la PA. Esto puede estar mediado, en parte, por la modulación de vías inflamatorias. Se ha demostrado que la disminución crónica de potasio se asocia con una progresión más rápida de la enfermedad renal, al inicio de nefritis intersticial y a un aumento de la formación de quistes renales en animales y en seres humanos. Sin embargo, al igual que en el caso del sodio, no se han estudiado bien los efectos del aumento de la ingesta de potasio como método para prevenir o retrasar la progresión de la ERC.

INGESTA DE SODIO Y POTASIO RECOMENDADA PARA EL CASO 5-1

Como este paciente tiene ERC en estadio 2 y la concentración sérica de potasio es normal, las recomendaciones actuales son reducir la ingesta de sodio en la dieta a 2.3 g (100 mmol) al día (posiblemente menos) y consumir al menos

4.0 g (102 mmol) de potasio al día; la cantidad recomendada de ingesta en la dieta se verá influenciada por el potasio sérico y por la presencia de medicamentos que alteren la concentración de potasio.

ESTUDIO DE CASO 5-2

RECOMENDACIONES DIETÉTICAS PARA LA INGESTA DE SODIO Y POTASIO EN LA ENFERMEDAD RENAL CRÓNICA EN ESTADIOS 3 Y 4

Una mujer caucásica de 62 años de edad acude a su consulta. Se la diagnosticó con hipertensión hace 30 años y tiene deterioro lentamente progresivo de la función renal. Su creatinina sérica es de 2.2 mg/dL (194 μmol/L), con una TFGe/1.73 m² de 23 mL/min; ERC en estadio 4. Recibe una dosis estable de valsartán (antagonista del receptor de la angiotensina). Las lecturas domiciliarias de la PA han sido ligeramente elevadas y ha intentado reducir su ingesta de sodio. La concentración sérica de potasio es de 4.3 mmol/L.

¿Cuáles deben ser las recomendaciones sobre el sodio y el potasio en la dieta en este momento?

Ingesta de sodio en la enfermedad renal crónica en estadios 3 y 4

La recomendación actual sobre la **ingesta de sodio** en pacientes con ERC en estadios 3 a 4 es la misma que para la población general y para pacientes con ERC en estadios 1 a 2, un máximo de 2.3 g (100 mmol) al día. En estos pacientes puede ser más adecuado un límite superior de 1.5 g, pero no existe información suficiente para establecer esta recomendación.

Ingesta de potasio en la enfermedad renal crónica en estadios 3 y 4

A pesar de los efectos beneficiosos conocidos del aumento de la ingesta de potasio sobre la PA y la enfermedad cardiovascular, se desconoce el consumo óptimo de potasio en pacientes con ERC en estadios 3 a 4 debido al riesgo de presentar hiperpotasemia, particularmente en pacientes tratados con fármacos ahorradores de potasio, como inhibidores de la enzima convertidora de angiotensina, antagonistas del receptor de la angiotensina y antagonistas de la aldosterona (tabla 5-3). Aunque hay trabajos que indican que la excreción renal de potasio no parece empeorar mucho hasta que la tasa de filtración glomerular está muy reducida, este aspecto no se ha estudiado bien.

La recomendación actual del grupo K/DOQI sobre la ingesta de potasio en pacientes con ERC en estadio 3 o 4 es de 2 a 4 g (50 a 100 mmol) al día, que es menor que la cantidad mínima de 4 g (100 mmol) al día recomendada para la ERC en estadios 1 y 2, y que la ingesta adecuada es de 4.7 g (120 mmol) al día recomendada para la población general. Sin embargo, no está claro si esta recomendación es óptima o no para individuos con ERC y niveles séricos de potasio normales; reducir la ingesta de potasio puede conducir a efectos potencialmente negativos sobre la PA, y a evitar alimentos que de otro modo serían saludables.

Actualmente no se recomienda la dieta DASH (4.7 g de potasio/2 100 kcal/día) en pacientes con ERC en estadio 3 o 4, aunque un estudio piloto de esta dieta durante 1 a 2 sem en 11 participantes con ERC en etapa 3 no demostró ningún efecto metabólico agudo; más aún, la PA nocturna mejoró en el grupo DASH (Tyson, 2016). Tampoco se conoce el nivel de potasio sérico ideal en los pacientes con ERC; los estudios resultan contradicto-

TABLA 5-3	Fármacos que pueden aumentar la concentración sérica de potasio	
	Fármaco	**Mecanismo**
Antihipertensivos o diuréticos ahorradores de potasio	Inhibidores de la ECA y ARA	Reducen la aldosterona
	Espironolactona, eplerenona	Reducen la aldosterona
	Aliskiren	Inhibidor directo de la renina
	Triamtereno	Bloquea los canales de sodio en el túbulo distal
	Amilorida	Bloquea los canales de sodio en el túbulo distal
	β-bloqueadores	Disminuyen la síntesis de aldosterona y pueden reducir la captación celular de potasio
Otros fármacos	AINE e inhibidores de la COX-2	Reducen la aldosterona
	Trimetoprima	Bloquea los canales de sodio en el túbulo distal
	Heparina	Reducen la aldosterona
	Inhibidores de la calcineurina (ciclosporina y tacrolimus)	Reducen la aldosterona y disminuyen la actividad de las bombas de sodio-potasio-ATPasa en las células principales

AINE, antiinflamatorios no esteroides; ARA, antagonista del receptor de la angiotensina; COX-2, ciclooxigenasa-2; ECA, enzima convertidora de angiotensina.

rios. Un estudio prospectivo de 820 pacientes con ERC en estadios 3 a 5 mostró que la concentración sérica de potasio entre 4.1 y 5.5 mmol/L se asociaba con menor riesgo de mortalidad, y que concentraciones séricas de potasio ≤ 4 mmol/L parecían predecir en mayor medida la mortalidad que concentraciones ≥ 5.5 (Korgaonkar, 2010). En pacientes con ERC en estadio 3 o 4, el riesgo de mortalidad en individuos con niveles séricos de potasio de 5.5 a 5.9 aumentó, en un estudio realizado por Einhorn, en cinco veces en comparación con los pacientes sin hiperpotasemia (2009), aunque el riesgo de mortalidad fue más alto en pacientes sin ERC en comparación con pacientes con ERC.

Por lo tanto, se debe mantener un equilibrio delicado. Puede estar justificado aumentar la ingesta de potasio en pacientes con ERC moderada que tengan una buena diuresis y que no tengan hiperpotasemia para aportarles los efectos beneficiosos de una mayor ingesta de potasio, aunque a la vista del riesgo de mortalidad documentado de una hiperpotasemia, incluso leve, se debe vigilar muy cuidadosamente a esos pacientes.

INGESTA DE POTASIO EN PACIENTES QUE TOMAN FÁRMACOS AHORRADORES DE POTASIO

Con frecuencia, los pacientes con ERC reciben tratamiento con inhibidores de la enzima convertidora de angiotensina, antagonistas del receptor de la angiotensina o antagonistas de la aldosterona para tratar la hipertensión, reducir la proteinuria y retrasar la progresión de la ERC. Los pacientes que reciben uno o más fármacos ahorradores de potasio tienen riesgo de hiperpotasemia potencialmente mortal y se debe vigilar con cuidado la concentración sérica de potasio. Si se acerca al límite superior de la normalidad, puede requerirse un quelante de potasio (ver más adelante) o una reducción estricta del potasio en la dieta para que puedan seguir tomando estos fármacos que pueden elevar los niveles séricos de potasio (ver tabla 5-3). Además, se debe evitar siempre que sea posible el uso de fármacos que se sabe aumentan la concentración sérica de potasio, como antiinflamatorios no esteroides (ver tabla 5-3), especialmente cuando el potasio sérico está elevado, en particular cuando se prescriban también inhibidores de la enzima convertidora de angiotensina, antagonistas del receptor de la angiotensina o antagonistas de la aldosterona.

Los pacientes con ERC con hiperpotasemia reciben con frecuencia tratamiento con poliestireno sulfonato sódico (PSS), una resina de intercambio iónico, aunque tanto su seguridad como eficacia a largo plazo han sido cuestionadas. Existe la inquietud de que su uso pueda producir necrosis colónica, aunque la mayor parte de los casos notificados de reacciones adversas digestivas graves asociadas con el PSS se produjeron cuando se administró con el laxante osmótico sorbitol. También existe escasez de estudios controlados sobre la eficacia del PSS (Sterns, 2010). Un agente más reciente, el patirómero, se encuentra actualmente disponible para el tratamiento de la hiperpotasemia no aguda y que no pone en peligro la vida. El patirómero es un polímero de intercambio catiónico no absorbible que se une al potasio en el colon permutándolo por calcio. En estudios clínicos, el patirómero redujo significativamente los niveles séricos de potasio en pacientes con ERC e hiperpotasemia leve a grave (Weir, 2015), así como en individuos con ERC, hiperpotasemia leve a moderada y diabetes mellitus tipo 2 que recibieron inhibidores del sistema renina-angiotensina-aldosterona (Bakris, 2015). El patirómero puede prescribirse en forma crónica junto con un medicamento como puede ser un inhibidor de la ECA que pueda aumentar los niveles séricos del potasio. El patirómero debe tomarse al menos 3 h antes o 3 h después de ciertos otros medicamentos, debido al potencial que tiene de unirse a otros fármacos y la posibilidad de reducir su eficacia. En un estudio en voluntarios sanos, hubo poca evidencia clínica de esa unión a medicamentos durante la coadministración de patirómero con algunos fármacos, en tanto que con la ciprofloxacina, clopidogrel, metformina y metoprolol se requirió una ventana de 3 h para minimizar la reducción en la absorción del medicamento blanco (Lesko, 2017). La administración de patirómero puede disminuir ligeramente los niveles séricos de magnesio; se desconoce cuál es la importancia clínica de este hecho.

El ciclosilicato de sodio y zirconio (ZS-9) es un compuesto inorgánico cristalino, no absorbible, que intercambia iones de sodio e hidrógeno por potasio a lo largo de su tránsito por los intestinos. El ZS-9 demostró en estudios clínicos reducir el potasio más que el placebo. El tratamiento de la hiperpotasemia se discute más a detalle en los capítulos 11 y 29.

Algunos fármacos se asocian con reducción de la concentración sérica de potasio, ya sea aumentando la excreción renal o gastrointestinal, o por introducir potasio dentro de las células. Ver tablas 5-4. El efecto de los diuréticos sobre el potasio sérico se analiza en los capítulos 14 y 23.

	Fármaco	**Mecanismo**
Diuréticos (no ahorra-dores de potasio)	Hidroclorotiazida Clortalidona Furosemida, bumetanida, torsemida Metolazona	Aumentan la excreción renal de potasio
Otros fármacos	Esteroides (fludrocortisona, prednisona, hidrocortisona) Aminoglucósidos Amfotericina B Cisplatino Algunas penicilinas Litio	Aumentan la excreción renal de potasio
	Laxantes	Aumentan la pérdida de potasio hacia las heces
	Poliestireno sódico	Resina no específica de intercambio catiónico de sodio
	Patirómero ZS-9 (aún no aprobado por la FDA)	Quelante de potasio (intercambiadores catiónicos)
	Agonistas β-adrenérgicos	Introducen potasio en las células
	Insulina	

Tabla 5-4. Fármacos que pueden reducir la concentración sérica de potasio

EVALUACIÓN Y MEJORA DEL CUMPLIMIENTO DE LAS RECOMENDACIONES SOBRE SODIO Y POTASIO

ESTUDIO DE CASO 5-3

Los dos pacientes descritos han vuelto a la consulta 3 meses después y dicen haber cumplido el tratamiento farmacológico y la reducción de sodio con la dieta. El paciente descrito en el caso 5-1 refiere que no ha tenido "ningún problema" para cumplir las recomendaciones, aunque usted sospecha incumplimiento. La paciente descrita en el caso 5-2 tiene dificultad para determinar la forma de cuantificar su ingesta de sodio; pregunta si hay algún método para determinar esto. Usted decide que la medición objetiva de la ingesta de sodio mediante la cuantificación de la excreción urinaria puede ser útil en ambos casos porque constituye un método para evaluar el cumplimiento y es una herramienta para el asesoramiento.

¿Cómo se puede garantizar y evaluar el cumplimiento de la dieta?

Herramientas para evaluar y mejorar el cumplimiento de la dieta

La consulta médica constituye un poderoso entorno para proponer y defender cambios en el estilo de vida y en la dieta. Los cambios en la dieta dirigidos por el médico se pueden conseguir, aunque el éxito depende de varios factores, como las habilidades de comunicación y el conocimiento del prestador de servicios médicos, los recursos disponibles, tener el tiempo adecuado para el asesoramiento y la voluntad del paciente de modificar sus prácticas dietéticas. Desafortunadamente, los pacientes olvidan con frecuencia detalles del consejo que se les dio. No es obligatorio que las etiquetas de los alimentos muestren el contenido de potasio. Aunque el contenido de sodio sí se muestra en las etiquetas, las personas pueden seguir teniendo dificultades para calcular el contenido total de sodio de los alimentos. Los pacientes que consiguen modificar la dieta son, habitualmente, personas muy motivadas y pueden buscar otros recursos. Siempre que sea posible, los prestadores de servicios médicos deben referir a los pacientes con un dietista. La mayor parte de los seguros médicos, como Medicare, cubrirán el consejo nutricional si el paciente tiene una ERC documentada. En los pacientes sin seguro, también puede ser eficaz la referencia a organizaciones de base comunitaria. Las visitas y los contactos múltiples son ingredientes fundamentales para el éxito. En el capítulo 6 se presenta un consejo detallado para la educación de los pacientes sobre el sodio y el potasio desde la perspectiva de un dietista.

Evaluación de la ingesta de sodio

Se pueden utilizar **muestras de sodio en orina de 24 h** para evaluar la ingesta de sodio de un paciente. Estas muestras siempre deben incluir el análisis concurrente de la excreción de creatinina para determinar la adecuación de la recolección de la muestra (ver excreción diaria esperada de creatinina en el Apéndice 1). La excreción urinaria de sodio de 24 h es muy cercana a la ingesta de sodio durante el día previo, aunque puede que no refleje de forma exacta el consumo cotidiano total. En este sentido, se han propuesto varias fórmulas para convertir el resultado de sodio y creatinina en una muestra de orina en un estimado de la excreción urinaria de sodio de 24 h, aunque no es lo óptimo; sin embargo, puede considerarse en situaciones en las que no es posible una recolección de orina de 24 h. El uso de tiras reactivas para medir el cociente urinario de cloruro/creatinina (Mann y Gerber, 2010) es otra técnica propuesta que se utiliza para aproximarse a la ingesta de sodio que no se ha estudiado bien.

El cociente urinario de sodio/potasio también puede ser una medida útil. Se ha demostrado que los mayores cocientes se asocian con un aumento del riesgo de hipertensión y enfermedad cardiovascular, aunque no se han recomendado objetivos para este cociente (se ha propuesto un índice < 1.0 como la meta ideal).

Bibliografía y lecturas recomendadas

Appel LJ, Anderson CA. Compelling evidence for public health action to reduce salt intake. *N Engl J Med.* 2010;362:650-652.

Appel LJ, Moore TJ, Obarzanek E, *et al.* A clinical trial of the effects of dietary patterns on blood pressure. DASH Collaborative Research Group. *N Engl J Med.* 1997;336:1117-1124.

Bailey RL, Parker EA, Rhodes DG, *et al.* Estimating sodium and potassium intakes and their ratio in the American diet: Data from the 2011-2012 NHANES. *J Nutr.* 2016;164:745-750.

Bakris GL, Pitt B, Weir MR, *et al.* Effect of patiromer on serum potassium level in patients with hyperkalemia and diabetic kidney disease: The AMETHYST-DN randomized clinical trial. *JAMA.* 2015;314:151-161.

Bray GA, Vollmer WM, Sacks FM, *et al.* A further subgroup analysis of the effects of the DASH diet and three dietary sodium levels on blood pressure: Results of the DASH-Sodium Trial. *Am J Cardiol.* 2004;94:222-227.

Cappuccio FP, MacGregor GA. Does potassium supplementation lower blood pressure? A meta-analysis of published trials. *J Hypertens.* 1991;9:465-473.

Chang HY, Hu YW, Yue CS, *et al.* Effect of potassium-enriched salt on cardiovascular mortality and medical expenses of elderly men. *Am J Clin Nutr.* 2006;83:1289-1296.

Cook NR, Cutler JA, Obarzanek E, *et al.* Long term effects of dietary sodium reduction on cardiovascular disease outcomes: Observational follow-up of the trials of hypertension prevention (TOHP). *BMJ.* 2007;334:885-888.

Eckel RH, Jakicic JM, Ard JD, *et al.* American College of Cardiology/American Heart Association Task Force on Practice Guidelines. 2013 AHA/ACC guidelines on lifestyle management to reduce cardiovascular risk: A report of the American College of

Cardiology/American Heart Association Task Force on Practice Guidelines. *Circulation*. 2014;129:S76-S99.

Einhorn LM, Zhan M, Hsu VD, *et al*. The frequency of hyperkalemia and its significance in chronic kidney disease. *Arch Intern Med*. 2009;169:1156-1162.

Geleijnse JM, Kok FJ, Grobbee DE. Blood pressure response to changes in sodium and potassium intake: A metaregression analysis of randomised trials. *J Hum Hypertens*. 2003;17:471-480.

Georgianos PI, Agarwal R. Revisiting RAAS blockade in CKD with newer potassium-binding drugs. *Kidney Int*. 2018;93:325-334.

He FJ, Marciniak M, Visagie E, *et al*. Effect of modest salt reduction on blood pressure, urinary albumin, and pulse wave velocity in white, black, and Asian mild hypertensives. *Hypertension*. 2009;54:482-488.

He J, Mills KT, Appel LJ, *et al*. Urinary sodium and potassium excretion and CKD progression. *J Am Soc Nephrol*. 2016;27:1202-1212.

Institute of Medicine of the National Academies. Panel on Dietary Reference Intakes for Electrolytes and Water, Standing Committee on the Scientific Evaluation of Dietary Reference Intakes, Food and Nutrition Board. Dietary Reference Intakes for Water, Potassium, Sodium, Chloride, and Sulfate. Washington, DC: The National Academies Press; 2004:186-268.

Jessup M, Abraham WT, Casey DE, *et al*. 2009 focused update: ACCF/AHA Guidelines for the diagnosis and management of heart failure in adults: A report of the American College of Cardiology Foundation/American Heart Association Task Force on Practice Guidelines: Developed in collaboration with the International Society for Heart and Lung Transplantation. *Circulation*. 2009;119:1977-2016.

Keyzer CA, van Breda GF, Vervloet MG, *et al*. Effects of vitamin D receptor activation and dietary sodium restriction on residual albuminuria in CKD: The ViRTUE-CKD Trial. *J Am Soc Nephrol*. 2017;28:1296-1305.

Kidney Disease Outcomes Quality Initiative (K/DOQI). K/DOQI clinical practice guidelines on hypertension and antihypertensive agents in chronic kidney disease. *Am J Kidney Dis*. 2004;43:S1-S290.

Korgaonkar S, Tilea A, Gillespie BW, *et al*. Serum potassium and outcomes in CKD: Insights from the RRI-CKD cohort study. *Clin J Am Soc Nephrol*. 2010;5:762-769.

Lesko LJ, Offman E, Brew CT, *et al*. Evaluation of the potential for drug interactions with Patiromer in healthy volunteers. *J Cardiovasc Pharmacol Ther*. 2017;22:434-446.

Mann SJ, Gerber LM. Estimation of 24-h sodium excretion from a spot urine sample using chloride and creatinine dipsticks. *Am J Hypertens*. 2010;23:743-748.

McCarron DA, Kazaks AG, Geerling JC, *et al*. Normal range of human dietary sodium intake: A perspective based on 24-hour urinary excretion worldwide. *Am J Hypertens*. 2013;26:1218-1223.

Nerbass FB, Calice-Silva V, Pecoits-Filho R. Sodium intake and blood pressure in patients with chronic kidney disease: a salty relationship. *Blood Purif*. 2018;45:166-172.

Pimenta E, Gaddam KK, Oparil S, *et al*. Effects of dietary sodium reduction on blood pressure in subjects with resistant hypertension: Results from a randomized trial. *Hypertension*. 2009;54:475-481.

Sacks FM, Svetkey LP, Vollmer WM, *et al*. Effects on blood pressure of reduced dietary sodium and the Dietary Approaches to Stop Hypertension (DASH) diet. DASH-Sodium Collaborative Research Group. *N Engl J Med*. 2001;344:3-10.

Sterns RH, Rojas M, Bernstein P, *et al*. Ion-exchange resins for the treatment of hyperkalemia: Are they safe and effective? *J Am Soc Nephrol*. 2010;21:733-735.

Swift PA, Markandu ND, Sagnella GA, *et al*. Modest salt reduction reduces blood pressure and urine protein excretion in black hypertensives: A randomized control trial. *Hypertension*. 2005;46:308-312.

Tyson CC, Lin PH, Corsino L, *et al*. Short-term effects of the DASH diet in adults with moderate chronic kidney disease: A pilot feeding study. *Clin Kidney J*. 2016;9:592-598.

Van Horn L, Carson JA, Appel LJ, *et al*. Recommended dietary pattern to achieve adherence to the American Heart Association/American College of Cardiology (AHA/ACC) guidelines: A scientific statement from the American Heart Association. *Circulation*. 2016;132:e505-e529.

Weir MR, Bakris GL, Bushinsky DA, *et al*. Patiromer in patients with kidney disease and hyperkalemia receiving RAAS inhibitors. *N Engl J Med*. 2015;372:211-221.

Whelton PK, He J, Cutler JA, *et al*. Effects of oral potassium on blood pressure: Meta-analysis of randomized controlled clinical trials. *JAMA*. 1997;277:1624-1632.

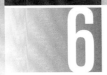

6 Restricción de la ingesta de sodio y potasio en la dieta: perspectiva de un nutriólogo

Jane H. Greene

En el capítulo anterior se detallaron los valores recomendados de ingesta de sodio y potasio para pacientes con enfermedad renal crónica (ERC). En éste, se presentan métodos prácticos para conseguir la restricción de sodio y potasio en la dieta.

SODIO

A modo de revisión, se recomienda que la ingesta máxima de sodio sea de 2.3 g (100 mmol) al día, con un posible aumento de los efectos beneficiosos si se reduce hasta 1.5 g (65 mmol) al día. En tanto que en las sociedades primitivas la ingesta de sodio en la dieta es habitualmente baja, en los países desarrollados el promedio es de aproximadamente 3.7 g (160 mmol) al día. En este sentido, se trata de 60% más que el límite superior de la normalidad recomendado para pacientes con ERC. Por lo tanto, en la mayoría de los pacientes será necesario un cambio importante de los hábitos alimenticios para conseguir los objetivos de sodio propuestos. El reto para los nutriólogos o nutricionistas es ayudar al paciente a saber de dónde proceden las fuentes del sodio de la dieta para que puedan modificarla con el fin de reducir el contenido de sodio hasta los niveles recomendados, a la vez que mantienen una mezcla saludable de nutrientes; evitar los problemas asociados con cantidades excesivas de proteínas, fosfato y potasio, y reducir la ingesta de alimentos que, según se cree, están relacionados con enfermedad cardiovascular, como las grasas saturadas y las grasas saturadas *trans*.

Fuentes de potasio en la dieta

La inmensa mayoría del sodio (aproximadamente 77%, como se muestra en la fig. 6-1) de los alimentos consumidos en la dieta occidental media se ha añadido a la comida durante su procesado. Sólo 5% se añade durante el proceso de cocción después de la compra del alimento, y la persona que lo consume añade otro 6%. Esto significa que no resulta muy eficaz insistir en que "se retire el salero". Por el contrario, se debe enseñar a los pacientes a leer y entender las etiquetas de los alimentos y, cuando tengan los medios económicos y discrecionales para controlar las opciones de comida, a identificar las variedades bajas en sodio de los alimentos que les gusta comer y el lugar donde pueden obtenerlos.

Abordaje operativo para controlar el sodio

La ingesta de alimentos está relacionada con la forma en la que un paciente desempeña su papel social, y depende de su capacidad para controlar la selección de alimentos, así como de la preparación final de los que ha adquirido. Los aspectos económicos son importantes si se tiene en cuenta que

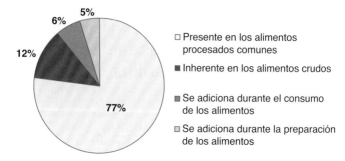

FIGURA 6-1 Valores aproximados de las fuentes de sodio en la dieta basados en dietas occidentales típicas. (Adaptada de Mattes RD, Donnelly D. Relative contributions of dietary sodium sources. *J Am Coll Nutr.* 1991;10:383-393. Ver también Centers for Disease Control and Prevention. Sodium intake among adults–26 State, the Districti of Columbia, and Puerto Rico, 2013. *Morb Mortal Wkly Rep.* 2015;64:695-698.)

algunos pacientes no tienen recursos para modificar la selección de los alimentos que consumen. En general, los pacientes comen en tres situaciones diferentes: en su hogar, con amigos o familiares y en restaurantes. Cuando se asesora a un paciente en relación con la dieta, es importante determinar primero qué proporción de alimentos consume en cada situación.

¿Quién compra y prepara los alimentos que come el paciente?
En los casos donde la mayor parte de los alimentos se consumen en casa, la siguiente pregunta debe ser quién compra el alimento. Resulta poco útil educar a un paciente sobre cómo debe leer las etiquetas de los alimentos si la mayor parte de las adquisiciones de alimentos las realiza otro familiar. En muchos casos, es otra persona quien prepara los alimentos y tiene el compromiso emocional de asegurarse de que tengan buen sabor y agraden a los demás familiares. En los pacientes con múltiples enfermedades comórbidas, los familiares pueden tener ya la carga de ayudar en la asistencia del paciente, y pueden no tener tiempo o energía para modificar la forma en la que comen los miembros del hogar por el bien de la salud del paciente. Este problema se agudiza en pacientes que conviven con familias grandes, en las que sus necesidades dietéticas se ven eclipsadas por la forma en la que la familia ha comido siempre. Obligar a toda la familia a modificar sus hábitos dietéticos por el bien del paciente puede suscitar resentimientos y discusiones.

Comida rápida (vivir la vida de prisa)
A medida que nuestras vidas han adquirido un ritmo más rápido, la industria alimentaria ha respondido ofreciéndonos cada vez más opciones para "comer sobre la marcha". Aunque no siempre es cierto, habitualmente, cuanto más rápida sea la preparación de un producto, mayor contenido de sodio tendrá.

Pacientes que comen sobre todo en restaurantes
Pueden encontrarse diferentes problemas en aquellos pacientes que viven solos y comen fuera de casa. Muchos restaurantes ofrecen en sus páginas

web información nutricional, incluyendo el contenido de sodio de los platos del menú, para facilitar la selección de alimentos.

Inseguridad alimentaria

Según las *Current Population Surveys* del U.S. Department of Agriculture (USDA), 13% de los hogares estadounidenses había tenido inseguridad alimentaria en algún momento de 2015. *Inseguridad alimentaria* significa que, en ocasiones, dichos hogares no estaban seguros de tener suficientes alimentos, o no pudieron adquirir los necesarios para todos los miembros del hogar porque tenían una cantidad insuficiente de dinero y de otros recursos para conseguirlos. Un nivel socioeconómico bajo se asocia a la aparición y la progresión de la enfermedad renal crónica, por lo que la inseguridad alimentaria es importante para el cumplimiento de la dieta por parte de los pacientes con ERC (Shoham, 2005; Young, 1994). Generalmente las personas que dependen de recursos comunitarios para conseguir alimentos, no tienen el privilegio de seleccionar únicamente los que les prescribe su médico. La mayor parte de los alimentos distribuidos en los bancos de alimentos y en los programas gubernamentales no son alimentos bajos en sodio, y algunos pueden tener también un elevado contenido en potasio o fósforo.

Abordaje de los problemas operativos de la provisión de alimentos

Aunque la lista de problemas detallados más arriba parece impresionante, al menos se dispone de soluciones parciales. Cuando el paciente no es la persona que compra o prepara los alimentos, se debe asesorar al comprador/cocinero. En el caso de los pacientes que consumen principalmente comida rápida, los nutriólogos pueden ayudarles a planificar las comidas e instruirlos sobre cómo preparar comidas sencillas bajas en sodio.

En el mercado

El sodio en las etiquetas de los alimentos

Contenido de sodio por ración. Las etiquetas de los alimentos están estructuradas de formas diferentes en los distintos países. En Estados Unidos, el contenido de sodio se expresa en mg por "ración", que es la "cantidad de referencia consumida habitualmente en cada comida", según determinó la U.S. Food and Drug Administration (FDA) de acuerdo con su investigación (U.S. FDA Title 21: Food and Drugs, Subpart A, General Provisions. 101.12). Los criterios para las cantidades permitidas en relación con el sodio se muestran en la tabla 6-1. Aunque el contenido de sodio por ración es una medida útil, los alimentos envasados individualmente pueden contener más de una ración, y se debe tener en cuenta el contenido total de sodio por envase.

TABLA 6-1	Declaraciones sobre el contenido de sodio en las etiquetas de los alimentos estadounidenses
Declaración	**Contenido de sodio por ración**
Sin sodio	< 5 mg (0.22 mmol)
Muy bajo en sodio	≤ 35 mg (1.5 mmol)
Bajo en sodio	≤ 140 mg (6.1 mmol)
No salado o sin sal añadida	Sólo contiene el sodio que aparece de forma natural en el alimento

Sodio: índice calórico. Aunque no es lo estándar, una forma de comparar el contenido de sodio de los alimentos, diferente al tamaño de la porción, utilizando la publicación en la etiqueta de información nutricional, es buscar el índice de sodio en mg respecto a las calorías por porción. Esto es útil, por ejemplo, para comparar el contenido de sodio del pan (Daugirdas, 2013), donde las porciones pueden tener un rango muy amplio. Para los panes, el índice sodio:calorías puede estar en un rango de menos de 1 a más de 3.

Orden de los ingredientes. En Estados Unidos, los ingredientes deben enumerarse en orden de abundancia, desde la mayor cantidad hasta la menor. Esto resulta útil para analizar todos los ingredientes que contienen sodio en los alimentos envasados.

Glutamato monosódico y bicarbonato. El glutamato monosódico (GMS) es un potenciador del sabor y se puede encontrar en ablandadores para la carne, sopas, salsas y jugos. El bicarbonato se utiliza como agente de fermentación en productos de panadería, galletas y galletas saladas. No se debe confundir el bicarbonato con la levadura en polvo. El bicarbonato es bicarbonato sódico puro, mientras que la levadura en polvo es una mezcla de bicarbonato sódico, un agente acidificante (cremor tártaro) y un agente desecante (habitualmente almidón). El contenido de sodio de estos ingredientes debe incluirse en la etiqueta.

Productos bajos en sodio en las cadenas de supermercados y en supermercados especializados
La mayoría de los estadounidenses compran los alimentos en grandes cadenas de supermercados. Muchos de ellos, dependiendo del grado de urbanización de la región y de la concienciación sobre los alimentos saludables, tendrán un pasillo donde se venden versiones bajas en sodio de diferentes alimentos. En muchas ciudades grandes habrá sucursales de cadenas de supermercados especializadas en alimentos saludables. El asesoramiento dietético debe informar sobre estas opciones, cuando existan, a la persona que compra los alimentos para la familia de un paciente.

Comprar alimentos bajos en sodio a través de Internet
Dependiendo del país, normalmente hay muchas páginas web especializadas en la venta de diversos alimentos bajos en sodio, como carnes y salchichas, caldos para sopas, panes y condimentos variados. La compra de alimentos bajos en sodio a través de Internet puede ser muy útil para pacientes que viven en zonas donde es difícil comprar estos productos.

En la cocina
En relación con la preparación de los alimentos en casa, es importante evitar el uso de ingredientes con un elevado contenido de sodio, como caldos para sopas y guisos, cubitos de caldo concentrado y "sobres de condimentos". Siempre se debe leer la lista de ingredientes y la cantidad de sodio por ración de los productos antes de su uso. Como ya se ha mencionado, cuando no es el paciente quien prepara las comidas, o cuando él las prepara para toda la familia, es necesario involucrar a la familia en el proceso educativo sobre los efectos beneficiosos de la restricción del sodio y sobre cómo preparar alimentos sabrosos utilizando menos sodio. Para

las personas acostumbradas a dietas muy altas en sal, los alimentos bajos en sodio tendrán con frecuencia un sabor soso. No obstante, esta insipidez desaparecerá después de aproximadamente una semana desde el cambio a una menor ingesta de sodio. Las propuestas de sazonamiento con hierbas y especias, en lugar de la sal de mesa, se enumeran más adelante.

Adición de sal al agua al cocinar arroz, pasta o papas
Es innecesaria y se debe evitar.

Adición de sal a carnes, pescados y salsas
La cantidad de sal añadida se debe minimizar. Los familiares pueden añadir sal a su gusto con un salero, mientras que resulta imposible que el paciente elimine la sal adicional de una salsa.

Salsa de soja (soya), salsa teriyaki, salsa barbacoa, aromatizantes, especias y aderezos de carne comerciales. El contenido de sodio de estas salsas, particularmente la salsa de soya, es muy alto. Asimismo, vale la pena comprar variedades con menor contenido de sodio o hacerlas caseras. Con mucha frecuencia, las mezclas de especias y los adobos contienen sal como principal ingrediente. Los pacientes deben leer la etiqueta de los ingredientes y elegir las versiones sin sal, o preparar en casa las mezclas de especias. En Internet hay muchos recursos con recetas para mezclas de especias sin sal. Además, los pacientes pueden encontrar esas mezclas en los mercados locales o especializados en especias. El uso de estos sazonadores alternativos es muy útil para evitar que una dieta baja en sodio tenga un sabor insípido. Esto aumenta la aceptabilidad de la dieta para todos los familiares del paciente y reduce la necesidad de preparar alimentos separados.

Utilización de parte de los sobres de condimentos para los alimentos procesados. Las verduras y los platos preparados con frecuencia están acompañados por sobres de condimentos que contienen principalmente sal. Si no se dispone de una alternativa baja en sal, con frecuencia se puede utilizar el sobre, aunque se puede aconsejar al paciente que utilice solo una cuarta parte del mismo, reduciendo así el contenido de sodio del alimento condimentado.

Consejos para utilizar hierbas y especias para la preparación de los alimentos

- Se comienza con no más de ¼ cucharadita de especias secas o ¾ cucharadita de especias frescas por cada 1/2 kg de carne; las especias se ajustan según la preferencia.
- Se machacan las hierbas secas para liberar su aroma antes de añadirlas a los alimentos.
- Las especias enteras se deben añadir al comienzo del tiempo de cocción o 1 h antes del final.
- Las especias molidas o machacadas se deben añadir en los últimos 15 min del periodo de cocción.
- En lugar de sal, se puede utilizar albahaca, laurel, curry, mejorana, romero, tomillo, estragón o salvia con carnes, aves y pescado.
- El paciente con ERC siempre debe tener en la cocina jugo fresco o ralladura de limón, ajo y aceite de oliva. Estos tres ingredientes potenciarán el sabor de casi cualquier alimento al que normalmente se habría añadido sal.

¿Cuánto sodio hay en una cucharadita de sal de mesa, bicarbonato o levadura en polvo?

Cuando se hacen pasteles, galletas y otros productos de bollería las recetas indican con frecuencia que se añada sal, bicarbonato o levadura en polvo. ¿Cuánto sodio añade esto? Un cuarto de cucharadita de sal de mesa contiene 590 mg de sodio (25 mmol). Un cuarto de cucharadita de bicarbonato contiene de 250 a 300 mg (11 a 13 mmol) de sodio. Algunas levaduras en polvo contienen una gran cantidad de sodio, mientras que otras no contienen. Siempre se debe consultar la etiqueta del alimento para determinar cuánto sodio tiene una determinada levadura en polvo.

Libros de cocina y páginas web para cocinar con poco sodio

Para cocinar con poco sodio hay varios libros de cocina excelentes. Algunos han sido escritos por pacientes con insuficiencia cardiaca congestiva grave o hipertensión y han mejorado mucho su salud siguiendo una dieta baja en sodio. La lectura de estos libros ayudará a los cuidadores de los pacientes a obtener ideas sobre la preparación de comidas sabrosas bajas en sodio. Otros autores han ampliado el alcance de estos libros con páginas web donde se presentan más consejos para la compra y preparación de alimentos bajos en sodio. Los libros de cocina disponibles cambian a lo largo del tiempo, y su adecuación y utilidad dependen del idioma y el país del paciente; por lo tanto, la mejor forma de encontrarlos es con buscadores de Internet. Un libro de cocina popular disponible en Estados Unidos ha sido publicado por la American Heart Association. No todas las recetas bajas en sodio son adecuadas para la ERC. En los pacientes con ERC que deben reducir la ingesta de potasio se deben evaluar las recetas bajas en sodio de los libros de cocina para asegurarse de que no contengan cantidades muy elevadas de potasio.

Varias sociedades de patología renal y diversos proveedores de servicios de diálisis estadounidenses también ofrecen libros de cocina y recetas para pacientes renales en sus páginas web, que pueden ser útiles. Muchos de ellos se dirigen a pacientes en diálisis y son excesivamente restrictivos para pacientes con ERC en fases tempranas.

Restaurantes y reuniones sociales

La mayoría de las cadenas de restaurantes tienen información nutricional en el establecimiento o en su página web. Ayudar a los pacientes a obtener esta información les permiten seleccionar la opción con menos contenido en sodio disponible. Si no se dispone de información nutricional, los principios generales para los restaurantes son:

- Informar al camarero de que está reduciendo el sodio y pedir que los alimentos se preparen sin sal adicional.
- Tomar una cantidad mínima de salsas con carnes y verduras; habitualmente, las salsas son muy saladas.
- Si se ha pedido una carne que tiene la superficie salada, o un alimento frito en el que el rebozado por lo general contiene cantidades muy grandes de sal, se puede quitar la cubierta de sal o el rebozado antes de comer el plato.
- Los panecillos y los biscochos usualmente contienen de 250 a 500 mg de sodio, y algunos biscochos tienen hasta 800 mg de sodio. Estos productos se deben consumir con moderación.

■ Pedir el aderezo de la ensalada "al lado". Introducir la punta del tenedor en la salsera antes de verterla sobre la ensalada para probar el sabor y a la vez se consume poca cantidad. En general, los aderezos bajos en grasa o sin grasa tienen mayor contenido en sodio que los que tienen una cantidad normal de grasa.

■ Pedir un helado o fruta de postre.

En reuniones sociales:

■ Elegir frutas y verduras crudas (sin salsa) en lugar de frutos secos, papas fritas o galletas saladas.

■ Reducir la ingesta de quesos secos y muy salados, o de platos con queso.

■ Disminuir los guisados porque habitualmente contienen ingredientes ricos en sodio, como sopa de lata.

En la mesa

Uso del salero

Aunque se aconseje al paciente que siempre evite usar el salero, hacerlo depende de él. Si el paciente y su familia cumplen muy bien el régimen y no añaden sal a los alimentos durante su preparación, añadir sal al gusto a alimentos bajos en sodio tan sólo agrega cerca de 20% de la sal que habría tenido el alimento si se hubiera preparado de la manera normal (Shepherd, 1989). Por otro lado, permitir que se añada sal a los alimentos en la mesa envía un mensaje mixto. Es mejor prohibir el salero para los pacientes que luchan contra el concepto de restricción del sodio o que, por diversos motivos, no pueden eliminar de forma significativa la sal de los alimentos que consumen.

Sucedáneos de la sal

La mayor parte de los sucedáneos de la sal contienen potasio (tabla 6-2). Esto no tiene por qué ser un problema para los pacientes con ERC en estadio 1 o 2 que no tomen fármacos ahorradores de potasio y en quienes la concentración sérica de potasio esté dentro del intervalo normal. No obstante, en pacientes con ERC más avanzada, en los que tomen fármacos ahorradores de potasio y en las personas cuya concentración sérica de potasio se aproxime al límite superior de la normalidad, se deben evitar los sucedáneos de la sal.

Bases de datos nutricionales sobre el contenido de sodio de los alimentos

United States Department of Agriculture Agricultural Research Service USDA Food Composition Databases

Esta base de datos es la principal fuente autorizada de información sobre la composición de los alimentos en Estados Unidos. La página le permite buscar por tipo de alimento, grupo alimentario o nombre del fabricante, para revisar los perfiles de nutrientes (incluyendo todos los nutrientes de interés para los pacientes con ERC). La base de datos contiene información de casi 9 000 alimentos diferentes y hasta 150 componentes de los alimentos en raciones familiares. La base de datos puede consultarse en la página de Internet de la USDA https://ndb.nal.usda.gov/ndb.

	Contenido de potasio en sales, sucedáneos de la sal y levaduras en polvo	
Producto	**Sodio** (mg por cada ¼ de cucharadita)	**Potasio** (mg por cada ¼ de cucharadita)
No salt®	0	650
Sustituto de sal Morton®	0	610
Sustituto de sal Adolph®	0	600
Sustituto de sal McCormick	0	585
Sustituto de sal Diamond Crystal®	0	550
Co-Salt®	0	495
Morton®-Lite Salt™	245	375
Sal de mesa	590	0
Sal marina	560	0
Salt Sense®	390	0
Lessalt®	310	170
Bicarbonato	250-300	0
Levadura en polvo[a]	80	0
Glutamato monosódico	125	0

[a]Hay muchos tipos diferentes de levadura en polvo y su contenido de sodio es muy variable.

SELFNutritiondata.com

Condé Nast Publications ha elaborado una interfaz para buscar información en la USDA Nutrient Database for Standard Reference. La interfaz está disponible gratuitamente en Internet.

Una de las funciones más útiles de la página web nutritiondata.com es la sección "encontrar alimentos por nutriente" (*find foods by nutrient*). La actual dirección de Internet de esta página es www.nutritiondata.self.com/tools/nutrient-search. Con esta interfaz se puede comparar la cantidad del nutriente (p. ej., sodio) en alimentos similares. Esto puede ser útil para buscar alternativas bajas en sodio en alimentos ricos en sodio. Hay un posible problema: el contenido en sodio sólo se puede buscar por raciones de 100 g (3.5 onzas) o por porciones de 200 calorías, lo que puede ser confuso para algunos pacientes.

Recomendaciones específicas para la reducción del sodio en cada comida

Desayuno

En la dieta occidental, las opciones habituales para el desayuno incluyen pan (*muffins*, panecillos, pan tostado o tostadas), huevos, carne (tocino, jamón o salchichas), queso, cereales calientes o secos, panqueques y jugo. También se ingiere fruta. De forma alternativa, con frecuencia se comen pan dulce, rosquillas o *muffins*.

Productos de panadería. El contenido de sal del pan es engañoso porque normalmente, no tiene sabor salado. Con frecuencia, el pan contiene más sodio que las papas fritas, en las que la sal está fundamentalmente en la superficie del alimento. Los panes horneados frescos, como los franceses, pueden ser o no una alternativa con menor contenido en sodio, porque las recetas son variables. Como el pan forma una parte tan importante de la dieta occidental, puede ser muy útil encontrar una fuente de pan con menor contenido de sal para conseguir la reducción total de sodio en la dieta. Puede ser difícil encontrar pan bajo en sodio. La disponibilidad geográfica puede ser escasa y, como el pan es perecedero, con frecuencia no es costo-eficaz comprarlo por Internet. Los panes bajos en sodio de los supermercados habitualmente se encuentran en la sección de alimentos congelados y no junto a otros productos horneados. Otras alternativas incluyen "panes planos" y secos bajos en sodio, que se pueden comprar por correo y que se conservan durante un periodo prolongado, y pan sin levadura bajo en sodio. Quienes tengan tiempo e interés en la cocina pueden hacer su propio pan utilizando cualquiera de las diversas máquinas para hacer pan.

Alimentos que se untan sobre el pan. Esto incluye mantequilla, margarina o alguna amalgama de mantequilla y aceite, mayonesa, salsa de tomate, mantequilla de maní y mermeladas o conservas de fruta. La mantequilla sin sal no contiene sodio. En ocasiones, las mezclas de mantequilla y aceites vegetales tienen mucha sal, y se las debe evitar. La mayonesa contiene 100 mg de sodio por cada cucharada sopera. Normalmente, la mantequilla de cacahuate contiene una cantidad elevada de sodio. La salsa de tomate puede tener alto contenido de sodio. En la mayor parte de los supermercados se pueden encontrar versiones bajas en sodio de estos productos. Habitualmente, las mermeladas y jaleas no contienen sodio aunque, inexplicablemente, se puede encontrar en algunas mermeladas y purés de manzana.

Quesos. Hay una gran variabilidad en el contenido de sodio en los quesos. La mejor forma de ilustrarlo es utilizar la herramienta "búsqueda de nutrientes" de nutritiondata.self.com; introducir "alimentos con menor contenido en sodio" (*foods lowest in sodium*) y buscar "productos lácteos y huevos" (*dairy and egg products*), y después invertir la exploración para buscar alimentos con el máximo contenido en sodio (*foods highest in sodium*). Con esta herramienta se puede buscar por raciones de 200 calorías o de 100 g. Es más útil la búsqueda por porciones de 100 g. La ración habitual de queso es de 30 g (1 onza). Se pueden encontrar quesos bajos en sodio que contienen prácticamente 0 g de sodio por cada 100 g (3.5 raciones por onza), un gran número de quesos con un contenido razonable de sodio < 200 mg de sodio por ración de 100 g y algunos quesos procesados que contienen una cantidad muy alta de sodio, hasta 1 500 mg por porción de 100 g.

Tocino, jamón, salchichas y otras carnes procesadas. Si hubiera una única recomendación dietética que se pudiera hacer a los pacientes con ERC, en relación con la reducción del contenido de sodio en los alimentos consumidos en el hogar, sería reducir o eliminar el consumo de carnes procesadas. Estas carnes pueden contener una cantidad enorme de sodio. El consumo de carnes procesadas se ha asociado con disminución de la supervivencia (Micha, 2010). Al contrario de las carnes procesadas, la carne normal tiene un contenido bajo en sodio. Por ejemplo, una porción de 100 g (3.5 ozas) de carne de ave sólo contiene, aproximadamente, 50 mg de sodio, y esto es similar para la carne de vacuno, cerdo y cordero. Por lo tanto, si es posible, pedir al paciente o a su cónyuge que cocine por adelantado carnes no procesadas y que después las almacene para su uso en emparedados o en el desayuno, puede llevar a una marcada reducción de la ingesta diaria de sodio. Además, se dispone de variedades de tocino y mortadela bajas en sodio, y esta es otra opción posible. Por otro lado, debe señalarse que las carnes que contienen menores cantidades de sodio se echan a perder más rápidamente.

Cereales para el desayuno. Los cereales calientes que se consumen habitualmente son la avena, la harina y la sémola. Los cereales secos, como la avena tostada, el trigo molido y las hojuelas de maíz, normalmente se consumen con leche. Los granos preparados como cereales calientes contienen cantidades muy bajas de sodio, pero cuando se venden en formas "instantáneas" o "con sabores" pueden tener cantidades elevadas de sodio añadido. Los cereales secos para consumo en frío contienen, intrínsecamente, una cantidad escasa o nula de sodio (p. ej., dados de trigo molido), aunque en la mayor parte de las marcas se ha añadido sodio, de modo que una ración habitual de hojuelas de maíz puede contener de 200 mg de sodio por porción de 1 taza (28 g).

Productos lácteos. La leche no es un alimento ni bajo ni alto en sodio, porque en general contiene 120 mg por cada 250 mL. El yogur tiene un contenido de sodio similar al de la leche. El requesón es un alimento alto en sodio; su contenido es casi tres veces más cantidad que la leche, aunque esto resulta engañoso pues no tiene sabor salado. Se puede encontrar requesón bajo en sodio.

Huevos y tortillas. Dos huevos grandes contienen aproximadamente 120 mg de sodio. El contenido de sodio elevado de las tortillas se debe, principalmente, a la inclusión de queso alto en sodio y carne procesada, como "jamón curado con miel".

Panqueque. Los panqueques están hechos con diversas cantidades de harina, huevos y leche, y en ocasiones contienen mantequilla o aceite. El contenido en sodio procede de los huevos y la leche, así como de la sal de mesa añadida y del bicarbonato. Las piezas grandes por lo general contienen aproximadamente 200 mg de sodio por unidad, aunque algunas mezclas permiten hacerlos con el doble de esta cantidad.

Jugos para desayuno. Las opciones habituales son el jugo de naranja, de manzana y de tomate. Los jugos de naranja y manzana sólo contienen una pequeña cantidad de sodio. El jugo de tomate no tiene en sí mismo un contenido elevado en sodio, aunque por lo común se le añade una cantidad muy elevada, aproximadamente 700 mg por cada 250 mL por vaso. De manera adicional, se puede encontrar jugo de tomate o de verduras bajo en sodio, pero, como se explica más adelante, la mayor parte de los jugos de verdura tienen un contenido de potasio bastante elevado.

Rollos de canela y *muffins*. Estos productos tienen un contenido relativamente elevado de sodio y su sabor salado se enmascara por su alta cantidad de azúcar.

Reducción de sodio en el desayuno: resumen. La mayor parte del sodio consumido en el desayuno procede de las carnes procesadas, la salsa de tomate, la mayonesa, el queso alto en sodio y los panes. Para estos productos se pueden aplicar las estrategias de reducción de sodio que se han señalado.

Almuerzo
El tipo de alimento consumido en el almuerzo varía mucho. Las combinaciones de sopas, emparedados y ensaladas son frecuentes.

Emparedados. El contenido de sodio de los emparedados se puede deducir del que se ha descrito para el desayuno. Cada rebanada de pan contiene, aproximadamente 140 mg de sodio; por lo tanto, si se utilizan dos rebanadas para un emparedado, el pan aportará 280 mg de sodio. La mayonesa o mantequilla/margarina salada aporta otros 100 mg; después de esto, la mayor parte del sodio del almuerzo se puede encontrar en las carnes procesadas y el queso. No es infrecuente que todos los ingredientes en un emparedado contengan de 1 a 1.5 g de sodio. Las estrategias para reducir ese contenido incluyen el uso de un pan con menos sodio, la sustitución de los embutidos procesados por carnes precocinadas, el uso de queso bajo o con menor contenido de sodio, y de mantequilla sin sal o mayonesa, salsa de tomate o mostaza baja en sodio (una cucharada sopera de mostaza tiene 170 mg de sodio).

Sopas. La mayor parte de las sopas de lata o de sobre contiene una enorme cantidad de sodio añadido durante el procesamiento. Con frecuencia, la cantidad de sodio se subestima. Una lata de sopa rinde dos porciones, con un contenido de sodio de 600 a 1 000 mg por ración. Es fácil consumir más de una ración. En la sección de alimentos bajos en sodio de muchos supermercados se encuentran sopas enlatadas reducidas en sodio que, generalmente, disminuyen el contenido de sodio de 30 a 50%, pero muchos de estos productos contienen cloruro potásico en lugar de sal. En caso contrario, la sopa se puede preparar "a mano", utilizando ingredientes frescos o recetas de libros de cocina de comidas bajas en sodio. En Internet se puede encontrar caldo bajo en sodio directamente de los fabricantes, como Redi-Base (Redi-Base Soup) y otros.

Ensaladas. Las hortalizas casi no contienen sodio. Todo el sodio de una ensalada procede del aderezo o de otros añadidos, como la carne y el queso. Las mezclas estándar de aceite y vinagre no contienen sal adicional; sin embargo, se añade mucha sal a la mayoría de los aderezos para ensalada comerciales, de modo que, habitualmente, contienen de 200 a 260 mg por cada ración de 30 mL. Como los aderezos para ensalada se mantienen mucho tiempo en el refrigerador, es lógico comprar varios bajos en sodio (10 a 30 mg por cada ración de 30 mL) en una tienda de alimentos saludables o por Internet. Frecuentemente, los crotones añaden mucho sodio y se deben evitar.

Cena

La comida occidental clásica de carne o pescado, papas u otro almidón, verduras y una ensalada tiene un contenido de sodio intrínsecamente bajo. Como ya se ha mencionado, las carnes son esencialmente alimentos bajos en sodio. El contenido de sodio de las papas y de todas las verduras frescas, así como de las hortalizas, es también bastante bajo si se mide por ración. La mayor parte del sodio aportado durante la cena proviene de alimentos procesados. Cada vez más, los supermercados locales venden alimentos que se han preparado parcialmente para su cocinado. Aunque resulta cómodo, con frecuencia incluyen alguna forma de adición de sodio, como en la carne marinada. El pollo asado es una compra común en el supermercado y, preparado de esta forma, tiene habitualmente un contenido elevado de sodio. Además, y en especial en la carne de ave, con frecuencia se inyectan los crutones que tienen cantidades elevadas de sodio y fosfato.

Por lo demás, las cantidades elevadas de sodio proceden de los condimentos, como salsas de tomate para la pasta, ricas en sodio, salsa barbacoa y, al igual que con las verduras, condimentos ricos en sodio, como ya se ha mencionado.

Bocadillos y postres. El sodio de los postres se encuentra principalmente en pudines, pasteles y tartas, donde se ha añadido en forma sal de mesa o agentes de fermentación que contienen sodio. El contenido de sodio de los postres basados en leche, como los helados, es similar al de la leche entera. Los pudines pueden contener cantidades enormes de sodio. Por otra parte, las frutas contienen, en sí mismas, cantidades muy pequeñas de sodio. Las papas fritas tienen sabor salado, aunque su contenido de sodio es, con frecuencia, aproximadamente el mismo o menos que el del pan.

POTASIO

Revisemos las recomendaciones analizadas en el capítulo anterior: en el caso de la ingesta de potasio se recomienda una cantidad relativamente elevada (4.0 g [100 mmol] al día) en pacientes con ERC en los estadios 1 o 2 (TFGe/1.73 m^2 > 60 mL/min). En personas con ERC más avanzada y potencialmente en pacientes con ERC en fases más tempranas que tomen fármacos que reducen la excreción renal de potasio, es adecuado un menor objetivo de potasio, de 2 a 4 g (50-100 mmol) al día. La hiperpotasemia es una situación potencialmente mortal porque puede producir insuficiencia respiratoria por debilidad muscular y paro cardiaco súbito. Por lo tanto, en todos los pacientes cuya concentración sérica de potasio esté en el límite superior, se debe prestar atención estricta al potasio de la dieta. En estos pacientes, incluso un aumento transitorio de la ingesta de alimentos altos en potasio puede producir una hiperpotasemia grave.

Intervalos del potasio sérico

Los mismos variarán un tanto en función del laboratorio individual, en general, de 4 a 5.0 mmol/L es una zona relativamente segura; si bien se debe asesorar a los pacientes que estén en el límite superior de este intervalo, sobre la importancia de evitar excederse con alimentos altos en potasio. Puede pensarse que concentraciones entre 5 y 5.5 mmol/L están en una "zona de precaución" y precisan una rápida atención a la restricción de potasio y un seguimiento estrecho. Concentraciones > 5.5 mmol/L se han asociado con un marcado aumento del riesgo de mortalidad a corto plazo y precisan una atención urgente (en los caps. 5, 11 y 29 se ofrece más información sobre estrategias para evitar y tratar la hiperpotasemia).

Etiquetado de los alimentos para el potasio

En el pasado, los fabricantes de alimentos no incluían el contenido de potasio en las etiquetas de información nutrimental, pero esto está cambiando. En mayo de 2016, la FDA anunció una nueva etiqueta de información nutrimental en la que se muestren datos científicos que incluya la relación entre la dieta y las enfermedades crónicas.

La FDA determinó que el potasio era un "nutriente de interés" para la población general en Estados Unidos, debido a los beneficios de la ingesta de potasio en la reducción de la presión arterial (PA). El hecho de que mencionar de forma obligatoria el contenido de potasio ayudaría a las personas con ERC no fue un factor que la FDA considerase en los nuevos requerimientos de las etiquetas. A los nutriólogos renales no les importan los motivos exactos de por qué se añadió el contenido de potasio en las etiquetas. Simplemente están contentos de que todos los consumidores, en especial los pacientes con ERC, finalmente podrán conocer el contenido de potasio en un determinado alimento leyendo la etiqueta de información nutricional.

Los fabricantes de alimentos tenían hasta el 26 de julio de 2018 para cumplir con esta nueva regla, y a los fabricantes con menos de 10 millones de dólares anuales en ventas se les otorgó 1 año más para realizar los cambios pertinentes. Además, se pueden utilizar las bases de datos de nutrientes mencionadas para determinar el contenido de potasio de los alimentos.

Recomendaciones sobre el potasio en la dieta de pacientes con enfermedad renal crónica con un potasio sérico en el intervalo normal

En estos pacientes no es necesario restringir el potasio y de hecho, muchos de ellos tendrán una ingesta inferior al objetivo recomendado de 4 g (120 mmol) al día.

Restricción del potasio en la dieta de pacientes con enfermedad renal crónica con potasio sérico en la zona de precaución o de peligro

En estos pacientes se debe restringir la ingesta de potasio. Asimismo, se les debe educar sobre los alimentos que contienen cantidades elevadas de potasio y asesorar para que eviten los atracones de alimentos con alto contenido de potasio, porque esto puede dar lugar a una hiperpotasemia grave.

Potasio en diversas categorías de alimentos

El potasio se encuentra principalmente en lo que se considera alimentos "saludables". Los alimentos considerados ricos en potasio son, esencialmente, frutas y hortalizas, en especial papas, tomates, lentejas y alubias. El contenido de potasio también es relativamente elevado en productos lácteos, frutos secos y semillas. Los cereales integrales contienen más potasio que los refinados. En general, se considera la mayor parte de los alimentos altos en potasio son saludables. Por este motivo, cuando se restrinja el potasio de la dieta se debe tener un cuidado especial en intentar sustituir dichos alimentos por otros alternativos con menor contenido en potasio para mantener una dieta equilibrada. Además, es importante que las opciones alternativas ofrezcan los efectos beneficiosos de los nutrientes saludables de los alimentos ricos en potasio que se van a restringir. En la tabla 6-3 se muestra el contenido de potasio de alimentos que se consideran con alto contenido de potasio.

Potasio en la fruta

Cuando se restringe el potasio se debe preguntar cuidadosamente al paciente sobre la ingesta de frutas y jugos de fruta. El contenido de potasio de la fruta, aunque es elevado, varía según el tipo. La cantidad depende no sólo de la fruta concreta, sino también de cómo se prepara. Las frutas en almíbar enlatadas pueden filtrar potasio hacia el almíbar, y no todo él se consume. Como se muestra en la tabla 6-4, casi todas las frutas contienen grandes cantidades de potasio, con manzanas y peras en el extremo inferior, cerezas y ciruelas en

TABLA 6-3	Contenido de potasio de alimentos considerados ricos en potasio		
Alimento	**Ración habitual**	**Contenido de potasio**	
Plátano	1 pequeño, 15-17.5 cm de longitud	360 mg	9.3 mmol
Melón cantalupo	1 taza, troceado	420 mg	11 mmol
Jugo de naranja	½ taza a partir de jugo congelado, reconstituido con agua	240 mg	6.1 mmol
Ciruelas	5, secas, crudas	350 mg	8.9 mmol
Aguacate	Crudo, ½ taza en rebanadas	350 mg	9.0 mmol
Papa	Asada, de 5.5-7.5 cm de diámetro, con piel	920 mg	23 mmol
Papa	Asada, de 5.5-7.5 cm de diámetro, sin piel	510 mg	13 mmol
Espinacas	1 taza, cocidas	840 mg	21 mmol
Coles de Bruselas	1 taza, cocidas	490 mg	13 mmol
Brócoli	1 taza de cogollitos cocidos	290 mg	7.4 mmol
Leche	1 taza, leche entera	350 mg	8.9 mmol
Yogur	Variedad de frutas, desnatado, 1 taza	440 mg	11 mmol
Alubias secas	1 taza, cocidas, la mayor parte de las variedades	880 mg	23 mmol

el intervalo medio y naranjas, toronjas, melocotones, albaricoques, melones, kiwis, plátanos y aguacates en el intervalo superior.

Jugos de fruta y verdura

En la tabla 6-5 se muestra el contenido de potasio de diversos jugos. El contenido de potasio por cada taza (240 mL) de jugo varía desde 200 mg (5 mmol) para el jugo de arándano hasta 500 mg (13 mmol) o más para el jugo de tomate. En relación con el contenido de potasio, el jugo de arándano o de manzana es una mejor opción que el jugo de naranja. El contenido de potasio de algunos jugos de tomate es de hasta 800 mg (20 mmol) por taza. En las versiones bajas en sodio de los jugos de tomate y de verduras no se han modificado las concentraciones de potasio.

Fruta en grandes cantidades

En ocasiones se consumen grandes cantidades de fruta durante periodos breves, especialmente en verano, cuando se dispone de un amplio suministro de frutas deliciosas. A los pacientes con hiperpotasemia se les debe aconsejar que reduzcan la ingesta continua de frutas y que eviten excederse. Como el potasio se encuentra en cantidades elevadas en alimentos distintos a las frutas, debe evitarse, en general, tomar una gran cantidad de alimento de una sola vez, como ocurre en las reuniones familiares o en las fiestas.

Frutos secos

Por unidad de peso, los frutos secos pueden contener cantidades de potasio mucho mayores que las frutas frescas. Esto llega a ser problemático debido a la popularidad de los cócteles de frutos secos con pasas, higos, manzanas o cerezas deshidratadas. En este aspecto es probable que los pacientes con hiperpotasemia deban evitar tomar frutos secos por este motivo, incluyendo los rollos de frutos secos que se venden muchas veces como bocadillos "saludables".

TABLA 6-4	Frutas: contenido de potasio por cada ración de 250 g (aproximadamente 1 taza)				
mg	125-249	250-374	375-499	500-624	> 625
mmol	3.2-6.39	6.4-9.59	9.6-12.79	12.8-15.99	> 16.0
Enumerado de menor a mayor dentro del intervalo de cada columna	Arándanos negros, congelados o enlatados	Manzanas, crudas	Fresas, crudas	Grosellas espinosas, crudas	Melón
	Manzanas o peras, enlatadas	Piña, cruda	Ciruelas, enlatadas o crudas	Toronja, higo, chumbo, crudo	Guayabas, crudas
	Mandarinas, enlatadas	Ruibarbo, congelado	Mango, crudo	Melón dulce, crudo	Ruibarbo, crudo
	Macedonia de frutas	Peras, pomarrosas, crudas	Moras de zarza, cruda	Higos, crudos	Guayabas, crudas
	Arándanos rojos, crudos	Cerezas, congeladas o enlatadas	Lichis, crudos	Papaya, cruda	Kiwi, crudo
		Albaricoques o melocotones, enlatados	Cerezas, crudas	Albaricoques, crudos	Grosellas, crudas
		Limones, crudos	Naranjas, crudas		Frutos de la pasión, crudos
		Toronja, cruda	Melón casaba, crudo		Plátanos, crudos
			Melocotones, crudos		Aguacates, crudos
			Uvas, crudas		Plátanos macho, cocido
			Manzanas silvestres, membrillos crudos		Panapén, crudo
					Tamarindos, crudos
					Caquis, crudos
					Uva, melocotones y albaricoques secos

Tomada de Nutritiondata.com, que se basa en datos de la USDA National Nutrient Database for Standard Reference; con autorización.

TABLA 6-5	Potasio en jugos de fruta y verdura	
Fuente del jugo	**mg por taza (~240 mL)**	**mmol por cada 240 mL**
Arándano rojo	195	5.0
Manzana	275	7.0
Toronja	400	10
Naranja	465	12
Tomate	500	13

6-6	Contenido de potasio en las verduras

Contenido bajo de potasio	**Contenido elevado de potasio**
Espárragos	Alcachofas
Alubias (verdes o blancas)	Brotes de bambú
Repollo	Alubias y lentejas
Zanahorias	Remolachas
Coliflor	Brócoli, coles de Bruselas
Apio	Col china, verduras de hoja verde
Maíz	Colirrábano
Pepino	Zetas
Berenjena	Nabos
Col rizada	Papas (blancas o dulces)
Lechuga	Calabaza
Mezclas de verduras	Colinabo
Quingombó	Espinacas
Cebollas	Calabacín (Hubbard)
Guisantes	Tomates
Pimientos	
Rábano	
Ruibarbo	
Calabaza de verano	
Berro	
Castañas de agua	
Calabacín (Zucchini)	

Modificada con autorización de la página web de la U.S. National Kidney Foundation: https://www.kidney.org/atoz/content/potassium.

Potasio en las verduras

Las verduras contienen cantidades elevadas y muy elevadas de potasio con relación a las calorías que aportan. En la tabla 6-6 se muestra una lista de verduras con contenido bajo y elevado de potasio. Los tomates son altos en potasio, y se consumen frescos, en jugo, en puré y salsa de tomate para diversos platos de pasta. Los tomates deshidratados que en ocasiones se consumen como bocadillo se deben evitar. Otras verduras con elevado contenido de potasio se cree que tienen efectos beneficiosos para la salud. Reducir el tamaño de las porciones de esas verduras, aunque no necesariamente evitarlas por completo, debería ser una estrategia para disminuir el potasio en la dieta.

Método de cocción de los alimentos y sopas

Puede haber marcadas diferencias en el contenido de potasio de un alimento dependiendo del método de preparación. Métodos de procesamiento como la doble cocción (ver más adelante) pueden reducir el potasio. Por otro lado, tomar una gran cantidad de un alimento determinado y cocinarlo para una sopa o una salsa puede tener como resultado un plato muy rico en potasio. A modo de ejemplo, ½ taza de rodajas de tomate fresco contiene 186 mg de potasio, mientras que ½ taza de salsa de tomate contiene 387 mg de potasio.

Verduras enlatadas frente a verduras frescas

Las verduras frescas son bajas en sodio y altas en potasio y las enlatadas son altas en sodio aunque pueden ser bajas en potasio. Se pueden encontrar verduras enlatadas bajas en sodio, por lo que se debe animar a los pacientes a que utilicen estos productos cuando la hiperpotasemia sea un problema.

Cómo eliminar parte del potasio de las papas y tubérculos

Las papas y camotes y otros tubérculos similares tienen un contenido de potasio relativamente elevado (tabla 6-3). El siguiente método de cocción al vapor (Burrowes y Ramer, 2006, 2008) eliminará una cantidad importante (aproximadamente 50%) del potasio de esos alimentos:

- Se pela (la piel contiene una cantidad elevada de potasio).
- Se corta en trozos pequeños (de aproximadamente 3 mm de grosor).
- Se cuece durante al menos 10 min en una cazuela grande con agua.
- Se tira el agua, se vuelve a llenar la cazuela con agua limpia y se vuelve a cocer hasta que estén listas.

Contenido de potasio de otros alimentos distintos a las frutas y las verduras

Ver tabla 6-7.

Grupo del pan y la pasta

En general, el arroz, los tallarines, la pasta y el pan no contienen grandes cantidades de potasio, con la excepción del pan y la pasta elaborados con cereales integrales, que pueden tener un mayor contenido de potasio. Los cereales de desayuno ricos en fibra y que contienen salvado tienen un elevado contenido de potasio y fosfato. Una vez más, estamos ante un ejemplo de una situación en la que debe reducirse el consumo de "alimentos saludables".

Productos lácteos

Éstos son ricos en potasio y en fósforo.

Frutos secos

Los frutos secos son altos en potasio. Los cacahuates (una leguminosa) y la mantequilla de cacahuate también son ricos en potasio.

TABLA 6-7	Contenido de potasio en alimentos distintos a frutas y verduras	
Menor contenido de potasio	**Mayor contenido de potasio**	
Arroz	Pasta y panes de grano integral	
Tallarines	Cereales con salvado	
Pasta	Leche, yogurt, queso	
Panes refinados	Nueces y semillas	
Tartas sin chocolate ni frutas ricas en potasio	Caldos sin sal y para sopas	
Galletas sin frutos secos ni chocolate	Sustitutos de sal	

Chocolate

El chocolate se está promocionando como un nuevo alimento saludable beneficioso para el aparato cardiovascular. El chocolate es moderadamente rico en potasio y es abundante en oxalato, por lo que puede empeorar la nefrolitiasis por oxalato. Los pacientes con propensión a la hiperpotasemia deben consumir chocolate con moderación.

Potasio en la sal y sus sucedáneos

En los supermercados existe una gran cantidad de opciones para sazonar los alimentos, muchas de las cuales contienen sodio o potasio en cantidades variables. Por lo tanto, se deben revisar con cuidado las etiquetas y la composición de los aderezos para cerciorarse de que el producto sea seguro para pacientes con ERC. Los pacientes con propensión a la hiperpotasemia deben evitar todos los sucedáneos de la sal que contengan potasio (ver tabla 6-2).

Potasio en sopas y otros alimentos comerciales bajos en sodio

En algunas sopas y en otros alimentos bajos en sodio, el fabricante ha sustituido el sodio por potasio para mantener un sabor salado. Los pacientes con propensión a la hiperpotasemia deben utilizar estos productos con precaución y deben informarse primero sobre su contenido de potasio.

Fuentes de potasio que el médico puede pasar por alto

Como la mayor parte de los pacientes con ERC tienen otras comorbilidades, en algún momento se les han dado consejos dietéticos que no tienen nada que ver con las nefropatías. Este consejo puede llevar a que el paciente consuma alimentos ricos en potasio que el médico haya pasado por alto. Entre los ejemplos se encuentran:

- El paciente con hipertensión, desde hace años, puede haber recibido un diurético inductor de pérdida de potasio; por eso se le ha dicho que "coma un plátano y beba un jugo de naranja al día". Puede que se haya cambiado el diurético con la progresión de la ERC, pero nadie le ha dicho al paciente que deje de ingerir por la mañana estas frutas altas en potasio.
- El paciente con insuficiencia cardiaca congestiva al que se le ha aconsejado que evite la sal, pero su cardiólogo le ha dicho que puede utilizar en su lugar un sucedáneo de la sal que contiene potasio.
- El paciente con diabetes desde hace 20 años que siempre ha tomado jugo de naranja para tratar la hipoglucemia porque es lo que le dijeron hace años que consumiera. Ahora, con una ERC avanzada, el paciente tiene más episodios de hipoglucemia y sigue tratando estas glucemias bajas con jugo de naranja.

Además, y aunque esta fuente tiene poco que ver con la comorbilidad, el tabaco para mascar puede ser causa de hiperpotasemia.

CONCLUSIONES

Los pacientes se sienten confusos y frustrados cuando intentan reducir el potasio en la dieta, especialmente si múltiples profesionales sanitarios les dicen lo que no deben comer. Incluso las listas de dietas de fuentes de prestigio pueden ofrecer información contradictoria, pues el contenido de potasio depende de la cantidad de los alimentos consumidos y de la forma en la que se preparan. Los pacientes necesitan la orientación de nutriólogos con experiencia en nefrología para ayudarles a separar la verdad del mito. Los pacientes con enfermedad renal pueden enfrentarse a muchos retos cuando se les aconseja que reduzcan múltiples nutrientes de la dieta. Asimismo, es especialmente difícil equilibrar las restricciones de minerales a la vez que se intentan seguir las directrices dietéticas para otras enfermedades médicas, como cardiopatías y diabetes. Los profesionales sanitarios deben ser entrenadores de alimentos, no policías, y deben ayudar a sus pacientes a hacer todo lo que puedan con las herramientas y recursos de que disponen.

Bibliografía y lecturas recomendadas

Academy of Nutrition and Dietetics. Chronic kidney disease (CKD) evidence-based nutrition practice guideline. Executive summary. 2010. Available from https://www.andeal.org/category.cfm?cid=14. Accessed April 26, 2018.

Beer-Borst S, Luta X, Hayoz S, *et al.* Study design and baseline characteristics of a combined educational and environmental intervention trial to lower sodium intake in Swiss employees. *BMC Public Health.* 2018;18:421.

Burrowes JD, Ramer NJ. Removal of potassium from tuberous root vegetables by leaching. *J Ren Nutr.* 2006;16:304-311.

Burrowes JD, Ramer NJ. Changes in potassium content of different potato varieties after cooking. *J Ren Nutr.* 2008;18:530-534.

Cordain L, Eaton SB, Sebastian A, *et al.* Origins and evolution of the Western diet: health implications for the 21st century. *Am J Clin Nutr.* 2005;81:341-354.

Cupisti A, Kovesdy CP, D'Alessandro C, *et al.* Dietary approach to recurrent or chronic hyperkalaemia in patients with decreased kidney function. *Nutrients.* 2018;10: E261. doi: 10.3390/nu10030261.

Daugirdas JT. Potential importance of low-sodium bread and breakfast cereal to a reduced sodium diet. *J Ren Nutr.* 2013;23:1-3.

Gazzaniga DA. The No-Salt, Lowest-Sodium Cookbook. New York: St. Martin's Press; 2002.

Karanja NM, Obarzanek E, Lin PH, *et al.* Descriptive characteristics of the dietary patterns used in the dietary approaches to stop hypertension trial. DASH Collaborative Research Group. *J Am Diet Assoc.* 1999;99:S19-S27.

Kidney Disease Outcomes Quality Initiative (K/DOQI). K/DOQI clinical practice guidelines on hypertension and antihypertensive agents in chronic kidney disease. *Am J Kidney Dis.* 2004;43:S1-S290.

Mattes RD, Donnelly D. Relative contributions of dietary sodium sources. *J Am Coll Nutr.* 1991;10:383-393.

Micha R, Wallace SK, Mozaffarian D. Red and processed meat consumption and risk of incident coronary heart disease, stroke, and diabetes mellitus: a systematic review and meta-analysis. *Circulation.* 2010;121:2271-2283.

Nerbass FB, Pecoits-Filho R, McIntyre NJ, *et al.* Demographic associations of high estimated sodium intake and frequency of consumption of high-sodium foods in people with chronic kidney disease stage 3 in England. *J Ren Nutr.* 2014;24:236-242.

Parpia AS, L'Abbé M, Goldstein M, *et al.* The impact of additives on the Phosphorus, Potassium, and Sodium content of commonly consumed meat, poultry, and fish products among patients with chronic kidney disease. *J Ren Nutr.* 2018;28:83-90.

Shepherd R, Farleigh CA, Wharf SG. Limited compensation by table salt for reduced salt within a meal. *Appetite.* 1989;13:193-200.

Shoham DA, Vupputurri S, Kshirsagar AV. Chronic kidney disease and life course socioeconomic status: a review. *Adv Chronic Kidney Dis.* 2005;12:56-63.

U.S. Department of Agriculture. Household food security in the United States in 2015. Available from https://www.ers.usda.gov/publications/pub-details/?pubid=79760. Accessed April 26, 2018.

U.S. Department of Agriculture. Nutrient data laboratory. National nutrient database. Available from https://ndb.nal.usda.gov/ndb. Accessed April 26, 2018.

U.S. Food and Drug Administration. Changes to the nutrition facts label. Available from https://www.fda.gov/food/guidanceregulation/guidancedocumentsregulatoryinformation/labelingnutrition/ucm385663.htm. Accessed April 26, 2018.

Young EW, Mauger EA, Jiang KH, *et al.* Socioeconomic status and end-stage renal disease in the United States. *Kidney Int.* 1994;45:907-911.

7

Ingesta de proteínas

Laetitia Koppe y Denis Fouque

El manejo nutricional en la enfermedad renal crónica (ERC) tiene una meta triple: proteger la función renal, prevenir las alteraciones metabólicas y evitar la pérdida de proteínas-energía. En este sentido, hay datos que muestran que tomar una cantidad relativamente baja de proteínas puede ser beneficioso para pacientes con ERC, en especial en relación con una reducción de la proteinuria. Aún sigue habiendo discrepancias sobre si una dieta baja en proteínas puede retrasar la progresión de la enfermedad renal crónica. En algunos pacientes con ERC esa dieta puede empeorar el estado nutricional si no se aplica adecuadamente, y siempre se debe tener en mente la magnitud global de las múltiples restricciones dietéticas a las que se enfrentan los pacientes con ERC. El objetivo es ofrecer al paciente de ERC educación, apoyo de un dietista y seguimiento médico frecuente para que pueda maximizar los efectos beneficiosos que ofrece una reducción moderada de la ingesta de proteínas.

¿CUÁLES SON LAS NECESIDADES HABITUALES DE PROTEÍNAS EN FUNCIÓN DE LA EDAD Y EL TAMAÑO CORPORAL?

En estudios nacionales extensos sobre la ingesta de proteínas en países occidentales, el consumo real depende de la edad, el peso corporal ideal (PCI) y el sexo. Por ejemplo, en el National Health and Nutrition Examination Survey (NHANES) el promedio de la ingesta diaria de proteínas fue de 91 g/día en adultos jóvenes (1.35 g/kg por día), en comparación con 66 g al día (1 g/kg por día) en pacientes mayores de 70 años. Los hombres jóvenes consumen más proteínas (1.5 g/kg por día) que las mujeres jóvenes (1.2 g/kg por día), aunque la diferencia entre sexos se reduce a medida que las personas se hacen mayores, de modo que los hombres y las mujeres mayores de 70 años consumen cantidades similares, aproximadamente 1 g/kg por día. En pacientes con etapas más avanzadas de ERC, el consumo diario de proteínas promedia 0.85 g/kg por día (Garg, 2001; Kopple, 2000).

Ingesta de proteínas mínima diaria recomendada

Diversos organismos internacionales, como la Organización Mundial de la Salud, han elaborado sugerencias sobre la cantidad diaria recomendada (CDR) mínima para el consumo de proteínas; que es el nivel que asegurararía que casi todas las personas mantuvieran el equilibrio de nitrógeno y un peso corporal estable. En general, se está de acuerdo en que la CDR mínima para la ingesta de proteínas es de 0.8 g/kg al día. Esta recomendación asume que se ingieren proteínas de origen vegetal y animal (Rand, 2003). Habitualmente, la CDR de proteínas es la misma para ambos sexos y no difiere por la edad en adultos. Sin embargo, para adultos saludables se ha sugerido una dieta con un contenido de proteínas más alto (1.0 a 1.2 g/kg por día) y al menos 1.2 a 1.5 g/kg por día en pacientes con transtornos crónicos para contrarrestar el hipercatabolismo inducido por la enfermedad y la sarcopenia (Deutz, 2014).

Peso corporal ajustado

De acuerdo con las directrices nutricionales del año 2000 de la Kidney Disease Outcomes Quality Initiative (KDOQI), se debe utilizar el PCI (menos el peso de cualquier líquido de edema, es decir, el peso corporal sin edema) para el cálculo de las necesidades de proteínas y de energía sólo cuando este peso está entre 95 y 115% la mediana del peso corporal estandarizado (PCest). El PCest es el peso normal de los estadounidenses sanos de sexo, edad, estatura y complexión similares, obtenido a través del NHANES II. En el otro caso, se debe utilizar un peso corporal ajustado (PCajus). La ecuación es:

$$PCajus = PCI + (PCest - PCI) \times 0.25$$

Ejemplo 1 (paciente con obesidad): el peso corporal real de un paciente de 60 años de edad y 183 cm (72 pulg) de altura es 136 kg (300 libras). No tiene edema. ¿Cuál es el peso corporal ajustado?

El primer paso es buscar la mediana del peso estándar para este paciente. Si es estadounidense, se puede utilizar la tabla de datos del estudio NHANES II (Apéndice 2). Asumiendo una complexión media, la mediana del peso para hombres de 55 a 74 años que miden 183 cm de altura es 81 kg.

$$PCajus = 136 + (81 - 136) \times 0.25 = 123 \text{ kg}$$

Por lo tanto, la CDR de proteínas de este paciente, asumiendo 0.8 g/kg, sería 0.8 × 123 = 98 g, en lugar de 0.8 × 136 = 110 g. En pacientes que pesen aún más, probablemente no se deba superar una ingesta máxima de proteínas de 100 g al día.

Ejemplo 2 (paciente muy delgado): se asume que este hombre de la misma complexión, edad y altura tiene un peso corporal real sin edema de 70 kg (155 libras), mientras que la mediana del peso estándar era 81 kg. En este caso:

$$PCajus = 70 + (81 - 70) + 0.25 = 73 \text{ kg}$$

Por lo tanto, la CDR de proteínas sería 0.8 × 73 = 58 g, en lugar de 0.8 × 70 = 56 g al día.

Necesidades de ingesta de proteínas en función del consumo de energía

No se puede analizar la necesidad de ingesta de proteínas en ausencia del consumo de energía; en pacientes con una ingesta subóptima de energía, lo que puede incluir a muchos pacientes con ERC, la ingesta mínima necesaria de proteínas puede ser mayor. El consumo habitual de energía de pacientes con ERC no difiere del de las personas con función renal normal y está en el intervalo de 30 a 35 kcal/kg al día para garantizar un equilibrio metabólico óptimo. En este caso, es aceptado (aunque no demostrado) que los pacientes de mayor edad tienen un requerimiento energético dietético menor debido a la pérdida de masa corporal magra y una menor actividad física. Las guías KDOQI establecen que los pacientes con ERC avanzada < 60 años de edad deben consumir 35 kcal/kg

al día, mientras que en los pacientes ≥ 60 años de edad, la ingesta recomendada se reduce a 30 kcal/kg al día (Kopple, 2001).

Calidad de las proteínas y aminoácidos esenciales

Las proteínas del cuerpo humano están formadas principalmente por 20 aminoácidos. De éstos, se considera que ocho son esenciales en los adultos,
porque el cuerpo no los sintetiza: fenilalanina, valina, treonina, triptófano,
isoleucina, metionina, leucina y lisina. Además, hay otros cuatro –histidina,
tirosina, cisteína y arginina– que son necesarios en los alimentos para niños
en periodo de crecimiento. Si no está disponible algún aminoácido esencial
(AAE), el cuerpo no puede utilizar las proteínas ingeridas cualitativamente
deficientes para formar nuevas proteínas, sino que, posteriormente, serán
desaminadas y convertidas en hidratos de carbono y grasas.

Los alimentos de origen animal y vegetal contienen AAE, aunque
algunas fuentes incluyen conjuntos de AAE más completos que otras. Las
fuentes particularmente buenas de AAE son la leche, los huevos, la carne
y el pescado. Las fuentes vegetales casi completas que no se consumen en
forma habitual son cereales como amaranto, trigo sarraceno y quinoa. Las
proteínas de soya son relativamente completas, aunque son ligeramente
deficitarias en los aminoácidos azufrados metionina y cisteína. Los cereales son bajos en lisina, aunque las legumbres tienen alto contenido, lo que
constituye el fundamento de combinar cereales y legumbres en una dieta
vegetariana equilibrada. Las dietas veganas pueden aportar un conjunto
completo de aminoácidos, aunque se deben consumir combinaciones de
diferentes alimentos vegetales para garantizar el suministro de todos los
AAE. La CDR de proteínas asume que se consume una mezcla de alimentos de origen animal y vegetal que aporta las cantidades necesarias de todos los AAE.

¿CUÁLES SON LOS RIESGOS DE SARCOPENIA Y OSTEOPOROSIS EN ADULTOS MAYORES Y CUÁL ES SU RELACIÓN CON LA INGESTA DE PROTEÍNAS?

Sarcopenia

El envejecimiento se acompaña de cambios en la composición corporal,
con un aumento gradual en la proporción de masa adiposa y una reducción en la masa magra. La masa magra es la principal reserva de proteínas
y desempeña un papel importante en el movimiento, la regulación del
metabolismo y el almacenamiento de energía. La sarcopenia es la pérdida
de tejido muscular que se produce como parte natural del envejecimiento
y de la enfermedad. Todavía no se conocen sus mecanismos y factores de
riesgo. Hay datos sólidos que relacionan con la edad la reducción de la
actividad física con la aparición de sarcopenia, y parece que es el factor
más importante. El aumento moderado de la ingesta diaria de proteínas
de 0.8 a 1 g/kg al día puede potenciar el anabolismo muscular durante el
ejercicio, reduciendo de esta forma la pérdida progresiva de masa muscular con la edad. (Campbell y Leidy, 2007; Tieland, 2012).

Osteoporosis

En algunos estudios epidemiológicos una mayor ingesta de proteínas
con la dieta se asocia a un menor riesgo de osteoporosis y fractura de
cadera (Misra, 2011). De forma similar, un índice de masa corporal en el

intervalo de sobrepeso en adultos mayores se asocia con una mayor densidad ósea que un índice de masa corporal en el intervalo normal. Sin embargo, sigue habiendo controversia del efecto de la ingesta de proteínas con la dieta en el riesgo de osteoporosis y fractura, y en un metaanálisis reciente sólo la densidad mineral ósea de la columna lumbar mostró evidencia moderada que apoya los beneficios de una mayor ingesta proteínica (Shams-White, 2017).

Proteínas, carga ácida y hueso

Cuando se metabolizan las proteínas se genera una carga ácida como consecuencia de la degradación de sus aminoácidos que contienen fósforo y azufre. La carga ácida aumenta la excreción de calcio por la orina y tiene un efecto catabólico sobre el hueso, por lo que es perjudicial para la salud ósea. El grado de carga ácida asociada con las proteínas vegetales es menor que el de las proteínas animales, pero se ha demostrado que las dietas vegetarianas contienen menores cantidades de calcio, vitamina D, vitamina B_{12} y ácidos grasos omega-3, todos tienen funciones importantes en el mantenimiento de la salud ósea. Actualmente aún no se ha resuelto el debate sobre si es mejor la ingesta de proteínas animales o vegetales en relación con el mantenimiento de la salud ósea (Tucker, 2014).

¿CUÁLES SON LOS MECANISMOS TEÓRICOS MEDIANTE LOS CUALES LA REDUCCIÓN DE LA INGESTA DE PROTEÍNAS PODRÍA RETRASAR LA PROGRESIÓN DE LA ENFERMEDAD RENAL CRÓNICA?

Se piensa que el principal mecanismo mediante el cual una dieta baja en proteínas retrasa la progresión de la ERC es la reducción del grado de proteinuria, y estableciendo un mejor control de la presión arterial (PA), los principales determinantes de la progresión de la ERC (tabla 7-1). Además, una ingesta elevada de proteínas se asocia habitualmente con un mayor consumo de fósforo, sodio y grasas saturadas, sustancias que pueden afectar negativamente de forma directa o indirecta, el funcionamiento renal y metabolismo óseo. Además, la resistencia a la insulina y el estrés oxidativo, que pueden influir en el riesgo de enfermedades cardiovasculares y renales, puede mejorar con una dieta con un menor contenido de proteínas. Por último, existe evidencia de que la ingesta de proteína influye en las concentraciones y producción de toxina urémica como se detalla más adelante.

TABLA 7-1	Posibles efectos benéficos frente a los riesgos de una dieta con restricción de proteínas en pacientes con enfermedad renal crónica
Efectos beneficiosos	**Precauciones**
Reducción de la proteinuria	Empeoramiento de la sarcopenia
Retraso de la progresión (pacientes no diabéticos)	Disminución de la densidad ósea y aumento del riesgo de fractura
Reducción del aporte de fosfato	
Disminución de la ingesta de sodio y de la presión arterial	
Disminución del aporte de ácidos	
Disminución de la ingesta de grasas saturadas	
Mejora de la sensibilidad a la insulina	
Disminución de la producción de la toxina urémica	

Producción de toxinas urémicas

La ERC se caracteriza por la acumulación de toxinas que el riñón no es capaz de eliminar. La utilización de una dieta baja en proteínas se basó inicialmente en la idea de que una reducción en la degradación de aminoácidos y en la síntesis de urea resultaría en una menor acumulación de urea. Aunque durante mucho tiempo se consideró que su toxicidad era insignificante, la urea está resurgiendo como una toxina urémica a medida que más estudios han demostrado toxicidad directa (aumento del estrés oxidativo) e indirecta (por carbamilación de proteínas) de la urea (Lau y Vaziri, 2017). Otras toxinas urémicas son producidas por la degradación de aminoácidos por la microbiota intestinal, incluyendo el p-cresil sulfato (PCS) y el indoxyl sulfato (IS); estos dos últimos, en particular, han sido asociados con morbilidad y mortalidad en pacientes con ERC. La trimetilamina-N-óxido (TMAO), un producto de la degradación de la colina y la L-carnitina (que provienen de proteínas animales como la carne roja y los huevos), también se relacionan con complicaciones cardiovasculares. El IS, el PCS y la TMAO tienen efectos nocivos sobre la función renal y los parámetros metabólicos.

Datos recientes resaltan que la uremia se asocia con la modificación de la microbiota intestinal, lo cual podría aumentar enormemente la transformación de aminoácidos a toxinas urémicas. El flujo de urea y otras toxinas, así como las alteraciones en el pH debidas a la producción local de amonio, ejercen una presión selectiva sobre la luz intestinal, resultando en la expansión de bacterias que expresan ureasa, uricasa y enzimas formadoras de indol y p-cresol. La ingesta de proteínas, la microbiota intestinal y la producción de toxinas urémicas están muy relacionadas. Para demostrar la importancia de la dieta sobre los niveles intestinales de metabolitos urémicos, Patel (2012) demostró que las tasas de producción de PCS e IS eran marcadamente más bajas en vegetarianos en comparación con individuos que consumían una dieta sin restricciones. Esta diferencia podría explicarse por el hecho de que la población vegetariana tiene una ingesta de proteínas reducida. Dos estudios confirman que una dieta muy baja en proteínas, complementada con cetoanálogos (Cas), redujo los niveles séricos de IS y PCS en pacientes con ERC y en adultos sanos (Marzocco, 2013; Poesen, 2015). A la fecha se desconoce la influencia de la dieta baja en proteínas en la microbiota intestinal. Una dieta baja en proteínas minimiza la acumulación de urea y otras toxinas, y esto sugiere un beneficio clínico en términos de reducir la progresión de ERC.

Un factor que modula la tasa a la cual las bacterias intestinales generan toxinas urémicas es el tiempo de tránsito intestinal. En pacientes con evacuaciones frecuentes, simplemente hay menos tiempo para que las bacterias generen toxinas urémicas, y éste puede ser un mecanismo mediante el cual las dietas con alto contenido de fibra se asocian con un beneficio cardiovascular en la población general (Park, 2011). En pacientes con ERC, el consejo dietético que limita el consumo de fibra y líquido, junto con la falta de actividad física, se unen para prolongar marcadamente el tiempo de tránsito gastrointestinal. Al menos existe un estudio que muestra que una ingesta de fibra alta se asocia con niveles sanguíneos de IS y PCS relativamente más bajos (Rossi, 2015). El índice de proteínas-fibra en la dieta se relaciona con los niveles circulantes de IS y PCS en los pacientes con ERC (Rossi, 2015). Si esta asociación demuestra ser dependiente de una reducción en el tiempo de tránsito intestinal, esto apuntaría a la importancia de mantener evacuaciones regulares y evitar el estreñimiento en los pacientes con ERC. De forma interesante, la hiperpotasemia (pero no la ingesta de potasio en la dieta) puede estar relacionada con el extreñimiento, como lo sugiere St-Jules (2016).

Reducción de la proteinuria y lentificación de la progresión de la enfermedad renal crónica

La carga oral de proteínas y la infusión de aminoácidos aumentan de forma rápida y transitoria la tasa de filtración glomerular (TFG). Los aumentos crónicos de la TFG a lo largo del tiempo, como se ha observado en la diabetes y la obesidad grave, pueden producir microalbuminuria y en último término deterioro de la función renal. Desde el punto de vista clínico, una dieta baja en proteínas reduce la proteinuria (Gansevoort, 1995; Kaysen, 1988; Walser, 1996). Esta disminución es importante porque la proteinuria es un factor de riesgo independiente de la enfermedad renal progresiva. Aunque la reducción de la proteinuria se consigue sobre todo con inhibidores de la enzima convertidora de angiotensina o antagonistas del receptor de la angiotensina, y añadir una dieta baja en proteínas confiere una protección adicional al riñón y puede retrasar la progresión a insuficiencia renal terminal (Locatelli y Del Vecchio, 1999; Gansevoort, 1995). En muchos estudios de pacientes con ERC en los que se consigue reducir la proteinuria, aunque no en todos, el cambio de la proteinuria a corto plazo (reducción porcentual y proteinuria residual) se correlaciona con la velocidad de progresión de la enfermedad renal posterior e identifica a los pacientes que probablemente se beneficien de una prescripción dietética. El mayor efecto beneficioso se observa en pacientes con elevada proteinuria inicial: cuanto mayor sea la reducción de la proteinuria, mayor será la protección renal (Brantsma, 2007).

Fosfato

Aunque los aminoácidos propiamente no contienen fósforo, el contenido de proteínas y de fósforo en los alimentos que comúnmente se ingieren están muy relacionados, de modo que los alimentos que contienen 1 g de proteína contienen, cerca de 11 a 15 mg de fósforo. Por este motivo, la reducción de la ingesta de proteínas disminuye la carga oral de fósforo. Se ha reportado una asociación directa e independiente entre los niveles séricos de fosfato y la mortalidad. Una ingesta de fosfato alta reduce la respuesta antiproteinúrica a una dieta baja en proteínas (Cozzolino, 2017; Di Iorio, 2013). Una ingesta diaria de fosfato de 800 mg al día es el límite máximo recomendado, que generalmente corresponde de 45 a 50 g de proteína (es decir, 0.8 g/kg de proteína al día en un adulto de 60 kg). El aumento en la ingesta de fósforo puede inducir una serie de cascadas fisiológicas, como el incremento en el factor 23 de crecimiento de fibroblastos. Este último se ha reportado como una toxina cardiaca (Faul, 2011) y se asocia con progresión de la ERC (Fliser, 2007). La ingesta de proteínas es un determinante significativo del factor 23 de crecimiento de fibroblastos (Di Iorio, 2012). En el capítulo 11 se exponen con más detalle aspectos prácticos del control del fosfato y las proteínas en la dieta.

Sodio y presión arterial (PA)

La reducción del consumo de proteínas puede ayudar a controlar la PA como consecuencia de la disminución de la ingesta de sodio en la dieta. El consumo de proteínas de origen animal, especialmente de carnes procesadas, así como de las salsas saladas que habitualmente se utilizan, se asocia con una ingesta elevada de sodio. En un estudio de PA en pacientes con ERC que recibían una dieta baja en proteínas complementada con cetoanálogos, la PA disminuyó desde 143/84 hasta 128/78 mm Hg. La reducción de 30% de la ingesta de proteínas se relacionó con una disminución de 30% del consumo de sodio (Bellizzi, 2007).

Perfil lipídico

Como una reducción de la ingesta de proteínas por lo general supone comer menos proteínas de origen animal (p. ej., carne y productos lácteos), hay una reducción asociada con la ingesta de grasas saturadas, lo que puede mejorar el perfil lipídico sérico. En un estudio, la reducción de la ingesta diaria de proteínas desde 1.1 hasta 0.7 g/kg al día durante 3 meses produjo un aumento de la concentración sérica de lipoproteína A-I y del cociente apo-A-I/apo-B, cambios que se consideran beneficiosos en relación con el riesgo cardiovascular (Bernard, 1996). El origen de las proteínas también realiza un papel en el perfil de lípidos, como se observa en un estudio reciente en pacientes con ERC, donde la sustitución con proteína de soya tuvo un efecto benéfico en la reducción de lípidos (Chen, 2005).

Resistencia a la insulina

Durante la evolución de la ERC a menudo se observa resistencia a la insulina, lo que empeora el control glucémico. Después de una dieta baja en proteínas durante 3 meses mejoró la sensibilidad a la insulina, disminuyeron la concentración sérica basal y las necesidades diarias de insulina, y hubo una reducción de la glucemia y de la producción endógena de glucosa (Gin, 1994). Hoy en día se han demostrado las implicaciones de las toxinas urémicas en la homeostasia de la glucosa. Por ejemplo, estudios han demostrado la función del PCS y la urea sobre la resistencia a la insulina porque podrían explicar los beneficios de una dieta baja en proteínas sobre la homeostasia de la glucosa, al reducir estas toxinas (Koppe, 2013; Koppe, 2016).

Aporte de ácidos

El metabolismo de las proteínas genera ácido, este efecto es más pronunciado con la ingesta de proteínas animales que con las dietas vegetarianas. En este sentido, hubo un aumento del bicarbonato sódico desde 24.2 hasta 26.5 mmol/L tras 1 año con una dieta muy baja en proteínas (0.3 g/kg al día) complementada con cetoanálogos (Chauveau, 1999). En el estudio Modification of Diet in Renal Disease (MDRD) la reducción obtenida de la ingesta de proteínas se asoció con un aumento del bicarbonato sódico (Mitch y Remuzzi, 2004). Un análisis *post hoc* del estudio MDRD mostró que los niveles bajos de bicarbonato en plasma aumentaron el riesgo de desenlaces como muerte por causa renal y mortalidad (Menon, 2010). El aumento del pH sanguíneo asociado con una dieta baja en proteínas pudiera ser responsable, en parte, de los efectos renoprotectores de una dieta con menor contenido en proteínas (Kalantar y Fouque, 2017).

¿CUÁLES SON LOS RESULTADOS DE LOS ESTUDIOS CLÍNICOS EN LOS EFECTOS DE UNA DIETA CON MENOR CONTENIDO DE PROTEÍNAS EN LA PROGRESIÓN DE LA ENFERMEDAD RENAL CRÓNICA?

Más de 100 estudios han evaluado los efectos de la reducción de la ingesta de proteínas en la ERC. Los más recientes son interesantes, entre los que hay 10 estudios aleatorizados y controlados (EAC) en pacientes no diabéticos y 13 EAC en pacientes diabéticos, y se puede encontrar un análisis exhaustivo de estos estudios en revisiones y metaanálisis (Fouque y Laville, 2009; Nezu, 2013). En más de 1 400 pacientes no diabéticos la reducción de la ingesta de proteínas produjo una disminución media del número de pacientes que iniciaron diálisis o que murieron durante el estudio de 40% (Fouque y Laville, 2009). En pacientes diabéticos, un reciente metaanálisis que reclutó a 779 pacientes (Nezu, 2013) resaltó que una dieta baja en proteínas se asoció con una mejoría significativa en la TFG; sin embargo, la proteinuria no fue diferente entre las dietas. Existen otros metaanálisis acerca de esta cuestión. El metaanálisis realizado por Pedrini (1996) reportó efectos benéficos de las dietas bajas en proteínas; sin embargo, combinaron estudios controlados, aleatorizados y estudios no aleatorizados de corte transversal. Otros dos metaanálisis (Pan, 2008; Robertson, 2007) no mostraron efectos significativos sobre la función renal. Estos resultados discrepantes pueden ser explicados por la diferencia en el número de estudios acumulados y el tamaño de la población. El apego satisfactorio a una dieta baja en proteínas se observa en 50% de los pacientes. Aunque los resultados de los estudios sobre los efectos de una dieta baja en proteínas sobre la tasa de progresión de insuficiencia renal siguen sin ser concluyentes, son altamente significativos cuando el inicio de la diálisis es el desenlace primario.

¿CUÁLES SON LAS RECOMENDACIONES DE LAS ACTUALES GUÍAS SOBRE LA INGESTA DE PROTEÍNAS EN LA ENFERMEDAD RENAL CRÓNICA?

Los diversos grupos que han publicado guías sobre la ERC han llegado a recomendaciones diferentes en relación con la magnitud de la restricción de las proteínas en la dieta de pacientes con ERC. Esas guías se resumen en la tabla 7-2. Todas proponen una restricción leve de proteínas en pacientes con ERC, hasta el nivel de la CDR (0.8 g/kg al día) o ligeramente menor, y la KDOQI propone una dieta con una restricción de las proteínas más importante, hasta 0.6 g/kg en pacientes con una TFG normalizada < 25 mL/min por 1.73 m^2. La International Society of Renal Nutrition and Metabolism (ISRNM) sugiere una ingesta de proteínas de 1 g/kg al día en pacientes enfermos. Sin embargo, todos estos grupos elaboradores de directrices están preocupados por el riesgo de desnutrición asociado con las dietas con menor contenido de proteínas, e insisten en la necesidad de mantener una ingesta calórica elevada y de revisar el consumo dietético con frecuencia. A pesar de que varios estudios confirman que las dietas bajas en proteínas son nutricionalmente seguras (Bellizzi, 2015; Chauveau, 2009), algunas guías desaconsejan en especial el uso de una dieta muy baja en proteínas en pacientes con ERC.

USO DE CETOANÁLOGOS DE AMINOÁCIDOS

En los últimos 60 años se han estudiado diversos niveles de restricción de las proteínas. De hecho, el metabolismo proteínico del adulto sano o con ERC permite la adaptación a una ingesta de tan sólo 0.3 g/kg al día de proteínas si se aporta energía y AAE. Para evitar los déficits nutricionales, los suplementos pueden añadirse como comprimidos de AAE o Cas de aminoácidos si los niveles de ingesta de proteínas están por debajo de los 0.6 g/kg al día (Aparicio, 2012). Después de su transaminación, los Cas pueden volver a captar nitrógeno desde los productos urémicos endógenos de desecho y éste puede ser utilizado para sintetizar los correspondientes AAE. La adición de AAE o

| | TABLA 7-2 | Recomendaciones de restricción de proteínas en pacientes con enfermedad renal crónica | | |

Guía	Última actualización	Subgrupo específico de pacientes	Ingesta de proteínas diaria recomendada	Comentarios
KDOQI Nutrition	2000	TFG[a] < 25, pacientes no en diálisis todavía	0.6 g/kg o hasta 0.75 g/kg en pacientes que no toleren 0.6 g/kg	50% de las proteínas deben tener un elevado valor biológico (directriz núm. 24); la directriz núm. 25 recomienda una ingesta energética diaria de 35 kcal/kg en pacientes mayores de 60 años, y de 30-35 kcal/kg en pacientes menores de 60 años
International Society of Renal Nutrition and Metabolism	2013	CKD	0.6-0.8 g/kg al día En caso de enfermedad, entonces 1.0 g/kg al día (en base al peso corporal ideal [PCI])	Más de 50% de proteína de alto valor biológico (fuentes de proteínas completas que contengan el espectro completo de aminoácidos esenciales)
KDOQI Diabetes y CKD	2007	Diabetes y ERC en estadios 1-4 (TFG > 15)	0.8 g/kg	De las proteínas, 50-75% deben tener un elevado valor biológico
CARI Nutrition and Growth in Renal Disease	2005		No menor de 0.75 g/kg PCI	De las proteínas, 50-66% deben tener un elevado valor biológico; la ingesta energética diaria debe ser 35 kcal/kg de PCI
British Renal Association	2010	ECR	0.75 g/kg	Ingesta energética diaria de 30-35 kcal/kg de PCI dependiendo de la edad y la actividad física
European Dialysis and Transplant Nurses Association/ European Renal Care Association	2003	ECR	0.6-1 g/kg, > 0.75 g/kg cuando TFG > 30	Las dietas con una gran restricción de proteínas (< 0.5 g/kg) precisan suplementos
Canadian Society of Nephrology	2008	ECR	0.80-1 g/kg	Se tiene la opinión de que no hay datos convincentes sobre la desaceleración de la progresión con ingestas diarias < 0.7 g/kg

[a] Todos los valores de TFG se expresan como mL/min/1.73 m².
CARI, Caring for Australasians with Renal Impairment; ERC, enfermedad renal crónica; TFG, tasa de filtración glomerular; KDOQI, Kidney Disease Outcomes Quality Initiative.
Nota: Vea en el capítulo 31 la descripción de las diversas guías estadounidenses e internacionales citadas en esta tabla.

Cas a una dieta baja en proteínas permite seleccionar una mayor variedad de alimentos porque los pacientes no están limitados únicamente a alimentos con proteínas de alta calidad, como carne y huevos. Si la ingesta de proteínas es mayor que las necesidades mínimas, por ejemplo, 0.7 a 0.8 g/kg al día, la adición de Cas no se seguirá de transaminación, y estos suplementos serán oxidados en lugar de ser incorporados a nuevas proteínas, lo cual representa un problema.

Actualmente, la efectividad y seguridad de la suplementación de Cas está en pleno auge. Inicialmente, el estudio más grande abordando los Cas, por ejemplo, el estudio MDRD, obtuvo resultados contradictorios: la dieta con restricción de proteínas sólo redujo en forma marginal el declive en la TFG; la ventaja fue pequeña y aparentemente causada por la restricción de proteínas, no por la suplementación de Cas. Sin embargo, un estudio controlado, aleatorizado grande publicado en 2016, sugirió que los Cas son nutricionalmente seguros y podrían diferir el inicio de la diálisis, atenuando las alteraciones metabólicas asociadas con la ERC; la suplementación con Cas pareció tener ventajas específicas (Garneata, 2016). Esto fue confirmado por un metaanálisis que indicó que una dieta muy baja en proteínas con suplementación con Cas podría retrasar la progresión de la ERC, reducir la hiperfosfatemia, prevenir el hiperparatiroidismo y beneficiar el control de la PA sin provocar desnutrición (Jiang, 2016).

¿CÓMO ADAPTAR LA INGESTA DE PROTEÍNAS EN RELACIÓN CON LA ETAPA DE ENFERMEDAD RENAL CRÓNICA, DEBEMOS PREFERIR LAS PROTEÍNAS VEGETALES?

En varios estudios se han evaluado diferentes niveles de restricción de proteínas (Fouque y Laville, 2009). El estado nutricional de los pacientes luego de una dieta muy baja en proteínas suplementada (0.3 g/kg al día) se conserva tras iniciar la hemodiálisis o recibir un trasplante renal (Aparicio, 2000, 2001; Vendrely, 2003). Un año después del inicio de la diálisis, la supervivencia de estos pacientes fue tan buena o mejor que la de los pacientes que no recibieron una dieta baja en proteínas y suplementos de Cas (Vendrely, 2003).

Hasta la fecha, no hay ningún nivel óptimo de restricción proteínica; no obstante, desde el punto de vista metabólico, es tentador afirmar que es mejor una mayor restricción. Un análisis de subgrupos basado en el nivel de restricción proteínica, aunque se definió después de haber realizado los estudios, indica que las dietas con mayor restricción (0.3 a 0.6 g de proteínas por kg al día) se asociaron con más efectos beneficiosos que las dietas menos restrictivas (Fouque y Laville, 2009). El grado de restricción de las proteínas se debe elegir según la aceptación del paciente concreto y las habilidades y la disponibilidad de los dietistas, además del estado nutricional inicial.

No hay ningún fundamento metabólico, nutricional ni de base científica para reducir progresivamente la ingesta de proteínas de acuerdo con el estadio de la ERC o con la rapidez de su progresión. En nuestra opinión, se debe iniciar la optimización de la dieta en fases relativamente tempranas de la ERC, es decir, cuando la TFG normalizada disminuya de 60 a 50 mL/min, porque con este nivel de función renal están presentes muchos trastornos metabólicos.

Las dietas veganas-vegetarianas están siendo adoptadas cada vez por más personas, estableciendo de esta forma las bases para una integración más sencilla de una restricción moderada de proteínas. Más aún, los resultados de estudios pequeños sugieren que la dieta con proteínas de origen vegetal, en comparación con la de proteínas de origen animal, puede retrasar la progresión de la ERC, proteger al endotelio vascular, ayudar a controlar la PA elevada, mejorar la homeostasia del fósforo y reducir la proteinuria (Gluba-Brzózka, 2017; Zhang, 2014). Sin embargo, estos beneficios potenciales aún tienen que demostrarse en estudios controlados aleatorizados grandes.

¿LA PRESENCIA DE PROTEINURIA MARCADA MODIFICA LA RECOMENDACIÓN DE RESTRICCIÓN DE PROTEÍNAS?

No es necesario aumentar las recomendaciones de ingesta de proteínas en pacientes con proteinuria. De hecho, en ellos hay una relación positiva evidente entre la ingesta de proteínas y la proteinuria (Kaysen, 1988), y el aumento en el consumo de proteínas inducirá elevación de la proteinuria. Incluso cuando haya proteinuria nefrótica, el inicio de una dieta baja en proteínas reducirá la proteinuria y aumentará la albúmina sérica. Si se produce desnutrición en el síndrome nefrótico grave, los mecanismos son mucho más complejos que la simple pérdida renal de 5 a 10 g de proteínas al día, que puede reponerse con la ingesta de una o dos claras de huevo; por este motivo, la recomendación de consumo de proteínas en pacientes con proteinuria es de 0.6 a 0.8 g/kg al día de proteínas más 1 g diario de proteínas por cada 1 g de excreción diaria de proteínas en orina. Los mecanismos de la disminución proteínica en el síndrome nefrótico dependen más de factores catabólicos asociados con la enfermedad que de la pérdida urinaria de compuestos anabólicos (Maroni, 1997).

¿CÓMO SE DEBE VIGILAR LA INGESTA NUTRICIONAL EN LA ENFERMEDAD RENAL CRÓNICA?

En todos los pacientes con ERC, pero especialmente en aquellos con valores de TFG menores de 20 mL/min por 1.73 m^2 y en los que siguen un programa de restricción proteínica importante, se debe vigilar de cerca el estado nutricional, porque la desnutrición proteínica-energética puede empeorar súbitamente cuando la TFG disminuye hacia un intervalo en el que se puede inducir anorexia. En una situación ideal, la estrategia de seguimiento se aplica con ayuda de un dietista renal e incluye discusiones repetidas con el paciente sobre la dieta, cuestionarios estructurados de alimentos cuando sea necesario y un método denominado evaluación general subjetiva (*Subjective Global Assessment*). Los análisis de laboratorio deben incluir albúmina o prealbúmina sérica, además de colesterol (una disminución del colesterol sérico puede indicar una nutrición inadecuada) (tabla 7-3).

TABLA 7-3	Vigilancia nutricional

Cada mes durante 4 meses, después, trimestralmente:
    Entrevista dietética
        Elaborar un plan asistencial
        Adaptar la dieta a los gustos y la situación económica del paciente
    Registro domiciliario de alimentos durante 3 días
        Registro de la ingesta energética
    Urea urinaria de 24 h
        Ingesta estimada de proteínas

Trimestralmente:
    Peso corporal, antropometría (opcional), evaluación general subjetiva (opcional)
    Albúmina sérica, prealbúmina sérica, colesterol sérico

7-4	Ejemplo de vigilancia del apego del paciente con nitrógeno urinario con recolección de orina de 24 h

Ejemplo: paciente adulto estable, no catabólico, de 80 kg a quien se le prescribe restricción de proteínas en la dieta de 0.6 g/kg al día.

Aparición de nitrógeno urinario (ANU) diario del paciente en recolección de 24 h: 5.2 g

Añadir estimado de excreción no urinaria (ENU): $0.031 \times PC = 2.48$ g al día

Aparición total de nitrógeno (ATN):
ANU + ENU = 5.2 + 2.48 = 7.68 g/día

Estimado de la ingesta diaria de proteínas (IDP):
IDP = $6.25 \times$ ATN
    = 6.25×7.68
    = 48 g/día
IDP/kg = 48/80 = 0.6 g/kg
Evaluación: este paciente tiene apego a la dieta prescrita.

Para una discusión más completa acerca de este tema, consulte Masud T, Manatunga A, Cotsonis G, *et al.* The precision of estimating protein intake of patients with chronic renal failure. *Kidney Int.* 2002;62:1750-1756.

Evaluación general subjetiva

Esta evaluación es una puntuación basada en seis escalas: peso, ingesta con la dieta, síntomas digestivos, capacidad funcional, comorbilidades relacionadas con las necesidades nutricionales y exploración física (centrada en la pérdida de masa muscular y de grasa subcutánea y el edema) (Sacks, 2000).

APARICIÓN DE NITRÓGENO URINARIO

En una muestra de orina de 24 h y de determinar la excreción o aparición de nitrógeno urinario (ANU) diario, se puede utilizar la siguiente ecuación (Masud, 2002) para estimar la ingesta de nitrógeno:

$$\text{Ingesta de N (g/día)} = \text{ANU (g/día)} + 0.031 \times PC \text{ (kg)}$$

donde PC es el peso corporal real y ANU es la eliminación de nitrógeno ureico urinario en 24 h (tabla 7-4). Después, para convertir la ingesta de N en consumo de proteínas, se multiplica la de N por 6.25.

Bibliografía y lecturas recomendadas

Aparicio M, Bellizzi V, Chauveau P, *et al.* Keto acid therapy in predialysis chronic kidney disease patients: final consensus. *J Ren Nutr.* 2012;22:S22-S24.

Aparicio M, Chauveau P, De Précigout V, *et al.* Nutrition and outcome on renal replacement therapy of patients with chronic renal failure treated by a supplemented very low protein diet. *J Am Soc Nephrol.* 2000;11:708-716.

Bellizzi V, Calella P, Hernández JN, *et al.* Safety and effectiveness of low-protein diet supplemented with ketoacids in diabetic patients with chronic kidney disease. *BMC Nephrol.* 2018;19:110.

Bellizzi V, Chiodini P, Cupisti A, *et al.* Very low-protein diet plus ketoacids in chronic kidney disease and risk of death during end-stage renal disease: a historical cohort controlled study. *Nephrol Dial Transplant.* 2015;30:71-77.

Bellizzi V, Di Iorio BR, De Nicola L, *et al.* Very low protein diet supplemented with ketoanalogs improves blood pressure control in chronic kidney disease. *Kidney Int.* 2007;71:245-251.

Bernard S, Fouque D, Laville M, *et al.* Effects of low-protein diet supplemented with ketoacids on plasma lipids in adult chronic renal failure. *Miner Electrolyte Metab.* 1996;22:143-146.

Brantsma AH, Atthobari J, Bakker SJ, *et al.* What predicts progression and regression of urinary albumin excretion in the nondiabetic population? *J Am Soc Nephrol.* 2007;18:637-645.

Campbell WW, Leidy HJ. Dietary protein and resistance training effects on muscle and body composition in older persons. *J Am Coll Nutr.* 2007;26:696S-703S.

Chauveau P, Aparicio M, Bellizzi V, *et al.* European Renal Nutrition Working Group of the ERA-EDTA. Mediterranean diet as the diet of choice for patients with chronic kidney disease. *Nephrol Dial Transpl.* 2018;33:725-735.

Chauveau P, Barthe N, Rigalleau V, *et al.* Outcome of nutritional status and body composition of uremic patients on a very low protein diet. *Am J Kidney Dis.* 1999; 34:500-507.

Chauveau P, Couzi L, Vendrely B, *et al.* Long-term outcome on renal replacement therapy in patients who previously received a keto acid-supplemented very-low-protein diet. *Am J Clin Nutr.* 2009;90:969-974.

Chen ST, Ferng SH, Yang CS, *et al.* Variable effects of soy protein on plasma lipids in hyperlipidemic and normolipidemic hemodialysis patients. *Am J Kidney Dis.* 2005;46:1099-1106.

Cozzolino M, Foque D, Ciceri P, *et al.* Phosphate in chronic kidney disease progression. *Contrib Nephrol.* 2017;190:71-82.

Deutz NE, Bauer JM, Barazzoni R, *et al.* Protein intake and exercise for optimal muscle function with aging: recommendations from the ESPEN Expert Group. *Clin Nutr.* 2014;33:929-936.

Di Iorio BR, Bellizzi V, Bellasi A, *et al.* Phosphate attenuates the anti-proteinuric effect of very low-protein diet in CKD patients. *Nephrol Dial Transplant.* 2013;28:632-640.

Di Iorio B, Di Micco L, Torraca S, *et al.* Acute effects of very-low-protein diet on FGF23 levels: a randomized study. *Clin J Am Soc Nephrol.* 2012;7:581-587.

Faul C, Amaral AP, Oskouei B, *et al.* FGF23 induces left ventricular hypertrophy. *J Clin Invest.* 2011;121:4393-4408.

Fliser D, Kollerits B, Neyer U, *et al.* Fibroblast growth factor 23 (FGF23) predicts progression of chronic kidney disease: the Mild to Moderate Kidney Disease (MMKD) Study. *J Am Soc Nephrol.* 2007;18:2600-2608.

Fouque D, Laville M. Low protein diets for chronic kidney disease in non diabetic adults. *Cochrane Database Syst Rev.* 2009;CD001892.

Gansevoort RT, de Zeeuw D, de Jong PE. Additive antiproteinuric effect of ACE inhibition and a low-protein diet in human renal disease. *Nephrol Dial Transplant.* 1995;10:497-504.

Garg AX, Blake PG, Clark WF, *et al.* Association between renal insufficiency and malnutrition in older adults: results from the NHANES III. *Kidney Int.* 2001;60:1867-1874.

Garneata L, Stancu A, Dragomir D, *et al.* Ketoanalogue-supplemented vegetarian very low-protein diet and CKD progression. *J Am Soc Nephrol.* 2016;27:2164-2176.

Gin H, Combe C, Rigalleau V, *et al.* Effects of a low-protein, low-phosphorus diet on metabolic insulin clearance in patients with chronic renal failure. *Am J Clin Nutr.* 1994;59:663-666.

Gluba-Brzózka A, Franczyk B, Rysz J. Vegetarian diet in chronic kidney disease—a friend or foe. *Nutrients.* 2017;9:pii: E374.

Jiang Z, Zhang X, Yang L, *et al.* Effect of restricted protein diet supplemented with keto analogues in chronic kidney disease: a systematic review and meta-analysis. *Int Urol Nephrol.* 2016;48:409-418.

Kalantar-Zadeh K, Fouque D. Nutritional management of chronic kidney disease. *N Engl J Med.* 2017;377:1765-1776.

Kaysen GA. Albumin metabolism in the nephrotic syndrome: the effect of dietary protein intake. *Am J Kidney Dis.* 1988;12:461-480.

Koppe L, Mafra D, Fouque D. Probiotics and chronic kidney disease. *Kidney Int.* 2015;88:958-966.

Koppe L, Nyam E, Vivot K, *et al.* Urea impairs β cell glycolysis and insulin secretion in chronic kidney disease. *J Clin Invest.* 2016;126:3598-3612.

Koppe L, Pillon NJ, Vella RE, *et al.* p-Cresyl sulfate promotes insulin resistance associated with CKD. *J Am Soc Nephrol.* 2013;24:88-99.

Kopple JD. National Kidney Foundation K/DOQI clinical practice guidelines for nutrition in chronic renal failure. *Am J Kidney Dis.* 2001;37:S66-S70.

Kopple JD, Fouque D. Pro: The rationale for dietary therapy for patients with advanced chronic kidney disease. *Nephrol Dial Transpl.* 2018;33:373-378.

Kopple JD, Greene T, Chumlea WC, *et al.* Relationship between nutritional status and the glomerular filtration rate: results from the MDRD study. *Kidney Int.* 2000;57:1688-1703.

Lau WL, Vaziri ND. Urea, a true uremic toxin: the empire strikes back. *Clin Sci (Lond).* 2017;131:3-12.

Locatelli F, Del Vecchio L. How long can dialysis be postponed by low protein diet and ACE inhibitors? *Nephrol Dial Transplant.* 1999;14:1360-1364.

Maroni BJ, Staffeld C, Young VR, *et al.* Mechanisms permitting nephrotic patients to achieve nitrogen equilibrium with a protein-restricted diet. *J Clin Invest.* 1997; 99:2479-2487.

Marzocco S, Dal Piaz F, Di Micco L, *et al.* Very low protein diet reduces indoxyl sulfate levels in chronic kidney disease. *Blood Purif.* 2013;35:196-201.

Masud T, Manatunga A, Cotsonis G, *et al.* The precision of estimating protein intake of patients with chronic renal failure. *Kidney Int.* 2002;62:1750-1756.

Menon V, Tighiouart H, Vaughn NS, *et al.* Serum bicarbonate and long-term outcomes in CKD. *Am J Kidney Dis.* 2010;56:907-914.

Misra D, Berry SD, Broe KE, *et al.* Does dietary protein reduce hip fracture risk in elders? The Framingham Osteoporosis Study. *Osteoporos Int.* 2011;22:345-349.

Mitch WE, Remuzzi G. Diets for patients with chronic kidney disease, still worth prescribing. *J Am Soc Nephrol.* 2004;15:234-237.

Nezu U, Kamiyama H, Kondo Y, *et al.* Effect of low-protein diet on kidney function in diabetic nephropathy: meta-analysis of randomised controlled trials. *BMJ Open.* 2013;3:pii: e002934.

Pan Y, Guo LL, Jin HM. Low-protein diet for diabetic nephropathy: a meta-analysis of randomized controlled trials. *Am J Clin Nutr.* 2008;88:660-666.

Park Y, Subar AF, Hollenbeck A, *et al.* Dietary fiber intake and mortality in the NIH-AARP diet and health study. *Arch Intern Med.* 2011;171:1061-1068.

Patel KP, Luo FJ, Plummer NS, *et al.* The production of p-cresol sulfate and indoxyl sulfate in vegetarians versus omnivores. *Clin J Am Soc Nephrol.* 2012;7:982-988.

Pedrini MT, Levey AS, Lau J, *et al.* The effect of dietary protein restriction on the progression of diabetic and nondiabetic renal diseases: a meta-analysis. *Ann Intern Med.* 1996;124:627-632.

Poesen R, Mutsaers HA, Windey K, *et al.* The influence of dietary protein intake on mammalian tryptophan and phenolic metabolites. *PLoS One.* 2015;10:e0140820.

Rand WM, Pellett PL, Young VR. Meta-analysis of nitrogen balance studies for estimating protein requirements in healthy adults. *Am J Clin Nutr.* 2003;77:109-127.

Robertson L, Waugh N, Robertson A. Protein restriction for diabetic renal disease. *Cochrane Database Syst Rev.* 2007;CD002181.

Rossi M, Johnson DW, Xu H, *et al.* Dietary protein-fiber ratio associates with circulating levels of indoxyl sulfate and p-cresyl sulfate in chronic kidney disease patients. *Nutr Metab Cardiovasc Dis.* 2015;25:860-865.

Sacks GS, Dearman K, Replogle WH, *et al.* Use of subjective global assessment to identify nutrition-associated complications and death in geriatric long-term care facility residents. *J Am Coll Nutr.* 2000;19:570-577.

Shams-White MM, Chung M, Du M, *et al.* Dietary protein and bone health: a systematic review and meta-analysis from the National Osteoporosis Foundation. *Am J Clin Nutr.* 2017;105:1528-1543.

St-Jules DE, Goldfarb DS, Sevick MA. Nutrient non-equivalence: does restricting high-potassium plant foods help to prevent hyperkalemia in hemodialysis patients? *J Ren Nutr.* 2016;26:282-287.

Tieland M, Dirks ML, van der Zwaluw N, *et al.* Protein supplementation increases muscle mass gain during prolonged resistance-type exercise training in frail elderly people: a randomized, double-blind, placebo-controlled trial. *J Am Med Dir Assoc.* 2012;13:713-719.

Tucker KL. Vegetarian diets and bone status. *Am J Clin Nutr.* 2014;100:329S-335S.

Vendrely B, Chauveau P, Barthe N, *et al.* Nutrition in hemodialysis patients previously on a supplemented very low protein diet. *Kidney Int.* 2003;63:1491-1498.

Walser M, Hill S, Tomalis EA. Treatment of nephrotic adults with a supplemented, very low-protein diet. *Am J Kidney Dis.* 1996;28:354-364.

Zhang J, Liu J, Su J, *et al.* The effects of soy protein on chronic kidney disease: a meta-analysis of randomized controlled trials. *Eur J Clin Nutr.* 2014;68:987-993.

8

Trastornos minerales y óseos

Deepa Amberker y Steven C. Cheng

La enfermedad renal crónica (ERC) tiene diversos efectos sobre el metabolismo mineral. Por lo tanto, el término *trastorno mineral óseo de la ERC* incluye no sólo las **osteopatías**, sino también la **calcificación vascular y de partes blandas**, así como anormalidades en el metabolismo del calcio, el fósforo, la hormona paratiroidea (PTH) y la vitamina D.

A medida que empeora el funcionamiento renal y disminuye la tasa de filtración glomerular (TFG), el cuerpo intenta mantener la homeostasia mineral a través de una cascada de mecanismos compensadores. Asimismo, se incrementa el factor de crecimiento de fibroblastos (FGF23), una hormona que regula la excreción de fosfato. La hidroxilación de la vitamina D a la forma activa (1,25-D) disminuye y la secreción de PTH aumenta. Desafortunadamente, muchos de estos cambios adaptativos también tienen efectos adversos, incluyendo un aumento en el recambio óseo, la hipertrofia ventricular izquierda y la calcificación vascular.

El objetivo del tratamiento es mantener el hueso y la vasculatura saludables, minimizando estos efectos adversos reduciendo la necesidad de cambios hormonales compensadores. Esto se consigue evitando la hiperfosfatemia, controlando el calcio sérico, manteniendo las concentraciones de vitamina D activa y limitando el grado de hiperplasia paratiroidea y la secreción de PTH.

FISIOPATOLOGÍA

A medida que disminuye la tasa de filtración glomerular, el riñón debe aumentar la excreción fraccional de fosfato

A medida que disminuye el funcionamiento renal, hay una reducción del número de nefronas funcionales (ver la definición de *nefrona* en el cap. 1). Salvo que haya una reducción de la ingesta, no hay modificaciones de la cantidad total de fosfato que se debe excretar, por lo que debe aumentarse la *excreción fraccional de fosfato*.

La concentración sérica de FGF23 aumenta para incrementar la excreción fraccional renal de fosfato

El FGF23, que es elaborado por las células óseas, regula la excreción de fosfato por el riñón; el FGF23 actúa sobre receptores de los túbulos renales para bloquear la reabsorción del fosfato filtrado, aumentando de esta forma la excreción de fosfato; también se suprime la PTH y reduce la activación de la vitamina D. Cuando la TFG disminuye, incluso ligeramente, el riñón transmite señales al hueso para que elabore más FGF23. Éste aumenta de forma temprana en el curso de la ERC, manteniendo los niveles séricos de fosfato dentro del rango normal. Sin embargo, a medida que la enfermedad renal progresa a sus etapas más tardías, el aumento del FGF23 puede ser insuficiente para excretar la carga diaria de fosfato y los niveles séricos de fósforo comienzan a elevarse. Algo que contribuye a esto es la reducción en la expresión de Klotho en los tejidos a medida que la TFG se reduce, el cual es un cofactor de vital importancia para el FGF23.

La activación de la vitamina D se reduce

En individuos normales, la vitamina D es "activada" en el riñón por la 1α-hidroxilasa, una enzima que convierte la forma 25-D (un precursor relativamente inactivo de la vitamina D) a la forma activa 1,25-D. La 1,25-D interactúa entonces con los receptores de vitamina D (RVD) localizados en el intestino para aumentar la absorción entérica de fósforo y calcio. Este proceso multipasos se muestra en la tabla 8-1. Sin embargo, a medida que la TFG cae, los niveles elevados de FGF23 inhiben la actividad

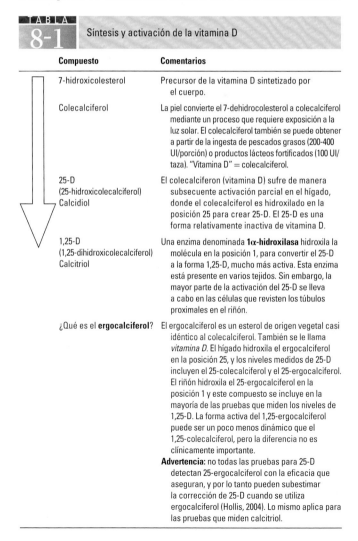

TABLA 8-1 Síntesis y activación de la vitamina D

Compuesto	Comentarios
7-hidroxicolesterol	Precursor de la vitamina D sintetizado por el cuerpo.
Colecalciferol	La piel convierte el 7-dehidrocolesterol a colecalciferol mediante un proceso que requiere exposición a la luz solar. El colecalciferol también se puede obtener a partir de la ingesta de pescados grasos (200-400 UI/porción) o productos lácteos fortificados (100 UI/taza). "Vitamina D" = colecalciferol.
25-D (25-hidroxicolecalciferol) Calcidiol	El colecalciferon (vitamina D) sufre de manera subsecuente activación parcial en el hígado, donde el colecalciferol es hidroxilado en la posición 25 para crear 25-D. El 25-D es una forma relativamente inactiva de vitamina D.
1,25-D (1,25-dihidroxicolecalciferol) Calcitriol	Una enzima denominada **1α-hidroxilasa** hidroxila la molécula en la posición 1, para convertir el 25-D a la forma 1,25-D, mucho más activa. Esta enzima está presente en varios tejidos. Sin embargo, la mayor parte de la activación del 25-D se lleva a cabo en las células que revisten los túbulos proximales en el riñón.
¿Qué es el **ergocalciferol**?	El ergocalciferol es un esterol de origen vegetal casi idéntico al colecalciferol. También se le llama *vitamina D*. El hígado hidroxila el ergocalciferol en la posición 25, y los niveles medidos de 25-D incluyen el 25-colecalciferol y el 25-ergocalciferol. El riñón hidroxila el 25-ergocalciferol en la posición 1 y este compuesto se incluye en la mayoría de las pruebas que miden los niveles de 1,25-D. La forma activa del 1,25-ergocalciferol puede ser un poco menos dinámico que el 1,25-colecalciferol, pero la diferencia no es clínicamente importante.
	Advertencia: no todas las pruebas para 25-D detectan 25-ergocalciferol con la eficacia que aseguran, y por lo tanto pueden subestimar la corrección de 25-D cuando se utiliza ergocalciferol (Hollis, 2004). Lo mismo aplica para las pruebas que miden calcitriol.

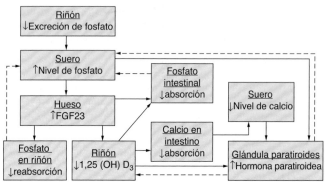

FIGURA 8-1 El aumento del fosfato eleva la concentración del factor de crecimiento de fibroblastos 23, y esto, a su vez, afecta a la 1,25-D y a la hormona paratiroidea. Las *flechas continuas* indican estimulación; las *discontinuas*, inhibición. (Tomada de Seiler S, Heine GH, Fliser D, *et al.* Clinical relevance of FGF-23 in chronic kidney disease. *Kidney Int Suppl.* 2009;76:S34-S42; con autorización).

de la 1α-hidroxilasa, reduciendo, por lo tanto, la activación de la vitamina D y disminuyendo la absorción entérica de fósforo (fig. 8-1).

Más aún, a medida que la función renal se pierde, hay menos células tubulares renales sanas disponibles para llevar a cabo la conversión de 25-D a 1,25-D en ERC (fig. 8-2).

En la enfermedad renal crónica las concentraciones séricas de 25-D tienden a ser bajas

Como se muestra en la tabla 8-1, la 25-D es el sustrato de la 1α-hidroxilasa y el precursor inmediato de la 1,25-D. La concentración de 25-D depende de la exposición al sol y la ingesta en la dieta (el colecalciferol se encuentra

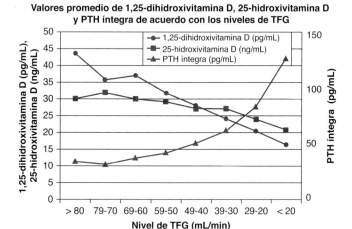

FIGURA 8-2 Cambios de la hormona paratiroidea, la 25-D y la 1,25-D a medida que disminuye la filtración glomerular. (Tomada de Levin A, Bakris GL, Molitch M, *et al.* Prevalence of abnormal serum vitamin D, PTH, calcium, and phosphorus in patients with chronic kidney disease: results of the study to evaluate early kidney disease. *Kidney Int.* 2007;71:31-38; con autorización).

de manera natural en el pescado y se adiciona a los productos lácteos). Se ha medido la concentración sérica de 25-D en muchos estudios poblacionales extensos, y las concentraciones que se cree subóptimas (< 30 ng/mL [75 nmol/L]) o muy bajas (< 15 ng/mL [37 nmol/L]) son bastante frecuentes. Además, la concentración de 25-D parece estar disminuyendo en los últimos años porque las personas pasan más tiempo en el interior. La concentración de 25-D también es mucho menor en afroamericanos, tal vez debido a una reducción de la eficiencia de la piel recubierta por melanina en la conversión de los precursores basados en colesterol a colecalciferol. La concentración de 25-D en pacientes con ERC es, casi de forma invariable, baja y, como se muestra en la figura 8-2, el valor de 25-D disminuye a medida que avanza la ERC. No se ha estudiado bien el motivo de este fenómeno, pero puede deberse a la dieta, a menos exposición al sol o a la inhibición urémica de la síntesis de colecalciferol en la piel expuesta a radiaciones UV. También hay datos de que la uremia y el hiperparatiroidismo pueden reducir la 25-hidroxilación del colecalciferol en el hígado (Michaud, 2010).

Efecto sobre la hormona paratiroidea

A medida que avanza la ERC, empieza a aumentar la concentración sérica de PTH. Esto se debe a los siguientes factores:

1. ***Reducción de la absorción de calcio por el intestino e hipocalcemia relativa.*** Las concentraciones bajas de 1,25-D reducen la absorción de calcio en el intestino. Esta reducción sérica de calcio estimula directamente la PTH.
2. ***Eliminación del efecto inhibidor directo de la 1,25-D sobre la glándula paratiroidea.*** La síntesis de PTH está suprimida por los RVD en la glándula paratiroides. Cuando la concentración de 1,25-D es baja, se pierde dicha inhibición, y las células de la glándula paratiroidea se multiplican causando hiperplasia e hiperparatiroidismo secundario.
3. ***Niveles séricos altos de fosfato y resistencia al FGF23.*** El fósforo sérico estimula la secreción de PTH, aunque no está claro el mecanismo directo de este efecto. Además, el efecto inhibidor del FGF23 en la glándula paratiroides se ve reducido debido a la disminución en los niveles del cofactor Klotho en la ERC.

Efecto de la hormona paratiroidea sobre el riñón en la enfermedad renal crónica

Fosfaturia

La PTH tiene un efecto en el riñón similar al de la FGF23 porque actúa sobre los túbulos y bloquea la reabsorción de fosfato, haciendo que el riñón excrete fósforo. Desde el punto de vista funcional, esto es compatible con la función de la PTH en el mantenimiento de la concentración sérica del calcio, ya que las concentraciones de fosfato elevadas pueden disminuir el calcio sérico.

Estimulación de la 1α-hidroxilasa

Los efectos de la PTH y la FGF23 en la 1α-hidroxilasa van en direcciones opuestas; mientras que la FGF23 inhibe a esta enzima, la PTH la estimula. El aumento resultante de 1,25-D estimula la absorción entérica de calcio, lo que aumenta la concentración sérica de calcio, efecto neto que refleja la participación de la PTH en la protección de la concentración sérica de calcio.

Sin embargo, el efecto estimulador de concentraciones elevadas de PTH en la 1α-hidroxilasa en general se ve contrarrestado por el efecto inhibidor de la FGF23 y de la reducción de la masa de nefronas.

Resumen de la fisiopatología

El mecanismo de los trastornos minerales óseos en la ERC es el hiperparatiroidismo secundario, en el que las glándulas paratiroideas experimentan hiperplasia por estimulación crónica. Ésta está mediada por tres mecanismos: a) estimulación por bajas concentraciones séricas de calcio (debido a una reducción de la absorción intestinal de calcio por valores bajos de 1,25-D); b) eliminación de la supresión por la 1,25-D (debido a las concentraciones bajas de 1,25-D y a una reducción de la sensibilidad a la 1,25-D), y c) estimulación por un aumento de la concentración sérica de fosfato.

OSTEOPATÍA

Osteopatía con recambio elevado

La forma clásica de la osteopatía que se ve en la ERC es similar a la osteopatía que se encuentra en el hiperparatiroidismo primario y a la que se denomina *osteítis fibrosa quística*; por lo tanto, es la consecuencia de una elevación mantenida de la PTH. Ésta tiene diversas acciones sobre el hueso y todas aceleran el recambio óseo. Incluso hay aumento de la formación y la reabsorción de hueso, mediadas, respectivamente, por los osteoblastos y los osteoclastos, y con frecuencia se observa fibrosis medular en las biopsias de médula ósea. En la enfermedad grave pueden aparecer lesiones quísticas en áreas de reabsorción ósea importante, puede haber dolor óseo y aumenta el riesgo de fracturas.

Osteopatía adinámica

Se han descrito otras formas de osteopatía. La osteopatía con recambio bajo u **osteopatía adinámica**, se caracteriza por la reducción de la formación y la reabsorción de hueso. No se conoce bien la causa de esta forma de osteodistrofia renal, pero se distingue por una concentración baja de PTH, en contraste con las concentraciones elevadas de PTH que se encuentran, con más frecuencia, en la ERC. Los huesos tienden a ser frágiles y hay mayor incidencia de fracturas que en pacientes con osteopatía con recambio elevado. Los pacientes con osteopatía adinámica también tienden a hipercalcemia con facilidad, porque el hueso pierde su capacidad de amortiguar las cargas externas de calcio.

Osteomalacia

La *osteomalacia* es también una osteopatía de recambio bajo, aunque se caracteriza por aumento de hueso no mineralizado. Esto se puede ver en pacientes con deficiencia grave de vitamina D.

Osteoporosis

La *osteoporosis* es frecuente en la población de la tercera edad con ERC. En pacientes con ERC en fases iniciales (estadios 1 a 3) la osteoporosis se diagnostica (p. ej., mediante radioabsorciometría de doble energía [DEXA]) y se trata (utilizando bisfosfonatos, estrógenos selectivos y no selectivos, teriparatida si la PTH es baja de forma persistente, y vitamina D) de manera habitual. En la ERC más avanzada, la DEXA no es fiable para detectar la osteoporosis y se desconoce el tratamiento óptimo de la osteopatía.

Biopsia ósea

La biopsia ósea es el método de referencia para determinar el tipo de osteopatía presente en la ERC. La inmensa mayoría de los pacientes con una osteopatía mineral subyacente se pueden identificar y tratar de forma correcta únicamente con los valores de laboratorio (que se describen más adelante). Actualmente, la biopsia se utiliza para aclarar cuando hay datos de laboratorio contradictorios o una presentación poco habitual, como hipercalcemia no explicada. La biopsia también es útil antes de la paratiroidectomía, cuando hay antecedentes de exposición al aluminio o preocupación por una posible enfermedad adinámica, porque la resección de las glándulas paratiroideas, con la consiguiente reducción de la PTH, puede ser perjudicial en pacientes que ya tienen un recambio óseo bajo.

Las muestras de hueso se obtienen habitualmente de la cresta iliaca después de la administración de dos dosis de tetraciclina con un tiempo de separación, que se depositan en la superficie de hueso. Esto ofrece información sobre la microarquitectura del hueso y sus propiedades cinéticas, lo que indica la magnitud de la formación y la mineralización encontradas entre las dos capas separadas de hueso marcadas con la tetraciclina.

FACTORES DE RIESGO CARDIOVASCULAR ASOCIADOS CON EL TRASTORNO MINERAL ÓSEO DE LA ENFERMEDAD RENAL CRÓNICA

El trastorno mineral óseo de la ERC produce alteraciones de laboratorio y mecanismos compensadores que tienen efectos que van más allá del hueso. Como se muestra en las tablas 8-2 y 8-3, muchos de estos cambios, incluyendo el fosfato elevado, la PTH elevada y la 25-D baja se asocian, con riesgo cardiovascular, derivado de la calcificación vascular. La concentración de PTH se relaciona también con la presencia de hipertrofia ventricular izquierda, posiblemente por su efecto de aumento de la concentración intracelular de calcio. Además, el FGF23 y la deficiencia de Klotho han sido identificados como factores de riesgo para enfermedad cardiovascular y calcificación vascular en los pacientes con ERC (Nasrallah, 2010; Scialla, 2014).

PRUEBAS DE LABORATORIO

La detección temprana es el primer paso para el tratamiento del trastorno metabólico óseo en la ERC (ver tablas 8-2 y 8-3).

Calcio

En pacientes con ERC, la concentración sérica de calcio normal es de 8.5 a 10.2 mg/dL (2.1-2.55 mmol/L). Sólo 1% del calcio es extracelular, por lo que la concentración sérica refleja mal los depósitos corporales. Aunque el calcio sérico ionizado es de 40 a 50% del calcio sérico total, la fracción ionizada puede estar relativamente aumentada en el estado hipoalbuminémico. El calcio sérico tiende a disminuir a medida que se reduce la TFG, en particular si no se aporta vitamina D adecuadamente.

La recomendación de organizaciones como Kidney Disease: Improving Global Outcomes (KDIGO, 2017) es evitar la hipercalcemia. Se puede aportar calcio cuidadosamente si el calcio sérico es bajo y la PTH está elevada. No obstante, las directrices de KDIGO no recomiendan el aporte

TABLA 8-2		Concentraciones de calcio, fosfato y magnesio en la enfermedad renal crónica		
Mineral	**Concentración sanguínea normal**	**Objetivo de concentración en la ERC**	**Asociaciones de riesgo en estudios de resultados**	**Comentarios**
Calcio	8.5-10.5 mg/dL 2.12-2.65 mmol/L	8.5-9.5 (menor) 2.12-2.37 (menor)	El riesgo de mortalidad en pacientes con ERC prediálisis es mínimo cuando el Ca sérico está en el extremo inferior del intervalo normal	Cuando la concentración de PTH es elevada y la concentración sérica de Ca es baja, algunos autores recomiendan dar suplementos de Ca, aunque esto puede aumentar el riesgo de calcificación vascular
Fosfato	2.7-4.6 mg/dL 0.87-1.48 mmol/L	2.7-4.6 (igual) 0.87-1.48 (igual)	El riesgo de mortalidad sigue disminuyendo a medida que se reduce la concentración sérica de P. Concentraciones elevadas se asocian con hipertrofia ventricular izquierda y calcificación vascular en pacientes en diálisis. Concentraciones muy bajas pueden reflejar desnutrición.	El efecto de la restricción de P sobre FGF23 y sus beneficios no se han establecido)
Magnesio	1.8-3.0 mg/dL 1.4-2.1 mmol/L	Sin datos Sin datos	El riesgo de mortalidad y de enfermedad cardiovascular es mayor con concentraciones séricas bajas de Mg (en estudios poblacionales y en pacientes en diálisis). Concentraciones elevadas de Mg suprimen la PTH	Los pacientes con ERC pueden tener disminución de Mg porque hay restricción relativa de alimentos ricos en Mg, como frutos secos, semillas, lácteos, verduras y frutas. Además, los diuréticos, los inhibidores de la bomba de protones y quizá los patirómeros, pueden disminuir el Mg sérico **Precaución:** riesgo de hipomagnesemia grave por laxantes y suplementos en pacientes con valores menores de TFG

Ca, calcio; ERC, enfermedad renal crónica; TFG, tasa de filtración glomerular; FGF, factor de crecimiento de fibroblastos; Mg, magnesio; P, fosfato; PTH, hormona paratiroidea.

TABLA 8-3	Hormona paratiroidea, fosfatasa alcalina y 25-vitamina D			
Hormona o enzima	**Concentración sanguínea normal**	**Objetivo de concentración en la ERC**	**Asociaciones de riesgo en estudios de resultado**	**Comentarios**
Hormona paratiroidea	35-70 pg/mL

3.7-7.4 pmol/L | ERC 3: 35-70
ERC 4: 70-110
ERC 5: 150-300
ERC 3: 3.7-7.4
ERC 4: 7.4-11.6
ERC 5: 12-36 | Valores elevados de PTH se asocian con osteopatía con recambio elevado, aumento de la mortalidad, calcificación vascular e hipertrofia ventricular izquierda | Los métodos de análisis de la PTH intacta tienen una variabilidad elevada y detectan un fragmento receptor bloqueador 7-84. Las guías KDIGO más recientes aceptan que se desconocen los niveles óptimos de PTH, y la sugerencia del tratamiento debe basarse en la persistencia y magnitud de la elevación de la PTH, así como en las tendencias de la PTH y de la fosfatasa alcalina |
| Fosfatasa alcalina | 45-150 UI/L | Intervalo normal | Menor mortalidad cuando la concentración sérica está en el intervalo de 50-75 | Útil para detectar osteopatía con recambio elevado junto con la vigilancia de la PTH sérica |
| 25-vitamina D | 15-50 ng/mL
40-125 nmol/L | > 15-30
> 40-75 | El riesgo de mortalidad está asociado con concentraciones bajas de 25-D en la población general y en pacientes con ERC | Se debe tener precaución cuando se trate a pacientes con hipercalciuria, litiasis cálcica, tratados con álcalis y pacientes con riesgo de nefrocalcinosis o calcifilaxia |

ERC, enfermedad renal crónica; PTH, hormona paratiroidea.

intensivo de calcio hasta el límite superior del intervalo normal en un intento de suprimir la PTH.

Fosfato sérico

El intervalo normal del fosfato sérico se muestra en la tabla 8-2, y las directrices de 2017 del grupo KDIGO recomiendan que las decisiones en relación con los tratamientos para reducir el fósforo se basen en tratar a los pacientes con niveles progresiva o persistentemente elevados de fósforo sérico. El nivel superior normal del fósforo sérico es 4.6 mg/dL (1.48 mmol/L).

En pacientes con ERC en prediálisis se ha descrito una intensa relación entre el fosfato sérico y la mortalidad (Kovesdy, 2010). Los riesgos de calcificación vascular y de hipertrofia cardiaca tienen una relación alta con la concentración sérica de fosfato. El fosfato sérico elevado también acelera la tasa de calcificación de la válvula con o sin estenosis (Linefsky, 2014). Debe señalarse que el riesgo de mayores concentraciones de fosfato y mortalidad se extiende incluso a pacientes con función renal normal o casi normal, por motivos que no están claros. En poblaciones con enfermedades graves, la relación entre el fosfato y el riesgo de mortalidad tiene forma de U y el mayor riesgo de mortalidad con concentraciones séricas de fosfato muy bajas puede corresponder a los pacientes con mal estado nutricional.

Magnesio

Dos tercios del magnesio se almacena en el hueso, un tercio es intracelular y sólo 1% es extracelular. El magnesio sérico mide el magnesio total, del cual 30% está unido a la albúmina, 15% a diversos aniones y 55% está libre. La concentración sérica normal es de 1.8 a 3 mg/dL (1.4-2.1 mmol/L). La excreción urinaria de magnesio se mantiene hasta que la TFG disminuye hasta < 30 mL/min. No obstante, se ha descrito hipomagnesemia grave en pacientes de la tercera edad con ERC que tomaban dosis elevadas de laxantes que contenían magnesio. Asimismo, se puede producir una deficiencia relativa de magnesio en la ERC cuando se consume una dieta baja en magnesio o fosfato, porque muchos alimentos altos en magnesio también son altos en potasio o fosfato, o por pérdida urinaria debida a diuréticos, particularmente tiazidas. Los niveles bajos de magnesio aumentan la propensión a la calcificación vascular (Bressendorff, 2017) y se asocian con aumento en el riesgo de mortalidad por cualquier causa en los pacientes con ERC (Ferrè, 2017). Los pacientes que toman inhibidores de la bomba de protones son susceptibles a la hipomagnesemia, y el patirómero, un quelante de potasio, también se ha asociado con niveles séricos bajos de magnesio. Aún no se ha establecido si la suplementación cuidadosa de magnesio pudiese reducir la tasa de progresión de la ERC o reducir el riesgo de mortalidad.

Hormona paratiroidea sérica

Dado que la uremia imparte cierto grado de resistencia a los efectos de la PTH, los pacientes con fases avanzadas de la ERC, requieren mayores concentraciones de PTH para tener el mismo efecto de movilización del calcio y el fósforo desde los depósitos óseos. Por lo tanto, los niveles meta de PTH pueden ser variables y estar altamente influidos por el grado de enfermedad renal y el tipo de prueba utilizada. En las guías KDIGO de 2017, el grupo de trabajo reconoció que no pudo definir un rango preciso para los niveles deseables de PTH en cada etapa de ERC. En lugar de eso, recomiendan reducir los niveles de PTH cuando las elevaciones son persistentes, se incrementan con el tiempo y son indeseables en el contexto de otros marcadores de enfermedad mineral y ósea, incluyendo el fósforo sérico, el calcio sérico y la fosfatasa alcalina sérica. Las guías previas proporcionadas por el KDOQI para un rango apropiado de PTH íntegra (35 a 70 pg/mL en ERC en etapa 3, 70 a 110 pg/mL en ERC en etapa 4, y 150 a 300 pg/mL en ERC en etapa 5) deben hoy en día ser interpretadas en el contexto del paciente individual, sus tendencias en los laboratorios, las pruebas utilizadas y otros marcadores minerales. Un nivel de PTH persistente y progresiva indica un alto recambio óseo y osteítis fibrosa quística. Un nivel de PTH que persiste es consistente con baja actividad ósea, y se observa en la enfermedad ósea adinámica.

Métodos de análisis de la hormona paratiroidea

La PTH es un péptido de 84 aminoácidos. Los aminoácidos se enumeran desde el extremo N-terminal (grupo NH_4), comenzando con el número 1, hasta el extremo C-terminal (grupo carboxilo), con el número 84. Los dos primeros aminoácidos próximos al extremo N-terminal son particularmente importantes para la unión y la activación del receptor. También se pueden encontrar en la circulación fragmentos incompletos de PTH. Los que carecen de los dos primeros aminoácidos del extremo N-terminal son funcionalmente inactivos; sin embargo, los fragmentos que incluyen los aminoácidos (7-84) pueden tener algunas propiedades inhibidoras. Los métodos de análisis que se utilizan para detectar la PTH miden la PTH "intacta", aunque los puntos de detección de muchos métodos de análisis no incluyen las porciones 1 y 2 fundamentales de la molécula, por lo que también detectan otros fragmentos, como el fragmento 7-84. Algunos métodos de análisis, denominados PTH *biointacta*, miden específicamente el péptido completo de la PTH (1-84), de modo que evitan los fragmentos que no contienen los aminoácidos fundamentales 1, 2. La concentración de PTH biointacta es casi 55% de la concentración correspondiente de PTH "intacta". Aún se debe aceptar de forma generalizada la PTH biointacta, debido a su escasa disponibilidad y a consideraciones técnicas. También hay cierta controversia sobre si es necesario el uso de la PTH biointacta, porque los métodos de análisis de la proteína intacta y biointacta se correlacionan bastante bien entre sí. Las directrices actuales sobre los objetivos de concentración de PTH utilizan la concentración de PTH intacta.

En este sentido, los resultados de los métodos de análisis de la PTH pueden ser bastante variables, porque las preparaciones difieren en los anticuerpos utilizados para detectar la PTH y sus fragmentos. Además, aunque la concentración de PTH se utiliza como marcador indirecto de la actividad ósea, los resultados no siempre se correlacionan con la situación real del hueso determinada con biopsia y varios estudios han descrito a pacientes con PTH en el objetivo de intervalo con osteopatía adinámica. Por lo tanto, los resultados de la PTH se deben interpretar en el contexto de todo el cuadro clínico que debe incluir otros datos de laboratorio como el calcio sérico, que puede estar elevado en la enfermedad con recambio bajo, y la fosfatasa alcalina sérica, que se explica a continuación.

Fosfatasa alcalina sérica

La fosfatasa alcalina media de forma oridinaria, es una mezcla de fosfatasas activas del hígado, del hueso y de otros tejidos. Cuando no hay hepatopatía, la fosfatasa alcalina sérica refleja la fosfatasa alcalina ósea y es una medida de la actividad osteoblástica ósea en pacientes con ERC. Por lo tanto, la fosfatasa alcalina sérica es una medida de la osteopatía inducida por la PTH y del hiperparatiroidismo secundario. El nivel de fosfatasa alcalina en suero obtenida junto con la de PTH, a menudo pueden ayudar a establecer si un nivel limítrofe de PTH tiene efectos nocivos sobre el hueso. Concentraciones elevadas indican no sólo osteopatía, sino que también se asocian con un aumento de la concentración de marcadores inflamatorios y de la mortalidad (Kovesdy, 2010). La fosfatasa alcalina ósea específica es una prueba fácil de realizar que refleja la formación de hueso y que debe medirse cuando existan dudas sobre el origen de una concentración de fosfatasa alcalina sérica elevada.

Métodos de análisis y concentraciones séricas de 25-D y 1,25-D

Concentración de 25-D

El método de análisis más utilizado para evaluar los depósitos de vitamina D mide la 25-D. En teoría, el método de análisis de 25-D debería detectar el 25-colecalciferol y el 25-ergocalciferol para evaluar adecuadamente la respuesta al tratamiento en pacientes que toman aporte de vitamina D con ergocalciferol (ver tabla 8-1). La detección exacta de 25-D puede estar limitada por la afinidad del método de análisis para ambas formas de 25-D.

Lo que constituye una concentración sanguínea suficiente de 25-D es tema de controversia y debate. Existe un pequeño debate sobre si concentraciones < 10 a 15 ng/mL (22 a 37 nmol/L) son insuficientes, aunque no todas las guías de manejo recomiendan mantener las concentraciones > 30 ng/mL (75 nmol/L) (ver tabla 8-3). Tampoco hay consenso sobre cuáles deben ser los límites superiores deseables. Entonces, debe tenerse en cuenta que la concentración de 25-D no refleja necesariamente la de 1,25-D, y es evidente que no refleja la activación del receptor de vitamina D en pacientes que reciben tratamiento con calcitriol o con análogos activos como doxercalciferol o paricalcitol, que se describen más adelante.

Concentración de 1,25-D

Igual que con 25-D, la concentración de 1,25-D disminuye a medida que avanza la ERC (ver fig. 8-2). Puede ser muy difícil medir con exactitud la concentración de 1,25-D porque la concentración circulante puede ser 1 000 veces menor que la de 25-D. Igual que en el caso de la 25-D, concentraciones bajas de 1,25-D, con un valor de corte de 25 ng/L, se asociaron en un estudio con aumento del riesgo de mortalidad (Zitterman, 2009).

VIGILANCIA

Una estrategia de vigilancia, recomendada por las directrices para trastornos minerales óseos del grupo KDIGO (2017) para la ERC, se muestra en la tabla 8-4. Se deben medir de forma regular los niveles séricos de calcio, fósforo, PTH y cuando esté indicado de fosfatasa alcalina, además se debe aumentar la frecuencia de las mediciones según progresa la ERC. Al mismo tiempo se debe obtener el nivel de 25-D basal y repetir la medición si es necesario con base al valor inicial y a las intervenciones que se realicen. Asimismo, se puede obtener una radiografía, inicial, lateral de abdomen para evaluar la presencia de calcificación aórtica y una ecocardiografía para evaluar calcificación vascular/valvular cardiaca.

TABLA 8-4	Recomendaciones para la vigilancia	
Qué se debe vigilar	**Con qué frecuencia**
Calcio y fósforo séricos	ERC 3: cada 6-12 meses ERC 4: cada 3-6 meses ERC 5: cada 1-3 meses
PTH (y fosfatasa alcalina sérica como opción)	ERC 3: según la concentración inicial y la progresión de la ERC ERC 4: cada 6-12 meses ERC 5: cada 3-6 meses
25-D	Depende de la concentración inicial
Radiografía lateral de abdomen	Inicial
Ecocardiografía para detectar calcificación vascular/valvular	Inicial

ERC, enfermedad renal crónica; PTH, hormona paratiroidea.

ESTRATEGIA TERAPÉUTICA

Dado la patogenia del trastorno mineral óseo asociado con la ERC, un abordaje lógico sería reducir el aporte de fosfato al riñón en fases tempranas de la evolución de la ERC, aunque no se ha evaluado esta estrategia en estudios clínicos. Al menos en teoría, se podría realizar una restricción de fosfato en fases tempranas de la ERC, incluso sin hiperfosfatemia evidente para limitar la necesidad de un aumento compensador de FGF23. En un estudio pequeño de pacientes con ERC en estadios 3 y 4, una combinación de restricción del fosfato en la dieta con fijadores de fosfato (carbonato de lantano) redujo la excreción urinaria de fosfato, así como la concentración sérica de FGF23 (Isakova, 2013).

Se deben mantener concentraciones adecuadas de 25-D y 1,25-D con el fin de conservar las acciones de la vitamina D activa en la absorción entérica de calcio y sobre la glándula paratiroidea, de esta forma se previene la hiperplasia y se limita el incremento de la PTH sérica.

Restricción de la ingesta de fosfato

La recomendación habitual de diversas organizaciones que elaboran guías es restringir la ingesta de fosfato de 0.8 a 1 g al día en pacientes con ERC. El consumo de fosfato habitual en la dieta occidental varía de 1.0 hasta 1.6 g al día y es considerablemente más alta en hombres que en mujeres. Una porción importante de la misma se debe al contenido de fosfato en los alimentos que también tienen un alto contenido de proteínas. Por tal motivo, es importante saber que el fósforo no es parte de la estructura de aminoácidos de las proteínas *per se*, sino que se encuentra en otros compuestos presentes en alimentos altos en proteínas que se consumen de forma habitual. Normalmente, las proteínas de elevado valor biológico, como las que se encuentran en huevos, lácteos, carne y pescado, contienen de 8 a 10 mg de fosfato por cada gramo de proteína. Si los alimentos altos en proteínas fueran la única fuente de ingesta de fósforo, una dieta que aportara 60 g diarios de proteínas que equivaldría a la cantidad diaria recomendada [CDR] de 0.8 g/kg para un paciente de

75 kg contendría tan sólo de 0.5 a 0.6 g al día de fósforo. Sin embargo, la restricción de fósforo se dificulta porque muchos alimentos, como los productos lácteos, contienen una mayor cantidad de fósforo por cada gramo de proteína. Además, la industria alimentaria añade, por lo común, aditivos con fosfato a los productos horneados, las carnes y los cereales en cantidades muy importantes, de modo que de 30 a 50% del fosfato ingerido puede proceder de los aditivos alimentarios. El fosfato de los aditivos alimentarios es especialmente importante porque se absorbe con mayor facilidad en el intestino en comparación con el fósforo presente de forma natural en los alimentos. En el capítulo 9 se ofrece más información sobre el contenido de fosfato de varios alimentos y sobre cómo estructurar una dieta con restricción del fosfato.

Control de la concentración sérica de fosfato

Valores objetivo

Las directrices de 2017 del grupo KDIGO recomiendan tratar la hiperfosfatemia en pacientes con ERC en quienes el aumento está por encima del rango normal y es persistente o progresivo. El nivel normal superior para la mayoría de las pruebas que miden fósforo es 4.6 mg/dL (1.48 mmol/L).

Fijadores de fosfato

Cuando la restricción de la dieta no sea suficiente para controlar la concentración sérica de fósforo se deben utilizar fijadores de fosfato. Estos productos se deben administrar con las comidas, porque se unen al fósforo de los alimentos ingeridos y forman compuestos que no se absorben en el intestino. La cantidad de fijador tomada con cada comida debe ser proporcional al contenido estimado de fosfato de cada uno de los alimentos que se consuman. Posterior al uso de sales de aluminio, diversas sustancias se han utilizado para formar estos complejos insolubles con el fósforo, como calcio, magnesio, sevelámero y lantano (tabla 8-5). Una revisión sobre su potencia relativa de unión al fosfato se puede ver en Daugirdas (2011). Las autoridades reguladoras locales (p. ej., la U.S. Food and Drug Administration [FDA]) no han autorizado todos los compuestos para la fijación del fosfato en pacientes con ERC prediálisis; la autorización de los diversos productos varía de unos países a otros.

Fijadores de fosfato que contienen calcio. En pacientes con ERC en estadios 3 y 4, los fijadores con calcio se utilizan con frecuencia como fármacos de primera línea. Estos fijadores están disponibles predominantemente en forma de calcio (TUMS, Caltrate, OsCal) o de acetato de calcio (Phoslos). Ambos medicamentos son eficaces fijadores de fósforo que también aportan suplemento de calcio. Asimismo, existen ligeras diferencias entre el carbonato de calcio y el acetato de calcio con relación con el costo, la disponibilidad y la eficacia. El carbonato de calcio está disponible en forma genérica, lo que le confiere las ventajas de menor costo y mayor disponibilidad. Por otro lado, se ha demostrado que el acetato de calcio es más eficaz en la fijación del fósforo (Delmez, 1992) y tiene un bajo contenido de calcio elemental (25% en contraste con 40% del carbonato de calcio). Aunque con frecuencia se utilizan fijadores con calcio, la exposición a una cantidad adicional de calcio puede ser preocupante en una población con riesgo de calcificación

TABLA 8-5 Fijadores de fosfato

Fuente del fijador	¿Recetas?	Formas	Dosis inicial	Contenido de Ca elemental	Posibles ventajas	Posibles desventajas
Acetato de calcio	Sí/no	Cápsulas, tableta	Dosis/tab.: 667 mg Inicio: 1-2 tab. VO 3 veces al día con las comidas	25% de Ca elemental (169 mg de Ca elemental/tableta)	Fijador de fosfato más eficaz que CaCO₃, menos calcio elemental.	Más caro que CaCO₃; efectos GI adversos; posibilidad de hiperpotasemia.
Carbonato de calcio	No	Tableta, cápsula, chicle	Dosis/tab.: 500 mg Inicio: 1-2 tab. VO 3 veces al día con las comidas	40% de Ca²⁺ elemental (200 mg de Ca²⁺ elemental/tableta)	Eficaz, barato, fácilmente disponible.	Efectos GI adversos; posibilidad de hiperpotasemia.
Carbonato de calcio	No	Tableta	Dosis/tab.: 300 mg MgCO₃/250 mg de CaCO₃ Inicio: 1 tab. VO 3 veces al día con las comidas	Aprox. 28% de Mg²⁺ (85 mg/comp.) y 25% de Ca elemental (100 mg/tableta)	Eficaz; reduce la exposición al calcio.	Efectos GI adversos (diarrea); hipermagnesemia; no se ha estudiado bien.
Carbonato de magnesio/acetato de calcio	Sí	Tableta	Dosis/tab.: 235 mg MgCO₃/435 mg de acetato de Ca Inicio: 1 tab. VO 3 veces al día con las comidas	Aprox. 50 mg de magnesio elemental y 110 mg de Ca elemental/tableta	Eficaz; reduce la exposición al calcio.	Falta de disponibilidad; se supone que sus componentes tienen efectos similares.
Carbonato de sevelámero	Sí	Tableta	Dosis/tab.: 800 mg Inicio: 1 tab. VO 3 veces al día con las comidas	NP	Eficaz; sin calcio/metal para depósito en los tejidos; reduce la concentración plasmática de C-LDL	Costoso; efectos GI adversos.
Carbonato de lantano	Sí	Obleas masticables	Dosis/tab.: 500 mg/750 mg/1 000 mg Inicio: 500 mg VO 3 veces al día con las comidas	NP	Eficaz; sin calcio; masticable.	Costoso; posibilidad de acumulación de lantano; efectos GI adversos.
Niacinamida	No	Tableta	Dosis/tab.: 500 mg Inicio: 1 tab. 1 o 2 veces al día	NP	También puede beneficiar a los lípidos.	Trombocitopenia; no bien estudiada en ERC.
Citrato férrico	Sí	Tableta	2 tab (1 tab = 210 mg de hierro férrico) 3 veces al día con las comidas	NP	Sin calcio. Potencial de elevar los depósitos de hierro.	Efectos adversos GI. Sobrecarga de aluminio.
Oxihidróxido sucroférrico	Sí	Tableta/masticable	1 tab (500 mg de hierro) 3 veces al día con las comidas	NP	Sin calcio. Menor cantidad del medicamento.	Efectos adversos GI.

Ca, calcio; CaCO₃, carbonato de calcio; C-LDL, colesterol unido a lipoproteínas de baja densidad; tab., tableta; ERC, enfermedad renal crónica; NP, no procede; VO, vía oral. Modificada con autorización de KDIGO 2009 CKD-MBD Guidelines, tabla 19.

vascular y de mortalidad cardiovascular. En pacientes con ERC con datos radiográficos de calcificación vascular previa o de osteopatía con recambio bajo, los autores proponen limitar la exposición adicional al calcio y utilizar, en su lugar, utilizar fijadores sin calcio, aunque son necesarios más estudios para investigar este problema. Las guías KDIGO de 2017 recomiendan la restricción de los quelantes de fósforo basados en calcio en todos los pacientes adultos con ERC, aunque esto a menudo no es posible por cuestiones económicas. En todos los pacientes, la dosis total de fijador quizá no debe aportar más de 1.5 g/día de calcio elemental (es decir, no se deben administrar más de 3.75 g de carbonato de calcio o 6 g de acetato de calcio al día), aunque se desconoce la dosis máxima "segura" de los quelantes de fósforo que contienen calcio.

Fijadores con magnesio-calcio.   Los fijadores con magnesio-calcio contienen una mezcla de carbonato de magnesio y carbonato de calcio o acetato de calcio. Como el magnesio también se une al fosfato, se puede utilizar menos carbonato de calcio (como en MagneBind) o acetato de calcio (como en OsvaRen) en comparación al que se usaría si estos quelantes con calcio se empleasen por sí solos. Sin embargo, los fijadores con magnesio no están autorizados por la FDA para esta indicación en Estados Unidos, y existe un riesgo teórico de hipomagnesemia. El uso de quelantes de fósforo de magnesio/calcio tiene la ventaja teórica de no sólo limitar la absorción de calcio, sino también de evitar la hipomagnesemia, ofreciendo hipotéticamente algo de protección contra la calcificación vascular.

Fijadores sin calcio.   Aunque los fijadores que contienen calcio están disponibles y son económicos, el aumento de la exposición al calcio puede plantear preocupaciones, particularmente en pacientes con reducción de la excreción urinaria de calcio. En la población con diálisis se ha observado que el uso de fijadores sin calcio atenúa la progresión de la calcificación vascular en comparación con los que sí lo contienen, al menos en la población en diálisis. Los fijadores sin calcio de que se dispone en la actualidad se describen a continuación.

Carbonato de lantano.   El carbonato de lantano (Fosrenol^R) tiene buenas propiedades de fijación de fosfato y un bajo nivel de absorción. Desde 2010, el lantano está autorizado en Reino Unido para pacientes con ERC antes de la diálisis. Está disponible en obleas masticables de 250, 500, 750 y 1 000 mg. Una dosis inicial razonable es 500 mg 3 veces al día con ajuste ascendente según sea necesario, sin superar dosis de 1 250 mg 3 veces al día. Hasta la fecha no ha habido datos de acumulación tóxica ni de efectos adversos en el metabolismo óseo.

Carbonato de sevelámero.   El carbonato de sevelámero es un fijador de fósforo que no contiene aluminio ni calcio y que fija el fósforo del intestino mediante intercambio iónico y fijación del hidrógeno. Este fármaco sustituyó al hidrocloruro de sevelámero (Renagel^R) y tiene, frente a su predecesor, la ventaja de no generar una carga ácida. También tiene la ventaja de reducir el colesterol-LDL debido a la fijación de ácidos biliares en el intestino.

Quelantes de fosfato basados en hierro. El citrato férrico y el oxihidróxido sucroférrico son los dos compuestos actualmente disponibles. Ya que se absorbe algo del hierro en el citrato férrico, ofrece la ventaja de proporcionar una suplementación concurrente de hierro en pacientes con ERC y deficiencia de ese elemento. Esto reduce la necesidad de otras formas de tratamiento con hierro, traduciéndose en una disminución en los costos del tratamiento. El hierro presente en el oxihidróxido sucroférrico no se absorbe en cantidad importante.

Fijadores de fosfato con aluminio. Estos fármacos son potentes fijadores de fósforo y antes se consideraban de primera línea. No obstante, su uso se ha interrumpido por los efectos tóxicos de la acumulación del aluminio, como anemia, cambios neurológicos y deterioro de la mineralización ósea. El grupo KDIGO desaconsejó en 2017 el uso a largo plazo de fijadores de fosfato con aluminio en la ERC prediálisis.

Niacinamida

La niacina y la niacinamida son las dos formas principales de la vitamina B_3. Aunque no actúan como fijadores de fósforo, sí inhiben el transportador sodio-fosfato en el tubo digestivo, reduciendo así la cantidad de fosfato absorbido. Estudios en una población en diálisis han mostrado una reducción eficaz del fosfato sódico con una administración de estos compuestos de 1 o 2 veces al día (Cheng y Coyne, 2007). Estos fármacos pueden suponer una menor cantidad de comprimidos y pueden tener efectos beneficiosos sobre el colesterol (ver cap. 12) aunque hasta la fecha, la experiencia a largo plazo es escasa. En un estudio donde se administró niacina de liberación prolongada a un amplio rango de sujetos, el subgrupo con ERC tuvo una reducción muy ligera en el nivel de fósforo sérico, pero no hubo efecto sobre los niveles séricos de FGF23, PTH o metabolitos de la vitamina D (Malhotra, 2018).

Tenapanor

El tenapanor es un inhibidor del intercambiador intestinal de sodio-protón NH_3 que incrementa el sodio y el fósforo en las heces en voluntarios sanos. En un estudio piloto en pacientes en diálisis con hiperfosfatemia, el tenapanor administrado durante un periodo de 4 sem resultó en una reducción de los niveles elevados de fósforo sérico (Block, 2017). No se han reportado estudios sobre tenapanor en pacientes con ERC sin diálisis.

Suplementos de calcio

Las sales que contienen calcio pueden administrarse ya sea como un quelante de fósforo o como un suplemento de calcio. Cuando la intención es quelar el fosfato, se debe administrar el calcio con los alimentos. Esto resulta en la absorción de una menor cantidad de calcio, ya que forma complejos no absorbibles con el fósforo. Por el contrario, cuando la intención es la suplementación de calcio, las sales de calcio deben administrarse lejos de las comidas para maximizar la disponibilidad y absorción de calcio. Como la PTH es estimulada por concentraciones bajas de calcio sérico, los suplementos pueden tener un efecto adyuvante en el control del hiperparatiroidismo secundario.

Sin embargo, hay preocupación sobre los suplementos de calcio en una población de pacientes que ya tiene riesgo de calcificación vascular. En personas con función renal normal, los suplementos de calcio se han asociado a un aumento en la incidencia de infarto del miocardio (Bolland, 2010); un posible riesgo que puede ser incluso más preocupante en los pacientes con ERC es que, con frecuencia, tienen calcificación arterial coronaria previa. En un estudio pequeño sobre cinética mineral, el uso de suplementación de calcio en pacientes con ERC resultó en un balance neto de calcio positivo que excedió el equilibrio efectivo en el hueso, sugiriendo cierta retención de calcio en otros tejidos corporales.

La decisión de administrar suplementos de calcio se debe basar no sólo en una concentración sérica de calcio baja o baja-normal, sino también en otros marcadores del metabolismo mineral. Si la PTH está dentro del intervalo normal, no hay ninguna indicación convincente para administrar calcio suplementario. Si la PTH está elevada, la corrección de concentraciones séricas de calcio bajas puede ayudar a suprimir la PTH, aunque la corrección de la deficiencia de 25-D, si está presente, es mejor su abordaje inicial, porque puede aumentar la absorción entérica de calcio y suprimir la PTH, reduciendo o eliminando de esta forma la necesidad de suplementos de calcio. Se deben evitar los suplementos de calcio en pacientes con fósforo sérico elevado porque puede aumentar el riesgo de precipitación de calcio/fosfato y de calcificación hística.

Suplementos de vitamina D

Siempre que la concentración sérica de fósforo esté razonablemente bien controlada, se administra alguna forma de suplemento de vitamina D a pacientes con ERC. En la ERC en fases tempranas (es decir, estadios 1 a 3) con frecuencia se administra colecalciferol o ergocalciferol. En las fases más avanzadas (4 a 5) de la ERC puede estar reducida la conversión de 25-D a 1,25-D y el mantenimiento de la concentración sérica de 25-D puede no ser suficiente por sí sola para suprimir las concentraciones séricas elevadas de PTH. En este momento se puede administrar calcitriol o uno de los análogos activos de la vitamina D como complemento o sustituto del tratamiento con ergocalciferol o colecalciferol.

Dosis habituales de colecalciferol y ergocalciferol

La CDR acostumbrada de colecalciferol en adultos ha estado en el intervalo de 200 a 400 UI. Las autoridades sanitarias están planteando elevar este valor hasta 800 UI, y habitualmente son necesarias de 800 a 2 000 UI para aumentar la concentración de 25-D por encima de 30 ng/mL en pacientes con ERC.

En Estados Unidos el colecalciferol está disponible únicamente como producto de venta sin receta, por lo común se utiliza ergocalciferol para aumentar la concentración de 25-D. El ergocalciferol es un análogo de origen vegetal del colecalciferol con una actividad biológica similar (algunos autores creen que el ergocalciferol es 20 a 30% menos potente que el colecalciferol, aunque hay controversia en este sentido). De forma habitual el ergocalciferol se administra cada mes en una cápsula de 50 000 UI. La dosis se puede aumentar hasta una dosis semanal × 4 sem en los pacientes cuya concentración sérica de 25-D sea menor de 15 ng/mL (37 nmol/L). Una formulación de liberación prolongada de calcifediol (25-colecalciferol) está disponible en Estados Unidos para reducir los niveles séricos de PTH en pacientes con ERC (Sprague, 2016). La dosis es de 30 a 60 mcg administrada una vez al día a la hora de acostarse.

Estrategia posológica del ergocalciferol. Una estrategia posológica para el ergocalciferol basada en la concentración de 25-D podría ser la siguiente:

Concentración de 25-D < 5 ng/mL (< 12 nmol/L): ergocalciferol 50 000 UI/sem × 12, después mensualmente × 3

Concentración de 25-D de 5 a 15 ng/mL (12-37 nmol/L): ergocalciferol 50 000 UI sem × 4, después mensualmente × 5

Concentración de 25-D de 15 a 30 ng/mL (37-75 nmol/L): ergocalciferol 50 000 UI mensuales × 6

Precauciones del tratamiento con colecalciferol o ergocalciferol. Se debe evitar administrar dosis muy grandes salvo que se vigilen las concentraciones de 25-D. Una subpoblación de pacientes con ERC tendrán hipercalciuria. A las personas que reciben dosis muy elevadas de suplementos de calcio se les debe vigilar de cerca, así como a los pacientes diabéticos o anticoagulados, ya que puede aumentar el riesgo de calcificación vascular, y el objetivo de 25-D sérica no debe ser mayor de 30 a 40 ng/mL (75 a 100 nmol/L).

Efecto de la vitamina D sobre la concentración de hormona paratiroidea

Un signo temprano de insuficiencia de la vitamina D es el aumento de la concentración de PTH intacta. A medida que disminuye la TFG, el hueso se hace menos sensible a los efectos de la PTH y el intervalo deseable de valores de PTH se desplaza hacia arriba (ver tabla 8-3). Un objetivo importante del tratamiento con vitamina D es mantener la PTH sérica dentro de un rango deseable, entendiendo que no se conoce del todo el rango ideal de PTH a distintos niveles de ERC.

Uso de vitamina D activa

El tratamiento con vitamina D activa se puede considerar cuando la restricción de fósforo, los suplementos de calcio y el aporte de vitamina D no sean suficientes para reducir la concentración elevada persistente o progresiva, de PTH. Sin embargo, no debe ser prescrito como rutina. El calcitriol es 1,25-D, el producto de la 1α-hidroxilación en el riñón y un eficaz supresor de la PTH. Debido a que el calcitriol estimula la absorción intestinal de calcio y fósforo, debe usarse con precaución ya que puede aumentar la carga de calcio y fósforo en el cuerpo. Puesto que la hipercalcemia e hiperfosfatemia parecen ser menos frecuentes en pacientes con función renal residual, la concentración sérica de calcio y fósforo se debe determinar mensualmente durante 3 meses y después se debe vigilar en intervalos de 3 meses después de iniciar. Si aparecen hipercalcemia o hiperfosfatemia se debe suspender el calcitriol hasta que las concentraciones de minerales se normalicen. En pacientes que desarrollen hipercalcemia el uso de un calcimimético podría ser más apropiado.

Uso de análogos activos de la vitamina D

Los análogos activos de la vitamina D son compuestos diseñados para interactuar con los receptores de la vitamina D de las glándulas paratiroideas, suprimiendo la secreción de PTH igual que hace el calcitriol, pero que también han sido diseñados para que tengan una menor afinidad por los receptores intestinales de vitamina D. En consecuencia, los análogos producen en general un menor aumento de la concentración

TABLA 8-6	Análogos activos de la vitamina D	
Fármaco	**Información posológica**	**Comentarios**
Calcitriol	0.25 μg VO al día o 0.5 μg VO 3 veces a la sem (intervalo de dosis: 0.25-2 μg al día)	Vigilancia mensual de calcio y fósforo durante 3 meses tras el inicio; después, cada 3 meses. Aumentar la dosis hasta conseguir el objetivo de PTH.
		Si aparece hipercalcemia/hiperfosfatemia con calcitriol, se debe suspender el tratamiento hasta que las alteraciones minerales se normalicen.
		Debe plantearse el cambio a doxercalciferol o paricalcitol que suprimen la PTH con menos efecto sobre la absorción de calcio/fósforo en el intestino.
Doxercalciferol	2.5-5 μg 3 veces a la sem, ajustar en incrementos de 2.5 μg cada 8 sem	Ninguno.
Paricalcitol	1-2 μg VO al día, ajustar en incrementos de 1 μg o 2-4 μg VO 3 veces a la sem, ajustar en incrementos de 2 μg	Ninguno.

PTH, hormona paratiroidea; VO, vía oral.

sérica de calcio y fósforo a la vez que mantienen la supresión eficaz de la PTH. La tabla 8-6 muestra los análogos de la vitamina D disponibles habitualmente, sus diferencias y sus dosis iniciales usuales.

Acciones no tradicionales de la vitamina D

La activación de los receptores de la vitamina D por el calcitriol o por los análogos activos de la vitamina D puede tener efectos que van más allá del intestino y las glándulas paratiroideas. Los receptores de la vitamina D (RVD) están distribuidos por todo el organismo y median una amplia gama de efectos que van más allá de la homeostasis del calcio. En el aparato cardiovascular, los estudios se han centrado en la función de los RVD en la regulación de la formación de placas calcificadas ateroescleróticas y en la atenuación de la calcificación media en el entorno urémico. Los RVD también tienen efectos directos sobre el corazón, especialmente en la regulación de la aparición de hipertrofia ventricular izquierda. Se piensa que estos efectos están mediados por una disminución de la fibrosis miocárdica y por una reducción de la activación del sistema renina-angiotensina. En la población con ERC tiene un interés particular la reducción de la proteinuria en pacientes tratados con el análogo activo de la vitamina

D paricalcitol (Alborzi, 2008; De Zeeuw, 2010), efecto que parece ser independiente de la supresión de la PTH o de la mejora de la hemodinámica.

Suplemento dual con colecalciferol y una forma activa de vitamina D

Como la 25-D puede tener, por sí sola, efectos biológicos importantes por la conversión local en 1,25-D en los tejidos, hay un argumento teórico a favor de mantener las concentraciones de 25-D en el intervalo normal, incluso en pacientes a los que ya se está administrando una forma activa de vitamina D (p. ej., calcitriol, paricalcitol o doxercalciferol) (Jones, 2010). Esto se apoyó en estudios recientes que demostraron una disminución adicional en los niveles séricos de PTH con terapia dual en pacientes con hemodiálisis, aunque los efectos a largo plazo de este tratamiento aún no están bien estudiados.

Fármacos calciomiméticos

Los calciomiméticos son fármacos que aumentan la sensibilidad del receptor detector de calcio de la glándula paratiroidea, potenciando la retroalimentación inhibitoria de la PTH. Estudios que evalúan el uso de agentes calciomiméticos en la ERC-5D muestran una supresión eficaz de la PTH a los niveles meta, con una eficacia similar a la de la vitamina D activa. En un estudio aleatorizado grande en pacientes en hemodiálisis, el tratamiento calciomimético no se tradujo en una mejoría en la morbilidad o mortalidad cardiovascular (Chertow, 2012), aunque análisis secundarios ajustados sí sugirieron cierto beneficio, incluyendo a pacientes de mayor edad (KDIGO, 2017).

Los pacientes en tratamiento con calciomiméticos pueden desarrollar elevaciones significativas en el nivel sérico de fosfato junto con un aumento en la incidencia de episodios hipocalcémicos, pero el grado de daño asociado con la hipocalcemia usualmente leve es incierto. La náusea y el vómito son efectos secundarios importantes. Actualmente los calciomiméticos se encuentran disponibles en forma oral, como el cinacalcet, y en forma intravenosa, el etelcalcetide. Las guías KDIGO de 2017 recomiendan el uso de un calciomimético o de un derivado de la vitamina D activa al tratar a los pacientes con ERC-5D con hiperparatiroidismo, y en opinión de algunos miembros del grupo KDIGO, los calciomiméticos pueden ser más apropiados (que los compuestos de vitamina D activa) como agente de primera línea.

En Estados Unidos no existe una indicación "de etiqueta", aprobada por la FDA, para el uso de medicamentos calciomiméticos en ERC que no requiere de diálisis. Los calciomiméticos están siendo utilizados fuera de Estados Unidos en pacientes con ERC que no requieren diálisis, y hay quienes refieren una reducción en los eventos cardiovasculares e incluso en el riesgo de fractura (Evans, 2018), pero esta evidencia se deriva de datos observacionales, y los beneficios de los calciomiméticos están lejos de ser establecidos en forma definitiva (Sekercioglu, 2016).

Quelantes de fósforo, vitamina K, magnesio y calcificación vascular

Uno de los principales problemas en la ERC es la calcificación vascular. La propensión del suero a calcificarse está relacionada con desenlaces adversos (Pasch, 2017). Existen varios factores modificables, en especial el nivel de vitamina K y el magnesio sérico, que reducen la tendencia a la calcificación del suero. Varios quelantes de fósforo pueden reducir los niveles séricos de vitamina K al unirse a ella, siendo el oxihidróxido sucroférrico y el carbonato de sevelámero notables excepciones (Neradova, 2017). La suplementación con vitamina K o magnesio disminuye potencialmente el riesgo de calcificación vascular actualmente se realizan estudios en relación con este tema.

Síndrome calcio-álcali

Este síndrome, inicialmente denominado síndrome leche-álcali, se manifiesta como daño renal agudo en pacientes que estaban siendo tratados por úlceras duodenales con una dieta rica en leche y antiácidos (Patel y Goldfarb, 2010). Con la disponibilidad de medicamentos reductores de ácido y el tratamiento para *Helicobacter pylori*, el síndrome sólo se observa en raras ocasiones en este contexto. Sin embargo, los pacientes preocupados acerca de la osteoporosis a menudo consumen grandes cantidades de suplementos de calcio y dosis relativamente altas de vitamina D, y pueden seguir un régimen alcalinizante autoimpuesto con la esperanza de mantener la salud ósea. Pueden estar tomando diuréticos tiazídicos para el tratamiento de hipertensión o enfermedad renal, que es también una causa conocida de hipercalcemia, aumentando, por lo tanto, el riesgo de síndrome calcio-álcali. La patogénesis del síndrome involucra una interacción compleja entre diversos factores, incluyendo el hueso, riñón e intestino. Para minimizar la incidencia de este síndrome, la dosis de los suplementos de calcio administrados a los pacientes con ERC que están siendo tratados de forma concomitante con álcali debe limitarse. Además, si se están dando suplementos de vitamina D, se deben vigilar los niveles de 25-D en los individuos con alto riesgo (p. ej., con hipercalciuria o alcalosis), y deben evitarse los niveles de 25-D por encima de la parte media del rango normal. Si se está administrando terapia con álcali, probablemente la meta de bicarbonato en suero no debe ser mayor a 22 mEq/L, y se debe vigilar de forma regular el nivel sérico de bicarbonato para evitar la sobrecorrección.

CIRCUNSTANCIAS ESPECIALES

Como ya se ha señalado, los pacientes con osteopatía adinámica tienden a una PTH intacta baja. Aunque todavía se desconoce la causa, es evidente que muchas de las medidas discutidas para el tratamiento del hiperparatiroidismo secundario sólo empeorarían el recambio óseo bajo de estos pacientes. Una opinión es que, al contrario que en los pacientes con recambio óseo elevado, a los pacientes con PTH baja no se les debe aplicar restricción de fósforo ni administrar tratamiento con fijadores. Probablemente se deba permitir que la concentración de fósforo aumente ligeramente en estos pacientes para estimular la secreción de PTH y restaurar la actividad dinámica del hueso. No se debe administrar calcio a estos pacientes porque el aporte añadido de calcio probablemente produciría hipercalcemia y habría una supresión adicional de la PTH. Existe controversia sobre si se les debe administrar vitamina D. Por un lado, cabría esperar que el tratamiento con vitamina D mantuviera, o incluso, aumentara la supresión de la glándula paratiroidea, empeorando la osteopatía adinámica. Por otro lado, en estudios observacionales de pacientes en diálisis, el tratamiento con vitamina D activa se ha asociado con una mayor supervivencia, independientemente de que la PTH estuviera alta o baja. Esto último favorecería el tratamiento de estos pacientes con una dosis baja de vitamina D activa, que aportaría los "efectos beneficiosos" de la activación del receptor de la vitamina D en todo el organismo sin una supresión significativa de la PTH.

Bibliografía y lecturas recomendadas

Alborzi P, Patel NA, Peterson C, *et al.* Paricalcitol reduces albuminuria and inflammation in chronic kidney disease: a randomized double-blind pilot trial. *Hypertension.* 2008;52:249-255.

Block GA, Rosenbaum DP, Leonsson-Zachrisson M, *et al.* Effect of tenapanor on serum phosphate in patients receiving hemodialysis. *J Am Soc Nephrol.* 2017;28: 1933-1942.

Bolland MJ, Avenell A, Baron JA, *et al.* Effect of calcium supplements on risk of myocardial infarction and cardiovascular events: meta-analysis. *BMJ.* 2010;341:c3691.

Bressendorff I, Hansen D, Schou M, *et al.* Oral magnesium supplementation in chronic kidney disease stages 3 and 4: efficacy, safety, and effect on serum calcification propensity—a prospective randomized double-blinded placebo-controlled clinical trial. *Kidney Int Rep.* 2017;2:380-389.

Cheng SC, Coyne D. Vitamin D and outcomes in chronic kidney disease. *Curr Opin Nephrol Hypertens.* 2007;16:77-82.

Chertow GM, Block GA, Correa-Rotter R, *et al.* EVOLVE Trial Investigators. Effect of cinacalcet on cardiovascular disease in patients undergoing dialysis. *N Engl J Med.* 2012;367:2482-2494.

Daugirdas JT, Finn WF, Emmett M, *et al.* The phosphate binder equivalent dose. *Semin Dial.* 2011;24:41-49.

Delmez JA, Tindira CA, Windus DW, *et al.* Calcium acetate as a phosphorus binder in hemodialysis patients. *J Am Soc Nephrol.* 1992;3:96-102.

de Zeeuw D, Agarwal R, Amdahl M, *et al.* Selective vitamin D receptor activation with paricalcitol for reduction of albuminuria in patients with type 2 diabetes (VITAL study): a randomised controlled trial. *Lancet.* 2010;376:1543-1551.

Evans M, Methven S, Gasparini A, *et al.* Cinacalcet use and the risk of cardiovascular events, fractures and mortality in chronic kidney disease patients with secondary hyperparathyroidism. *Sci Rep.* 2018;8:2103.

Evenepoel P, Meijers B, Viaene L, *et al.* Fibroblast growth factor-23 in early chronic kidney disease: additional support in favor of a phosphate-centric paradigm for the pathogenesis of secondary hyperparathyroidism. *Clin J Am Soc Nephrol.* 2010;5:1268-1276.

Ferrè S, Li X, Adams-Huet B, *et al.* Association of serum magnesium with all-cause mortality in patients with and without chronic kidney disease in the Dallas Heart Study. *Nephrol Dial Transplant.* 2017. doi: 10.1093/ndt/gfx275.

Hollis BW. Editorial: The determination of circulating 25-hydroxyvitamin D: no easy task. *J Clin Endocrinol Metab.* 2004;89:3149-3151.

Isakova T, Barchi-Chung A, Enfield G, *et al.* Effects of dietary phosphate restriction and phosphate binders on FGF23 levels in CKD. *Clin J Am Soc Nephrol.* 2013;8: 1009-1018.

Jones G. Why dialysis patients need combination therapy with both cholecalciferol and a calcitriol analogs. *Semin Dial.* 2010;23:239-243.

Kalantar-Zadeh K, Kuwae N, Regidor DL, *et al.* Survival predictability of time-varying indicators of bone disease in maintenance hemodialysis patients. *Kidney Int.* 2006;70:771-780.

Kestenbaum B, Sampson JN, Rudser KD, *et al.* Serum phosphate levels and mortality risk among people with chronic kidney disease. *J Am Soc Nephrol.* 2005;16: 520-528.

Kidney Disease: Improving Global Outcomes. KDIGO clinical practice guideline for the diagnosis, evaluation, prevention, and treatment of chronic kidney disease–mineral and bone disorder (CKD-MBD). *Kidney Int Suppl.* 2017;7:S1-S59.

Kovesdy CP, Anderson JE, Kalantar-Zadeh K. Outcomes associated with serum phosphorus level in males with non-dialysis dependent chronic kidney disease. *Clin Nephrol.* 2010;73:268-275.

Kovesdy CP, Kalantar-Zadeh K. Bone and mineral disorders in pre-dialysis CKD. *Int Urol Nephrol.* 2008;40:427-440.

Kovesdy CP, Ureche V, Lu JL, *et al.* Outcome predictability of serum alkaline phosphatase in men with pre-dialysis CKD. *Nephrol Dial Transplant.* 2010;25:3003-3011.

Linefsky JP, O'Brien KD, Sachs M, *et al.* Serum phosphate is associated with aortic valve calcification in the Multi-ethnic Study of Atherosclerosis (MESA). *Atherosclerosis.* 2014;233:331-337.

Malhotra R, Katz R, Hoofnagle A, *et al.* The effect of extended release niacin on markers of mineral metabolism in CKD. *Clin J Am Soc Nephrol.* 2018;13:36-44.

Melamed ML, Eustace JA, Plantinga L, *et al.* Changes in serum calcium, phosphate, and PTH and the risk of death in incident dialysis patients: a longitudinal study. *Kidney Int.* 2006;70:351-357.

Menon MC, Ix JH. Dietary phosphorus, serum phosphorus, and cardiovascular disease. *Ann N Y Acad Sci.* 2013;1301:21-26.

Michaud J, Naud J, Ouimet D, *et al.* Reduced hepatic synthesis of calcidiol in uremia. *J Am Soc Nephrol.* 2010;21:1488-1497.

Nasrallah MM, El-Shehaby AR, Salem MM, *et al.* Fibroblast growth factor-23 (FGF-23) is independently correlated to aortic calcification in haemodialysis patients. *Nephrol Dial Transplant.* 2010;25:2679-2685.

Neradova A, Schumacher SP, Hubeek I, *et al.* Phosphate binders affect vitamin K concentration by undesired binding, an in vitro study. *BMC Nephrol.* 2017;18:149.

Nitta K, Nagano N, Tsuchiya K. Fibroblast growth factor 23/klotho axis in chronic kidney disease. *Nephron Clin Pract.* 2014;128:1-10.

Parker BD, Schurgers LJ, Brandenburg VM, *et al.* The associations of fibroblast growth factor 23 and uncarboxylated matrix Gla protein with mortality in coronary artery disease: the Heart and Soul Study. *Ann Intern Med.* 2010;152:640-648.

Pasch A, Block GA, Bachtler M, *et al.* Blood calcification propensity, cardiovascular events, and survival in patients receiving hemodialysis in the EVOLVE trial. *Clin J Am Soc Nephrol.* 2017;12:315-322.

Patel AM, Goldfarb S. Got calcium? Welcome to the calcium-alkali syndrome. *J Am Soc Nephrol.* 2010;21:1440-1443.

Schlieper G, Schurgers L, Brandenburg V, *et al.* Vascular calcification in chronic kidney disease: an update. *Nephrol Dial Transplant.* 2016;31:31-39.

Scialla JJ, Xie H, Rahman M, *et al.* Fibroblast growth factor-23 and cardiovascular events in CKD. *J Am Soc Nephrol.* 2014;25:349-360.

Sekercioglu N, Busse JW, Sekercioglu MF, *et al.* Cinacalcet versus standard treatment for chronic kidney disease: a systematic review and meta-analysis. *Ren Fail.* 2016;38:857-874.

Slatopolsky E, Cozzolino M, Lu Y, *et al.* Efficacy of 19-Nor-1,25-(OH)2D2 in the prevention and treatment of hyperparathyroid bone disease in experimental uremia. *Kidney Int.* 2003;63:2020-2027.

Sprague SM, Crawford PW, Melnick JZ, *et al.* Use of extended-release calcifediol to treat secondary hyperparathyroidism in stages 3 and 4 chronic kidney disease. *Am J Nephrol.* 2016;44:316-325.

Teng M, Wolf M, Ofsthun MN, *et al.* Activated injectable vitamin D and hemodialysis survival: a historical cohort study. *J Am Soc Nephrol.* 2005;16:1115-1125.

Westerberg PA, Sterner G, Ljunggren O, *et al.* High doses of cholecalciferol alleviate the progression of hyperparathyroidism in patients with CKD Stages 3-4: results of a 12- week double-blind, randomized, controlled study. *Nephrol Dial Transplant.* 2018;33:466-471.

Zittermann A, Schleithoff SS, Frisch S, *et al.* Circulating calcitriol concentrations and total mortality. *Clin Chem.* 2009;55:1163-1170.

9 Restricción de proteínas y fósforo: perspectiva de un nutriólogo

Lisa Gutekunst

Los posibles efectos médicos beneficiosos de la restricción de proteínas y fósforo se han descrito en los capítulos 7 y 8. Cuando se restringen las proteínas, siempre se debe tener en mente el riesgo de desnutrición proteínica. A menudo, los pacientes con enfermedad renal crónica (ERC) no comen lo suficiente, ya sea por anorexia inducida por la uremia, alteraciones del sentido del gusto, dietas muy restrictivas o imposibilidad de obtener o preparar las comidas. Además, algunas comorbilidades inducen una respuesta catabólica que hace que las proteínas se degraden, aun cuando la ingesta de proteínas y calorías sea adecuada. Por este motivo, se debe vigilar cuidadosamente que los pacientes con ERC consuman una dieta con restricción de proteínas y como se detalló en el capítulo 7, debe prestarse especial atención en asegurar una adecuada ingesta energética diaria, de al menos 35 kcal/kg en pacientes más jóvenes y 30 kcal/kg en los de mayor edad.

Las proteínas y el fosfato van de la mano, es decir, los alimentos que tienen alto contenido de fosfato también son buenas fuentes de proteínas. Cuando se restringe uno, se limita automáticamente el otro. No obstante, el cociente de fosfato a proteínas difiere mucho de unos alimentos a otros, y está aumentando la práctica de añadir aditivos que contienen fósforo a los alimentos.

PROTEÍNAS

Proteínas con valor biológico elevado y bajo

Los aminoácidos son las unidades químicas o bloques de construcción que forman las proteínas. Los aminoácidos que se deben obtener de la dieta se denominan *aminoácidos esenciales* (AAE). Otros aminoácidos que puede elaborar el organismo a partir de otras fuentes de alimento se denominan *aminoácidos no esenciales*. Los alimentos que contienen todos los AAE se denominan *proteínas de valor biológico elevado* (VBE) y las que carecen de al menos un AAE se conocen como *proteínas de valor biológico bajo* (VBB) (Burke, 2003). Las proteínas de VBE se encuentran en huevos, carne, pescado y productos lácteos. Productos veganos como frijol de soya, trigo sarraceno (alforfón) y amaranto tienen VBE. Las proteínas de VBE se metabolizan con gran eficiencia, manteniéndose de esta forma las proteínas del organismo. Las personas que consumen una dieta baja en proteínas, ya sea por elección o por necesidad médica, utilizan de forma más eficiente los aminoácidos que se encuentran en las proteínas de VBE que las personas que consumen grandes cantidades de proteínas; en este último caso, el exceso de proteínas se convierte simplemente en hidratos de carbono o grasa y se quema para conseguir combustible.

Las proteínas de VBB se encuentran en frutas, verduras, legumbres, frutos secos, semillas y cereales integrales. En cierto sentido, "valor biológico bajo" es un nombre erróneo. No se trata de que las proteínas de muchos alimentos vegetales tengan poco valor biológico, sino que, como les faltan uno o varios aminoácidos, se deben consumir combinadas con otros alimentos que contienen dichos aminoácidos ausentes para que el cuerpo pueda utilizar la mezcla de aminoácidos ingerida para elaborar nuevas proteínas. Una dieta vegetariana puede tener un "valor biológico elevado" siempre que se consuman alimentos como cereales, que por lo común son deficientes en el aminoácido lisina, combinados con otros alimentos de origen vegetal (como las leguminosas) que son altos en lisina (ver más datos sobre las dietas veganas a continuación).

Grado de restricción proteínica

Como se detalló en la tabla 7-2 del capítulo 7, las guías de distintos países difieren en cuanto al grado de restricción proteínica que recomiendan en pacientes con ERC. Las directrices nutricionales de 2000 de la Kidney Disease Outcomes Quality Initiative (KDOQI) recomendaban una restricción proteínica de 0.6 a 0.75 g de proteínas/kg al día en los pacientes con una filtración glomerular < 25 mL/min. Las guías de diabetes y ERC de 2007 de la KDOQI recomiendan 0.80 g/kg al día en la mayor parte de las personas; esto significa limitar la dieta hasta 40 a 60 g de proteínas al día. La KDOQI y otros comités elaboradores de directrices recomiendan que al menos 50% de las proteínas de la dieta de un paciente con ERC procedan de fuentes de VBE, lo que significa que de 20 a 30 g deben proceder de huevos, carne, pescado, productos lácteos o soya.

Elaboración de una dieta baja en proteínas

Utilizando los valores nutricionales del documento National Renal Diet (Knochel, 2006), 30 g de carne (vacuno, ave, cerdo, cordero o caza) o de pescado contienen un promedio de 7 g de proteínas, y un huevo de gallina grande tiene 6 g de proteínas. Los productos lácteos oscilan de 4 a 15 g de proteínas por cada ración de ½ taza o de 30 g. El contenido de los productos de soya varía dependiendo del tipo de legumbre.

Ejemplo del plan de alimentación

Las porciones de proteínas se deben repartir entre todas las comidas del día. En la tabla 9-1 se muestra un ejemplo de cómo se puede conseguir esto con una dieta de 60 g de proteínas (≥ 30 g de VBE). Una vez que se ha establecido el VBE, se pueden añadir fuentes de proteínas de VBB en raciones divididas a lo largo de todo el día. Trabajando con el menú inicial desarrollado en la tabla 9-1, la ración total de 60 g de proteínas se puede distribuir a lo largo de todo el día. Por último, para garantizar una ingesta calórica adecuada, se añaden alimentos altos en calorías y bajos en fósforo para establecer el plan de alimentación que se muestra en la tabla 9-2, que aporta 2 700 calorías y 60 g de proteínas.

TABLA 9-1	Ejemplo de plan de alimentación (paso 1)		
Comidas	**Proteínas de VBE**	**Proteínas de VBB**	**Calorías adicionales**
Desayuno	½ taza de leche baja en grasa (4 g)		
Almuerzo	2 huevos duros (12 g)		
Cena	85 g de chuletas de cerdo a la parrilla (21 g)		
Proteínas totales	**37 g**		

VBE, valor biológico elevado; VBB, valor biológico bajo.

TABLA 9-2	Ejemplo de plan de alimentación (paso 2)		

Comidas	Proteínas de VBE	Proteínas de VBB	Calorías adicionales
Desayuno	½ taza de leche baja en grasa (4 g)	1 taza de hojuelas de maíz (2 g) 1 panecillo tostado (4 g)	1 cucharada de queso crema 1 cucharada de mermelada 180 cm³ de zumo
Almuerzo	2 huevos duros (12 g)	1.5 tazas de ensalada verde con rodajas de zanahoria, pepino y rábanos (2 g) 1 panecillo redondo grande (4 g)	3 cucharadas de aderezo de aceite y vinagre 2 cucharadas de mantequilla o margarina 1 manzana mediana
Colación 1		8 galletas de barquillo de vainilla (2 g)	1 taza de uvas frescas
Cena	85 g de chuletas de cerdo a la parrilla (21 g)	1 taza de arroz blanco (4 g) 1 taza de alubias verdes (1 g) 1 rebanada de pan italiano (2 g)	1 cucharadita de mantequilla o margarina
Colación 2		1 rebanada de pastel (2 g)	½ taza de fresas frescas 2 cucharadas de nata montada
Proteínas totales	37 g	23 g	

VBE, valor biológico elevado; VBB, valor biológico bajo.

Consejos adicionales para los pacientes

Es importante ofrecer opciones a los pacientes con ERC. Aunque el ejemplo anterior ofrece un plan de alimentación realista y aparentemente con muchos alimentos, las personas que acaban de empezar la dieta pueden seguir sintiéndose limitadas. A continuación se presentan algunos consejos que pueden utilizar los pacientes cuando planifiquen sus comidas en casa:

- Se considera que las verduras y los cereales son el primer plato y la carne es la guarnición.
- Se prepara una brocheta con pequeños trozos de carne y muchas verduras.
- Se hace arroz frito con verduras y pequeñas cantidades de carne o pescado.
- Se comienzan las comidas con sopa o ensalada para saciar.
- Se incorporan las raciones de carne, huevos, pescados y mariscos a una ensalada.
- Se añade arroz o pasta a las sopas para saciar más.
- Se utilizan carnes cortados en trozos muy finos para los sándwiches; así parece que hay más.
- Se añade lechuga, espinacas, brotes de alfalfa, pepino en rodajas, apio picado o manzana a los sándwiches.
- Cuando se hagan guisos, se reduce la cantidad de carne, se aumenta el almidón, la pasta o el arroz y, cuando la receta pida sopa, se utilizan sopas bajas en sodio.

■ Se añaden pastas y panes reducidas en proteínas cuando sea posible.
■ Se utilizan quesos de sabor fuerte, como cheddar picante, parmesano o romano; se necesitará una cantidad mucho menor para obtener el mismo sabor.

FOSFATO

Como se especificó en el capítulo 8, la reducción diaria del fosfato de la dieta de 800 a 1 000 mg y la prescripción de fijadores de fosfato reducen el riesgo de desarrollar osteodistrofia y calcificación metastásica. La ingesta normal de fosfato en estudios poblacionales es, en hombres, de aproximadamente 1 800 mg al día, y de 1 000 mg al día en mujeres, por lo que la reducción hasta 800 mg al día representa un cambio mucho mayor para los primeros. La cantidad diaria de fósforo recomendada en Estados Unidos es de 700 mg/día, y las reducciones hasta esta cantidad deberían tener pocas consecuencias adversas sobre la nutrición. Sin embargo, en algunos pacientes el "cumplimiento" aparente de una dieta baja en fósforo basada en una reducción de la concentración sérica de fosfato puede deberse a una reducción de la ingesta de proteínas por alguna enfermedad intercurrente. También se debe considerar la fuente de fosfato, ya que la biodisponibilidad entre las fuentes varía de 40 a 100%.

Fuentes de fosfato

Fosfato orgánico
El fosfato encontrado en los productos de origen animal y vegetal está unido a proteínas o a un fitato, reduciendo la cantidad de fosfato disponible para su absorción. Aunque la literatura sugiere que la biodisponibilidad del fósforo varía de 40 a 60% (Kalantar-Zadeh, 2010), la preparación de los alimentos puede aumentar o disminuir la verdadera biodisponibilidad (Ando, 2015; Cupisti, 2006; Karp, 2012a; Karp, 2012b; Schlemmer, 2009).

Productos de origen animal
Todos los alimentos contienen fosfato. En una dieta estándar no vegana, las principales fuentes de fósforo son la carne, el pescado, los huevos y los productos lácteos. El contenido de fosfatos de estos alimentos, expresado como mg de fósforo por g de proteínas, se muestra en la tabla 9-3. El contenido de fosfato del pollo (asumiendo que no se comen los huesos) es, generalmente, menor (6 mg/g) que el de la carne de vacuno o de cerdo (cerca de 8 mg/g). El contenido de fosfato del pescado puede variar desde 6 mg/g (bacalao) hasta 9 mg/g (atún enlatado) o 12 mg/g en el salmón. En el extremo superior del intervalo están los huevos (13 mg/g) y el hígado (17 mg/g). Los productos lácteos están en un rango de 10.7 (queso cottage) a 28.3 (leche reducida en grasa).

Sin embargo, la biodisponibilidad del fosfato en estos alimentos varía de 5 (queso cottage) a 27 (leche reducida en grasa) (Karp, 2012a; Karp, 2012b) como se muestra en la tabla 9-4.

Hervir la carne también puede alterar la biodisponibilidad del fosfato, modificando poco el contenido de proteínas. El hecho de hervir la carne durante 30 min ha demostrado reducir el contenido de fosfato en 20 a 62% (Ando, 2015; Cupisti, 2006). Por ejemplo, los mg de fósforo por mg de pro-

TABLA 9-3 Contenido en miligramos de fósforo por gramo de proteína en alimentos altos en proteínas de uso habitual

Intervalo de proteínas (mg de fosfato por g)	Fuente de alimento y valor
< 5	Clara de huevo (1.4)
5.1-7.0	Bacalao (6.0)
	Pollo, carne oscura (6.5)
	Camarones (6.5)
7.1-10.0	Pavo (7.1)
	Vacuno, solomillo (8.3)
	Liebre (7.3)
	Vacuno, filete de cadera (8.5)
	Pollo, carne blanca (7.4)
	Cerdo (8.9)
	Cabra (7.4)
	Langosta (9.0)
	Cordero, pierna (7.4)
	Venado, filete de lomo (9.1)
	Cangrejo, Dungeness (7.8)
	Atún, enlatado (9.2)
	Carne de vacuno picada, magra al 95% (7.8)
	Carne de vacuno picada, magra al 80% (9.6)
	Vacuno, falda (8.1)
	Pescadilla (10.0)
	Atún, claro (8.2)
10.1-11.9	Fletán (10.7)
	Requesón, bajo en grasa al 2% (10.9)
	Salmón, de piscifactoría (11.4)
12-14.9	Bagre (13.0)
	Mantequilla de cacahuate, crujiente (13.0)
	Huevo, entero (13.2)
	Cangrejo, Alaska King (14.5)
	Mantequilla de cacahuate, suave (14.5)
15.0-20.0	Cacahuates (15.0)
	Salmón, enlatado (15.8)
	Frijol pinto (16.3)
	Semillas de soya (16.4)
	Hígado, vacuno y pollo (17.5)
	Leche de soya, normal, no enriquecida (17.9)
> 20.0	Queso cheddar (20.6)
	Queso suizo (21.3)
	Almendras (25.3)
	Leche, baja en grasa al 2% (27.6)
	Queso americano (30.7)
	Anacardos (nuez de la India) (32.3)

Datos tomados de Pennington JAT, Douglas JS, eds. *Bowes & Church's Food Values of Portions Commonly Used.* 18th ed. Baltimore, MD: Lippincott Williams & Wilkins, 2005.

TABLA 9-4 Biodisponibilidad en los alimentos de origen animal y vegetal

Producto	P total/100 g (mg)	P digerible / 100 g (mg)	Proteína/ 100 g (g)	P total/ proteína (mg/g)	P digerible / proteína (mg/g)	% digeribilidad
Carne y productos lácteos						
Leche, 1.5% de grasa	108	85	3.2	33.8	26.6	78.7
Leche descremada	122	75	3.3	36.9	22.7	61.5
Queso procesado, empaquetado en forma individual, rebanada, 5% de grasa	574	589	23	24.9	25.6	102.6
Queso procesado, empaquetado en forma individual, rebanada, 12% de grasa	647	720	24	27.0	30.0	111.2
Queso procesado, empaquetado en forma individual, rebanada, 23% de grasa	584	576	21	27.8	27.4	98.6
Queso untable, 9% de grasa	892	794	18	49.6	44.1	89.0
Queso untable, 22% de grasa	755	772	19	39.7	40.6	102.3
Quesos duros, 5-17% de grasa	638	484	30.3	21.1	16.0	75.9
Quesos duros, 25-29% de grasa	529	282	26.5	20.0	10.6	53.3
Queso cottage	146	71	13.8	10.6	5.1	48.6
Salchicha procesada, 18% de grasa	210	224	9	23.3	24.9	106.7
Salchicha procesada, light, 10% de grasa	241	242	10	24.1	24.2	100.0
Salchicha Frankfurt, 20% de grasa	175	144	9.2	19.0	15.3	82.3
Salchicha Frankfurt, light, 13% de grasa	186	130	10	18.6	13.0	69.9
Salchicha seca tipo salami	244	171	21.5	11.4	7.9	70.0
Salchicha, cortes fríos	184	164	10.7	17.2	15.4	89.1
Jamón hervido	279	255	17.9	15.6	14.3	91.4
Carne de puerco	212	161	21	10.1	7.7	75.9

Filete de pollo	229	191	23	10.0	8.3	83.4
Carne de res	199	147	22	9.1	6.7	73.8
Filete de trucha	232	207	16.8	13.8	12.3	89.2
Granos, semillas, leguminosas						
Pan de centeno	208	123	8.2	25.4	15.0	59.1
Pan molido de centeno	291	191	10.1	28.8	18.9	65.6
Pan multigrano con semillas	189	116	9.7	19.5	12.0	61.4
Pastelillo	212	201	6.6	32.1	30.5	94.8
Bollo	116	60	7.7	15.1	7.8	51.7
Galletas	125	43	6.1	20.5	7.0	34.4
Ajonjolí (con cáscara)	667	42	26.9	24.8	1.6	6.3
Tofu (firme)	164	51	16.5	9.9	3.1	31.1
Ejotes	57	24	1.9	30.2	12.4	42.1
Chícharos (congelados)	118	50	5.1	23.1	9.7	35.6
Garbanzos (en lata)	149	53	8.4	17.7	6.3	35.6
Lentejas rojas	432	167	23.8	18.2	7.0	38.7
Lentejas verdes	400	120	24.4	16.4	4.9	30.0

Adaptada de Karp H, Ekholm P, Kemi V, *et al*. Differences among total and *in vitro* digestible phosphorus content of meat and milk products. *J Ren Nutr*. 2012;22:334-349; Karp H, Ekholm P, Kemi V, *et al*. Differences among total and *in vitro* digestible phosphorus content of plant foods and beverages. *J Ren Nutr*. 2012;22:416-422.

teína en la pechuga de pollo se redujo de 12.3 a 9.5 (Cupisti, 2006) y en la carne de res se redujo de 9.1 a 3.5 (Ando, 2015). Para mejorar el sabor de la carne hervida, el paciente puede añadir hierbas finas al agua, añadir la carne a sopas, o elegir dorar la carne en el horno.

Productos de origen vegetal
Los fosfatos encontrados en los productos de origen vegetal están unidos a ácido fítico o fitato, y aunque el contenido absoluto de fosfato, así como los mg de fósforo por g de proteína se consideran altos, como se muestra en la tabla 9-3, la biodisponibilidad real es muy baja, como se expone en la tabla 9-4.

En la dieta occidental rica en proteínas de origen animal, los humanos tienen muy poca capacidad para digerir el fitato, liberando el fosfato (Schlemmer, 2009), lo que permite la inclusión de más alimentos de origen vegetal en la dieta de los pacientes. En un estudio clínico preliminar en pacientes con ERC con una filtración glomerular estimada en el intervalo de 20 a 45 mL/min, el fosfato sódico fue cerca de 10% menos en pacientes que tomaban una dieta de origen vegetal que en los mismos pacientes cuando consumían proteínas que procedían de carnes (Moe, 2011).

La preparación de alimentos de origen vegetal también afecta la biodisponibilidad del fosfato (Schlemmer, 2009). Los factores que aumentan la disponibilidad de fosfato incluyen almacenar los alimentos de origen vegetal en condiciones cálidas y húmedas, germinar las legumbres, maltear los granos, la fermentación y la adición de enzima fitasa comercial. Los factores que reducen o tienen poco efecto sobre la disponibilidad de fosfato, incluyen almacenar los alimentos en condiciones frescas y secas, hervir las legumbres, remojar los granos y las legumbres, y germinar semillas y granos. Adicionalmente, la avena se trata con calor para evitar el enranciamiento, reduciendo, por lo tanto, la biodisponibilidad de fosfato.

En años recientes, los nutriólogos han expandido la dieta para ERC para que incluya granos enteros y semillas; sin embargo, aún es demasiado pronto para saber si podemos añadir legumbres. Aunque hervir en agua tiene poco efecto sobre la biodisponibilidad del fósforo, no se sabe si la biodisponibilidad se ve afectada por los procesos de manufactura comerciales o por cocinar en otros líquidos.

Consejos sobre las dietas veganas/vegetarianas

En culturas donde el vegetarianismo o veganismo de por vida son lo común, el cuerpo se ha adaptado para producir más fitasa con la finalidad de manejar el fosfato derivado de los alimentos de origen vegetal (Schlemmer, 2009). Esto también puede ser el caso de quienes eligen un estilo de vida vegano o vegetariano de forma más tardía. Se pueden conseguir más consejos sobre comidas vegetarianas en la asociación dietética de los Adventistas del Séptimo Día. Se debe prestar atención al fosfato y al sodio añadidos a los alimentos vegetarianos procesados, como la leche de soya enriquecida con fosfato tricálcico (ver el apartado siguiente sobre los aditivos con fosfato).

Aditivos con fosfato

Los aditivos con fosfato son sales inorgánicas de este elemento que se añaden a los alimentos y realizan diversas funciones en el producto alimentario. La tabla 9-5 enumera los aditivos de fosfato más frecuentemente utilizados.

Nombre común del aditivo con fosfato	Usos
Fosfato dicálcico	Origen mineral; acondicionador de la masa, impulsor
Fosfato disódico	Fijador, emulsionante, agente amortiguador, absorbente, agente para el control del pH, modificador de proteínas, fuente de alcalinidad, estabilizador
Fosfato monocálcico	Acidulante, impulsor, nutriente, suplemento dietético, acondicionador de la masa para alimentos con levadura, fuente de calcio para refuerzo o enriquecimiento
Fosfato de magnesio	Fuente nutricional de magnesio y fósforo, agente para el control del pH, suplemento dietético
Fosfato monopotásico	Agente para el control del pH, agente amortiguador, acidulante, impulsor, fuente de nutrientes
Ácido fosfórico	Acidulante, agente para el control del pH, agente amortiguador, potenciador del sabor, fijador, estabilizador, espesante, sinérgico
Sodio hexametafosfato	Fijador, sal neutra, agente de curado, endurecedor, potenciador de la masa, emulsionante, potenciador del sabor, saborizantes, humectante, suplemento de nutrientes, ayuda para el procesado, sinérgico
Tripolifosfato de sodio	Fijador, agente para el control del pH, emulsionante, fuente de alcalinidad, agente amortiguador, modificador de proteínas, antioxidante, agente de curado, potenciador del sabor, humectante, espesante y estabilizador, texturizador, retención de humedad
Pirofosfato tetrasódico	Agente amortiguador, agente para el control del pH, fuente de alcalinidad, dispersante, modificador de proteínas, espesante, fijador, retención de humedad, antioxidante, estabilizador del color
Fosfato tricálcico	Antiaglutinante, absorbente, suplemento de calcio
Fosfato trisódico	Amortiguador, emulsionante, estabilizador, modificador de las proteínas, da "capacidad fundente" al queso procesado, acelera el tiempo de cocción de los cereales de desayuno cocinados, colorante

Datos tomados de Murphy-Gutekunst L, Urribari J. Hidden phosphorus-enhanced meats: Part 3. *J Ren Nutr.* 2005;15:e1-e4.

Sales de calcio, hierro y magnesio que contienen fosfato para el enriquecimiento mineral

La industria alimentaria está sometida a la presión de los consumidores para aumentar el contenido de calcio o hierro de muchos alimentos que, en caso contrario, contendrían cantidades pequeñas de estos minerales. Algunos alimentos están enriquecidos con magnesio por los mismos motivos. Los minerales se añaden para conseguir el enriquecimiento, reponer los minerales perdidos durante el procesamiento o estandarizar y compensar las variaciones naturales del contenido de nutrientes. Los ejemplos más habituales de alimentos enriquecidos con calcio sólo los consumen niños en edad de crecimiento, como zumo de naranja, panes, cereales e incluso algunos quesos procesados para untar y leche. La harina y algunas bebidas también se pueden enriquecer con calcio, hierro o magnesio. Tal vez la forma más frecuente de suplemento de calcio añadido a los alimentos para esta finalidad sea el carbonato de calcio, aunque también es bastante común el uso de diversas sales de fosfato (fosfato dicálcico o tricálcico). Con frecuencia se prefieren las sales de fosfato porque, normalmente, tienen poco efecto sobre el sabor y el color del alimento enriquecido.

Carnes procesadas
La industria cárnica ha utilizado diversos productos químicos para evitar que la carne se seque y para ayudarla a conservar el agua, mejorando su suculencia y prologando el periodo de almacenamiento. En el pasado, se utilizaban para esta finalidad concentraciones elevadas de sal, aunque debido a las recientes presiones sobre la industria alimentaria para que reduzca la sal, los compuestos basados en cloruro de sodio se están sustituyendo cada vez más por compuestos que contienen fosfato. Los fosfatos no sólo reducen la cantidad de cloruro de sodio necesaria, sino que también tienen propiedades adicionales atractivas. Por ejemplo, compensan el efecto oxidativo del cloruro de sodio y protegen de la ranciedad. También mejoran el aspecto y el sabor de los mariscos durante su almacenamiento. El tripolifosfato de sodio es un aditivo popular utilizado con esta finalidad.

Ácidos impulsores y acondicionadores de la masa en productos de bollería
Diversos productos de bollería, como galletas, magdalenas y mezclas para panqueques, contienen uno o más tipos de levaduras en polvo, cuya finalidad es crear burbujas de CO_2 en la masa para que sea más ligera y esponjosa. Con frecuencia se utiliza una combinación de una fuente de bicarbonato y un producto ácido. Muchos de los ácidos impulsores incluyen fosfato, como fosfato monocálcico monohidrato (MCP), fosfato monocálcico anhidro (MCP A), fosfato dicálcico dihidrato (DCP D), pirofosfato ácido cálcico (CAPP) y fosfato de sodio y aluminio (SALP). Los agentes impulsores y las levaduras en polvo que contienen sodio pueden contribuir mucho al contenido de sodio de los alimentos, algo que la industria alimentaria se ve obligada a reducir. Por lo tanto, la industria alimentaria está experimentando con diversos impulsores alternativos que contienen cationes distintos al sodio. Sin embargo, no hay presión para reducir la cantidad de fosfato; por lo tanto, la mayor parte de los productos de bollería y de las mezclas para realizarlos contendrán cantidades importantes.

Ácido fosfórico como acidulante en refrescos de cola
Para dar un sabor ácido a los alimentos se utilizan acidulantes. El más utilizado es el ácido cítrico. En muchos refrescos carbonatados de cola se usa ácido fosfórico como acidulante porque se cree que su sabor acre y mordaz complementa al sabor de la cola. No todos los refrescos de cola de color oscuro contienen ácido fosfórico como acidulante, pues se dispone de muchos ácidos alternativos.

Fosfatos en forma de sales de calcio o magnesio en multivitamínicos o suplementos para el cuidado del hueso
Diversos multivitamínicos y suplementos dirigidos a la prevención de la osteoporosis contienen suplementos de minerales, principalmente calcio y magnesio, en los cuales el anión acompañante es el fosfato. Es fácil sustituirlos por productos alternativos en los que se utilicen sales sin fosfato.

Aumento de la absorción del fosfato de los aditivos

Los aditivos con fosfato se absorben en el organismo de forma distinta al fosfato orgánico que se encuentra de manera natural en los alimentos. El fosfato orgánico está unido a una proteína o un fitato, lo que reduce su absorción hasta aproximadamente 70% (la absorción puede ser mayor en presencia de vitamina D) (Ramírez, 1986). El fosfato inorgánico (es decir, el aditivo con fosfato) se absorbe en casi 100%. Así, aunque un vaso de refresco de cola puede contener tan sólo de 25 a 60 mg de fosfato procedente de ácido fosfórico, por lo que se considera un alimento con bajo contenido de fosfato, se absorbe 100%.

Medicamentos que contienen fosfatos

Algo que a menudo no es considerado por los nefrólogos es el contenido de fosfato en los medicamentos. Un estudio analizó el contenido de fosfato en los fármacos utilizados por una empresa de diálisis (Sherman, 2015). De los 200 medicamentos más prescritos, 23 (11%) contenían fósforo. El contenido de fosfato estuvo en un rango de 1.4 mg/tableta (clonidina 0.2 mg, Laboratorios Blue Point, Dublin, Irlanda) a 111 mg/tableta (paroxetina 40 mg, GlaxoSmithKline, Philadelphia, PA).

El contenido varió según el fabricante (el amlodipino de 10 mg fabricado por Lupin Pharmaceuticals, Mumbai, India, contenía 8.6 mg de fósforo, en tanto que el de Greenstone LLC, Peapack, NJ, contenía 28 mg de fósforo, y el de Qualitest Pharmaceuticals, Huntsville, AL, contenía 40 mg de fósforo), e incluso las vitaminas renales variaron en cuanto a su contenido de fósforo (de 1.7 mg para las Reno Caps, Nnodum Pharmaceuticals, Cincinnati, OH, hasta 34 mg para el Rena-Vite, Cypress Pharmaceuticals, Madison, MS). Los investigadores también encontraron que el contenido de fósforo varió de acuerdo con la potencia de ciertos medicamentos. Por ejemplo, el lisinopril de 5, 20 y 40 mg de Blue Points contenía 18, 21 y 31 mg de fósforo, respectivamente.

Los investigadores postularon que esto podría ser una carga añadida de fósforo para los pacientes y proporcionaron un ejemplo hipotético de un paciente tomando amlodipino de 10 mg de Greenstone. Lisinopril de 10 mg de Blue Point y Rena-Vite. Estos medicamentos aumentarían la ingesta de fósforo del paciente en 110 mg.

Otro investigador revisó más de 3 700 medicamentos comúnmente utilizados en Italia en busca de compuestos de fosfato (Cupisti, 2016). En total, 472 fármacos (12%) listaron el fosfato como parte de sus ingredientes activos. Los investigadores observaron que el fosfato de hidrógeno de calcio estaba incluido en 78% de los medicamentos, seguido del fosfato trisódico y el dihidrógeno de sodio dihidrato de potasio, incluidos en 5% de los productos.

Etiquetas de alimentos y otras fuentes de información sobre el contenido de fosfato

Etiquetas de alimentos

La ley obliga a los fabricantes de alimentos a mostrar en la etiqueta el contenido de sodio en cada ración, incluyendo el de cualquier aditivo alimentario, lo que facilita la comparación a la hora de elegir los alimentos. En Estados Unidos no hay ninguna ley que obligue a mostrar el contenido cuantitativo de fosfato en las etiquetas de los alimentos. No obstante, se deben enumerar todos los ingredientes y con la excepción de algunos términos como *levadura en polvo* o *agente saborizante*, normalmente está bastante claro si un aditivo alimentario presente en la lista de ingredientes contiene fosfato, porque la mayor parte de las veces será uno de los aditivos que se muestran en la tabla 9-5. Esos aditivos contendrán las letras *fosf*, como *fosfato*, *ácido fosfórico* y otros términos similares. Por ejemplo, cuando se compran refrescos es fácil evitar los que tengan ácido fosfórico en la lista de ingredientes. El problema es que no se sabe si el aditivo de un alimento concreto aporta una cantidad de fosfato trivial o importante.

Fuentes de análisis de alimentos y recetas

Como se mencionó en el capítulo 6, el U.S. Department of Agriculture (USDA) mantiene una base de datos, la National Nutrient Database for Standard Reference, en la que se registra un número muy grande de componentes de los alimentos, como el fósforo. La dirección de la base de datos se puede encontrar realizando una búsqueda del vínculo correspondiente en la página web de los Agricultural Research Services: www.ars.usda.gov/.

Condé Nast Publications ha elaborado una interfaz para realizar búsquedas en la base de datos USDA Nutrient Database for Standard Reference. La interfaz está disponible gratuitamente en Internet. Una de las funciones más útiles de la página web nutritiondata.self.com es la sección "encontrar alimentos por nutrientes". La dirección actual de esta página es www.nutritiondata.self.com/tools/nutrient-search. Si se utiliza esta interfaz se puede comparar la cantidad de nutrientes (p. ej., fosfato) de alimentos similares. El contenido de fosfato se puede buscar por raciones de 100 g o de 200 calorías.

Existen materiales de referencia que el paciente o el médico puede comprar a las compañías que venden fijadores de fosfato. Los programas informáticos para el análisis de dietas pueden ayudar al paciente motivado a comparar el contenido de proteínas y fósforo de muchos alimentos. Además, los pacientes pueden analizar sus dietas para mantenerse en el buen camino con el plan de alimentación. Una alternativa, los pacientes pueden comprar listas de alimentos de referencia que también tienen el análisis de los nutrientes; sin embargo, el análisis manual de las dietas es tedioso. Por último, las compañías que fabrican fijadores de fosfato ofrecen material educativo y listas de alimentos gratuitos. Los representantes de las compañías ponen a disposición de los pacientes artículos de investigación sobre el control del fosfato, materiales educativos y consejos adicionales para ayudarles a cumplir la restricción de fosfato.

Limitaciones de las bases de datos de alimentos en relación con los aditivos con fosfato

Los fabricantes cambian con frecuencia las formulaciones de sus productos dependiendo del costo de las materias primas. Además, debido a la presión para reducir el contenido de sodio de los alimentos, se están sustituyendo los aditivos con sodio por aditivos que contienen fosfato en diversos alimentos. El contenido de fosfato de un alimento puede cambiar a lo largo del año y la única forma que tienen los consumidores de conocer ese cambio es leyendo la lista de ingredientes de la etiqueta de datos nutricionales del producto.

Estrategias para reducir la ingesta de fosfato con la dieta

El fósforo es un nutriente difícil de evitar en la dieta. La estrategia básica es reducir la ingesta de alimentos con alto contenido de proteínas y fósforo y evitar fuentes ocultas. Enseñar al paciente a buscar el "fos" en los ingredientes es la mejor forma de limitar el fosfato en la dieta. Adicionalmente, es imperativo trabajar en conjunto con un nutriólogo renal para identificar los alimentos bajos en fósforo y altos en proteínas, ya que cada vez sabemos más acerca de la biodisponibilidad del fosfato.

Algo que a menudo se pasa por alto es el contenido de fosfato en los medicamentos. Aún desconocemos la carga real que esto representa; sin embargo, el prescribir fármacos que se deben tomar con los alimentos, cuando también se están administrando fijadores de fósforo, puede reducir la absorción de fosfato.

Fijadores de fosfato

Cuando aumenta la ingesta de fosfato es más importante plantearse la necesidad de iniciar o aumentar la administración de fijadores de fosfato. Los fijadores son fármacos que toma un paciente con ERC siempre que come, con el objetivo de absorber parte del fósforo que se encuentra en los alimentos. Ésta puede ser una tarea tediosa e incómoda para el paciente, además de su costo económico adicional. El uso de fijadores de fosfato se analiza en el capítulo 8. Es importante ajustar la cantidad de fijador con respecto a la cantidad y el tipo de fosfato que se consume. Al cambiar de un fijador de fosfato a otro, utilizar la dosis equivalente de fijador de fosfato (Daugirdas, 2011) es una herramienta útil.

POBLACIONES CON NECESIDADES ESPECIALES

Ingresos fijos y bajos

Con frecuencia, los pacientes con ERC se enfrentan a importantes problemas económicos. Muchos de ellos son adultos mayores, están jubilados y viven con un ingreso fijo; otros ya no pueden trabajar debido a la gravedad de su enfermedad y a otros problemas de salud. Además de los costos mensuales relacionados con el alojamiento, los pacientes con ERC también deben pagar los fármacos. Habitualmente estos pacientes toman muchos fármacos, como productos para la hipertensión, el control glucémico, la hiperlipidemia, las cardiopatías, la fijación de fosfato y la nutrición (suplementos de vitaminas y minerales). A muchos de ellos les queda muy poco dinero para comprar alimentos saludables y beneficiosos para el riñón. Para estirar el presupuesto de alimentación, los pacientes con ingresos bajos y fijos pueden decidir comprar en supermercados y almacenes de bajo costo. Normalmente estos expendios cuentan con una gran cantidad de alimentos procesados, que son una fuente de fósforo oculto. Por ejemplo, algunos supermercados venden sobre todo productos cárnicos enriquecidos, lo que ofrece al comprador pocas opciones económicas para la compra de carne fresca no procesada. En estos tiempos de dificultades económicas, cada vez más pacientes van a comedores comunitarios. Los centros locales y gubernamentales que distribuyen alimentos ofrecen carnes y verduras enlatadas, y aportan fuentes de proteínas en quesos y legumbres, productos que tienden a ser altos en fósforo. Pedir al paciente de bajos recursos que evite estos alimentos gratuitos porque tienen mayor contenido de fosfato no es una estrategia viable, pues con frecuencia estas personas dependen de esas fuentes de provisiones para alimentarse ellos y sus familias. Por el contrario, elaborar un plan de alimentación con los alimentos disponibles es la única forma de satisfacer las necesidades nutricionales, a la vez que se limita en la medida de lo posible la ingesta de proteínas y fósforo.

Pacientes gestantes con enfermedad renal crónica

Los objetivos nutricionales en la paciente gestante con ERC son mantener el crecimiento del feto, sostener el estado nutricional de la madre y reducir el riesgo de toxicidad urémica. Debe aumentarse la ingesta de proteínas y de calorías. Los problemas nutricionales en la paciente gestante con ERC se abordan con más detalle en el capítulo 25.

RESUMEN

El médico se enfrenta a muchos retos cuando elabora una dieta con restricción de proteínas y fosfato; sin embargo, el desafío se puede superar con una consideración cuidadosa del estilo de vida del paciente con ERC, la implicación del mismo en la elaboración de su plan de alimentación, con consejos para el control de las proteínas de fosfato mediante el consumo de alimentos bajos en proteínas y fósforo, y con una presentación más positiva de la dieta. Cuantas más opciones tenga el paciente, más probable es que siga con éxito el plan de alimentación. El apoyo continuo al paciente es fundamental, porque lo que se le pide es un cambio de estilo de vida que afecta a uno de nuestros valores fundamentales: el alimento.

RECURSOS ADICIONALES

1. The National Kidney Foundation, 30 East 33rd Street, New York, NY 10016. www.kidney.org
2. Academy of Nutrition and Dietetics, 120 South Riverside Plaza, Suite 2000, Chicago, IL 60606. www.eatright.org

Bibliografía y lecturas recomendadas

The American Dietetic Association. Pre-end-stage renal disease. En: Manual of Clinical Dietetics. 6th ed. Chicago, IL: The American Dietetic Association; 2000:487-499.

Ando S, Sukuma M, Morimoto Y, *et al.* The effect of various boiling conditions on reduction of phosphorus and protein in meat. *J Re Nutr.* 2015;25:504-509.

Byham-Gray L, Wiesen K, eds. A Clinical Guide to Nutrition Care in Kidney Disease. 2nd ed. Chicago, IL: Academy of Nutrition and Dietetics; 2013.

Cupisti A, Comar F, Benini O, *et al.* Effects of boiling on dietary phosphate and nitrogen balance. *J Ren Nutr.* 2006;16:36-40.

Cupisti A, Moriconi D, D'Alessandro C, *et al.* The extra-phosphate intestinal load from medications: is it a real concern? *J Nephrol.* 2016;29:857-862.

Cupisti A, D'Alessandro C, Gesualdo L, *et al.* Non-traditional aspects of renal diets: focus on fiber, alkali and vitamin K1 intake. *Nutrients.* 2017;9:E444.

Daugirdas J, Finn W, Emmet M, *et al.* The phosphate binder equivalent dose. *Semin Dial.* 2011;24:41-49.

Institute of Medicine, Food and Nutrition Board. Phosphorus. En: Dietary Reference Intakes: Calcium, Phosphorus, Magnesium, Vitamin D, and Fluoride. Washington, DC: National Academy Press; 1997:146-189.

Kalantar-Zadeh K, Gutekunst L, Mehrotra R, *et al.* Understanding sources of dietary phosphorus in the treatment of patients with chronic kidney disease. *Clin J Am Soc Nephrol.* 2010;5:519-530.

Karp H, Ekholm P, Kemi V, *et al.* Differences among total and in vitro digestible phosphorus content of meat and milk products. *J Ren Nutr.* 2012a;22:334-349.

Karp H, Ekholm P, Kemi V, *et al.* Differences among total and in vitro digestible phosphorus content of plant foods and beverages. *J Ren Nutr.* 2012b;22:416-422.

Knochel PJ. Phosphorus. En: Shils ME, Shike M, Ross AC, *et al.*, eds. Modern Nutrition in Health and Disease. 10th ed. Baltimore, MD: Lippincott & Wilkins; 2006:211-222.

Kuhlmann MK. Practical approaches to management of hyperphosphatemia: can we improve the current situation? *Blood Purif.* 2007;25:120-124.

Kuhlmann MK, Hoechst S, Landthaler I. Patient empowerment in the management of hyperphosphatemia (Review). *Int J Artif Organs.* 2007;30:1008-1013.

Kung CW. Milk alternatives. *J Ren Nutr.* 2010;20:e7-e15.

McCann L, ed. Pocket Guide to Nutrition Assessment of the Patient With Chronic Kidney Disease. 5th ed. New York: The National Kidney Foundation; 2015.

Moe SM, Zidehsarai MP, Chambers MA, *et al.* Vegetarian compared with meat dietary protein source and phosphorus homeostasis in chronic kidney disease. *Clin J Am Soc Nephrol.* 2011;6:257-264.

Morton RA, Hercz G. Calcium, phosphorus, and vitamin D metabolism in renal disease and chronic renal failure. En: Kopple JD, Massry SG, eds. Nutritional Management of Renal Disease. Baltimore, MD: Lippincott Williams & Wilkins; 1997:341-370.

National Kidney Foundation. Clinical practice guidelines for nutrition in chronic renal failure. K/DOQI, National Kidney Foundation. *Am J Kidney Dis.* 2000;35: S1-S140.

National Kidney Foundation. K/DOQI clinical practice guidelines for bone metabolism and disease in chronic kidney disease. *Am J Kidney Dis.* 2003;42:S1-S201.

Parpia AS, Abbe ML, Goldstein M, *et al.* The impact of additives on the phosphorus, potassium, and sodium content of commonly consumed meat, poultry, and fish products among patients with chronic kidney disease. *J Ren Nutr.* 2018;28:83-90.

Ramirez JA, Emmett M, White MG, *et al.* The absorption of dietary phosphorus and calcium in hemodialysis patients. *Kidney Int.* 1986;30:753-759.

Robinson P. Nutritional status and requirements in cystic fibrosis. *Clin Nutr.* 2001; 20:S81-S86.

Savica V, Calò LA, Monardo P, *et al.* Salivary phosphate-binding chewing gum reduces hyperphosphatemia in dialysis patients. *J Am Soc Nephrol.* 2009;20:639-644.

Schiro-Harvey K, ed. National Renal Diet: Professional Guide. 2nd ed. Chicago, IL: The American Dietetic Association; 2002.

Schlemmer U, Frolich W, Prieto RM, *et al.* Phytate in foods and significance for humans: food sources, intake, processing, bioavailability, protective role and analysis. *Mol Nutr Food Res.* 2009;53:S330-S375.

Sherman RA, Mehta O. Phosphorus and potassium content of enhanced meat and poultry products: implications for patients who receive dialysis. *Clin J Am Soc Nephrol.* 2009;4:1370-1373.

Sherman RS, Ravella S, Kopoian T. A dearth of data: the problem of phosphorus in prescription medications. *Kidney Int.* 2015;87:1097-1099.

Wolfson M. Causes, manifestations, and assessment of malnutrition in chronic renal failure. En: Kopple H, Massry S, eds. Nutritional Management of Renal Disease. Baltimore, MD: Lippincott Williams & Wilkins; 1997:245-256.

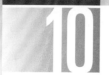

10 Suplementos de vitaminas, oligoelementos y medicina alternativa

T. Alp Ikizler, Aseel Alsouqi y Allon Friedman

Muchas personas, especialmente las que tienen una enfermedad crónica, con frecuencia intentan mejorar su salud con métodos "naturales", recurriendo a la ingestión de diversas vitaminas, suplementos y "superalimentos" que esperan que les ayuden a prevenir la progresión de su enfermedad, evitar las complicaciones y prolongar su esperanza de vida. En algunos grupos étnicos el uso de medicinas herbales es bastante popular. Las tiendas y páginas web de suplementos nutricionales facilitan el acceso a vitaminas en dosis que pueden ser mucho mayores que las cantidades diarias recomendadas (CDR). En dosis elevadas, algunas vitaminas y suplementos pueden hacer más mal que bien, y es prudente preguntar a los pacientes con enfermedad renal crónica (ERC) sobre la ingesta de vitaminas, minerales y suplementos, así como el uso de preparados de medicina alternativa.

VITAMINAS

Guías dirigidas a la población general o sin enfermedad renal crónica

En la tabla 10-1 se muestran recomendaciones seleccionadas sobre los suplementos de vitaminas (excluyendo la vitamina D) de diversos grupos elaboradores de guías. Un panel de consenso de los National Institutes of Health (NIH), la American Association of Clinical Endocrinologists y la American Heart Association concluyó que de acuerdo con los datos disponibles, no se podía recomendar el uso sistemático de multivitamínicos a personas sanas ni a pacientes con diabetes o cardiopatía. La American Academy of Ophthalmology sí recomienda el uso de una dosis relativamente elevada (500 mg) de vitamina C, con vitamina E, β-caroteno, zinc y cobre para prevenir la progresión de la degeneración macular de grado intermedio relacionada con la edad; este consejo se basó en los resultados de un estudio aleatorizado y controlado, el Age-Related Eye Disease Study (AREDS). La US Preventive Services Task Force recomienda la suplementación diaria de 0.4 a 0.8 mg de ácido fólico a todas las mujeres que planean o son capaces de embarazarse, a fin de prevenir defectos del tubo neural, comenzando al menos 1 mes antes de la concepción, continuando hasta los 2 a 3 meses de embarazo (Bibbins-Domingo, 2017). (Grado A).

Guías centradas en pacientes con enfermedad renal crónica

La mayoría de los pacientes con ERC en prediálisis tienen unas necesidades nutricionales que no son muy diferentes de las de los pacientes con función renal "normal" y pocos estudios han evaluado de forma controlada el

		TABLA 10-1 Recomendaciones de las guías sobre la ingesta de vitaminas (excepto vitamina D)		
Grupo	**Fecha de publicación**	**Población a la que va dirigida**	**Recomendación**	**Comentarios**
NIH State of the Art Conference	2006	Población general, para la prevención de enfermedades crónicas	"… los datos actuales son insuficientes para recomendar o desaconsejar el uso de multivitamínicos por el público estadounidense para prevenir las enfermedades crónicas."	La declaración final del panel se puede encontrar en: http://consensus.nih.gov/2006/multivitaminstatement.htm
American Association for Clinical Endocrinologists	2007	Pacientes con diabetes y heridas que no cicatrizan	Un multivitamínico al día.	Sin recomendación para pacientes con diabetes que no tienen heridas que no cicatrizan.
American Heart Association	2010	Pacientes sanos, pacientes con cardiopatía	"Recomendamos que la población sana obtenga nutrientes adecuados comiendo alimentos variados con moderación, en lugar de tomar suplementos."	"Aunque no se recomiendan los suplementos con antioxidantes, sí se recomiendan las fuentes de alimentos con antioxidantes, en especial alimentos vegetales, como frutas, verduras, cereales integrales y aceites vegetales.
American Academy of Ophthalmology	2008	Degeneración macular de grado intermedio relacionada con la edad	Vitaminas AREDS: 500 mg C, 400 UI E, 15 mg β-caroteno, 80 mg óxido de cinc, 2 mg óxido de cobre (II).	Se está evaluando la adición de luteína y zeaxantina más aceite de pescado.
CARI	2005	Pacientes con ERC prediálisis	Los pacientes con ERC que sigan una dieta con restricción de proteínas deben recibir suplemento con tiamina (> 1 mg/día), B2 (1-2 mg/día) y B6 (1.5-2.0 mg/día).	Ninguno de los otros grupos elaboradores de guías sobre patología renal, como KDOQI, KDIGO, British Renal Association y EDTNA/ERCA, ha publicado guías definitivas sobre los suplementos de vitaminas (aparte de la vitamina D) para pacientes con ERC prediálisis.

(*continúa*)

TABLA 10-1	Recomendaciones de las guías sobre la ingesta de vitaminas (excepto vitamina D) (*Continuación*)			
Grupo	Fecha de publicación	Población a la que va dirigida	Recomendación	Comentarios
USPSTF	2017	Mujeres en edad reproductiva	"… todas las mujeres que planean o son capaces de embarazarse deben tomar suplemento diario que contenga 0.4-0.8 mg (400-800 µg) de ácido fólico".	(Grado A) recomendaciones para la prevención de defectos de tubo neural en el feto en desarrollo.

AREDS, Age-Related Eye Disease Study; CARI, Caring for Australasians with Renal Disease; ERC, enfermedad real crónica; EDTNA/ERCA, European Dialysis and Transplant Nurses Association/European Renal Care Association; KDIGO, Kidney Disease: Improving Global Outcomes; KDOQI, Kidney Disease Outcomes Quality Initiative; NIH, National Institutes of Health. USPSTF, United States Preventive Services Task Force.

estado vitamínico y las necesidades de vitaminas de este tipo de pacientes. No obstante, los pacientes con ERC con una restricción importante de la ingesta de verduras y frutas por la hiperpotasemia, los que siguen una dieta baja en proteínas y los que tienen síndrome nefrótico son subpoblaciones en las que se debe plantear la posibilidad de una deficiencia vitamínica.

Guías nutricionales en relación con las vitaminas B en pacientes con ERC que no están en tratamiento con diálisis de mantenimiento

En pacientes adultos con ERC prediálisis la única recomendación proveniente de los principales grupos elaboradores de guías es la del grupo Caring for Australasians with Renal Insufficiency (CARI). Como se muestra en la tabla 10-1, las guías de "nutrición y crecimiento" del grupo CARI (Pollock, 2005) recomiendan el aporte suplementario de vitamina B_1 (tiamina) (>1 mg al día), vitamina B_2 (riboflavina) (de 1 a 2 mg al día) y vitamina B_6 (piridoxina) (de 15 a 2.0 mg al día) en pacientes con ERC que siguen una dieta baja en proteínas. El resto de organizaciones (Kidney Disease Outcomes Quality Initiative [KDOQI], Canadian Society of Nephrology, British Renal Association y European Renal Care Association) no hacen recomendaciones a este respecto. Las vitaminas del grupo B normalmente están presentes en alimentos altos en proteínas y esta guía del grupo CARI se basa en datos de concentraciones medidas de vitaminas del grupo B relativamente bajas en pacientes que consumen dietas bajas en proteínas. En la tabla 10-2 se presenta un resumen de las concentraciones séricas o eritrocíticas de diversas vitaminas en pacientes con ERC prediálisis.

Múltiples deficiencias vitamínicas en el síndrome nefrótico

La deficiencia vitamínica observada con más frecuencia en el síndrome nefrótico es la de vitamina D y la concentración de 25-D. No obstante, como la concentración de proteína fijadora de vitamina D también es baja, se debe individualizar la importancia clínica de las concentraciones totales de 25-D menores y la necesidad de dar suplementos. Son menos conocidas las descripciones de casos de deficiencias de vitaminas del grupo B en niños con síndrome nefrótico, especialmente de vitamina B_1 (tiamina) y B_6 (piridoxina) (Nishida, 2009; Podda, 2007). También se han

TABLA 10-2	Alteraciones vitamínicas frecuentes en pacientes con enfermedad renal crónica que no reciben suplementos de vitaminas
Vitamina	**Concentración sérica o plasmática en la enfermedad renal crónica**
Tiamina	Reducida o normal
Riboflavina	Reducida o normal
Piridoxina	Reducida o normal en suero, reducida en los eritrocitos
Cobalamina	Aumentada
Ácido fólico	Reducido o normal en suero y aumentado o normal en los eritrocitos
Ácido ascórbico	Reducido o normal
Vitamina A	Aumentada en suero
Vitamina E	Variable
Vitamina D	Reducida

Nota: la concentración sérica de muchos oligoelementos y vitaminas puede estar reducida en el síndrome nefrótico debido a la mayor pérdida urinaria y a la reducción de la concentración sérica de proteínas de unión.

Adaptada de Chazot C, Kopple JD. Vitamin metabolism and requirements in renal disease and renal failure. En: Kopple JD, Massry SG, eds. *Nutritional Management of Renal Disease.* Baltimore, MD: Williams & Wilkins; 1997:415-478; Tucker BM, Safadi S, Friedman AN. Is routine multivitamin supplementation necessary in US chronic adult hemodialysis patients? A systematic review. *J Ren Nutr.* 2015;25:257-264.

encontrado deficiencias de glucoproteínas dependientes de vitamina K (Ozkaya, 2006).

Vitamina B_{12} y folato

Deficiencia de vitamina B_{12} en adulos mayores y anemia. En adultos mayores no son infrecuentes las concentraciones sanguíneas bajas de vitamina B_{12} y de folato (Dali-Youcef y Andres, 2009), aunque no está clara la importancia clínica de estas deficiencias. Las concentraciones bajas de folato se asocian más al grado de anemia que las de B_{12} (Den Elzen, 2008). Como la vitamina B_{12} se absorbe poco por vía oral, en pacientes con deficiencia se debe administrar por vía parenteral u oral, a dosis de 0.5 a 1.0 mg al día, cantidades muy superiores a la CDR habitual. No se han publicado datos que indiquen que la anemia relacionada con la deficiencia de B_{12} o de folato sea prevalente en adultos mayores con ERC antes de la diálisis que en los que tienen un funcionamiento renal casi normal.

Homocisteína y B_{12}. En la actualidad se ha implicado a la homocisteína, un metabolito del aminoácido esencial metionina, como agente aterógeno, y es un factor de riesgo de enfermedad cardiovascular importante. La concentración plasmática de homocisteína es mucho mayor en pacientes con ERC en estadios 4 y 5 que en personas con la función renal en niveles más normales. El metabolismo de la homocisteína depende del folato y de las vitaminas B_{12} y B_6. El suplemento de esas vitaminas reduce la concentración plasmática de homocisteína. Sin embargo, al contrario que en la población general, los pacientes con ERC con una tasa de filtración glomerular (TFG) baja necesitan dosis muy elevadas de vitaminas para reducir la homocisteína. Estudios intervencionistas aleatorizados en pacientes con ERC que emplearon estas dosis elevadas de ácido fólico, B_{12} y B_6 para reducir las concentraciones de homocisteína no encontraron ninguna mejoría en la mortalidad cardiovascular ni de la mortalidad por otras causas (Nigwekar, 2016; Pan, 2012; Bostom, 2011).

Vitaminas B$_{12}$, B$_6$, y folato y progresión de la nefropatía diabética. En un meta-análisis de nueve estudios incluyendo a 1 354 pacientes, estudiando el efecto de la suplementación con vitamina B o sus derivados en nefropatía diabética, no hubo evidencia de mejoría o retraso en la progresión de la enfermedad. Sólo un estudio mostró una reducción en la albuminuria en una de las ramas de tratamiento que administró suplementos de tiamina (Raval, 2015).

Vitamina C (ácido ascórbico)

Estudios observacionales muestran que las concentraciones séricas elevadas de vitamina C se asocian a un menor riesgo de ateroesclerosis y a una menor presión arterial (PA). Por el contrario, estudios intervencionistas aleatorizados de vitamina C y otras vitaminas "antioxidantes" no han demostrado de forma concluyente ningún efecto beneficioso.

Se dispone de pocos estudios sobre la vitamina C en pacientes con ERC. La furosemida aumenta la excreción urinaria de ascorbato, de manera similar ocurre en la nefropatía diabética. En pacientes con ERC, concretamente en los que están en estadio 5D (reciben diálisis), algunos estudios han mostrado un aumento de la respuesta a los fármacos estimulantes de la eritropoyetina después que recibieran vitamina C suplementaria. Sin embargo, las directrices actuales sobre anemia de la KDOQI no recomiendan el uso de vitamina C suplementaria para esta finalidad.

Posibles efectos adversos de la vitamina C debidos al oxalato. El oxalato es un derivado metabólico del ácido ascórbico. En pacientes con ERC, la oxalosis es un importante riesgo asociado con el suplemento excesivo de vitamina C. Los pacientes con una TFG baja y los que tienen hipercalciuria, con o sin nefrolitiasis por oxalato de calcio, deben tener un cuidado especial de evitar dosis mayores de vitamina C.

Recomendaciones actuales sobre la vitamina C. En pacientes con ERC en estadio 3 a 5, la recomendación es administrar la CDR de vitamina C del adulto (60 mg al día) y no más. En la población general, en pacientes con degeneración macular relacionada con la edad, las guías basadas en el estudio AREDS recomiendan el aporte suplementario de vitamina C a una dosis de 500 mg al día. A la fecha se desconoce la seguridad de esta dosis moderadamente elevada de vitamina C en pacientes con ERC. En este sentido, podría seguir observándose un efecto protector macular importante con una dosis menor de vitamina C, que sería más segura en la ERC.

Vitamina A

La vitamina A favorece la visión nocturna normal, la diferenciación celular, la morfogénesis y la respuesta inmunitaria. La dosis diaria recomendada de vitamina A es 5 000 UI en adultos sanos, y una ingesta diaria mayor de 25 000 UI parece ser tóxica incluso en adultos normales. En la ERC se han descrito concentraciones plasmáticas elevadas de vitamina A. La toxicidad se asocia con alteraciones cutáneas y del sistema nervioso central, alopecia e hipercalcemia. Incluso las dietas bajas en proteínas que se prescriben a pacientes con ERC contienen cantidades normales de vitamina A. En consecuencia, la deficiencia de vitamina A es infrecuente, y los suplementos, incluso en cantidades pequeñas (es decir, > 7 500 UI al día), pueden producir toxicidad por vitamina A en pacientes con ERC. En pacientes con síndrome nefrótico, una ingesta diaria de la CDR de la vitamina A parece ser adecuada. Algunas "vitaminas oculares" dirigidas a proteger contra la degeneración macular contienen dosis diarias de vitamina A mayores que la CDR y se deben evitar.

Suplementos de antioxidantes en pacientes con enfermedad renal crónica

La enfermedad renal crónica se asocia con un aumento de la agresión oxidativa, incluso en fases tempranas de la enfermedad. A la vista de los datos clínicos y experimentales sólidos que respaldan la hipótesis de que un aumento de la agresión oxidativa contribuye a la enfermedad cardiovascular en pacientes con ERC, es lógico plantear que el tratamiento antioxidante puede ser beneficioso para la reducción de esas complicaciones. No obstante, en la población general, estudios clínicos aleatorizados extensos de tratamiento antioxidante para la prevención cardiovascular, primaria y secundaria, no han demostrado ningún efecto beneficioso. A la vista del peso de esos estudios debe demostrarse la eficacia clínica de estos productos con un nivel alto de solidez científica antes de que los antioxidantes se puedan recomendar sistemáticamente a pacientes con ERC.

Vitamina E. La vitamina E es el principal antioxidante de las membranas biológicas y se considera que es antiaterógena. También, se ha demostrado que el suplemento de vitamina E prolonga la vida de los eritrocitos. Las principales fuentes de vitamina E de la dieta son los aceites vegetales. Incluso las dietas con restricción proteínica aportan generalmente cantidades adecuadas de vitamina E. En consecuencia, normalmente no se recomienda el suplemento de vitamina E en pacientes con ERC.

Ácido α-lipoico. Éste es un antioxidante tiólico endógeno. Estudios experimentales demostraron la protección de la función renal en modelos animales de lesión renal por isquemia/reperfusión. En modelos de animales diabéticos, el ácido α-lipoico (AAL) protege de la aparición de glomeruloesclerosis e insuficiencia renal. En un estudio clínico prospectivo, la administración de 600 mg de AAL durante 18 meses permitió prevenir el aumento de la excreción de albúmina en pacientes con nefropatía diabética (Morcos, 2001). Actualmente, no hay directrices establecidas para la administración de AAL en pacientes con ERC, aunque se considera que el suplemento es, en general, seguro.

Vitamina K. La vitamina K tiene dos formas. La vitamina K_1 (filoquinona) se encuentra en verduras de hoja verde, frutas y, en menor medida, aceites vegetales. La vitamina K_2 (menaquinona) es sintetizada por las bacterias del colon. La principal fuente en la dieta son los alimentos fermentados y los productos lácteos como el queso.

La vitamina K (*Koagulations-Vitamin* en alemán y los idiomas escandinavos) es importante para la cadena de la coagulación normal. La vitamina K_2 es importante en el metabolismo óseo y se utiliza en Japón en un intento de prevenir la osteoporosis. La vitamina K es necesaria para la síntesis de diversos inhibidores de la calcificación vascular, como la proteína Gla de la matriz. La deficiencia de vitamina K es más común en los pacientes con

ERC que en los grupos control, y se piensa que esto puede estar contribuyendo a la alta incidencia de calcificación vascular en esta población.

No está claro si la suplementación de vitamina K mejora los desenlaces cardiovasculares en la población general (Van Ballegooijen y Beulens, 2017). La sensibilidad a la insulina puede mejorar con la suplementación con vitamina K en pacientes con diabetes (Li, 2018). El riñón no tiene ninguna función importante en el metabolismo de la vitamina K e incluso dietas bajas en proteínas aportan cantidades normales de vitamina K. Sin embargo, en pacientes con ERC los índices de vitamina K están reducidos, y esta disminución se correlaciona con marcadores de mal estado nutricional (Holden, 2010). Por otro lado, se ha especulado que los suplementos de vitamina K pueden ser útiles en pacientes con ERC para la prevención de la calcificación vascular (Krueger, 2009) y se están realizando varios estudios prospectivos para analizar sus beneficios. La vitamina K es importante para la carboxilación de la proteína Gla de matriz (MGP), la cual inhibe la calcificación vascular. Un estudio de casos y controles mostró una asociación entre un nivel bajo de MGP carboxilada y calcifilaxis en pacientes con enfermedad renal en etapa terminal en tratamiento con hemodiálisis de mantenimiento. Esto sugiere un posible papel de la vitamina K en la prevención o el tratamiento de la calcifilaxis en esta población (Nigwekar, 2017).

Resumen

Si se administran suplementos vitamínicos a pacientes con ERC se deben limitar principalmente las dosis suplementarias habituales de las vitaminas B y C (tabla 10-3). Los pacientes con síndrome nefrótico y los que siguen una dieta baja en proteínas son los que tienen más riesgo de deficiencia vitamínica.

TABLA 10-3	Aporte suplementario diario de vitaminas recomendado además de la ingesta diaria de vitaminas procedentes de la dieta. En pacientes con enfermedad renal crónica en estadios 3 a 5 (no en diálisis)
Vitamina	**ERC en estadios 3-5**
Tiamina (mg/día)	1.2
Riboflavina (mg/día)	1.3
Ácido panoténico (mg/día)	5
Niacina (mg/día)	16
Piridoxina HCl (mg/día)	5
Vitamina B_{12} (µg/día)	2.4
Vitamina C (mg/día)	60
Ácido fólico (mg/día)	1
Vitamina A	No añadir (evitar en ERC 3-5)
Vitamina D	Ver cap. 8
Vitamina E (mg/día)	15
Vitamina K	Ninguno

Nota: no hay ninguna recomendación de suplementos adicionales en pacientes con ERC en estadios 1 y 2, excepto pacientes con síndrome nefrótico.
ERC, enfermedad renal crónica.
Adaptada de Chazot C, Kopple JD. Vitamin metabolism and requirements in renal disease and renal failure. En: Kopple JD, Massry SG, eds. *Nutritional Management of Renal Disease*. Baltimore, MD: Williams & Wilkins; 1997:415-478.

ACEITE DE PESCADO Y OTROS ÁCIDOS GRASOS OMEGA-3

Los tres principales ácidos grasos omega-3 derivados del aceite de pescado son los ácidos eicosapentaenoico (EPA), docosapentaenoico (DPA) y docosahexaenoico (DHA). Las fuentes vegetales de ácidos grasos omega-3 incluyen nueces, semillas de linaza, aceite de canola y frijol de soya. De acuerdo con datos convincentes sobre los efectos cardioprotectores beneficiosos de los ácidos grasos omega-3, la American Heart Association, la American Diabetes Association y otras organizaciones que elaboran guías han establecido, recientemente, directrices sobre su ingesta (tabla 10-4) (Bantle 2008; Kris-Etherton, 2003). Sin embargo, no todos los análisis de datos relacionados con los beneficios de los ácidos de pescado son positivos (Kimmig y Karalis, 2013; Kwak, 2012). No se han establecido directrices en relación con el aceite de pescado para pacientes con ERC, aunque algunos estudios pequeños han explorado, no se tienen resultados concluyentes, la posibilidad de que los ácidos grasos omega-3 reduzcan los niveles de inflamación o mejoren los marcadores de muerte cardiaca súbita en pacientes con ERC aún no está aprobado. Un estudio aleatorizado mostró que los suplementos diarios de aceite de pescado no disminuyeron la pérdida de viabilidad del injerto 12 meses después del inicio

TABLA 10-4	Recomendaciones de las guías de la American Heart Association y la American Diabetes Association sobre los suplementos de aceite de pescado y DHA/EPA

American Heart Association

La AHA recomienda que todos los adultos consuman pescado (particularmente pescado graso) al menos 2 veces a la semana. El pescado es una buena fuente de proteínas y es baja en grasa saturada. El pescado –en especial especies grasas como caballa, trucha, arenque, sardinas, atún y salmón– aporta cantidades significativas de los dos tipos de ácidos grasos omega-3 que se ha demostrado que son cardioprotectores, EPA y DHA. La AHA también recomienda consumir ácidos grasos omega-3 de origen vegetal. El tofu y otras formas de frijol de soya, nueces y semillas de linaza y sus aceites, y el aceite de canola, contienen AAL.

En pacientes con CI documentada, la AHA recomienda 1 g de EPA y DHA (combinados) al día. Esta cantidad puede proceder del consumo de aceite de pescado o de cápsulas de ácidos grasos omega-3, aunque la decisión de utilizar estas últimas debe consultarse previamente con un médico. La cantidad de EPA y de DHA del pescado y el aceite de pescado se presenta en el documento científico reciente de la AHA sobre ácidos grasos omega-3 y enfermedad cardiovascular.

Un suplemento de EPA + DHA puede ser útil en pacientes con hipertrigliceridemia. De 2 a 4 g de EPA + DHA al día pueden reducir los triglicéridos en 20 a 40%. Los pacientes que tomen más de 3 g de estos ácidos grasos procedentes de suplementos deben hacerlo sólo con la supervisión de un médico. Las ingestas muy elevadas ("de esquimal") podrían producir hemorragias excesivas en algunas personas.

American Diabetes Association
Dos o más raciones de pescado a la semana (excepto los filetes de pescado frito comerciales) aportan ácidos grasos poliinsaturados n-3, y están recomendados.

AAL, ácido α-lipoico; AHA, American Heart Association; CI, cardiopatía isquémica; DHA, ácido docosahexaenoico; EPA, ácido eicosapentaenoico.
AHA: Kris-Etherton PM, Harris WS, Appel LJ; AHA Nutrition Committee. American Heart Association. Omega-3 fatty acids and cardiovascular disease: new recommendations from the American Heart Association. *Arterioscler Thromb Vasc Biol.* 2003;23:151-152; ADA: Bantle JP, Wylie-Rosett J, Albright AL, *et al.*; American Diabetes Association. Nutrition Recommendations and Interventions for Diabetes. A position statement of the American Diabetes Association. *Diabetes Care.* 2008;31:S61-S78.

de hemodiálisis (Lok *et al.*, 2012). Otro estudio retrospectivo encontró que los ácidos grasos omega-3 se asociaban con un menor riesgo de muerte cardiaca súbita en el primer año tras el inicio de hemodiálisis en pacientes con enfermedad renal terminal (Friedman *et al.*, 2013). La pregunta sobre si los ácidos grasos omega-3 pueden mejorar la evolución de los aloinjertos renales y de sus receptores también está limitada por la falta de datos fiables. Como la mayoría de los pacientes con ERC tendrán cardiopatía, diabetes, o ambas; es lógico que estos pacientes deban seguir las recomendaciones de la AHA/ADA en relación con los suplementos de aceite de pescado. Se podría afirmar (con base únicamente en opiniones) que, como el mercurio afecta negativamente a los riñones (ver cap. 3), se deben preferir los suplementos de DHA/EPA a la ingesta de pescado, porque la mayor parte de los suplementos de aceite de pescado son procesados de tal modo que se elimina todo el mercurio que puedan contener.

Suplementos de aceite de pescado y enfermedad renal por inmunoglobulina A

Tal vez los estudios más importantes de ácidos grasos omega-3 en la ERC se refieren a su uso en la enfermedad renal por inmunoglobulina A (IgA), supuestamente debido a sus efectos inmunomoduladores y antiinflamatorios. En un estudio se aleatorizó a 106 pacientes con enfermedad renal por IgA avanzada de leve a moderada a recibir aproximadamente 3 g al día de EPA y DHA o un placebo. En el grupo de aceite de pescado se observó un aumento más lento de la concentración sérica de creatinina, menos episodios de enfermedad renal terminal y de muerte durante un promedio de 6 años (Donadio, 1999). No obstante, no en todos los estudios posteriores de enfermedad renal por IgA se han observado estos efectos beneficiosos (Friedman, 2010) y un metaanálisis resultó no concluyente (Chou, 2012).

MINERALES

Los minerales están ampliamente presentes en preparados multivitamínicos que incluyen calcio, magnesio y hierro, aunque también hay oligoelementos como selenio y zinc.

Calcio y magnesio

El calcio y el magnesio se han tratado con detalle en el capítulo 8. Los niveles bajos de magnesio han sido relacionados con un aumento en las calcificaciones vasculares, el riesgo cardiovascular y la mortalidad en la población general y en los pacientes con ERC. Las personas que toman inhibidores de la bomba de protones tienen riesgo de hipomagnesemia, y el patirómero, un fijador del potasio en el intestino, también puede reducir ligeramente los niveles séricos de magnesio. Los estudios actuales sobre la suplementación con magnesio no han sido definitivos, se requiere mayor análisis para determinar las dosis requeridas y los niveles séricos meta (Massy, 2016).

Fosfato en los laxantes orales

Además de estar sobradamente presente como suplemento alimentario, el fosfato de sodio está disponible a la venta sin receta, como laxante y fármaco para la preparación intestinal. El uso de preparados intestinales que contienen fosfato se ha asociado con deterioro agudo de la función renal, incluso en pacientes con valores iniciales de creatinina en el intervalo normal, y en general se deben evitar porque se dispone fácilmente de sustitutos (Khurana, 2008; Schaefer, 2016).

Aluminio y citrato

Las concentraciones elevadas de aluminio se han responsabilizado como causa de un síndrome de demencia progresiva, osteomalacia, debilidad de los músculos proximales de las extremidades, deterioro de la función inmunitaria y anemia en pacientes con ERC avanzada. Esto se puede aplicar en su mayor parte a los pacientes en diálisis de mantenimiento. Las directrices de 2017 del grupo KDIGO sobre trastornos óseos minerales (cap. 8) recomiendan no utilizar hidróxido de aluminio como fijador de fosfato en pacientes con ERC prediálisis, y tampoco hay motivo para utilizarlo por sus propiedades como antiácido. La absorción del aluminio es muy elevada cuando hay citrato y, en el mejor de los casos, debe evitarse la administración simultánea de antiácidos con aluminio y citrato en cualquier forma.

Fluoruro

El fluoruro, que se utiliza mucho para prevenir la caries dental, puede afectar a la microdureza ósea en pacientes en diálisis. En pacientes con ERC en estadios 4 y 5, la concentración sérica de flúor es cuatro veces mayor que en pacientes con funcionamiento renal casi normal (National Kidney Foundation, 2008). Kidney Health Australia analizó el posible perjuicio de la exposición al agua fluorada en pacientes con ERC antes de la diálisis (Ludlow, 2007), y se concluyó que *a*) "no hay datos de que el consumo de agua potable fluorada de forma óptima plantee ningún riesgo para la salud en pacientes con ERC, aunque se dispone de pocos estudios que aborden este tema"; *b*) "hay pocos datos de que los pacientes con ERC en estadio 4 o 5 que ingieren sustancias con una concentración elevada de flúor puedan tener riesgo de fluorosis", y *c*) "en pacientes con ERC en estadio 4 o 5 sería prudente vigilar la ingesta de flúor y evitar sustancias altas en flúor, además de realizar estudios frecuentes para detectar posibles signos de fluorosis".

Selenio

El selenio es necesario para el funcionamiento adecuado de las glutatión peroxidasas dependientes del selenio, y participa en la defensa de los tejidos frente a la agresión oxidativa, un problema importante en pacientes con insuficiencia renal. En un pequeño número de estudios, la administración de selenio atenuó la aparición de glomeruloesclerosis experimental, retrasó el inicio de la nefropatía diabética experimental y redujo la agresión oxidativa en receptores de un aloinjerto renal. Debido a los efectos beneficiosos para la salud que se anuncian para el selenio, hay muchos pacientes que toman suplementos de selenio por diversos motivos. Sin embargo, el selenio tiene un cociente tóxico/terapéutico estrecho, y las concentraciones bajas y elevadas de selenio tienen efectos adversos. En un estudio controlado se vio que, al contrario de lo que se esperaba, el suplemento de selenio aumentaba, y no reducía, el riesgo de desarrollar diabetes de tipo 2 (Bamias y Boletis, 2008). El grupo CARI, en sus directrices sobre nutrición y crecimiento de 2004 (Pollock, 2005), recomienda el seguimiento de las concentraciones de selenio en pacientes con ERC prediálisis que consuman una dieta baja en proteínas, aunque esto se realiza raras veces, y otros grupos que elaboran guías sobre patología renal no recomiendan ese seguimiento.

Zinc

Aunque el contenido de zinc de la mayor parte de los tejidos es normal en pacientes con ERC, se ha visto que las concentraciones de zinc en el suero y en el cabello son bajas. Por otro lado, aumenta el contenido de zinc de los eritrocitos. Algunos trabajos indican que la ingesta inadecuada de alimentos, la reducción de la velocidad de conducción de los nervios periféricos, el recuento bajo en el espermiograma y el deterioro del funcionamiento sexual, y el cociente de linfocitos T cooperadores/supresores (CD4/CD8), pueden mejorar en pacientes con ERC por la administración de suplementos de zinc. Una revisión de estudios aleatorizados concluyó que el suplemento de zinc puede mejorar las concentraciones de testosterona en pacientes en diálisis (Vecchio, 2010). No está clara la necesidad de zinc en la dieta de pacientes con ERC en general no se acepta la necesidad de suplementos.

MEDICINA COMPLEMENTARIA Y ALTERNATIVA Y ENFERMEDAD RENAL CRÓNICA

La medicina complementaria y alternativa (MCA) es frecuente en Estados Unidos y en otros países desarrollados. Muchas personas la utilizan sin consultar con un profesional sanitario. A la vista de los pocos estudios de seguridad y eficacia antes de su comercialización, además del uso de estos suplementos en forma de mezclas, es esperable que el uso de MCA pueda asociarse con nefrotoxicidad. La tabla 10-5 resume las indicaciones familiares y los efectos nefrotóxicos que se pueden asociar a estos suplementos dietéticos.

Ácido aristolóquico

El ácido aristolóquico es el adulterante que produce lesión renal, mejor documentado. Inicialmente, nueve mujeres belgas que habían consumido el mismo suplemento para perder peso consultaron con insuficiencia renal progresiva rápidamente como consecuencia de una nefritis tubulointersticial confirmada mediante biopsia. El análisis cromatográfico del suplemento mostró que el preparado había sido adulterado con *Aristolochia*. En otras descripciones de casos se han demostrado las propiedades nefrotóxicas del ácido aristolóquico que produce la denominada nefropatía por hierbas chinas, que se caracteriza por insuficiencia renal de progresión rápida que, en la biopsia, presenta fibrosis intersticial extensa con atrofia y pérdida tubular. Además, la exposición al ácido aristolóquico aumenta el riesgo de neoplasias malignas uroteliales.

Nefropatía de los Balcanes y Aristolochia clematitis

Ésta es una nefropatía tubular crónica que aparece en residentes de las zonas rurales de la región balcánica. Es endémica, pero no se transmite en forma hereditaria. Se piensa que el factor etiológico es el ácido aristocólico, una toxina producida por las plantas *Aristolochia* que crecen como hierba mala en los campos donde se siembra trigo. El inicio de la enfermedad es insidioso, y a menudo no se identifica hasta que se desarrollan etapas más tardías de ERC, donde los pacientes presentan debilidad, palidez, dolor lumbar y anemia. Los individuos con nefropatía de los Balcanes tienen un mayor riesgo de desarrollar cáncer urotelial superior, incluso después de un trasplante renal, y el cáncer es la causa más común de muerte en estos pacientes (Stiborová, 2016).

Contaminación por plomo en especias de India y Nigeria, polvos ceremoniales y batidos de proteínas

Investigadores de Boston (Lin, 2010) analizaron el contenido de plomo de especias y polvos indios para determinar la causa de casos no explicados de intoxicación por plomo en niños. La mayor parte de los productos

TABLA 10-5	Suplementos dietéticos potencialmente nefrotóxicos	
Nombre común	**Indicaciones familiares**	**Manifestaciones nefrotóxicas**
Ácido aristolóquico	Contamina hierbas chinas para perder peso	Nefritis intersticial, cáncer urogenital
Uña de gato	Antiinflamatorio; trastornos digestivos	Nefritis intersticial alérgica aguda
Chaparral	Antibiótico, antiinflamatorio, antioxidante	Nefropatía quística y carcinoma de células renales quístico de bajo grado
Cromo	Control glucémico, reducción de los lípidos, pérdida de peso	NTA, nefritis intersticial
Arándano	Antibiótico, acidificante y desodorante urinario	Nefrolitiasis secundaria a oxaluria
Creatina	Mejora el rendimiento muscular durante el ejercicio breve de intensidad elevada	Nefritis intersticial focal aguda y lesión tubular focal; disfunción renal inespecífica; IRA secundaria a rabdomiólisis
Efedra	Rinitis alérgica, asma, hipotensión, estimulación sexual, pérdida de peso	Nefrolitiasis secundaria a la formación de cálculos de efedrina, norefedrina y pseudoefedrina
Germanio	Antiinflamatorio, inmunoestimulante	Degeneración tubular con alteraciones glomerulares leves
Hidracina	Anorexia y caquexia, quimioterapéutico	Autolisis de los riñones en el contexto de síndrome hepatorrenal
Regaliz	Antibiótico, antiinflamatorio, trastornos digestivos	Lesión tubular renal secundaria a hipopotasemia prolongada; IRA secundaria a rabdomiólisis hiperpotasémica en el contexto de pseudoaldosteronismo
L-lisina	Antivírico, cicatrización de las heridas	Síndrome de Fanconi y nefritis tubulo-intersticial
Poleo	Abortivo, estimulante menstrual	Riñones hemorrágicos y edematosos con NTA y degeneración tubular proximal en el contexto de síndrome hepatorrenal
Enredadera Trueno Divino	Inmunodepresor	Efectos desconocidos de suplemento, junto a uso de choque prolongado
Corteza de sauce	Analgésico, antiinflamatorio	Necrosis papilar compatible con nefropatía por analgésicos
Aceite de ajenjo	Anemia, antipirético, estimulante del apetito, asma, trastornos digestivos	IRA secundaria a rabdomiólisis en el contexto de convulsiones tónico-clónicas inducidas por el suplemento

(*continúa*)

TABLA 10-5	Suplementos dietéticos potencialmente nefrotóxicos *(Continuación)*	
Nombre común	**Indicaciones familiares**	**Manifestaciones nefrotóxicas**
Adelfa amarilla	Antiinflamatorio	Necrosis tubular renal con áreas de vacuolización en el espacio glomerular en el contexto de síndrome hepatorrenal
Yohimbe	Disfunción eréctil, estimulación sexual	LES, con la consiguiente disfunción renal

IRA, insuficiencia renal aguda; LES, lupus eritematoso sistémico; NTA, necrosis tubular aguda.
Modificada de Gabardi S, Munz K, Ulbricht C. A review of dietary supplement-induced renal dysfunction. *Clin J Am Soc Nephrol* 2007;2:757-765; con autorización.

culturales contenían > 1 µg/g de plomo, y algunos contenían concentraciones de plomo bioaccesible muy elevadas. También hay un trabajo (Consumer Reports, 2010) que señala que algunos batidos sanitarios en polvo con proteínas contienen cantidades de plomo mayores que las recomendadas (> 5 µg). Las especias nigerianas también han sido implicadas (Asomugha, 2016).

ALIMENTOS QUE PUEDEN AFECTAR NEGATIVAMENTE A PACIENTES CON ENFERMEDAD RENAL CRÓNICA

Toxicidad por hongo *Cortinarius*

La orellanina, presente en los hongos *Cortinarius orellanus*, es una nefrotoxina. Los pacientes acuden a consulta luego de un periodo latente, que va de unos cuantos días hasta 3 sem tras la ingesta del hongo, refiriendo sed, diarrea y vómito seguidos de oliguria/anuria. El daño renal agudo se presenta en 30 a 75% de los casos y sólo 30% de los individuos recuperan la función renal en su totalidad. La biopsia renal muestra evidencia de nefritis intersticial y necrosis tubular. Los pacientes se manejan con medidas de apoyo y terapia de reemplazo renal (Graeme, 2014).

ALIMENTOS ASOCIADOS CON UN AUMENTO EN LA EXCRECIÓN DE OXALATO

Carambola

Esta fruta es popular en muchos países tropicales y contiene concentraciones de oxalato elevadas. Se han descrito varios casos de enfermedad renal aguda después del consumo de una gran cantidad de carambola. El contenido de oxalato elevado de la carambola y los cortes anatomopatológicos (obtenidos de pacientes y animales de experimentación) que muestran depósito difuso de oxalato de calcio indican que la enfermedad renal aguda por oxalato es responsable de la nefrotoxicidad por carambola. Además de su capacidad de producir insuficiencia renal aguda, se han descrito brotes de intoxicación por carambola en pacientes con ERC, entre ellos quienes todavía no recibían diálisis. Los pacientes consultan con hipo persistente e intratable, vómito, grados variables de alteración de la conciencia, síntomas psiquiátricos, disminución de la fuerza muscular, parestesias, paresia, insomnio, crisis epilépticas y, con no poca frecuencia, muerte; la tasa de mortalidad después de la intoxicación por carambola puede ser de 20 a 40%. Como no se ha establecido ningún tratamiento eficaz, los pacientes con ERC deben evitar el consumo de carambola.

Chocolate y té

Los efectos beneficiosos del chocolate y el té para la salud se han demostrado, y los pacientes conscientes de su salud pueden consumir grandes cantidades de estos alimentos. Sin embargo, además de una elevada cantidad de fosfato, el chocolate contiene una gran cantidad de oxalato, hasta el punto de que tomar una barra de chocolate aumenta mucho la excreción urinaria de calcio y oxalato. El té normal contiene también una gran cantidad de oxalato. Se ha reportado nefrotoxicidad con el consumo de grandes cantidades de té helado (Syed, 2015). Muchos tés herbales no contienen oxalato, y en pacientes con ERC con hipercalciuria en los que es problemática la ingesta de oxalato, los tés herbales pueden ser una bebida alternativa adecuada (Charrier, 2002).

Grandes cantidades de vegetales de hoja verde y frutas consumidas en forma de jugos y licuados: las frutas y los vegetales de hoja verde contienen una cantidad relativamente alta de oxalato, que si se ingiere de manera concentrada en forma de jugos o licuados puede provocar daño renal (Getting, 2013; Makkapati, 2018).

Otros alimentos

Los **frijoles de *djenkol* o *jering*** (*Pithecellobium jeringa*) son un manjar oriental que se toma con la dieta básica, el arroz. El *jering* contiene de 1 a 2% de ácido djenkólico, un aminoácido que contiene azufre. Asimismo, se ha demostrado que el djenkolismo o intoxicación por *jering* produce obstrucción tubular aguda, de leve a grave, con cierta necrosis de las células glomerulares. El djenkolismo se produce en las 48 h siguientes al consumo de *jering*. La precipitación del ácido djenkólico en la orina produce un fango viscoso que puede causar enfermedad renal obstructiva y conduce a necrosis tubular aguda. La orina y el aliento de las personas afectadas por lo común tienen un olor acre.

Bibliografía y lecturas recomendadas

Asomugha RN, Udowelle NA, Offor SJ, *et al.* Heavy metals hazards from Nigerian spices. *Rocz Panstw Zakl Hig*. 2016;67:309-314.

Bamias G, Boletis J. Balkan nephropathy: evolution of our knowledge. *Am J Kidney Dis*. 2008;52:606-616.

Bantle JP, Wylie-Rosett J, Albright AL, *et al.* American Diabetes Association. Nutrition recommendations and interventions for diabetes: a position statement of the American Diabetes Association. *Diabetes Care*. 2008;31:S61-S78.

Bibbins-Domingo K, Grossman DC, Curry SJ, *et al.* Folic acid supplementation for the prevention of neural tube defects: US Preventive Services Task Force recommendation statement. *Jama*. 2017;317:183-189.

Bostom AG, Carpenter MA, Kusek JW, *et al*. Homocysteine-lowering and cardiovascular disease outcomes in kidney transplant recipients: primary results from the folic acid for vascular outcome reduction in transplantation trial. *Circulation*. 2011;123:1763-1770.

Charrier MJ, Savage GP, Vanhanen L. Oxalate content and calcium binding capacity of tea and herbal teas. *Asia Pac J Clin Nutr*. 2002;11:298-301.

Chou HH, Chiou YY, Hung PH, *et al*. Omega-3 fatty acids ameliorate proteinuria but not renal function in IgA nephropathy: a meta-analysis of randomized controlled trials. *Nephron Clin Pract*. 2012;121:c30-c35.

Consumer Reports staff. Alert: Protein drinks. You don't need the extra protein or the heavy metals our tests found. *Consum Rep*. 2010;75:24-27.

Dali-Youcef N, Andrès E. An update on cobalamin deficiency in adults. *QJM*. 2009; 102:17-28.

de Jager J, Kooy A, Lehert P, *et al*. Long term treatment with metformin in patients with type 2 diabetes and risk of vitamin B-12 deficiency: randomised placebo controlled trial. *BMJ*. 2010;340:c2181.

den Elzen WP, Westendorp RG, Frölich M, *et al*. Vitamin B12 and folate and the risk of anemia in old age: the Leiden 85-Plus Study. *Arch Intern Med*. 2008;168:2238-2244.

Donadio JV Jr, Grande JP, Bergstralh EJ, *et al*. The long-term outcome of patients with IgA nephropathy treated with fish oil in a controlled trial. Mayo Nephrology Collaborative Group. *J Am Soc Nephrol*. 1999;10:1772-1777.

Friedman AN, Yu Z, Tabbey R, *et al*. Inverse relationship between long chain n-3 fatty acids and risk of sudden cardiac death in patients starting hemodialysis. *Kidney Int*. 2013;83:1130-1135.

Friedman AN. Omega-3 fatty acid supplementation in advanced kidney disease. *Semin Dial*. 2010;23:396-400.

Getting JE, Gregoire JR, Phul A, *et al*. Oxalate nephropathy due to "juicing": case report and review. *Am J Med*. 2013;126:768-772.

Graeme KA. Mycetism: a review of the recent literature. *J Med Toxicol*. 2014;10:173-189.

Holden RM, Morton AR, Garland JS, *et al*. Vitamins K and D status in stages 3-5 chronic kidney disease. *Clin J Am Soc Nephrol*. 2010;5:590-597.

House AA, Eliasziw M, Cattran DC, *et al*. Effect of B-vitamin therapy on progression of diabetic nephropathy: a randomized controlled trial. *JAMA*. 2010;303: 1603-1609.

Jamison RL, Hartigan P, Kaufman JS, *et al*. Veterans Affairs Site Investigators. Effect of homocysteine lowering on mortality and vascular disease in advanced chronic kidney disease and end-stage renal disease: a randomized controlled trial. *JAMA*. 2007;298:1163-1170.

Khurana A, McLean L, Atkinson S, *et al*. The effect of oral sodium phosphate drug products on renal function in adults undergoing bowel endoscopy. *Arch Intern Med*. 2008;168:593-597.

Kimmig LM, Karalis DG. Do omega-3 polyunsaturated fatty acids prevent cardiovascular disease? A review of the randomized clinical trials. *Lipid Insights*. 2013;6:13-20.

Kris-Etherton PM, Harris WS, Appel LJ; AHA Nutrition Committee. American Heart Association. Omega-3 fatty acids and cardiovascular disease: new recommendations from the American Heart Association. *Arterioscler Thromb Vasc Biol*. 2003;23:151-152.

Krueger T, Westenfeld R, Ketteler M, *et al*. Vitamin K deficiency in CKD patients: a modifiable risk factor for vascular calcification? *Kidney Int*. 2009;76:18-22.

Kwak SM, Myung SK, Lee YJ, *et al*. Korean Meta-analysis Study Group. Efficacy of omega-3 fatty acid supplements (eicosapentaenoic acid and docosahexaenoic acid) in the secondary prevention of cardiovascular disease: a meta-analysis of randomized, double-blind, placebo-controlled trials. *Arch Intern Med*. 2012;172:686-694.

Li Y, Chen JP, Duan L, *et al*. Effect of vitamin K2 on type 2 diabetes mellitus: a review. *Diabetes Res Clin Pract*. 2018;136:39-51.

Lin CG, Schaider LA, Brabander DJ, *et al*. Pediatric lead exposure from imported Indian spices and cultural powders. *Pediatrics*. 2010;125:e828-e835.

Lobo JC, Torres JP, Fouque D, *et al*. Zinc deficiency in chronic kidney disease: is there a relationship with adipose tissue and atherosclerosis? *Biol Trace Elem Res*. 2010;135:16-21.

Lok CE, Moist L, Hemmelgarn BR, *et al.* Effect of fish oil supplementation on graft patency and cardiovascular events among patients with new synthetic arteriovenous hemodialysis grafts: a randomized controlled trial. *Jama.* 2012;307:1809-1816.

Ludlow M, Luxton G, Mathew T. Effects of fluoridation of community water supplies for people with chronic kidney disease. *Nephrol Dial Transplant.* 2007;22:2763-2767.

Makkapati S, D'Agati VD, Balsam L. "Green smoothie cleanse" causing acute oxalate nephropathy. *Am J Kidney Dis.* 2018;71:281-286.

Massey LK, Roman-Smith H, Sutton RA. Effect of dietary oxalate and calcium on urinary oxalate and risk of formation of calcium oxalate kidney stones. *J Am Diet Assoc.* 1993;93:901-906.

Massy ZA, Nistor I, Apetrii M, *et al.* Magnesium-based interventions for normal kidney function and chronic kidney disease. *Magnes Res.* 2016;29:126-140.

Morcos M, Borcea V, Isermann B, *et al.* Effect of alpha-lipoic acid on the progression of endothelial cell damage and albuminuria in patients with diabetes mellitus: an exploratory study. *Diabetes Res Clin Pract.* 2001;52:175-183.

National Kidney Foundation. Position Paper: Fluoride intake in chronic kidney disease. 2008. Available from http://www.kidney.org/atoz/pdf/Fluoride_Intake_in_CKD. pdf. Accessed January 8, 2011.

Nigwekar SU, Bloch DB, Nazarian RM, *et al.* Vitamin K-dependent carboxylation of matrix gla protein influences the risk of calciphylaxis. *J Am Soc Nephrol.* 2017;28: 1717-1722.

Nigwekar SU, Kang A, Zoungas S, *et al.* Interventions for lowering plasma homocysteine levels in dialysis patients. *Cochrane Database Syst Rev.* 2016:CD004683.

Nishida M, Sato H, Kobayashi N, *et al.* Wernicke's encephalopathy in a patient with nephrotic syndrome. *Eur J Pediatr.* 2009;168:731-734.

Ozkaya O, Bek K, Fişgin T, *et al.* Low protein Z levels in children with nephrotic syndrome. *Pediatr Nephrol.* 2006;21:1122-1126.

Pan Y, Guo L, Cai L, *et al.* Homocysteine-lowering therapy does not lead to reduction in cardiovascular outcomes in chronic kidney disease patients: a meta-analysis of randomised, controlled trials. *Br J Nutr.* 2012;108:400-407.

Podda GM, Lussana F, Moroni G, *et al.* Abnormalities of homocysteine and B vitamins in the nephrotic syndrome. *Thromb Res.* 2007;120:647-652.

Pollock C, Voss D, Hodson E, *et al.* Caring for Australasians with Renal Impairment (CARI). The CARI guidelines. Nutrition and growth in kidney disease. *Nephrology (Carlton).* 2005;10:S177-S230.

Raval AD, Thakker D, Rangoonwala AN, *et al.* Vitamin B and its derivatives for diabetic kidney disease. *Cochrane Database Syst Rev.* 2015;1:CD009403.

Rocco M, Ikizler TA. Nutrition in dialysis patients. En: Daugirdas JT, Blake PG, Ing TS, eds. *Handbook of Dialysis.* 4th ed. Baltimore, MD: Lippincott Williams & Wilkins; 2007:462-481.

Schaefer M, Littrell E, Khan A, *et al.* Estimated GFR decline following sodium phosphate enemas versus polyethylene glycol for screening colonoscopy: a retrospective cohort study. *Am J Kidney Dis.* 2016;67:609-616.

Stiborová M, Arlt VM, Schmeiser HH. Balkan endemic nephropathy: an update on its etiology. *Arch Toxicol.* 2016;90:2595-2615.

Syed F, Mena-Gutierrez A, Ghaffar U. A case of iced-tea nephropathy. *N Engl J Med.* 2015;372:1377-1378.

Tatsioni A, Chung M, Sun Y, *et al.* Effects of fish oil supplementation on kidney transplantation: a systematic review and meta-analysis of randomized, controlled trials. *J Am Soc Nephrol.* 2005;16:2462-2470.

van Ballegooijen AJ, Beulens JW. The role of vitamin K status in cardiovascular health: evidence from observational and clinical studies. *Curr Nutr Rep.* 2017;6:197-205.

Vecchio M, Navaneethan SD, Johnson DW, *et al.* Treatment options for sexual dysfunction in patients with chronic kidney disease: a systematic review of randomized controlled trials. *Clin J Am Soc Nephrol.* 2010;5:985-995.

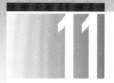

11 Alteraciones del equilibrio ácido-base y de los electrolitos

Tsering Dhondup y Qi Qian

La homeostasis ácido-base y de los electrolitos es vital para el funcionamiento adecuado de diversos procesos metabólicos y funciones orgánicas. Los riñones realizan un papel crítico en el mantenimiento y la regulación de esta homeostasis. Las enfermedades renales y la insuficiencia renal resultan en alteraciones del equilibrio electrolítico y el equilibrio ácido-base.

EXCRECIÓN DE LA CARGA DE ÁCIDO EN LA DIETA

En una dieta occidental habitual, un adulto excretará ~ 0.8 a 1.0 mEq/kg de peso corporal de ácido no volátil (Kurtz, 1983) y 15 000 mmol de CO_2 (ácido volátil) diariamente. La fuente de este ácido es la proteína en la dieta, y la cantidad de ácido excretado depende de la cantidad y el tipo de proteínas que se ingieren. Las dietas con alto contenido de proteínas, en especial proteína de origen animal, contendrán una carga mayor de ácido en comparación con las dietas bajas en proteínas. Las dietas vegetarianas tienden a cargas de ácido más bajas, aunque algunas proteínas en los cereales contienen niveles de ácidos no carbónicos similares a los de la carne. Los componentes no proteínicos en la dieta también afectan la carga de ácido: las frutas y vegetales contienen sustancias generadoras de álcalis en forma de aniones orgánicos, como el citrato. Estos aniones se metabolizan para generar bicarbonato, el cual neutraliza el ácido, reduciendo de esta forma la carga neta de ácido en la dieta. Ciertos regímenes de moda (para perder peso) están diseñados para evitar los alimentos altos en ácido. La valoración del estado ácido-base en los pacientes con ERC debe incluir una historia nutricional con relación a los tipos de alimentos ingeridos, así como a la ingesta de cualquier suplemento que pueda afectar el equilibrio ácido-base.

EXCRECIÓN RENAL NETA DE ÁCIDO

La excreción renal neta de ácido se logra a través de la recuperación de HCO_3^- filtrado (~ 4 500 mmol al día) y la excreción de ácidos titulables y amonio (NH_4^+).

Forma en la que el riñón recupera bicarbonato

Cerca de 80% del HCO_3^- filtrado es recuperado por el túbulo proximal. El resto es recuperado en las porciones más distales de los túbulos renales; 16% en la rama ascendente gruesa del asa de Henle (RAGH) y en el túbulo contorneado distal (TCD), y 4% restante en los conductos colectores. Con ciertos padecimientos de los túbulos renales, la recuperación de HCO_3^- se ve alterada, y el bicarbonato se vierte en la orina. El HCO_3^- perdido ya no está disponible para neutralizar los ácidos en la dieta, lo que resulta en una acidosis metabólica.

Secreción neta de ácido en la porción distal del sistema tubular renal

En los conductos colectores, células especializadas excretan ácido hacia la orina. El ácido excretado debe ser estabilizado en la luz tubular uniéndose a un amortiguador. El principal amortiguador es el HPO_4^{2-}, que es capaz de incorporar H^+ formando $H_2PO_4^-$, el cual es excretado posteriormente en la orina. Otros amortiguadores que pueden estabilizar protones excretados por las células especializadas en los conductos colectores incluyen el citrato, la creatinina y el ácido úrico. Esta excreción de "ácido titulable" es responsable de aproximadamente una tercera parte de la excreción renal neta de ácido, y es un sistema de baja capacidad, limitado por la ingesta de fósforo en la dieta y la cantidad de fósforo filtrado. En la enfermedad renal crónica, los túbulos distales y su capacidad para secretar ácido están afectados en grados variables, y esta alteración en la excreción neta de ácido en el conducto colector resulta en una acidosis metabólica.

EXCRECIÓN DE AMONIO

Casi dos terceras partes de la excreción renal neta de ácido se lleva a cabo a través de la generación y excreción renal del ion amonio, NH_4^+. La amoniogénesis y la excreción renal de amonio es un sistema de alta capacidad; con una función renal normal, la amoniogénesis puede aumentar marcadamente en respuesta a un incremento en la carga de ácido, de una basal de $\sim$ 20 a 40 mmol/día a > 200 mmol/día. La amoniogénesis y la excreción de NH_4^+ en el riñón es un proceso relativamente complejo que involucra varias partes del sistema tubular, así como el intersticio medular. La amoniogénesis ocurre principalmente en los túbulos proximales, predominantemente a partir del metabolismo de la glutamina. Por cada glutamina metabolizada se generan dos NH_4^+ y dos HCO_3^-. El NH_4^+ generado es secretado en la luz del túbulo proximal, y después reabsorbido en la RAGH hacia el intersticio medular. El NH_4^+/NH_3 es reciclado en nivel medular, lo que contribuye a la hipertonicidad intersticial medular. En la nefrona distal, el NH_4^+/NH_3 es secretado hacia la luz a través de difusión y de mecanismos mediados por transportadores. Por cada NH_4^+ excretado en la orina se gana una HCO_3^-. La acidemia y la hipopotasemia promueven la amoniogénesis, mientras que la alcalosis y la hiperpotasemia causan un efecto contrario. La enfermedad renal crónica puede alterar la capacidad del riñón para generar ion amonio en respuesta a una carga de ácido, lo que conduce a acidosis metabólica.

Estimación de la excreción urinaria de NH_4^+ mediante la brecha aniónica urinaria

Dado que no existe una prueba directa para medir NH_4^+ en orina que esté ampliamente disponible, la excreción urinaria de NH_4^+ a menudo se estima calculando la brecha aniónica urinaria. En pacientes con función renal normal, la excreción urinaria de NH_4^+ usualmente se evalúa a través de la brecha aniónica en orina para ayudar en el diagnóstico diferencial de acidosis metabólica, para determinar si la causa es renal o extrarrenal. Si la causa de la acidosis es extrarrenal, la excreción renal de NH_4^+ estará aumentada. Si la causa de la acidosis es renal, la excreción renal de NH_4^+ no estará aumentada respecto a los valores encontrados en ausencia de acidosis.

Brecha aniónica urinaria = [Na^+ en orina] + [K^+ en orina] − [Cl^- en orina]

En sujetos con riñones normales y en ausencia de acidosis, la excreción urinaria de NH_4^+, como se mencionó antes, es de 20 a 40 mmol/día. El NH_4^+ es excretado con Cl^-, y el equilibrio entre Na^+, K^+, NH_4^+ y Cl^- urinario es tal, que la suma de la concentración de Na^+ más K^+ urinarios son aproximadamente iguales o discretamente mayores (< 10 mmol/L) que el Cl^- urinario. Por lo tanto, la brecha aniónica urinaria entre 0 y +10 se considera normal. Sin embargo, en presencia de acidosis como la debida a diarrea, se esperaría que la excreción urinaria de NH_4^+ incremente de forma notable. Esto causa un aumento concomitante en el Cl^- urinario y, por lo tanto, la excreción urinaria de Cl^- se vuelve mayor que la suma de Na^+ más K^+ urinarios y, por lo tanto, la brecha aniónica se vuelve negativa. Así, en pacientes con riñones sanos, la persistencia de una brecha aniónica "normal" de 0 a +10 mmol/L en el contexto de acidosis sugiere que los riñones no están trabajando apropiadamente, ya que la excreción de NH_4^+ no ha incrementado, y sugiere la presencia de acidosis tubular renal (ATR). Por el otro lado, una brecha aniónica de −40 a −100 mmol/L o menor en presencia de acidosis sugiere que los riñones están respondiendo a la acidosis incrementando la excreción NH_4^+, y que la excreción renal anormal de ácido no es la causa de la acidosis. Un problema con el estudio de brecha aniónica en pacientes con ERC es que conforme disminuyen la TFG y la función tubular, se reduce la capacidad renal para excretar NH_4^+, y la brecha aniónica urinaria puede permanecer cercana a lo "normal" o dentro del rango de 0 a 10 mmol/L, incluso en presencia de acidosis (Kim, 1996), semejando los hallazgos de la ATR.

ACIDOSIS METABÓLICA Y LA BRECHA ANIÓNICA SÉRICA

La acidosis metabólica puede clasificarse *grosso modo* en acidosis de brecha aniónica elevada o acidosis de brecha aniónica normal. El cálculo de la brecha aniónica ayuda a determinar la presencia o ausencia de aniones no medibles, y esto a su vez ayuda a determinar el origen de la acidosis. El ambiente iónico sanguíneo es neutro, siendo la suma de cationes igual a la de aniones. Sin embargo, sólo ciertos iones se miden en forma rutinaria (Na^+, K^+, Cl^- y HCO_3^-), de modo que la suma de los cationes (Na^+ y K^+) usualmente supera a los aniones medidos (Cl^- y HCO_3^-), resultando en una brecha aniónica artificialmente positiva. La albúmina sérica es el contribuyente principal a la brecha puesto que sus cargas negativas explican parcialmente que la suma de los cationes medidos sea mayor a la suma de los aniones medidos. Clínicamente, la brecha aniónica sérica se calcula restando la suma de Cl^- y HCO_3^- séricos de la concentración sérica de Na^+. La concentración sérica de K^+, si bien es un catión que de manera usual se mide, por lo general se omite del cálculo de la brecha aniónica.

$$\text{Brecha aniónica sérica} = [Na^+] - ([Cl^-] + [HCO_3^-])$$

En los adultos sanos, la brecha aniónica sérica usualmente varía entre 8 a 12 mEq/L. En pacientes con hipoalbuminemia la brecha aniónica puede corregirse restando las cargas negativas asociadas con la albúmina con la siguiente fórmula: por cada 1 g/dL por debajo de lo normal de albúmina sérica, la brecha aniónica sérica esperada será 2.5 mEq/L menor (p. ej., si la albúmina fuera 3.5 g/dL en lugar de 4.5 g/dL, la brecha aniónica esperada será de 7.5 en lugar de 10 mEq/L).

	TABLA 11-1	**Acidosis de brecha aniónica elevada**	
Acidosis	**Cuadro clínico y características**	**Otras alteraciones de laboratorio**	**Tratamiento**
Glicoles			
1. Etilenglicol	Envenenamiento por anticongelantes Dolor en flanco, hematuria Insuficiencia renal, muerte	Brecha osmolar sérica > 10 mOsm/kg Cristales urinarios CaOx (monohidrato y dihidrato)	■ Fomepizol/etanol ■ Diálisis
2. Propilenglicol	Infusión IV prolongada de benzodiacepinas o fenobarbital	Lesión renal aguda Brecha osmolar sérica > 10 mOsm/kg Aumento del lactato	■ Suspender los fármacos causales ■ Diálisis
5-Oxoprolina/ piroglutamato	Uso crónico de acetaminofén por mujeres desnutridas, depleción de glutatión	↑ de 5-oxoprolina en orina y suero	■ Suspender acetaminofén ■ Bicarbonato ■ N-acetil cisteína
L-Acidosis **L**áctica	Tipo A: choque séptico, insuficiencia cardiaca, choque hipovolémico Tipo B: cáncer, inflamación grave Medicamentos como metformina, linezolid	↑ lactato	■ Tratar causa de base ■ Bicarbonato IV si pH < 7.1
D-Acidosis láctica	Síndrome de intestino corto, sobrecrecimiento bacteriano, intoxicación por propilenglicol	↑ D-lactato	■ Evitar comidas ricas en carbohidratos ■ Bicarbonato ■ Antibióticos orales
Metanol	Alcohol adulterado Intoxicación accidental Cefalea, pérdida de la visión Coma, muerte	Brecha osmolar sérica > 10 mOsm/kg	■ Fomepizol/etanol ■ Diálisis (si hay insuficienica renal)
Aspirina	Sobredosis intencional o accidental	↑ salicilatos Acidosis mixta de brecha aniónica y alcalosis respiratoria	■ Alcalinización de la orina ■ Diálisis (si hay insuficiencia renal)

(*continúa*)

Acidosis de brecha aniónica elevada (*Continuación*)

Acidosis	Cuadro clínico y características	Otras alteraciones de laboratorio	Tratamiento
Insuficiencia **R**enal	Etapas avanzadas de insuficiencia renal, uremia	↑ BUN y Cr	■ NaHCO₃ ■ Diálisis
Cetoacidosis (**K**etoacidosis en inglés)	Diabética Inanición	↑ serum β-hidroxibutirato sérico, acetoacetato, cetonas y glucosa en orina	■ Insulina ■ Líquidos IV ■ Nutrición

Nota: se considera una brecha sérica osmolar elevada > 10 mOsm/kg; brecha sérica osmolar = osmolalidad sérica calculada − osmolalidad sérica medida; osmolalidad sérica calculada = $2 \times$ [Na⁺] + [glucosa]/18 + [BUN]/2.8, siendo la glucosa y BUN medidos en mg/dL; el alcohol isopropílico causa incremento en la brecha aniónica pero no siempre causa acidosis metabólica de brecha aniónica alta, ya que es metabolizado a acetona.

Acidosis con brecha aniónica elevada

La acidosis con brecha aniónica elevada se presenta cuando existe una sobre-producción o una reducción en la excreción de ácidos no volátiles, o existencia de aniones orgánicos exógenos. La etiología principal, los hallazgos clínicos y de laboratorio claves, y los principios del manejo se resumen en la tabla 11-1.

Acidosis con brecha aniónica normal

La acidosis con brecha aniónica normal se desarrolla cuando hay una pér-dida renal o gastrointestinal excesiva de HCO₃⁻ (o equivalentes de HCO₃⁻) o una reducción en la excreción renal de ácido, o con la infusión intravenosa de un gran volumen (> 2 L) de líquidos que contengan una alta concentra-ción de Cl⁻. Causas comunes de pérdida gastrointestinal de HCO₃⁻ incluyen diarrea, fístula pancreática o intestinal, y una ureteroileostomía, mientras que en la ATR hay una pérdida renal de HCO₃⁻ o bien un defecto en la excre-ción de H⁺. La ATR tipo 4 es la forma más común de ATR. En la tabla 11-2 se resumen las características de las ATR y su manejo.

Otra entidad relacionada con la ATR distal es la ATR distal incompleta. Los individuos afectados desarrollan hipocitraturia, nefrocalcinosis y nefro-litiasis (típicamente cálculos de fosfato de calcio), pero muestran un estado ácido-básico basal normal. Estos pacientes por lo general son incapaces de acidificar la orina en respuesta a una carga ácida (como se demuestra al administrar NH₄Cl oral). No está claro cuál es el mecanismo subyacente de esta entidad. La ATR incompleta es relativamente común en pacientes con síndrome de Sjögren, y estuvo presente en hasta 25% de estos pacientes en un estudio (Both, 2015). La ATR incompleta se trata con citrato de potasio.

ACIDOSIS EN ENFERMEDAD RENAL CRÓNICA

En la ERC, la prevalencia de la acidosis metabólica aumenta a medida que la función renal empeora. En un análisis de corte transversal de datos basales del estudio Chronic Renal Insufficiency Cohort (CRIC) involucrando a 3 900 pacientes con ERC en etapas 2 a 4, la prevalencia de acidosis metabólica (HCO₃⁻ sérico < 22 mmol/L) fue 7% para la ERC etapa 2, 13% para la ERC

TABLA 11-2   Acidosis tubulares renales

	Tipo 1: acidosis tubular distal	Tipo 2: acidosis tubular proximal	Tipo 4: hipoaldosteronismo hiporreninémico
Defectos	↓ excreción de H^+ en el túbulo distal	↓ reabsorción de HCO_3^- en el túbulo proximal	↓ renina y ↓ aldosterona
Etiología y contexto clínico	**Adquirida:** Enfermedades crónicas autoinmunes del tejido conectivo (p. ej., síndrome de Sjögren, lupus, artritis reumatoide) **Medicamentos:** ■ Amfotericina ■ Litio **Hereditaria:** Mutaciones de pérdida de función que codifican al intercambiador aniónico AE1 o subunidades de la H^+-ATPasa	**Adquirida:** Disproteinemia (mieloma múltiple), enfermedades renales intersticiales (menos frecuente), intoxicación por plomo o mercurio **Medicamentos:** ■ Inhibidores de la anhidrasa carbónica (topiramato, acetazolamida) ■ Ifosfamida ■ Antirretrovirales (tenofovir) ■ Ácido valproico ■ Tetraciclina caduca **Hereditaria:** ■ Mutaciones de pérdida de función que codifican al cotransportador Na^+/$3HCO_3^-$ ■ Enfermedades del almacenamiento de glucógeno ■ Enfermedades mitocondriales ■ Cistinosis ■ Enfermedad de Wilson	**Adquirida:** ERC leve a moderada (*no lo suficientemente grave para explicar la hiperpotasemia y la acidosis, a menudo en pacientes diabéticos*) Insuficiencia suprarrenal causada por etiología autoinmune o infecciosa Obstrucción bilateral de las vías urinarias (*ATR distal dependiente de voltaje*) **Medicamentos:** ■ Inhibidores de la ECA ■ Inhibidores de la renina ■ BRA ■ Antagonistas de la aldosterona ■ Diuréticos ahorradores de K^+ ■ Inhibidores de la calcineurina ■ AINE ■ Infusión de heparina **Hereditaria:** PHA1 (mutaciones inactivadoras del *ENaC* y *NR3C2*) PHA2, también llamada síndrome de Gordon (mutaciones patogénicas en *WNK1*, *WNK4*, *CUL3*, o *KLHL3*)
Acidemia	Grave si no se trata	Autolimitada (HCO_3^- en ~14-18 mmol/L)	Leve
K sérico	↓	↓	↑

(*continúa*)

TABLA 11-2   Acidosis tubulares renales (*Continuación*)

	Tipo 1: acidosis tubular distal	Tipo 2: acidosis tubular proximal	Tipo 4: hipoaldosteronismo hiporreninémico
pH urinario	↑ (> 5.3)	Variable ↓ (cuando HCO_3^- < Tm)	Variable
Excreción urinaria de NH^{4+}	↓	Ausencia de ↑ en la acidosis	↓
Brecha aniónica urinaria	Positiva	Variable	Positiva
Citrato en orina	↓	Normal o ↑	Normal
Pérdida de nutrientes en orina (glucosa, aminoácidos y fósforo)	No	Sí	No
Nefrocalcinosis	Sí	No	No
Cálculos de $CaPO^4$	Sí	No	No
Osteomalacia	Sí	Sí	No
FE-HCO_3	< 5%	Puede estar ↑ con la ingesta de álcalis	Variable
Tratamiento	Álcalis NaHCO₃ o citrato (aproximadamente 1-2 mEq/kg al día)	Tratar las causas subyacentes Álcalis (ineficaces, no se utilizan de rutina)	Tratar las causas subyacentes si es posible Diuréticos tiazídicos o diuréticos de asa (excepto para utilizar suplementación de sal para la PHA1) Álcalis (el requerimiento es poco)

ERC, enfermedad renal crónica; FE, fracción de excreción; H⁺, ion hidrógeno; HCO₃, bicarbonato; Tm, transporte tubular máximo; Ca²⁺PO₄⁻, fosfato de calcio; NH₄⁺, amonio; AE1, intercambiador aniónico 1 (intercambiador Cl⁻–HCO₃⁻); PHA, pseudohipoaldosteronismo.

etapa 3 y 33% para la ERC etapa 4, con una incidencia general de acidosis de 17% (Raphael, 2014). La acidosis con brecha aniónica normal predomina en las etapas iniciales de la ERC; la acidosis con brecha aniónica se presenta en las etapas tardías de ERC (TFG < 30 mL/min por 1.73 m²) debido a la retención de aniones como sulfato, fosfato y urato. Asimismo, cabe destacar que la producción neta de ácidos endógenos permanece relativamente sin cambios en la ERC. La retención intrarrenal de amoniaco y ácido, consecuencias de la acidosis, pueden provocar activación del complemento e inflamación tubulointersticial crónica (Nath, 1985), así como aumentar la generación de endotelina 1, angiotensina II y la producción de aldosterona (Wesson y Simoni, 2010), promoviendo potencialmente la progresión de ERC. De hecho, la acidosis metabólica en la ERC se relaciona con una progresión más rápida de la ERC (Vallet, 2015) y con un aumento en la mortalidad (Kovesdy, 2009). La acidosis en la ERC se asocia con el desarrollo de sarcopenia, desmineralización ósea, alteración en la función de la hormona del crecimiento y la insulina, y retraso en el crecimiento en niños.

La corrección de la acidosis metabólica mediante la administración de álcalis (De Brito-Ashurst, 2009; Goraya, 2014; Phisitkul, 2010) o a través de la ingesta de precursores de álcalis en la dieta (Goraya, 2013, 2014) retrasa la progresión de la ERC y mejora el estado nutricional. Las guías KDIGO de 2012 para la evaluación y el manejo de la ERC (publicadas en 2013) recomiendan la corrección de la acidosis metabólica. El $NaHCO_3$ oral es un álcali comúnmente utilizado, y puede iniciarse a una dosis de 650 mg (7.7 mmol de bicarbonato) 2 a 3 veces al día. La dosis debe ajustarse para mantener el HCO_3^- sérico en un rango de 22 a 26 mmol/L. El tratamiento es bien tolerado, y no ha demostrado causar o empeorar la retención de líquido o la hipertensión (Mahajan, 2010). Los efectos adversos más comunes son la distensión abdominal y sensación de plenitud. El citrato de sodio es un agente alternativo. Los fijadores de fósforo que contienen aluminio se utilizan poco en la actualidad, pero debe evitarse el citrato en pacientes que estén en tratamiento con cualquier compuesto que contenga cantidades significativas de aluminio (p. ej., antiácidos) debido al aumento en la absorción de aluminio ingerido que puede llegar a ocurrir. Una forma novedosa, aunque aún experimental, de aumentar el bicarbonato sérico en pacientes con ERC, es administrar una sustancia que fije el ácido clorhídrico en el intestino (Bushinsky, 2018).

ALCALOSIS METABÓLICA

La alcalosis metabólica puede ser resultado de una pérdida neta de ácido o una ganancia neta de HCO_3^-. La alcalosis puede ser perpetuada por hipopotasemia, hipovolemia o una estimulación excesiva por mineralocorticoides. Estas condiciones le impiden al riñón descargar el HCO_3^- acumulado. Los síntomas incluyen confusión, adormecimiento y parestesias en las extremidades y, de forma importante, un aumento en el riesgo de arritmias, especialmente cuando se asocian con hipopotasemia o hipocalcemia. Las principales causas, la fisiopatología, las características diagnósticas y la terapia de la alcalosis metabólica en la población general se resumen en la tabla 11-3.

ALCALOSIS METABÓLICA EN LA ENFERMEDAD RENAL CRÓNICA

Aunque es menos común que la acidosis metabólica, la alcalosis metabólica puede presentarse en pacientes con ERC. Los pacientes con ERC por lo general tienen tratamiento con diuréticos, así como con carbonato de calcio o citrato, que pueden causar hipopotasemia y alcalosis. El diagnóstico se basa en las elevaciones del HCO_3^- sérico y el pH sanguíneo (> 7.45). La medición de Cl^- en orina puede no ser tan útil, ya que la regulación renal del Cl^- puede estar alterada en la ERC.

TRASTORNOS ELECTROLÍTICOS

Los trastornos electrolíticos son comunes en la ERC. La hiperpotasemia se encuentra entre los trastornos electrolíticos más comunes. La disna-

TABLA 11-3 Alcalosis metabólica

Causas	Fisiopatología	Características diagnósticas	Tratamiento
Vómito y succión gástrica	Pérdida de ácido gástrico	↓ Cl^- en orina (< 10 mmol/L)	Administración de solución salina
Terapia con diuréticos tiazídicos o de asa	↑ pérdida urinaria de Cl^-	Hipovolemia o euvolemia, ↑ Cl^- en orina	Suspender los agentes causales
Hipopotasemia	↑ excreción urinaria de NH_4^+	Alcalosis refractaria hasta que se restablezca el K^+ sérico	KCl
Administración de $NaHCO_3$	Excediendo la capacidad de excreción renal de HCO_3^-	Euvolemia o hipervolemia	Suspender el $NaHCO_3$
Diarrea con pérdida de cloro	Pérdida GI de HCO_3^-	Hipovolemia	Tratar la diarrea Administración de solución salina
Hiperaldosteronismo primario	↑ excreción renal de H^+	Hipervolemia (Cl^- en orina > 20 mmol/L)	Corregir el hiperaldosteronismo

tremia a menudo se debe a una alteración en la regulación renal del agua. No está clara cuál es la prevalencia de la dismagnesemia, pero probablemente esté subdiagnosticada. Las alteraciones en el equilibrio del calcio y el fósforo se discuten en el capítulo 8.

Regulación del potasio y dispotasemia

El potasio (K^+) es el catión intracelular más abundante, y > 98 del K^+ corporal total (~ 3 500 mmol) se encuentra en el compartimento intracelular, mientras que < 2% (~ 70 mmol) es extracelular. Este gradiente amplio en el K^+ intracelular respecto al extracelular es el principal determinante del potencial de la membrana plasmática. El K^+ también participa en la regulación del volumen celular, el pH y en múltiples funciones celulares. En los tejidos excitables, como el corazón, los nervios y el músculo esquelético, el K^+ es crítico para la generación de potenciales de acción y la excitabilidad eléctrica. En un estado estable, el riñón excreta ~ 95% del K^+ en la dieta, y el resto es excretado a través del tracto gastrointestinal.

Regulación renal de potasio

El K^+ se filtra libremente a través de los glomérulos. Los túbulos proximales reabsorben cerca del 65% del K^+ filtrado, mientras que la RAGH reabsorbe 25%. La nefrona distal (el TCD y el conducto colector) es el principal sitio de regulación renal del K^+. Dependiendo de los requerimientos fisiológicos, la nefrona distal puede excretar o absorber K^+.

En una dieta occidental habitual, la ingesta diaria de K^+ es más alta (~ 90-120 mmol/día) que la pequeña cantidad de K^+ presente en el líquido extracelular (70 mmol). Normalmente, la nefrona distal excreta K^+ para alcanzar un equilibrio. Los factores clave que determinan la secreción de K^+ por la nefrona distal son 1) la concentración sérica de K^+; 2) el aporte de Na^+ al túbulo distal; 3) la tasa de flujo de líquido tubular, y 4) el nivel sérico de aldosterona. En la nefrona distal, la aldosterona se une al receptor intracelular de mineralocorticoide, promoviendo la absorción apical de Na^+ mediada por ENaC. El aumento de la absorción de Na^+ en este sitio genera un gradiente electromagnético favorable para la secreción de K^+, principalmente a través de los canales medulares externos de potasio en la membrana apical (ROMK). La aldosterona también aumenta la actividad de la Na^+/K^+-ATPasa basolateral, y promueve la expresión y actividad de NCC sensibles a tiazidas en la membrana apical (simportadores sodio-cloro).

Las alteraciones ácido-básicas afectan la excreción renal de K^+ principalmente a través de la influencia sobre la actividad de la H^+/K^+-ATPasa en la nefrona distal. La acidosis reduce y la alcalosis aumenta la secreción de K^+.

Hiperpotasemia

La hiperpotasemia es el trastorno electrolítico más común en los pacientes con ERC. Su prevalencia aumenta a medida que la ERC progresa. En un estudio retrospectivo ($n = 240\,000$), los pacientes con ERC fueron más propensos a sufrir episodios hiperpotasémicos ($K^+ \geq 5.5$ mmol/L) en comparación con los pacientes sin ERC, con razones de momios de 2.2 para la ERC en etapa 3, 5.9 para la ERC en etapa 4 y 11 para la ERC en etapa 5 (Einhorn, 2009). La reducción en la filtración glomerular y en la capacidad de los túbulos renales de secretar K^+, a menudo en combinación con una dieta rica en K^+, son las principales causas de hiperpotasemia. Otras causas incluyen el uso de medicamentos en la ERC que reducen aún más la, ya de por sí, limitada capacidad de la nefrona distal para excretar K^+, como los inhibidores del sistema renina-angiotensina-aldosterona (SRAA), los diuréticos ahorradores de K^+ y los inhibidores de la calcineurina. Causas menos comunes incluyen el desplazamiento transcelular de K^+ causado por deficiencia de insulina, la acidosis metabólica mineral, la degradación de tejido causada por hemólisis, rabdomiólisis o síndrome de lisis tumoral, y trastornos específicos de la función tubular renal como la ATR por hipoaldosteronismo hiporreninémico (tipo IV).

La hiperpotasemia se define como una concentración de K^+ > 5.3 mmol/L, y a menudo se clasifica de forma arbitraria como leve (5.4 a < 6 mmol/L), moderada (6 a < 7 mmol/L) o grave (≥ 7 mmol/L) (Ingelfinger, 2015). Los signos y síntomas de la hiperpotasemia varían ampliamente, desde debilidad muscular inespecífica hasta parestesia, parálisis muscular, arritmias cardiacas y paro cardiaco. El electrocardiograma (ECG) puede mostrar arritmias, ondas T picudas, intervalo PR prolongado, ausencia de ondas P, ensanchamiento del complejo QRS y ondas sinusoidales. Es importante destacar que los cambios en el ECG no son sensibles para detectar hiperpotasemia; los pacientes con ERC pueden desarrollar hiperpotasemia que pone en riesgo la vida, sin presentar cambios apreciables en el ECG (Khattak, 2014).

Tratamiento de la hiperpotasemia

El tratamiento de la hiperpotasemia debe seguir una estrategia múltiple. La modificación de la dieta con el inicio de un régimen bajo en K^+ (< 75 mmol/día) es una parte importante de la intervención. Debe revisarse el esquema de medicamentos para minimizar la exposición a los que puedan inducir hiperpotasemia. Para promover la caliuresis se pueden utilizar los diuréticos de asa o tiazídicos. El patirómero es un compuesto no absorbible que contiene un polímero de intercambio Ca^{2+}-K^+ que se une selectivamente al K^+, principalmente en el colon. Su inicio de acción es de 7 h. Estudios clínicos controlados con placebo (Bakris, 2015; Weir, 2015) han demostrado su eficacia y seguridad para reducir los niveles elevados de K^+ sérico. Está aprobado por la FDA para el tratamiento de la hiperpotasemia crónica, de forma no aguda, en pacientes con ERC que no requieren diálisis. El patirómero viene en polvo (en tres concentraciones, 8.4, 16.2 y 25.2 g) con una dosis inicial recomendada de 8.4 g diarios. La dosis puede irse aumentando de forma semanal en incrementos de 8.4 g hasta una dosis diaria máxima de 25.2 g. La ingesta de patirómero debe hacerse al menos 3 h antes o después de tomar otros fármacos, debido al riesgo potencial de interacciones medicamentosas. Los efectos secundarios más comunes son estreñimiento e hipomagnesemia leve. El patirómero no está actualmente aprobado para el tratamiento de la hiperpotasemia aguda en Estados Unidos, ya que su curso de acción está moderadamene retardado. Un agente alternativo, el ciclosilicato de sodio zirconio, puede tener un inicio de acción más rápido (Meaney, 2017).

El manejo de la hiperpotasemia sintomática aguda requiere hospitalización y vigilancia del paciente. En aparición de cambios en el ECG se debe administrar calcio intravenoso para estabilizar al miocardio. También están indicadas las medidas temporales que desplazan el K^+ hacia el interior de las células, como la inhalación de albuterol (10 mg) y la infusión intravenosa de insulina regular (10 unidades) en combinación con dextrosa. Puede considerarse la administración de bicarbonato de sodio con acidosis metabólica coexistente. Las medidas definitivas para aumentar la excreción de K^+ incluyen los diuréticos de asa o tiazídicos para favorecer la excreción renal, el sulfonato de poliestireno de sodio para promover la excreción a través del tracto gastrointestinal cuando sea apropiado y la hemodiálisis en caso de que esté indicada. La hemodiálisis es el tratamiento más eficaz y definitivo.

Hipopotasemia

La hipopotasemia (concentración sérica de $K^+ < 3.5$ mmol/L) es menos común que la hiperpotasemia en los pacientes con ERC. Puede presentarse debido a múltiples causas, incluyendo el uso de diuréticos no ahorradores de potasio, alcalosis, vómito, diarrea o hipomagnesemia.

Los síntomas clínicos de la hipopotasemia dependen del tipo del inicio y la gravedad. Éstos incluyen debilidad muscular, calambres, parálisis muscular e insuficiencia respiratoria, arritmias cardiacas, íleo paralítico y rabdomiólisis. Las arritmias cardiacas pueden incluir bradicardia sinusal, bloqueo A-V, taquicardia paroxística auricular o de unión, taquicardia ventricular y fibrilación. Los cambios en el ECG incluyen ausencia de la onda T, aparición de ondas U, intervalo QTc prolongado y *torsades de pointes* (una forma específica de taquicardia ventricular polimórfica en pacientes con un intervalo QT prolongado). La hipopotasemia aumenta la amoniogénesis tubular renal proximal, y se asocia con alcalosis metabólica.

La hipopotasemia prolongada se relaciona con formación de quistes renales, fibrosis parenquimatosa y progresión de la ERC. En un estudio de pacientes ($n = 2\,500$) con ERC en etapas 1 a 4 (TFGe promedio de 41 mL/min por 1.73 m^2), aquellos con hipopotasemia (K^+ sérico < 3.5 mmol/L) tuvieron un riesgo significativamente más alto de desarrollar enfermedad renal terminal en comparación con aquellos con un K^+ sérico de 4.5 a 5 mmol/L (Wang, 2013).

El manejo de la hipopotasemia en pacientes con ERC involucra corregir las causas subyacentes y la reposición cautelosa de K^+.

REGULACIÓN DE AGUA Y DISNATREMIA

La concentración sérica de Na^+ representa el equilibrio de agua, y es el principal determinante de la osmolalidad del suero. Los cambios en la osmolalidad en el suero impulsan líquido hacia afuera de las células y afectan el volumen y la función celular. La concentración sérica de Na^+ está cuidadosamente regulada dentro de un rango estrecho de 135 a 145 mmol/L por la arginina vasopresina (AVP) y la sed. La AVP es producida en los núcleos supraópticos y paraventriculares en el hipotálamo, y es liberada por la hipófisis posterior en respuesta a un aumento en la osmolalidad del suero (detectado por los osmorreceptores en el hipotálamo) o a una reducción en el volumen intravascular (detectado por barorreceptores en las carótidas y el arco aórtico). En los riñones, la AVP se une a los receptores V_2 en la membrana basolateral de los conductos colectores, y activa la producción de AMPc mediada por adenilil ciclasa y la señalización de la proteína cinasa A, lo que conduce a fosforilación e inserción de canales de acuaporina 2 en la membrana apical. Esto, a su vez, conduce a una absorción de agua libre en presencia de un gradiente osmótico tubulomedular.

En un estudio retrospectivo involucrando una cohorte de veteranos ($n = 655\,000$) con ERC no dependiente de diálisis, Kovesdy y cols. encontraron una asociación en forma de U entre la concentración sérica de Na^+ y la mortalidad, y la hipernatremia ($Na^+ > 145$ mmol/L) y la hiponatremia ($Na^+ < 136$ mmol/L) se asociaron con un aumento en la mortalidad (Kovesdy, 2012).

Hiponatremia

La hiponatremia, definida como una concentración sérica de Na^+ < 135 mmol/L, es el trastorno electrolítico más frecuente en la comunidad (Liamis, 2013) y en los pacientes hospitalizados (Holland-Bill, 2015), con tasas de incidencia de 8 a 15 y 44%, respectivamente (Hawkins, 2003). Los pacientes con ERC tienen un alto riesgo de hiponatremia, en comparación con la población general, debido a la reducción en la TFG y la alteración en la regulación tubular. En el mismo estudio mencionado antes, en los veteranos con ERC (TFGe promedio 52 mL/min por 1.73 m^2) seguidos durante un periodo promedio de 5.5 años, 26% de los sujetos desarrolló al menos un episodio de hiponatremia (Kovesdy, 2012).

Los signos y síntomas de la hiponatremia son relativamente inespecíficos, y dependen de la gravedad y el tipo de inicio de la hiponatremia. Los pacientes con hiponatremia leve pueden estar asintomáticos o presentar malestar general, náusea, letargo y fatiga. Los síntomas neurológicos más francos a menudo se manifiestan cuando la hiponatremia es grave (< 120 mmol/L) y se ha desarrollado rápidamente. Los pacientes pueden presentar cefalea, alteración del estado mental, confusión, ataxia, convulsiones y coma.

Es necesario medir la osmolalidad del suero (osmolalidad sérica normal = 280 a 290 mOsm/kg agua) para descartar seudohiponatremia, hiponatremia isotónica en el contexto de hiperlipidemia y paraprotei-

TABLA 11-4	Hiponatremia euvolémica	
Causa	**Características clínicas y de laboratorio**	**Tratamiento**
Hipotiroidismo grave	↑ TSH ↓ T4 Mixedema, estigmas de hipotiroidismo	Levotiroxina Restricción de agua libre
Insuficiencia suprarrenal secundaria	↓ ACTH ↓ cortisol	Hidrocortisona
Baja ingesta de soluto	Paciente anciano/ desnutrido (dieta de té y pan tostado) Potomanía de cerveza	Suplementos nutricionales de proteínas Suspender el consumo de cerveza
Polidipsia psicogénica	Alta ingesta de agua. Orina diluida (osmolalidad < 100 mOsm/kg)	Restricción de agua libre
SIADH		
Idiopática/relacionada con la edad Náusea/vómito Dolor Cáncer (cáncer pulmonar de células pequeñas) Pulmón: absceso/empiema/ EPOC SNC: meningitis/encefalitis Absceso cerebral/apoplejía Medicamentos: ISRS, ADT, antiepilépticos, barbitúricos	Osmolalidad urinaria > 150 mOsm/kg Na^+ urinario elevado o bajo con base en la ingesta de Na$^+$ ↓ ácido úrico sérico	Restricción de líquidos (< 1 L/día) Tabletas de sal Diuréticos de asa Bloqueadores del receptor V_2 (AVP) [a] Tratar la causa subyacente Suspender el medicamento causal (si es posible)

[a] Se deben iniciar bloqueadores V_2 dentro del hospital, y no deben utilizarse por más de 30 días.
ISRS, inhibidores selectivos de la recaptura de serotonina; ADT, antidepresivos tricíclicos.

nemias, e hiponatremia hiperosmolar (> 290 mOsm/kg) en el contexto de hiperglucemia o administración de manitol. Una osmolalidad sérica baja (< 280 mOsm/kg) junto con hiponatremia indican una hiponatremia hipotónica verdadera. Luego de confirmar la hiponatremia hipotónica se debe determinar el estatus de volumen del paciente para guiar el tratamiento. La reposición de volumen con líquidos isotónicos es el tratamiento de elección en pacientes con depleción de volumen. El restablecimiento del volumen apagará el estímulo para la liberación de vasopresina, conduciendo a excreción renal de agua y corrección de la hiponatremia. Las causas, características clínicas y el tratamiento de la hiponatremia euvolémica se resumen en la tabla 11-4.

La hiponatremia hipervolémica causada por insuficiencia hepática o cardiaca debe ser tratada con diuréticos de asa combinados con restricción de agua libre (≤ 1 L/día). Los bloqueadores del receptor de vasopresina V_2 (vaptanes) no se utilizan de rutina debido al costo prohibitivo e inquietudes con relación a hepatotoxicidad. La FDA ha aprobado el uso de tolvaptán, un bloqueador selectivo del receptor V_2, durante menos de 30 días para la hiponatremia causada por insuficiencia cardiaca congestiva, pero no para pacientes con cirrosis. Varios estudios clínicos no han sido capaces de mostrar una reducción en la mortalidad y morbilidad a largo plazo en los pacientes con insuficiencia cardiaca tratada con bloqueadores del receptor V_2 a pesar de aumentar la concentración sérica de Na^+ (Gheorghiade, 2004; Konstam, 2007). De igual forma, en el estudio publicado recientemente TACTICS-HF, involucrando a 257 pacientes hospitalizados por insuficiencia cardiaca aguda, la aleatorización para recibir 3 días de tolvaptán en comparación con placebo no fue capaz de demostrar ninguna diferencia en la duración de la estancia hospitalaria, la mortalidad a 30 días, ni en las tasas de rehospitalización a 30 días (Felker, 2017).

Los pacientes con ERC en etapa tardía a menudo desarrollan hiponatremia euvolémica o hipervolémica debido a la limitación de la función renal. El manejo involucra restricción de agua libre, el uso de diuréticos de asa y, de ser necesario, diálisis.

Sin importar la etiología, la tasa de corrección del Na^+ sérico depende de dos factores clave: 1) si el paciente se encuentra sintomático y 2) el inicio de la hiponatremia (< 48 o > 48 h). Para la hiponatremia sintomática se debe administrar solución salina al 3% intravenosa con el objetivo de elevar el Na^+ sérico en 4 a 5 mmol/L. Si el paciente se encuentra asintomático y el inicio de la hiponatremia es > 48 h, la concentración sérica se debe corregir lentamente (sin exceder 6 a 8 mmol/L en las primeras 24 h, y sin exceder 18 mmol/L en las primeras 48 h) a fin de prevenir el daño neurológico, como el síndrome de desmielinización pontina central. La sobrecorrección inadvertida debe revertirse con líquidos hipotónicos. En este caso, puede ser necesario realizar mediciones seriadas del Na^+ sérico (cada 2 a 6 h) para evaluar si el tratamiento está siendo adecuado, especialmente durante las primeras 24 h.

Hipernatremia

La hipernatremia (concentración sérica de Na^+ > 145 mmol/L) es relativamente común, con una incidencia reportada de 1 a 3% en pacientes hospitalizados (Liamis, 2013; Palevsky, 1996). En la ERC, como se comentó (Kovesdy, 2012), existe una prevalencia reportada de 2% ($n = 13\ 289$) de hipernatremia y 7% ($n = 45\ 666$) de ocurrencia de al menos un episodio de hipernatremia en veteranos con ERC sin diálisis luego de más de 5.5 años de seguimiento.

La hipernatremia significa una deficiencia de agua corporal total en relación al Na^+. Esta deficiencia puede ser resultado ya sea de una pérdida de agua o líquido hipotónico (pérdida de agua > a la pérdida de Na^+) o por una ganancia de sodio (y potasio), como en el caso de la ingesta o infusión incidental de líquido hipertónico. La diabetes insípida, la hipopotasemia crónica, la hipercalcemia, la hiperglucemia y los medicamentos como los diuréticos de asa y osmóticos, el litio, los bloqueadores del receptor V_2 de vasopresina, pueden causar hipernatremia por pérdida renal de líquidos hipotónicos. Las causas no renales de hipernatremia incluyen la diarrea osmótica, el vómito, la sudoración excesiva y las quemaduras. La hiponatremia sostenida habitualmente se presenta cuando el mecanismo de la sed está alterado (la sed estimula la secreción de AVP, que conduce a la conservación renal de agua) o por falta de acceso al agua. Por lo tanto, los pacientes intubados, los sujetos con alteración del estado mental o sedados, los adultos mayores en casas de retiro y los lactantes son más susceptibles a la hipernatremia.

Los signos y síntomas de la hipernatremia son inespecíficos, y varían desde un paciente asintomático hasta comatoso, dependiendo de la gravedad y el inicio de la hipernatremia. Las manifestaciones comunes incluyen sed intensa (si es que este mecanismo se conserva), fatiga, letargo, debilidad muscular, alteración de la conciencia, confusión y coma.

La hipernatremia es un estado hipertónico. Por lo tanto, la medición de la osmolalidad sérica es por lo general innecesaria. La medición de la osmolalidad de la orina es útil para diferenciar la pérdida renal de agua, como en la diabetes insípida (orina inapropiadamente diluida) de la pérdida extrarrenal de agua (orina concentrada). En pacientes que toman diuréticos, la osmolalidad de la orina puede variar, dependiendo del momento de la ingesta del medicamento.

Los pacientes con hiperglucemia grave pueden manifestar hiperosmolar, pero su $[Na^+]$ sérico puede estar falsamente normal o incluso bajo. Característicamente, el $[Na^+]$ se reduce en ~1.6 mmol/L por cada 100 mg/dL (5.5 mmol/L) de elevación en el nivel de glucosa sobre el rango normal. Por ejemplo, si la glucosa sérica del paciente es de 800 mg/dL (44 mmol/L) y el Na^+ sérico es 140 mmol/L, su concentración corregida de Na^+ sería ~151 mmol/L, un estado hipertónico. En estos casos, la medición de la osmolalidad sérica debe ser informativa.

El manejo de la hipernatremia debe enfocarse en la corrección de la causa subyacente y el tratamiento de la hipernatremia. La tasa de reposición de agua depende del inicio/duración de la hipernatremia. Si la hipernatremia es crónica (> 48 h) o se desconoce, la corrección del Na^+ sérico debe ser gradual, sin exceder los 8 a 10 mmol/L en las primeras 24 h a fin de prevenir el edema cerebral (Adrogue y Madias, 2000). Si la hipernatremia es aguda (< 48 h), puede ser apropiada una corrección más rápida del Na^+ sérico (hasta 1 mmol/L por hora).

Se puede estimar el déficit de agua corporal total en la hipernatremia mediante la siguiente fórmula:

$$\text{Déficit de agua libre} = \text{Agua corporal total} \times \left(\frac{[Na^+] \text{ sérico}}{140} - 1 \right)$$

cuando el agua corporal total (L) = Peso corporal (kg) × (0.6 para hombres; 0.5 para mujeres).

El cálculo proporciona un estimado inicial del déficit de agua corporal total. La tasa y la cantidad diaria de reposición de agua deben basarse no en el déficit de agua calculado, sino en las mediciones repetidas de la concentración sérica de Na^+ a fin de prevenir la hipo o hipercorrección.

Regulación del magnesio y dismagnesemia

El magnesio (Mg^{2+}) es el segundo catión intracelular más abundante y > 99% se localiza en el espacio intracelular (53% en los huesos, 46% en los tejidos blandos) y ~1% o menos se localiza a nivel extracelular. Alrededor de 20 a 30% del Mg^{2+} circulante se encuentra unido a proteínas (principalmente a la albúmina), mientras que 70 a 80% se filtra libremente por los riñones. El Mg^{2+} es un cofactor para varias enzimas intracelulares y tiene múltiples funciones en la fosforilación oxidativa, la síntesis, reparación y replicación de ADN, la síntesis de ARN y proteínas, y las vías de señalización.

La ingesta diaria de Mg^{2+} en un adulto debe estar en un rango de 350 a 450 mg (14.4 a 18.5 mmol). El Mg^{2+} ingerido es absorbido de manera predominante en el intestino delgado distal a través de procesos paracelulares, y en el ciego y el colon a través de procesos transcelulares que involucran al TRPM6 (canal catiónico transitorio de potencial de receptor, subfamilia M, miembro 6). La absorción intestinal de Mg^{2+} puede variar significativamente, de 25 a 75%, dependiendo de la cantidad de Mg^{2+} ingerido. Los riñones filtran $\sim 2\,400$ mg (99 mmol) de Mg^{2+} al día, de los cuales ~ 100 mg (4.1 mmol) son excretados en la orina. A diferencia del Na^+, K^+ y Ca^{2+}, la mayor parte del Mg^{2+} filtrado (alrededor de 70%) se reabsorbe en la RAGH, y sólo alrededor de 20% se reabsorbe en el túbulo proximal. El restante 5 a 10% del Mg^{2+} filtrado es reabsorbido en el túbulo distal. En la RAGH, el Mg^{2+} se absorbe en forma paracelular. La principal fuerza impulsora en el voltaje transepitelial positivo en la luz, generado principalmente por la reabsorción de Na^+, K^+ y Cl^- en este sitio. En el TCD, la reabsorción de Mg^{2+} es transcelular a través del TRPM6. Para más información consulte una revisión reciente (Li, 2017).

La hipermagnesemia (> 2.3 mg/dL [0.95 mmol/L]) y la hipomagnesemia (< 1.7 mg/dL [0.70 mmol/L]) son relativamente comunes, con prevalencias reportadas de 31 y 20%, respectivamente, en pacientes hospitalizados (Cheungpasitporn, 2015). Tanto la hipo como la hipermagnesemia afectan de forma adversa los desenlaces del paciente, incluyendo la mortalidad y la duración de la estancia hospitalaria. Una lista completa de las causas, la fisiopatología, y las características especiales de las diferentes condiciones que causan hipo e hipermagnesemia va más allá del objetivo de este manual. En las etapas iniciales de la ERC, la disminución en la filtración del Mg^{2+} es equilibrada por una reducción en la reabsorción tubular renal; por lo tanto, la dismagnesemia es infrecuente. En la ERC avanzada, la hipermagnesemia puede ser desencadenada por la ingesta de una dieta rica en Mg^{2+} o medicamentos que lo contienen. La hipomagnesemia en los pacientes con ERC puede presentarse debido a una ingesta inadecuada, una mala absorción intestinal (por síndromes de malabsorción o el uso de inhibidores de la bomba de protones [IBP]), y por pérdida renal o extrarrenal, como en la diarrea crónica.

Los síntomas de dismagnesemia varían significativamente. La hipo o hipermagnesemia leves pueden ser asintomáticas, la hipomagnesemia grave y crónica puede presentarse con debilidad muscular, parestesia, tetania y convulsiones. Asimismo, puede potenciar arritmias cardiacas. La hipermagnesemia grave puede causar pérdida de los reflejos tendinosos profundos y parálisis.

El tratamiento de la dismagnesemia involucra la corrección de la causa subyacente, de ser posible, y normalizar el Mg^{2+}. Para la hipomagnesemia sintomática grave está indicada la administración parenteral de magnesio. Sin embargo, la administración oral de Mg^{2+}, dividida en dosis diarias, es el único método eficaz para reponer el Mg^{2+} corporal total. En los pacientes con una función renal adecuada, la hipomagnesemia por lo general se autocorrige mediante la excreción renal de Mg^{2+}. En caso necesario, se pueden utilizar diuréticos de asa para aumentar la excreción renal de Mg^{2+}. En pacientes con insuficiencia renal avanzada e hipermagnesemia sintomática se debe considerar la administración intravenosa de calcio para estabilizar al miocardio. La diálisis es el tratamiento más eficaz y definitivo para la hipermagnesemia en pacientes con insuficiencia renal.

Bibliografía y lecturas recomendadas

Adrogue HJ, Madias NE. Hypernatremia. *N Engl J Med*. 2000;342:1493-1499.

Bakris GL, Pitt B, Weir MR, *et al*. Effect of patiromer on serum potassium level in patients with hyperkalemia and diabetic kidney disease: the AMETHYST-DN Randomized Clinical Trial. *JAMA*. 2015;314:151-161.

Both T, Hoorn EJ, Zietse R, *et al*. Prevalence of distal renal tubular acidosis in primary Sjogren's syndrome. *Rheumatology (Oxford)*. 2015;54:933-939.

Bushinsky DA, Hostetter T, Klaerner G, *et al*. Randomized, controlled trial of TRC101 to increase serum bicarbonate in patients with CKD. *Clin J Am Soc Nephrol*. 2018;13:26-35.

Cheungpasitporn W, Thongprayoon C, Qian Q. Dysmagnesemia in hospitalized patients: prevalence and prognostic importance. *Mayo Clin Proc*. 2015;90:1001-1010.

de Brito-Ashurst I, Varagunam M, Raftery MJ, *et al*. Bicarbonate supplementation slows progression of CKD and improves nutritional status. *J Am Soc Nephrol*. 2009;20:2075-2084.

Einhorn LM, Zhan M, Hsu VD, *et al*. The frequency of hyperkalemia and its significance in chronic kidney disease. *Arch Intern Med*. 2009;169:1156-1162.

Felker GM, Mentz RJ, Cole RT, *et al*. Efficacy and safety of tolvaptan in patients hospitalized with acute heart failure. *J Am Coll Cardiol*. 2017;69:1399-1406.

Gheorghiade M, Gattis WA, O'Connor CM, *et al*. Acute and Chronic Therapeutic Impact of a Vasopressin Antagonist in Congestive Heart Failure (ACTIV in CHF) Investigators. Effects of tolvaptan, a vasopressin antagonist, in patients hospitalized with worsening heart failure: a randomized controlled trial. *JAMA*. 2004;291:1963-1971.

Goraya N, Simoni J, Jo CH, *et al*. A comparison of treating metabolic acidosis in CKD stage 4 hypertensive kidney disease with fruits and vegetables or sodium bicarbonate. *Clin J Am Soc Nephrol*. 2013;8:371-381.

Goraya N, Simoni J, Jo CH, *et al*. Treatment of metabolic acidosis in patients with stage 3 chronic kidney disease with fruits and vegetables or oral bicarbonate reduces urine angiotensinogen and preserves glomerular filtration rate. *Kidney Int*. 2014;86:1031-1038.

Hawkins RC. Age and gender as risk factors for hyponatremia and hypernatremia. *Clin Chim Acta*. 2003;337:169-172.

Holland-Bill L, Christiansen CF, Heide-Jorgensen U, *et al*. Hyponatremia and mortality risk: a Danish cohort study of 279,508 acutely hospitalized patients. *Eur J Endocrinol*. 2015;173:71-81.

Ingelfinger JR. A new era for the treatment of hyperkalemia? *N Engl J Med*. 2015; 372:275-277.

Khattak HK, Khalid S, Manzoor K, *et al*. Recurrent life-threatening hyperkalemia without typical electrocardiographic changes. *J Electrocardiol*. 2014;47:95-97.

Kim GH, Han JS, Kim YS, *et al*. Evaluation of urine acidification by urine anion gap and urine osmolal gap in chronic metabolic acidosis. *Am J Kidney Dis*. 1996;27: 42-47.

Konstam MA, Gheorghiade M, Burnett JC, *et al*. Efficacy of Vasopressin Antagonism in Heart Failure Outcome Study With Tolvaptan (EVEREST) Investigators. Effects of oral tolvaptan in patients hospitalized for worsening heart failure: the EVEREST Outcome Trial. *JAMA*. 2007;297:1319-1331.

Kovesdy CP, Anderson JE, Kalantar-Zadeh K. Association of serum bicarbonate levels with mortality in patients with non-dialysis-dependent CKD. *Nephrol Dial Transplant*. 2009;24:1232-1237.

Kovesdy CP, Lott EH, Lu JL, *et al*. Hyponatremia, hypernatremia, and mortality in patients with chronic kidney disease with and without congestive heart failure. *Circulation*. 2012;125:677-684.

Kurtz I, Maher T, Hulter HN, *et al*. Effect of diet on plasma acid-base composition in normal humans. *Kidney Int*. 1983;24:670-680.

Li H, Sun S, Chen J, *et al*. Genetics of magnesium disorders. *Kidney Dis (Basel)*. 2017;3:85-97.

Liamis G, Rodenburg EM, Hofman A, *et al*. Electrolyte disorders in community subjects: prevalence and risk factors. *Am J Med*. 2013;126:256-263.

Mahajan A, Simoni J, Sheather SJ, *et al*. Daily oral sodium bicarbonate preserves glomerular filtration rate by slowing its decline in early hypertensive nephropathy. *Kidney Int*. 2010;78:303-309.

Meaney CJ, Beccari MV, Yang Y, *et al*. Systematic review and meta-analysis of patiromer and sodium zirconium cyclosilicate: A new armamentarium for the treatment of hyperkalemia. *Pharmacotherapy*. 2017;37:401-411.

Nath KA, Hostetter MK, Hostetter TH. Pathophysiology of chronic tubulo-interstitial disease in rats. Interactions of dietary acid load, ammonia, and complement component C3. *J Clin Invest*. 1985;76:667-675.

Palevsky PM, Bhagrath R, Greenberg A. Hypernatremia in hospitalized patients. *Ann Intern Med*. 1996;124:197-203.

Phisitkul S, Khanna A, Simoni J, *et al*. Amelioration of metabolic acidosis in patients with low GFR reduced kidney endothelin production and kidney injury and better preserved GFR. *Kidney Int*. 2010;77:617-623.

Raphael KL, Zhang Y, Ying J, *et al*. Prevalence of and risk factors for reduced serum bicarbonate in chronic kidney disease. *Nephrology (Carlton)*. 2014;19:648-654.

Vallet M, Metzger M, Haymann JP, *et al*. Urinary ammonia and long-term outcomes in chronic kidney disease. *Kidney Int*. 2015;88:137-145.

Wang HH, Hung CC, Hwang DY, *et al*. Hypokalemia, its contributing factors and renal outcomes in patients with chronic kidney disease. *PLoS One*. 2013;8:e67140.

Weir MR, Bakris GL, Bushinsky DA, *et al*. Patiromer in patients with kidney disease and hyperkalemia receiving RAAS inhibitors. *N Engl J Med*. 2015;372:211-221.

Wesson DE, Simoni J. Acid retention during kidney failure induces endothelin and aldosterone production which lead to progressive GFR decline, a situation ameliorated by alkali diet. *Kidney Int*. 2010;78:1128-1135.

12

Dislipidemia

**Doris T. Chan, Ashley B. Irish
y Gerald F. Watts**

Sólo una pequeña proporción de pacientes con enfermedad renal crónica (ERC) en los estadios 1 a 4 llegan a desarrollar enfermedad renal terminal (ERT). La mayoría fallece por causa cardiovascular antes de necesitar tratamiento renal de restitución. Aunque se desconocen los mecanismos precisos de la ateroesclerosis cardiovascular acelerada y del aumento del riesgo de muerte en la ERC, se ha implicado los factores habituales de riesgo cardiovascular y a otros nuevos.

La dislipidemia, un factor de riesgo cardiovascular modificable importante, aparece en fases tempranas y es prevalente en pacientes con ERC. Un metaanálisis reciente y el Study of Heart and Renal Protection (SHARP) proporcionan evidencia clínica sólida sobre un beneficio cardiovascular de la terapia con estatinas en los pacientes con ERC no dependientes de diálisis, apoyando la noción de que la dislipidemia desempeña un papel clave en el desarrollo de enfermedad cardiovascular ateroesclerótica (ECVA) en esta población (Baigent, 2011). Sin embargo, aún no hay certeza sobre si el beneficio de la terapia con estatinas se extiende a aquellos con diálisis debido a las diferencias en la epidemiología y la fisiopatología de la enfermedad cardiovascular (ECV) en el contexto de la uremia.

REVISIÓN DE LA ABSORCIÓN Y EL METABOLISMO DE LOS LÍPIDOS

Lipoproteínas

Los lípidos son insolubles en solución acuosa y deben transportarse en el plasma en forma de partículas de lipoproteínas (fig. 12-1). Las partículas de lipoproteína están formadas por un núcleo hidrófobo central donde se almacenan triglicéridos (TG), fosfolípidos y ésteres de colesterol (EC). La superficie contiene una monocapa hidrófila de fosfolípidos, colesterol libre y apolipoproteínas. Las apolipoproteínas de la superficie realizan un papel crucial para controlar el destino de las diversas lipoproteínas. Las apolipoproteínas pueden dirigir si a una lipoproteína determinada se le quitarán los triglicéridos o el colesterol almacenados mediante la interacción con enzimas y proteínas específicas de la superficie de las células endoteliales, hepáticas y de otros tipos.

Densidad de las lipoproteínas

Las lipoproteínas se clasifican de acuerdo con su densidad, la cual se basa en el contenido relativo de grasa respecto al contenido de proteína. Dado que la grasa tiene menor densidad que las proteínas, las lipoproteínas que contienen relativamente más grasa que proteína (como triglicéridos, fosfolípidos y ésteres de colesterol) serán menos densas que las que contienen poca grasa y más proteína. Los quilomicrones son los menos densos y, por lo general, contienen 98% de grasa. Las otras lipoproteínas menos densas se clasifican en cuatro grupos de acuerdo con su densidad, determinada mediante electroforesis y ultracentrifugación: partículas de lipoproteínas de muy baja densidad (VLDL),

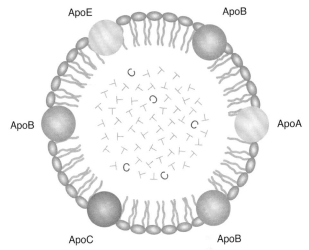

ApoE   ApoB

ApoB   ApoA

ApoC   ApoB

FIGURA 12-1 Partícula de lipoproteína (en este caso un quilomicrón) que muestra las apolipoproteínas de la superficie y los triglicéridos (*T*) y los ésteres de colesterol (*C*) en el interior. (Reproducida con autorización de la GNU Free Documentation License. http://en.wikipedia.org/wiki/File:Chylomicron.svg).

lipoproteínas de densidad intermedia (IDL), lipoproteínas de baja densidad (LDL) y lipoproteínas de alta densidad (HDL). El porcentaje de contenido de grasa varía desde 90% de las VLDL hasta aproximadamente 70% de las HDL.

Función de las lipoproteínas

Los quilomicrones y las VLDL contienen, principalmente, triglicéridos (80 y 50%, respectivamente). Los quilomicrones transportan los triglicéridos absorbidos en el intestino hasta el hígado, el músculo esquelético y el tejido adiposo. Las VLDL transportan triglicéridos sintetizados en el hígado hasta el tejido adiposo. Las LDL y las HDL contienen, principalmente, colesterol. Las LDL transportan el colesterol desde el hígado hasta diversas células de todo el organismo. Las HDL llevan el colesterol desde los tejidos corporales hasta el hígado.

Vía exógena. La vía exógena se utiliza para distribuir por todo el organismo los lípidos absorbidos en el intestino. Las pequeñas células epiteliales del intestino absorben los triglicéridos de la dieta, colesterol y fosfolípidos, y los empaquetan en "quilomicrones nacientes", tapizados con apolipoproteína B-48 (apoB-48). Estos quilomicrones nacientes se excretan hacia el sistema linfático por el que viajan hasta el conducto torácico desde el que entran en la circulación. Cuando ya están en la circulación, los quilomicrones nacientes adquieren apo-CII y apoE desde la superficie de las partículas HDL circulantes. Las partículas de apo-CII del quilomicrón "maduro" interactúan con la lipoproteína lipasa de la superficie de las células endoteliales, la cual separa los TG llevados dentro del quilomicrón en glicerol y ácidos grasos. Estos últimos son absorbidos después por las células musculares, adiposas y de otros tejidos, y se utilizan para obtener energía o para su almacenamiento. Tras haber "entregado" su depósito de glicerol y ácidos

grasos a los tejidos, el quilomicrón se convierte en un "residuo" de quilomicrón. Estos residuos, que son detectados por el hígado gracias a sus receptores de superficie de apoE, son rápidamente eliminados de la circulación.

Vía endógena. En la vía endógena, la fuente de los triglicéridos, el colesterol
y los fosfolípidos es el hígado y no el intestino. El hígado ensambla dichas
partículas para formar VLDL, incorporando apoB-100 a su superficie. Estas
VLDL "nacientes" se liberan directamente hacia la circulación y, de forma
similar a los quilomicrones nacientes, adquieren apoC y apoE del HDL circulante. Al igual que los quilomicrones, las VLDL pueden activar la lipoproteína lipasa de las células endoteliales para liberar parte de sus triglicéridos
hacia los tejidos.

Luego de la pérdida de TG y la transferencia de apoC al HDL circulante, la VLDL se convierte ahora en partícula de IDL, de mayor densidad. Las IDL pueden ser captadas y eliminadas por el hígado, a través del
receptor de LDL, y degradadas. En forma alternada el depósito residual
de triglicéridos puede ser hidrolizado por la lipasa hepática que los escinde
para obtener ácidos grasos. Esta nueva pérdida de triglicéridos aumenta
aún más su densidad, lo que convierte la partícula de IDL en LDL.

La LDL es alta en colesterol, y su contenido puede ser captado por el
hígado o llevadas hacia los tejidos periféricos. Cuando una célula necesita
colesterol, sintetiza receptores de LDL y los inserta en la membrana celular.
La unión del LDL circulante al receptor de LDL conduce a endocitosis y
liberación de colesterol hacia la célula a través de la degradación lisosomal.

Vía de "limpieza" de lipoproteínas de alta densidad. Las partículas de HDL se
sintetizan en el hígado y contienen una baja proporción de lípidos a proteínas, por lo que tienen una densidad elevada. Las partículas de HDL
tienen un porcentaje elevado de las apoA-I y apoA-II en su superficie. El
HDL circulante acepta colesterol y fosfolípidos desde diversas células peri-
féricas, transfiriéndolos de nuevo hacia el hígado o a otras lipoproteínas
que contienen apoB. La enzima lecitina colesterol aciltransferasa (LCAT)
esterifica el colesterol libre en la superficie del HDL, permitiendo que los
EC más hidrofóbicos sean empaquetados en el centro de la partícula de
HDL. Adicionalmente, la proteína de transferencia de éster de colesterol
(CETP) media la transferencia de EC del HDL a cambio de TG de partículas
de lipoproteínas ricas en TG, en particular VLDL, convirtiendo el VLDL en
una partícula de LDL con un bajo contenido de TG y un alto contenido de
colesterol. La partícula de HDL cargada de lípidos, con forma discoide, lleva
su contenido directamente hacia el hígado a través del receptor eliminador
de clase B tipo I (SRB-I). La excreción de colesterol hacia la bilis completa
el proceso del transporte inverso del colesterol.

MEDICIÓN DE LOS LÍPIDOS Y OBJETIVOS DE CONCENTRACIÓN

Las pruebas clínicas para el cribado de la dislipidemia disponibles consisten en la medición directa de los niveles séricos de colesterol, TG
y colesterol HDL (HDL-C). Con base en estos valores se estima el colesterol LDL (LDL-C) utilizando la ecuación de Friedewald ([colesterol total]-
[TG/5]-[HDL-C] en mg/DL). El colesterol no-HDL (no-HDL-C), el cual
refleja la suma del LDL-C más los remanentes de lipoproteínas ricas en

triglicéridos (LRT) y el contenido de colesterol de la lipoproteína(a) (Lp[a]), se deriva del colesterol total menos el HDL-C. Los niveles séricos de TG reflejan la cantidad de quilomicrones y partículas de VLDL. Los valores normales para los lípidos y los valores meta se establecieron con base en asociaciones entre las mediciones de lípidos y lipoproteínas y los eventos cardiovasculares en bases de datos observacionales de gran tamaño.

FACTORES QUE AFECTAN LA MEDICIÓN DE LÍPIDOS Y LIPOPROTEÍNAS

Aunque antes se recomendaban las muestras en ayuno, la mayoría de las guías actuales aconsejan el uso de muestras no en ayuno por comodidad de los pacientes, debido a las diferencias menores en las concentraciones de LDL-C y HDL-C (Stone, 2014). Por el contrario, los niveles séricos de TG pueden diferir dependiendo del estado de ayuno. Aunque el nivel de TG representa las VDLD en el estado de ayuno, existe una contribución de los quilomicrones después de comer.

El colesterol también es un marcador de nutrición, y los pacientes desnutridos o con un proceso inflamatorio pueden tener niveles bajos de colesterol total, pero aun así demostrar un perfil aterogénico de varias lipoproteínas y apolipoproteínas. Dado que el LDL-C calculado depende de los niveles medidos de TG, puede haber resultados imprecisos en el contexto de una hipertrigliceridemia significativa (niveles > 400 mg/dL [4.5 mmol/L]).

FUNCIÓN DE LOS LÍPIDOS Y LIPOPROTEÍNAS EN LA ATEROESCLEROSIS

Lipoproteínas de baja densidad

La gran contribución de la LDL a la ateroesclerosis en la actualidad es incuestionable, y existe una multitud de estudios de prevención primaria y secundaria que muestran consistentemente una reducción en los episodios de ECVA con la terapia para reducción de LDL, en especial con estatinas. La disminución de los episodios de ECVA obtenida al reducir el LDL está determinada por el riesgo cardiovascular basal y el grado de reducción absoluta en el LDL-C junto con la duración de la exposición a los niveles más bajos de LDL (Ference, 2017).

Un posible mecanismo de esa asociación es el siguiente: las LDL pueden penetrar a través de los poros capilares de las células endoteliales sanguíneas hacia la matriz de proteoglucanos localizada debajo de la íntima del vaso sanguíneo. Después, estas LDL se oxidan y atraen células inflamatorias (en especial macrófagos) que posteriormente inician una cadena de fenómenos de inflamación, calcificación y coagulación que, en último término, produce obstrucción y trombosis del vaso sanguíneo. Las partículas pequeñas de LDL son más aterógenas que las partículas grandes, acaso porque pueden penetrar con más facilidad en los poros endoteliales, aunque también porque pueden formar uniones más fuertes con la pared arterial y ser más susceptibles a la oxidación. Las partículas de LDL se pueden glucosilar mediante interacciones químicas con productos finales de la glucación avanzada. La glucación prolonga la vida media de las LDL y aumenta su capacidad de favorecer la ateroesclerosis.

Lipoproteína(a)

La lipoproteína(a) [Lp(a)] está formada por una partícula de LDL alta en colesterol con una única molécula de apoB-100 que está unida de forma covalente a la glucoproteína apolipoproteína(a) (apo[a]). La apo(a) es procesada en el hígado, y su tamaño está genéticamente determinado por el gen apo(a), el cual ha evolucionado y está muy relacionado con el gen del plasminógeno. El genotipo apo(a), que determina la tasa de síntesis y el tamaño de la fracción de apo(a) de la Lp(a), representa 90% de las concentraciones plasmáticas de Lp(a).

En años recientes, datos obtenidos de estudios genéticos, epidemiológicos, translacionales y fisiopatológicos han apoyado una relación genética independiente y causal entre los niveles elevados de Lp(a) y el riesgo de ECV (Tsimikas, 2017). La Lp(a) confiere sus propiedades proaterogénicas a través de varios mecanismos, incluyendo estrés oxidativo, antifibrinólisis e inflamación (Tsimikas, 2017). Las altas concentraciones de fosfolípidos oxidados en la Lp(a) confieren propiedades aterogénicas potentes a esta partícula de lipoproteína. Además, la presencia de sitios de unión de lisina en la apo(a) potencia aún más su acumulación y retención en el endotelio y la placa ateroesclerótica. Dado que la Lp(a) tiene homología con el plasminógeno, hay una alteración en la fibrinólisis a través de la inhibición de la activación del plasminógeno.

Aunque la Lp(a) se ve poco afectada por factores dietéticos o ambientales, es de particular interés en la ERC ya que es metabolizada y excretada por los riñones. Vale la pena considerar estudios sobre desenlaces específicamente dirigidos a reducir la Lp(a) en pacientes con ERC.

Triglicéridos

La hipertrigliceridemia se refiere a la presencia de LRT, que en estudios epidemiológicos, genéticos y mecanicistas recientes han demostrado desempeñar una función causal en la patogénesis de la ECVA (Nordestgaard, 2016). Aunque los TG no se acumulan en células espumosas, las LRT pueden ser captadas directamente por los macrófagos para formar células espumosas sin la necesidad de modificarse. La progresión de la placa y la ateroesclerosis se ven más aumentadas por la inflamación derivada de la hidrólisis de TG, la cual libera lisolecitina y otros ácidos grasos tóxicos. La confirmación de esta relación requerirá de estudios intervencionistas específicamente dirigidos a reducir las LRT.

Apo C-III

La presencia de apoC-III en las partículas de VLDL y LDL inhibe la lipoproteína lipasa y la lipasa hepática, lo que a su vez retrasa la degradación de las partículas de VLDL y LDL. Por lo tanto, la apoC-III puede promover la ateroesclerosis a través de la acumulación de LRT aterogénicos por una lipólisis alterada, inflamación vascular y disfunción endotelial (Luo y Peng, 2016).

La apoC-III, un determinante importante de los niveles séricos de TG, ha sido asociada con un aumento en el riesgo de eventos cardiovasculares. La mutación de pérdida de función en el gen de la apoC-III ha sido asociada con una reducción en el riesgo coronario con TG más bajos, HDL-C más alto y menores concentraciones de LDL-C, lo que sugiere una relación causal.

Lipoproteínas de alta densidad

Las concentraciones séricas elevadas de HDL-C pueden proteger contra la ateroesclerosis causada por la eliminación del colesterol desde los macrófagos cargados de lípidos de la placa arterial, mediada por las HDL, y su transporte hasta el hígado para su excreción por la bilis (transporte inverso del colesterol). Además de evidenciar efectos protectores sobre la función de las células endoteliales, las partículas de HDL también contienen componentes que inhiben la oxidación, la inflamación y la activación de la coagulación y de las plaquetas (Bandeali y Farmer, 2012).

La concentración de HDL-C baja inducida por deficiencia de LCAT se asocia con ateroesclerosis y acumulación de colesterol en varios tejidos corporales. La función alterada en la vía del recolector de HDL causa una disminución de la eficiencia para empaquetar EC en la partícula de HDL. El nivel alto de CETP también está asociado con niveles de HDL-C más bajos, ya que la partícula de HDL, ahora enriquecida con TG, es más susceptible al catabolismo.

ALTERACIÓN DEL METABOLISMO DE LAS LIPOPROTEÍNAS EN LA ENFERMEDAD RENAL CRÓNICA Y EL SÍNDROME NEFRÓTICO

Enfermedad renal crónica

Independientemente de las causas de la enfermedad renal, los pacientes con ERC tienen alteraciones complejas, cualitativas y cuantitativas, del metabolismo de los lípidos y las lipoproteínas (ver tabla 12-1). La dislipidemia urémica se caracteriza por concentración elevada de triglicéridos, baja de HDL-C y normal de colesterol total. Estos defectos cualitativos se hacen más pronunciados a medida que avanza la insuficiencia renal (estadios 4 y 5) y se ven modulados por las enfermedades comórbidas (p. ej., diabetes mellitus [DM]), modalidad de diálisis (p. ej., hemodiálisis, diálisis peritoneal y trasplante renal) y los tratamientos simultáneos (p. ej., esteroides, ciclosporina). Otros factores que influyen estos cambios incluyen la dieta, la inactividad física, el tabaquismo, la obesidad y el alcohol. Los pacientes con ERC pueden verse afectados también por dislipidemias genéticas. Esto debe sospecharse en aquellos que presentan niveles marcadamente elevados de colesterol y TG en plasma, junto con xantomas tendinosos y antecedentes de ECV temprana de un familiar de primer grado.

A medida que se deteriora el funcionamiento renal en pacientes con ERC sin síndrome nefrótico, las concentraciones de triglicéridos se incrementan como consecuencia del aumento de la concentración de lipoproteínas con apoB ricas en triglicéridos. El retraso del catabolismo es el principal mecanismo responsable de la acumulación de lipoproteínas ricas en triglicéridos en pacientes con ERC temprana sin síndrome nefrótico, y esto puede relacionarse con la disminución de la actividad de las enzimas lipolíticas (es decir, lipoproteína lipasa y lipasa hepática) y la elevación de la concentración de apoC-III (Chan, 2009). El colesterol total y las concentraciones de LDL-C a menudo se encuentran dentro de límites normales, pero existe acumulación de las partículas densas de LDL, más pequeñas y aterogénicas. El nivel sérico de HDL-C por lo general está reducido en los pacientes con ERC no nefróticos debido a las concentraciones disminuidas de apoA-I y apoA-II (Vaziri, 2016b). Asimismo, existe una disfunción concurrente del HDL causada por deficiencia de LCAT, enriquecimiento del HDL con TG y un transporte reverso defectuoso del colesterol causado por modificaciones oxidativas de la apoA-I. La concentración y actividad de la CETP no sufren cambios.

	ERC prediálisis en estadios 1-4 o estadio 5 sin proteinuria	Síndrome nefrótico
Colesterol total	↔	↑↑
Triglicéridos	↔ o ↑	↑↑
Colesterol-LDL	↔ o ↑	↑
Colesterol-HDL	↓ o ↔	↓
Partículas pequeñas y densas de LDL	↔ o ↑	↑
Lipoproteína(a)	↑	↑

Cambios de las concentraciones plasmáticas de lípidos y lipoproteínas en la enfermedad renal crónica antes de la diálisis y en el síndrome nefrótico

Síndrome nefrótico

Los pacientes con síndrome nefrótico y tasa de filtración glomerular (TFG) conservada también tienen un perfil muy aterógeno, caracterizado por la elevación de las concentraciones plasmáticas de colesterol y triglicéridos, aumento en las lipoproteínas que contienen apoB (VLDL, LDL, IDL), incremento en los niveles de Lp(a), y reducción en el nivel plasmático de HDL-C. Estas anormalidades en los lípidos y las lipoproteínas se deben a un catabolismo alterado y a un aumento en la síntesis (Vaziri, 2016a).

La hipercolesterolemia se debe a una combinación de un aumento en la biosíntesis hepática a través de la regulación al alza de la actividad de la HMG-CoA reductasa y la acil coenzima A: colesterol aciltransferasa (ACAT), así como a un aclaramiento alterado de LDL y apoB-100. Normalmente, una presencia de un nivel intracelular alta de colesterol aumenta la unión de la serina proteasa, la proprotepina convertasa, la subtilisina/kexina tipo 9 (PCSK9) circulantes al receptor de LDL, lo cual facilita su internalización y degradación lisosomal, reduciendo, por lo tanto, la captación hepática de LDL. El aumento en los oxiesteroles intracelulares también eleva la expresión de otro degradador de receptor de LDL, el degradador inducible del receptor de LDL (IDOL). En el síndrome nefrótico se ha descrito la deficiencia adquirida de receptor de LDL secundaria a regulación al alza de la expresión de PCSK9 e IDOL (Liu y Vaziri, 2014).

La hipertrigliceridemia en el síndrome nefrótico se debe a un aumento de la síntesis hepática de VLDL por la activación de la acil-CoA diacilglicerol aciltransferasa (DGAT) hepática y la disminución del catabolismo de las lipoproteínas ricas en triglicéridos en relación con la reducción de la lipoproteína lipasa y la lipasa hepática, y la actividad de los receptores de VLDL. La reducción de la actividad de la enzima LCAT y la regulación al alza de la actividad de la CETP alteran la maduración de las HDL-C y pueden explicar la disminución en su concentración.

TRATAMIENTO HIPOLIPEMIANTE EN LA ENFERMEDAD RENAL CRÓNICA NO DEPENDIENTE DE DIÁLISIS: ESTUDIOS DE RESULTADOS CARDIOVASCULARES

Estatinas

Las estatinas son inhibidores competitivos de la HMG-CoA reductasa. Las estatinas reducen el colesterol-LDL y los triglicéridos, mientras que aumentan ligeramente los niveles de HDL-C. Aparte de sus efectos reguladores de los lípidos, las estatinas también mejoran la inflamación, la función endotelial, la agresión oxidativa, la angiogenia, la trombosis y la estabilidad plaquetaria (Oesterle, 2017).

Estudios a gran escala de prevención primaria y secundaria en poblaciones sin patología renal muestran claramente que las estatinas reducen la incidencia de la morbilidad y la mortalidad cardiovasculares (Chou, 2016). Las estatinas han demostrado reducir de forma eficaz el LDL-C en la ERC, y análisis de subgrupo en estudios sobre prevención primaria en pacientes con etapas 1-3 de ERC han demostrado una reducción en la mortalidad por cualquier causa y en los eventos cardiovasculares con la terapia con estatinas (tabla 12-2).

El Prevention of Renal and Vascular End-Stage Disease Intervention Trial (PREVEND IT) fue el primer estudio prospectivo, controlado, aleatorizado en evaluar el beneficio cardiovascular de las estatinas en la prevención primaria de la ERC temprana (Asselbergs, 2004). En este subestudio de diseño factorial de 2 × 2 que comparó el fosinopril y la pravastatina con placebo en sujetos con mircoalbuminuria persistente, la pravastatina se asoció con una reducción no significativa de 13% en el criterio de valoración principal de muerte cardiovascular y hospitalización. Lamentablemente, ese estudio tenía una grave limitación por su tamaño muestral pequeño y por la incidencia muy baja de episodios.

En el análisis aleatorizado, doble ciego, controlado con placebo más grande sobre estatinas en ERC, el estudio SHARP, se evaluó el efecto de 20 mg de simvastatina más 10 mg de ezetimiba *versus* placebo en los eventos ateroescleróticos en 9 270 pacientes con ERC (ERC prediálisis $n = 6247$; diálisis $n = 3023$) y sin antecedentes conocidos de infarto miocárdico o revascularización coronaria (Baigent, 2011). La combinación de simvastatina más ezetimiba se asoció con una reducción de LDL y una disminución significativa de 17% en los eventos ateroescleróticos importantes, pero no hubo un efecto relevante sobre la progresión de la ERC, la mortalidad por cualquier causa o la incidencia de cáncer en comparación con el placebo.

Desde entonces se han realizado varios metaanálisis para reafirmar los efectos de las estatinas sobre los desenlaces cardiovasculares en la ERC. El metaanálisis más reciente, utilizando datos individuales de participantes de más de 183 000 sujetos, reportó una reducción de 21% en el riesgo de eventos vasculares importantes por mmol/L de reducción del LDL-C con las estatinas (Cholesterol Treatment Trialists, 2016). Más aún, se observó una disminución mayor en el riesgo relativo en la etapa temprana de ERC con poca evidencia de beneficio en pacientes con ERC avanzada, incluyendo los tratados con diálisis. La terapia con estatinas no tuvo efecto sobre la mortalidad no vascular, sin importar la función renal. En conjunto, estos hallazgos apoyan el uso de terapia con estatinas para la prevención cardiovascular primaria en pacientes con ERC no tratados con diálisis.

Inhibidores de la absorción del colesterol

Estos inhibidores (p. ej., ezetimiba) reducen eficazmente las concentraciones de LDL-C y TG al tiempo que aumentan el HDL-C mediante la inhibición de la captación intestinal del colesterol de la dieta y el colesterol biliar a través de su unión específica a la molécula transportadora, la proteína similar a la proteína de Niemann-Pick C1 Like-1 (NPC1L1). En el estudio Improved Reduction of Outcomes: Vytorin Efficacy International Trial (IMPROVE-IT), la adición de ezetimiba a la simvastatina (40 mg diarios) demostró mejorar ligeramente el desenlace cardiovascular (tasa de riesgo 0.94; intervalo de confianza [IC] de 95% 0.89-0.99, $p = 0.016$) en pacientes estables sin ERC con síndrome coronario agudo reciente y LDL-C dentro de las recomendaciones de las guías (Cannon, 2015). Más aún, un análisis secundario del estudio IMPROVE-IT

TABLA 12-2	Algunos estudios clave sobre la reducción de lípidos que evalúan los desenlaces cardiovasculares en sujetos con enfermedad renal crónica sin diálisis

Estudio (autor, año)	Diseño del estudio	Seguimiento promedio	Núm. de sujetos	Población de pacientes	Intervención y comparador	Desenlace primario
PREVEND IT (Asselbergs, 2004)	2 × 2 factorial (subestudio)	46 meses	864	Microalbuminuria persistente (albúmina en una sola muestra > 10 mg/L y 15-300 mg/24 h)	Fosinopril 20 mg diarios/ pravastatina 40 mg diarios vs. placebo	La pravastatina mostró una reducción no significativa de 13% en el desenlace compuesto de mortalidad CV y hospitalización por morbilidad CV.
SHARP (Baigent, 2011)	ECA	4.9 años	9270 (6247 ERC)	ERC, HD, DP	Simvastatina 20 mg vs. simvastatina 20 mg/ ezetimiba 10 mg vs. placebo	Simvastatina/ezetimiba se asoció con reducción de 17% en eventos ateroscleróticos importantes, pero no tuvo efecto en la mortalidad
Estudio en el tratamiento del colesterol (Cholesterol Treatment Trialists, 2016)	Metaanálisis	4.9 años	183 419 (28 estudios)	Todas las etapas de ERC, incluyendo diálisis	Estatina vs. placebo o terapia convencional	La estatina redujo el riesgo de un evento vascular importante (eventos coronarios, revascularización y apoplejía) en 21% por mmol/L de reducción en el LDL-C, pero no tuvo efecto en la mortalidad no vascular.
Jun et al. (Jun, 2012)	Metaanálisis	3 meses-5.1 años	16 869 (10 ECA)	Análisis de subgrupo (TFGe > 60 vs. < 60 mL/min por 1.73 m²)	Fibratos vs. placebo/ aceite de pescado/ consejo dietético	La terapia con fibratos condujo a una reducción de 30% en el riesgo de evento CV importante y a una reducción de 40% de muerte CV.
VA-HIT (Tonelli, 2004)	Análisis post hoc de subgrupo	5.1 años	1046	Hombres con CrCl < 75 mL/min, ECV documentada	Gemfibrozil 1200 mg diarios vs. placebo	El gemfibrozil se asoció con una reducción significativa de 26% en la incidencia de muerte coronaria o IM no letal en comparación con el placebo.

ERC, enfermedad renal crónica; CrCl, aclaramiento de creatinina por ecuación de Cockcroft-Gault; CV, cardiovascular; ECV, enfermedad cardiovascular; TFGe, tasa de filtración glomerular estimada; HD, hemodiálisis; LDL-C, lipoproteína de colesterol de baja densidad; IM, infarto miocárdico; DP, diálisis peritoneal; PPP, Prospective Pravastatin Pooling Project; ECA, estudio controlado aleatorizado; SHARP, Study of Heart and Renal Protection; VA-HIT, Veterans Affairs High-Density Lipoprotein Intervention Trial.

reportó las mayores reducciones en el riesgo CV absoluto y relativo con la adición de ezetimiba en pacientes con mayor riesgo de eventos CV recurrentes, como lo determinó una herramienta de estratificación de riesgo de 9 puntos que incluyó ERC (Bohula, 2017). El estudio SHARP no permite saber si el ezetimiba tiene un efecto aditivo independiente similar en los pacientes con ERC, dada la ausencia de una rama de tratamiento únicamente con estatinas.

Derivados del ácido fíbrico

Los fibratos inducen la expresión de genes implicados en el metabolismo intracelular de los ácidos grasos mediante la activación del receptor activado por el inductor de la proliferación de los peroxisomas alfa (PPAR-α). Los fibratos reducen los TG de forma eficaz (30 a 50%), reducen las concentraciones de LDL-C y aumentan las de HDL-C, revirtiendo potencialmente la anormalidad más común de los lípidos asociada con ERC.

Los efectos reguladores de los lípidos de los fibratos están mediados por:

a) inducción de la lipólisis de las lipoproteínas,
b) estimulación de la captación hepática de ácidos grasos y reducción de la producción hepática de triglicéridos,
c) aumento de la eliminación de partículas de LDL,
d) reducción de la transferencia de lípidos neutros entre las VLDL y las HDL, y
e) estimulación del transporte inverso del colesterol (Staels, 1998).

Un análisis *post hoc* del estudio Veterans Affairs High-Density Lipoprotein Intervention Trial (VA-HIT) demostró una reducción de 42% en la tasa de eventos cardiovasculares con gemfibrozilo en pacientes con un aclaramiento de creatinina (CrCl) < 75 mL/min, diabetes y HDL-C < 40 mg/dL (1.04 mmol/L) en comparación con el placebo (Tonelli, 2004). En un metaanálisis de 10 ECA (no específicos para ERC) que incluyó ~17 000 sujetos, la terapia con fibratos en aquellos con ERC (con una tasa de filtración glomerular estimada [TFGe] < 60 mL/min por 1.73 m²) se asoció con mejoría en el perfil de lípidos, así como con una reducción de 30% en el riesgo de eventos cardiovasculares importantes (IC 95% 0.38-0.96, $p = 0.004$) y una reducción de 40% en el riesgo de muerte cardiovascular (IC 95% 0.38-0.96, $p = 0.03$), pero no tuvo efecto sobre la mortalidad por cualquier causa (Jun, 2012). Sin embargo, hasta que se repliquen hallazgos similares en estudios con el suficiente poder en pacientes con ERC, el uso más amplio de los fibratos estará limitado por cuestiones de seguridad relacionadas con incrementos reversibles en la creatinina sérica.

Ácido nicotínico

El ácido nicotínico (niacina), una forma de vitamina B₃, tiene un efecto favorable, a dosis elevadas, sobre la dislipidemia de la ERC. Al inhibir la lipólisis de los adipocitos a través de los receptores de ácido nicotínico, la niacina reduce de forma eficaz las concentraciones de triglicéridos, LDL-apo B, VLDL-C y Lp(a), al tiempo que aumenta la concentración de HDL-C. Desafortunadamente, dos ECA extensos, los estudios Atherothrombosis Intervention in Metabolic Syndrome with Low HDL-cholesterol/High Triglyceride and Impact on Global Health Outcomes (AIM HIGH) y Heart Protection Study-2: Treatment of HDL to Reduce the Incidence of Vascular Events (HPS-2 THRIVE), y un metaanálisis sobre el uso de niacina en pacientes sin ERC tratados con estatinas, no fueron capaces de demostrar reducciones en los eventos cardiovasculares ni en la mortalidad por cualquier causa, a pesar del aumento en los niveles de HDL-C, y se asociaron con un incremento en el riesgo de eventos adversos graves (Mani y Rohatgi, 2015). No se ha evaluado de forma sistemática el papel de la niacina en la prevención de la ECV en pacientes con ERC, a pesar de sus propiedades renoprotectoras potenciales (Streja, 2015).

Secuestradores de ácidos biliares

Los fijadores de ácidos biliares (FAB) (p. ej., las resinas de colestiramina y colestipol y el polímero no absorbible clorhidrato de colesevelam) son resinas de intercambio aniónico que reducen el LDL-C uniéndose a los ácidos biliares del intestino y bloqueando, por lo tanto, la reabsorción distal. Cuando se utiliza en combinación con una estatina, el colesevelam también ha demostrado reducir la apoB y aumentar la apoA-I, mientras que tiene un efecto neutral sobre los TG (Jones y Nwose, 2013). Aunque no ha sido específicamente estudiada en la ERC, un estudio clínico inicial sobre la colestiramina demostró una reducción significativa de 19% en la muerte por enfermedad cardiaca coronaria (ECC) y en la tasa de infarto miocárdico no letal con reducción del LDL-C en el estudio Lipid Research Clinics Coronary Primary Prevention Trial (Jones y Nwose, 2013).

Ácidos grasos poliinsaturados omega-3

Los ácidos grasos poliinsaturados omega-3 (aceites de pescado) son esencialmente ácidos grasos que consisten en ácido eicosapentanoico (EPA) y ácido docosahexanoico (DHA). A dosis farmacológicas (al menos 2 g/día), el aceite de pescado reduce los niveles de TG, eleva ligeramente el HDL-C y aumenta el tamaño de las partículas de LDL-C (Pirillo y Catapano, 2015). El aceite de pescado ejerce sus propiedades reductoras de TG al inhibir enzimas involucradas en la síntesis hepática de TG, disminuyendo la síntesis de partículas de VLDL y aumentando la eliminación de TG a través de la regulación al alza de la actividad de la lipoproteína lipasa en los tejidos extrahepáticos. Más aún, el aceite de pescado afecta al metabolismo de los lípidos a través de la activación del receptor PPAR-α. Además de la reducción de los TG, otros beneficios potenciales cardioprotectores del aceite de pescado incluyen la reducción de la presión arterial, propiedades antiarrítmicas y antitrombóticas, así como un efecto favorable sobre la función endotelial. Existen dosis más altas de suplementos de aceite de pescado que se encuentran disponibles bajo prescripción, en forma de etil ésteres (p. ej., Omacor®, ácido etil eicosapentanoico [Vascepa®]) o ácidos carboxílicos (Epanova®) como agentes reguladores de lípidos.

Aunque numerosos estudios epidemiológicos, observacionales e intervencionistas en poblaciones no renales sugieren un papel cardioprotector de los suplementos de aceite de pescado, la evidencia actual de los ECA no ha demostrado en forma consistente una reducción en los eventos cardiovasculares en varios grupos de riesgo (Siscovick, 2017). Algunos de estos estudios están limitados por el uso de dosis relativamente bajas de aceite de pescado (p. ej., 1.8 g/día), el uso de agentes con un bajo índice EPA a DHA, y por la aplicación de la intervención en sujetos no hipertrigliceridémicos de bajo riesgo.

Aunque el efecto de los suplementos de aceite de pescado en los desenlaces cardiovasculares no ha sido específicamente estudiado en sujetos con ERC no dependientes de diálisis, un ECA prospectivo sobre suplementación con aceite de pescado en pacientes con hemodiálisis crónica reportó reducciones significativas en las variables secundarias de infarto miocárdico y eventos coronarios graves, pero no en la variable primaria compuesta (Svensson, 2006). Otro ECA que evaluó los efectos del aceite de pescado (1.6 g de ácidos grasos omega-3) sobre la permeabilidad del injerto arteriovenoso en pacientes canadienses en hemodiálisis, también reportó reducciones significativas en las variables secundarias de eventos cardiovasculares y muerte relacionada con causas cardiacas (Lok, 2012). Por lo tanto, se necesitarán más estudios prospectivos sobre desenlaces cardiovasculares en pacientes con ERC no dependientes de diálisis para confirmar estos hallazgos.

TRATAMIENTO DE LA DISLIPIDEMIA EN LA ENFERMEDAD RENAL CRÓNICA

En años recientes se han dado cambios muy importantes en las recomendaciones de tratamiento para el manejo de la dislipidemia en pacientes con ERC. En concordancia con las guías establecidas por el American College of Cardiology (ACC) y la American Heart Association (AHA) (Stone, 2014), las guías sobre lípidos actualizadas de 2013 del Kidney Disease Improving Global Outcomes (KDIGO) presentaron un cambio radical, pasando de un abordaje de "tratar hasta un nivel meta de LDL", a un abordaje de "dispara y olvida" con el uso de terapia con estatinas a dosis fija, dependiendo de la presencia de ECVA clínica y de la categoría de riesgo cardiovascular (KDIGO, 2013). Aunque el uso de estatinas sigue siendo ampliamente aconsejado, ya no se recomienda el uso de medicamentos no-estatinas para reducir los lípidos en la prevención primaria o secundaria de la ECV, dada la escasez de evidencia de ECA que muestren una reducción en los eventos de ECVA.

Aunque las guías KDIGO de 2013 recibieron el apoyo por parte del Kidney Health Australia-Caring for Renal Impairment (KHA-CARI) (Palmer, 2014) y la National Kidney Foundation-Kidney Disease Outcomes Quality Initiative (NKF-KDOQI) (Sarnak, 2015), otras organizaciones internacionales, incluyendo la National Lipid Association (NLA) (Jacobson, 2015), la Canadian Society of Cardiology (CSC) (Anderson, 2016), el United Kingdom National Institute for Health and Care Excellence (UK-NICE) (NICE, 2014), la European Society of Cardiology/European Atherosclerosis Society (ESC/EAS, 2011) y la American Association of Clinical Endocrinologist/American College of Endocrinology (AACE/ACE) (Jellinger, 2017) publicaron sus propias recomendaciones, y algunas hacen sugerencias específicas para pacientes con ERC. En la tabla 12-3 se resumen las similitudes y diferencias clave en las recomendaciones para pacientes con ERC de varios grupos internacionales.

Tamizaje, vigilancia y metas de tratamiento

La dislipidemia es común, pero no universal en la ERC, haciendo que sea importante medir el perfil de lípidos en todos los pacientes con ERC de reciente diagnóstico. La KDIGO recomienda que se realice una evaluación inicial de los lípidos para evaluar el riesgo cardiovascular e identificar a aquellos que puedan tener causas secundarias de dislipidemia. Aunque las guías de tratamiento previas de la KDOQI en 2014 establecían la reducción del LDL-C como la piedra angular de la terapia, con el colesterol no-HDL-C como blanco secundario (Kidney Disease Outcomes Quality Initiative [K/DOQI] Group 2003), la KDIGO no definió una meta de LDL-C, sino que puso mayor énfasis en la reducción del riesgo cardiovascular para guiar las decisiones del tratamiento (KDIGO, 2013).

Por el contrario, otras organizaciones internacionales han seguido aconsejando el LDL como un blanco primario del tratamiento (ver tabla 12-3). Más aún, las guías recientes de la NLA recomiendan al no-HDL-C

TABLA 12-3 Comparación de las recomendaciones de tratamiento de varias organizaciones internacionales sobre el manejo de lípidos en pacientes con ERC

	Kidney Disease Improving Global Outcomes (KDIGO, 2013)	AACE (Jellinger, 2017)	CSC (Anderson, 2016)	United Kingdom-NICE (NICE, 2014)	NLA (Jacobson, 2015)	ESC/EAS (ESC/EAS, 2011)
Año	2013	2017	2016	2014 (actualización 2016)	2015	2011
Recomendación específica para ERC	Específica para ERC	La ERC etapa ¾ se define como de alto riesgo (sin factor de riesgo), muy alto riesgo (con > 1 factor de riesgo) o riesgo extremadamente alto (con ECVA clínica)	Considera a la ERC como una condición para la que están indicadas las estatinas	Recomendación específica para ERC	Considera a la ERC 3B/4 como categoría de alto riesgo	Considera a la ERC como de muy alto riesgo
Mediciones de tamizaje	Perfil de lípidos en ayuno	Perfil de lípidos en ayuno	Perfil de lípidos sin ayuno	Perfil de lípidos sin ayuno	Perfil de lípidos con o sin ayuno	Perfil de lípidos en ayuno apoB o apoB/AI como alternativas
Metas del tratamiento	Ninguna	*Alto riesgo:* LDL-C < 100 mg/dL *Muy alto riesgo:* LDL-C < 70 mg/dL *Riesgo extremadamente alto:* LDL-C < 55 mg/dL	LDL-C < 77.2 mg/dL o reducción > 50%	Reducción del no-HDL-C: > 40%	No-HDL-C < 130 y LDL-C < 100 mg/dL apoB < 90 mg/dL meta opcional	LDL < 70 mg/dL
Metas secundarias del tratamiento	CEV en la hipertrigliceridemia	*Alto riesgo:* no-HDL-C < 130, apoB < 90 mg/dL *Muy alto riesgo:* no-HDL-C < 100, apoB < 80 mg/dL *Riesgo extremadamente alto:* no-HDL-C < 80, apoB < 70 mg/dL	No-HDL-C < 100 o apoB < 80 mg/dL	Ninguna	TG si > 500 g/dL (riesgo de pancreatitis)	Ninguna

						Puntuación
Herramienta de valoración de riesgo	Cualquier herramienta validada de predicción de riesgo (FRS, SCORE, PROCAM, ASSIGN, QRISK2)	FRS MESA RRS UKPDS (T2DM)	FRS modificada CLEM	No se debe utilizar el QRISK2 en la ERC o en la albuminuria	No se debe usar calculadora de riesgo en la ERC 3B/4	
Farmacoterapia recomendada	Se recomiendan las estatinas para lograr la meta de LDL-C	Estatina o estatina/ezetimiba: edad ≥ 50 años con TFGe < 60; edad 18-49 años con ERC con > 1 de los siguientes: EAC; DM EVC previo; riesgo estimado de ECVA a 10 años > 10%	Está indicada una estatina o una combinación de estatina/ezetimiba en pacientes con ERC > 50 años de edad	Atorvastatina 20 mg para prevención primaria o secundaria. Aumentar a dosis si no se logra una reducción > 40% en el nivel de no-HDL-C y la TFGe > 30. Consultar a un nefrólogo si se requieren dosis más altas de estatina en pacientes con TFGe < 30	Estatina de intensidad moderada a alta	Estatina (atorvastatina/fluvastatina). En ERC 5, utilizar estatina a dosis bajas con excreción renal mínima
Apoyo con la terapia combinada y uso de agentes no-estatinas	No	Sí	Sí. Considere añadir un SAB, fibrato o inhibidor de PCSK9. Evite la combinación con niacina	No. Fibratos, ácido nicotínico, SAB, AG omega-3 no se recomiendan de forma rutinaria para la prevención de ECV	Sí. Considere la combinación con ezetimiba, SAB, niacina de liberación prolongada para ayudar a obtener metas de terapia más bajas. Evitar los fibratos en ERC3B o superior	Considere el uso de ácidos grasos omega-3 de prescripción para reducir los TG. Evite el fenofibrato si la TFGe < 50. Reduzca la dosis de gemfibrozil a 600 mg/d si la TFGe <60, evítelo si la TFG < 15

(continúa)

TABLA 12-3 Comparación de las recomendaciones de tratamiento de varias organizaciones internacionales sobre el manejo de lípidos en pacientes con ERC (*Continuación*)

	Kidney Disease Improving Global Outcomes (KDIGO, 2013)	AACE (Jellinger, 2017)	CSC (Anderson, 2016)	United Kingdom-NICE (NICE, 2014)	NLA (Jacobson, 2015)	ESC/EAS (ESC/EAS, 2011)
Tratamiento de pacientes en diálisis	No inicie, pero continúe si ya está tomando estatina al inicio de la diálisis	No se discute	No se discute	Sin recomendación	Sin recomendación	Sin recomendación
Monitorización y vigilancia	En la mayoría no se requiere	Evalúe a las 6 sem después del inicio de la estatina, luego a intervalos de 6 sem hasta alcanzar la meta del tratamiento, luego cada 6-12 meses	No se especifica la frecuencia del monitoreo	Evalúe a los 3 meses después de iniciar la estatina para monitorizar el grado de reducción del no-HDL-C	No especifica la frecuencia del monitoreo	Evalúe a las 6-8 sem después de iniciar la estatina o tras un cambio de dosis, luego vigilancia cada 6-12 meses

Nota: para convertir de mg/dL a mmol/L: total, HDL, no-HDL y colesterol LDL, divida mg/dL entre 38.67; para los triglicéridos divida mg/dL entre 88.57; para la ApoB divida mg/dL entre 100.

AACE/ACE, American Association of Clinical Endocrinologist/American College of Endocrinology; apoAI, apolipoproteína AI; apoB, apolipoproteína B; ECVA, enfermedad cardiovascular ateroescleró-tica; ASSIGN, CV modelo de riesgo de estimación tomado de Scottish Intercollegiate Guidelines Network; SAB, secuestrador de ácidos biliares; EAC, enfermedad arterial coronaria; CSC, Canadian Society of Cardiology; CLEM, Cardiovascular Life Expectancy Model; ECV, enfermedad cardiovascular; TGFe, tasa de filtración glomerular estimada en mL/min por 1.73 m²; ESC/EAS, European Society of Cardiology/European Atherosclerosis Society; FRS, Framingham Risk Score; KDIGO, Kidney Disease: Improving Global Outcomes; LDL-C, lipoproteína de colesterol de baja densidad; HDL-C, lipo-proteína de colesterol de alta densidad; MESA, Multi-Ethnic Study of Atherosclerosis; PCSK9, proproteína convertasa subtilisina/kexina tipo 9; PROCAM, Prospective Cardiovascular Munster Study; RRS, Reynolds Risk Score; SCORE, Systemic Coronary Risk Estimation; CEV, cambios en el estilo de vida; TG, triglicérido; T2DM, diabetes mellitus tipo 2; NICE, National Institute for Health and Care Clinical Excellence; UKPDS, United Kingdom Prospective Diabetes Study.

como el blanco primario, y consideran que ésta es una medida mejor de la carga aterogénica total (Jacobson, 2015). También se piensa que la medición de los niveles séricos de apoB, que representa el número de partículas aterogénicas que contienen apoB, proporciona una valoración más sólida del riesgo cardiovascular en comparación con el perfil de lípidos estándar. Sin embargo, la medición de la apoB está limitada por la falta de estandarización en el laboratorio, y aumenta el costo de la medición estándar de los lípidos.

Ya no se recomiendan las mediciones repetidas de los lípidos en la ERC luego de iniciar tratamiento, de acuerdo con las guías de la KDIGO de 2013, ya que el LDL-C no discrimina entre individuos de alto y bajo riesgo, y no ha demostrado mejorar el desenlace o el apego a la terapia (KDIGO, 2013). Más aún, la asociación entre el LDL-C y el desenlace clínico adverso es más débil en la ERC, limitando el valor de la vigilancia una vez que se ha iniciado la terapia. En opinión de los autores, vigilar el perfil plasmático de lípidos aún debe ser considerado para evaluar el apego al tratamiento o cuando se esté considerando reducir la dosis de estatina debido a efectos adversos, como lo reflejan otras guías sobre lípidos (ver tabla 12-3).

Guías de práctica clínica y recomendaciones para el tratamiento

Cambios terapéuticos en el estilo de vida

Muchos datos epidemiológicos y de estudios clínicos controlados respaldan la tesis de que estas recomendaciones dietéticas pueden reducir de forma eficaz la ECC en la población general. Aunque la evidencia sobre un beneficio similar en la ERC es escasa, las guías de tratamiento actuales siguen haciendo énfasis en la importancia de adoptar un estilo de vida saludable en el manejo de la dislipidemia y la prevención de la ECVA. La KDIGO especifica la importancia de la modificación de la dieta, la reducción de peso, el aumento de la actividad física, la reducción del consumo de alcohol y el control de la hiperglucemia en el manejo de la hipertrigliceridemia (KDIGO, 2013).

Las recomendaciones dietéticas incluyen el apego a una dieta baja en grasa (< 15% de las calorías totales), la reducción del consumo de monosacáridos y disacáridos, la disminución en la cantidad de carbohidratos en la dieta y el uso de aceite de pescado para reemplazar algunos TG de cadena larga. El consumo de pescado 2 veces a la sem, especialmente de aceite de pescado enriquecido con ácidos grasos poliinsaturados omega-3 de cadena muy larga, ayuda a desplazar de la dieta las grasas saturadas y los ácidos grasos *trans* y puede ayudar a reducir los triglicéridos plasmáticos. Además, se debe solicitar el consejo de un dietista renal para mantener el equilibrio entre la reducción de la ingesta de grasas, proteínas, fósforo y potasio con la dieta y el mantenimiento de una nutrición adecuada, particularmente en pacientes con una ERC más avanzada.

También se debe estimular el ejercicio físico frecuente en todos los pacientes, porque los datos disponibles confirman los efectos favorables del ejercicio sobre el perfil lipídico y lipoproteínico (Gordon, 2014). Asimismo, se ha demostrado que el ejercicio de resistencia reduce los triglicéridos plasmáticos, aumenta la concentración de apoA-I y de HDL-C. El ejercicio aeróbico, junto con la reducción de peso acompañante, pueden disminuir en los niveles de colesterol total, LDL-C, VLDL-C y TG, con mejoría en los niveles de HDL-C. En años recientes, el ejercicio aeróbico ha demostrado reducir los niveles de LDL-C y no-HDL-C, posiblemente a través del mantenimiento de la masa muscular, un aumento en la tasa metabólica en reposo, un mejor control de la insulina y un aumento en el metabolismo de la grasa.

Tratamiento farmacológico

Estatinas. Con base en la evidencia clínica actual, las guías más recientes de la KDIGO aconsejan el uso de estatinas a dosis fija para la prevención primaria de la ECVA en prácticamente todos los pacientes con ERC no dializados de 50 años de edad o mayores.

Para los pacientes adultos no dializados menores de 50 años de edad (18 a 49) se recomienda la terapia con estatina ante la presencia de uno o más de los siguientes factores de riesgo: enfermedad arterial coronaria conocida, diabetes mellitus, apoplejía isquémica previa o una incidencia estimada de muerte coronaria o de infarto miocárdico no letal a 10 años > 10% (KDIGO, 2013).

La KDIGO recomienda que las dosis de estatina se basen en los hallazgos clínicos en la ERC, según se listan en la tabla 12-4. Las guías KDIGO simplificadas están dirigidas a mejorar su implementación en la ERC, una población que se sabe que está subtratada. Sin embargo, han surgido inquietudes en relación con el sobretratamiento en individuos mayores, dado que la KDIGO no establece un límite superior para la edad. Otras guías también aconsejan el uso de estatinas como terapia de primera línea, y se sugiere escalar la dosis si las metas del tratamiento no están siendo alcanzadas (ver tabla 12-3).

La recomendación casi universal sobre la terapia con estatinas en pacientes con ERC leve a moderada pone a los pacientes en riesgo de efectos adversos, dando mayor importancia a las características de seguridad de estos agentes. Aunque se considera que las estatinas son seguras en pacientes con ERC, el riesgo de complicaciones, particularmente miopatía y rabdomiólisis, puede aumentar cuando las estatinas metabolizadas por el sistema del CYP450 3A4 se administran simultáneamente con fármacos metabolizados por la misma vía (tabla 12-5). Cuando es inevitable la administración simultánea de estos fármacos, resulta prudente comenzar con las estatinas metabolizadas por CYP450 a una dosis baja, para reducir el riesgo de miopatía y rabdomiólisis. De forma alternativa, se pueden utilizar estatinas que no son metabolizadas por la vía del CYP450 3A4 (p. ej., fluvastatina, pravastatina y rosuvastatina). Los médicos también deben ser conscientes de que, debido a su efecto sobre el sistema del citocromo, el consumo de grandes cantidades de zumo de toronja y de

TABLA 12-4	Dosis recomendadas de estatinas para la enfermedad renal crónica (TFGe etapas G3a-G5) (KDIGO, 2013)

Estatina	Dosis diaria recomendada (mg)	Ajuste de la dosis con el avance de la ERC
Lovastatina	No estudiada	N/A
Fluvastatina	80	No
Pravastatina	40	No
Simvastatina	40	Sí
Simvastatina/ezetimiba	20/10	Sí
Atorvastatina	20	No
Rosuvastatina	10	Sí

Adaptada de la KDIGO; dosis recomendadas basadas en estudios clínicos en pacientes con ERC.

TABLA 12-5	Estatinas y otros fármacos metabolizados por las isoenzimas del CYP450	
CYP 3A4	**CYP 2C9**	**CYP 2C19**
Atorvastatina	Rosuvastatina	Rosuvastatina
Simvastatina	Fluvastatina	
Lovastatina		
Antibióticos macrólidos	AINE	Inhibidores de la bomba de
– Eritromicina	Inhibidores de la COX-2	protones
– Claritromicina	Fenitoína	– Omeprazol
		– Esomeprazol
Inhibidores de la calcineurina	Antagonistas del receptor	Antidepresivos
– Ciclosporina	de angiotensina	– Antidepresivos tricíclicos
– Tacrolimus	– Irbesartán	– ISRS
– Sirolimus	– Losartán	Diclofenaco
Antagonistas de calcio	Warfarina	Antiepilépticos
– Verapamilo	Sulfonilurea	– Fenitoína
– Diltiazem		– Diazepam
– Amlodipino		
Antimicóticos azólicos		
– Ketoconazol		
– Itraconazol		
– Voriconazol		
Warfarina		
Antidepresivos tricíclicos		
ISRS		
Inhibidores de la proteasa del VIH		
Inhibidores de la bomba de protones		
– Omeprazol		
– Esomeprazol		
Zumo de toronja (> 1 L)		
Arroz de levadura roja		

AINE, antiinflamatorios no esteroides; COX, ciclooxigenasa; CYP, citocromo P450; ISRS, inhibidores selectivos de la recaptación de serotonina; VIH, virus de la inmunodeficiencia humana.

arroz de levadura roja puede aumentar la concentración plasmática de las estatinas metabolizadas por el citocromo P450 3A4.

Metaanálisis de estudios grandes sobre estatinas han mostrado una asociación entre las estatinas y un mayor riesgo de diabetes, generando cambios en los requerimientos en las etiquetas para reflejar este riesgo. Los mecanismos potenciales incluyen una reducción en los niveles de insulina causada por una disminución en la función de las células beta, una reducción en la sensibilidad a la insulina causada por alteración en la señalización de la insulina, y dislipidemia por una disminución en los niveles de adiponectina (Rocco, 2012).

También se ha investigado el efecto de diferentes estatinas sobre la función renal. Los estudios, Prospective Evaluation of Proteinuria and Renal Function in Diabetic and Non-Diabetic Patients with Progressive Renal Disease, que evaluaron el efecto de diferentes esquemas de estatinas (rosuvastatina 10 mg o 40 mg, o atorvastatina 80 mg) sobre la proteinuria y la TFGe durante 52 sem en pacientes diabéticos (PLANET I) y no diabéticos (PLANET II) con ERC y proteinuria, sugirieron que, aunque las diferentes estatinas fueron eficaces para reducir el LDL, la atorvastatina a dosis altas puede reducir la proteinuria sin afectar la TFGe, en comparación con la rosuvastatina (De Zeeuw, 2015). Sin embargo, se debe tener precaución al interpretar estos resultados, dada la ausencia de una rama tratada con placebo.

En general, es importante realizar una valoración individualizada del riesgo de toxicidad equilibrada con el beneficio cardioprotector al iniciar la terapia con estatinas, especialmente en adultos de bajo riesgo que tendrán un peligro similar de efectos secundarios, pero una reducción de riesgo absoluta más baja.

Inhibidores de la absorción de colesterol. Con base en el estudio SHARP, la KDIGO recomienda el uso de ezetimiba en combinación con una estatina en pacientes de más de 50 años de edad con una TFGe < 60 mL/min por 1.73 m^2 (KDIGO, 2013). Otras guías también aconsejan añadir ezetimiba como terapia combinada (ver tabla 12-3). Dado que el ezetimiba es metabolizado predominantemente por glucoronidación en el hígado y excretado en las heces, no se requiere ajustar la dosis en pacientes con insuficiencia renal. Datos del estudio SHARP indican que el ezetimiba es bien tolerado con poco riesgo de hepatotoxicidad, miopatía o disfunción renal.

Fibratos. Generalmente los fibratos se toleran bien y apenas producen efectos adversos graves. No obstante, el uso de fenofibrato se ha asociado con frecuencia a aumento de la creatinina sérica, que a menudo es reversible. El incremento de la creatinina con fenofibrato puede no deberse a un deterioro de la función renal, sino a un aumento de la producción endógena de creatinina a partir de la creatina muscular, un mecanismo que también puede explicar el incremento frecuentemente observado en la concentración plasmática de homocisteína. Otro mecanismo propuesto para el aumento de la creatinina es el deterioro de la generación de prostaglandinas vasodilatadoras por la activación de los PPAR. Por lo tanto, son necesarios más estudios para determinar los mecanismos y la importancia del aumento de la creatinina inducido por fibratos.

Las guías de la KDIGO de 2013 ya no recomiendan el uso de fibratos en pacientes con hipertrigliceridemia leve dada la poca evidencia respecto a su seguridad y eficacia en pacientes con ERC y a la reducción efectiva de los TG con las estatinas (KDIGO, 2013). Sin embargo, pueden considerarse los fibratos, con dosis ajustada de acuerdo a la función renal, en pacientes con hipertrigliceridemia grave (> 11.3 mmol/L o > 1 000 mg/dL) para reducir el riesgo de pancreatitis aguda.

Ácido nicotínico. En la ERC, la niacina tiene el efecto beneficioso añadido de reducir el fosfato sódico a través de la inhibición directa del cotransportador de fosfato dependiente de sodio NaPi-2A en el intestino y el riñón. También se ha postulado la renoprotección a través de una atenuación del estrés oxidativo y la inflamación en modelos experimentales de enfermedad renal y en pequeños estudios clínicos (Streja, 2015).

Lamentablemente, el uso de la niacina está limitado por la baja tolerabilidad por episodios de sofocamiento mediados por prostaglandinas, que pueden ser atenuados utilizando la formulación de liberación extendida en lugar de la de liberación inmediata, mediante la ingesta de ácido acetilsalicílico, reduciendo el consumo de grasas saturadas y con la administración simultánea de laropiprant (un potente inhibidor del receptor de la prostaglandina D_2). Otras inquietudes se relacionan al aumento en el riesgo de toxicidad muscular, hiperuricemia y alteración de la glucemia debido a su eliminación renal predominantemente. La niacina también causa trombocitopenia. Dada la evidencia insuficiente sobre un beneficio y a las inquietudes en relación con la tolerabilidad y toxicidad de los medicamentos en la ERC, esta clase de fármacos no se recomienda para el manejo de la hipertrigliceridemia en la ERC (Anderson, 2016; KDIGO, 2013).

Secuestradores de ácidos biliares (SAB). La mejoría en el perfil de efectos secundarios gastrointestinales de los SAB de segunda generación, como el colesevelam, ha llevado a un aumento reciente en su uso clínico. El colesevelam se asocia con un potencial más bajo de interacciones medicamentosas, particularmente cuando se administra con al menos 4 h de diferencia (Jones y Nwose, 2013). Los SAB tienen propiedades reductoras de glucosa importantes, y en la actualidad está indicado el colesevelam para el control glucémico en los pacientes diabéticos. Aunque no está bien estudiado en pacientes con ERC, el perfil de toxicidad favorable y el potencial para mejorar el control glucémico han llevado a la KDIGO y a otras guías a recomendar el uso de SAB como agentes de segunda línea para la reducción del LDL-C en la ERC (ver tabla 12-3).

Ácidos grasos poliinsaturados omega-3. La AHA publicó recientemente una declaración de posicionamiento afirmando que los ECA actuales no apoyan el uso de suplementación con aceite de pescado para la prevención primaria de la ECV en la población general, en los prediabéticos y personas con DM conocida (Siscovick, 2017). Sin embargo, dado su bajo riesgo de toxicidad, puede considerarse para la prevención primaria en pacientes con alto riesgo de ECV, y podría beneficiar a quienes han sufrido un infarto miocárdico previo o insuficiencia cardiaca. No existen recomendaciones específicas con relación al uso de aceite de pescado en la ERC debido a la escasez de estudios clínicos.

Abordaje práctico para el manejo de la dislipidemia en la enfermedad renal crónica

En todos los pacientes recién diagnosticados con ERC, es prudente realizar un perfil de lípidos estándar inicial para evaluar el riesgo basal de ECVA. Se deben considerar causas secundarias de dislipidemia en pacientes con antecedentes conocidos o familiares de ECV prematura, alteraciones significativas en el perfil de lípidos estándar (p. ej., LDL-C > 4.5 mmol/L, TG > 4.0 mmol/L, HDL-C < 0.7 mmol/L, no-HDL-C > 5.1 mmol/L), o cuando existan datos clínicos que sugieran una dislipidemia hereditaria (p. ej., arco senil o xantomas tendinosos).

Luego de la evaluación del riesgo de ECVA a un individuo con 10 años utilizando cualquiera de las herramientas validadas, debe haber una discusión en relación con la evidencia actual de los estudios clínicos, los beneficios y riesgos potenciales de la terapia, así como los costos de los medicamentos para reducción de los lípidos, a fin de facilitar una toma de decisiones compartida en relación con la necesidad de farmacoterapia. De cualquier forma, a todos los pacientes se les debe estimular a adoptar un estilo de vida saludable.

La terapia basada en estatinas sigue siendo la piedra angular del tratamiento una vez que se ha decidido que la farmacoterapia será beneficiosa. Para la prevención primaria, comience con una estatina de intensidad leve a moderada (pravastatina 20 mg/día o 40 mg/día, atorvastatina 10 mg/día o 20 mg/día), y considere intensificar el tratamiento dependiendo de la necesidad de una mayor reducción en el riesgo de ECVA y en la tolerabilidad al medicamento. Para la prevención secundaria se puede comenzar con una estatina de alta intensidad (atorvastatina 40 mg/día u 80 mg/día).

En este sentido, comente y considere la adición de terapia con medicamentos distintos a las estatinas, siempre que esté basada en evidencia, como el ezetimiba, cuando se requiera una reducción adicional en el riesgo de ECVA. Para personas con intolerancia leve o moderada a las estatinas, considere variar a una estatina de menor potencia antes de cambiar a un agente no-estatina. Considere y discuta la revaloración del perfil de lípidos estándar para evaluar el apego al tratamiento, y en pacientes que desarrollan ECVA clínica. Revalore de forma regular las metas del paciente respecto a la reducción de riesgo de ECVA, la tolerancia a los medicamentos y el plan de tratamiento (ver fig. 12-2).

NUEVOS AGENTES PARA MODIFICAR LOS LÍPIDOS

El avance en nuestro conocimiento sobre el metabolismo de los lípidos y las lipoproteínas ha llevado al descubrimiento de nuevas terapias para reducir el LDL (Cupido, 2017). Estos nuevos agentes tienen el potencial de actuar como terapia adyuvante para reducir el riesgo residual de ECVA en pacientes tratados con estatinas que permanecen en alto riesgo, como los pacientes con ERC.

La inhibición de PCSK9 reducen la concentración de LDL-C al aumentar la captación hepática y el aclaramiento de LDL-C a través de la reducción en la degradación de los receptores de LDL. Los anticuerpos monoclonales PCSK9 (mAb), evolocumab y alirocumab, han sido aprobados como terapia complementaria a la modificación dietética en los adultos con hipercolesterolemia familiar o ECVA clínica que no logran los objetivos de LDL-C a pesar de una dosis máxima de estatinas como monoterapia o en combinación con otros agentes hipolipemiantes, o en quienes muestran intolerancia a las estatinas o está contraindicado el tratamiento con estatinas. Se ha demostrado que evolocumab no sólo reduce el nivel de LDL-C en una mediana de 0.78 mmol/L (30 mg/dL) en pacientes tratados con estatina, sino que también reduce los criterios de valoración combinados de eventos cardiovasculares (Sabatine, 2017). Los inhibidores PCSK9 se administran como inyecciones subcutáneas quincenales o mensuales. La experiencia hasta la fecha ha reportado efectos secundarios mínimos, excepto por reacciones menores en el lugar de la inyección (5%). Los PCSK9 mAb no se han estudiado específicamente en pacientes con TFGe < 30 mL/min por 1.73 m^2 y deben usarse con precaución en pacientes con ERC.

Inhibidores de la CETP. Se ha demostrado que aumentan significativamente el HDL-C y reducen el LDL-C al inhibir la transferencia de CE de HDL-C a VLDL o LDL. Si bien los ensayos clínicos de varios inhibidores de la CETP que incluyen torcetrapib, dalcetrapib y evacetrapib han arrojado

Medir el perfil de lípidos estándar sin ayuno (LDL-C, no-HDL-C y TG) en todos los adultos con diagnóstico reciente de ERC para establecer la estratificación de riesgo basal

Considere referir a una clínica especializada en lípidos si se sospecha una causa secundaria de la dislipidemia (p. ej., antecedente de ECV prematura y un perfil de lípidos que muestre LDL-C > 4.5 mmol/L, TG > 4.0 mmol/L, HDL-C < 0.7 mmol/L, no-HDL-C > 5.1 mmol/L con o sin signos físicos)

Evalúe el riesgo de ECVA a 10 años del paciente utilizando una herramienta validada

Pacientes con ERC sin diálisis en las siguientes categorías de alto riesgo basadas en la KDIGO:
1) edad de 50 años o más (etapas G1-G5)
2) edad de 18-49 años con uno o más de los siguientes: enfermedad arterial coronaria conocida, diabetes mellitus, apoplejía isquémica previa, tasa estimada de incidencia a 10 años de muerte coronaria o IM no letal > 10%

Discuta la evidencia, beneficios, riesgos y el costo de los medicamentos para reducir los lípidos en un proceso de toma de decisiones conjunta

Fomente el estilo de vida saludable en todos los pacientes

Si la decisión conjunta apoya el tratamiento:

Para la prevención primaria:	Para la prevención secundaria:
Comience con estatina de dosis leve a moderada (pravastatina 20 mg/día o 40 mg/día, atorvastatina 10 mg/día o 20 mg/día)	Comience con una estatina de alta intensidad (atorvastatina 40 mg/día o 80 mg/día)
Intensifique el tratamiento dependiendo de la necesidad de una mayor reducción en el riesgo de ECVA y tolerabilidad	Para personas que requieren una reducción adicional en el riesgo de ECVA, discuta y considere la adición de terapia no-estatina con base en la evidencia, como el ezetimiba

Para pacientes con intolerancia leve o moderada a las estatinas, considere cambiar a una estatina de menor potencia antes de cambiar a un agente no-estatina (p. ej., ezetimiba o colesevelam)

Discuta la revaloración del perfil de lípidos estándar para evaluar el apego al tratamiento, y en quienes desarrollan ECVA clínica

Revalore, de forma regular, las metas del paciente respecto a la reducción de riesgo de ECVA, la tolerancia a los medicamentos y el plan de tratamiento

ECVA (enfermedad cardiovascular ateroesclerótica); ECR (enfermedad renal crónica);
TFGe (tasa de filtración glomerular estimada); HDL-C (lipoproteína de colesterol de alta densidad);
LDL-C (lipoproteína de colesterol de baja densidad); TG (triglicérido).

FIGURA 12-2 Abordaje práctico para el manejo de la dislipidemia en la enfermedad renal crónica para la prevención de la enfermedad cardiovascular.

resultados decepcionantes debido al aumento de la toxicidad o la falta de eficacia, el estudio recientemente publicado Randomized Evaluation of the Effects of Anacetrapib Through Lipid Modification (REVEAL) reportó una reducción significativa de 10% en el criterio de valoración combinado de muerte coronaria, infarto del miocardio y revascularización coronaria, y reducción de 13% en el criterio de valoración secundario de infarto del miocardio son efecto en la muerte coronaria con anacetrapib durante 4 años en 30 499 adultos con estatuto de más de 50 años de edad tratados en alto riesgo de eventos cardiovasculares (HPS TIMI55 REVEAL Collaborative, 2017). Este beneficio cardiovascular, aunque modesto, se acompañó de una reducción de 20% en el LDL-C y una duplicación de los niveles de HDL-C. Resultó interesante el pequeño incremento en la presión arterial y el declive en la función renal. Actualmente se encuentran en investigación otros inhibidores de la CETP (AMG-899 y K-312).

Aunque las discusiones en relación con si estos agentes, así como otros que se están desarrollando actualmente, tienen la clave para reducir la carga residual extremadamente alta de ECV en la ERC, es algo que va más allá del objetivo de este manual; su sitio en el manejo de la dislipidemia en la ERC sólo puede ser determinado a través de estudios cardiovasculares futuros. Hasta que llegue ese momento, el uso de estos nuevos agentes en la ERC no puede justificarse dado su costo extremadamente elevado.

RESUMEN Y CONCLUSIONES

La dislipidemia es frecuente en la ERC y es un importante factor de riesgo de enfermedad cardiovascular. El estudio SHARP proporcionó evidencia sólida de una reducción en el riesgo de eventos de ECVA (pero no en la mortalidad) con la terapia con estatinas en pacientes con ERC leve a moderada, provocando un gran cambio en las recomendaciones de varias guías internacionales. Aunque actualmente se aconseja de forma universal la terapia con estatinas, en algunas guías para los pacientes con ERC sin diálisis, sin importar los niveles de LDL-C, dada su alta carga de riesgo cardiovascular, la decisión para iniciar la farmacoterapia debe ser individualizada con una discusión cuidadosa y consideración de los beneficios, riesgos y el costo del tratamiento. La farmacoterapia debe estar unida a cambios en el estilo de vida, como una mejor nutrición, aumento en la actividad física y control de peso, a fin de maximizar los beneficios. A pesar de un mejor entendimiento de los beneficios de la terapia con estatinas, los pacientes con ERC siguen estando en alto riesgo de desarrollar ECV, y los nuevos agentes reductores de lípidos parecen prometedores como opciones terapéuticas a futuro.

Bibliografía y lecturas recomendadas

Anderson TJ, Gregoire J, Pearson GJ, *et al.* 2016 Canadian Cardiovascular Society guidelines for the management of dyslipidemia for the prevention of cardiovascular disease in the adult. *Can J Cardiol.* 2016;32:1263-1282.

Asselbergs FW, Diercks GF, Hillege HL, *et al.* Prevention of Renal and Vascular Endstage Disease Intervention Trial (PREVEND IT) Investigators. Effects of fosinopril and pravastatin on cardiovascular events in subjects with microalbuminuria. *Circulation.* 2004;110:2809-2816.

Baigent C, Landray MJ, Reith C, *et al.* SHARP Investigators. The effects of lowering LDL cholesterol with simvastatin plus ezetimibe in patients with chronic kidney disease (Study of Heart and Renal Protection): a randomised placebo-controlled trial. *Lancet.* 2011;377:2181-2192.

Bandeali S, Farmer J. High-density lipoprotein and atherosclerosis: the role of antioxidant activity. *Curr Atheroscler Rep.* 2012;14:101-107.

Bohula EA, Morrow DA, Giugliano RP, *et al.* Atherothrombotic risk stratification and ezetimibe for secondary prevention. *J Am Coll Cardiol.* 2017;69:911-921.

Cannon CP, Blazing MA, Giugliano RP, *et al.* IMPROVE-IT Investigators. Ezetimibe added to statin therapy after acute coronary syndromes. *N Engl J Med.* 2015;372:2387-2397.

Chan DT, Dogra GK, Irish AB, *et al.* Chronic kidney disease delays VLDL-apoB-100 particle catabolism: potential role of apolipoprotein C-III. *J Lipid Res.* 2009;50: 2524-2531.

Cholesterol Treatment Trialists' (CTT) Collaboration; Herrington WG, Emberson J, Mihaylova B, *et al.* Impact of renal function on the effects of LDL cholesterol lowering with statin-based regimens: a meta-analysis of individual participant data from 28 randomised trials. *Lancet Diabetes Endocrinol.* 2016;4:829-839.

Chou R, Dana T, Blazina I, *et al.* Statins for prevention of cardiovascular disease in adults: Evidence report and systematic review for the US Preventive Services Task Force. *JAMA.* 2016;316:2008-2024.

Cupido AJ, Reeskamp LF, Kastelein JJP. Novel lipid modifying drugs to lower LDL cholesterol. *Curr Opin Lipidol.* 2017;28:367-373.

de Zeeuw D, Anzalone DA, Cain VA, *et al.* Renal effects of atorvastatin and rosuvastatin in patients with diabetes who have progressive renal disease (PLANET I): a randomised clinical trial. *Lancet Diabetes Endocrinol.* 2015;3:181-190.

European Association for Cardiovascular Prevention & Rehabilitation; Reiner Z, Catapano AL, De Backer G, *et al.* ESC/EAS guidelines for the management of dyslipidaemias: the Task Force for the management of dyslipidaemias of the European Society of Cardiology (ESC) and the European Atherosclerosis Society (EAS). *Eur Heart J.* 2011;32:1769-1818.

Ference BA, Ginsberg HN, Graham I, *et al.* Low-density lipoproteins cause atherosclerotic cardiovascular disease. 1. Evidence from genetic, epidemiologic, and clinical studies. A consensus statement from the European Atherosclerosis Society Consensus Panel. *Eur Heart J.* 2017;38:2459-2472.

Gordon B, Chen S, Durstine JL. The effects of exercise training on the traditional lipid profile and beyond. *Curr Sports Med Rep.* 2014;13:253-259.

HPS3/TIMI55–REVEAL Collaborative Group; Bowman L, Hopewell JC, Chen F, *et al.* Effects of anacetrapib in patients with atherosclerotic vascular disease. *N Engl J Med.* 2017;377:1217-1227.

Jacobson TA, Ito MK, Maki KC, *et al.* National lipid association recommendations for patient-centered management of dyslipidemia: part 1—full report. *J Clin Lipidol.* 2015;9:129-169.

Jellinger PS, Handelsman Y, Rosenblit PD, *et al.* American Association of Clinical Endocrinologists and American College of Endocrinology guidelines for management of dyslipidemia and prevention of cardiovascular disease—Executive summary complete appendix to guidelines available at http://journals.aace.com. *Endocr Pract.* 2017;23:479-497.

Jones MR, Nwose OM. Role of colesevelam in combination lipid-lowering therapy. *Am J Cardiovasc Drugs.* 2013;13:315-323.

Jun M, Zhu B, Tonelli M, *et al.* Effects of fibrates in kidney disease: a systematic review and meta-analysis. *J Am Coll Cardiol.* 2012;60:2061-2071.

Kidney Disease Outcomes Quality Initiative (K/DOQI) Group. K/DOQI clinical practice guidelines for management of dyslipidemias in patients with kidney disease. *Am J Kidney Dis.* 2003;41:I-IV, S1-S91.

Kidney Disease: Improving Global Outcomes Lipid Guideline Development Work Group Members. KDIGO clinical practice guideline for lipid management in chronic kidney disease. *Kidney Int Suppl.* 2013;3:259-305.

Liu S, Vaziri ND. Role of PCSK9 and IDOL in the pathogenesis of acquired LDL receptor deficiency and hypercholesterolemia in nephrotic syndrome. *Nephrol Dial Transplant.* 2014;29:538-543.

Lok CE, Moist L, Hemmelgarn BR, *et al.* Fish Oil Inhibition of Stenosis in Hemodialysis Grafts (FISH) Study Group. Effect of fish oil supplementation on graft patency and cardiovascular events among patients with new synthetic arteriovenous hemodialysis grafts: a randomized controlled trial. *JAMA*. 2012;307:1809-1816.

Luo M, Peng D. The emerging role of apolipoprotein C-III: beyond effects on triglyceride metabolism. *Lipids Health Dis*. 2016;15:184.

Mani P, Rohatgi A. Niacin therapy, HDL cholesterol, and cardiovascular disease: Is the HDL hypothesis defunct? *Curr Atheroscler Rep*. 2015;17:43.

National Institute for Health and Care Excellence. Cardiovascular disease: risk assessment and reduction, including lipid modification NICE guideline [CG181]. 2014. Available from http://www.nice.org.uk/guidance/cg181/resources/cardiovascular-disease-risk-assessment-and-reduction-including-lipid-modification-pdf-35109807660997. Accessed September 5, 2017.

Nordestgaard BG. Triglyceride-rich lipoproteins and atherosclerotic cardiovascular disease: New insights from epidemiology, genetics, and biology. *Circ Res*. 2016; 118:547-563.

Oesterle A, Laufs U, Liao JK. Pleiotropic effects of statins on the cardiovascular system. *Circ Res*. 2017;120:229-243.

Palmer SC, Strippoli GF, Craig JC. KHA-CARI commentary on the KDIGO clinical practice guideline for Lipid Management in Chronic Kidney Disease. *Nephrology (Carlton)*. 2014;19:663-666.

Pirillo A, Catapano AL. Update on the management of severe hypertriglyceridemia–focus on free fatty acid forms of omega-3. *Drug Des Devel Ther*. 2015;9:2129–2137.

Rocco MB. Statins and diabetes risk: fact, fiction, and clinical implications. *Cleve Clin J Med*. 2012;79:883-893.

Sabatine MS, Giugliano RP, Keech AC, *et al*. FOURIER Steering Committee and Investigators. Evolocumab and clinical outcomes in patients with cardiovascular disease. *N Engl J Med*. 2017;376:1713-1722.

Sarnak MJ, Bloom R, Muntner P. KDOQI US commentary on the 2013 KDIGO clinical practice guideline for lipid management in CKD. *Am J Kidney Dis*. 2015;65: 354-366.

Siscovick DS, Barringer TA, Fretts AM, *et al*. Council on Cardiovascular Disease in the Young; Council on Cardiovascular and Stroke Nursing; and Council on Clinical Cardiology. Omega-3 polyunsaturated fatty acid (fish oil) supplementation and the prevention of clinical cardiovascular disease: A science advisory from the American Heart Association. *Circulation*. 2017;135:e867-e884.

Staels B, Dallongeville J, Auwerx J, *et al*. Mechanism of action of fibrates on lipid and lipoprotein metabolism. *Circulation*. 1998;98:2088-2093.

Streja E, Kovesdy CP, Streja DA, *et al*. Niacin and progression of CKD. *Am J Kidney Dis*. 2015;65:785-798.

Svensson M, Schmidt EB, Jorgensen KA, *et al*. OPACH Study Group. N-3 fatty acids as secondary prevention against cardiovascular events in patients who undergo chronic hemodialysis: a randomized, placebo-controlled intervention trial. *Clin J Am Soc Nephrol*. 2006;1:780-786.

Tonelli M, Collins D, Robins S, *et al*. Veterans' Affairs High-Density Lipoprotein Intervention Trial (VA-HIT) Investigators. Gemfibrozil for secondary prevention of cardiovascular events in mild to moderate chronic renal insufficiency. *Kidney Int*. 2004;66:1123-1130.

Tsimikas S. A test in context: Lipoprotein(a): Diagnosis, prognosis, controversies, and emerging therapies. *J Am Coll Cardiol*. 2017;69:692-711.

Stone NJ, Robinson JG, Lichtenstein AH, *et al*. American College of Cardiology/American Heart Association Task Force on Practice Guidelines. 2013 ACC/AHA guideline on the treatment of blood cholesterol to reduce atherosclerotic cardiovascular risk in adults: a report of the American College of Cardiology/American Heart Association Task Force on Practice Guidelines. *Circulation*. 2014;129: S1-S45.

Vaziri ND. Disorders of lipid metabolism in nephrotic syndrome: mechanisms and consequences. *Kidney Int*. 2016a;90:41-52.

Vaziri ND. HDL abnormalities in nephrotic syndrome and chronic kidney disease. *Nat Rev Nephrol*. 2016b;12:37-47.

13

Control glucémico en la diabetes mellitus y en la enfermedad renal

Allison J. Hahr y Mark E. Molitch

Casi 29 millones de adultos y niños estadounidenses, aproximadamente 9% de la población, tienen diabetes. La diabetes es la causa más común de insuficiencia renal en Estados Unidos y una de las más frecuentes en todo el mundo. Muchos pacientes diabéticos no saben que lo son, y el diagnóstico en personas de riesgo elevado garantizará que la diabetes no pase inadvertida durante mucho tiempo. Los grupos con máximo riesgo son las personas con sobrepeso, familiares diabéticos y los miembros de poblaciones étnicas de riesgo alto.

La nefropatía diabética afecta de 20 a 40% de los pacientes diabéticos (American Diabetes Association, 2018), y un diagnóstico adecuado permitirá identificarla en un estadio temprano. Una conferencia de consenso de la American Diabetes Association (Tuttle, 2014), las directrices de la Kidney Disease Outcomes Quality Initiative (KDOQI) y las recomendaciones de práctica clínica para pacientes con diabetes y enfermedad renal crónica (ERC) (Kidney Disease Outcomes Quality Initiative, 2007; National Kidney Foundation, 2012) han establecido varios principios generales para la reducción del riesgo en estos pacientes (tabla 13-1). Las guías insisten en la revisión frecuente, el control estricto de la glucemia, la presión arterial (PA) y los lípidos, y una atención cuidadosa a la nutrición, el ejercicio y el mantenimiento de un estilo de vida saludable. Además, se debe realizar un **examen** anual de los pacientes con ERC para detectar diabetes y, en los pacientes diabéticos, debe realizarse para detectar una nefropatía mediante la detección de albuminuria y la medición de la filtración glomerular estimada (TFGe). El diagnóstico de los pacientes diabéticos para detectar retinopatía, así como vasculopatía periférica y neuropatía, es una parte importante del abordaje global. Asimismo, se debe controlar la **glucemia** de manera general hasta un objetivo de concentración de HbA$_{1c}$ de 7% o menor. La **presión arterial** se debe mantener en 140/90 o menos con un inhibidor de la enzima convertidora de angiotensina (ECA) o un antagonista del receptor de la angiotensina (ARA), normalmente combinado con un diurético (ver cap. 14). Como se detalló en el capítulo 12, el **tratamiento de los lípidos** debe consistir en una estatina de alta intensidad, por el riesgo cardiovascular elevado de los pacientes diabéticos con ERC (American College of Cardiology/American Heart Association, 2013; American Diabetes Association, 2018). El tratamiento nutricional incluye la **restricción de las proteínas** hasta 0.8 g/kg de peso corporal al día, según se detalla en el capítulo 7, además de insistir en la ingesta de hidratos de carbono de índice glucémico bajo y grasas insaturadas. Debe plantearse la referencia a un nefrólogo cuando haya progresión de la enfermedad renal a una etapa avanzada (etapa 4), especialmente si es rápida o si hay dudas sobre sus causas, o si el médico no es capaz de manejar la hipertensión y la hiperpotasemia.

TABLA 13-1	Directrices para los pacientes con enfermedad renal crónica y diabetes	
Grupo de pacientes	**Prueba/objetivo**	**Comentarios**
Pacientes con ERC	Diagnóstico para detectar diabetes con glucosa basal o HbA$_{1c}$	Anual; con más frecuencia en pacientes tratados con inmunodepresores
Pacientes diabéticos	Detección de retinopatía, neuropatía y úlceras en los pies	Al menos anual
Pacientes diabéticos	Detección de microalbuminuria y TFG estimada basada en la creatinina sérica	Anual; comenzar 5 años después del diagnóstico en la DM de tipo 1 y en el momento del diagnóstico en la DM de tipo 2
Pacientes con diabetes y ERC	Objetivo de HbA$_{1c}$ ≤ 7.0% Objetivo de HbA$_{1c}$ > 7.0% con ERC avanzada y en quienes tienen riesgo de hipoglucemia	Uso de IECA y ARA como primera opción de antihipertensivo, especialmente cuando hay proteinuria
	Objetivo de PA < 140/90	Un objetivo menor de PA no fue beneficioso en un estudio aleatorizado
	Estatina de intensidad alta	Considerar un objetivo de colesterol LDL de < 70 mg/dL (1.8 mmol/L) por el riesgo de enfermedad cardiovascular elevado.
	Ingesta de proteínas 0.8 g/kg/día Objetivo de IMC < 25 kg/m²	

ARA, antagonistas del receptor de la angiotensina; DM, diabetes mellitus; ERC, enfermedad renal crónica; TFG, tasa de filtración glomerular; IECA, inhibidor de la enzima convertidora de angiotensina; IMC, índice de masa corporal; LDL, lipoproteínas de alta densidad; PA, presión arterial.
Modificada de Kidney Disease Outcomes Quality Initiative. KDOQI Clinical practice guidelines and clinical practice recommendations for diabetes and chronic kidney disease. *Am J Kidney Dis.* 2007;49:S12-S154.

DIAGNÓSTICO

Detección de diabetes en adultos asintomáticos

De acuerdo con los criterios establecidos por la American Diabetes Association (2018) se debe considerar realizar pruebas a todos los adultos con sobrepeso (índice de masa corporal [IMC] > 25 kg/m² o > 23 kg/m² en asiáticos americanos), con uno o más de los siguientes factores de riesgo: 1) un pariente de primer grado con diabetes, 2) etnicidad que se sabe tiene un riesgo alto de diabetes (p. ej., afroamericanos, latinos, nativos americanos, asiáticos americanos, isleños del Pacífico), 3) antecedente de ECV o hipertensión, 4) mujeres con síndrome de ovario poliquístico, 5) inactividad física o 6) otros padecimientos que se sabe están asociados con resistencia a la insulina (obesidad grave, acantosis nigricans).

Los pacientes con prediabetes (A$_{1C}$ ≥ 5.7% [39 mmol/mol], alteración en la tolerancia a la glucosa, o glucosa plasmática en ayuno alterada [elevada, ver más adelante]) deben ser evaluados cada año. Las mujeres diagnosticadas con diabetes mellitus gestacional deben ser evaluadas de por vida al menos cada 3 años. Para todos los demás pacientes, las pruebas deben comenzar a los 45 años de edad. Si los resultados son normales, se deben repetir las pruebas en intervalos mínimos de 3 años, considerando realizar exámenes más frecuentes dependiendo de los resultados iniciales y el estado de riesgo.

Detección de diabetes en pacientes con enfermedad renal crónica

Debido a la resistencia a la insulina y a otras enfermedades asociadas, además de los pacientes de riesgo elevado que se señalaron antes, también debe realizarse un estudio anual para detectar diabetes en pacientes con ERC en estadios 3 a 5 (Kidney Disease Outcomes Quality Initiative, 2007). Puede ser necesario realizarlo con más frecuencia en los pacientes con un trasplante renal o que reciban fármacos inmunodepresores por otros motivos, pues presentan un riesgo elevado; se sabe que los glucocorticoides producen resistencia a la insulina, y el tacrolimus (y, en menor medida, la ciclosporina y el sirolimus) pueden ser tóxicos para las células insulares pancreáticas (Wallia, 2016).

Detección de la diabetes mellitus

Se pueden emplear varios métodos para diagnosticar la diabetes. Desde 2010, la American Diabetes Association ha incluido el uso de la HbA_{1c} para el diagnóstico de la diabetes (American Diabetes Association, 2018). Se prefiere la glucosa plasmática basal (> 126 mg/dL o 7.0 mmol/L) o la HbA_{1c} (> 6.5%) porque son métodos rápidos, económicos y fáciles de realizar. La prueba de tolerancia oral a la glucosa (PTOG) es más sensible, pero también más laboriosa. Puede utilizarse para detectar la diabetes en pacientes con un ligero aumento de la glucosa basal o cuando se sospeche diabetes en un paciente con una glucosa normal en ayunas (p. ej., una mujer con antecedentes de diabetes gestacional).

Detección de enfermedad renal en pacientes con diabetes

Se debe realizar examen anual a los pacientes diabéticos para detectar signos de nefropatía. En los pacientes diabéticos tipo 1 el examen anual debe comenzar 5 años después del diagnóstico inicial. Normalmente se conoce el inicio de la diabetes tipo 1, y se caracteriza por concentraciones sanguíneas de glucosa elevadas que producen síntomas como poliuria y polidipsia, que llevan al paciente afectado a solicitar asistencia médica bastante pronto. Habitualmente, la enfermedad microvascular, aparece como microalbuminuria, comienza a manifestarse después de 5 años o más del diagnóstico inicial de la diabetes tipo 1, debido a una excesiva exposición acumulada a la hiperglucemia. Por el contrario, con diabetes tipo 2, el examen para detectar nefropatía debe comenzar en el momento del diagnóstico. Con frecuencia se desconoce la fecha exacta de su inicio. Por lo general, los pacientes habrán tenido hiperglucemia durante varios años antes del diagnóstico, y pueden tener nefropatía en el momento de realizarse éste.

Pruebas de diagnóstico recomendadas para detectar nefropatía

El primer signo de nefropatía diabética es, por lo común, el inicio de la elevación de las concentraciones urinarias de albúmina. Los pacientes con albuminuria presentan una mayor velocidad de progresión de la ERC. No obstante, cerca de un tercio de los pacientes con diabetes de tipo 1 o 2 pueden progresar hasta ERC en estadio 3, o más avanzada, sin haber llegado a presentar albuminuria;

se desconoce si estos sujetos tienen la misma alteración patológica que los que sí tienen albuminuria (Krolewski, 2015). Por lo tanto, además del examen anual para detectar albuminuria, debe medirse cada año la creatinina sérica con el cálculo de la TGFe, utilizando la fórmula de la Chronic Kidney Disease Epidemiology Collaboration (Levey, 2009).

Detección de micro y macroalbuminuria

La detección de micro y macroalbuminuria se ha tratado en el capítulo 1. El método actual recomendado por la KDOQI es analizar el cociente de albúmina (mg) a creatinina (g) en una muestra urinaria aleatoria (puntual). Esto se denomina **cociente de albúmina-creatinina** o **ACR**. La cantidad de albúmina también se puede medir en una muestra de orina recolectada durante un periodo determinado (24 h o cualquier otro periodo, como 4 h); éste era antes el método recomendado, aunque posteriormente se han actualizado las recomendaciones de la mayor parte de las guías para favorecer la muestra de orina puntual, que es más útil y fiable en una situación clínica. Un diagnóstico urinario anómalo se define como la presencia de concentraciones elevadas de albúmina en la orina en, al menos, dos de tres mediciones realizadas en un intervalo de 6 meses. La **microalbuminuria** se define como un ACR en una muestra puntual de ≥ 30 a 299 mg/g o ≥ 30 a 299 mg/24 h en una muestra recolectada en un periodo determinado. La **albuminuria** o **macroalbuminuria** se define como un ACR en una muestra puntual de ≥ 300 mg/g o ≥ 300 mg/24 h en una muestra recolectada durante un periodo determinado. Recientemente, la National Kidney Foundation también ha utilizado los términos albuminuria alta y albuminuria muy alta para describir la microalbuminuria y macroalbuminuria (Levey, 2011). Como ya se mencionó en el capítulo 1, cuando se evalúe la excreción urinaria de proteínas se deben tener en cuenta y tratar o evitar las enfermedades y trastornos simultáneos que pueden aumentar la excreción urinaria de albúmina; entre los que se encuentran las infecciones urinarias, la proteinuria postural, el ejercicio, la presencia de sangre (p. ej., menstrual) y la hipertensión extrema.

¿Es la nefropatía consecuencia de la diabetes?

De acuerdo con las guías de diabetes/ERC de la KDOQI (Kidney Disease Outcomes Quality Initiative, 2007), en la mayoría de los pacientes diabéticos la ERC se puede atribuir, habitualmente, a la diabetes si hay macroalbuminuria, o si se ha detectado microalbuminuria con retinopatía diabética; y en un paciente con diabetes tipo 1 durante al menos 10 años. Además de la diabetes, otras muchas enfermedades pueden afectar a los riñones y producir albuminuria y reducción de la TFG (Sharma, 2013). Se debe sospechar una causa de la enfermedad renal distinta a la diabetes si no hay retinopatía diabética, si hay un aumento muy rápido de la proteinuria o una disminución rápida de la TFG, si hay hipertensión resistente a tratamiento, sedimento urinario activo o síntomas o signos de otra enfermedad sistémica que afecte los riñones, o si hay una reducción > 30% de la TFG en los 2 a 3 meses siguientes al inicio del tratamiento con un inhibidor de la ECA o un ARA (American Diabetes Association, 2018; Kidney Disease Outcomes Quality Initiative, 2007).

Detección de retinopatía

Para este propósito debe realizarse una evaluación meticulosa de otras comorbilidades asociadas en cualquier paciente con nefropatía diabética. Asimismo, se debe realizar una evaluación continua en todos los pacientes para detectar otras complicaciones microvasculares y macrovasculares. Esto incluye un examen para detectar retinopatía al menos cada año, con una exploración ocular con dilatación por un oftalmólogo con experiencia (American Diabetes Association, 2018).

Detección de vasculopatía periférica y neuropatía

Los pacientes con nefropatía diabética tienen un riesgo elevado de úlceras y amputaciones de las extremidades, y se les debe educar para que inspeccionen sus propios pies. Además, los médicos deben realizar con frecuencia una inspección de los pies mediante la exploración de la sensibilidad vibratoria, el estudio con monofilamento en busca de pérdida de la sensación protectora y la evaluación de los pulsos pedios (American Diabetes Association, 2018). El examen para detectar vasculopatía periférica se trata en el capítulo 16.

CONTROL GLUCÉMICO Y ENFERMEDAD RENAL CRÓNICA

Objetivo glucémico de HbA_{1c} < 7.0%

Un objetivo glucémico general en pacientes diabéticos es una HbA_{1c} < 7.0% (American Diabetes Association, 2018). Este valor tiene el respaldo sólido de datos obtenidos en estudios aleatorizados, prospectivos y extensos que analizaron los efectos beneficiosos del "control glucémico estricto" en pacientes con diabetes tipos 1 y 2. Los estudios Diabetes Control and Complications (DCCT) Research Group y Epidemiology of Diabetes Interventions and Complications (EDIC) analizaron la aparición y la progresión de las complicaciones crónicas de la diabetes tipo 1 con un control intensivo de la glucosa (Nathan, 1993). El tratamiento intensivo redujo la incidencia de la microalbuminuria, la albuminuria y la reducción de la TFG (De Boer, 2011, 2014; Nathan, 1993). En varios estudios en pacientes con diabetes tipo 2 se ha demostrado el efecto beneficioso del control glucémico intensivo sobre la aparición y progresión de la nefropatía (Coca, 2012; Perkovic, 2013; Wong, 2016).

Muchos de estos estudios se centraron en las principales complicaciones no renales de la diabetes, especialmente en la retinopatía. En relación con la evolución renal hay datos muy sólidos que muestran que el control estricto retrasa la aparición de microalbuminuria. Al mejorar el control glucémico hay una reducción significativa del número de pacientes que progresan hasta resultados más avanzados, como albuminuria y disminución de la TFG; buena parte de este efecto beneficioso se relaciona con el hecho de que un menor número de pacientes con un control estricto llegan a presentar microalbuminuria. Sin embargo, incluso para estos criterios de valoración más avanzados, los datos de los estudios confirman los efectos beneficiosos para la salud cuando se consigue un objetivo de HbA_{1c} en el rango de 7% (De Boer, 2011, 2014; Perkovic, 2013; Wong, 2016).

Efectos beneficiosos de la reducción de HbA_{1c} hasta niveles por encima de 7%

La mejora del control glucémico se asocia con albuminuria, neuropatía y a una reducción de los resultados adversos de la retinopatía, incluso aunque la HbA_{1c} se reduzca hasta concentraciones por arriba de 7% cuando la cifra de comparación es un valor de HbA_{1c}, incluso, mayor (Skupien, 2014). Por lo tanto, siempre se debe intentar conseguir un mejor control glucémico, incluso si no se puede conseguir en la práctica una concentración de HbA_{1c} de 7% en un paciente determinado.

Posibles riesgos de los objetivos de HbA$_{1c}$ en el rango de 7%

En general, es difícil alcanzar una HbA$_{1c}$ < 7% y está limitado por un aumento del riesgo de hipoglucemia. El objetivo de HbA$_{1c}$ se debe adaptar al individuo. Asimismo, se debe plantear un objetivo de HbA$_{1c}$ > 7% en niños y en pacientes con antecedentes de hipoglucemia grave, en pacientes con esperanza de vida corta y cuando haya determinadas comorbilidades, o en pacientes que tengan antecedentes prolongados de diabetes con complicaciones mínimas (American Diabetes Association, 2018; Inzucchi, 2015). *Debido a la posible debilidad de los pacientes con ERC más avanzada, y a la vista del aumento del riesgo de arteriopatía coronaria y fractura, la prioridad debe ser evitar la hipoglucemia, y pueden ser necesarios objetivos mayores de glucosa y HbA$_{1c}$* (Inzucchi, 2015).

Falta de beneficio cardiovascular en la reducción de los objetivos de HbA$_{1c}$ por debajo de 7%

El Action to Control Cardiovascular Risk in Diabetes Study Group (ACCORD) observó un aumento del riesgo de hipoglucemia, del peso y de la mortalidad en un grupo asignado a un objetivo de HbA$_{1c}$ < 6.0% que consiguió una HbA$_{1c}$ de 6.4%, comparado con un grupo asignado a un objetivo de A$_{1c}$ de 7.0 a 7.9% que consiguió un objetivo de 7.5% (Gerstein, 2008). En el estudio ADVANCE, de diseño similar, no hubo aumento de la mortalidad en un grupo que alcanzó una A$_{1c}$ media de 6.5%, en comparación con un grupo que recibió tratamiento menos intensivo y en el que la A$_{1c}$ media alcanzada era de 7.3% (Patel, 2008). En los estudios ACCORD y ADVANCE no se observó el efecto beneficioso de una reducción de los episodios cardiovasculares adversos con un control glucémico estricto. Por lo tanto, actualmente se recomienda, en general, que el objetivo de HbA$_{1c}$ sea < 7% y no 6.5%. Sin embargo, cabe destacar que una mayor reducción en la A$_{1c}$ como ésta se ha asociado con mejoría en los desenlaces renales (Perkovic, 2013).

Exactitud de la HbA$_{1c}$ en la enfermedad renal crónica

En la medición de la HbA$_{1c}$ hay cierta inexactitud a la hora de reflejar la concentración ambiental de glucosa en pacientes con ERC etapas 4 a 5. Los factores que pueden contribuir a una falsa reducción de los valores incluyen disminución de la longevidad de los eritrocitos, hemólisis y deficiencia de hierro. La **fructosamina** y la **albúmina glucosilada** son medidas alternativas integradas de la carga glucémica pero reflejan las 2 sem previas en lugar de los 3 meses anteriores en los niveles de glucosa. Además, existe controversia sobre si se correlacionan mejor o peor con la glucosa promediada en el tiempo en pacientes con ERC. Algunos estudios indican que la albúmina glucosilada es superior a la HbA$_{1c}$ para la estimación del control glucémico en pacientes en diálisis, pero esta medición no está bien estandarizada entre los laboratorios (Freedman, 2010; Molitch, 2018; Peacock, 2008).

Vigilancia y objetivos de HbA$_{1c}$ y glucosa en el hogar

En promedio, la HbA$_{1c}$ debe medirse dos veces al año en pacientes con un control glucémico estable y dentro del objetivo; se debe medir cada 3 meses si no se cumple el objetivo o si se ha modificado el tratamiento. La concentración preprandial de glucosa capilar debe ser de 80 a 130 mg/dL (4.4 a 6.7 mmol/L), y la concentración posprandial de glucosa capilar de 1 a 2 h tras la comida debe ser < 180 mg/dL (10.0 mmol/L) (American Diabetes Association, 2018). Sin embargo, como se mencionó antes, los pacientes con ERC avanzada tienen un mayor riesgo de hipoglucemia y es apropiado establecer metas más altas para evitar la hipoglucemia (Inzucchi, 2015).

TRATAMIENTO MÉDICO DE LA DIABETES: INSULINA

Insulinas de acción prolongada

Glargina

La insulina glargina (Lantus, Basaglar; U100) es soluble a pH ácido, aunque lo es menos a pH fisiológico, por lo que la inyección subcutánea produce precipitación y retrasa la absorción. La glargina no tiene una concentración máxima evidente y dura, aproximadamente, hasta 22 a 24 h después de la inyección (tabla 13-2). Recientemente, existe en el mercado una versión concentrada de 300 U/mL U300 (Toujeo) sólo en presentación en pluma, y proporciona un pico aún más pequeño y menor variabilidad día a día.

Detemir

La insulina detemir (Levemir) se une a la albúmina después de la inyección. Esto es lo que le da su acción prolongada, ampliando su vida media en la circulación y retrasando su entrada en las células. Esto también hace que las concentraciones máximas sean menores. La acción del detemir dura aproximadamente 18 a 22 h.

Degludec

La insulina degludec (Tresiba) es otra insulina de acción muy prolongada con una vida media de alrededor de 25 h, y viene en formas de 100 U y

TABLA 13-2	Inicio, efecto máximo y duración de diversos compuestos de insulina		
Insulina	**Inicio**	**Máximo**	**Duración (h)**
Acción prolongada			
Glargina (Lantus, Basaglar)	2-4 h	No	22-24
Detemir (Levemir)	1-3 h	6-8 h	18-22
Glargina U300 (Toujeo)	6 h	Ninguno	36
Degludec (Tresiba)	1 h	Ninguno	42
Acción intermedia			
NPH	2-4 h	4-10 h	10-18
Acción corta			
Regular	0.5-1 h	2-3 h	5-8
Acción rápida			
Asparta (Novolog)	5-15 min	0.5-2 h	3-5
Lispro (Humalog)	5-15 min	0.5-2 h	3-5
Glulisina (Apidra)	5-15 min	0.5-2 h	3-5
Premezcladas			
70% NPH/30% regular	0.5-1 h	3-12 h (dual)	10-16
50% NPH/50% regular	0.5-1 h	2-12 h (dual)	10-16
75% NPL/25% lispro	5-15 min	1-4 h (dual)	10-16
50% NPL/50% lispro	5-15 min	1-4 h (dual)	10-16
70% NPA/30% asparta	5-15 min	1-4 h (dual)	10-16

NPA, protamina neutra asparta; NPH, protamina neutra Hagedorn; NPL, protamina neutra lispro.

200 U. También tiene un pico mínimo y una variabilidad día a día baja; también se encuentra disponible sólo en presentación de pluma.

Insulinas de acción intermedia: NPH

La insulina isófana (protamina neutra Hagedorn [NPH]) es una insulina de acción intermedia que se genera por la adición de protamina a la insulina regular. Asimismo, se estima que su inicio de acción se produce entre las 2 y 4 h, con un máximo entre las 4 y 10 h. Los efectos pueden durar de 10 a 18 h y generalmente se administra dos veces al día. Un problema de la insulina NPH es la gran variabilidad de su absorción.

Insulina de acción corta (regular)

La insulina cristalina regular tiene un inicio de acción de 30 a 60 min, una acción máxima entre las 2 y 3 h y una duración de acción de 5 a 8 h después de la inyección. La insulina regular debe administrarse aproximadamente 30 min antes de las comidas.

Insulinas de acción rápida

Los análogos de insulina de acción rápida asparta (Novolog), lispro (Humalog, U100 y U200) y glulisina (Apidra) se absorben más rápidamente que la insulina regular, alcanzan antes la concentración máxima y tienen una duración de acción más corta. Además, se asemejan más que la insulina regular a la secreción fisiológica de insulina. Las insulinas de acción rápida se pueden administrar inmediatamente antes de las comidas, lo que resulta más cómodo para el paciente. La concentración máxima de las tres insulinas se produce entre los 30 y 90 min, y la duración de la acción es aproximadamente de 5 h. La administración de insulinas de acción rápida en pacientes con gastroparesia *después* de una comida se asocia, en ocasiones, a una mejor adaptación de la concentración máxima de insulina al momento de la absorción de la glucosa de esa comida. En pacientes con poco apetito que no ingieren todo el alimento que creían que iban a comer, la administración de la insulina de acción rápida después de la comida permite un ajuste más dirigido de la dosis de insulina en proporción a la cantidad de alimento ingerido.

Combinaciones premezcladas

Hay varios preparados de insulina premezclados que contienen un porcentaje fijo de dos tipos diferentes de insulina.

Dosis de 100 U *versus* 200 U, 300 U y 500 U

Casi todas las insulinas son 100 U, lo que se define como 100 unidades de insulina por cada mL. Una insulina 500 U contiene 500 unidades por cada mL y sólo está disponible como insulina regular. La concentración elevada de 500 U altera su cinética, lo que hace que sea más parecida a la insulina NPH cuando se inyecta por vía subcutánea. La presentación de 300 U de la glargina (Toujeo) y la presentación de degludec de 200 U se discutieron antes. Estas formas concentradas de insulina son útiles para pacientes con resistencia importante a la insulina que requieren grandes dosis, así como en pacientes con depósitos mínimos de grasa. Como ejemplo, la presentación de 200 U del Humalog ofrece la ventaja de aportar la misma cantidad de insulina en un volumen menor. También es útil para quienes tienen un alto requerimiento de insulina y permitirá que las plumas duren más (cada pluma contiene 600 unidades por pluma en lugar de las 300 unidades estándar).

Prolongación de la acción de la insulina en la enfermedad renal crónica

Cerca de un tercio de la degradación de la insulina se realiza en el riñón, y la reducción de la función renal se asocia con prolongación de la vida media de la insulina. Todos los preparados de insulina descritos pueden utilizarse para tratar la diabetes en la ERC. Las dosis deben ser aquellas que consigan el objetivo de control glucémico y que minimicen la hipoglucemia. Los tipos y dosis de insulina se deben individualizar para cada paciente y para cada nivel de ERC. Por ejemplo, un estudio comparó las dosis usuales con dosis a la mitad de insulina (glargina más glulisina prandial) en pacientes con TFGe < 45 mL/min por 1.73 m^2, encontrando niveles comparables de control glucémico, pero mucho menos hipoglucemia (Baldwin, 2012). La mayor duración de la acción de la glargina de 300 U y del degludec se deben a la prolongación de su tiempo de absorción desde los sitios de inyección subcutánea, y no por una reducción del aclaramiento renal. Por lo tanto, a pesar de su mayor duración de acción, su farmacocinética no cambia con el avance de la ERC (Blair y Keating, 2016; Kiss, 2014) y no se requieren cambios específicos para ellos fuera de la necesidad general de una reducción de la dosis para todas las insulinas a medida que la función renal decae.

ANTIDIABÉTICOS ORALES Y FÁRMACOS NO INSULÍNICOS INYECTABLES

En la actualidad, hay seis clases de antidiabéticos orales y dos clases de fármacos no insulínicos inyectables autorizados para el tratamiento de la diabetes tipo 2.

Sulfonilureas

Las sulfonilureas aumentan la secreción de insulina uniéndose a un receptor de sulfonilureas de las células β del páncreas y son los antidiabéticos orales más antiguos de que se dispone. Entre las denominadas sulfonilureas de primera generación se encuentran acetohexamida, clorpropamida, tolazamida y tolbutamida. Entre los compuestos de segunda generación desarrollados posteriormente están glipizida, glimepirida, gliburida y glicazida (no disponible en EUA). Las sulfonilureas se administran una o dos veces al día. En promedio, reducen la HbA$_{1c}$ 1.5 a 20%. La hipoglucemia es un problema frecuente, y se puede producir hipoglucemia prolongada con clorpropamida y gliburida.

Uso de sulfonilureas en la enfermedad renal crónica

Las sulfonilureas de primera generación se deben evitar en la ERC porque se eliminan por el riñón, por lo que tienen una vida media más prolongada, conduciendo a un riesgo mayor de hipoglucemia. También se debe tener precaución con las sulfonilureas de segunda generación, gliburida y glimepirida. No es necesario reducir la dosis de glipizida y glicazida porque no tienen metabolitos activos y no se excretan por vía renal, pero deben ser utilizadas con precaución (tabla 13-3).

Glinidas

Repaglinida y nateglinida aumentan la secreción de insulina mediante el cierre del canal de potasio dependiente del trifosfato de adenosina (ATP) de las células β-pancreáticas. Es necesario que haya glucosa para que

TABLA 13-3 Ajustes de la dosis de los compuestos de insulina y los antidiabéticos orales en la enfermedad renal crónica

Clase de fármaco	ERC en estadios 3 y 4, y estadio 5 prediálisis
Insulina	No se recomienda ajuste de dosis[a]
Sulfonilureas de primera generación	
Acetohexamida	Se debe evitar su uso
Clorpropamida	TFG de 50-80 mL/min/1.73 m²: reducir la dosis al 50%
	TFG < 50 mL/min/1.73 m²: evitar
Tolazamida	Se debe evitar su uso
Tolbutamida	Se debe evitar su uso
Sulfonilureas de segunda generación	
Glipizida	No es necesario ajustar la dosis
Glimepirida	Comenzar de manera conservadora con 1 mg al día
Gliburida	Se debe evitar su uso
Glicazida	No es necesario ajustar la dosis
Glinidas	
Repaglinida	No es necesario ajustar la dosis
Nateglinida	Comenzar de manera conservadora con 60 mg con las comidas. No la utilice si la TFGe < 60 mL/min por 1.73 m²
Biguanidas	
Metformina	Dosis máxima 1 000 mg/día para una TGFe < 45 mL/min por 1.73 m² y suspenda con una TFGe < 30 mL/min por 1.73 m²
Tiazolidinedionas	
Pioglitazona	No es necesario ajustar la dosis
Rosiglitazona	No es necesario ajustar la dosis
Inhibidores de la α-glucosidasa	
Acarbosa	Evitar si TFG < 26 mL/min/1.73 m²
Miglitol	Se debe evitar su uso
Inhibidor de la DPP-4	
Sitagliptina	TFG ≥ 50 mL/min/1.73 m²: 100 mg al día
	TFG 30 a < 50 mL/min/1.73 m²: 50 mg al día
	TFG < 30 mL/min/1.73 m²: 25 mg al día
Saxagliptina	TFG ≥ 45 mL/min por 1.73 m²: 5 mg al día
	TFG < 45 mL/min por 1.73 m²: 2.5 mg al día
Alogliptina	TFG ≥ 60 mL/min por 1.73 m²: 25 mg al día
	TFG 30 a < 60 mL/min por 1.73 m²: 12.5 mg al día
	TFG < 30 mL/min por 1.73 m²: 6.25 mg al día
Linagliptina	No hay restricciones
Agonistas GLP-1	
Exenatida	No se recomienda si TFG < 30 mL/min por 1.73 m²
Liraglutida	No es necesario ajustar la dosis
Dulaglutida	No se requiere ajustar la dosis
Semaglutida	No se requiere ajustar la dosis
Lixisenatida	No se recomienda si TFGe es < 15 mL/min por 1.73 m²
Análogo de la amilina	
Pramlintida	No es necesario ajustar la dosis

(*continúa*)

Ajustes de la dosis de los compuestos de insulina y los antidiabéticos orales en la enfermedad renal crónica (*Continuación*)

Clase de fármaco	ERC en estadios 3 y 4, y estadio 5 prediálisis
Inhibidores SGLT2	
Canagliflozina	TFGe 45 a < 60 mL/min por 1.73 m²: dosis máxima 100 mg una vez al día TFGe < 45 mL/min por 1.73 m²: evite su uso
Dapagliflozina	TFGe < 60 mL/min por 1.73 m²: evite su uso
Empagliflozina	TFGe < 45 mL/min por 1.73 m²: evite su uso
Ertugliflozina	TFGe < 60 mL/min por 1.73 m²: no se utilice en forma crónica TFGe < 30 mL/min por 1.73 m²: evite su uso

[a]El ajuste de la dosis se basa en la respuesta del paciente.
ERC, enfermedad renal crónica; TFG, tasa de filtración glomerular.

actúen las glinidas, y dan lugar a una rápida y breve liberación de insulina. Como tienen un inicio de acción más rápido y una duración más breve que las sulfonilureas, las meglitinidas se administran de forma ideal antes de cada comida. También pueden producir hipoglucemia.

Uso de glinida en la enfermedad renal crónica

Con el uso de este fármaco se ha encontrado un aumento de la concentración sérica de metabolitos activos en pacientes con ERC que toman nateglinida. Esto no se ha observado con repaglinida y puede ser utilizada con precaución.

Biguanidas (metformina)

Las biguanidas (metformina) actúan reduciendo la gluconeogénesis hepática y también aumentan la sensibilidad a la insulina. La metformina reduce la HbA₁c un promedio de 1.0 a 2.0%. No produce hipoglucemia en monoterapia. Además, no produce aumento de peso y se asocia con reducciones pequeñas de las concentraciones de lipoproteína de baja densidad (LDL) y triglicéridos. Los efectos adversos más frecuentes son meteorismo, dolor abdominal crónico y diarrea. Se ha descrito deficiencia de vitamina B_{12} con un uso prolongado (Wile, 2010). La acidosis láctica es un efecto adverso muy infrecuente, pero grave, que puede precipitarse cuando la concentración sanguínea de metformina es muy elevada, como ocurre en pacientes con ERC avanzada.

Uso de metformina en la enfermedad renal crónica

La metformina se elimina por el riñón y puede acumularse en la insuficiencia renal, lo que hace que los pacientes tengan riesgo de acidosis láctica, aunque su incidencia con el uso de metformina es muy rara (Bakris y Molitch, 2016; Inzucchi, 2014). Se han revisado recientemente las directrices de la FDA, de modo que no se debe administrar metformina a pacientes con una TFGe < 30 mL/min por 1.73 m₂; parece prudente reducir la dosis máxima a 1 000 mg/día con una TFGe < 45 mL/min por 1.73 m² (Bakris y Molitch, 2016; Inzucchi, 2014). Tampoco se debe administrar metformina cuando los pacientes se encuentran en condiciones inestables, como hipotensión, hipoxia y luego de la administración de radiocontraste (Bakris y Molitch, 2016; Inzucchi, 2014).

Tiazolidinedionas

Las tiazolidinedionas (pioglitazona, rosiglitazona) son agonistas del receptor activado por el inductor de la proliferación de los peroxisomas γ (PPAR γ) que aumentan la sensibilidad periférica a la insulina. Como promedio, reducen la HbA_{1c} en 0.5 a 1.5% (Yki-Jarvinen, 2004). Los principales efectos adversos son aumento de peso y edema. No se deben utilizar en pacientes con insuficiencia cardiaca u otros estados asociados con edema. Aunque existía inquietud hace varios años en relación a un aumento en el riesgo de cardiopatía isquémica con la rosiglitazona, los análisis subsecuentes no apoyaron esta conclusión, y se retiró una advertencia previa de la FDA.

Tiazolidinedionas en la enfermedad renal crónica

La rosiglitazona y la pioglitazona son eliminadas por el hígado, y no es necesario reducir sus dosis en pacientes con insuficiencia renal. Por lo tanto, estos medicamentos no producen un aumento del riesgo de hipoglucemia en pacientes con ERC; sin embargo, sí pueden empeorar la retención de líquido. Recientemente, se ha descubierto que esta clase de fármacos reduce la reabsorción ósea y produce un aumento de la incidencia de fracturas. A la fecha se desconoce si este efecto sobre la reabsorción ósea empeorará la osteodistrofia renal, aunque podría ser un problema.

Inhibidores de la α-glucosidasa

Los inhibidores de la α-glucosidasa (acarbosa, miglitol) reducen la degradación de los oligosacáridos y disacáridos en el intestino delgado, retrasando así la digestión de los hidratos de carbono y ralentizando la absorción de la glucosa después de una comida. Los principales efectos adversos son meteorismo, flatulencia y dolor, cólico abdominal. El efecto en el promedio de la HbA_{1c} es una disminución de 0.5 a 1.0%.

Acarbosa y miglitol en la enfermedad renal crónica

La acarbosa tiene una absorción mínima aunque, si hay reducción de la función renal, la concentración sérica del fármaco y de sus metabolitos aumenta significativamente. Aunque no se han descrito efectos adversos, no se recomienda su uso en pacientes con una TFG < 26 mL/min/1.73 m^2 (Snyder, 2004). El miglitol tiene una mayor absorción sistémica y es excretado por el riñón, por lo que no se debe utilizar en pacientes con disminución de la TFG (Snyder, 2004).

Inhibidores de la dipeptidil peptidasa

Los inhibidores de la dipeptidil peptidasa-4 (DPP-4) (sitagliptina [Januvia], saxagliptina [Onglyza], alogliptina [Nesina] y linagliptina [Tradjenta]) reducen la degradación de las hormonas incretinas como el péptido análogo al glucagón-1 (GLP-1). Normalmente, el GLP-1 se secreta en el tubo digestivo en respuesta al alimento y favorece la secreción de insulina en el páncreas, a la vez que reduce la liberación de glucagón. El GLP-1 también retrasa el vaciado gástrico. Los inhibidores DPP-4 mejoran la concentración de glucosa basal y posprandial.

Inhibidores DPP-4 en la enfermedad renal crónica

Todos los inhibidores DPP-4 pueden ser utilizados en pacientes con ERC, pero la sitagliptina, la saxagliptina y la alogliptina son aclaradas por el riñón, y por lo tanto necesitan ajustes en la dosis, según se detalla en la tabla 13-3. La linagliptina no es aclarada por el riñón, y no requiere ningún ajuste de dosis a medida que la TFG cae. Aunque algunos estudios han encontrado un aumento en el riesgo de insuficiencia cardiaca congestiva con los inhibidores DPP-4, otros no lo han hecho, y por lo tanto esta área sigue siendo controversial (Filion y Suissa, 2016).

Inhibidores del cotransportador de sodio-glucosa 2

Los inhibidores del cotransportador de sodio-glucosa 2 (SGLT2) (canagliflozina [Invokana], dapagliflozina [Farxiga], empagliflozina [Jardiance] y ertugliflozina [Steglatro]) reducen la reabsorción de glucosa en el túbulo proximal, lo que conduce a un aumento en la excreción de glucosa, una reducción en la HbA$_{1c}$ de ~0.8% y pérdida de peso, y no causan hipoglucemia. Los estudios EMPA-REG y CANVAS demostraron recientemente beneficios significativos en la reducción de los desenlaces cardiovasculares y en la mortalidad, así como en la progresión de la TFGe con el uso de empagliflozina y canagliflozina, respectivamente (Neal, 2017; Wanner, 2016; Zinman, 2015). Los desenlaces renales, definidos por una reducción en la TFG, los requerimientos para la terapia de restitución renal o la muerte por causa renal, disminuyó en sujetos que recibieron canagliflozina en comparación con placebo en el estudio CANVAS (Mahaffey, 2018). Las infecciones genitales por levaduras se presentan en hasta 10% de las mujeres, y los pacientes de mayor edad pueden experimentar síntomas debidos a la contracción de volumen. Adicionalmente se han presentado reportes recientes de cetoacidosis diabética "euglucémica", principalmente en pacientes con diabetes tipo 1 (en quienes se utilizan, en ocasiones, estos medicamentos "fuera de etiqueta", pero también muy raras veces en pacientes con diabetes tipo 2). Un análisis reciente que causa cierta inquietud sugiere que el riesgo de amputaciones puede aumentar con esta categoría de medicamentos (Udell, 2018).

Inhibidores SGLT2 en la enfermedad renal crónica

La cantidad de reducción en la HbA$_{1c}$ se vuelve mucho más baja a medida que la TFGe cae por debajo de 60 mL/min por 1.73 m^2, pero es interesante que la ligera reducción en la presión arterial permanece (Gilbert, 2016). Debido a un pequeño incremento en los eventos adversos relacionados con la contracción del volumen intravascular, no se deben utilizar más de 100 mg al día de canagliflozin en pacientes con una TFGe de 45 a < 60 mL/min por 1.73 m^2. La canagliflozina y la empagliflozina deben suspenderse si la TFGe de < 45 mL/min por 1.73 m^2, y se debe suspender la dapagliflozina a 60 mL/min por 1.73 m^2, principalmente por una reducción en la eficacia. La ertugliflozina debe suspenderse si la TFGe es < 30 mL/min por 1.3 m^2 y no se recomienda su uso prolongado si la TFGe es < 60 mL/min por 1.73 m^2.

Agonistas del receptor de GLP-1

La exenatida (Byetta), liraglutida (Victoza), dulaglutida (Trulicity), lixisenatida (Adlyxin) y semaglutida (Ozempic) son miméticos inyectables de la incretina, los cuales han sido autorizados por la FDA como tratamientos complementarios en pacientes que utilizan una sulfonilurea o metformina. En la práctica, también se han utilizado con insulina. De hecho, actualmente existen combinaciones de dosis fija de insulina degludec/liraglutida (IDegLira) e insulina glargina/lixisenatida (IGlarLixi) cuyas dosis pueden ser ajustadas hacia arriba para lograr el control glucémico. Los agonistas del receptor GLP-1 reducen de forma eficaz la HbA$_{1c}$ y el peso corporal. Además, contribuyen a la saciedad por un mecanismo del sistema nervioso central que reduce el apetito y contribuye a su eficacia para la pérdida de peso. Aunque en algunos pacientes su uso se ha asociado con pancreatitis, la frecuencia general de pancreatitis con su uso no es más alta que en los pacientes diabéticos que utilizan otros agentes. La exenatida se encuentra disponible en presentación de dosis de dos veces al día (Byetta) y también como inyección semanal de depósito (Bydureon). Tanto la albiglutida como la dulaglutida se encuentran disponibles sólo como inyecciones semanales. Los estudios LEADER y SUSTAIN-6 demostraron reducciones significativas en la mortalidad cardiovascular con la liraglutida y la semaglutida (Marso, 2016a; Marso, 2016b).

Agonistas del receptor GLP-1 en la enfermedad renal crónica
No se recomienda la exenatida en pacientes con una TFG < 30 mL/min/1.73 m^2 (Linnebjerg, 2007). Además, en algunos casos se ha visto que la exenatida produce insuficiencia renal (U.S. Food and Drug Administration, 2009). La liraglutida se metaboliza por completo en el organismo, y el riñón no es un órgano de eliminación importante (Jacobsen, 2009); sin embargo, debido a reportes similares de daño renal agudo con la liraglutida, debe ser utilizada con precaución cuando la TFGe es < 30 mL/min por 1.73 m^2. Tampoco hubo restricciones en la dosis con la dulaglutida o la semaglutida, pero no debe utilizarse la lixisenatida cuando la TGF es < 15 mL/min por 1.73 m^2.

Pramlintida
La pramlintida es un análogo inyectable de la amilina disponible como complemento al tratamiento insulínico. Normalmente se administra con todas las comidas. La amilina es cosecretada junto con la insulina por las células β del páncreas, y los pacientes con diabetes tienen deficiencia de amilina. Ésta reduce la liberación de glucagón, retrasa el vaciado gástrico y también tiene un efecto supresor del apetito.

Pramlintida en la enfermedad renal crónica
La pramlintida es metabolizada y eliminada predominantemente por los riñones. Sin embargo, como la pramlintida tiene un índice terapéutico amplio, normalmente no es necesario ajustar la dosis cuando hay insuficiencia renal leve o moderada.

TERAPIA GLUCÉMICA DE LA DIABETES: ESTRATEGIA

La terapia insulínica para pacientes con diabetes tipos 1 y 2 difiere mucho.

Diabetes tipo 1
Los pacientes con diabetes tipo 1 necesitan un régimen que simule la secreción endógena de insulina. Esto se consigue mejor con el tratamiento combinado con insulina, con empleo de una insulina basal de acción prolongada y múltiples inyecciones diarias de una insulina de acción corta (es decir, regular) o rápida con las comidas (Wallia y Molitch, 2014).

NPH e insulina regular 2 veces al día
Antes de disponerse de análogos de insulina, se utilizaba una combinación de NPH e insulina regular 2 veces al día, en un intento de simular la secreción endógena de insulina. Habitualmente, se administraban juntas antes del desayuno y la cena. Como ambos tipos de insulina permiten tratar la glucemia basal y posprandial, puede ser difícil utilizar este régimen para conseguir el control glucémico. Estas combinaciones fijas de insulina exigen que los pacientes mantengan horarios de comida y porciones de alimentos simila-

res cada día, y tampoco simulan la secreción fisiológica normal de insulina (Wallia y Molitch, 2014). La única ventaja de utilizar NPH e insulina regular es su costo mucho más bajo en comparación con las nuevas insulinas análogas.

Insulina glargina o detemir en lugar de NPH

La insulina **glargina** no tiene un efecto máximo distinto, es superior a la NPH 2 veces al día en la reducción de la concentración de glucosa en ayuno con menos hipoglucemia y permite tener valores más estables de glucosa en ayuno. También se ha descrito reducción de la HbA$_{1c}$ en estudios que han comparado la glargina con la NPH (Wallia y Molitch, 2014). En comparación con la NPH, la glargina y la insulina detemir han demostrado tener menos variabilidad intra e interindividual, con mayor fiabilidad y reproducibilidad. Pocos estudios han comparado la insulina detemir con la glargina en la práctica clínica. Las dos insulinas nuevas de acción muy prolongada, la insulina glargina 300 U (Toujeo) y la insulina degludec (Tresiba), tienen aún menos variabilidad intra e interindividual, y menos hipoglucemia que la insulina glargina 100 U y la insulina detemir.

Análogos de insulina de acción rápida en lugar de insulina regular

En varios estudios, el uso de las insulinas de acción rápida lispro, asparta o glulisina en comparación con la insulina regular produjo un mejor control de la glucosa posprandial, disminución de la hipoglucemia y, en algunos estudios (aunque no en todos), disminución de la HbA$_{1c}$ (Wallia y Molitch, 2014).

Régimen insulínico en la diabetes tipo 1: resumen

El régimen insulínico de los pacientes con diabetes tipo 1 se debe personalizar. Como insulina basal, el fármaco óptimo de elección sería glargina, una vez al día, seguida por detemir, dos veces al día, y después NPH, con la utilización de cualquiera de los análogos de insulina de acción rápida como dosis suplementaria de insulina a la hora de la comida. En algunos individuos, el uso de 300 U de garlina y degludec puede proporcionar un control glucémico más uniforme con menos hipoglucemia. Como se mencionó, las dosis generalmente deben reducirse a medida que la TFG disminuye y se necesita una vigilancia cuidadosa de la glucosa en el hogar para guiar y prevenir la hipoglucemia.

Tratamiento de la glucemia en la diabetes tipo 2

Uso inicial de antidiabéticos orales

En la diabetes tipo 2 hay varias opciones terapéuticas. Cuando se inicia el tratamiento médico en la diabetes tipo 2, si es leve, es ideal empezar con un antidiabético oral debido a la facilidad de administración y al menor riesgo de hipoglucemia. La metformina es una primera opción óptima a la vista de la ausencia de hipoglucemia asociada, y puede producir pérdida de peso pero puede requerirse reducir la dosis dependiendo del nivel de función renal (ver más arriba). Una dosis inicial ideal son 500 mg una vez al día, con ajuste gradual hasta 2 000 mg al día, dependiendo de la respuesta de la glucemia y de la tolerancia gastrointestinal. Cualquiera de los otros agentes orales pueden ser utilizados como un segundo agente cuando no se logra el control con los cambios en el estilo de vida y la metformina (Inzucchi, 2015; Qaseem, 2017). Los inhibidores DPP-4 pueden considerarse ya que no existe hipoglucemia asociada; por lo tanto, se requiere reducir las dosis de la sitagliptina, saxagliptina y alogliptina, pero no para la linagliptina en los pacientes con TFG reducida (tabla 13-3). La pioglitazona es una opción razonable porque reduce la resistencia a la insulina, aunque el aumento de peso y la retención de líquidos son efectos adversos indeseables graves. Los inhibidores SGLT2 también se utilizan actualmente como agentes secundarios, por sus beneficios cardiovasculares y en la ERC probados, pero no son, en particular, útiles cuando la TFGe es < 60 mL/min por 1.73 m^2. Los agonistas del receptor GLP-1 también se están utilizando cada vez con mayor frecuencia como agentes secundarios, dada la considerable pérdida de peso que algunas veces puede lograrse. Por último, las sulfonilureas de segunda generación son eficaces, aunque se asocian con riesgo de hipoglucemia, por lo que es necesaria una vigilancia cuidadosa por parte del médico y el paciente; la gliburida, en particular, debe evitarse en pacientes con ERC. No es infrecuente el uso de tres medicamentos, pero, en ese punto, se debe considerar también añadir insulina al esquema de tratamiento.

Adición de insulina para compensar la insuficiencia progresiva de las células β-pancreáticas

En la diabetes tipo 2 hay un defecto de la acción de la insulina que produce resistencia a la insulina combinada con insuficiencia progresiva de las células β-pancreáticas. En pacientes con resistencia insulínica grave o deficiencia de insulina, con frecuencia se debe administrar insulina para conseguir un control glucémico óptimo que no se puede conseguir solamente con antidiabéticos orales. No hay un consenso claro sobre qué régimen se debe utilizar en qué tipo de paciente. El régimen insulínico se debe adaptar al paciente y a la hora del día en la que se produce la hiperglucemia.

Combinación de insulina con antidiabéticos orales

Una insulina de acción prolongada se puede añadir a los antidiabéticos orales. Un régimen habitual supone la administración de insulina al acostarse para tratar la glucemia en ayuno subóptima, que puede deberse a gluconeogénesis hepática inadecuadamente tratada con el antidiabético oral.

Dosis inicial y ajuste de insulina basal

Para comenzar, la insulina basal se puede iniciar con una dosis de 10 a 15 U administradas al acostarse; puede tratarse de glargina, detemir, glargina 300 U, degludec o NPH, aunque el riesgo de hipoglucemia nocturna puede ser mayor con la NPH. Posteriormente, con una frecuencia de no más de cada 3 días, la dosis de insulina se puede aumentar en 1 a 2 U hasta alcanzar la meta en ayuno, mientras que, al mismo tiempo, se evita la hipoglucemia (Wallia y Molitch, 2014).

Dosis suplementarias de insulina con las comidas

Los pacientes también pueden precisar la adición de insulina prandial si tienen hiperglucemia durante el día, pese a tener controlada la glucemia en ayuno. Las insulinas premezcladas en ampollas y plumas son más fáciles de utilizar, pero los pacientes deben seguir una dieta similar todos los días. Como el cociente de insulina está fijo, hay menos libertad para el ajuste de las dosis en ayunas y prandiales, y, con frecuencia, es difícil conseguir un control estricto sin hipoglucemia frecuente. Se puede añadir inicialmente insulina prandial con la comida más abundante del día, pero a menudo se requiere insulina prandial para cada comida, guiando la dosis con base en el contenido de carbohidratos de la comida y al nivel de glucosa previo a la comida (Wallia y Molitch, 2014). En pacientes que únicamente tienen hiperglucemia durante el día, la insulina prandial puede ser suficiente.

RIESGO DE HIPOGLUCEMIA

La principal limitación que tienen los pacientes para alcanzar una concentración de HbA$_{1c}$ < 7.0% es la creciente aparición de hipoglucemia con menores concentraciones de glucosa. Esto es particularmente cierto en pacientes diabéticos tipo 1 tratados con insulina. Aunque el riesgo de hipoglucemia aumenta en diabéticos tipo 2 tratados con insulina, su magnitud es mucho menor. En el UKPDS (que incluyó a pacientes diabéticos tipo 2) se observó que las sulfonilureas se asocian con un riesgo muy pequeño de hipoglucemia (Shichiri, 2000; UK Prospective Diabetes Study [UKPDS] Group, 1998).

Aumento del riesgo de hipoglucemia en la enfermedad renal crónica

Los pacientes con diabetes tipo 1 tratados con insulina y que tenían una elevación significativa de la creatinina (media 2.2 mg/dL [195 µmol/L]) aumentaron en cinco veces la frecuencia de hipoglucemia grave (Hasslacher y Wittmann, 2003; Muhlhauser, 1991). Por lo tanto, los pacientes tratados de forma intensa deben controlar de cerca la concentración de glucosa y ajustar en consecuencia las dosis de fármacos. Los pacientes con enfermedad renal progresiva con disminuciones importantes de la TFG (ERC en estadios 3 a 5) tienen un mayor riesgo de hipoglucemia, por tres motivos: *a)* disminución del aclaramiento de la insulina, como ya se ha señalado; *b)* disminución del aclaramiento de algunos de los antidiabéticos orales, como se muestra en la tabla 13-3, y *c)* disminución de la gluconeogénesis (Alsahi y Gerich, 2014) renal. Al aminorar la masa renal se reduce la magnitud de la gluconeogénesis que realiza el riñón. Esta disminución puede reducir la capacidad, de defenderse contra la hipoglucemia, de un paciente que se está haciendo hipoglucémico, como consecuencia de una cantidad excesiva de insulina, antidiabéticos orales o por ausencia de ingesta de alimentos. En algunos pacientes la anorexia y el adelgazamiento asociados con la uremia también pueden influir en una mayor sensibilidad a la insulina.

TRASPLANTE DE PÁNCREAS-RIÑÓN

La curación de la diabetes con un trasplante de páncreas se ha demostrado, después de 10 años de normoglucemia, que se asocia con inversión de las lesiones establecidas de la nefropatía diabética, como el engrosamiento de la membrana basal glomerular y tubular, y la expansión mesangial (Wallia y Molitch, 2014). Sin embargo, deben sopesarse los efectos beneficiosos del trasplante pancreático con los riesgos quirúrgicos y los riesgos de una inmunodepresión durante toda la vida, y con las posibles consecuencias perjudiciales graves de los inhibidores de la calcineurina sobre la estructura y función renales (Wallia y Molitch, 2014) (ver cap. 28).

IMPORTANCIA DE LA REDUCCIÓN DE LOS FACTORES DE RIESGO CARDIOVASCULAR Y METABÓLICO

La diabetes es un factor de riesgo importante de enfermedad cardiovascular, y esta enfermedad es la principal causa de muerte en pacientes con ERC. Por lo tanto, la combinación de diabetes y ERC es particularmente grave con relación al aumento del riesgo de enfermedad cardiovascular. Cuando se divide a los pacientes con ERC entre los que tienen y no tienen diabetes, la tasa de mortalidad anual aumenta considerablemente en los diabéticos. Por el contrario, cuando se divide a los pacientes diabéticos entre los que tienen o no tienen datos de ERC, el riesgo de enfermedad cardiovascular es mucho mayor en los que tienen datos de nefropatía diabética, incluso en la fase temprana de sólo microalbuminuria, y el riesgo aumenta a medida que progresa la nefropatía hasta albuminuria clínica y, después, disminución de la TFG (Afkarian, 2013; Fox, 2012). Por lo tanto, el control de los factores de riesgo de la enfermedad cardiovascular es particularmente importante en cualquier persona que tenga diabetes y ERC conjuntas. Los pacientes con diabetes y ERC tienen muchos factores de riesgo de enfermedad cardiovascular, como tabaquismo, dislipidemia, hipertensión y obesidad, y se deben realizar intentos intensos de reducirlos tanto como sea posible.

En el estudio Steno-2 se evaluó el efecto del control estricto de la glucemia, la presión arterial y el colesterol en la diabetes tipo 2, y de la microalbuminuria establecida sobre la enfermedad microvascular, el padecimiento cardiovascular y la mortalidad (Gaede, 2003; 2008). En el estudio inicial, los pacientes con tratamiento intensivo tuvieron una menor incidencia de nefropatía (cociente de riesgo relativo, 0.39) y de enfermedad cardiovascular (cociente de riesgo relativo, 0.47) (Gaede, 2003). Posteriormente, se siguió a los pacientes durante más de 13 años. Los del grupo de tratamiento intensivo tuvieron una incidencia significativa menor de episodios cardiovasculares, muerte por causa cardiovascular y por cualquier causa (Gaede, 2008). No se pudo determinar con exactitud el efecto beneficioso atribuible al control glucémico separándolo del control de la presión arterial y del colesterol. Sin embargo, mediante el uso de la calculadora de riesgo, los autores concluyeron que el uso de fármacos para el control de la presión arterial y los estatinas puede haber tenido el mayor efecto, seguido por los tratamientos de la diabetes y ácido acetilsalicílico (Gaede, 2008).

Dislipidemia diabética

Como se detalla en el capítulo 12, la dislipidemia es un importante factor de riesgo de enfermedad cardiovascular en poblaciones no diabéticas y diabéticas. Debido al riesgo muy elevado de enfermedad cardiovascular, el objetivo de LDL en la mayor parte de los pacientes con esta combinación debe ser de < 70 mg/dL (1.8 mmol/L), si se utiliza una meta de LDL. Por lo tanto, se ha recomendado que se debe utilizar tratamiento con estatinas de alta intensidad en pacientes con este riesgo alto de ECV (American College of Cardiology/American Heart Association, 2014; American Diabetes Association, 2018). Consúltese también el capítulo 12.

Control de la presión arterial

Con frecuencia, los pacientes diabéticos tienen hipertensión, y es un factor de riesgo importante de enfermedad cardiovascular. En la diabetes tipo 1, la hipertensión es, por lo común, consecuencia de la nefropatía, mientras que en la diabetes tipo 2 la hipertensión puede estar presente independientemente de la nefropatía. La elevación de la presión arterial se asocia con la diabetes con progresión de la ERC, y es importante optimizar el control de la presión arterial para reducir la progresión de la enfermedad renal. En varios estudios se ha visto la relación entre crecimiento de la enfermedad renal y elevación de la presión arterial.

Objetivos de presión arterial

La presión arterial (PA) se debe medir en todas las visitas al consultorio, aunque la medición domiciliaria puede ser muy útil, como se describe en el capítulo 14. El objetivo recomendado es una presión arterial sistólica (PAS) ≤ 140 mm Hg y una presión arterial diastólica (PAD) ≤ 90 mm Hg (American Diabetes Association, 2018; Tuttle, 2014). El estudio Systolic Blood Pressure Intervention Trial (Wright, 2015) que evaluó a 9 361 personas no diabéticas aleatorizadas a metas de PAS de < 140 *versus* < 120 mm Hg, mostró una reducción de 25% en los episodios cardiacos graves, y una disminución de 27% en la mortalidad por cualquier causa con el tratamiento más intensivo (Wright, 2015). Asimismo, hubo incrementos significativos en las tasas de hipotensión, síncope, anormalidades electrolíticas, y daño renal agudo o insuficiencia renal en el grupo con tratamiento más intensivo (SPRINT). Un metaanálisis reciente que incorporó al estudio SPRINT y a otros 122 estudios apoyó una meta en la PAS < 130 mm Hg (Ettehad, 2016).

Sin embargo, hay que enfatizar que el SPRINT no incluyó pacientes con diabetes. Datos del estudio ACCORD no mostraron ningún efecto cardiovascular beneficioso en pacientes con diabetes de la reducción del objetivo de PAS hasta un objetivo incluso menor, de < 120 mm Hg (Cushman, 2010), porque no hubo reducción de la incidencia de episodios cardiovasculares graves, aunque sí se redujo el riesgo de accidente cerebrovascular cerebral. Revisiones sistemáticas y metaanálisis de estudios en pacientes con diabetes e hipertensión han mostrado que una meta de tratamiento de la PAS de 130a 140 mm Hg es óptima, y que una meta de < 130 mm Hg se asocia con una caída en el riesgo de accidente cerebrovascular, pero no hay mayor beneficio (e incluso un riesgo más alto [curva J] en algunas revisiones) sobre otros desenlaces de ECV y mortalidad, y con más efectos adversos (Arguedas, 2013; Bangalore, 2011; Brunström y Carlberg, 2016; Emdin, 2015; McBrien, 2012; Reboldi, 2012).

La declaración de posicionamiento sobre diabetes e hipertensión de la American Diabetes Association apoyó una meta de < 140/90 mm Hg para individuos mayores con "mejor condición", pero una PAS más elevada (145-160 mm Hg) para los individuos con pérdida de autonomía con limitaciones funcionales importantes (De Boer, 2017). Sin embargo, las guías del American College of Cardiology (ACC)/American Heart Association (AHA) Task Force sobre práctica clínica redefinieron la hipertensión como una PA de 130/80, y recomendaron una meta < 130/80 mm Hg para todos los adultos, incluyendo aquellos con DM debido al incremento en el riesgo cardiovascular en estos pacientes, al tiempo que reconocieron la falta de datos de estudios aleatorizados que apoyen esta meta en aquellos con diabetes (Whelton, 2017).

Por lo tanto, aunque la mayoría de los estudios y guías han recomendado una meta de PA de < 140/90 mm Hg, las guías recientes del ACC/AHA recomiendan una meta de < 130/80 mm Hg, incluso en pacientes mayores con DM (Whelton, 2017). Por lo tanto, los abordajes y metas del tratamiento son controversiales. Muchos médicos pueden optar por esta meta más baja en pacientes con alto riesgo de ECV luego de una discusión cuidadosa con el paciente sobre los pros y contras de este aumento en la intensidad del tratamiento. Las guías del ACC/AHA también recomiendan que, para los adultos con una carga alta de comorbilidad y una expectativa de vida reducida, como aquellos con ERC avanzada, es razonable el juicio clínico, la preferencia del paciente y el abordaje en equipo, para evaluar el riesgo-beneficio en las decisiones en relación con la intensidad de la reducción de la PA y la elección de los medicamentos antihipertensivos (Whelton, 2017).

Uso de inhibidores de la enzima convertidora de angiotensina o de antagonistas del receptor de la angiotensina

Se aconsejan los IECA o los ARA como terapia inicial cuando es necesario un tratamiento farmacológico para la hipertensión. Varios estudios de pacientes diabéticos tipo 1 muestran el efecto beneficioso del control de la PA con IECA en la ralentización de la progresión desde microalbuminuria a macroalbuminuria y en el retraso del deterioro de la TFG. En pacientes con diabetes tipo 2 y macroalbuminuria, los ARA reducen de forma eficaz el deterioro de la TFG y la progresión a insuficiencia renal. También retrasan la progresión desde microalbuminuria hasta macroalbuminuria (se puede ver una revisión en Kidney Disease Outcomes Quality Initiative, 2007). En pacientes con diabetes tipo 2 e hipertensión, los IECA retrasan la aparición de microalbuminuria. A medida que progresa la nefropatía diabética, generalmente son necesarios dos o más antihipertensivos para controlar la PA. Ver también el capítulo 14.

Nutrición y control del peso

La modificación del estilo de vida es parte integral del tratamiento de la diabetes. El tratamiento de la nutrición en un paciente con diabetes y ERC es complejo, porque se debe analizar cuidadosamente la ingesta de proteínas, potasio, sodio y fósforo (Tuttle, 2014). Para la diabetes en general, la pérdida de peso puede reducir la resistencia a la insulina, por lo que es deseable un objetivo de IMC < 25 kg/m². Esto se puede conseguir con el uso de dietas hipocalóricas con restricción de hidratos de carbono o de grasas. En cualquiera de estas dietas es importante restringir las grasas saturadas y las grasas *trans*, además de los hidratos de carbono de índice glucémico elevado. Debe evaluarse la ingesta de hidratos de carbono en todos los pacientes diabéticos, y se les debe seguir de cerca. Como ya se ha mencionado, la restricción de las proteínas hasta 0.8 g/kg de peso corporal al día puede ayudar a retrasar la progresión de la enfermedad renal (Kidney Disease Outcomes Quality Initiative, 2007; Tuttle, 2014). Asimismo, se deben seguir con precaución, o evitarse, algunas dietas populares para perder peso, altas en proteínas, como las dietas Atkins, South Beach, Protein Power, Sugar Busters y Zone. Al reducirse la ingesta de proteínas debe haber, de forma natural, un aumento de la ingesta de hidratos de carbono y grasas para mantener el consumo de calorías. Por lo tanto, la dieta de los pacientes con ERC y diabetes plantea retos, y es esencial la referencia a un dietista (Tuttle, 2014).

Bibliografía y lecturas recomendadas

Afkarian M, Sachs MC, Kestenbaum B, *et al.* Kidney disease and increased mortality risk in type 2 diabetes. *J Am Soc Nephrol.* 2013;24:302-308.

Alsahi M, Gerich JE. Hypoglycemia, chronic kidney disease, and diabetes mellitus. *Mayo Clin Proc.* 2014;89:1564-1571.

American Diabetes Association. Standards of medical care in diabetes—2018. *Diabetes Care.* 2018;41:S1-S153.

Arguedas JA, Leiva V, Wright JM. Blood pressure targets for hypertension in people with diabetes mellitus. *Cochrane Database Syst Rev.* 2013:CD008277.

Bakris GL, Molitch ME. Should restrictions be relaxed for metformin use in chronic kidney disease? Yes, they should be relaxed! What's the fuss? *Diabetes Care.* 2016;39:1287-1291.

Baldwin D, Zander J, Munoz C, *et al.* A randomized trial of two weight-based doses of insulin glargine and glulisine in hospitalized subjects with type 2 diabetes and renal insufficiency. *Diabetes Care.* 2012;35:1970-1974.

Bangalore S, Kumar S, Lobach I, *et al.* Blood pressure targets in subjects with type 2 diabetes mellitus/impaired fasting glucose: observations from traditional and bayesian random-effects meta-analyses of randomized trials. *Circulation.* 2011;123:2799-2810.

Blair HA, Keating GM. Insulin Glargine 300 U/mL: A review in diabetes mellitus. *Drugs.* 2016;76:363-374.

Brunström M, Carlberg B. Effect of antihypertensive treatment at different blood pressure levels in patients with diabetes mellitus: systematic review and meta-analyses. *BMJ.* 2016;352:i717.

Coca SG, Ismail-Beigi F, Haq N, *et al.* Role of intensive glucose control in development of renal end points in type 2 diabetes mellitus: systematic review and meta-analysis intensive glucose control in type 2 diabetes. *Arch Intern Med.* 2012;172:761-769.

Cushman WC, Evans GW, Byington RP, *et al.* ACCORD Study Group. Effects of intensive blood-pressure control in type 2 diabetes mellitus. *N Engl J Med.* 2010;362: 1575-1585.

de Boer IH; DCCT/EDIC Research Group. Kidney disease and related findings in the The Diabetes Control and Complications Trial/Epidemiology of Diabetes Interventions and Complications Study. *Diabetes Care.* 2014;37:24-30.

de Boer IH, Bangalore S, Benetos A, *et al.* Diabetes and hypertension: a position statement by the American Diabetes Association. *Diabetes Care.* 2017;40:1273-1284.

de Boer IH, Sun W, Cleary PA, *et al.* DCCT/EDIC Research Group. Intensive diabetes therapy and glomerular filtration rate in type 1 diabetes. *N Engl J Med.* 2011;365:2366-2376.

Emdin CA, Rahimi K, Neal B, *et al.* Blood pressure lowering in type 2 diabetes. A systematic review and meta-analysis. *JAMA.* 2015;313:603-615.

Ettehad D, Emdin CA, Kiran A, *et al.* Blood pressure lowering for prevention of cardiovascular disease and death: a systematic review and meta-analysis. *Lancet.* 2016;387:957-967.

Filion KB, Suissa S. DPP-4 inhibitors and heart failure: some reassurance, some uncertainty. *Diabetes Care.* 2016;39:735-737.

Fox CS, Matsushita K, Woodward M, *et al.* Chronic Kidney Disease Prognosis Consortium. Associations of kidney disease measures with mortality and end-stage renal disease in individuals with and without diabetes: a meta-analysis. *Lancet.* 2012;380:1662-1673.

Freedman BI, Shenoy RN, Planer JA, *et al.* Comparison of glycated albumin and hemoglobin A1c concentrations in diabetic subjects on peritoneal and hemodialysis. *Perit Dial Int.* 2010;30:72-79.

Gaede P, Lund-Andersen H, Parving HH, *et al.* Effect of a multifactorial intervention on mortality in type 2 diabetes. *N Engl J Med.* 2008;358:580-591.

Gaede P, Vedel P, Larsen N, *et al.* Multifactorial intervention and cardiovascular disease in patients with type 2 diabetes. *N Engl J Med.* 2003;348:383-393.

Gerstein HC, Miller ME, Byington RP, *et al.* Action to Control Cardiovascular Risk in Diabetes Study Group. Effects of intensive glucose lowering in type 2 diabetes. *N Engl J Med.* 2008;358:2545-2559.

Gilbert RE, Weir MR, Fioretto P, *et al.* Impact of age and estimated glomerular filtration rate on the glycemic efficacy and safety of canagliflozin: a pooled analysis of clinical studies. *Can J Diabetes.* 2016;40:247-257.

Hasslacher C, Wittmann W. [Severe hypoglycemia in diabetics with impaired renal function]. *Dtsch Med Wochenschr.* 2003;128:253-256.

Herrington WG, Levy JB. Metformin: effective and safe in renal disease? *Int Urol Nephrol.* 2008;40:411-417.

Inzucchi SE, Bergenstal RM, Buse JB, *et al.* Management of hyperglycemia in type 2 diabetes 2015: a patient-centered approach. Update to a Position Statement of the American Diabetes Association and the European Association for the Study of Diabetes. *Diabetes Care.* 2015;38:140-149.

Inzucchi SE, Lipska KJ, Mayo H, *et al.* Metformin in patients with type 2 diabetes and kidney disease: a systematic review. *JAMA.* 2014;312: 2668-2675.

Ismail-Beigi F, Craven T, Banerji MA, *et al.* ACCORD trial group. Effect of intensive treatment of hyperglycaemia on microvascular outcomes in type 2 diabetes: an analysis of the ACCORD randomised trial. *Lancet.* 2010;376:419-430.

Jacobsen LV, Hindsberger C, Robson R, *et al.* Effect of renal impairment on the pharmacokinetics of the GLP-1 analogue liraglutide. *Br J Clin Pharmacol.* 2009;68: 898-905.

Kidney Disease Outcomes Quality Initiative. KDOQI clinical practice guidelines and clinical practice recommendations for diabetes and chronic kidney disease. *Am J Kidney Dis.* 2007;49:S12-S154.

Kiss I, Arold G, Roepstorff C, *et al.* Insulin degludec: pharmacokinetics in patients with renal impairment. *Clin Pharmacokinet.* 2014;53:175-183.

Krolewski AS. Progressive renal decline: the new paradigm of diabetic nephropathy in type 1 diabetes. *Diabetes Care.* 2015;38:954-962.

Levey AS, de Jong PE, Coresh J, *et al.* The definition, classification, and prognosis of chronic kidney disease: a KDIGO Controversies Conference report. *Kidney Int.* 2011;80:17-28.

Levey AS, Stevens LA, Schmid CH, *et al.* CKD-EPI (Chronic Kidney Disease Epidemiology Collaboration). A new equation to estimate glomerular filtration rate. *Ann Intern Med.* 2009;150:604-612.

Linnebjerg H, Kothare PA, Park S, *et al.* Effect of renal impairment on the pharmacokinetics of exenatide. *Br J Clin Pharmacol.* 2007;64:317-327.

Mahaffey KW, Neal B, Perkovic V, *et al.* Canagliflozin for primary and secondary prevention of cardiovascular events: results from the CANVAS program (Canagliflozin Cardiovascular Assessment Study). *Circulation.* 2018;137:323-334.

Marso SP, Bain SC, Consoli A, *et al.* SUSTAIN-6 Investigators. Semaglutide and cardiovascular outcomes in patients with type 2 diabetes. *N Engl J Med.* 2016a;375:1834-1844.

Marso SP, Daniels GH, Brown-Frandsen K, *et al.* LEADER Trial Investigators. Liraglutide and cardiovascular outcomes in type 2 diabetes. *N Engl J Med.* 2016b;375:311-322.

McBrien K, Rabi DM, Campbell N, *et al.* Intensive and standard blood pressure targets in patients with type 2 diabetes mellitus: Systematic review and meta-analysis. *Arch Inter Med.* 2012;172:1296-1303.

Molitch ME. Glycemic control assessment in the dialysis patient: Is glycated albumin the answer? *Am J Nephrol.* 2018;47:18-20.

Molitch ME, Adler AI, Flyvbjerg A, *et al.* Diabetic kidney disease: a clinical update from the Kidney Disease: Improving Global Outcomes (KDIGO). *Kidney Int.* 2015;87: 20-30.

Muhlhauser I, Toth G, Sawicki PT, *et al.* Severe hypoglycemia in type I diabetic patients with impaired kidney function. *Diabetes Care.* 1991;14:344-346.

Nathan DM, Buse JB, Davidson MB, *et al.* American Diabetes Association; European Association for Study of Diabetes. Medical management of hyperglycemia in type 2 diabetes: a consensus algorithm for the initiation and adjustment of therapy: a consensus statement of the American Diabetes Association and the European Association for the Study of Diabetes. *Diabetes Care.* 2009;32:193-203.

Nathan DM, Genuth S, Lachin J, *et al.* Diabetes Control and Complications Trial Research Group. The effect of intensive treatment of diabetes on the development and progression of long-term complications in insulin-dependent diabetes mellitus. *N Engl J Med.* 1993;329:977-986.

National Kidney Foundation. KDOQI clinical practice guideline for diabetes and CKD: 2012 update. *Am J Kidney Dis.* 2012;60:850-886.

Neal B, Perkovic V, Mahaffey KW, *et al.* CANVAS Program Collaborative Group. Canagliflozin and cardiovascular and renal events in type 2 diabetes. *N Engl J Med.* 2017;377:644-657.

Patel A, MacMahon S, Chalmers J, *et al.* ADVANCE Collaborative Group. Intensive blood glucose control and vascular outcomes in patients with type 2 diabetes. *N Engl J Med.* 2008;358:2560-2572.

Peacock TP, Shihabi ZK, Bleyer AJ, *et al.* Comparison of glycated albumin and hemoglo-bin A(1c) levels in diabetic subjects on hemodialysis. *Kidney Int.* 2008;73:1062-1068.

Perkovic V, Heerspink HL, Chalmers J, *et al.* ADVANCE Collaborative Group. Intensive glucose control improves kidney outcomes in patients with type 2 diabetes. *Kidney Int.* 2013;83:517-523.

Peters AL, Buschur EO, Buse JB, *et al.* Euglycemic diabetic ketoacidosis: a potential complication of treatment with sodium-glucose cotransporter 2 inhibition. *Dia-betes Care.* 2015;38:1687-1693.

Qaseem A, Barry MJ, Humphrey LL, *et al.* Clinical Guidelines Committee of the Ameri-can College of Physicians. Oral pharmacologic treatment of type 2 diabetes mellitus: a clinical practice guideline update from the American College of Physicians. *Ann Intern Med.* 2017;166:279-290.

Reboldi G, Gentile G, Manfreda VM, *et al.* Tight blood pressure control in diabetes: evidence-based review of treatment targets in patients with diabetes. *Curr Cardiol Rep.* 2012;14:89-96.

Sharma SG, Bomback AS, Radhakrishnan J, *et al.* The modern spectrum of renal biopsy findings in patients with diabetes. *Clin J Am Soc Nephrol.* 2013;8:1718-1724.

Shaw JS, Wilmot RL, Kilpatrick ES. Establishing pragmatic estimated GFR thresholds to guide metformin prescribing. *Diabet Med.* 2007;24:1160-1163.

Shichiri M, Kishikawa H, Ohkubo Y, *et al.* Long-term results of the Kumamoto Study on optimal diabetes control in type 2 diabetic patients. *Diabetes Care.* 2000;23: B21-B29.

Skupien J, Warram JH, Smiles A, *et al.* Improved glycemic control and risk of ESRD in patients with type 1 diabetes and proteinuria. *J Am Soc Nephrol.* 2014;25: 2916-2925.

Snyder RW, Berns JS. Use of insulin and oral hypoglycemic medications in patients with diabetes mellitus and advanced kidney disease. *Semin Dial.* 2004;17:365-370.

Stone NJ, Robinson JG, Lichtenstein AH, *et al.* American College of Cardiology/Ameri-can Heart Association Task Force on Practice Guidelines. 2013 ACC/AHA guide-line on the treatment of lood cholesterol to reduce atherosclerotic cardiovascular risk in adults: a report of the American College of Cardiology/American Heart As-sociation Task Force on Practice Guidelines. *J Am Coll Cardiol.* 2014;63:2889-2934.

Tuttle KR, Bakris GL, Bilous RW, *et al.* Diabetic kidney disease: a report from an ADA Consensus Conference. *Diabetes Care.* 2014;37:2864-2883.

UK Prospective Diabetes Study (UKPDS) Group. Intensive blood-glucose control with sulphonylureas or insulin compared with conventional treatment and risk of com-plications in patients with type 2 diabetes (UKPDS 33). *Lancet.* 1998;352:837-853; erratum in: *Lancet.* 1999;354:602.

U.S. Food and Drug Administration. Information for Healthcare Professionals. Reports of altered kidney function in patients using exenatide (marketed as Byetta). 2009. Available from http://www.fda.gov/Drugs/DrugSafety/PostmarketDrugSafetyIn-formationforPatientsandProviders/DrugSafetyInformationforHeathcareProfes-sionals/ucm188656.htm. Accessed January 11, 2011.

U.S. Food and Drug Administration. FDA Drug Safety Communication: FDA revises warnings regarding use of the diabetes medicine metformin in certain patients with reduced kidney function. Available from http://www.fda.gov/Drugs/Drug-Safety/ucm493244.htm. Accessed April 8, 2016.

Udell JA, Yuan Z, Rush T, *et al.* Cardiovascular outcomes and risks after ini-tiation of a sodium glucose cotransporter 2 inhibitor. *Circulation.* 2018;137: 1450-1459.

Wallia A, Illuri V, Molitch ME. Diabetes care after transplant: definitions, risk factors, and clinical management. *Med Clin North Am.* 2016;100:535-550.

Wallia A, Molitch ME. Insulin therapy for type 2 diabetes mellitus. *JAMA.* 2014; 311:2315-2325.

Wanner C, Inzucchi SE, Lachin JM, *et al.* EMPA-REG OUTCOME Investigators. Em-pagliflozin and progression of kidney disease in type 2 diabetes. *N Engl J Med.* 2016;375:323-334.

Wanner C, Lachin JM, Inzucchi SE, *et al.* Empagliflozin and clinical outcomes in patients with type 2 diabetes mellitus, established cardiovascular disease, and chronic kidney disease. *Circulation.* 2018;137:119-129.

Wile DJ, Toth C. Association of metformin, elevated homocysteine, and methylmalonic acid levels and clinically worsened diabetic peripheral neuropathy. *Diabetes Care.* 2010;33:156-161.

Whelton PK, Carey RM, Aronow WS, *et al.* 2017 ACC/AHA/AAPA/ABC/ACPM/AGS/APhA/ASH/ASPC/NMA/PCNA guideline for the prevention, detection, evaluation, and management of high blood pressure in adults. Executive summary: A report of the American College of Cardiology/American Heart Association Task Force on clinical practice guidelines. *Hypertension.* 2017: pii: HYP.0000000000000066.

Wong MG, Perkovic V, Chalmers J, *et al.* ADVANCE-ON Collaborative Group. Long-term benefits of intensive glucose control for preventing end-stage kidney disease: ADVANCE-ON. *Diabetes Care.* 2016;39:694-700.

Wright JT Jr, Williamson JD, Whelton PK, *et al.* Sprint Research Group. A randomized trial of intensive versus standard blood-pressure control. *N Engl J Med.* 2015;373:2103-2116.

Yki-Jarvinen H. Thiazolidinediones. *N Engl J Med.* 2004;351:1106-1118.

Zinman B, Wanner C, Lachin JM, *et al.* EMPA-REG OUTCOME Investigators. Empagliflozin, cardiovascular outcomes, and mortality in type 2 diabetes. *N Engl J Med.* 2015;373:2117-2128.

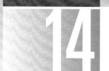

Optimización de la presión arterial y reducción de la proteinuria

Rigas G. Kalaitzidis y George L. Bakris

HIPERTENSIÓN Y PROGRESIÓN DE LA ENFERMEDAD RENAL CRÓNICA

La hipertensión es un factor de riesgo para enfermedad renal crónica (ERC) y de su progresión. También es un importante predictor para el desarrollo de enfermedad renal en etapa terminal (ERT). La segunda causa más frecuente de ERT, después de la nefropatía diabética, es la nefroesclerosis hipertensiva. Muchas de las alteraciones presentes en los pacientes con ERC y algunos fármacos utilizados podrían ser responsables de la elevación de la presión arterial (PA) (tabla 14-1).

Las intervenciones que reducen los niveles de PA en pacientes con ERC reducen de forma constante la velocidad de pérdida de función renal. En pacientes con nefropatía diabética y no diabética, cuanto menor sea la PA conseguida (hasta niveles en el rango de 130 a 133 mm Hg), más se conservará la función renal (fig. 14-1) (Bakris, 2000).

En la actualidad existen tres estudios aleatorizados con la fuerza suficiente para evaluar la progresión de la ERC en la enfermedad renal hipertensiva, y ninguno apoya una meta de presión arterial < 130/80 mm Hg para retardar aún más la progresión de la ERC. Sin embargo, los tres demostraron una reducción en los eventos cardiovasculares a niveles de PA por debajo de 130/80 mm Hg.

Importancia de la proteinuria sobre la relación hipertensión-progresión

Una excreción urinaria de proteínas > 300 mg al día es un factor predictivo importante del deterioro de la función renal. El efecto de la reducción de la PA sobre el retraso de la progresión de la ERC es mayor en los pacientes con proteinuria muy por encima de 300 mg/día (Jafar, 2003). Aunque las reducciones en la albuminuria de al menos 30% o más son consistentes con un retraso en la disminución de la función renal, esto no es evidente cuando la excreción de proteínas en orina es menor a 300 mg/día.

HIPERTENSIÓN, ENFERMEDAD RENAL CRÓNICA Y RIESGO DE ENFERMEDAD CARDIOVASCULAR

Objetivos de presión arterial

Las nuevas guías publicadas en 2017 por el American College of Cardiology/American Heart Association recomiendan una meta en la presión arterial (PA) < 130/80 mm Hg, para pacientes con ERC o diabetes (Whelton, 2017). Esto concuerda con las guías recientes de la American Diabetes Association (ADA) para PA (2018) y con otras guías internacionales (KDOQI, 2012; Mancia, 2013).

	Factores posiblemente relacionados con la hipertensión en la enfermedad renal crónica

TABLA 14-1

Hipertensión esencial preexistente
Expansión del volumen del líquido extracelular
Estimulación del sistema renina-angiotensina-aldosterona
Aumento de la actividad simpática
Factores endógenos similares a digital
Prostaglandina/bradicinina
Alteraciones de los factores derivados del endotelio (óxido nítrico/endotelina)
Aumento del peso corporal
Administración de eritropoyetina
Secreción de hormona paratiroidea/aumento del calcio intracelular/hipercalcemia
Calcificación del árbol arterial
Ciclosporina, tacrolimus y otros inmunodepresores, y tratamiento con
    corticoesteroides
Arteriopatía renal

Adaptada de Mailloux LU, Haley WE. Hypertension in the ESRD patient: pathophysiology, therapy, outcomes, and future directions. *Am J Kidney Dis.* 1998;32:705-719.

Existe evidencia en pacientes con albuminuria de 1 g/día o mayor para apoyar una meta en la PA de menos de 130/80 mm Hg (KDOQI, 2012). La ADA ha recomendado que metas más bajas de presión arterial sistólica (PAS) y presión arterial diastólica (PAD), por ejemplo 130/80 mm Hg,

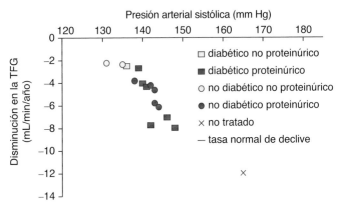

FIGURA 14-1 Relación entre el control alcanzado de la presión arterial y el deterioro de la TFG en estudios clínicos de nefropatía diabética (*cuadrados*) y no diabética (*círculos*). Los estudios que incluyeron pacientes con proteinuria principalmente están marcados como *cuadrados* o *círculos sólidos*; los que estudiaron a pacientes con proteinuria mínima se muestran como *cuadrados* o *círculos vacíos*. La "x" muestra, como comparación, datos de un grupo no tratado de hipertensos.
(Adaptada y actualizada de Bakris GL, Williams M, Dworkin L *et al.* Preserving renal function in adults with hypertension and diabetes: a consensus approach. National Kidney Foundation Hypertension and Diabetes Executive Committees Working Group. *Am J Kidney Dis.* 2000;36:646-661.)

pueden ser apropiadas para individuos con alto riesgo de enfermedad cardiovascular, si es que pueden alcanzarse estas metas sin una carga innecesaria de tratamiento (ADA, 2018; De Boer, 2018).

El Systolic Blood Pressure Intervention Trial (SPRINT) demostró que personas con ERC preexistente asignados al azar a una PA < 120 mm Hg tenían tasas de eventos CV más bajas, pero sin diferencias en la progresión de la ERC (Wright, 2015).

En el estudio Diabetes and Vascular Disease: Preterax and Diamicron Controlled Evaluation (ADVANCE), el grupo de intervención de PA activa (una combinación de una sola pastilla, dosis fija de perindopril e indapamida) en comparación con el grupo placebo, experimentó una reducción promedio de 5.6 mm Hg en la PAS y 2.2 mm Hg en la PAD. La PA final en el grupo en tratamiento fue 136/73 mm Hg. El estudio mostró una reducción significante en el criterio de valoración primario compuesto (evento macro o microvascular importante) y reducciones importantes en el riesgo de muerte por cualquier causa y por causas cardiovasculares. Un seguimiento de 6 años del ensayo ADVANCE (ADVANCE-ON), informó un beneficio en la progresión de la ERC en el grupo de tratamiento, que se observó después de 4 años (Zoungas, 2014).

EL ESPECTRO DE LA ALBUMINURIA

La albuminuria alta (antes microalbuminuria) se define como la excreción de albúmina en orina (EAU) entre 30 y 299 mg/día y la albuminuria muy alta (antes macroalbuminuria) como EAU > 300 mg/día, si se mide en una recolección de orina de 24 h, o mismos rangos medidos en recolecciones puntuales de orina, en unidades de mg/g de creatinina. La presencia de albuminuria alta se asocia con un mayor riesgo de eventos cardiovasculares y se ha identificado como un marcador de riesgo cardiovascular (Bakris y Molitch, 2014; KDOQI, 2012).

La albuminuria muy alta se asocia con una progresión más rápida a insuficiencia renal y mayor riesgo de enfermedad cardiovascular. Las reducciones en la albuminuria muy alta se correlacionan con la preservación de la función renal y las disminuciones en la mortalidad cardiovascular. El objetivo del tratamiento en pacientes con albuminuria muy alta es reducir la tasa de progresión de la enfermedad renal y el riesgo de enfermedad cardiovascular.

En individuos con albuminuria muy alta, las pautas actuales exigen el uso de inhibidores de la enzima convertidora de angiotensina (IECA) o bloqueadores de los receptores de la angiotensina (BRA) como parte de un régimen antihipertensivo, junto con una dieta baja en sodio para reducir la albuminuria y la PA. Esta selección inicial de antihipertensivos ya no es obligatoria en los individuos con normotensión o con alta albuminuria.

Efecto de los inhibidores de la enzima convertidora de angiotensina y de los antagonistas del receptor de la angiotensina

Los IECA y los ARA son agentes que han demostrado retrasar la velocidad de deterioro de la función renal en la nefropatía diabética y no diabética.

Bloqueo dual del SRAA

Cuando se combinan IECA con BRA existe evidencia de daño demostrado por una aceleración en el declive de la función renal, incluso a pesar de que la albuminuria se reduce más. Por lo tanto, las guías actuales no recomiendan la combinación de BRA con IECA.

Antagonistas del receptor de la aldosterona

El bloqueo de la aldosterona puede reducir aún más la proteinuria en pacientes que ya están recibiendo un agente bloqueador del SRAA. El uso de antagonistas del receptor de aldosterona, como la espironolactona, la eplerenona o la finerenona, puede estar indicado en pacientes con ERC albuminúrica muy alta. Sin embargo, cuando se utilice espironolactona o eplerenona se debe vigilar cuidadosamente el nivel sérico de potasio, ya que los niveles se elevan en forma dependiente de la dosis, y siempre se debe considerar un ajuste de la dosis de la terapia diurética convencional (diurético de asa o tiazídico) que se administre en forma concomitante para ayudar a equilibrar esta hiperpotasemia.

En pacientes ya tratados con un inhibidor de la ECA o un ARA es beneficioso el bloqueo adicional del SRAA con un antagonista del receptor de la aldosterona, como espironolactona o eplerenona, en el contexto de insuficiencia cardiaca y reducción de la albuminuria. Sin embargo, no existe evidencia de que haya efecto sobre el retraso en la progresión de la ERC.

TRATAMIENTO DE LA HIPERTENSIÓN

La consecución de un objetivo de presión arterial < 140/90 mm Hg en pacientes con enfermedad renal precisa modificaciones en el estilo de vida, y las más importantes son la restricción del sodio a < 2 300 mg/día, así como un mínimo de 6 h de sueño ininterrumpido por las noches. Como se comentó, no existe evidencia prospectiva que apoye una meta de PA menor a < 130/80 mm Hg *versus* menor a < 140/90 mm Hg para retrasar la progresión de la ERC. Sin embargo, existen múltiples análisis *post hoc* que muestran una mayor reducción en la progresión de ERC con las metas de PA más bajas en sujetos con albuminuria > 1 g/día.

Medición de la presión arterial

La medición automatizada de la presión arterial (PA) en el consultorio es el método de elección para registrar la PA, y esto se refleja en las guías de TPA más recientes de la AHA/ACC. Esta técnica es la que se utilizó en los estudios SPRINT y ACCORD. El método requiere 5 min de reposo en un entorno tranquilo, seguido de medición de la PA por triplicado con un dispositivo programado. Estos valores son menores que los de la PA medida rutinariamente en la clínica en 5 a 10 mm Hg.

Cada vez se insiste más en la utilidad de la medición de la PA fuera de la consulta, principalmente la medición frecuente por el paciente en su domicilio, y de la vigilancia ambulatoria de 24 h de la PA. Asimismo, hay muchos datos de que la denominada **hipertensión "enmascarada"**, PA normal en la consulta con aumento de la PA ambulatoria, tiene un valor pronóstico en los pacientes con ERC que no requieren diálisis. Su diagnóstico debe confirmarse repitiendo las mediciones de la PA dentro y fuera del consultorio utilizando métodos ambulatorios, y las decisiones con relación al tratamiento deben basarse en las mediciones fuera del consultorio.

En pacientes con ERC, la hipertensión enmascarada, más que la hipertensión de bata blanca, se asocia con un aumento en el riesgo de mortalidad por cualquier causa, eventos cardiacos adversos graves y eventos cerebrovasculares. La hipertensión enmascarada también se asocia con desenlaces adversos en términos de un aumento de la proteinuria y progresión de la ERC.

La medición ambulatoria de la PA también tiene valor pronóstico; incluyendo la PA ambulatoria nocturna. La ausencia de disminución nocturna de la PA en el registro ambulatorio se asocia con un aumento del riesgo de progresión de la ERC e incremento en la mortalidad. Las indicaciones de la vigilancia ambulatoria de la PA en pacientes con ERC incluyen sospecha de seudohipertensión de "bata blanca", hipertensión resistente, presencia de síntomas de hipotensión no explicados y pacientes con disfunción autónoma (KDOQI, 2004).

Vigilancia de la presión arterial en el hogar

La vigilancia de la PA en el hogar es conveniente y cada vez más recomendado por varias guías (ADA, 2018; KDOQI, 2004; KDOQI, 2012; Parati, 2016). Cuando vigila la PA en casa, se debe tener cuidado de adquirir un sistema validado para obtener lecturas de PA precisas (Kollias, 2018).

Variabilidad en la presión arterial

La vigilancia de la PA ambulatoria y en el hogar es la mejor manera de evaluar la variabilidad de la PA. La variabilidad de la PA en 24 h es más alta en sujetos con hipertensión de bata blanca, y es más frecuente observar una mitigación en la reducción en la PA nocturna en sujetos con hipertensión enmascarada. Una mayor variabilidad consulta a consulta en la PAS se ha asociado con el desarrollo de proteinuria y con un aumento en el riesgo de eventos adversos en pacientes con ERC. La magnitud de la relación entre la variabilidad en la PAS con los desenlaces renales es casi tan grande como la de la PAS media, un factor de riesgo bien establecido para desenlaces renales. Los individuos con ERC más grave tienen una mayor variabilidad en la PA, y esto parece estar relacionado en parte con una mala calidad del sueño (Yeh, 2017).

Dieta baja en sodio

La reducción en el consumo de sal en individuos con ERC disminuirá la PA en forma considerable y consistente, y también se asocia con una reducción en la EUA. Más aún, la reducción de sal magnifica los efectos del tratamiento con IECA/BAR sobre la reducción en la albuminuria, y también puede ser muy útil para controlar la hipertensión resistente.

Inhibidores de la enzima convertidora de angiotensina y antagonistas del receptor de la angiotensina

La evidencia para el uso preferencial de IECA/BAR es más fuerte en los pacientes con nefropatía, sin importar la causa, en quienes existe una albuminuria muy alta y ERC (tabla 14-2). La evidencia de beneficio es mayor a dosis moderadas y altas de estos inhibidores del SRAA, y puede ser mínima con las dosis bajas. En general, la dosis de los bloqueadores del SRAA no afecta marcadamente el perfil de efectos secundarios de estos medicamentos.

TABLA 14-2   Recomendaciones para el control de la presión arterial en la enfermedad renal crónica

Tipo de enfermedad renal	Meta de presión arterial (mm Hg)	Agentes preferidos para ERC, con hipertensión	Otros agentes para reducir el riesgo de enfermedad cardiovascular y lograr la meta de la presión arterial
Nefropatía diabética[a]	< 140/90	Inhibidor de la ECA o BRA	Se prefiere un BCC, luego un diurético o un BB
Enfermedad renal diabética con alto riesgo cardiovascular[a] o albuminuria moderada/grave	PAS < 130-125 PAD < 80 (mediciones auscultatorias)	Inhibidor de la ECA o BRA	Se prefiere un BCC, luego un diurético o un BB
Nefropatía no diabética sin proteinuria	< 130/80	No se prefiere ninguno	Inhibidor de la ECA o BRA, BCC o diurético
Nefropatía no diabética con excreción de proteínas 500-1 000 mg/día o más	< 130/80[b]	Inhibidor de la ECA o BRA	Se prefiere un BCC, luego un diurético o un BB

[a]De acuerdo con las guías de la American Diabetes Association Guidelines de 2018.
[b]Estudios Modification of Diet in Renal Disease (MDRD)/African American Study of Kidney Disease and Hypertension (AASK).
ARA, antagonista del receptor de la angiotensina; BB, β-bloqueador; ECA, enzima convertidora de angiotensina; BBC, bloqueador del canal de calcio; ERC, enfermedad renal crónica.
Adaptada de National Kidney Foundation. KDOQI clinical practice guideline for diabetes and CKD: actualización de 2012. *Am J Kidney Dis*. 2012;60:850-886.

En contraste con sus efectos beneficiosos en la albuminuria y la ERC, el uso de IECA/ARA no parece ser más eficaz en comparación con otros agentes antihipertensivos en los patentes con ERC sin proteinuria. Actualmente, no hay datos sólidos que indiquen la preferencia por IECA o ARA. Cuando se han realizado comparaciones entre IECA y ARA se ha visto una eficacia equivalente. Los ARA se toleran muy bien y no tienen como efecto adverso la tos que se ve con frecuencia con los IECA.

Los IECA, BAR y los antagonistas del receptor de aldosterona están contraindicados en la gestación. Los IECA pueden precipitar angioedema, por lo que están contraindicados en pacientes con esos antecedentes. Los ARA también se deben utilizar con mucha precaución en pacientes con angioedema, ya que se ha reportado reactividad cruzada en 10% de los individuos que han padecido angioedema inducido por IECA.

Aumento de la creatinina sérica con bloqueadores del SRAA
El análisis de estudios clínicos a largo plazo confirma que la reducción de la función renal inducida por los IECA alcanza una meseta en los primeros 2 meses (Bakris y Weir, 2000). Si la creatinina sérica aumenta > 30% o sigue incrementándose después de 3 meses de tratamiento con un fármaco blo-

queador del SRAA, se debe sospechar hipovolemia, disfunción ventricular izquierda insospechada o considerarse estenosis de la arteria renal bilateral.

Estos datos se han introducido en las guías. Todas las guías estadounidenses principales para el control de la PA señalan que, en pacientes con concentraciones séricas de creatinina < 3.0 mg/dL (265 μmol/L) y de < 65 años, un aumento de la creatinina sérica de 30 a 35% por arriba del valor inicial es aceptable en los primeros 3 a 4 meses tras el inicio del tratamiento hipotensor. Esto es así siempre que la creatinina no siga aumentando y que no se produzca hiperpotasemia. Por lo tanto, los IECA y los ARA sólo se deben retirar cuando el aumento de la creatinina sérica supere el valor inicial en 30 a 35% en los primeros 3 o 4 meses de tratamiento, o cuando se produzca hiperpotasemia (potasio sérico > 5.2 mmol/L).

El uso simultáneo de diuréticos y antiinflamatorios no esteroides (AINE) con IECA/ARA aumenta el riesgo de elevación de la creatinina. En pacientes tratados con IECA/ARA se deben evitar los AINE siempre que sea posible y, si se considera necesario, deben utilizarse el menor tiempo posible. Para limitar los efectos adversos combinados de los diuréticos y los IECA/ARA es mejor no comenzarlos simultáneamente, sino ajustar primero la dosis de IECA/ARA y, después, añadir diuréticos cuando sea necesario.

Hiperpotasemia con bloqueadores del SRRA

Con frecuencia, la administración de IECA, ARA y antagonistas del receptor de aldosterona se interrumpe por el aumento secundario del potasio sérico por encima de 5.2 mmol/L. Si se detectan temprano, las elevaciones del potasio sérico con frecuencia se pueden rectificar, iniciando o aumentando la dosis de un diurético de asa. Asimismo, siempre se debe interrumpir, cuando sea posible, cualquier fármaco administrado simultáneamente del que se sepa que aumenta el potasio sérico, especialmente diuréticos ahorradores de potasio (triamtereno, amilorida y antagonistas de la aldosterona), AINE, heparina y trimetoprima. También es importante la educación sobre la dieta en relación con los alimentos que contienen potasio. Los pacientes que tenían más riesgo de presentar hiperpotasemia después de la administración de un antagonista de la aldosterona eran aquellos con TFG/1.73 m^2 estimada inicial < 45 mL/min y potasio sérico basal > 4.5 mmol/L que ya recibían un diurético adecuado y a los que se administraron dosis máximas de un IECA o un ARA (Khosla, 2009; Lazich y Bakris, 2014).

La introducción de una nueva resina de intercambio iónico representa la primera terapia farmacológica novedosa para la hiperpotasemia. El patirómero es una resina basada en calcio que actúa en el colon distal y es eficaz para reducir los niveles séricos de potasio en pacientes con ERC. Cuando se administra diariamente durante al menos 1 año es segura (Bakris, 2016). Más aún, tiene una mejor tolerabilidad y un costo y restricciones similares a las del polestireno sódico, lo que hace del patirómero una elección aceptable para el manejo a largo plazo de la hiperpotasemia. El ciclosilicato de sodio zirconio es un compuesto "absorbente" basado en sodio que ha sido diseñado para fijar potasio en el intestino y aumentar su excreción fecal (Meaney, 2017).

Diuréticos

El uso de diuréticos restablece el efecto antiproteinúrico de los IECA cuando se consume una dieta alta en sodio. Los diuréticos tiazídicos y similares (clortalidona e indepamida) son menos eficaces cuando la TFG disminuye por debajo de 30 mL/min/1.73 m². Por eso, es muy probable que el control adecuado de la PA en pacientes con ERC más grave requerirán la administración concomitante de un diurético de asa (p. ej., furosemida, torasemida o bumetanida) como parte del régimen hipotensor, porque estos compuestos tienen mayor eficacia intrínseca que las tiazidas.

Los diuréticos tiazídicos se asocian con un aumento en los niveles séricos de ácido úrico, así como con un aumento en el nivel sérico de glucosa y de lipoproteína colesterol de baja densidad (LDL). También pueden causar hipopotasemia e hipomagnesemia, ambas asociadas con un aumento en el riesgo cardiovascular. Los diuréticos tipo tiazida (clortalidona e indapamida) son preferibles a las tiazidas con base en los resultados de los datos. Los diuréticos tipo tiazida tienen una duración de acción considerablemente más prolongada, y esto puede resultar en una mayor caída en la PA durante la noche.

Deben evitarse los diuréticos ahorradores de potasio (triamtereno, amilorida) en pacientes con hiperpotasemia previa, es decir, potasio sérico > 5.2 mmol/L.

TERAPIA COMBINADA

Bloqueador del SRAA más antagonista del calcio

Se debe utilizar, inicialmente, la combinación de dos o más fármacos antihipertensivos para conseguir los objetivos de PA si está > 20/10 mm Hg, sobre el objetivo de < 140/90 mm Hg. Para conseguir el objetivo de PA en la mayoría de los pacientes con ERC, se debe considerar un antagonista del calcio como tratamiento adicional al inhibidor de la ECA o el ARA, más un diurético adecuado a una dosis correcta, independientemente de las causas de la ERC. Este abordaje ya ha sido evaluado en estudios clínicos (ACCOMPLISH) (fig. 14-2).

β-bloqueadores

Los β-bloqueadores se utilizan con frecuencia para tratar a pacientes con infarto del miocardio reciente o con arteriopatía coronaria. Algunos miembros de esta clase (carvedilol, metroprolol de liberación prolongada y bisoprolol) han demostrado prevenir eventos cardiovasculares adversos secundarios en pacientes con insuficiencia cardiaca con disfunción sistólica.

En ausencia de estas indicaciones, los β-bloqueadores no están indicados como terapia de primera línea para la hipertensión (Whelton, 2017). Los β-bloqueadores tienen una utilidad adicional importante: los pacientes hipertensos a los que se trata con vasodilatadores presentan, con frecuencia, taquicardia y requieren β-bloqueadores para mitigar este efecto adverso de los vasodilatadores.

Los β-bloqueadores se asocian con una reducción en los eventos cardiovasculares en pacientes con ERC, pero no han demostrado reducir consistentemente la tasa de progresión de la ERC.

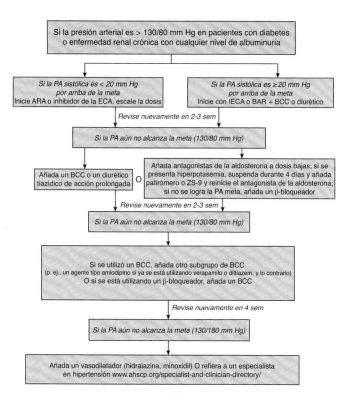

FIGURA 14-2 Algoritmo para el tratamiento de la hipertensión arterial. Nótese que el carvedilol tiene los mejores datos en la ERC para reducción de la proteinuria y la PA. Inhibidor de la ECA, inhibidor de la enzima convertidora de angiotensina; BRA, bloqueador del receptor de angiotensina II; PA, presión arterial; BCC, bloqueador de los canales de calcio.

Antagonistas del calcio

Los bloqueadores de los canales de calcio (BCC) son agentes reductores de la PA eficaces, y dentro de esta clase de medicamentos antihipertensivos, varias subclases tienen diferentes efectos sobre la proteinuria independientes de sus efectos para reducir la PA. Estas diferencias se deben a efectos distintos de estas subclases sobre la permeabilidad glomerular. Los BCC no dihidropiridínicos (verapamilo, diltiazem) reducen la proteinuria en pacientes con nefropatía albuminúrica avanzada muy alta, mientras que los BCC dihidropiridínicos (nifedipino, felodipino y amlodipino) tienen un efecto mínimo o neutral, salvo que se combinen con un bloqueador del SRAA. Por lo tanto, los BCC dihidropiridínicos no deben ser utilizados como monoterapia en pacientes con ERC con albuminuria muy alta. Adicionalmente, los BCC tipo dihidropiridina son menos eficaces para retardar la progresión de ERC en comparación con los IECA y los BRA.

Agonistas α-adrenérgicos centrales

El fármaco más usado de este grupo es la clonidina. Otros miembros son la guanfacina y la metildopa. La justificación para su uso es atenuar el aumento de la actividad simpática que, con frecuencia, se observa en la ERC. La clonidina produce sedación, sequedad oral y bradicardia, y puede empeorar la depresión. Estos agentes nunca han demostrado retrasar la progresión de ERC y tienen un perfil de efectos secundarios bastante alto. Además, son eficaces si se utilizan apropiadamente para reducir la PA.

Vasodilatadores

En ocasiones, se debe administrar minoxidil o hidralazina cuando el tratamiento antihipertensivo con otros fármacos no ha sido eficaz, y son medicamentos de última línea. No se ha demostrado que la reducción de la hipertensión con vasodilatadores mejore la evolución renal. El uso de vasodilatadores se asocia a taquicardia refleja que puede empeorar la angina de pecho, y estos vasodilatadores poderosos siempre se deben combinar con un β-bloqueador. El minoxidil tiene indicación específica en el subgrupo de pacientes con hipertensión resistente y ERC. La hidralazina es una importante causa de síndrome de lupus inducido por fármacos, y debe evitarse su uso en pacientes con antecedentes de enfermedades autoinmunitarias.

Bloqueadores α-adrenérgicos

No se ha demostrado que los α-bloqueadores retrasen la progresión de la ERC ni que reduzcan de forma constante la EAU en pacientes con diabetes tipo 2 y albuminuria. Además, esta clase de fármacos tampoco redujo los episodios cardiovasculares en el Antihypertensive and Lipid Lowering Treatment to Prevent Heart Attack Trial (ALLHAT); el grupo de α-bloqueador de este estudio se interrumpió anticipadamente por motivos de seguridad, debido a un aumento relativo de la incidencia de insuficiencia cardiaca en pacientes tratados con doxazosina.

ENFERMEDAD RENOVASCULAR

Prevalencia y características clínicas

La enfermedad renovascular es una causa potencialmente corregible de hipertensión secundaria y disfunción renal. Esta enfermedad renal puede deberse a una estenosis ateroesclerótica de la arteria renal o a displasia fibromuscular. La estenosis ateroesclerótica de la arteria renal representa > 90% de los casos. La enfermedad es común en fumadores y en personas con hiperlipidemia no controlada. Los pacientes generalmente son mayores de 55 años de edad y el padecimiento a menudo coexiste con otras enfermedades vasculares y comorbilidades ateroescleróticas asociadas. La presencia de enfermedad renovascular está significativa e independientemente asociada con cardiopatía isquémica, y aumento en la morbilidad y mortalidad cardiovascular (Zanoli, 2014). La displasia fibromuscular afecta más frecuentemente a mujeres menores de 50 años de edad, y típicamente involucra la arteria renal principal distal o sus ramas intrarrenales.

La enfermedad renovascular puede resultar en hipertensión relativamente resistente a la terapia, y por consecuencia puede inducir daño acelerado a órgano blanco, incluyendo hipertrofia ventricular izquierda, proteinuria, disminución de la tasa de filtración glomerular y accidente cerebrovascular.

Las pistas más comunes que indican hipertensión renovascular incluyen hipertensión grave o resistente, inicio a una edad temprana con antecedentes familiares negativos y una elevación aguda en la PA por arriba de un valor previamente estable (tabla 14-3).

TABLA 14-3	Evidencia común para un aumento en la sospecha de hipertensión renovascular

Hipertensión grave o refractaria

Soplo abdominal

Aumento agudo e inexplicable en la creatinina sérica de más de 30% luego de haber iniciado un inhibidor del sistema renina-angiotensina o un bloqueador del receptor de angiotensina

Asimetría inexplicable de los riñones (p. ej., un riñón pequeño unilateral)

Episodios recurrentes de edema pulmonar rápido

Disfunción renal luego de iniciar un diurético

Hipertensión descontrolada en una mujer joven o en un hombre de mayor edad con enfermedad ateroesclerótica grave

Evaluación diagnóstica

La evaluación debe iniciar con estudios no invasivos como la ultrasonografía Doppler. El ultrasonido Doppler es útil para diagnosticar enfermedad unilateral y bilateral, así como para determinar la progresión de la enfermedad y detectar estenosis recurrente en pacientes previamente tratados. Esto puede ir seguido de estudios de imagen en dos dimensiones, incluyendo angiografía, angiografía por tomografía computarizada o angiografía por resonancia magnética. La angiografía por resonancia magnética puede detectar estenosis de la arteria renal proximal y proporciona imágenes vasculares excelentes; sin embargo, en pacientes con función renal reducida, las inquietudes en relación con las complicaciones vinculadas al uso de gadolinio han reducido su aplicación en este contexto.

La estenosis clínicamente significativa, esto es, estenosis relacionada con un aumento en la PA o a una reducción en la perfusión renal, es usual que se presente sólo cuando se puede demostrar estenosis de al menos 70 a 80%, con un gradiente posestenosis de 15 a 20%.

La angiografía sigue siendo considerada el estándar de oro para estimar la estenosis luminal en casos donde una prueba no invasiva no es concluyente y la sospecha clínica sigue siendo alta. La resonancia magnética dependiente de nivel de oxígeno en la sangre (BOLD, por sus siglas en inglés) es una nueva técnica promisoria que permite la evaluación directa de la oxigenación en el tejido renal, utilizando las características paramagnéticas de la deoxihemoglobina (Sag, 2016). En pacientes con insuficiencia renal, la renografía (prueba de medicina nuclear) también está indicada para determinar la función relativa de cada riñón.

Tratamiento médico

Las principales metas del tratamiento son la mejoría en la PA sistémica y la preservación de la función renal. Varios estudios clínicos aleatorizados, como el Cardiovascular Outcomes for Renal Artery Lesions (CORAL) y el Angioplasty and Stenting for Renal Atherosclerotic Lesions (ASTRAL), no han podido demostrar superioridad de la revascularización sobre la terapia médica óptima en términos de control de la PA (Ritchie, 2014). Sin embargo, si la función renal se deteriora en un periodo de 1 mes, tras haber iniciado la terapia médica, se debe buscar la colocación de un *stent* angiográfica.

Los IECA y los ARA son eficaces para el tratamiento de la hipertensión en pacientes con estenosis de la arteria renal. El bloqueo del SRAA disminuye la nefroesclerosis progresiva causada por supresión de la proliferación celular renal e infiltración de células mononucleares que desencadenan la expresión de proteínas de matriz extracelular. Se debe revisar frecuentemente la función renal en las primeras 1 a 2 sem tras haber iniciado la terapia. En este sentido, puede ser útil comenzar con una dosis baja.

Tratamiento quirúrgico o colocación de *stents*

Actualmente, rara vez se lleva a cabo la revascularización quirúrgica para corregir una estenosis de la arteria renal. La colocación de *stents* en la arteria renal es bastante más común para corregir este problema; sin embargo, existe un riesgo considerable de causar enfermedad ateroembólica distal a la lesión. Esto puede incluso resultar en insuficiencia renal, aunque es raro que suceda (Lerman, 2009).

En pacientes con displasia fibromuscular está indicada la angioplastia en lugar de la colocación de *stents*, y se ha reportado la cura de la hipertensión en más de 60% de los pacientes luego de este tratamiento (Slovut y Olin, 2004).

AJUSTE DE LA DOSIS DE LOS ANTIHIPERTENSIVOS EN PACIENTES CON REDUCCIÓN DE LA FILTRACIÓN GLOMERULAR

Para pacientes con ERC se recomienda ajustar la dosis de determinadas clases de antihipertensivos. Las principales clases de estos medicamentos que precisan ajuste de la dosis, en especial en la ERC en estadios 4 a 5, son los β-bloqueadores y los IECA que se excretan primordialmente por el riñón. Consulte el capítulo 23 para mayores detalles.

Bibliografía y lecturas recomendadas

Al Dhaybi O, Bakris GL. Renal targeted therapies of antihypertensive and cardiovascular drugs for patients with stages 3 through 5d kidney disease. *Clin Pharmacol Ther.* 2017;102:450-458.

American Diabetes Association. Standards of medical care in diabetes. *Diabetes Care.* 2018;41:S1-S156.

Bakris GL. The implications of blood pressure measurement methods on treatment targets for blood pressure. *Circulation.* 2016;134:904-905.

Bakris GL, Molitch M. Microalbuminuria as a risk predictor in diabetes: the continuing saga. *Diabetes Care.* 2014;37:867-875.

Bakris GL, Pitt B, Weir MR, *et al.* Amethyst-DN Investigators. Effect of patiromer on serum potassium level in patients with hyperkalemia and diabetic kidney disease: The AMETHYST-DN randomized clinical trial. *JAMA.* 2015;314:151-161.

Bakris GL, Sarafidis PA, Weir MR, *et al.* ACCOMPLISH Trial investigators. Renal outcomes with different fixed-dose combination therapies in patients with hypertension at high risk for cardiovascular events (ACCOMPLISH): a prespecified secondary analysis of a randomised controlled trial. *Lancet.* 2010;375:1173-1181.

Bakris GL, Weir MR. Angiotensin-converting enzyme inhibitor-associated elevations in serum creatinine: is this a cause for concern? *Arch Intern Med.* 2000;160:685-693.

Bakris GL, Weir MR, Secic M, *et al.* Differential effects of calcium antagonist subclasses on markers of nephropathy progression. *Kidney Int.* 2004;65:1991-2002.

Bakris GL, Williams M, Dworkin L, *et al.* Preserving renal function in adults with hypertension and diabetes: a consensus approach. National Kidney Foundation Hypertension and Diabetes Executive Committees Working Group. *Am J Kidney Dis.* 2000;36:646-661.

de Boer IH, Bakris G, Cannon CP. Individualizing blood pressure targets for people with diabetes and hypertension: comparing the ADA and the ACC/AHA recommendations. *JAMA.* 2018;319:1319-1320.

Grams ME, Juraschek SP, Selvin E, *et al.* Trends in the prevalence of reduced GFR in the United States: a comparison of creatinine- and cystatin C-based estimates. *Am J Kidney Dis.* 2013;62:253-260.

Hansen KJ, Edwards MS, Craven TE, *et al.* Prevalence of renovascular disease in the elderly: a population-based study. *J Vasc Surg.* 2002;36:443-451.

Jafar TH, Stark PC, Schmid CH, *et al.* AIPRD Study Group. Progression of chronic kidney disease: the role of blood pressure control, proteinuria, and angiotensin-converting enzyme inhibition: a patient-level meta-analysis. *Ann Intern Med.* 2003;139:244-252.

Kane GC, Xu N, Mistrik E, *et al.* Renal artery revascularization improves heart failure control in patients with atherosclerotic renal artery stenosis. *Nephrol Dial Transplant.* 2010;25:813-820.

Khosla N, Kalaitzidis R, Bakris GL. Predictors of hyperkalemia risk following hypertension control with aldosterone blockade. *Am J Nephrol.* 2009;30:418-424.

Kidney Disease Outcomes Quality Initiative (K/DOQI). K/DOQI clinical practice guidelines on hypertension and antihypertensive agents in chronic kidney disease. *Am J Kidney Dis.* 2004;43:S1-S290.

Kidney Disease Outcomes Quality Initiative (K/DOQI). KDOQI clinical practice guideline for diabetes and CKD: 2012 update. *Am J Kidney Dis.* 2012;60:850-886.

Kollias A, Andreadis E, Agaliotis G, *et al.* The optimal night-time home blood pressure monitoring schedule: agreement with ambulatory blood pressure and association with organ damage. *J Hypertens.* 2018;36:243-249.

Lazich I, Bakris GL. Prediction and management of hyperkalemia across the spectrum of chronic kidney disease. *Semin Nephrol.* 2014;34:333-339.

Lerman LO, Textor SC, Grande JP. Mechanisms of tissue injury in renal artery stenosis: ischemia and beyond. *Prog Cardiovasc Dis.* 2009;52:196-203.

Mancia G, Fagard R, Narkiewicz K, *et al.* Task Force Members. 2013 ESH/ESC Guidelines for the management of arterial hypertension: the Task Force for the management of arterial hypertension of the European Society of Hypertension (ESH) and of the European Society of Cardiology (ESC). *J Hypertens.* 2013;31:1281-1357.

Meaney CJ, Beccari MV, Yang Y, *et al.* Systematic review and meta-analysis of patiromer and sodium zirconium cyclosilicate: a new armamentarium for the treatment of hyperkalemia. *Pharmacotherapy.* 2017;37:401-411.

Parati G, Ochoa JE, Bilo G, *et al.* European Renal and Cardiovascular Medicine (EURECA-m) working group of the European Renal Association-European Dialysis Transplantation Association (ERA-EDTA). Hypertension in chronic kidney disease part 2: Role of ambulatory and home blood pressure monitoring for assessing alterations in blood pressure variability and blood pressure profiles. *Hypertension.* 2016;67:1102-1110.

Ritchie J, Alderson HV, Kalra P A. Where now in the management of renal artery stenosis? Implications of the ASTRAL and CORAL trials. *Curr Opin Nephrol Hypertens.* 2014;23:525-532.

Sag AA, Inal I, Okcuoglu J, *et al.* Atherosclerotic renal artery stenosis in the post-CORAL era part 1: the renal penumbra concept and next-generation functional diagnostic imaging. *J Am Soc Hypertens.* 2016;10:360-367.

Slovut DP, Olin JW. Fibromuscular dysplasia. *N Engl J Med.* 2004;350:1862-1871.

Whelton PK, Carey RM, Aronow WS, *et al.* 2017 ACC/AHA/AAPA/ABC/ACPM/AGS/APhA/ASH/ASPC/NMA/PCNA Guideline for the prevention, detection, evaluation, and management of high blood pressure in adults: A Report of the American College of Cardiology/American Heart Association Task Force on clinical practice guidelines. *Hypertension.* 2017; doi: 10.1161/HYP.0000000000000065.

Wright JT Jr, Williamson JD, Whelton PK, *et al.* SPRINT Research Group. A randomized trial of intensive versus Standard Blood-Pressure Control. *N Engl J Med.* 2015;373:2103-2116.

Yeh CH, Yu HC, Huang TY, *et al.* The risk of diabetic renal function impairment in the first decade after diagnosed of diabetes mellitus is correlated with high variability of visit-to-visit systolic and diastolic blood pressure: a case control study. *BMC Nephrol.* 2017;18:99.

Zanoli L, Rastelli S, Marcantoni C, *et al.* Non-hemodynamically significant renal artery stenosis predicts cardiovascular events in persons with ischemic heart disease. *Am J Nephrol.* 2014;40:468-477.

Zoungas S, Chalmers J, Neal B, *et al.* ADVANCE-ON Collaborative Group. Follow-up of blood-pressure lowering and glucose control in type 2 diabetes. *N Engl J Med.* 2014;371:1392-1406.

15 Hipertensión resistente

Eric K. Judd y David A. Calhoun

La hipertensión resistente se define como la presión arterial (PA) que se mantiene por arriba del objetivo, a pesar del uso simultáneo de tres antihipertensivos de clases diferentes (Calhoun, 2008). De forma ideal, uno de los tres fármacos debe ser un diurético y todos los fármacos deben prescribirse a una dosis óptima. También se considera que tienen resistencia al tratamiento los pacientes cuya PA está controlada, pero que requiere cuatro o más fármacos. Identificar a un paciente como resistente permite la búsqueda de causas secundarias de hipertensión y el inicio de estrategias de manejo específicas, como los antagonistas del receptor de mineralocorticoides, así como una evaluación de factores modificables en el estilo de vida.

PREVALENCIA, CARACTERÍSTICAS DE LOS PACIENTES Y PRONÓSTICO

En los adultos con hipertensión tratados se ha reportado que la prevalencia de hipertensión resistente está entre 10 y 18% (Egan, 2013; Judd y Calhoun, 2014; Muntner, 2014). La prevalencia es más alta en grupos de riesgo para hipertensión resistente, con tasas de hasta 40% en pacientes con enfermedad renal crónica (ERC) y 25% en pacientes con antecedente de accidente cerebral vascular (ACV) (Howard, 2015; Thomas, 2016). Las características de los pacientes que predicen hipertensión resistente incluyen raza afroamericana, obesidad, ERC, albuminuria, edad avanzada, diabetes mellitus y apnea obstructiva del sueño (Persell, 2011; Sim, 2013). De éstos, la ERC tiene la asociación más fuerte con la hipertensión resistente (razón de momios ajustada 1.84, intervalo de confianza de 95% 1.78 a 1.90) (Sim, 2013). Más de 50% de los pacientes que llegan a ERC etapa 4 tienen hipertensión resistente (Thomas, 2016).

La hipertensión resistente tiene un mal pronóstico. Comparados con adultos tratados por hipertensión, los adultos con hipertensión resistente tienen un riesgo más alto de enfermedad renal terminal, cardiopatía isquémica, insuficiencia cardiaca, ACV y muerte (Sim, 2015). En los individuos con ERC, la hipertensión resistente aumenta el riesgo de muerte en 30% y el de insuficiencia cardiaca en 59% (Thomas, 2016).

DIAGNÓSTICO DIFERENCIAL

Un paciente con PA descontrolada puede cumplir con los criterios iniciales de hipertensión resistente, pero luego de un mayor escrutinio puede encontrarse que tiene **hipertensión seudorresistente**. El tratamiento subóptimo, la falta de apego al tratamiento antihipertensivo, el efecto de la bata blanca o una medición imprecisa de la PA pueden resultar en seudorresistencia. Ésta es común, estando presente en aproximadamente una tercera parte de los pacientes inicialmente identificados como con hipertensión resistente al tratamiento (Judd y Calhoun, 2014).

Un **tratamiento médico subóptimo o inadecuado** puede ser el factor modificable más significativo que contribuya a la seudorresistencia. En un sistema de salud en el sur de California, las tasas de control de la PA mejoraron de 54% en 2004 a 84%, luego de la implementación de un modelo de atención multidisciplinario con un algoritmo de tratamiento paso a paso (Sim, 2014). A los individuos que cumplieron con los criterios de hipertensión resistente, por lo general se les prescribe un diurético; sin embargo, los medicamentos antihipertensivos a menudo se dosifican por debajo de 50% de su dosis máxima recomendada (Egan, 2013). En general, los esquemas ideales toman en consideración la eficacia del medicamento y el apego al mismo *utilizando un menor número de medicamentos a dosis máxima, consolidando la frecuencia de la dosis a una o dos veces al día, incorporando medicamentos en pastillas combinadas o cápsulas y considerando el costo del tratamiento.*

A pesar de un esquema de tratamiento ideal, algunos pacientes **no se apegan**. Dado que la hipertensión resistente se define con base en el control de la PA y al número de medicamentos prescritos, la población resistente está enriquecida por los individuos que no se apegan al tratamiento. En un estudio que midió metabolitos de antihipertensivos en orina, se demostró que 53% de los individuos identificados como resistentes al tratamiento no se apegaban (Gupta, 2017; Jung, 2013). La falta de apego es difícil de identificar, pero puede descubrirse a través de una discusión franca con el paciente acerca de los obstáculos potenciales hacia la terapia.

Las **mediciones inexactas de la PA** por técnica inadecuada y por el **efecto de bata blanca** (p. ej., elevación persistente de la PA en la consulta, con lecturas ambulatorias normales o mucho menores) también pueden llevar a seudorresistencia y a un diagnóstico falso de hipertensión resistente. Aunque la vigilancia ambulatoria de la PA en 24 h puede identificar el efecto de la bata blanca, puede no ser algo que esté ampliamente disponible para su uso clínico. Sin embargo, la medición de la PA en el hogar y la medición automatizada en el consultorio se han vuelto populares en Estados Unidos y han sido utilizadas en estudios clínicos (Williams, 2015; Wright, 2015). La medición automatizada de la PA en el consultorio se obtiene mediante un dispositivo oscilométrico que cicla a través de múltiples mediciones de la PA en ausencia de un operador. Para una revisión extensa de la técnica de medición de la PA consulte las recomendaciones de la American Heart Association para medición de la PA en humanos (Pickering, 2005).

Al evaluar a un paciente con hipertensión potencialmente resistente, es importante primero excluir seudorresistencia. Los pacientes con hipertensión descontrolada por falta de apego al tratamiento, un esquema de tratamiento inapropiado o efecto de bata blanca, a menudo no requieren de mayor evaluación en busca de causas secundarias.

HIPERTENSIÓN SECUNDARIA

La causa secundaria de hipertensión se puede identificar en 10 a 40% de los pacientes con hipertensión resistente. El hiperaldosteronismo, la ERC y la estenosis de la arteria renal son las más frecuentes, mientras que el feocromocitoma, el síndrome de Cushing, los trastornos genéticos

(p. ej., síndrome de Liddle, hipertensión hiperpotasémica familiar [anteriormente seudohipoaldosteronismo tipo II o síndrome de Gordon] y aldosteronismo remediable con glucocorticoides), el hiperparatiroidismo primario, la coartación aórtica y los tumores intracraneales son algunas causas secundarias infrecuentes.

Hiperaldosteronismo primario

El hiperaldosteronismo primario, del que históricamente se creía que era una causa infrecuente de hipertensión, se ha demostrado que es común en pacientes con hipertensión resistente, con una prevalencia de ~20% (Calhoun, 2002). Debido a su prevalencia elevada, debe evaluarse a todos los pacientes con hipertensión resistente para detectar hiperaldosteronismo.

El tamizaje para el hiperaldosteronismo primario consiste en medir el nivel sérico de aldosterona y la actividad de la renina plasmática, idealmente en un paciente con un nivel normal de potasio en la sangre (p. ej., luego de que se ha repuesto el potasio en el contexto de una hipopotasemia), y quien ha estado sentado durante al menos 30 min antes de la toma de la muestra. Un índice de aldosterona (ng/dL)/actividad de la renina plasmática > 30:1 o > 20:1 con un nivel de aldosterona ≥ 16 ng/dL representa una prueba de tamizaje positiva. El uso concomitante de un antagonista de mineralocorticoide, como la espironolactona o la eplerenona, puede producir un índice falso positivo de aldosterona a renina, y se deben suspender estos medicamentos al menos por 4 sem antes de realizar la prueba. Un índice aldosterona a renina diagnóstico, comúnmente amerita referencia a un endocrinólogo o a un especialista en hipertensión para pruebas confirmatorias y evaluación en busca de adenoma suprarrenal, que pudiese ser tratable con cirugía (fig. 15-1).

Enfermedad parenquimatosa renal

La ERC es una causa y una consecuencia de la hipertensión descontrolada. La reducción en la función renal resulta en una alteración en la excreción de sal, desregulación del sistema renina-angiotensina-aldosterona, aumento en la actividad del sistema nervioso simpático y una reducción en la eficacia de los medicamentos antihipertensivos. Los pacientes con ERC tienen mayor probabilidad de presentar sensibilidad a la sal, donde la PA se eleva luego de una carga de sal en la dieta. Un balance positivo de sal limita la eficacia de los inhibidores de la enzima convertidora de angiotensina (IECA) y de los bloqueadores del receptor de angiotensina (BAR). Más aún, la sal tiene un efecto directo sobre la función de la vasculatura y reduce la vasodilatación (Titze y Luft, 2017). Dado que la mayoría de los pacientes con enfermedad renal avanzada (p. ej., ERC etapa 4 o 5) tiene hipertensión resistente, el tamizaje en busca de causas subyacentes adicionales de hipertensión se reserva para pacientes con una alta sospecha clínica en esta población.

Enfermedad renal vascular

Cuando se evalúa mediante un arteriograma renal, la estenosis de la arteria renal está presente en ~20% de los adultos mayores con hipertensión resistente (Benjamin, 2014). La inmensa mayoría de las lesiones arteriales renales es de causa ateroesclerótica; la prevalencia aumenta con la edad del paciente, cuando hay enfermedad ateroesclerótica conocida y ante la presencia de insuficiencia renal no explicada. En pacientes con antecedentes de edema pulmonar de corta duración o episódico debe

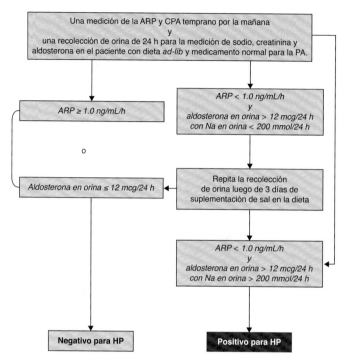

FIGURA 15-1 Diagrama de flujo para el estudio de confirmación de hiperaldosteronismo primario (HP). ARP, actividad de renina plasmática; CPA, concentración plasmática de aldosterona; Na, sodio.
(Adaptada con autorización de Nishizaka M, Pratt-Ubunama M, Zaman MA *et al.* Validity of plasma aldosterone-to-renin activity ratio in African American and white subjects with resistant hypertension. *Am J Hypertens.* 2005;18:805-812).

sospecharse estenosis de la arteria renal bilateral, especialmente cuando el ecocardiograma indique una función sistólica conservada. Múltiples estudios clínicos aleatorizados argumentan en contra de una posible ventaja de las intervenciones de revascularización sobre el tratamiento médico para la estenosis de la arteria renal relacionada con ateroesclerosis (Cooper, 2014). No obstante, la estenosis de la arteria renal causada por displasia fibromuscular sí responde favorablemente a la angioplastia con balón. La displasia fibromuscular es un trastorno vascular congénito que clásicamente se presenta como hipertensión grave en una mujer joven con un soplo abdominal en la exploración física. La enfermedad renal vascular se describe con más detalle en el capítulo 14.

Feocromocitoma

El feocromocitoma es una causa secundaria infrecuente, pero importante, de hipertensión resistente, y aparece en 0.1 a 0.6% de los hipertensos en una población ambulatoria general. El feocromocitoma se caracteriza por un aumento de la variabilidad de la PA, cefalea, palpitaciones y palidez con piloerección (p. ej., "sudoración fría"), que habitualmente se producen de forma episódica. Los feocromocitomas se asocian con ciertos padecimientos genéticos, incluyendo neurofibromatosis tipo 1, enfermedad de Von Hippel-Lindau y neoplasia endocrina múltiple (NEM) tipo II. Los niveles de metanefrina libre en plasma son una herramienta de tamizaje útil, con una sensibilidad de 96 a 100% (Schwartz, 2011).

Apnea obstructiva del sueño

La apnea obstructiva del sueño es un hallazgo frecuente en pacientes con hipertensión resistente, con una prevalencia publicada de más de 80% de los pacientes (Logan, 2001). Sin embargo, a diferencia de otras condiciones asociadas a hipertensión secundaria, la apnea obstructiva del sueño puede no ser una causa de hipertensión resistente, sino, en cambio, la hipertensión puede deberse a una fisiología compartida en cuanto al exceso de líquido central, particularmente en el hiperaldosteronismo. En los pacientes con hipertensión resistente, el tratamiento de la apnea obstructiva del sueño con presión positiva continua sobre la vía respiratoria reduce la PA en promedio 3 mm Hg (Martinez-Garcia, 2013).

Evaluación

La figura 15-2 muestra un esquema para evaluar a un paciente con hipertensión resistente. La anamnesis debe ser completa, e incluye preguntas sobre la duración de la hipertensión, el cumplimiento del tratamiento, la respuesta a fármacos previos (incluyendo reacciones adversas), el uso actual de fármacos (incluyendo medicamentos herbolarios y de venta sin receta) y los síntomas de posibles causas secundarias de hipertensión. Un interrogatorio sobre antecedentes sociales puede revelar un alto consumo de alcohol, el uso regular de cocaína o una ingesta alta de sal en la dieta. Los factores farmacológicos y del estilo de vida que contribuyen a la resistencia al tratamiento se resumen en la tabla 15-1. Los antecedentes familiares de muerte a edad temprana o ACV apoyan la presencia de causas genéticas, como el hiperaldosteronismo remediable con glucocorticoides. Los hallazgos a la exploración física de estrías abdominales apoyan la presencia de síndrome de Cushing, y un soplo abdominal en una persona joven puede indicar displasia fibromuscular.

Medición de la presión arterial (PA)

Para la medición de la PA se requiere una técnica apropiada para identificar con exactitud la hipertensión resistente. La medición de la PA comienza preparando al individuo. Los pacientes deben vaciar la vejiga urinaria (si está llena) y sentarse en una habitación tranquila, idealmente durante 5 min antes de la medición. Se coloca un brazalete de PA con una longitud del manguito de al menos 80% de la circunferencia del brazo, y una anchura de al menos 40% de la circunferencia del brazo, directamente sobre la piel del antebrazo, al nivel del corazón. Durante la medición, el individuo debe estar sentado con apoyo para los pies, la espalda y el brazo. Como mínimo se deben obtener dos lecturas con 1 min de diferencia (Pickering, 2005). Como se ha dicho antes, la medición automatizada de la PA en el consultorio y la medición de la presión en el hogar hecha por el propio paciente, minimizan el efecto de la bata blanca, y se recomienda para los pacientes con hipertensión descontrolada.

Confirmar la resistencia del tratamiento
Presión arterial en el consultorio > 140/90 o 130/80 mm Hg en pacientes con diabetes o ERC

y

Paciente tratado con 3 o más medicamentos antihipertensivos a dosis óptimas incluyendo,
si es posible, un diurético

u

Presión arterial en el consultorio dentro de metas de tratamiento, pero el paciente requiere
4 o más medicamentos antihipertensivos

↓

Excluir seudorresistencia
¿Se adhiere el paciente al régimen prescrito?
Obtenga lecturas de presión arterial ambulatoria, en el hogar o en el trabajo para excluir
el efecto de bata blanca

↓

Identificar y revertir factores de estilo de vida que contribuyen
Obesidad
Inactividad física
Ingesta excesiva de alcohol
Dieta con alto consumo de sal, baja en fibra

↓

Descontinuar o minimizar las sustancias interferentes
Agentes antiinflamatorios no esteroides
Simpaticomiméticos (píldoras dietéticas, descongestionantes)
Estimulantes
Anticonceptivos orales
Regaliz
Efedra

↓

Detección de causas secundarias de hipertensión
Apnea obstructiva del sueño (ronquidos, apnea presenciada, somnolencia excesiva
durante el día)
Aldosteronismo primario (índice aldosterona/renina elevado)
ERC (aclaramiento de creatinina < 30 mL/min)
Estenosis de la arteria renal (mujer joven, enfermedad ateroesclerótica conocida,
empeoramiento de la función renal)
Feocromocitoma (palpitaciones episódicas por hipertensión, diaforesis, cefalea)
Síndrome de Cushing (cara de luna llena, obesidad central, estrías abdominales, depósitos
de grasa interescapulares)
Coartación de la aorta (diferencial en los pulsos braquial y femoral, soplo sistólico)

↓

Tratamiento farmacológico
Maximice la terapia con diurético, incluyendo la posible adición de un antagonista del receptor
de mineralocorticoide
Combine agentes con diferentes mecanismos de acción
Utilice diuréticos de asa en pacientes con ERC o pacientes que están recibiendo
vasodilatadores potentes (p. ej., minoxidil)

↓

Refiera a un especialista
Refiera al especialista apropiado en caso de causas secundarias conocidas o sospechadas
de hipertensión
Refiera al especialista en hipertensión si la PA permanece descontrolada luego de 6 meses
de tratamiento

FIGURA 15-2 Hipertensión resistente: diagnóstico y recomendaciones terapéuticas.
(Adaptada con autorización de Calhoun DA, Jones D, Textor S *et al.* AHA Scientific Statement. Resistant hypertension: diagnosis, evaluation, and treatment: a scientific statement
from the American Heart Association Professional Education Committee of the Council for
High Blood Pressure Research. *Hypertension.* 2008;51:1403-1419).

Pruebas de laboratorio

La evaluación bioquímica de los pacientes con hipertensión resistente
debe incluir un perfil metabólico habitual, análisis de orina y muestras
de sangre matutinas emparejadas para determinar la aldosterona plas-

TABLA 15-1	Factores farmacológicos y del estilo de vida que pueden interferir con el control de la PA

Obesidad

Inactividad física

Alto consumo de alcohol (> 30-50 g/día)

Alto consumo de sal en la dieta

Fármacos:

    Antiinflamatorios no esteroideos, incluyendo inhibidores selectivos de la COX-2

    Fármacos simpaticomiméticos (p. ej., seudoefedrina, efedrina, fentermina, cocaína)

    Estimulantes (p. ej., metilfenidato, dexmetilfenidato, dexanfetamina, anfetamina, metanfetamina)

    Anticonceptivos orales (que contengan estrógeno)

    Agentes inmunosupresivos (p. ej., inhibidores de la calcineurina como la ciclosporina y el tacrolimús, inhibidores del VEGF)

    Eritropoyetina

Inhibidores de la monoaminooxidasa (el efecto se exacerba con los alimentos que contienen tiramina)

Regaliz natural

Compuestos herbales (p. ej., efedra, ma-huang)

mática, y la actividad de la renina plasmática para detectar hiperaldosteronismo primario (ver hiperaldosternonismo primario, más arriba). En pacientes en quienes se está considerando un feocromocitoma, los niveles de metanefrina libre en plasma son una prueba de tamizaje inicial apropiada, debido a su alto valor predictivo negativo.

Estudios de imagen

No se recomiendan los estudios de imagen en la evaluación inicial de la hipertensión resistente. Sin embargo, si la sospecha clínica de displasia fibromuscular es alta, entonces un estudio de imagen de la arteria renal puede ser parte de la evaluación inicial. Al tamizar en busca de displasia fibromuscular, debido a la necesidad de detectar un patrón irregular y arrosariado de estrechamiento de la arteria, se recomienda la angiografía, ya sea por tomografía computarizada o por resonancia magnética por encima del ultrasonido Doppler. En pacientes con riesgo de estenosis de la arteria renal relacionada con ateroesclerosis (p. ej., individuos de mayor edad con antecedente de tabaquismo), el ultrasonido Doppler puede establecer el diagnóstico, pero puede no alterar el manejo (Cooper, 2014). La imagenología abdominal de la glándula suprarrenal por tomografía computarizada con y sin contraste sólo está indicada luego de estudios bioquímicos de laboratorio positivos (p. ej., aldosterona, metanefrinas o cortisol elevados).

TRATAMIENTO

Para el tratamiento se deben fomentar los cambios en el estilo de vida, como pérdida de peso, ejercicio frecuente, ingesta de una dieta baja en sal, y la moderación de la ingesta de alcohol (no más de dos o tres bebidas al día), cuando sea procedente. También se deben suspender, cuando sea permisible desde el punto de vista clínico, las drogas, los estimulantes y otras sustancias que pueden aumentar la PA (ver tabla 15-1). La magnitud de la reducción de la PA conseguida con cada uno de estos abordajes es, con frecuencia, pequeña, aunque clínicamente importante (Whelton, 2018). El diagnóstico exacto y el tratamiento adecuado de las causas secundarias de hipertensión y los regímenes farmacológicos combinados eficaces son esenciales para el tratamiento adecuado de la hipertensión resistente. Una atención detallada a los factores relacionados con el escaso cumplimiento, como el costo y los efectos adversos, puede mejorar el cumplimiento de los pacientes y la eficacia del tratamiento. Un abordaje multidisciplinario en el que participen profesionales de enfermería, farmacéuticos y nutriólogos, trabajando juntos y siguiendo protocolos estandarizados para el manejo de la PA, puede mejorar los resultados del tratamiento.

Uso de diuréticos

Los individuos con hipertensión resistente por lo común tienen un exceso de sal y expansión del volumen intravascular (Pimenta, 2009). El estado fisiológico de sobreperfusión es apoyado por la observación de que la mayoría (~67%) de los pacientes con hipertensión resistente tienen supresión de los niveles de renina (Eide, 2004). En un estudio aleatorizado cruzado, una baja ingesta de sodio (50 mmol/24 h), en comparación con una ingesta elevada (250 mmol/24 h), disminuyó la presión arterial sistólica (PAS) y diastólica medida en la consulta en 22.7 y 9.1 mm Hg, respectivamente. La actividad de la renina plasmática aumentó, mientras que hubo disminución del péptido natriurético cerebral y del aclaramiento de creatinina durante el periodo de baja ingesta de sal, lo que indica que el posible mecanismo de la reducción de la PA es la reducción del volumen intravascular (Pimenta, 2009). Un diurético es esencial para maximizar el control de la presión arterial, a menos que esté contraindicado o no se tolere. Para este propósito se prefiere la clortalidona, un diurético tiazídico de acción prolongada, sobre la hidroclorotiazida por su eficacia mejor. La clortalidona, 25 mg al día, produce una reducción mayor de la presión arterial ambulatoria de 24 h que la hidroclorotiazida, 50 mg (Ernst, 2006). En pacientes con ERC avanzada (p. ej., tasa de filtración glomerular estimada [TFGe] < 30 mL/min por 1.73 m^2) puede ser necesaria la adición de diuréticos de asa para un control eficaz del volumen y de la PA.

Tratamiento farmacológico combinado

Los individuos con hipertensión resistente estarán recibiendo, por definición, al menos tres medicamentos antihipertensivos. El uso de tabletas combinadas con dos o más medicamentos por tableta/cápsula reduce la carga general de pastillas, mejorando potencialmente el apego al tratamiento. Adicionalmente, ciertas combinaciones de medicamentos tienen efectos complementarios. Por ejemplo, se encontró que el uso de un diurético ahorrador de potasio, como la amilorida, junto con un diurético tiazídico, mejoró el control de la PA y previno la intolerancia a la glucosa (Brown, 2016). Sin embargo, existen limitaciones para la terapia combinada. Por ejemplo, el uso de β-bloqueadores en combinación con bloqueadores de los canales de calcio no dihidropiridina (p. ej., verapamilo o diltiazem) a menudo resulta en bradicardia. El uso concomitante de IECA y BRA se asocia con daño renal agudo e hiperpotasemia (Fried, 2013). En el capítulo 14 se da una explicación más amplia de los regímenes con múltiples fármacos.

Antagonistas de la aldosterona

Las dosis bajas (p. ej., 25 a 50 mg) de espironolactona proporcionan una reducción significativa de la PA cuando se añaden a esquemas de varios fármacos, y el efecto es independiente de los niveles de aldosterona y renina. En 1 411 participantes en el estudio Anglo-Scandinavian Cardiac Outcomes Trial que recibieron espironolactona como agente de cuarta línea, la PA se redujo en 21.9/9.5 mm Hg luego de un promedio de 1.3 años de tratamiento (Chapman, 2007). Cuando se evaluó en un estudio doble ciego, controlado con placebo, cruzado (PATHWAY-2), la espironolactona a dosis de 25 a 50 mg fue superior a la doxazosina y al bisoprostol como medicamento antihipertensivo de cuarta línea. La PAS medida en el hogar se redujo con la espironolactona en promedio 8.7 mm Hg en comparación con el placebo, 4.0 mm Hg comparado con la doxazosina, y 4.5 mm Hg en relación con el bisoprolol ($p < 0.0001$ para las tres comparaciones) (Williams, 2015). Con base en estos datos, y a los de otros estudios, se recomienda la espironolactona como el primer medicamento a añadir si la PA no se controla utilizando las tres clases fundamentales de medicamentos antihipertensivos: 1) IECA o BAR; 2) bloqueador de los canales de calcio tipo dihidropiridina, y 3) tiazida o diurético tiazídico.

Aunque bien tolerados a dosis bajas, los antagonistas de la aldosterona pueden asociarse con hiperpotasemia, ginecomastia en hombres y disminución de la libido. Los receptores del receptor de mineralocorticoides más específicos, como la eplerenona, reducen la ocurrencia de efectos sexuales secundarios. Sin embargo, la eplerenona ha sido estudiada principalmente como tratamiento para la insuficiencia cardiaca sistólica y el hiperaldosteronismo primario, y no como agente de cuarta línea para el tratamiento de la hipertensión resistente. Los estudios clínicos iniciales utilizando un antagonista altamente selectivo del receptor de mineralocorticoide, la finerenona, ha demostrado sólo reducciones leves en la presión arterial (< 3 mm Hg), lo que sugiere que los efectos alternos de la espironolactona pueden contribuir a la reducción de la PA (Filippatos, 2016).

Con todos los antagonistas de la aldosterona se observa una elevación en los niveles séricos de potasio. En los individuos con ERC en etapa 3, la espironolactona elevó el nivel de potasio en promedio 0.4 mEq/L cuando se añadió a 80 mg de lisinopril (Van Buren, 2014). La administración de espironolactona en combinación con un diurético tiazídico minimiza el riesgo de hiperpotasemia y también mejora el beneficio antihipertensivo. Asimismo, se deben vigilar cuidadosamente los niveles séricos de potasio y creatinina luego de prescribir espironolactona, y debido al riesgo de hiperpotasemia y daño renal agudo se aconseja precaución con el uso de espironolactona en la ERC avanzada (p. ej., TFGe < 30 mL/min por 1.73 m²).

Amilorida

A diferencia de los antagonistas de la aldosterona, que ejercen sus efectos sobre el riñón a través de la interacción sobre el lado sanguíneo o el lado basolateral de las células de la nefrona distal, la amilorida se secreta hacia el líquido tubular en la nefrona proximal. Una vez que el líquido tubular alcanza a la nefrona distal, las concentraciones de amilorida han aumentado a ~100 veces las concentraciones en el plasma, lo cual es deseable, ya que éste es el sitio de acción de la amilorida. Ésta bloquea el canal de sodio epitelial en la nefrona distal y se clasifica, junto con los antagonistas de la aldosterona, como un diurético ahorrador de potasio. La amilorida sirve para tratar específicamente al síndrome de Liddle, una causa monogénica de hipertensión causada por canales de sodio epiteliales hiperactivos. Sin embargo, la amilorida también puede ser efectiva para tratar a sujetos afroamericanos con supresión de la actividad de la renina en plasma (Saha, 2005).

Agentes quelantes de potasio

Los riñones excretan ~90% del potasio ingerido en la dieta para mantener la homeostasia (Palmer y Clegg, 2016). El equilibrio de potasio habitualmente se mantiene hasta las etapas tardías de la ERC (p. ej., TFGe < 15 mL/min por 1.73 m^2). Sin embargo, la presencia de agentes que interrumpen la señalización del sistema renina-angiotensina-aldosterona puede conducir a hiperpotasemia. Se ha propuesto que el uso de quelantes de potasio en el tracto gastrointestinal, como el patirómero y el ciclosilicato de sodio zirconio (ZS-9), puede contrarrestar los efectos elevadores de potasio de los antagonistas de la aldosterona y los IECA/BRA (Epstein y Pitt, 2016). Sin embargo, la utilidad clínica de los quelantes de potasio en la hipertensión resistente es limitada. 1) El hiperaldosteronismo y la hipopotasemia asociada son comunes en la hipertensión resistente. 2) Maximizar la terapia diurética a menudo reduce los niveles séricos de potasio. 3) Actualmente no se recomiendan los antagonistas de la aldosterona para su uso en las etapas avanzadas de ERC, donde la hiperpotasemia es prevalente. 4) El patirómero puede fijar otros medicamentos (p. ej., ciprofloxacina, levotiroxina, metformina) en el tracto gastrointestinal, por lo que se requiere separar las dosis al menos 3 h. Sin embargo, si se requiere reducción de potasio en la hipertensión resistente, el ZS-9 y el patirómero son eficaces. El ciclosilicato de sodio zirconio puede ser mejor para tratar la hiperpotasemia aguda (Meaney, 2017).

Terapias basadas en dispositivos (p. ej., denervación renal)

En la actualidad, el tratamiento de la hipertensión resistente basado en dispositivos sigue en etapa de investigación. Se observaron grandes reducciones en la presión arterial clínica en estudios iniciales que utilizaron un catéter arterial para administrar energía de radiofrecuencia a través de las paredes de las arterias renales para realizar ablación de los nervios renales. Sin embargo, en el primer estudio aleatorizado controlado con procedimiento simulado, el estudio SYMPLICITY HTN-3, la denervación renal con catéter no fue diferente del control con procedimiento falso en la reducción de la presión en individuos con hipertensión resistente (cambio en la PAS ambulatoria de 24 h a 6 meses: −6.75 ± 15.11 mm Hg en el grupo con denervación *vs.* −4.79 ± 17.25 mm Hg en el grupo con el procedimiento simulado, $p = 0.98$ para superioridad con un margen de 2 mm Hg) (Bhatt, 2014). Tras inquietudes en relación a la metodología del SYMPLICITY HTN-3, se ha seguido haciendo investigación utilizando catéteres diseñados para denervación más extensa. Los resultados de estudios preeliminares de eficacia utilizando diferentes catéteres han demostrado una reducción en la PA en comparación con el control simulado (Azizi, 2018; Townsend, 2017). Otros dispositivos que están siendo sometidos a evaluación terapéutica para la hipertensión resistente incluyen activación del barorreceptor carotídeo y formación de una fístula arteriovenosa central.

Agradecimientos

El Dr. Calhoun es beneficiario de la beca HL113004. El Dr. Judd es beneficiario de la beca NIDDK K23 DK102660.

Bibliografía y lecturas recomendadas

Azizi M, Schmieder RE, Mahfoud F, *et al.* Endovascular ultrasound renal denervation to treat hypertension (RADIANCE-HTN SOLO): a multicentre, international, single-blind, randomised, sham-controlled trial [epub ahead of print May 23, 2018]. *Lancet.* doi: https://doi.org/10.1016/S0140-6736(18)31082-1.

Benjamin MM, Fazel P, Filardo G, *et al.* Prevalence of and risk factors of renal artery stenosis in patients with resistant hypertension. *Am J Cardiol.* 2014;113:687-690.

Bhatt DL, Kandzari DE, O'Neill WW, *et al.* SYMPLICITY HTN-3 Investigators. A controlled trial of renal denervation for resistant hypertension. *N Engl J Med.* 2014;370:1393-1401.

Brown MJ, Williams B, Morant SV, *et al.* British Hypertension Society's Prevention and Treatment of Hypertension with Algorithm-Based Therapy (PATHWAY) Studies Group. Effect of amiloride, or amiloride plus hydrochlorothiazide, versus hydrochlorothiazide on glucose tolerance and blood pressure (PATHWAY-3): a parallel-group, double-blind randomised phase 4 trial. *Lancet Diabetes Endocrinol.* 2016;4:136-147.

Calhoun DA, Jones D, Textor S, *et al.* Resistant hypertension: diagnosis, evaluation, and treatment. A scientific statement from the American Heart Association Professional Education Committee of the Council for High Blood Pressure Research. *Hypertension.* 2008;51:1403-1419.

Calhoun DA, Nishizaka MK, Zaman MA, *et al.* Hyperaldosteronism among black and white subjects with resistant hypertension. *Hypertension.* 2002;40:892-896.

Chapman N, Dobson J, Wilson S, *et al.* Anglo-Scandinavian Cardiac Outcomes Trial Investigators. Effect of spironolactone on blood pressure in subjects with resistant hypertension. *Hypertension.* 2007;49:839-845.

Cooper CJ, Murphy TP, Cutlip DE, *et al.* CORAL Investigators. Stenting and medical therapy for atherosclerotic renal-artery stenosis. *N Engl J Med.* 2014;370:13-22.

Dudenbostel T, Calhoun DA. Use of Aldosterone antagonists for treatment of uncontrolled resistant hypertension. *Am J Hypertens.* 2017;30:103-109.

Egan BM, Zhao Y, Li J, *et al.* Prevalence of optimal treatment regimens in patients with apparent treatment-resistant hypertension based on office blood pressure in a community-based practice network. *Hypertension.* 2013;62:691-697.

Eide IK, Torjesen PA, Drolsum A, *et al.* Low-renin status in therapy-resistant hypertension: a clue to efficient treatment. *J Hypertens.* 2004;22:2217-2226.

Epstein M, Pitt B. Recent advances in pharmacological treatments of hyperkalemia: focus on patiromer. *Expert Opin Pharmacother.* 2016;17:1435-1448.

Ernst ME, Carter BL, Goerdt CJ, *et al.* Comparative antihypertensive effects of hydrochlorothiazide and chlorthalidone on ambulatory and office blood pressure. *Hypertension.* 2006;47:352-358.

Filippatos G, Anker SD, Bohm M, *et al.* A randomized controlled study of finerenone vs. eplerenone in patients with worsening chronic heart failure and diabetes mellitus and/or chronic kidney disease. *Eur Heart J.* 2016;37:2105-2114.

Fried LF, Emanuele N, Zhang JH, *et al.* Combined angiotensin inhibition for the treatment of diabetic nephropathy. *N Engl J Med.* 2013;369:1892-1903.

Gupta P, Patel P, Strauch B, *et al.* Biochemical screening for nonadherence is associated with blood pressure reduction and improvement in adherence. *Hypertension.* 2017;70:1042-1048.

Howard VJ, Tanner RM, Anderson A, *et al.* Apparent treatment-resistant hypertension among individuals with history of stroke or transient ischemic attack. *Am J Med.* 2015;128:707-714.e2.

Judd E, Calhoun DA. Apparent and true resistant hypertension: definition, prevalence and outcomes. *J Hum Hypertens.* 2014;28:463-468.

Jung O, Gechter JL, Wunder C, *et al.* Resistant hypertension? Assessment of adherence by toxicological urine analysis. *J Hypertens.* 2013;31:766-774.

Logan AG, Perlikowski SM, Mente A, *et al.* High prevalence of unrecognized sleep apnoea in drug-resistant hypertension. *J Hypertens.* 2001;19:2271-2277.

Martinez-Garcia MA, Capote F, Campos-Rodriguez F, *et al.* Spanish Sleep Network. Effect of CPAP on blood pressure in patients with obstructive sleep apnea and resistant hypertension: the HIPARCO randomized clinical trial. *JAMA.* 2013;310:2407-2415.

Meaney CJ, Beccari MV, Yang Y, *et al.* Systematic review and meta-analysis of patiromer and sodium zirconium cyclosilicate: A new armamentarium for the treatment of hyperkalemia. *Pharmacotherapy.* 2017;37:401-411.

Muntner P, Davis BR, Cushman WC, *et al.* ALLHAT Collaborative Research Group. Treatment-resistant hypertension and the incidence of cardiovascular disease and end-stage renal disease: results from the Antihypertensive and Lipid-Lowering Treatment to Prevent Heart Attack Trial (ALLHAT). *Hypertension.* 2014;64:1012-1021.

Palmer BF, Clegg DJ. Physiology and pathophysiology of potassium homeostasis. *Adv Physiol Educ.* 2016;40:480-490.

Persell SD. Prevalence of resistant hypertension in the United States, 2003-2008. *Hypertension.* 2011;57:1076-1080.

Pickering TG, Hall JE, Appel LJ, *et al.* Recommendations for blood pressure measurement in humans and experimental animals: part 1: blood pressure measurement in humans: a statement for professionals from the Subcommittee of Professional and Public Education of the American Heart Association Council on High Blood Pressure Research. *Circulation.* 2005;111:697-716.

Pimenta E, Gaddam KK, Oparil S, *et al.* Effects of dietary sodium reduction on blood pressure in subjects with resistant hypertension: results from a randomized trial. *Hypertension.* 2009;54:475-481.

Saha C, Eckert GJ, Ambrosius WT, *et al.* Improvement in blood pressure with inhibition of the epithelial sodium channel in blacks with hypertension. *Hypertension.* 2005;46:481-487.

Schwartz GL. Screening for adrenal-endocrine hypertension: overview of accuracy and cost-effectiveness. *Endocrinol Metab Clin North Am.* 2011;40:279-294, vii.

Sim JJ, Bhandari SK, Shi J, *et al.* Characteristics of resistant hypertension in a large, ethnically diverse hypertension population of an integrated health system. *Mayo Clin Proc.* 2013;88:1099-1107.

Sim JJ, Bhandari SK, Shi J, *et al.* Comparative risk of renal, cardiovascular, and mortality outcomes in controlled, uncontrolled resistant, and nonresistant hypertension. *Kidney Int.* 2015;88:622-632.

Sim JJ, Handler J, Jacobsen SJ, *et al.* Systemic implementation strategies to improve hypertension: the Kaiser Permanente Southern California experience. *Can J Cardiol.* 2014;30:544-552.

Thomas G, Xie D, Chen HY, *et al.* CRIC Study Investigators. Prevalence and prognostic significance of apparent treatment resistant hypertension in chronic kidney disease: Report from the chronic renal insufficiency cohort study. *Hypertension.* 2016;67:387-396.

Titze J, Luft FC. Speculations on salt and the genesis of arterial hypertension. *Kidney Int.* 2017;91:1324-1335.

Townsend RR, Mahfoud F, Kandzari DE, *et al.* SPYRAL HTN-OFF MED Trial Investigators. Catheter-based renal denervation in patients with uncontrolled hypertension in the absence of antihypertensive medications (SPYRAL HTN-OFF MED): a randomised, sham-controlled, proof-of-concept trial. *Lancet.* 2017;390:2160-2170.

Van Buren PN, Adams-Huet B, Nguyen M, *et al.* Potassium handling with dual renin-angiotensin system inhibition in diabetic nephropathy. *Clin J Am Soc Nephrol.* 2014;9:295-301.

Whelton PK, Carey RM, Aronow WS, *et al.* 2017 ACC/AHA/AAPA/ABC/ACPM/AGS/APhA/ASH/ASPC/NMA/PCNA Guideline for the prevention, detection, evaluation, and management of high blood pressure in adults: a report of the American College of Cardiology/American Heart Association Task Force on Clinical Practice Guidelines. *J Am Coll Cardiol.* 2018;71:e127-e248.

Williams B, MacDonald TM, Morant S, *et al.* British Hypertension Society's PATHWAY Studies Group. Spironolactone versus placebo, bisoprolol, and doxazosin to determine the optimal treatment for drug-resistant hypertension (PATHWAY-2): a randomised, double-blind, crossover trial. *Lancet.* 2015;386:2059-2068.

Wright JT Jr, Williamson JD, Whelton PK, *et al.* SPRINT Research Group. A randomized trial of intensive versus standard blood-pressure control. *N Engl J Med.* 2015;373:2103-2116.

16 Enfermedad arterial periférica y cerebrovascular

Hillary Johnston-Cox y
Emile R. Mohler, III

ENFERMEDAD ARTERIAL PERIFÉRICA

La enfermedad arterial periférica (EAP) afecta a 5% de los adultos de la población general; a nivel mundial, más de 200 millones de adultos tienen EAP. Los pacientes con enfermedad renal tienen un aumento en la prevalencia de EAP y mayor riesgo de desarrollar enfermedad clínica significativa. El número exacto de pacientes afectados depende de la definición de la EAP. Según el último National Health and Nutrition Examination Survey (NHANES) se estima que 24% de los pacientes con enfermedad renal crónica (ERC) tiene EAP definida por un índice tobillo-brazo (ITB) < 0.9 (O'Hare, 2004). La claudicación intermitente afecta de 1 a 5% de los adultos de la población general, en comparación con 7% de los pacientes con ERC. Éstos tienen mayor probabilidad de consultar con una EAP más avanzada que precise revascularización o amputación. Una buena parte del aumento de la incidencia de la EAP puede deberse a la sobrerrepresentación en este grupo de los factores de riesgo habituales, como edad avanzada, diabetes mellitus, dislipidemia, tabaquismo e hipertensión; sin embargo, la ERC es un factor de riesgo independiente.

Prevención
Modificación de los factores de riesgo
La EAP es una condición con un riesgo cardiovascular equivalente al de arteriopatía coronaria ("condición de riesgo equivalente" significa que el riesgo de eventos cardiovasculares en los pacientes con EAP, pero sin enfermedad arterial coronaria (EAC) es equivalente al de los pacientes con EAC). Las medidas preventivas son similares a las utilizadas para la modificación de factores de riesgo para EAC. Éstas se dirigen al control de la diabetes, la hipertensión, las dislipidemias y al abandono del tabaco, y los objetivos son similares a los de los pacientes con enfermedad cardiovascular (ECV) y ERC, como se describe en otros capítulos de este manual. La terapia para reducción de riesgo está subutilizada en los pacientes con EAP. La implementación exitosa de la terapia médica dirigida al riesgo cardiovascular es esencial para reducir la morbilidad y mortalidad cardiovascular. No hay estudios que muestren la utilidad de la consecución de objetivos en relación con el mejoramiento en los desenlaces de la EAP. Por ejemplo, los datos actuales no confirman que un control glucémico estricto influye favorablemente en la evolución de la EAP. En la población general con EAP, el tratamiento con estatinas puede aumentar la distancia recorrida sin dolor. En un estudio grande en veteranos de Estados Unidos, en el que 7% de los participantes tenían ERC, el uso de estatinas, específicamente a dosis altas, se asoció a la conservación de la extremidad y un aumento en la sobrevivencia (Arya,

2018); sin embargo, no hay estudios que hayan examinado los efectos de la terapia con estatina en la prevención o progresión de la EAP específicamente en la población con ERC. En relación con los pacientes con EAP y diabetes, el estudio EASEL encontró un riesgo elevado de amputación por debajo de la rodilla asociado con el uso de inhibidores del SGLT2 (Udell, 2018). El mecanismo es incierto, y estos resultados deben ser confirmados.

Un factor de riesgo importante de EAP es el tabaquismo. Debe darse una prioridad alta al asesoramiento de los pacientes con EAP sobre el abandono del tabaco y, cuando sea necesario, se les debe ofrecer tratamiento farmacológico (p. ej., antidepresivos y aporte de nicotina) para ayudarles en sus intentos. También se ha demostrado claramente que el abandono del tabaco reduce la progresión de la EAP, lo que lleva a tasas menores de amputación.

Cuidados del pie diabético

La diabetes es un factor de riesgo de EAP importante. Los pacientes diabéticos también tienen riesgo de neuropatía, que puede producir ulceración del pie. Las úlceras del pie no tratadas o que no curan pueden producir la amputación de la extremidad. Aunque no se han realizado estudios prospectivos de los efectos sobre la EAP del cuidado de los pies y la reducción del riesgo de pérdida de la extremidad en pacientes con ERC, en la población general se ha demostrado que la educación de los pacientes y los cuidados adecuados de los pies pueden reducir las tasas de amputación. Los cuidados del pie diabético deben implicar higiene, inspección frecuente de los pies por el paciente y por el profesional sanitario, uso de un calzado adecuado y derivación temprana para una evaluación vascular en caso de úlceras que no sanen adecuadamente en 2 sem. Cuando ya ha aparecido una úlcera, el paciente diabético con EAP significativa precisa muchas veces revascularización, para conseguir la curación de la herida.

Detección de la enfermedad arterial periférica

En la actualidad, ninguna organización recomienda el examen de rutina para EAP en pacientes asintomáticos. El siguiente es un resumen de guías nacionales e internacionales. En 2013, la U.S. Preventive Services Task Force (USPSTF) modificó sus recomendaciones contra el examen a una recomendación intermedia, debido a la evidencia insuficiente para evaluar el equilibrio entre riesgos y beneficios. En individuos con ECV conocida o diabetes, la USPSTF recomienda intervenciones para reducir el riesgo, incluyendo terapias antiplaquetarias o hipolipemiantes. El Trans-Atlantic Inter-Society Consensus (TASC II, 2015) recomienda examinar en busca de EAP a los 1) pacientes con síntomas en las piernas durante el ejercicio; 2) pacientes de 50 a 69 años de edad con factores de riesgo cardiovasculares; 3) todos los pacientes de 70 años en adelante, y 4) pacientes con riesgo a 10 años de un evento cardiovascular de 10 a 20%, determinado por SCORE o por las guías de la Framingham Heart Association. Las directrices del American College of Cardiology/American Heart Association (ACC/AHA) recomiendan el cribado para detectar EAP en los siguientes grupos de riesgo elevado: edad de 70 años en adelante; edad de 50 a 69 años y antecedentes de tabaquismo o diabetes; edad de 40 a 49 años y diabetes, más otro factor de riesgo de ateroesclerosis, y cualquier paciente con claudicación intermitente, dolor en reposo o exploración vascular anómala de las extremidades inferiores o ateroesclerosis conocida en otras localizaciones (p. ej., arteriopatía carotídea, coronaria o renal). De acuerdo con estas guías, los pacientes con ERC en categorías de alto riesgo o síntomas de claudicación deben ser examinados. Los individuos con una historia clínica apropiada y hallazgos en la exploración física junto con factores de riesgo definidos deben someterse a medición de la presión arterial en las extremidades y cálculo del ITB, la prueba estándar diagnóstica no invasiva para EAP, como se describe más adelante.

Índice tobillo-brazo

La prueba no invasiva estándar para el diagnóstico es el ITB. El ITB es el cociente de la presión en la pierna respecto a la presión en el brazo. En primer lugar se mide la presión arterial (PA) en ambos brazos y, suponiendo que haya una diferencia < 10 mm Hg, se utiliza como presión del brazo la mayor de las dos. Después, se mide la presión en la pierna izquierda con una sonda Doppler colocada sobre la arteria tibial posterior. En seguida, se infla el manguito en la pantorrilla hasta que desaparezca la señal Doppler de flujo arterial. A continuación, se desinfla el manguito hasta que reaparezca la señal y se anota el nivel de la lectura de presión de la pierna. Después, se mide la presión en la pierna utilizando la arteria dorsal del pie. Ahora se elige la mayor de las dos presiones arteriales de la pierna y, a continuación, se calcula el cociente de presiones de pierna-a brazo como el ITB. En personas sanas, los valores habituales del ITB varían desde 1.0 hasta 1.10. Valores entre 0.9 y 1.3 representan un intervalo aceptable más amplio. La EAP se define por un ITB < 0.9. En pacientes con calcificación vascular, concretamente calcificación de la media arterial (p. ej., diabéticos), el valor del ITB puede ser mayor de lo normal (> 1.3) porque los vasos no son compresibles. Estudios recientes indican que estos valores superiores a lo normal tienen la misma capacidad predictiva de ECV que los valores bajos.

Índice dedo-brazo

Otro método para realizar el cribado de pacientes con vasos calcificados es el índice dedo-brazo (IDB), que se calcula de forma similar al ITB, pero utilizando como numerador la presión del dedo gordo del pie en lugar de la del pie. La presión del dedo gordo del pie se puede medir colocando un manguito pequeño alrededor del mismo y colocando una sonda de plestismografía sobre el pulpejo de la punta del dedo gordo. Un IDB < 0.6 (en la institución de los autores, < 0.7) es diagnóstico, y puede ser más exacto para el diagnóstico de EAP que un valor bajo del ITB. Los consultorios de muchos médicos de atención primaria están equipadas para realizar mediciones del ITB. Si no están disponibles en ese ámbito, debe derivarse al paciente a un laboratorio vascular especializado.

Diagnóstico de enfermedad arterial periférica

En pacientes con un resultado anómalo del ITB, el IDB u otra prueba no invasiva, por lo general se realiza una arteriografía de las extremidades inferiores para un estudio vascular más detallado. La mayoría de las veces el estudio se realiza con contraste yodado, lo que puede plantear problemas en pacientes con ERC avanzada, especialmente diabéticos, debido al riesgo de nefropatía por el contraste. En este sentido se deben sopesar los posibles efectos beneficiosos de la exploración con el riesgo de empeoramiento de la función renal.

La angiografía por resonancia magnética (ARM) es el estudio radiológico de preferencia en pacientes con ERC. Pero la ARM no carece de riesgos. En pacientes con ERC avanzada (tasa de filtración glomerular estimada [TFGe] < 30 mL/min), el contraste con gadolinio, usado a menudo para la ARM, puede aumentar el riesgo de fibrosis sistémica nefrogénica; por lo tanto, en pacientes con ERC avanzada el gadolinio sólo se debe usar tras sopesar cuidadosamente sus riesgos y beneficios. Asimismo, se ha reportado que el uso de agentes de contraste para la ARM es relativamente seguro en términos de esta complicación, incluso en pacientes con insuficiencia renal muy avanzada (Martin, 2018).

Tratamientos médicos/no invasivos de la enfermedad arterial periférica

El tratamiento de la EAP incluye estrategias para prevenir su progresión y reducir el riesgo de episodios cardiovasculares graves. Por lo tanto, se recomienda la modificación de los factores de riesgo para prevenir los episodios cardiovasculares. Habitualmente, el tratamiento inicial de los pacientes con claudicación intermitente son antiagregantes plaquetarios y programas estructurados de ejercicio.

No se ha estudiado la utilidad de los **antiagregantes plaquetarios** en la reducción de la progresión de la EAP en pacientes con ERC, aunque en la población general se ha demostrado que el ácido acetilsalicílico y el clopidogrel reducen el riesgo cardiovascular y mejoran la permeabilidad de los injertos tras la cirugía de revascularización de las extremidades. Los pacientes con claudicación intermitente que tengan un alivio insuficiente con el ejercicio y en los que no esté indicada la revascularización se pueden beneficiar del uso de cilostazol. Este fármaco es un inhibidor de la fosfodiesterasa que reduce la agregación plaquetaria y actúa como un vasodilatador poco potente. No se ha estudiado específicamente en la población con ERC, aunque no se excluyó a los pacientes con ERC de la mayoría de los estudios de cilostazol. De acuerdo con el prospecto, se recomienda tener precaución cuando se utilice en pacientes con un aclaramiento de creatinina < 25 mL/min.

Con frecuencia se asocia el **ejercicio** con el tratamiento médico como terapia de elección para la claudicación intermitente. Además, se ha demostrado que los programas estructurados de ejercicio reducen los síntomas y prolongan el tiempo que se camina sin dolor. Los programas de ejercicio comunes son supervisados, y suponen que los pacientes realicen ejercicio aeróbico durante 45 a 60 min, tres o más veces a la semana. No se ha estudiado el efecto beneficioso y la seguridad de estos programas en pacientes con ERC.

Tratamientos invasivos en la enfermedad arterial periférica

La isquemia crítica de las extremidades se caracteriza por dolor en reposo, úlceras y gangrena. Se debe referir de inmediato a los pacientes con isquemia crítica de las extremidades para una evaluación vascular. La revascularización, por tratamiento endovascular o por cirugía abierta, está indicada en pacientes con claudicación intermitente que no responden al tratamiento médico, y en pacientes con claudicación intermitente incapacitante cuando tengan una esperanza de vida razonable y si cabe esperar que se beneficien de la intervención. Existen dos esquemas establecidos de clasificación para describir la gravedad de la EAP. El primero es una valoración funcional (clasificación de Fontaine o Rutherford [RC]). El segundo esquema es una clasificación anatómica de la lesión (TASC II, 2015). Si el paciente es candidato, para tratamiento endovascular o cirugía abierta, el estándar de manejo actual es la opción menos invasiva.

En los últimos 25 años se ha dado un cambio en la práctica en cuanto al tratamiento de la enfermedad aortoiliaca, con una transición de la cirugía abierta con bypass aortobiiliaco o aortobifemoral hacia los **tratamientos endovasculares** para la enfermedad compleja y difusa (TASC D). Esta preferencia hacia una estrategia menos invasiva está basada en evidencia e impulsada por una menor duración de la estancia hospitalaria, y menores tasas de morbilidad y mortalidad periprocedimiento, al tiempo que se logran tasas de permeabilidad comparables (permeabilidad primaria de 4 a 5 años de 60 a 86%, con tasas de permeabilidad secundaria de 80-90%). En 2011, la European Society of Cardiology (ESC) y las guías de la ACC/AHA para EAP recomendaron lo siguiente: 1) un abordaje primero endovascular para las lesiones aortoiliacas; 2) valorar las lesiones limítrofes con gradientes hemodinámicos, y 3) apoyaron la colocación primaria de endoprótesis en las arterias aortoiliacas. El consenso de expertos de 2014 de la Society for Cardiac Angiography and Interventions sobre los criterios apropiados de intervención aortoiliaca (Klein, 2014) concuerda con las guías actuales.

Está indicada la **cirugía vascular** en pacientes con lesiones no aptos para una angioplastia transluminal percutánea (ATP). La cirugía es una intervención de mayor riesgo que la ATP, y debe realizarse un estudio preoperatorio adecuado a los pacientes con ERC. La amputación se reserva para los pacientes en los que no ha sido eficaz la revascularización o que no son candidatos a esas intervenciones. En los análisis retrospectivos, la mortalidad es menor en los pacientes tratados con técnicas de revascularización que en aquellos a los que se realiza una amputación. Sin embargo, estos datos observacionales están sujetos a sesgo de selección, y sería necesario un estudio aleatorizado para demostrar de forma más concluyente los beneficios de la revascularización.

La incidencia de **amputación** es mayor en pacientes con ERC que en la población general. Esto puede deberse a que los pacientes con ERC consultan con más frecuencia con formas más graves de EAP, como isquemia crítica de las extremidades. Al igual que en el caso de la revascularización, después de la amputación los pacientes con ERC tienen una mayor tasa de mortalidad perioperatoria que los pacientes sin ERC.

ACCIDENTE CEREBROVASCULAR EN LA ENFERMEDAD RENAL CRÓNICA: ÁMBITO DEL PROBLEMA

El accidente cerebrovascular (ACV) es la tercera causa principal de muerte en Estados Unidos. Los pacientes con ERC tienen un riesgo de ACV 43% mayor que la población general. Según los datos del estudio NHANES, la microalbuminuria y la disminución de la tasa de filtración glomerular (TFG) se asocian independientemente con ACV en adultos estadounidenses mayores de 55 años (Ani y Ovbiagele, 2010; Wu, 2010). La sobrerrepresentación de los factores de riesgo habituales en este grupo explica la mayoría del aumento del riesgo de ACV. Tras ajustar los factores de riesgo comunes, la incidencia de ACV sigue siendo alta.

Los ACV pueden ser hemorrágicos (20%) o isquémicos (80%). Los ACV hemorrágicos pueden ser intracerebrales (hipertensión, amiloidosis, malformaciones arteriovenosas) o subaracnoideos. Los ACV isquémicos son los más prevalentes y pueden deberse a oclusión (rotura de una placa, lagunar), embolia (arterial, cardiógena, gaseosa, de líquido amniótico, grasa) o vasculitis. Con la mayor disponibilidad de la tomografía computarizada (TC) y la resonancia magnética (RM) se diagnostican con más frecuencia infartos cerebrales asintomáticos. Los infartos cerebrales asintomáticos son hallazgos casuales en estudios de neuroimagen que, por lo común, no están acompañados por una historia clínica de ACV, aunque sí se asocian con deterioro cognitivo. La reducción de la función renal se relaciona con mayor riesgo de infarto cerebral asintomático (Kobayashi, 2009).

Prevención primaria

Las estrategias para la prevención del ACV en pacientes con ERC suponen, por lo general, la modificación de los factores de riesgo habituales, incluyendo la hipertensión, el tabaquismo, la diabetes, la obesidad, la dislipidemia y el estilo de vida sedentario (Bilha, 2018). Los tratamientos farmacológicos siempre se deben combinar con modificaciones en el estilo de vida, como pérdida de peso, ejercicio aeróbico frecuente y reducción de la ingesta de alcohol.

Control de la presión arterial (PA)

El control de la PA probablemente sea el aspecto más importante de la prevención del ACV. La hipertensión sistólica aislada, prevalente en adultos mayores, tiene una sólida asociación con el riesgo de ACV. En fecha reciente también se ha identificado la variabilidad de la PA, en concreto, la variabilidad de una visita a otra, como un importante factor de riesgo de ACV posterior (Rothwell, 2010). Estudios han demostrado los efectos beneficiosos sobre la disminución del ACV de la reducción de la PA con diversos antihipertensivos, como inhibidores de la enzima convertidora de angiotensina (IECA), antagonistas del receptor de la angiotensina II (ARA) y antagonistas de calcio (BCC). También hay algunos datos que sugieren que los ARA pueden ser superiores a los IECA en la prevención del ACV, en gran medida por efectos que van más allá de la reducción de la PA. Por ejemplo, el losartán bloquea la agregación plaquetaria y reduce el ácido úrico sérico, y se ha relacionado con la agregación plaquetaria y la hiperuricemia con aumento del riesgo de ACV; se ha vinculado con el telmisartán, el losartán y el valsartán con un menor riesgo de aparición de nueva diabetes en comparación con otros antihipertensivos, como BCC y β-bloqueadores. No obstante, los BCC producen una mayor reducción de la variabilidad de la PA que otras clases de antihipertensivos, lo que puede aportar efectos beneficiosos específicos para la reducción del riesgo de ECV (Webb, 2010).

Presión arterial meta

Independientemente del antihipertensivo que se elija, la clave es reducir la PA hasta los objetivos indicados por las directrices del Joint National Committee on Prevention, Detection, Evaluation, and Treatment of High Blood Pressure (JNC8). El JNC8 también recomendó que, para pacientes de 18 años de edad o mayores con ERC, la terapia inicial también debe incluir IECA o BAR, sin importar la raza o el estado de diabetes.

En el grupo de reducción de la PA del estudio Action to Control Cardiovascular Risk in Diabetes (ACCORD), que evaluó los efectos beneficiosos de reducir la presión arterial sistólica (PAS) hasta < 120 mm Hg en pacientes diabéticos, a pesar de que no hubo ninguna mejoría cardiovascular general, y aunque hubo un aumento de los efectos adversos en el grupo de menor objetivo de PA, se redujo el riesgo de ACV, un criterio de valoración secundario predefinido (ACCORD, 2010). Sin embargo, en adultos mayores (> 80 años) y en pacientes con estenosis carotídea bilateral grave debe hacerse un esfuerzo especial para minimizar los cambios ortostáticos. No se ha demostrado que objetivos de PAS < 130 mm Hg en adultos mayores tengan un cociente de beneficio/riesgo aceptable, y se deben aplicar con precaución en dicho grupo de edad. Incluso objetivos relativamente conservadores de reducción de la PA (p. ej., < 150 mm Hg de sistólica) han reducido mucho el riesgo de ACV en adultos mayores (Beckett, 2008).

Medicamentos hipolipemiantes

Se ha demostrado que el tratamiento con hipolipemiantes, particularmente estatinas, es eficaz para la prevención primaria y secundaria del ACV en la población general (Everett, 2010). Los efectos beneficiosos del tratamiento con estatinas para la reducción del ACV en pacientes con ERC son menos claros. En un análisis *post hoc* del estudio Cholesterol and Recurrent Events (CARE), en el que se trató con pravastatina a pacientes con ERC, no se observó ninguna reducción significativa del riesgo de ACV (Tonelli, 2003). Sin embargo, en el Treating to New Targets Study, donde se incluyó a pacientes con ERC, hubo reducción de los episodios cardiovasculares graves (es decir, muerte por cardiopatía isquémica, infarto del miocardio no mortal, reanimación después de paro cardiaco o ACV mortal o no mortal) en los pacientes que recibieron tratamiento crónico con estatinas a dosis elevada, en comparación con los que recibieron una dosis menor. Los resultados del Study of Heart and Renal Protection (SHARP), un estudio prospectivo sobre los efectos del tratamiento con estatinas sobre la prevención de la cardiopatía y el ACV en pacientes con ERC, demostraron una reducción significativa en la variable compuesta combinada de eventos ateroescleróticos en la rama con reducción de la lipoproteína de baja densidad (LDL). Esto fue generado por una reducción en los procedimientos de revascularización coronaria y ACV isquémicas; no hubo una diferencia significativa en las muertes coronarias o en el infarto miocárdico no letal.

Ácido acetilsalicílico

Con el uso del ácido acetilsalicílico existe controversia para la prevención primaria del ACV. De acuerdo con recomendaciones del USPSTF, en pacientes con riesgo de arteriopatía coronaria bajo (riesgo absoluto a los 10 años < 10%, según la puntuación de riesgo de Framingham) el efecto beneficioso de la reducción de los episodios cardiovasculares puede no superar al riesgo de hemorragia asociado con el ácido acetilsalicílico. Pero el efecto beneficioso del tratamiento con este medicamento está más claro en pacientes con riesgo moderado a elevado. Las guías de la American Diabetes Association (ADA) y la AHA de 2014 también establecen que la aspirina es útil para la prevención primaria del ACV en pacientes con diabetes mellitus, pero la reducción del riesgo de ACV a 10 años no está clara. En los individuos en quienes el riesgo a 10 años es > 10%, la AHA sugiere considerar el uso de ácido acetilsalicílico, también propone el uso de este fármaco en personas con ERC (TFGe < 45 mL/min por 1.73 m^2 pero no < 30 mL/min por 1.73 m^2) para la prevención primaria del ACV.

El ESC también sugiere considerar el uso de ácido acetilsalicílico para la prevención primaria de ECV en ambos sexos si el riesgo de eventos cardiovasculares graves (muerte, EVC o infarto miocárdico) es > 2 por 100 años-persona si no hay evidencia de un aumento en el riesgo de sangrado. Una declaración conjunta de la ADA/AHA/ACCF fue consistente con las guías de prevención primaria antes mencionadas. Recomiendan que puede considerarse el ácido acetilsalicílico para prevención en pacientes con riesgo intermedio (pacientes jóvenes con ≥ 1 factor de riesgo, pacientes mayores sin factores de riesgo o pacientes con riesgo de ECV a 10 años de 5 a 10%), a una dosis baja (75 a 162 mg/día). Para reducir los riesgos de episodios hemorrágicos adversos se debe utilizar una dosis de ácido acetilsalicílico ≤ 100 mg al día, porque en diversos estudios no se ha encontrado ningún efecto beneficioso cardiovascular adicional por arriba de esa dosis.

Corrección de la anemia

Al contrario de la población general, los pacientes con ERC tienen más probabilidad de manifestar anemia, que también se asocia con un mayor riesgo de ACV. La anemia de la ERC se trata, con frecuencia, con fármacos estimulantes de la eritropoyetina (FEE). La corrección de la anemia con FEE hasta concentraciones de hemoglobina > 12.5 g/dL se asocia con un aumento del riesgo de episodios cardiovasculares, como ACV. Por lo tanto, se ha postulado que los aumentos de la PA asociados con el tratamiento con FEE, la mayor viscosidad sanguínea, la trombocitosis relativa y la disminución de la tendencia hemorrágica asociada con mayores concentraciones de hemoglobina, aumentan la incidencia de ACV.

Fibrilación auricular

La prevalencia de fibrilación auricular en la ERC es dos a tres veces más alta comparada con la de la población general, de acuerdo con un reporte del Chronic Renal Insufficiency Cohort Study (Soliman, 2010). No está claro cuál es el manejo óptimo en este grupo. La warfarina está indicada para quienes tienen antecedente de ACV y embolismo cardiogénico, a menudo en el contexto de fibrilación auricular. Sin embargo, el estudio retrospectivo de cohorte reciente de pacientes con ERC en hemodiálisis con fibrilación auricular que estaban recibiendo terapia con warfarina encontró un aumento en la incidencia de EVC en comparación con quienes no la usaban (Chan, 2009). Estos resultados necesitarán ser verificados con un análisis prospectivo. Para los pacientes incapaces de tolerar la warfarina, el ácido acetilsalicílico a potencia máxima (325 mg) es una alternativa aceptable. El dabigatrán, un inhibidor directo de la trombina, es igual de bueno, si no es que mejor que la warfarina, en la población general con fibrilación auricular, pero no ha sido bien estudiado en la ERC. El dabigatrán se excreta por el riñón y es necesario reducir la dosis en ECR (Stangier, 2010). Otros estudios han incluido nuevos anticoagulantes (dabigatrán, rivaroxabán y apixabán) mostrando resultados prometedores en pacientes con ERC en etapa 3 y en aquellos sin ERC (Kimachi, 2017). La ERC grave (CrCl < 30 mL/min) ha sido un criterio de exclusión en la mayoría de los estudios. Estos nuevos anticoagulantes no sólo son más eficientes que la warfarina, sino que también tienen un riesgo de sangrado significativo menor, teniendo el apixabán un riesgo de sangrado tan bajo como el del ácido acetilsalicílico, sin interacciones con los alimentos significativas. Sin embargo, estos agentes son excretados por vía renal; por lo tanto, tienen una vida media prolongada y niveles altos de medicamento en los pacientes con alteración de la función renal, lo que aumenta su riesgo de sangrado. Por lo tanto, es indispensable más investigación para describir la eficacia y seguridad de estos medicamentos en la enfermedad renal moderada a grave antes de que puedan ser utilizados de forma efectiva (ver Ashley, 2018; Jain, 2018).

Adicionalmente, la exclusión mecánica del apéndice auricular izquierdo, una fuente común de tromboembolismo, puede ser otra opción para los pacientes intolerantes a la anticoagulación (Cruz-Gonzalez, 2010). En relación con la eficacia de la ablación con catéter existen datos preliminares alentadores para la fibrilación auricular (Marrouche, 2018) en pacientes con ERC (Ullall, 2017).

Prevención secundaria

Una vez que un paciente ha sufrido un ACV, el riesgo de recidiva es de hasta 20%. Por lo tanto, también es importante la prevención secundaria del ACV. La modificación de los factores de riesgo resulta fundamental. Las estrategias deben centrarse, una vez más, en el control de la hipertensión, la diabetes y la dislipidemia, y el abandono del tabaco.

Control de la presión arterial (PA)

Múltiples estudios han analizado los efectos beneficiosos de los tratamientos antihipertensivos en la prevención secundaria del ACV. Por ejemplo, en el Perindopril pROtection aGainst REcurrent Stroke Study (PROGRESS) se observó que el tratamiento antihipertensivo combinado (específicamente, un IECA y un diurético tiazídico) protege mejor del ACV recidivante y de los episodios cardiovasculares que la monoterapia (PROGRESS Collaborative Group, 2001). Los pacientes con ERC, especialmente los que tienen diabetes, con frecuencia precisan múltiples fármacos para controlar adecuadamente la PA. En pacientes con nefropatía diabética u otro tipo de nefropatía proteinúrica se prefieren los IECA y los ARA, a la vista de los efectos beneficiosos añadidos de reducción de la progresión de la nefropatía.

Dislipidemia

En relación con las dislipidemias, las estatinas son la única clase de fármacos hipolipidemiantes que reducen el riesgo de ACV recidivante. En el estudio Stroke Prevention by Aggressive Reduction of Cholesterol Levels (SPARCL) se demostró que la atorvastatina reduce la incidencia de ACV y episodios cardiovasculares recidivantes. Este efecto es independiente de la concentración de colesterol, y sugiere que son propiedades distintas a los efectos hipolipidemiantes de las estatinas las que explican sus efectos protectores. En pacientes con hiperlipidemia, el objetivo de LDL es < 100 mg/dL (2.6 mmol/L) y < 70 mg/dL (1.8 mmol/L) en personas de riesgo elevado. A la fecha se desconocen los efectos beneficiosos del tratamiento con estatinas para la reducción del ACV recidivante en pacientes con ERC.

Terapias antiplaquetarias

Los antiagregantes plaquetarios se recomiendan para la prevención secundaria del ACV. No hay datos sobre la seguridad y la eficacia del ácido acetilsalicílico para la prevención primaria o secundaria del ACV en la ERC; por lo tanto, las recomendaciones se extrapolan en gran medida de las de la población general. El ácido acetilsalicílico combinado con dipiridamol o clopidogrel es superior al primero solo. Un estudio aleatorizado y controlado reciente demostró que el ácido acetilsalicílico con dipiridamol y clopidogrel se asocian con una protección equivalente frente al ACV recidivante (Sacco, 2008). El clopidogrel es también una buena opción en pacientes alérgicos al ácido acetilsalicílico. La monoterapia con ácido acetilsalicílico puede ser una buena opción en pacientes en los que la combinación de clopidogrel o ácido acetilsalicílico con dipiridamol suponga una carga económica. La elección del antiagregante plaquetario se debe individualizar de acuerdo con el riesgo de ACV y el riesgo de hemorragia de cada paciente. Varios puntajes de sangrado, como el HAS-BLED, HEMORR(2)HAGES y el ATRIA, ha incluido a la enfermedad renal para predecir el riesgo de sangrado.

Diagnóstico

Los pacientes con una historia clínica o antecedentes indicativos de ACV (p. ej., nuevo déficit neurológico o alteración del nivel de consciencia) deben ser derivados de manera urgente para un estudio diagnóstico. Normalmente, la TC sin contraste es la primera prueba diagnóstica de elección; se trata de una prueba rápida que puede identificar con presteza ACV hemorrágicos (hemorragia intracerebral, hemorragia subaracnoidea). Los ACV isquémicos pueden no ser evidentes en fases tempranas de la evolución, en la TC y en la RM. Cuando ya se haya hecho el diagnóstico y se haya estabilizado al paciente durante el episodio agudo, puede ser necesario un estudio adicional para determinar las causas del ACV. Si se sospecha un ACV embólico, es necesario un estudio para determinar el origen del émbolo. Normalmente se recomienda la vigilancia cardiaca durante las primeras 24 h de observación para detectar la presencia de fibrilación auricular. Asimismo, se puede realizar una ecografía doble de las arterias carótidas para detectar estenosis carotídea clínica significativa. También puede ser necesario una ecocardiografía transtorácica para establecer aún mejor el origen de la embolia (p. ej., trombo intracardiaco). La ecocardiografía transesofágica es particularmente adecuada para diagnosticar los trombos intraauriculares y el agujero oval permeable.

Tratamiento del accidente cerebrovascular agudo

Trombolíticos

Una vez hecho el diagnóstico, se inicia el tratamiento para prevenir el empeoramiento de la lesión neurológica. En los pacientes con ACV isquémica que tienen déficit neurológico medible se recomiendan los trombolíticos (activador del plasminógeno tisular [t-PA], activador del plasminógeno tisular recombinante [rt-PA], Activasa), si se puede iniciar el tratamiento lo suficientemente rápido y si el paciente no tiene contraindicaciones. Las guías sugieren que la alteplasa es benéfica para pacientes cuidadosamente seleccionados con ACV isquémica aguda cuando se administra hasta 3 a 4.5 h luego del inicio del ataque. La terapia trombolítica para la ACV en los pacientes con ERC se ha asociado con un mayor riesgo de sangrado, pero esto puede deberse a factores de riesgo no relacionados con la ERC (Ovbiagele, 2014). Las contraindicaciones incluyen hemorragia intracraneal, ACV grave, ACV menor, convulsiones con EVC, trombocitopenia o estado hipercoagulable, hipo o hiperglucemia, punción arterial o venosa en los 7 días previos, ACV o infarto del miocardio reciente en los 3 meses previos, traumatismo grave en las 2 sem previas, traumatismo craneoencefálico significativo en los 3 meses previos, hipertensión > 185/110, cáncer activo, enfermedad hepática grave y antecedente de sangrado en las 3 sem previas.

Control de la presión arterial (PA)

Con frecuencia la PA está elevada después de un ACV isquémico agudo. Esto puede ser en parte una respuesta fisiológica en un intento de mantener la perfusión distal al vaso obstruido. Por lo tanto, en esta situación se tolera la hipertensión permisiva, y las guías sólo recomiendan el tratamiento de la hipertensión si la PA es mayor de 220/120 mm Hg. En este sentido, sugieren que si la presión arterial se encuentra por arriba de 220/110, se debe reducir la PAS en 15% en las primeras 24 h. Después de las primeras 24 h se pueden reiniciar los antihipertensivos con una reducción gradual de la PA en 7 a 10 días. No obstante, si está indicado el tratamiento trombolítico, se debe reducir la PA hasta < 180/110 mm Hg antes de iniciar con el activador del plasminógeno tisular. El antihipertensivo de elección en el ACV agudo es

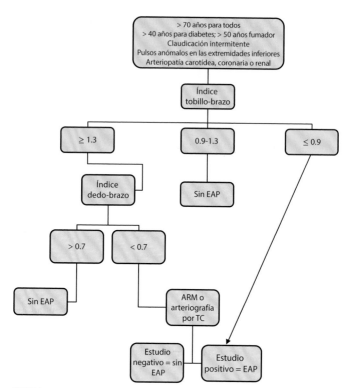

FIGURA 16-1 Algoritmo terapéutico para detectar enfermedad arterial periférica de acuerdo con las guías de la ACC/AHA, incluyendo a pacientes con enfermedad renal crónica con factores de riesgo.

el labetalol. Se recomienda la cirugía descompresiva para el edema maligno de los hemisferios cerebrales o un infarto cerebeloso ocupante de espacio. El ácido acetilsalicílico debe iniciarse de 24 a 48 h después de un ACV isquémico para reducir el riesgo de muerte, dependencia y ACV recurrente.

Tratamientos no médicos/invasivos para la prevención secundaria

En los pacientes con antecedentes de ACV y estenosis carotídea moderada o grave puede estar indicada la realización de una endoarteriectomía carotídea por un cirujano con experiencia. Los pacientes con ERC tienen incidencia elevada de ACV y mortalidad en el perioperatorio por estas intervenciones. Por lo tanto, en esta situación se puede preferir la endoprótesis arterial carotídea o el tratamiento médico con antiagregantes plaquetarios. No hay datos sobre el cociente beneficio/riesgo de las endoprótesis carotídeas en la ERC.

Bibliografía y lecturas recomendadas

ACCORD Study Group; Cushman WC, Evans GW, Byington RP, *et al*. Effects of intensive blood-pressure control in type 2 diabetes mellitus. *N Engl J Med*. 2010;362:1575-1585.

Adams RJ, Albers G, Alberts MJ, *et al*. American Heart Association; American Stroke Association. Update to the AHA/ASA recommendations for the prevention of stroke in patients with stroke and transient ischemic attack. *Stroke*. 2008;39:1647-1652.

Amarenco P, Goldstein LB, Szarek M, *et al*. SPARCL Investigators. Effects of intense low-density lipoprotein cholesterol reduction in patients with stroke or transient ischemic attack: the stroke prevention by aggressive reduction in cholesterol levels (SPARCL) trial. *Stroke*. 2007;38:3198-3204.

Ani C, Ovbiagele B. Relation of baseline presence and severity of renal disease to long-term mortality in persons with known stroke. *J Neurol Sci*. 2010;288:123-128.

Arya S, Khakharia A, Binney ZO, *et al*. Association of statin dose with amputation and survival in patients with peripheral artery disease. *Circulation*. 2018;137:1435-1446.

Ashley J, Sood MM. Novel oral anticoagulants in chronic kidney disease: ready for prime time? *Curr Opin Nephrol Hypertens*. 2018;27:201-208.

Baber U, Mann D, Shimbo D, *et al*. Combined role of reduced estimated glomerular filtration rate and microalbuminuria on the prevalence of peripheral arterial disease. *Am J Cardiol*. 2009;104:1446-1451.

Beckett NS, Peters R, Fletcher AE, *et al*. HYVET Study Group. Treatment of hypertension in patients 80 years of age or older. *N Engl J Med*. 2008;358:1887-1898.

Bilha SC, Burlacu A, Siriopol D, *et al*. Primary prevention of stroke in chronic kidney disease patients: a scientific update. *Cerebrovasc Dis*. 2018;45:33-41.

Chan KE, Lazarus JM, Thadhani R, *et al*. Warfarin use associates with increased risk for stroke in hemodialysis patients with atrial fibrillation. *J Am Soc Nephrol*. 2009;20:2223-2233.

Chou R, Dana T, Blazina I, *et al*. Statin use for the prevention of cardiovascular disease in adults: A systematic review for the U.S. preventive services task force. Evidence Syntheses. November 2016; No. 139.

Cruz-Gonzalez I, Yan BP, Lam YY, *et al*. Left atrial appendage exclusion: state-of-the-art. *Catheter Cardiovasc Interv*. 2010;75:806-813.

DeLoach SS, Mohler ER 3rd. Peripheral arterial disease: a guide for nephrologists. *Clin J Am Soc Nephrol*. 2007;2:839-846.

Everett BM, Glynn RJ, MacFadyen JG, *et al*. Rosuvastatin in the prevention of stroke among men and women with elevated levels of C-reactive protein: Justification for the Use of Statins in Prevention: an Intervention Trial Evaluating Rosuvastatin (JUPITER). *Circulation*. 2010;121:143-150.

Garimella PS, Hart PD, O'Hare A, *et al*. Peripheral artery disease and CKD: a focus on peripheral artery disease as a critical component of CKD care. *Am J Kidney Dis*. 2012;60:641-654.

Gerard-Herman MD. 2016 AHA/ACC Guideline on the management of patients with lower extremity peripheral artery disease: executive summary: a report of the American College of Cardiology/American Heart Association Task Force on Clinical Practice Guidelines. *J Am Coll Cardiol*. 2017;69:1465-1508.

Jain N, Reilly RF. Clinical pharmacology of oral anticoagulants in patients with kidney disease. *Clin J Am Soc Nephrol*. 2018, in press. doi: 10.2215/CJN.02170218.

Jones DW, Dansey K, Hamdan AD. Lower extremity revascularization in end-stage renal disease. *Vasc Endovascular Surg*. 2016;50:582-585.

Kernan WN, Ovbiagele B, Black HR, *et al*. American Heart Association Stroke Council, Council on Cardiovascular and Stroke Nursing, Council on Clinical Cardiology, and Council on Peripheral Vascular Disease. Guidelines for the prevention of stroke in patients with stroke and transient ischemic attack: a guideline for healthcare professionals from the American Heart Association/American Stroke Association. *Stroke*. 2014;45:2160-2236.

Kimachi M, Furukawa TA, Kimachi K, *et al*. Direct oral anticoagulants versus warfarin for preventing stroke and systemic embolic events among atrial fibrillation patients with chronic kidney disease. *Cochrane Database Syst Rev*. 2017;11:CD011373.

Klein AJ, Feldman DN, Aronow HD, *et al*. Peripheral Vascular Disease Committee for the Society for Cardiovascular Angiography and Interventions. SCAI expert consensus statement for aorto-iliac arterial intervention appropriate use. *Catheter Cardiovasc Interv*. 2014;84:520-528.

Kobayashi M, Hirawa N, Yatsu K, *et al*. Relationship between silent brain infarction and chronic kidney disease. *Nephrol Dial Transplant*. 2009;24:201-207.

Lau YC, Proietti M, Guiducci *et al*. Atrial fibrillation and thromboembolism in patients with chronic kidney disease. *J Am Coll Cardiol*. 2016;68:1452-1464.

Marrouche NF, Brachmann J, Andresen D, *et al.* for the CASTLE- AF Investigators. Catheter ablation for atrial fibrillation with heart failure. *N Engl J Med.* 2018; 378:417-427.

Martin DR, Kalb B, Mittal A, *et al.* No incidence of nephrogenic systemic fibrosis after gadobenate dimeglumine administration in patients undergoing dialysis or those with severe chronic kidney disease. *Radiology.* 2018;286:113-119.

O'Hare AM, Sidawy AN, Feinglass J, *et al.* Influence of renal insufficiency on limb loss and mortality after initial lower extremity surgical revascularization. *J Vasc Surg.* 2004;39:709-716.

Olin JW, White CJ, Armstrong EJ, *et al.* Peripheral artery disease: evolving role of exercise, medical therapy and endovascular options. *J Am Coll Cardiol.* 2016;67:1338-1357.

Ovbiagele B, Smith EE, Schwamm LH, *et al.* Chronic kidney disease and bleeding complications after intravenous thrombolytic therapy for acute ischemic stroke. *Circ Cardiovasc Qual Outcomes.* 2014;7:929-935.

Pande RL, Perlstein TS, Beckman JA, *et al.* Secondary prevention and mortality in peripheral artery disease: National Health and Nutrition Examination Study, 1999 to 2004. *Circulation.* 2011;124:17-23.

PROGRESS Collaborative Group. Randomised trial of a perindopril-based blood pressure-lowering regimen among 6,105 individuals with previous stroke or transient ischemic attack. *Lancet.* 2001;358:1033-1041.

Rothwell PM, Howard SC, Dolan E, *et al.* Prognostic significance of visit-to-visit variability, maximum systolic blood pressure, and episodic hypertension. *Lancet.* 2010;375:895-905.

Sacco RL, Diener HC, Yusuf S, *et al.* PRoFESS Study Group. Aspirin and extended-release dipyridamole versus clopidogrel for recurrent stroke. *N Engl J Med.* 2008; 359:1238-1251.

Shepherd J, Kastelein JJ, Bittner V, *et al.* TNT (Treating to New Targets) Investigators. Intensive lipid lowering with atorvastatin in patients with coronary heart disease and chronic kidney disease: the TNT (Treating to New Targets) study. *J Am Coll Cardiol.* 2008;51:1448-1454.

Soliman EZ, Prineas RJ, Go AS, *et al.* Chronic Renal Insufficiency Cohort (CRIC) Study Group. Chronic kidney disease and prevalent atrial fibrillation: the Chronic Renal Insufficiency Cohort (CRIC). *Am Heart J.* 2010;159:1102-1107.

Stangier J, Rathgen K, Stähle H, *et al.* Influence of renal impairment on the pharmacokinetics and pharmacodynamics of oral dabigatran etexilate: an open-label, parallel-group, single-centre study. *Clin Pharmacokinet.* 2010;49:259-268.

TASC Steering Committee; Jaff MR, White CJ, Hiatt WR, *et al.* An update on methods for revascularization and expansion of the TASC lesion classification to include below-the-knee arteries: a supplement to the inter-society consensus for the management of peripheral arterial disease (TASC II). *Vasc Med.* 2015;20:465-478.

Tonelli M, Moye L, Sacks FM, *et al.* Cholesterol and Recurrent Events (CARE) Trial Investigators. Pravastatin for secondary prevention of cardiovascular events in persons with mild chronic renal insufficiency. *Ann Intern Med.* 2003;138:98-104.

Townsend RR. Stroke in chronic kidney disease: prevention and management. *Clin J Am Soc Nephrol.* 2008;3:S11-S16.

Udell JA, Yuan Z, Rush T, *et al.* Cardiovascular outcomes and risks after initiation of a sodium glucose cotransporter 2 inhibitor: results from the EASEL population-based cohort study (evidence for cardiovascular outcomes with sodium glucose cotransporter 2 inhibitors in the real world). *Circulation.* 2018;137:1450-1459.

Ullal AJ, Kaiser DW, Fan J, *et al.* Safety and clinical outcomes of catheter ablation of atrial fibrillation in patients with chronic kidney disease. *J Cardiovasc Electrophysiol.* 2017;28:39-48.

Webb AJ, Fischer U, Mehta Z, *et al.* Effects of antihypertensive-drug class on interindividual variation in blood pressure and risk of stroke: a systematic review and meta-analysis. *Lancet.* 2010;375:906-915.

Wu CK, Yang CY, Tsai CT, *et al.* Association of low glomerular filtration rate and albuminuria with peripheral arterial disease: the National Health and Nutrition Examination Survey, 1999-2004. *Atherosclerosis.* 2010;209:230-234.

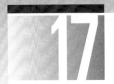

17 Diagnóstico y tratamiento de los síndromes coronarios agudos

Henry An Tran y Christopher R. deFilippi

Una mujer blanca de 62 años de edad, con antecedentes de hipertensión, acude al servicio de urgencias con el síntoma principal de molestia epigástrica de 6 h sin irradiación y sin alivio con antiácidos. No tiene limitaciones funcionales, aunque no realiza ejercicio frecuente. Sin ingresos cardiacos hospitalarios previos. El electrocardiograma (ECG) muestra criterios de voltaje de hipertrofia ventricular izquierda con alteraciones inespecíficas del segmento ST y de la onda T, que se interpretan como compatibles con alteraciones de la repolarización asociadas con la hipertrofia ventricular izquierda. La creatinina es 1.6 mg/dL (140 μmol/L, la tasa de filtración glomerular estimada [TFGe] 34 mL/min por 1.73 m²) y la concentración inicial de troponina T cardiaca (cTn) es 0.06 ng/mL (el límite superior de la normalidad es 0.03 ng/mL). ¿Qué otras medidas diagnósticas y terapéuticas se deben plantear?

Nomenclatura:

SCA Síndrome coronario agudo
IM Infarto miocárdico
IMEST *Infarto miocárdico* con elevación del segmento ST
IMSEST *Infarto miocárdico* sin elevación del segmento ST
AI Angina inestable

INTRODUCCIÓN

Extensos estudios con base poblacional y los datos de registros demuestran que la prevalencia de la arteriopatía coronaria es mayor en pacientes con descenso de la función renal. Datos de Medicare demostraron que la prevalencia de cualquier enfermedad cardiovascular (ECV) en los pacientes con enfermedad renal crónica (ERC) es el doble que en pacientes sin ERC (69 *vs.* 34%). Más aún, la sobrevivencia no ajustada de los pacientes con ECV empeora progresivamente a medida que la función renal se deteriora (USRDS, 2018) (Gupta, 2004). La ERC es un factor predictivo adverso significativo de episodios cardiovasculares y mortalidad cardiovascular. El riesgo aumenta mucho una vez que la TFGe disminuye por debajo de 60 mL/min por 1.73 m² (Go, 2004; Han, 2015; Mann, 2001; McCullough, 2000). En pacientes con ERC moderada (estadio 3 o mayor) la causa de muerte más frecuente es relacionada con ECV y la mayoría de los pacientes con ERC muere por causa cardiovascular antes de progresar a enfermedad renal terminal (ERT).

Además de predecir los episodios cardiovasculares adversos, la ERC se asocia con una evolución clínica peor después de un episodio cardiovascular. Por ejemplo, en un estudio retrospectivo de beneficiarios de Medicare se revisó la evolución clínica de más de 130 000 pacientes que habían tenido un infarto miocárdico (IM). La tasa de mortalidad a 1 año de los pacientes con función renal normal era de 24%, aunque el riesgo casi se duplicaba (hasta 46%) en personas con ERC leve, y casi se triplicaba (hasta 66%) en pacientes con ERC moderada a grave (Shlipak, 2002). Aunque la mortalidad general puede haber disminuido recientemente, estos índices de riesgo de muerte permanecen sin cambios. En una población diferente de 14 500 supervivientes de un IM agudo con insuficiencia cardiaca o disfunción ventricular izquierda y una concentración sérica de creatinina $\leq$ 2.5 mg/dL (220 μmol/L), se vio, en un análisis de subgrupos se observó que por cada disminución de la TFGe de 10 mL/min por 1.73 m^2 por debajo de 80 había un aumento de 10% del riesgo relativo de mortalidad por todas las causas y de complicaciones cardiovasculares no mortales (Anavekar, 2004). En pacientes con síndrome coronario agudo (SCA) sin elevación del segmento ST (IMSEST) a los 6 meses se encontró un aumento de la mortalidad de 16% por cada disminución de la TFGe/1.73 m^2 de 10 mL/min (Gibson, 2004). Las explicaciones propuestas sobre el aumento del riesgo de evolución cardiovascular desfavorable en pacientes con ERC con SCA son la mayor prevalencia de los factores de riesgo cardiacos iniciales y la disminución del uso de estrategias terapéuticas tradicionales para modificar el riesgo cardiovascular antes del inicio del SCA y durante el mismo.

VISIÓN DE CONJUNTO DEL SÍNDROME CORONARIO AGUDO

Los síndromes coronarios agudos (SCA) son un grupo de enfermedades clínicas que reflejan un espectro de isquemia miocárdica y comparten una fisiopatología común: la rotura de las placas ateroescleróticas vulnerables o de riesgo elevado.

El diagnóstico de **IM con elevación del segmento ST (IMEST)**, se define por síntomas de isquemia miocárdica en el contexto de elevación persistente en el segmento ST y liberación subsecuente de biomarcadores de necrosis miocárdica (O'Gara, 2013; Thygesen, 2012). El diagnóstico de **IMEST** se basa en la presencia de síntomas clínicos indicativos de isquemia miocárdica, combinados con hallazgos electrocardiográficos de descenso del segmento ST o inversión llamativa de la onda T, o aumento y caída de los marcadores de necrosis muscular (p. ej., cTn I o T). La elevación de los biomarcadores de necrosis miocárdica distingue un IMSEST de un episodio de angina inestable (AI) (Amsterdam, 2014). En ausencia de síntomas, factores adicionales que pueden ser incluidos con los biomarcadores cardiacos para establecer el diagnóstico de IMSEST incluyen: nuevas ondas Q patológicas en el ECG o evidencia imagenológica de pérdida nueva de miocardio viable, o una reciente anormalidad regional en el movimiento de la pared (Thygesen, 2012). El IMSEST a menudo se diagnostica incluso en ausencia de hallazgos en el ECG, siempre y cuando se presente una elevación con caída subsecuente en la cTn en presencia de síntomas sugerentes.

FISIOPATOLOGÍA

La situación fisiopatológica que da lugar a SCA es un desequilibrio entre el aporte y el consumo de oxígeno por el miocardio. Normalmente los SCA se deben a la rotura o la erosión de una placa ateroesclerótica, lo que favorece la formación de trombos y la consiguiente reducción del flujo sanguíneo coronario. La ateroesclerosis es en gran parte, una enfermedad inflamatoria (Teague, 2017). Los macrófagos y los linfocitos T activados localizados en el casquete fibroso de la placa ateroesclerótica, favorecen la expresión de peptidasas como las metaloproteinasas de la matriz, que degradan la integridad de la placa y crean fisuras, erosiones o rotura. La lesión endotelial asociada, combinada con la exposición del contenido ateromatoso hacia el torrente sanguíneo, favorece la liberación de sustancias que generan activación, adhesión y agregación plaquetarias, activación de neutrófilos y generación de trombina y en último término la formación de un trombo. Se creé que la formación de un trombo combinada con la microembolización distal de agregados plaquetarios y componentes de la placa rota, es responsable de producir necrosis miocárdica. Otras causas que reducen el aporte de oxígeno al miocardio son la obstrucción dinámica (que significa obstrucción reversible, habitualmente por espasmo focal de un segmento de una arteria coronaria), el estrechamiento progresivo de las placas ateroscleróticas sin espasmo ni rotura de la placa y la disección arterial coronaria.

El denominado IM tipo 2 se debe al equilibrio desfavorable entre el aporte y el consumo de oxígeno por el miocardio que se produce cuando la enfermedad desencadenante es extrínseca al lecho arterial coronario, aunque con frecuencia, este último tiene cierto grado de estenosis ateroesclerótica. Los IM tipo 2 pueden producirse por aumentos del consumo miocárdico de oxígeno, como en la fiebre, la taquicardia y el hipertiroidismo; por disminuciones reversibles de la perfusión coronaria, como en la hipotensión o por reducción del transporte de oxígeno al miocardio, como en la anemia y la hipoxemia (Roffi, 2016; Thygesen, 2012).

El IMEST se origina por el mismo mecanismo de rotura de una placa ateroesclerótica que produce el **IMSEST**. Sin embargo, el trombo resultante habrá ocluido habitualmente la arteria coronaria que vascularizaba la porción infartada del miocardio. Dependiendo de la magnitud del flujo colateral y de factores que afectan el consumo y la llegada de oxígeno al miocardio, la necrosis miocárdica puede producirse hasta 15 min después de la oclusión de la arteria coronaria y se extiende desde el endocardio hasta el epicardio (Reimer, 1977). Hay formación de un **trombo coronario** en más de 90% de los pacientes con IMEST, y en 35 a 70% de los individuos con IMSEST, en comparación con 1% de los pacientes con angina estable.

Las arterias coronarias en la enfermedad renal crónica

Las características de las arterias coronarias en pacientes con ERT muestran un aumento del grosor de la media y un área transversal de la luz arterial menor que en controles emparejados por la edad y el sexo. Mientras que las placas arteriales coronarias en personas con función renal normal son, principalmente, fibroateromatosas, las placas de los pacientes con ERC están calcificadas con más frecuencia. Por ejemplo, un estudio en pacientes con ERT de tomografía computarizada de haz de electrones mostró calcificación arterial coronaria en 92% de los pacientes con puntuaciones de calcio en las arterias coronarias que superaban en 10 veces el percentil 95. Los datos indican que el calcio coronario de los pacientes con ERC mide varios milímetros de grosor y no se puede distinguir su localización entre las capas íntima y media del vaso. Por lo tanto, la identificación de depósitos de calcio en las placas ateroscleróticas en lugar de ateroesclerosis es muy limitada. Asimismo, aunque la calcificación coronaria puede ser un predictor de arteriopatía coronaria y eventos de ECV en pacientes con ERC de cualquier grado, los resultados de varios estudios pequeños han sido contradictorios en relación con el valor predictivo de la calcificación coronaria (Bashir, 2015; Haydar, 2004; McCullough, 2009; Shantouf, 2010).

PRESENTACIÓN CLÍNICA DEL SÍNDROME CORONARIO AGUDO

La **angina clásica** se describe como dolor torácico o en el brazo, profundo y mal localizado, que se asocia de forma reproducible con el ejercicio físico o con la tensión emocional. La molestia anginosa se alivia rápidamente (en < 5 min) con reposo o nitroglicerina (NTG) sublingual. Es importante señalar que los síntomas atípicos como la molestia torácica reproducible a la palpación y el dolor torácico pleurítico, no excluyen necesariamente la presencia de un SCA. Los pacientes con isquemia miocárdica por un SCA pueden no consultar con dolor torácico.

De hecho, la presentación del SCA se ve afectada por la presencia y gravedad de la ERC (Roffi, 2016). Los pacientes con etapas más avanzadas de ERC comparados con aquellos sin ERC, tienen dolor precordial con menor frecuencia al momento de la presentación y tendrán otras características atípicas. En el Framingham Study, inicialmente se observó que hasta la mitad de los pacientes con IM tenían enfermedad clínicamente asintomática (Kannel, 1986). Observaciones realizadas en el registro SWEDEHEART encontraron que hasta un tercio de los pacientes en diálisis no tuvieron dolor precordial durante un SCA (Szummer, 2010). Por lo tanto, se deben buscar otros síntomas considerados como **equivalentes anginosos: disnea, astenia, sudoración, síncope o presíncope, y dolor localizado en la mandíbula, el cuello, el oído, el brazo, la espalda o el epigastrio.** En pacientes con ERC, la especificidad del malestar precordial en un SCA puede estar reducida debido a anemia concomitante, hipertensión mal controlada o hipertrofia ventricular izquierda. La disnea puede estar relacionada con una sobrecarga de volumen, anemia o disfunción diastólica en lugar de a un equivalente anginoso. Los síntomas reportados por los pacientes con ERC que sean, incluso, parcialmente sugerentes de una etiología cardiaca deben considerarse graves y ser investigados a fondo.

Evaluación

A los pacientes con síntomas sospechosos de SCA se les debe evaluar y seleccionar rápidamente para distinguir netamente entre un IMEST agudo y una AI/IMSEST, según las directrices del American College of Cardiology (ACC) y de la American Heart Association (AHA) (fig. 17-1) (Amsterdam, 2014). Asimismo, basándose en una combinación de anamnesis, hallazgos de la exploración física, ECG y datos de biomarcadores cardiacos, los médicos deben determinar si la presentación de un paciente es compatible con un proceso no cardiaco, con una causa cardiaca no isquémica, con angina inestable (AI) o con un SCA posible o confirmado.

Anamnesis

El factor más importante son las características del dolor torácico, seguido por cualquier antecedente de arteriopatía coronaria, la edad, el sexo y el número de factores de riesgo cardiovascular presentes.

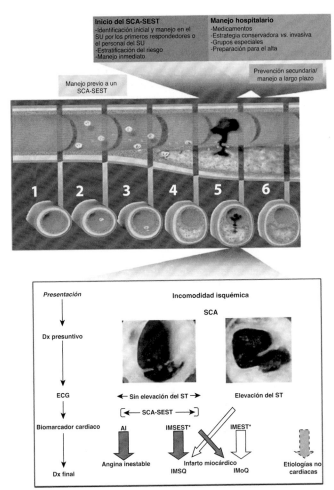

FIGURA 17-1 Síndromes coronarios agudos. *Biomarcador cardiaco elevado (p. ej., troponina). Dx, diagnóstico; ECG, electrocardiograma; GPC, guía de práctica clínica; IM, infarto de miocardio; ImoQ, infarto miocárdico con onda Q; IMSQ, infarto de miocardio sin onda Q; SCA; síndrome coronario agudo; SCA-SEST, síndromes coronarios agudos sin elevación del ST; SU, servicio de urgencias. (Amsterdam, 2014).

Exploración física

Los objetivos de la exploración física son triples: *a*) evaluar la gravedad del episodio cardiovascular; *b*) identificar posibles causas secundarias de isquemia miocárdica que afectarán al tratamiento, como hipertensión no controlada, hipertiroidismo o hemorragia digestiva, y *c*) identificar causas no isquémicas o no cardiacas alternativas de los síntomas en la presentación. En todos los pacientes con sospecha de SCA se debe realizar una exploración cardiovascular y torácica completa, con atención particular a los signos vitales, la presencia de disfunción ventricular izquierda (estertores, galope ventricular), la hipoperfusión orgánica, los soplos cardiacos y los soplos vasculares.

Electrocardiograma

El objetivo debe ser realizar el ECG en los 10 min siguientes a la presentación. El ECG es el dato puntual único más importante para la evaluación de los SCA, debido a su capacidad de identificar a pacientes que se beneficiarán de un tratamiento de reperfusión inmediata mediante una intervención coronaria percutánea (ICP) o con trombolíticos. Esta población incluye a pacientes con elevaciones del segmento ST ≥ 1 mm (0.1 mV) en al menos dos derivaciones contiguas, nueva aparición de bloqueo de rama izquierda o pacientes con datos de IM posterior verdadero que se manifiesta por descenso del segmento ST en las derivaciones V1 a V2 o por elevación del segmento ST en las derivaciones posteriores del ECG. Estos hallazgos permiten predecir un IM en más de 90% de los casos, según se confirmó con biomarcadores cardiacos seriados. Los cambios del ECG que sean presumiblemente nuevos y que se obtengan durante los síntomas iniciales, entre los que hay descenso del segmento ST $> \frac{1}{2}$ mm (0.05 mV) o inversiones marcadas y simétricas de la onda T en las derivaciones precordiales > 2 mm (0.2 mV), que desaparecen cuando el paciente está asintomático, son indicativos de isquemia miocárdica aguda. Un ECG completamente normal puede representar un IM en evolución en 1 a 6% de los casos, y hasta 15% puede presentar AI (Rouan, 1989). Por lo tanto, si el ECG inicial no es diagnóstico de SCA y el paciente sigue teniendo síntomas, deben realizarse ECG seriados.

La misma estrategia sobre la interpretación del ECG para respaldar los datos de SCA se aplica a los pacientes con ERC. Sin embargo, a la vista de la incidencia elevada de hipertensión e hipertrofia ventricular izquierda en la población con ERC, el ECG basal de los pacientes con ERC que consultan con sospecha de SCA muestra, con frecuencia, descenso del segmento ST e inversión de la onda T, o un bloqueo de rama izquierda (BRI), lo que puede reducir la especificidad para detectar SCA. Los pacientes con ERC avanzada también pueden tener alteraciones electrolíticas que producen hallazgos ECG de ondas T puntiagudas o elevación del segmento ST. Evidentemente, en esta población son necesarios ECG inicial y ECG seriados para respaldar un diagnóstico de SCA. Para ver más información sobre la interpretación de los cambios del ECG en los SCA se pueden consultar las guías del ACC/AHA para la AI/IMSEST y el IMEST (Amsterdam, 2014; O'Gara, 2013).

Biomarcadores cardiacos

La presencia de Tnc es esencial para la confirmación de la presencia de un IM y para la estratificación del riesgo en pacientes con IMSEST. En la evaluación de los SCA, las troponinas son los biomarcadores de elección aceptados, en contraposición con la isoenzima MB de la creatina cinasa (CK-MB) y la mioglobina (Thygesen, 2012). Las troponinas se pueden detectar en la sangre rápidamente, de 2 a 4 h tras el inicio de los síntomas, aunque las elevaciones se pueden retrasar de 6 hasta 12 h. Las concentraciones elevadas pueden permanecer en la sangre de 5 a 14 días, pero a menudo regresan casi a niveles basales en los IMSEST pequeños. Aunque la presencia de Tnc identifica la necrosis miocárdica, no especifica la causa ni la evolución temporal de la necrosis. Las troponinas pueden estar elevadas por una lesión cardiaca debida a arritmia, traumatismo, insuficiencia cardiaca descompensada

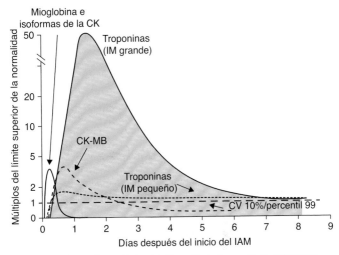

FIGURA 17-2 Secuencia cronológica de la liberación de diversos biomarcadores tras un infarto agudo del miocardio. (Anderson JL, Adams CD, Antman EM, *et al.* ACC/AHA 2007 guidelines for the management of patients with unstable angina/non-ST-elevation myocardial infarction. *J Am Coll Cardiol.* 2007;50:e1-e157).

aguda, inflamación o infección, lesión neurológica, septicemia, toxicidad por fármacos, embolia pulmonar con sobrecarga ventricular derecha, o por causas crónicas como hipertrofia ventricular izquierda, insuficiencia cardiaca estable o insuficiencia renal (fig. 17-2).

Los ensayos más nuevos de alta sensibilidad (hs) para cTnI y cTnT se han utilizado en casi todo el mundo durante la mayor parte de la década y se han aprobado recientemente para su uso en Estados Unidos. Las ventajas incluyen la posibilidad de protocolos de evaluación SCA acelerados con pruebas en serie que utilizan intervalos tan cortos como 1 h entre las mediciones de troponina (Roffi, 2016). Un valor "normal" se define como menos que el valor del percentil 99 encontrado en una población general sana. Durante mucho tiempo se ha reconocido con los ensayos de cTn convencionales que los pacientes asintomáticos con ERT tendrán valores elevados y estas elevaciones se asocian con un mayor riesgo de mortalidad. Más recientemente se encontró que los niveles de hs-cTnT estaban elevados en la gran mayoría de los pacientes asintomáticos con ERC que no estaban en diálisis dentro de la NIH Chronic Renal Insufficiency Cohort (CRIC) de los NIH. Los niveles más altos se asocian con una mayor carga de patología de la ECV, que incluye hipertrofia ventricular izquierda y en menor medida una disminución de la fracción de eyección ventricular izquierda (FEVI < 50%) (Bansal, 2015). Los médicos deben anticipar un nivel inicial elevado de cTn en pacientes con ERC, particularmente cuando se utiliza un ensayo de hs, con o sin un diagnóstico final de SCA. Por fortuna, los análisis sensibles y los de hs-cTn mantienen una precisión alta para el diagnóstico de NSTEMI (Twerenbold, 2015). Para los pacientes con ERC los cambios en serie en los niveles de cTn son aún más importantes para el diagnóstico. En última instancia, un valor de corte inicial más alto puede ser apropiado en comparación con los que no tienen ERC, pero esto no se ha implementado clínicamente ni se ha recomendado en las pautas. El cambio exacto en los niveles seriales de cTn para el diagnóstico de un NSTEMI no es explícito y si éste debe ser un cambio absoluto o un cambio porcentual sigue siendo objeto de debate. Se ha recomendado un cambio de al menos > 20% (Thygesen, 2012).

ESTIMACIÓN DEL RIESGO

La estratificación inicial y más importante del riesgo en la evaluación de pacientes con sospecha de SCA se centra en la identificación de un IMEST de acuerdo con los hallazgos del ECG, porque el IMEST precisa tratamiento inmediato con ICP o trombólisis. A la vista del riesgo de una evolución clínica desfavorable y grave, también debe evaluarse la posible aparición de un IMSEST, lo que se realiza con la anamnesis, la exploración física, el ECG y los marcadores bioquímicos.

Anamnesis reciente

Los componentes de la anamnesis que se asocian con un mayor riesgo de muerte o de IM no mortal a corto plazo incluyen la evolución acelerada de los síntomas isquémicos en las 48 h previas o el dolor en reposo continuo y prolongado durante > 20 min; el consumo reciente de ácido acetilsalicílico, la edad, los antecedentes de arteriopatía coronaria, el IM o la insuficiencia cardiaca documentada y la presencia de múltiples factores de riesgo de arteriopatía coronaria. Como ya se ha mencionado, la disfunción renal es un factor predictivo independiente de la mortalidad en pacientes con SCA (Anavekar, 2004b; Gibson, 2004; Shlipak, 2002).

Hallazgos en la exploración

Los hallazgos en la exploración indicativos de pronóstico peor en un episodio de SCA y que constituyen una urgencia médica incluyen signos compatibles con choque cardiógeno (p. ej., hipotensión, disminución de la diuresis, elevación de la presión venosa yugular, piel fría y sudorosa), aparición o empeoramiento de estertores compatible con edema pulmonar agudo, aparición o empeoramiento de un soplo de insuficiencia mitral, o presencia de un tono cardiaco de galope ventricular.

Hallazgos electrocardiográficos de riesgo elevado

Varios estudios han demostrado que hay un gradiente de riesgo de muerte y de episodios isquémicos adicionales dependiendo de la naturaleza de la alteración del ECG. Por ejemplo, los pacientes con IMSEST y nuevo BRI eran los que tenían mayor riesgo de mortalidad o de IM al cabo de 1 año; después, consecutivamente, estaban los que tenían desviación del segmento ST > 2 mm, inversión significativa de la onda T > 2 mm (0.02 mV) y, por último, inversión aislada e inespecífica de la onda T < 2 mm (0.02 mV) y ECG normal (Cannon, 1997). Además, la magnitud de la desviación del segmento ST y la presencia de inversión de la onda T tienen utilidad pronóstica. Aunque la elevación del segmento ST predice el mayor riesgo de muerte temprana, el descenso del segmento ST en el ECG al ingreso se asocia con un mayor riesgo de muerte a los 6 meses, y la magnitud del descenso del segmento ST tiene una clara relación con la evolución. Por último, un número creciente de derivaciones con elevación del segmento ST se asocia con un mayor riesgo de mortalidad (O'Gara, 2013).

Valor pronóstico de las troponinas cardiacas

Las troponinas cardiacas tienen una utilidad pronóstica importante en poblaciones con o sin ERC, con base en los datos que indican que hay una relación evidente y cuantitativa entre la magnitud de la elevación de las Tnc cardiacas durante un IM agudo, el tamaño del infarto y el riesgo total de muerte. En el estudio GUSTO IV se observó que la utilidad pronóstica de las TnTc en relación con la mortalidad era mucho mayor en pacientes con ERC y sospecha de SCA que en los que tenían una función renal más normal (Aviles, 2002).

Algoritmos de predicción del riesgo

Diversas herramientas de valoración del riesgo se han desarrollado para facilitar la estimación del riesgo total de muerte y episodios isquémicos en pacientes con SCA-SEST, con el objetivo de guiar las intervenciones terapéuticas posteriores a fin de reducir la morbilidad y la mortalidad cardiovasculares. Estos algoritmos son útiles por su exactitud predictiva para la muerte y el IM al cabo de 1 año y por lo tanto, por su capacidad de identificar a pacientes que, probablemente se beneficiarían de un tratamiento intensivo, como la revascularización miocárdica temprana. La **puntuación de riesgo** del estudio Thrombolysis In Myocardial Infarction **(TIMI)**, elaborada por Antman y cols. (2000), calcula el riesgo de muerte por cualquier causa, IM nuevo o recidivante, o isquemia recidivante grave que precisa revascularización urgente a los 14 días, de acuerdo con siete criterios que se pueden obtener en la presentación. Aunque se usa mucho, la puntuación de riesgo TIMI no tiene en consideración la función renal, por lo que puede subestimar el riesgo de evolución desfavorable en pacientes con ERC. De forma alternativa se elaboró el **modelo de riesgo del estudio Global Registry of Acute Coronary Events (GRACE)** para predecir la mortalidad y el IM intrahospitalarios en pacientes con IMEST y SCA-SEST, y este modelo no incorpora a la creatinina (Eagle, 2004; Fox, 2010).

PRINCIPIOS BÁSICOS DEL TRATAMIENTO

Se selecciona a los pacientes con un SCA confirmado según el patrón del ECG de 12 derivaciones. En general, se debe evaluar a los pacientes con elevación del segmento ST para un tratamiento de reperfusión inmediata con fármacos o con ICP, para restaurar rápidamente el flujo en la arteria epicárdica ocluida relacionada con el infarto y se les debe tratar según las directrices para el tratamiento de pacientes con IMEST del ACC/AHA (O'Gara, 2013). En aquéllos sin elevación del segmento ST (SCA-SEST) se puede realizar la observación en un entorno especializado (p. ej., una unidad de dolor torácico o un servicio de urgencias) o en el hospital.

Dado el aumento en el riesgo de ECV y los peores desenlaces en los pacientes con ERC, las guías recientes, de la European Society of Cardiology (ESC) y de la AHA/ACC, favorecen una estrategia invasiva de cateterización coronaria y revascularización en pacientes que presentan IMSEST. Las guías de la ESC hacen la recomendación más específica de que estos pacientes deben ser sometidos a cateterización cardiaca a través de la arteria radial dentro de las primeras 72 h tras la presentación (Roffi, 2016). La base de la revascularización (ICP *vs. bypass* coronario con injerto [BCI]) debe determinarse con base en el estado clínico, comorbilidades y la gravedad de la enfermedad coronaria.

	Recomendaciones de clase I para el tratamiento antiisquémico: isquemia continua/otros datos presentes de riesgo clínico elevado[a]

Reposo en cama/silla con monitorización continua del ECG.

Oxígeno suplementario cuando haya una saturación arterial menor de 90%, dificultad respiratoria u otros datos de riesgo elevado de hipoxemia. La oximetría de pulso puede ser útil para la medición continua de la SaO_2.

NTG 0.4 mg sublingual cada 5 min hasta un total de tres dosis; posteriormente, evalúese la necesidad de NTG IV.

NTG IV las primeras 48 h después de AI/IMSEST para el tratamiento de isquemia persistente, IC o hipertensión.

La decisión de administrar NTG IV y la dosis de la misma no deben impedir el tratamiento con otras intervenciones reductoras de la mortalidad, como betabloqueadores e IECA.

Betabloqueadores (por vía oral) en las primeras 24 h si no hay contraindicación (p. ej., IC), independientemente de la realización simultánea de una ICP.

Cuando estén contraindicados los betabloqueadores, debe administrarse un antagonista del calcio no dihidropiridínico (es decir, verapamilo o diltiazem) como tratamiento inicial, si no hay disfunción grave del VI ni otras contraindicaciones.

IECA (por vía oral) en las primeras 24 h cuando hay congestión pulmonar, o FEVI ≤ 0.40, en ausencia de hipotensión (PAS menor de 100 mm Hg o más de 30 mm Hg por debajo del valor inicial) o una contraindicación conocida a esa clase de fármacos.

Se deben administrar ARA a pacientes con AI/IMSEST que no toleren los IECA y que tengan signos clínicos radiográficos de insuficiencia cardiaca o de FEVI igual o menor de 0.40.

---

[a]Angina recurrente o cambios en el ECG relacionados con isquemia (depresión de 0.05 mV o más en el segmento ST o bloqueo de rama) en reposo o con actividad de baja intensidad; o isquemia asociada con síntomas de FC, galope de S3, o regurgitación mitral de reciente aparición o que empeora; o inestabilidad hemodinámica o depresión de la función del VI (FEVI menor a 0.40 en un estudio no invasivo); o arritmia ventricular grave.

Adaptada de Anderson JL, Adams CD, Antman EM, *et al.* 2012 ACCF/AHA focused update incorporated into the ACCF/AHA 2007 guidelines for the management of patients with unstable angina/non-ST-elevation myocardial infarction. *J Am Coll Cardiol.* 2013;61:e179-e347.

Aunque en los pacientes con SCA-SEST no está indicada la reperfusión farmacológica inmediata, el tratamiento se dirige a la resolución de los síntomas con tratamiento antiisquémico (tabla 17-1) y a la prevención de los episodios cardiovasculares adversos con tratamiento antitrombótico e invasivo con catéter cuando sea necesario. Por lo tanto, se puede dar de alta con un seguimiento ambulatorio adecuado a los pacientes cuyo riesgo de SCA sea bajo (p. ej., pacientes con hallazgos de ECG de riesgo bajo, biomarcadores cardiacos negativos y negatividad de la prueba de esfuerzo o de la angiografía por tomografía computarizada cardiaca) (fig. 17-1) (Amsterdam, 2012). Debe administrarse tratamiento antitrombótico y antiagregante plaquetario a todos los pacientes con SCA que no tengan contraindicaciones, independientemente de la presencia o ausencia de la elevación del segmento ST.

Consecuencias de la enfermedad renal crónica

El tratamiento de los pacientes con ERC a los que se haya diagnosticado definitivamente de SCA es difícil por muchos motivos. En la mayor parte de los estudios clínicos de SCA se ha excluido a pacientes con insuficiencia renal moderada o grave, por lo que el uso de los tratamientos de los SCA establecidos en la población con ERC no se basa en datos sólidos.

De acuerdo con un análisis de Charytan y Kuntz, 75% de los principales estudios de tratamiento del SCA en los años 1990 y 2000 excluyeron a pacientes con ERC moderada o grave (Charytan y Kuntz, 2006; Han, 2006). La presencia de ERC moderada o grave en pacientes con SCA se asocia con un menor uso de fármacos antitrombóticos, antiagregantes plaquetarios y antiisquémicos, de angiografía coronaria diagnóstica, de tratamiento trombolítico y de ICP (Freeman, 2003; Charytan y Kuntz, 2006; Berger, 2003; Wright, 2002). Asimismo, es probable que esta insuficiente utilización de recursos refleje otras características de riesgo elevado en esta población. Otras explicaciones para este incumplimiento generalizado de las directrices del ACC/AHA para el tratamiento de episodios de AI/IMSEST son la preocupación por el aumento de las complicaciones hemorrágicas de los tratamientos antitrombóticos y antiagregantes plaquetarios, el mayor riesgo de insuficiencia renal temporal o permanente inducida por contraste, la necesidad de ajustar la dosis de muchos fármacos para tratar el SCA que se eliminan por vía renal y la incertidumbre sobre el efecto beneficioso de estos tratamientos en la población con ERC. La farmacoterapia en los pacientes con ERC y SCA ha sido resumida en la declaración científica de la AHA (Washam, 2015). Ver también Jain y Reilly, 2018 y la tabla 23-16.

TRATAMIENTO ANTIISQUÉMICO Y ANALGÉSICO

Nitratos

La nitroglicerina (NTG) es un vasodilatador independiente del endotelio que alivia la isquemia miocárdica por varios mecanismos. La NTG aumenta el flujo sanguíneo miocárdico por dilatación de las arterias coronarias epicárdicas, reduce el consumo miocárdico de oxígeno porque produce venodilatación periférica, lo que disminuye la precarga y en último término, la presión parietal ventricular. Además, la NTG reduce (poco) el consumo miocárdico de oxígeno porque produce vasodilatación arterial sistémica, lo que disminuye la presión parietal sistólica (disminución de la poscarga). En estudios aleatorizados extensos de pacientes con sospecha de SCA, no se ha observado mejoría de la mortalidad por la administración de nitratos a pacientes con IMSEST o IMEST; sin embargo, los nitratos suelen administrarse en caso de isquemia miocárdica persistente, insuficiencia cardiaca o hipertensión, salvo que estén contraindicados por hipotensión, bradicardia o taquicardia grave, choque cardiógeno o uso reciente de sildenafilo u otros compuestos relacionados.

Bloqueadores de receptores β-adrenérgicos

En pacientes con ERC y SCA se dispone de pocos datos sobre la eficacia y la seguridad del bloqueo β-adrenérgico a corto plazo. Análisis *post hoc* y análisis de cohortes retrospectivos han mostrado que el bloqueo β-adrenérgico produce una mejoría de la mortalidad similar en pacientes con y sin ERC (Berger, 2003; Chonchol, 2008). En resumen, se recomiendan los β-bloqueadores orales en fases tempranas de la asistencia a los pacientes con SCA incluyendo a los que tienen ERC, cuando no se den los siguientes datos de riesgo elevado: hipotensión, bradicardia, bloqueo auriculoventricular avanzado, datos de edema pulmonar agudo, antecedentes de asma o enfisema, riesgo de choque cardiógeno o datos de estado de gasto bajo.

Bloqueadores de los canales de calcio

Aparte del antagonista del calcio dihidropiridínico y de acción corta, nifedipino, que ha demostrado ser peligroso en pacientes con SCA si no se administran simultáneamente betabloqueadores (Furberg, 1995), los metaanálisis de los antagonistas del calcio (BCC) como clase muestran que son seguros y útiles para el control sintomático, aunque no producen reducción de la mortalidad y del reinfarto (Held, 1989). Pocos datos existen sobre la utilidad de los BCC en pacientes con SCA y ERC. Hasta que se realicen esos estudios parece razonable utilizar BCC no dihidropiridínicos para el tratamiento de los síntomas isquémicos persistentes en pacientes con SCA con angina variante, en pacientes que tengan síntomas a pesar de recibir dosis adecuadas de nitratos y betabloqueadores y en pacientes que no toleren los nitratos ni los betabloqueadores, siempre que no haya contraindicaciones al tratamiento con BCC, como inestabilidad hemodinámica, choque cardiógeno, edema pulmonar o disfunción ventricular izquierda moderada o grave (FEVI ≤ 40%).

Inhibidores del sistema renina-angiotensina-aldosterona

Los inhibidores de la enzima convertidora de angiotensina (IECA) han demostrado reducir la tasa de mortalidad a corto plazo en pacientes con un IM agudo, y a largo plazo en pacientes con un IM agudo con disfunción sistólica ventricular izquierda, en 23% aproximadamente (ACE Inhibitor Myocardial Infarction Collaborative Group, 1998; Pfeffer, 1992). Un metaanálisis de cuatro estudios importantes de IECA en 100 000 pacientes con SCA entre los que había muchos con función sistólica ventricular izquierda conservada, mostró reducción de la mortalidad de 7% a los 30 días, aunque en términos absolutos dicha reducción no fue muy impresionante, 7.6 a 7.1% (ACE Inhibitor Myocardial Infarction Collaborative Group, 1998). En el estudio VALIANT, los antagonistas del receptor de la angiotensina (ARA) fueron tan eficaces como los IECA en relación con la reducción de la mortalidad en pacientes con un IM agudo complicado por disfunción sistólica ventricular izquierda, insuficiencia cardiaca y concentración de creatinina ≤ 2.5 mg/dL (220 μmol/L) (Pfeffer, 2003). Además, los IECA/ARA se toleraron bien en el subgrupo de pacientes con TFGe/1.73 m^2 < 45 mL/min, con una tasa de abandonos del fármaco por causas renales de tan sólo 5.0%; la hiperpotasemia explicó el abandono del fármaco sólo en 0.7% (Anavekar, 2004). Por otro lado, se observó que la **eplerenona**, un antagonista selectivo de los receptores de la aldosterona, reduce significativamente la morbilidad y la mortalidad en pacientes con un IM complicado por disfunción ventricular izquierda e insuficiencia cardiaca (Pitt, 2003). En pacientes con creatinina ≥ 1.1 mg/dL (100 μmol/L) no hubo ninguna mejora significativa de la mortalidad y en los que tenían un aclaramiento de creatinina < 50 mL/min se produjo hiperpotasemia en 10%, en comparación con 6% del grupo placebo. Si los pacientes no toleran los IECA, las guías actuales recomiendan el uso de IECA o ARA en pacientes con SCA con congestión pulmonar o FEVI ≤ 40%, si no hay hipotensión ni contraindicaciones conocidas a estas clases de fármacos. Dichas recomendaciones se pueden aplicar razonablemente a pacientes con ERC leve a moderada, basándose en los resultados del estudio VALIANT (Pfeffer, 2003); sin embargo, se desconoce la eficacia de estos fármacos en pacientes con disfunción renal más avanzada.

ANTIAGREGANTES PLAQUETARIOS Y ANTICOAGULANTES

Los antiagregantes plaquetarios y los antitrombóticos constituyen un tratamiento esencial de los SCA que modifica el proceso fisiopatológico de la formación del trombo y altera la progresión natural hasta la muerte o el IM recidivante. Asimismo, se ha establecido que una combinación de ácido acetilsalicílico, un anticoagulante y tratamiento antiagregante plaquetario adicional es el abordaje antitrombótico más eficaz en los SCA (Amsterdam, 2014).

Ácido acetilsalicílico

Los efectos beneficiosos del ácido acetilsalicílico en la prevención de la muerte y el IM no mortal recidivante en todos los pacientes con SCA se conocen bien. Un metaanálisis de 11 estudios aleatorizados de pacientes con antecedentes de IM, AI, accidente cerebrovascular (ACV) o accidente isquémico transitorio (AIT) descubrió una reducción de la mortalidad, del IM recidivante o del ACV de 25% en pacientes tratados con 75 a 325 mg diarios de ácido acetilsalicílico (1994). Análisis de datos de registros y de datos observacionales han mostrado que después de un IM, la reducción de la mortalidad asociada con el ácido acetilsalicílico es similar en pacientes con y sin ERC (Berger, 2003; McCullough, 2002). Como advertencia, hay que tener en cuenta que el ácido acetilsalicílico puede aumentar el riesgo de hemorragia en pacientes con disfunción renal grave o avanzada, debido a que prolonga el tiempo de hemorragia cuando hay uremia (Livio, 1986). Un estudio más actual mostró que el ácido acetilsalicílico a dosis bajas (100 mg) se asocia con un aumento del riesgo de hemorragia leve, aunque no grave, en comparación con el placebo a lo largo de un espectro de función renal (Baigent, 2005). Aunque hasta la fecha no se han realizado estudios aleatorizados y controlados sobre la eficacia y la seguridad del ácido acetilsalicílico, datos retrospectivos indican que no hay ninguna diferencia significativa en la reducción del riesgo relativo de mortalidad a los 30 días entre pacientes con y sin ERT (Berger, 2003). Por lo tanto, se sigue recomendando el ácido acetilsalicílico como fármaco de primera línea en pacientes con ERC y SCA, salvo que esté contraindicado.

Tienopiridinas: ticlopidina, prasugrel y clopidogrel

Las tienopiridinas son antagonistas irreversibles del receptor P2Y12 que se une al difosfato de adenosina en la superficie de las plaquetas. Durante muchos años la terapia antiplaquetaria dual con ácido acetilsalicílico y clopidogrel había sido la combinación estándar. Sin embargo, estudios más recientes han sugerido desenlaces clínicos superiores con ticagrelor o presugrel. Por lo tanto, las guías más recientes del ACC/AHA y de la ESC recomiendan preferentemente el ticagrelor o el prasugrel en lugar del clopidogrel en pacientes con SCA tratados con una estrategia invasiva temprana o colocación de *stent* (Roffi, 2016).

El ticagrelor se une en forma reversible al receptor P2Y12. Este fármaco, comparado con el clopidogrel, tiene una vida media más corta en el plasma y un inicio de acción más consistente. En el estudio PLATO (PLATelet inhibition and patient outcomes), los pacientes con SCA tratados con ticagrelor tuvieron una reducción significativa en la variable primaria, compuesta de muerte por causas vasculares, IM o ACV (tasa de riesgo [TR] 0.84, $p < 0.0001$) (Wallentin, 2009). También hubo una reducción significativa en la mortalidad en la cohorte en general, aunque hubo heterogeneidad regional en este hallazgo. En un análisis de subgrupo preespecificado de pacientes con TFGe < 60 mL/min, hubo una reducción más sólida en la variable cardiovascular primaria (17.3 *vs.* 22.0%; TR 0.77; IC 95%, 0.65-0.90) en comparación con el clopidogrel (James, 2010). Esto fue conducido por un decremento de 4% en la mortalidad total (10.0% *vs.* 14.0%; TR 0.72; IC 95%, 0.58-0.89). No hubo incremento significativo en el sangrado grave.

En el estudio 38 TRITON-TIMI (Trial to assess improvement in therapeutic outcomes by optimizing platelet inhibition with prasugrel–thrombolysis in myocardial infarction) se encontró que el prasugrel redujo la variable compuesta de muerte cardiovascular, IM no letal y ACV (TR 0.81; $p = 0.001$) en comparación con el clopidogrel. Sin embargo, estos beneficios estuvieron limitados por un incremento significativo en el sangrado, especialmente en pacientes > 75 años de edad o con bajo peso (< 60 kg) (Wiviott, 2007). Por lo tanto, las guías del ACA/AHA recomiendan usar prasugrel en lugar de clopidogrel solo en pacientes que no están en alto riesgo de complicaciones hemorrágicas. El prasugrel está contraindicado en pacientes con AIT previo.

No existe un ajuste de dosis recomendado para ninguno de los inhibidores del P2Y12 en pacientes con ERC. Por lo tanto, es importante destacar que estos estudios excluyeron a pacientes con enfermedad renal terminal, al igual que lo han hecho la mayoría de los estudios sobre terapia para el SCA.

Anticoagulación con heparina no fraccionada o heparina de bajo peso molecular

La heparina es otro pilar del tratamiento de los SCA-SEST. También, se ha demostrado que la heparina no fraccionada (HNF) produce un importante efecto beneficioso a corto plazo como complemento al tratamiento con ácido acetilsalicílico en pacientes con SCA, con reducción a la mitad de la mortalidad y la incidencia de IM después de 1 sem (Petersen, 2004).

Un análisis de subgrupos de 12 000 pacientes con SCA-SEST y ERC de leve a grave del registro GRACE mostró que la heparina de bajo peso molecular (HBPM) en solitario se toleró mejor que la HNF en solitario en relación con la hemorragia grave y redujo más el riesgo de muerte a los 30 días (4.2 y 6.2%, respectivamente), independiente de la función renal. En pacientes con ERC grave, las complicaciones hemorrágicas graves aumentaron al doble, independientemente de la heparina utilizada, en pacientes con ERC grave (Collet, 2005). Aunque los datos indican que la HBPM y la HNF tienen una eficacia comparable en pacientes con ERC leve que consultan con SCA, los médicos deben ser precavidos cuando administren HBPM a pacientes con grados más graves de insuficiencia renal, porque no hay ningún efecto beneficioso evidente y existe la posibilidad de que aumenten las complicaciones hemorrágicas leves y graves (Montalescot, 2004).

Inhibidores de la glucoproteína (GP) IIb/IIIa plaquetaria

Los inhibidores de la glucoproteína (GP) IIb/IIIa plaquetaria están indicados principalmente, en pacientes con un SCA-SEST de riesgo elevado en el que está prevista una posible ICP. A pesar de la abundancia de datos sobre el uso de inhibidores de la GP IIb/IIIa en la población general con episodios de SCA, hay pocos datos sobre la seguridad y la eficacia de los inhibidores de la GP IIb/IIIa en pacientes con ERC (Januzzi, 2002; Reddan, 2003). Un análisis de subgrupos de 12 000 pacientes con SCA-SEST y ERC leve a grave del registro GRACE, demostró que la incidencia de hemorragia con el

TABLA 17-2	Comparación de los inhibidores de la GP IIb/ IIIa plaquetaria				
Clase	**Vida media**	**Reversi-bilidad**	**Reinicio de la función plaquetaria**	**Depuración renal (%)**	**Ajuste de la dosis en la insuficiencia renal**
Abciximab anticuerpo monoclonal híbrido humano-múrido	10-30 min, aunque permanece 10 días en la circulación unido a las plaquetas	Lenta	Lento (> 48 h)	No	No
Eptifibatida péptido sintético	2.5 h	Rápida	Rápido	50	Sí
Tirofibán sintético no peptídico	2.0 h	Rápida	Rápido	65	Sí

uso de GP IIb/IIIa aumentaba significativamente en grados crecientes de disfunción renal (Collet, 2005). Aunque los datos disponibles indican que el uso de inhibidores de la GP IIb/IIIa en pacientes con disfunción renal leve a moderada y SCA-SEST concomitante produce efectos clínicos beneficiosos, los médicos deben sopesar dichas ventajas con el aumento del riesgo de hemorragia que suponen, especialmente en pacientes con trombocitopenia, insuficiencia renal progresiva, hipertensión grave, cirugía mayor reciente o ACV. Las dosis de algunos de estos fármacos se deben ajustar cuando haya ERC moderada a grave (tabla 17-2).

TRATAMIENTO DE REPERFUSIÓN

Las estrategias de reperfusión han evolucionado en las últimas décadas hasta convertirse en el tratamiento más importante y fundamental de los SCA para reducir el riesgo de episodios adversos futuros, especialmente en la población con IMEST.

En pacientes con ERC se hace uso insuficiente del tratamiento de reperfusión; los pacientes con insuficiencia renal avanzada tienen una probabilidad cuatro veces menor de recibir tratamiento de reperfusión que los pacientes con una función renal normal (Wright, 2002), tendencia que se observa en todos los niveles de gravedad de la ERC. Además, a los pacientes con IM y disfunción renal se les evalúa con angiografía coronaria con una frecuencia casi un tercio menor que en pacientes con función renal normal, y se les revasculariza con la mitad de frecuencia que a los pacientes sin ERC (Charytan y Kuntz, 2006). La reticencia a realizar reperfusión en pacientes con insuficiencia renal se debe, en parte, a la incidencia significativamente mayor de complicaciones como hemorragia, ACV, reestenosis y progresión de la disfunción renal por nefropatía inducida por el contraste (tabla 17-3).

Como cabría esperar, hay pocos datos sobre la eficacia y la seguridad de las estrategias de reperfusión en la población con ERC a pesar del elevado

T A B L A 17-3	Incidencia de ACV hospitalario y hemorragia grave estratificada por la función renal		
	Función renal normal (n = 8 937)	Disfunción renal moderada (n = 2 924)	Disfunción renal grave (n = 459)
ICP primaria (n = 3 350)			
ACV, %	0.2 (p = 0.04)	1.3 (p = 0.71)	1.4 (p = 0.77)
Hemorragia grave, %	2.7 (p < 0.001)	6.8 (p < 0.001)	7.3 (p = 0.23)
Fibrinólisis (n = 3 723)			
ACV, %	1.2 (p = 0.004)	1.7 (p = 0.53)	2.7 (p = 0.64)
Hemorragia grave, %	1.9 (p = 0.02)	3.4 (p = 0.11)	8.2 (p = 0.12)
Sin reperfusión (n = 5 247)			
ACV, %	0.6	1.3	1.9
Hemorragia grave, %	1.4	2.5	4.2

Nota: N = 12 320. Los valores de p se muestran utilizando el grupo "sin reperfusión" como grupo de referencia, y se ajustan según la puntuación de riesgo del estudio GRACE.

riesgo de mortalidad y reinfarto en dichos pacientes. Los escasos datos que existen son complejos y aparentemente contradictorios. Un análisis de cohortes retrospectivo de más de 4 000 pacientes con SCA ERC leve, mostró reducciones relativas de la mortalidad de 11 y 15% con estrategias de fibrinólisis e ICP, respectivamente (Keough-Ryan, 2005). Por el contrario, en un reciente análisis reciente del registro GRACE, en el que participaron 2 974 pacientes con ERC moderada y 467 pacientes con ERC grave, no hubo ninguna reducción de la mortalidad con fibrinólisis en pacientes con IMEST o con nuevo BRI y ERC simultánea. De hecho, en los pacientes con ERC moderada con IMEST, el riesgo de mortalidad intrahospitalaria era mayor con fibrinolíticos, aunque esto se vio compensado por una tendencia hacia una reducción de la mortalidad a los 6 meses.

REVASCULARIZACIÓN CORONARIA

Tradicionalmente la BCI por arteriopatía coronaria multivaso ha producido mejores resultados que la ICP en pacientes con ERT y ERC no tratados con diálisis (Herzog, 2002). En un análisis de 22 000 pacientes con enfermedad renal terminal con diálisis de mantenimiento por el U. S. Renal Data System, la revascularización por *bypass* de arteria coronaria tuvo una mortalidad ajustada superior en comparación con la ICP (TR 0.87, IC 95%, 0.84-0.90) y la variable compuesta de muerte o IM (TR 0.88, IC 95%, 0.86-0.91) (Chang, 2012). Por lo tanto, se prefiere el *bypass* coronario en lugar de la ICP en pacientes con enfermedad multivaso y una expectativa de sobrevivencia > 1 año (Roffi, 2016).

PREVENCIÓN SECUNDARIA

Los tratamientos para la prevención secundaria crónica son tan importantes como el tratamiento intrahospitalario de los SCA, a la vista del marcado aumento del riesgo de muerte y morbilidad cardiovascular en pacientes con ERC. Los pacientes con una mayor disfunción renal, que tienen el máximo riesgo de episodios adversos graves a largo plazo después de un IM, habitualmente reciben menos tratamiento médico del recomendado plaquetarios, antiisquémicos, anticoagulantes y tratamientos de reperfusión en pacientes con disfunción renal y SCA, en comparación con los pacientes con una función renal normal (Fox, 2010; Keough-Ryan, 2005; McCullough, 2002). Una vez más, buena parte de este nihilismo terapéutico se deba, probablemente, a los perfiles de riesgo/beneficio desfavorables en relación con la hemorragia, las contraindicaciones debidas a otras comorbilidades (p. ej., insuficiencia cardiaca) y la ausencia de datos científicos prospectivos, aleatorizados y controlados que respalden el uso de estos tratamientos a largo plazo.

Aunque la mayoría de los estudios aleatorizados y prospectivos de prevención secundaria excluían habitualmente a pacientes con ERC, estudios retrospectivos y análisis de subgrupos indican que los efectos beneficiosos del tratamiento antiagregante plaquetario, los betabloqueadores, las estatinas y, especialmente, los IECA se pueden extrapolar razonablemente a la población con ERC, si no hay contraindicaciones (Dargie, 2001; Ellis, 2003; Harper y Jacobson, 2008; Keltai, 2007). Otras medidas integrales adicionales para la prevención secundaria son las modificaciones de factores de riesgo del estilo de vida, como el abandono del tabaco, el control del peso y el ejercicio aeróbico o la rehabilitación cardiaca, porque en varios metaanálisis se ha visto que todas estas medidas producen mejorías claras y mantenidas de la mortalidad en la población general (Clark, 2005). Por lo tanto, son necesarios estudios aleatorizados prospectivos que analicen los tratamientos preventivos secundarios para confirmar su utilidad en el espectro de la ERC.

Con base en los resultados del estudio SHARP, las guías de práctica de la Kidney Disease Improving Global Outcomes (KDIGO) recomiendan el uso de estatinas y estatina/ezetimibe para todos los pacientes con ERC, excluyendo a aquellos tratados con hemodiálisis crónica. En los pacientes con hemodiálisis crónica, no se recomienda iniciar terapia con estatinas; sin embargo, debe continuarse en los pacientes que ya estaban con tratamiento hipolipemiante previo (Baigent, 2011; Khan, 2005; Tonelli y Wanner, 2014).

CONCLUSIÓN

En los últimos años se han dado avances significativos en el tratamiento del SCA. Estas terapias son más importantes en las poblaciones con ERC dado el mayor riesgo de enfermedad y complicaciones. En el caso clínico presentado al comienzo de este capítulo, la paciente debe ser observada y se le deben realizar mediciones repetidas de troponinas para determinar si se trató de un IM. Si se observan elevaciones en las troponinas, esta paciente sería diagnosticada con un IMSEST, ya que el ECG inicial no demostró elevación del segmento ST. Se debe calcular la estratificación del riesgo con los puntajes de riesgo TIMI o GRACE para ayudar con las decisiones sobre el manejo. Dada su ERC, debe ser manejada con una estrategia invasiva. Además, se recomienda la cateterización cardiaca (si está disponible en el hospital) en las primeras 72 h. Esta paciente debe ser tratada con agentes antiplaquetarios, una estatina y medicamentos antihipertensivos para prevención secundaria.

Bibliografía y lecturas recomendadas

ACE Inhibitor Myocardial Infarction Collaborative Group. Indications for ACE inhibitors in the early treatment of acute myocardial infarction: systematic overview of individual data from 100,000 patients in randomized trials. *Circulation*. 1998;97:2202-2212.

Amsterdam EA, Wenger NK, Brindis RG, *et al.* 2014 AHA/ACC guideline for the management of patients with non-ST-elevation acute coronary syndromes: a report of the American College of Cardiology/American Heart Association Task Force on practice guidelines. *J Am Coll Cardiol.* 2014;64:e139-e228.

Anavekar NS, Gans DJ, Berl T, *et al.* Predictors of cardiovascular events in patients with type 2 diabetic nephropathy and hypertension: a case for albuminuria. *Kidney Int Suppl.* 2004a:S50-S55.

Anavekar NS, McMurray JJ, Velazquez EJ, *et al.* Relation between renal dysfunction and cardiovascular outcomes after myocardial infarction. *N Engl J Med.* 2004b;351: 1285-1295.

Anderson JL, Adams CD, Antman EM, *et al.* 2012 ACCF/AHA focused update incorporated into the ACCF/AHA 2007 guidelines for the management of patients with unstable angina/non–ST-elevation myocardial infarction: a report of the American College of Cardiology Foundation/American Heart Association Task Force on Practice Guidelines. *Circulation.* 2013;127:e863-e864.

Antman EM, Cohen M, Bernink PJ, *et al.* The TIMI risk score for unstable angina/non-ST elevation MI: a method for prognostication and therapeutic decision making. *JAMA.* 2000;284:835-842.

Aviles RJ, Askari AT, Lindahl B, *et al.* Troponin T levels in patients with acute coronary syndromes, with or without renal dysfunction. *N Engl J Med.* 2002;346:2047-2052.

Baigent C, Landray M, Leaper C, *et al.* First United Kingdom Heart and Renal Protection (UK-HARP-I) study: biochemical efficacy and safety of simvastatin and safety of low-dose aspirin in chronic kidney disease. *Am J Kidney Dis.* 2005;45:473-484.

Baigent C, Landray MJ, Reith C, *et al.* The effects of lowering LDL cholesterol with simvastatin plus ezetimibe in patients with chronic kidney disease (Study of Heart and Renal Protection): a randomised placebo-controlled trial. *Lancet.* 2011;377:2181-2192.

Bansal N, Hyre Anderson A, Yang W, *et al.* High-sensitivity troponin T and N-terminal pro-B-type natriuretic peptide (NT-proBNP) and risk of incident heart failure in patients with CKD: the Chronic Renal Insufficiency Cohort (CRIC) study. *J Am Soc Nephrol.* 2015;26:946-956.

Bashir A, Moody WE, Edwards NC, *et al.* Coronary artery calcium assessment in CKD: Utility in cardiovascular disease risk assessment and treatment? *Am J Kidney Dis.* 2015;65:937-948.

Berger AK, Duval S, Krumholz HM. Aspirin, beta-blocker, and angiotensin-converting enzyme inhibitor therapy in patients with end-stage renal disease and an acute myocardial infarction. *J Am Coll Cardiol.* 2003;42:201-208.

Cannon CP, McCabe CH, Stone PH, *et al.* The electrocardiogram predicts one-year outcome of patients with unstable angina and non-Q wave myocardial infarction: results of the TIMI III Registry ECG Ancillary Study. Thrombolysis in myocardial ischemia. *J Am Coll Cardiol.* 1997;30:133-140.

Chang TI, Shilane D, Kazi DS, *et al.* Multivessel coronary artery bypass grafting versus percutaneous coronary intervention in ESRD. *J Am Soc Nephrol.* 2012;23: 2042-2049.

Charytan D, Kuntz RE. The exclusion of patients with chronic kidney disease from clinical trials in coronary artery disease. *Kidney Int.* 2006;70:2021-2030.

Chonchol M, Benderly M, Goldbourt U. Beta-blockers for coronary heart disease in chronic kidney disease. *Nephrol Dial Transplant.* 2008;23:2274-2279.

Clark AM, Hartling L, Vandermeer B, *et al.* Meta-analysis: secondary prevention programs for patients with coronary artery disease. *Ann Intern Med.* 2005;143:659-672.

Collaborative overview of randomised trials of antiplatelet therapy–I: Prevention of death, myocardial infarction, and stroke by prolonged antiplatelet therapy in various categories of patients. Antiplatelet Trialists' Collaboration. *BMJ*. 1994;308: 81–106; erratum in: *BMJ*. 1994;308:1540.

Collet JP, Montalescot G, Agnelli G, *et al*. GRACE Investigators. Non–ST-segment elevation acute coronary syndrome in patients with renal dysfunction: benefit of low-molecular-weight heparin alone or with glycoprotein IIb/IIIa inhibitors on outcomes. The Global Registry of Acute Coronary Events. *Eur Heart J*. 2005;26:2285-2293.

Dargie HJ. Effect of carvedilol on outcome after myocardial infarction in patients with left-ventricular dysfunction: the CAPRICORN randomised trial. *Lancet*. 2001;357:1385-1390.

Eagle KA, Lim MJ, Dabbous OH, *et al*. GRACE Investigators. A validated prediction model for all forms of acute coronary syndrome: estimating the risk of 6-month postdischarge death in an international registry. *JAMA*. 2004;291: 2727-2733.

Ellis K, Tcheng JE, Sapp S, *et al*. Mortality benefit of beta blockade in patients with acute coronary syndromes undergoing coronary intervention: pooled results from the Epic, Epilog, Epistent, Capture and Rapport Trials. *J Interv Cardiol*. 2003;16:299-305.

Fox CS, Muntner P, Chen AY, *et al*. Use of evidence-based therapies in short-term outcomes of ST-segment elevation myocardial infarction and non–ST-segment elevation myocardial infarction in patients with chronic kidney disease: a report from the National Cardiovascular Data Acute Coronary Treatment and Intervention Outcomes Network registry. *Circulation*. 2010;121:357-365.

Freeman RV, Mehta RH, Al Badr W, *et al*. Influence of concurrent renal dysfunction on outcomes of patients with acute coronary syndromes and implications of the use of glycoprotein IIb/IIIa inhibitors. *J Am Coll Cardiol*. 2003;41:718-724.

Furberg CD, Psaty BM, Meyer JV. Nifedipine. Dose-related increase in mortality in patients with coronary heart disease. *Circulation*. 1995;92:1326-1331.

Gibson CM, Dumaine RL, Gelfand EV, *et al*. TIMI Study Group. Association of glomerular filtration rate on presentation with subsequent mortality in non–ST-segment elevation acute coronary syndrome; observations in 13,307 patients in five TIMI trials. *Eur Heart J*. 2004;25:1998-2005.

Go AS, Chertow GM, Fan D, *et al*. Chronic kidney disease and the risks of death, cardiovascular events, and hospitalization. *N Engl J Med*. 2004;351:1296-1305.

Gupta R, Birnbaum Y, Uretsky BF. The renal patient with coronary artery disease: current concepts and dilemmas. *J Am Coll Cardiol*. 2004;44:1343-1353.

Han JH, Chandra A, Mulgund J, *et al*. Chronic kidney disease in patients with non–ST-segment elevation acute coronary syndromes. *Am J Med*. 2006;119:248-254.

Han Y, Guo J, Zheng Y, *et al*. BRIGHT Investigators. Bivalirudin vs heparin with or without tirofiban during primary percutaneous coronary intervention in acute myocardial infarction: the BRIGHT randomized clinical trial. *JAMA*. 2015;313: 1336-1346.

Harper CR, Jacobson TA. Managing dyslipidemia in chronic kidney disease. *J Am Coll Cardiol*. 2008;51:2375-2384.

Haydar AA, Hujairi NM, Covic AA, *et al*. Coronary artery calcification is related to coronary atherosclerosis in chronic renal disease patients: a study comparing EBCT-generated coronary artery calcium scores and coronary angiography. *Nephrol Dial Transplant*. 2004;19:2307-2312.

Held PH, Yusuf S, Furberg CD. Calcium channel blockers in acute myocardial infarction and unstable angina: an overview. *BMJ*. 1989;299:1187-1192.

Herzog CA, Ma JZ, Collins AJ. Comparative survival of dialysis patients in the United States after coronary angioplasty, coronary artery stenting, and coronary artery bypass surgery and impact of diabetes. *Circulation*. 2002;106:2207-2211.

Indications for ACE inhibitors in the early treatment of acute myocardial infarction: systematic overview of individual data from 100,000 patients in randomized trials. ACE Inhibitor Myocardial Infarction Collaborative Group. *Circulation*. 1998;97:2202-2212.

Jain N, Reilly RF. Clinical pharmacology of oral anticoagulants in patients with kidney disease. *Clin J Am Soc Nephrol*. 2018 May 25, in press.

James S, Budaj A, Aylward P, *et al.* Ticagrelor versus clopidogrel in acute coronary syndromes in relation to renal function: results from the Platelet Inhibition and Patient Outcomes (PLATO) trial. *Circulation.* 2010;122:1056-1067.

Januzzi JL Jr, Snapinn SM, DiBattiste PM, *et al.* Benefits and safety of tirofiban among acute coronary syndrome patients with mild to moderate renal insufficiency: results from the Platelet Receptor Inhibition in Ischemic Syndrome Management in Patients Limited by Unstable Signs and Symptoms (PRISM-PLUS) Trial. *Circulation.* 2002;105:2361-2366.

Kannel WB. Silent myocardial ischemia and infarction: insights from the Framingham Study. *Cardiol Clin.* 1986;4:583-591.

Keltai M, Tonelli M, Mann JF, *et al.* Renal function and outcomes in acute coronary syndrome: impact of clopidogrel. *Eur J Cardiovasc Prev Rehabil.* 2007;14:312-318.

Keough-Ryan TM, Kiberd BA, Dipchand CS, *et al.* Outcomes of acute coronary syndrome in a large Canadian cohort: impact of chronic renal insufficiency, cardiac interventions, and anemia. *Am J Kidney Dis.* 2005;46:845-855.

Khan NA, Hemmelgarn BR, Tonelli M, *et al.* Prognostic Value of Troponin T and I among asymptomatic patients with end-stage renal disease: a meta-analysis. *Circulation.* 2005;112:3088–3096.

Livio M, Viganò G, Benigni A, *et al.* Moderate doses of aspirin and risk of bleeding in renal failure. *The Lancet.* 1986;327:414-416.

Mann JF, Gerstein HC, Pogue J, *et al.* Renal Insufficiency as a Predictor of cardiovascular outcomes and the impact of ramipril: The HOPE randomized trial. *Ann Intern Med.* 2001;134:629-636.

McCullough PA, Agarwal M, Agrawal V. Review article: risks of coronary artery calcification in chronic kidney disease: Do the same rules apply? *Nephrology (Carlton).* 2009;14:428-436.

McCullough PA, Sandberg KR, Borzak S, *et al.* Benefits of aspirin and beta-blockade after myocardial infarction in patients with chronic kidney disease. *Am Heart J.* 2002;144:226-232.

McCullough PA, Soman SS, Shah SS, *et al.* Risks associated with renal dysfunction in patients in the coronary care unit. *J Am Coll Cardiol.* 2000;36:679-684.

Montalescot G, Collet JP, Tanguy ML, *et al.* Anti-Xa activity relates to survival and efficacy in unselected acute coronary syndrome patients treated with enoxaparin. *Circulation.* 2004;110:392-398.

O'Gara PT, Kushner FG, Ascheim DD, *et al.* 2013 ACCF/AHA guideline for the management of ST-elevation myocardial infarction: a report of the American College of Cardiology Foundation/American Heart Association Task Force on practice guidelines. *Circulation.* 2013;127:e362-e425.

Petersen JL, Mahaffey KW, Hasselblad V, *et al.* Efficacy and bleeding complications among patients randomized to enoxaparin or unfractionated heparin for antithrombin therapy in non–ST-segment elevation acute coronary syndromes: a systematic overview. *JAMA.* 2004;292:89-96.

Pfeffer MA, Braunwald E, Moye LA, *et al.* Effect of captopril on mortality and morbidity in patients with left ventricular dysfunction after myocardial infarction. Results of the survival and ventricular enlargement trial. The SAVE Investigators. *N Engl J Med.* 1992;327:669-677.

Pfeffer MA, McMurray JJ, Velazquez EJ, *et al.* Valsartan in Acute Myocardial Infarction Trial Investigators. Valsartan, captopril, or both in myocardial infarction complicated by heart failure, left ventricular dysfunction, or both. *N Engl J Med.* 2003;349:1893-1906.

Pitt B, Remme W, Zannad F, *et al.* Eplerenone Post-Acute Myocardial Infarction Heart Failure Efficacy and Survival Study Investigators. Eplerenone, a selective aldosterone blocker, in patients with left ventricular dysfunction after myocardial infarction. *N Engl J Med.* 2003;348:1309-1321.

Reddan DN, O'Shea JC, Sarembock IJ, *et al.* Treatment effects of eptifibatide in planned coronary stent implantation in patients with chronic kidney disease (ESPRIT Trial). *Am J Cardiol.* 2003;91:17-21.

Reimer KA, Lowe JE, Rasmussen MM, *et al.* The wavefront phenomenon of ischemic cell death. 1. Myocardial infarct size vs duration of coronary occlusion in dogs. *Circulation.* 1977;56:786-794.

Roffi M, Patrono C, Collet JP, *et al.* 2015 ESC Guidelines for the management of acute coronary syndromes in patients presenting without persistent ST-segment elevation. Task force for the management of acute coronary syndromes in patients presenting without persistent ST-segment elevation of the European Society of Cardiology (ESC). *Eur Heart J.* 2016;37:267-315.

Rouan GW, Lee TH, Cook EF, *et al.* Clinical characteristics and outcome of acute myocardial infarction in patients with initially normal or nonspecific electrocardiograms (a report from the Multicenter Chest Pain Study). *Am J Cardiol.* 1989;64:1087-1092.

Shantouf RS, Budoff MJ, Ahmadi N, *et al.* Total and individual coronary artery calcium scores as independent predictors of mortality in hemodialysis patients. *Am J Nephrol.* 2010;31:419-425.

Shlipak MG, Heidenreich PA, Noguchi H, *et al.* Association of renal insufficiency with treatment and outcomes after myocardial infarction in elderly patients. *Ann Intern Med.* 2002;137:555-562.

Szummer K, Lindahl B, Sylven C, *et al.* Relationship of plasma erythropoietin to long-term outcome in acute coronary syndrome. *Int J Cardiol.* 2010;143:165-170.

Teague HL, Ahlman MA, Alavi A, *et al.* Unraveling vascular inflammation: from immunology to imaging. *J Am Coll Cardiol.* 2017;70:1403-1412.

Thygesen K, Alpert JS, Jaffe AS, *et al.* Third universal definition of myocardial infarction. *J Am Coll Cardiol.* 2012;60:1581-1598.

Tonelli M, Wanner C; Kidney Disease: Improving Global Outcomes Lipid Guideline Development Work Group Members. Lipid management in chronic kidney disease: synopsis of the kidney disease: improving global outcomes 2013 clinical practice guideline. *Ann Intern Med.* 2014;160:182.

Twerenbold R, Wildi K, Jaeger C, *et al.* Optimal cutoff levels of more sensitive cardiac troponin assays for the early diagnosis of myocardial infarction in patients with renal dysfunction. *Circulation.* 2015;131:2041-2050.

USRDS. United States Renal Data Systems. 2017 USRDS annual data report: Epidemi of kidney disease in the United States. Chapter 4: Cardiovascular disease in patients with CKD. *Am J Kidney Dis.* 2018;71:S77-S94. https://www.usrds.org/2017/view/v1_04.aspx.

Wallentin L, Becker RC, Budaj A, *et al.* Ticagrelor versus clopidogrel in patients with acute coronary syndromes. *N Engl J Med.* 2009;361:1045-1057.

Washam JB, Herzog CA, Beitelshees AL, *et al.* Pharmacotherapy in chronic kidney disease patients presenting with acute coronary syndrome: a scientific statement from the American Heart Association. *Circulation.* 2015;131:1123-1149.

Wiviott SD, Braunwald E, McCabe CH, *et al.* TRITON-TIMI 38 Investigators. Prasugrel versus clopidogrel in patients with acute coronary syndromes. *N Engl J Med.* 2007;357:2001-2015.

Wright RS, Reeder GS, Herzog CA, *et al.* Acute myocardial infarction and renal dysfunction: a high-risk combination. *Ann Intern Med.* 2002;137:563-570.

18 Insuficiencia cardiaca en la enfermedad renal crónica

Ruth F. Dubin

Hasta 50% de los pacientes con insuficiencia cardiaca con fracción de eyección (FE) conservada o reducida, tiene enfermedad renal crónica (ERC) (Lofman, 2017); la insuficiencia renal empeora el pronóstico de la insuficiencia cardiaca sin importar la FE (Smith, 2013). Los pacientes con ERC concomitante e insuficiencia cardiaca presentan varios retos para los especialistas en nefrología, cardiología y para los médicos de atención primaria involucrados en su manejo. Ha habido pocos estudios intervencionistas diseñados específicamente para estudiar los desenlaces clínicos en esta población, pero los análisis de subgrupo de los estudios sobre insuficiencia cardiaca que han incluido pacientes con ERC sí han proporcionado información importante. En este momento, ni la Kidney Disease Outcomes Quality Initiative (KDOQI) ni la Kidney Disease Improving Global Outcomes (KDIGO) proporcionan guías específicas para el manejo de la insuficiencia cardiaca en la ERC.

FISIOLOGÍA CARDIORRENAL

Los términos síndrome cardiorrenal y síndrome renocardiaco tienen la intención de clasificar a los pacientes con enfermedad renal y cardiaca y en quienes existe una secuencia temporal importante sobre qué sistema orgánico se afectó primero, el corazón o los riñones (Ronco, 2010). Ambos síndromes pueden manifestarse de forma aguda o crónica. Por ejemplo, cuando un paciente con insuficiencia cardiaca descompensado presenta una sobrecarga de volumen y un empeoramiento agudo de la función renal, se puede sospechar un síndrome cardiorrenal agudo. Si el paciente tiene extremidades frías e hipotensión, es probable que un gasto cardiaco bajo esté causando una reducción en el flujo sanguíneo al riñón y, por lo tanto, disminución en la tasa de filtración glomerular estimada (TFGe). De forma alternativa, el empeoramiento del gasto cardiaco puede resultar en congestión venosa, generando una mayor presión en el sistema venoso, haciendo todo el camino hacia atrás hasta el glomérulo lo cual genera una mayor presión intraglomerular que puede causar daño renal. En este tipo de pacientes, la diuresis puede aliviar la congestión venosa y resultar en una mejoría de la función renal. En la gran mayoría de los pacientes estables que se presentan ante un nuevo prestador de servicios médicos, las notas de nefrología, cardiología y los expedientes médicos sólo se encuentran disponibles cuando abarcan un corto plazo, de modo que es difícil determinar qué fue primero, la insuficiencia cardiaca o la ERC. Más aún, en algunos casos, una enfermedad sistémica incipiente como la diabetes, puede ser responsable de la enfermedad renal y cardiaca y haber causado que dos sistemas orgánicos se deterioren de forma simultánea.

Si se sabe o no qué fue lo que ocurrió primero, la cardiopatía o enfermedad renal, es útil comprender las vías biológicas disfuncionales involucradas en la enfermedad renal. Una disminución del gasto cardiaco junto con una mayor precarga, provocan una disminución en la presión de perfusión en el glomérulo, causando la activación del SRAA (sistema renina-angiotensina-aldosterona). La angiotensina II tiene varios efectos que son compensatorios para una reducción en el gasto cardiaco en la fisiología normal, pero son dañinos cuando están activados de forma crónica, incluyendo estimulación simpática, vasoconstricción para compensar una reducción en el gasto cardiaco, y aumento del tono venoso y congestión venosa. La aldosterona causa fibrosis a través de varios mecanismos, incluyendo la liberación de galectina-3, que actúa como una señal paracrina sobre los fibroblastos, conduciendo a proliferación de fibroblastos y deposición de procolágeno en el corazón y los riñones. La fibrosis cardiaca es un mecanismo subyacente para el desarrollo de hipertrofia ventricular izquierda (HVI), una característica común en los pacientes con insuficiencia cardiaca y ERC. A medida que el tejido fibrótico reemplaza al tejido sano en los riñones, la función renal empeora y la reducción en la diuresis puede resultar en una sobrecarga de volumen que afecta de forma negativa al gasto cardiaco. En la enfermedad renal avanzada se acumulan toxinas urémicas que influye negativamente la función endotelial y provocan mayor inflamación y fibrosis. En un círculo vicioso, la aldosterona también aumenta la retención de sal, empeorando la sobrecarga de volumen y la insuficiencia cardiaca.

Hipertrofia ventricular izquierda

Durante más de un siglo, la HVI ha sido considerada como *sine qua non* de la cardiopatía en el contexto de la ERC (Bright, 1836). Estudios en el Chronic Renal Insufficiency Cohort muestran que la insuficiencia renal se asocia con un mayor índice de masa ventricular izquierda en todas las etapas de la ERC, incluso después de ajustar por hipertensión y anemia (Park, 2012), y que los pacientes con una mayor masa ventricular izquierda tienen tasas más altas de insuficiencia cardiaca incidente (Dubin, 2017). La HVI se ha considerado tradicionalmente como una maladaptación fisiológica a la anemia y la hipertensión; actualmente, sabemos que existen factores adicionales asociados en los pacientes con ERC. Por ejemplo, el factor de crecimiento de fibroblastos 23 (FGF23), una hormona fosfatúrica, como mediador causal potencial de HVI (Faul, 2011) y predictor de insuficiencia cardiaca en la ERC (Scialla, 2014), aunque la causalidad en términos de riesgo cardiovascular ha sido cuestionada (Marthi, 2018).

Guías diagnósticas para insuficiencia cardiaca basadas en marcadores séricos

Las guías actuales del American College of Cardiology (ACC) y la American Heart Association (AHA) (Yancy, 2017a, 2017b) destacan la utilidad de los biomarcadores, como el péptido natriurético cerebral (**PNC**) y la prohormona N-terminal del péptido natriurético cerebral (**NT-proPNC**), para el diagnóstico de la insuficiencia cardiaca aguda y para establecer el pronóstico en la insuficiencia cardiaca crónica. Sin embargo, en el contexto de la ERC, estos biomarcadores son menos útiles. El PNC y la NT-proPNC son aclarados por el riñón (Van Kimmenade, 2009) y particularmente en los pacientes con una TFGe < 30, la disfunción renal puede contribuir significativamente a los niveles séricos de estos marcadores. Aunque el PNC normal (< 100 pg/mL) podría descartar insuficiencia cardiaca en un paciente con ERC, un nivel sérico elevado de PNC o NT-proPNC puede reflejar una causa no cardiaca de los niveles séricos elevados de estos péptidos natriuréticos, incluyendo la edad o una TFGe reducida. Utilizar puntos de corte específicos para edad de la NT-proPNC puede ayudar a ajustar por una TFGe baja; por ejemplo, para personas de 50 a 70 años, una NT-proPNC > 900 pg/mL sugiere insuficiencia cardiaca, mientras que para mayores de 70 años, una NT-proPNC > 1 800 pg/mL puede ser un punto de corte más apropiado (Kim y Januzzi, 2011). Los biomarcadores de fibrosis miocárdica, como la supresión soluble del receptor 2 de tumorigenicidad (ST2), la **galectina-3**, o la **troponina cardiaca altamente sensible**, predicen desenlaces adversos en la ERC, pero actualmente no existen guías clínicas para su utilización en el diagnóstico y pronóstico de insuficiencia cardiaca en los pacientes con o sin ERC.

Guías de estadificación de la insuficiencia cardiaca

Aunque la mayoría de los estudios clínicos y las guías de tratamiento aún se refieren a la insuficiencia cardiaca con reducción en la fracción de eyección (FCFEr) (FE < 40%) o a la insuficiencia cardiaca con fracción de eyección conservada (FCFEc) (FE > 50%), en 2016, la European Society of Cardiology introdujo la insuficiencia cardiaca con fracción de eyección de rango medio (FCFErm) como una subclase del FCFEc, con una FE de 40 a 49% (Ponikowski, 2016). Los autores de estas guías enfatizan que los síntomas del paciente o la FE pueden cambiar con el paso del tiempo. Esto es especialmente cierto en pacientes con ERC con una diuresis y estado de volumen variables; por lo tanto, tiene sentido que la estadificación clínica de la insuficiencia cardiaca no depende de puntos de corte específicos en la FE.

En 2001 se expandió la estadificación de la insuficiencia cardiaca (Hunt, 2001) para incluir a pacientes con riesgo de insuficiencia cardiaca e incorporar los síntomas de la cardiopatía estructural.

Los pacientes en **etapa A** tienen riesgo de insuficiencia cardiaca, pero no tienen síntomas o enfermedad estuctural. Las comorbilidades predisponentes incluyen enfermedad arterial coronaria, diabetes e hipertensión (Dubin, 2017; Park, 2017).

Los pacientes en **etapa B** tienen enfermedad estructural (incluyendo HVI o agrandamiento de la aurícula izquierda), pero nunca han presentado síntomas. Dada la prevalencia de la HVI en la ERC (Park, 2012), muchos pacientes con ERC se ubican dentro de la etapa B.

Los pacientes en **etapa C** tienen síntomas y enfermedad estructural, y aquellos en **etapa D** tienen insuficiencia cardiaca en etapa terminal que no ha respondido al tratamiento médico. Las etapas establecidas en las guías de la New York Heart Association (NYHA) en 1994, se basan únicamente en los síntomas del paciente en relación con la actividad física, y las etapas NYHA II–IV aplican a pacientes en etapa C de la nueva clasificación.

Tratamiento de la insuficiencia cardiaca en el contexto de ERC

Insuficiencia cardiaca con fracción de eyección reducida

Las piedras angulares para el tratamiento del FCFEr son aún los inhibidores de la enzima convertidora de angiotensina (IECA) o los bloqueadores del receptor de angiotensina (BAR), los betabloqueadores y los diuréticos. Las nuevas recomendaciones de tratamiento para el FCFEr incluyen utilizar un **inhibidor del receptor de angiotensina y neprilisina (IRAN)** en lugar de un IECA o un BAR (Yancy, 2017a). Los inhibidores de la neprilisina impiden la degradación del PNC. Aunque se utiliza como biomarcador de insuficiencia cardiaca, el PNC es una hormona compensadora liberada en respuesta a la expansión de volumen, que causa vasodilatación y natriuresis (Jhund y McMurray, 2016). Varios análisis *post hoc* de estudios con IRAN muestran beneficios similares de estos agentes en pacientes con y sin disfunción renal. En el estudio Prospective comparison of ARNI with ACEI to Determine Impact on Global Mortality and morbidity in Heart Failure (PARADIGM-HF), 8 000 pacientes con FCFEr fueron aleatorizados para recibir el inhibidor de neprilisina **LCZ696** o enalapril, y el estudio se detuvo de forma temprana debido a una menor incidencia en la variable primaria de muerte en el grupo con LCZ696; adicionalmente, los pacientes en este grupo también tuvieron menores tasas de daño renal e hiperpotasemia (McMurray, 2014). Los resultados del estudio Prospective Comparison of ARNI with ARB on Management of HFpEF (PARAMOUNT) mostraron que el LCZ696 fue más eficaz que el valsartán para reducir los niveles de NT-proPNC en pacientes con FCFEc (Solomon, 2012), y un análisis *post hoc* mostró una mejor conservación de la TFGe en los pacientes con LCZ696 (Voors, 2015). Actualmente, se realiza un estudio multicéntrico en el Reino Unido para comparar el efecto del tratamiento con IRAN más BAR (sacubitril más valsartán) *vs.* sólo el BAR (irbesartán) sobre la variable de cambio en la TFGe durante 12 meses y para evaluar la seguridad del tratamiento combinado en la ERC (UK HARP-III Collaborative Group, 2017). La combinación de sacubitril y valsartán, conocida en el mercado estadounidense como Entresto, aún tiene el potencial de causar daño renal o hiperpotasemia, y se administra a dosis reducidas en pacientes con una TFGe < 30 mL/min por 1.73 m².

Otra nueva recomendación para el FCFEr es añadir **ivabradina** al esquema de tratamiento para los pacientes con FCFEr en ritmo sinusal en quienes la frecuencia cardiaca sigue estando elevada a pesar del tratamiento con betabloqueadores. La ivabradina reduce la frecuencia cardiaca por inhibición de la corriente marcapaso, la llamada corriente If (*"funny current"*), un canal mixto de Na-K activo en regiones espontáneamente activas en el corazón. Un análisis *post hoc* de un estudio sobre ivabradina en FCFEr indicó que los beneficios de añadir ivabradina fueron similares en pacientes con y sin ERC (Voors, 2014). La dosis de ivabradina no requiere reducción en pacientes con TFGe disminuida.

En las guías más recientes de la European Society of Cardiology se recomienda la **terapia de resincronización cardiaca** (**TRC**) para pacientes con FCFEr (FE < 35%) con un intervalo QRS > 150 ms y morfología de BRI, y que permanecen asintomáticos luego de la terapia médica óptima (Ponikowski, 2016). Asimismo, se piensa que la TRC tiene beneficios similares en pacientes con ERC prediálisis y personas sin ERC. Los análisis de subgrupo de tres estudios controlados aleatorizados mostraron una reducción en las tasas de muerte y hospitalización en subgrupos de pacientes con FCFEr y ERC tratados con TRC, y un metaanálisis de esos y otros 14 estudios observacionales indicó que la TRC puede mejorar la FE así como la TFGe en estos pacientes (Garg, 2013). Un análisis del reciente estudio Get With The Guidelines mostró que los beneficios en la sobrevivencia con la TRC fueron similares en los pacientes con y sin ERC, pero la TRC está subprescrita en la ERC, particularmente en pacientes en diálisis (Pun, 2017).

Insuficiencia cardiaca con fracción de eyección conservada

El FCFEc es difícil de manejar, ya que ninguna terapia ha demostrado tener beneficio en la sobrevivencia de estos pacientes. La espironolactona, añadida a la terapia existente, demostró en el estudio Treatment of Preserved

Cardiac Function Heart Failure With an Aldosterone Antagonist (TOPCAT) reducir las hospitalizaciones por el FCFEc, aunque el tratamiento se asoció con empeoramiento de la función renal e hiperpotasemia (Pitt, 2014). Aunque las guías actuales establecen que la espironolactona puede utilizarse en pacientes con ERC con una TFGe > 30 y potasio < 5 con vigilancia cuidadosa (Yancy, 2017a), el riesgo de hiperpotasemia en los pacientes con ERC sobrepasa los beneficios potenciales, a menos que el paciente suela ser hipopotasémico. Las guías para FCFEc reconocen la importancia de los diuréticos en el manejo de los síntomas, especialmente en la ERC. La presión arterial sistólica (PAS) meta es < 130 para los pacientes con FCFEc, y los antihipertensivos de elección para el FCFEc son los IECA/BAR (Yancy, 2017a).

Se debe admitir que es desalentador que pocos medicamentos tengan un beneficio de mortalidad significativo en la HFpEF, y que los pacientes con ERC no puedan tolerar fármacos que tengan un beneficio modesto en la HFpEF, como la espironolactona o los IECA, debido al riesgo de hiperpotasemia. Sin embargo, el autor ha encontrado que los síntomas de los pacientes pueden aliviarse enormemente con el uso juicioso de los diuréticos y la moderación de la ingesta de líquidos y sal. La hiperpotasemia leve a menudo se resuelve con limitaciones razonables en los alimentos que contienen potasio, como las papas o la administración de un diurético de asa. En ocasiones, para un paciente que ha eliminado completamente la sal de su dieta, una ingesta de sal ligeramente más liberal puede fomentar el intercambio de sodio/potasio en el túbulo distal y permitir una mejor excreción de potasio. Patiromer, que se describe a continuación, puede permitir que más pacientes con ERC toleren la inhibición de la SRAA.

ANTICOAGULACIÓN PARA LA FIBRILACIÓN AURICULAR

De acuerdo con las guías europeas, para los pacientes sin enfermedad renal se prefieren los agentes anticoagulantes orales no dependientes (AOND) de vitamina K sobre la warfarina para la fibrilación auricular valvular y no valvular (Ponikowski, 2016). Esta nueva clase de medicina tiene una mayor eficacia en la prevención del accidente cerebrovascular, reduce la incidencia de hemorragia y tiene el beneficio agregado de no requerir vigilancia con pruebas de laboratorio frecuentes. Análisis *post hoc* sobre estudios con AOND indican que son eficaces y seguros en pacientes con ERC leve a moderada, pero su seguridad en pacientes con disfunción renal avanzada es más incierta. Todos los AOND se aclaran por vía renal en cierto grado; el apixaban tiene el aclaramiento renal más bajo (27% del aclaramiento es a través del riñón). En pacientes con una TFGe de 25 a 50, la dosis de apixaban se reduce de 5 mg dos veces al día a 2.5 mg dos veces al día (Chan, 2016). Sin embargo, en pacientes con una TFGe < 30 mL/min por 1.73 m^2 siguen existiendo inquietudes en relación con la sobre o subdosificación del apixaban, y éstas podrían aumentar el riesgo de sangrado o EVC, respectivamente (Yao, 2017). Las guías de la AHA y del European Heart Rhythm sugieren que la warfarina es más segura que los AOND en pacientes con fibrilación auricular y una TFGe < 30 (Yancy, 2017a).

APNEA DEL SUEÑO E INSUFICIENCIA CARDIACA

Los trastornos de apnea del sueño son comunes en pacientes con enfermedad renal terminal (ERT) (Abuyassin, 2015; Lyons, 2015); varios estudios sugieren una prevalencia de apnea obstructiva del sueño (AOS) alta en la

ERC prediálisis (Sakaguchi, 2011). La AOS y la apnea central del sueño (ACS) son factores de riesgo para fibrilación auricular, arritmias ventriculares y empeoramiento de la insuficiencia cardiaca. Los pacientes con AOS y ACS tienden a una carga de comorbilidades como diabetes, edad avanzada u obesidad, que se sabe están relacionadas con la progresión de ERC, así como enfermedad cardiovascular, de modo que es difícil demostrar si la AOS y la ERC están enlazadas de forma causal una con otra o simplemente comparten una etiología común. Sin embargo, se ha postulado que la ERC y los trastornos apneicos del sueño pueden tener una relación causal bidireccional. Los episodios hipoxémicos transitorios pueden resultar en pequeñas agresiones isquémicas al riñón que se acumulan con el paso del tiempo. El edema faríngeo puede por sí mismo causar estrechamiento de las vías respiratorias, y en pacientes con ERT, una diálisis más intensa para aliviar la sobrecarga de volumen puede también mejorar la AOS (Abuyassin, 2015). Las secuelas de enfermedad renal, como la acidosis renal crónica y un mayor tono simpático, pueden hacer que el paciente con ERC sea más sensible a la hipercarbia, lo que puede contribuir a la AOS hipocápnica (Dharia, 2015).

Estudios a corto plazo indican que entre los pacientes con AOS diagnosticada, la presión positiva continua sobre la vía aérea (CPAP) puede mejorar la función renal. Las guías actuales de la AHA citan evidencia de que el tratamiento de la AOS es particularmente benéfico para los pacientes con insuficiencia cardiaca con fibrilación auricular (Yancy, 2017a). Asimismo, es razonable tener un índice alto de sospecha de apnea del sueño en los pacientes con ERC, y referir a aquellos con síntomas de apnea para un estudio de sueño, particularmente a los pacientes con fibrilación auricular.

Nitratos en el contexto de insuficiencia cardiaca

En un esfuerzo por evitar los efectos adversos de los inhibidores del SRAA sobre la función renal y el potasio, médicos bien intencionados pueden buscar el uso de nitratos +/− hidralazina en pacientes con ERC. El consenso actual es que, a menos que el paciente presente angina, los nitratos no son benéficos en el FCFEr (Ural, 2017) ni en el FCFEc (Lim, 2017), y en los pacientes con FCFEc, los nitratos pueden reducir la tolerancia al ejercicio (Redfield, 2015). La combinación de **isordil/hidralazina** ha mostrado tener un beneficio sobre la mortalidad en pacientes afroamericanos, pero sólo cuando se añade a un esquema que consiste en un IECA/BAR (Taylor, 2004). Un estudio mecanicístico sobre isordil/hidralazina en pacientes con FCFEc encontró que puede tener efectos negativos sobre la remodelación cardiaca y la tolerancia al ejercicio (Zamani, 2017).

HIPERPOTASEMIA Y EL NUEVO AGENTE PARA REDUCIR EL POTASIO, EL PATIRÓMERO

En el estudio Candesartan in Heart Failure-Assessment of Reduction in Mortality and Morbidity (CHARM), los pacientes con insuficiencia cardiaca y creatinina entre 2 y 3 tuvieron tasas más altas de hiperpotasemia, independiente del tratamiento (Desai, 2007). Es comprensible que los médicos eviten los IECA/BAR en pacientes con insuficiencia cardiaca y ERC para tratar de reducir este riesgo de hiperpotasemia. El patirómero es un polímero que fija el calcio en intercambio por potasio, y este nuevo medicamento puede permitirles a más pacientes con ERC tolerar los inhibidores del SRAA sin el efecto adverso de hipercalcemia. El patirómero redujo el potasio en pacientes con ERC moderada o avanzada en tratamiento con inhibidores del SRAA en el estudio Evaluating the Efficacy and Safety of Patiromer for the Treatment of Hyperkalemia (OPAL-HK), en el que casi la mitad de los 237 participantes tenían insuficiencia cardiaca basal (Pitt, 2015; Weir, 2015). Los resultados del estudio Evaluation of Patiromer in Heart Failure Patients (PEARL-HF) mostraron que el patirómero fue eficaz para ayudar a los pacientes a tolerar la espironolactona, e incluyó un pequeño número de pacientes con ERC basal (Pitt, 2011). El patirómero tiene un inicio de acción relativamente lento (7 h), y por lo tanto, se recomienda para el mantenimiento prolongado de la normopotasemia; también adsorbe otros medicamentos, y debe administrarse 3 h antes o después de otros fármacos orales. Los efectos adversos posibles incluyen estreñimiento, hipomagnesemia y fijación de otros medicamentos (Rafique, 2017). En pacientes con ERC puede resultar benéfico ajustar la dosis de patirómero (Pitt, 2018).

INHIBIDORES DEL COTRANSPORTADOR DE SODIO GLUCOSA TIPO 2

Los inhibidores del cotransportador de sodio glucosa tipo 2 (SGLT2) son una terapia prometedora para los pacientes con diabetes y ERC, ya que se ha demostrado recientemente que reducen la incidencia de insuficiencia cardiaca en pacientes con y sin ERC, así como también retrasan la progresión de la enfermedad renal. El contransportador de sodio glucosa en el túbulo proximal renal normalmente causa reabsorción de sodio y glucosa, un proceso que resulta en un menor aporte de sodio hacia el túbulo distal y la mácula densa. Ésta lo percibe como una perfusión baja, y a través de retroalimentación tubuloglomerular, la arteriola renal aferente se dilata. La hiperfiltración resultante puede causar daño y pérdida de nefronas. Los inhibidores de los SGLT2 restablecen el aporte de sodio a la mácula densa, mejorando la retroalimentación tubuloglomerular, permitiendo que la arteriola aferente se constriña y reduciendo la hiperfiltración glomerular (Anders, 2016).

En el estudio Empagliflozin Cardiovascular Outcome Event Trial in Type 2 Diabetes Mellitus Patients (EMPA-REG OUTCOME), 7 000 pacientes con diabetes fueron tratados con **empagliflozina** a dosis de 10 o 25 mg o placebo. Aquellos tratados con empagliflozina tuvieron una reducción en el riesgo de hospitalización por insuficiencia cardiaca, mortalidad cardiovascular y mortalidad por cualquier causa, y estos resultados fueron consistentes entre los pacientes con y sin insuficiencia cardiaca (Zinman, 2015). En un análisis de subgrupo de los 2 250 participantes en el estudio EMPA-REG con una TFGe entre 30 y 59 o bien un índice de albúmina en orina a creatinina > 300 mg/g, la empagliflozina redujo el riesgo de hospitalizaciones por insuficiencia cardiaca en 39% (TR, 0.61; IC 95%, 0.42-0.87) (Wanner, 2018). No se sabe a ciencia cierta cuáles son los mecanismos que subyacen a este efecto sobre la insuficiencia cardiaca, pero pueden incluir una reducción en la presión arterial, pérdida de líquido o una amortiguación del sistema renina-angiotensina (Butler, 2017). En un análisis de cohorte completo del estudio EMPA-REG, los pacientes tratados con empagliflozina tuvieron un menor riesgo de ERC incidente o progresión de la ERC (Wanner, 2016); estos efectos probablemente son atribuidos al efecto directo de la empagliflozina sobre la reducción de la hiperfiltración glomerular.

SUGERENCIAS PRÁCTICAS PARA LA DIURESIS EN EL PACIENTE CON INSUFICIENCIA CARDIACA Y ERC

Si usted está tratando a un paciente con ERC e insuficiencia cardiaca en forma *ambulatoria* y su pregunta es, si utilizar diuréticos o no, tenga la tranquilidad de que, incluso, los nefrólogos y cardiólogos más experimentados no pueden decir con una certeza de 100% si la creatinina del paciente mejorará, empeorará o se mantendrá igual con la diuresis. En este sentido, es mucho más probable que su suposición sea correcta *si le pregunta usted al paciente acerca de los síntomas* (síntomas cardiacos, como disnea, ortopnea y ortostasis, y síntomas urémicos, como falta de apetito, reducción en la diuresis, asterixis). *Revisar los laboratorios cada 2 sem luego de modificar el esquema diurético* le permite a uno detectar una sobrediuresis antes de que ocurra cualquier daño permanente en los riñones. Una "buena" diuresis ocurre cuando el paciente se siente mejor (presumiblemente por una mejoría en la función cardiaca), sin importar la creatinina. Una revisión de laboratorio cada 1 a 2 sem luego de un cambio de diurético puede mostrar reducción de la Cr, o un ligero incremento (≤ 0.5 mg/dL [44 mcmol/L] en el paciente frágil o con peso normal, o de ≤ 0.8 mg/dL [70 mccmol/L] en un paciente más grande). El BUN puede elevarse moderadamente (< 20 mg/dL [7 mmol/L] sin exceder 100 mg/dL [36 mmol/L]). Sin embargo, estos cambios a menudo son aceptables si el paciente se siente mejor *y* el BUN/Cr se estabiliza (no aumenta más). Las revisiones de laboratorio son útiles para vigilar la estabilidad de la función renal.

Antes de iniciar el aumento de los diuréticos, pregunte acerca de la ingesta de líquidos y sal. Algunos pacientes con ERC tienen la impresión de que deben beber galones de agua cada día para purgar el riñón. Una alta ingesta de líquido puede ser importante para ciertos padecimientos renales como los cálculos, pero si el paciente también tiene insuficiencia cardiaca, es aconsejable una ingesta moderada de líquido. Si el paciente se siente bien, pero es de la tercera edad y tiene algo de edema en las extremidades inferiores, considere si la insuficiencia venosa puede ser la causa del edema en lugar del volumen intravascular o un gasto cardiaco disminuido. Los pacientes con edema en las extremidades inferiores causado por insuficiencia venosa tienden a volverse intravascularmente "secos", y pueden desarrollar daño renal agudo cuando se aumentan los diuréticos. Este tipo de paciente puede ser capaz de vivir con edema leve, o puede intentar el uso de medias de compresión o calcetas de corte alto para mejorar el edema y reducir la necesidad de dosis altas de diuréticos. Si el paciente tiene una PAS baja (< 120 mm Hg) pregunte acerca de síntomas ortostáticos y considere reducir uno de los antihipertensivos antes de iniciar una diuresis agresiva. Si la creatinina ya está alta, considere suspender el IECA antes de una diuresis agresiva. El paciente verdaderamente hipotenso (PAS < 110, sin medicamentos) con ERC e insuficiencia cardiaca aguda o de reciente inicio, o con sobrecarga de volumen, seguramente requiere ser valorado por un especialista o ser hospitalizado.

Si el paciente se está volviendo resistente a su dosis actual de furosemida, hay varias preguntas que considerar, incluyendo el momento, la dosis y si cambiar o no a un diurético diferente. Pregunte al paciente si realmente se está tomando su medicamento; algunos pueden no tomarlo para no tener que encontrar un baño público durante el día o para no empeorar la nocturia. En este último caso, los pacientes con hiperplasia prostática benigna y nocturia pueden tener mejores resultados si la dosis de furosemida se ingiere lo más temprano posible en el día, al menos 2 h antes de ir a trabajar o realizar otras actividades, y luego 6 a 8 h después, bastante antes de irse a la cama, para evitar empeorar la nocturia. En general, los pacientes con ERC requieren dosis más altas de furosemida (60 a 80 mg dos veces al día), principalmente por el hecho de que el medicamento debe alcanzar la parte interna del túbulo para ser eficaz, y en el contexto de una menor tasa de filtración glomerular puede requerirse un nivel sérico más alto para que se filtre lo suficiente a través del glomérulo. Sin embargo, es importante tener en cuenta que las dosis altas de furosemida pueden causar ototoxicidad; aunque esto ha sido parcialmente documentado como un efecto adverso de la administración IV rápida, el riesgo está presente en la administración por vía oral si la dosis de furosemida oral excede los 200 mg/día.

La **bumetanida** (Bumex), un diurético de asa, puede ser preferible a la furosemida si el paciente tiene enfermedad renal avanzada e insuficiencia cardiaca. Por lo tanto, se piensa que la bumetanida tiene un menor riesgo de ototoxicidad y una mejor absorción gastrointestinal. La dosis de 1 mg de bumetanida es equivalente a una dosis de 40 mg de furosemida, y la dosis habitual en el paciente con ERC e insuficiencia cardiaca es de 1 a 3 mg dos veces al día. La **torsemida** es otro diurético de asa que puede ser utilizado en lugar de la furosemida en pacientes con ERC e insuficiencia cardiaca; la torsemida tiene un menor riesgo de ototoxicidad que la furosemida, y dado que tiene una vida media más prolongada que la furosemida, puede administrarse una vez al día. Una dosis de 20 mg de torsemida es equivalente a 40 mg de furosemida. Cuando el paciente no está respondiendo adecuadamente, incluso a los diuréticos de asa potentes como la bumetanida y la torsemida, algunas veces se añade un diurético tiazídico al tratamiento con diurético de asa. La adición de metolazona puede aumentar de forma efectiva la diuresis, pero este medicamento tiene un alto riesgo de sobrediuresis y alteraciones en los electrolitos. Asimismo, es prudente iniciar la metolazona a una dosis baja (2.5 mg) y con frecuencia baja (una o dos veces por semana, luego aumentar a cada 2 días), con frecuentes revisiones de laboratorio (cada 2 sem).

CUIDADO NEFROLÓGICO PARA EL PACIENTE CON ERC AVANZADA

A medida que el paciente se acerca a una ERT, es importante que reciba educación acerca de la diálisis, la cual es uno de los principales motivos por los que la KDOQI recomienda que los pacientes con una TFGe < 30 sean referidos a un nefrólogo (National Kidney Foundation, 2015). Las siguientes secciones tienen que ver con cuestiones específicas del cuidado nefrológico, pero un conocimiento general puede ser útil para el cardiólogo o el médico de atención primaria que atiende a estos pacientes.

Qué tan cerca se encuentra el paciente de requerir diálisis es un juicio que se basa en la TFGe y en la valoración de los signos y síntomas urémicos (como una disminución de la diuresis, pérdida de peso por falta de apetito, debilidad, sobrecarga de volumen resistente a diuréticos y alteración de la función cognitiva). Como regla general, usualmente se considera el inicio de la diálisis a una TFGe < 15 mL/min por 1.73 m^2 + síntomas urémicos, una TFGe < 20 mL/min por 1.73 m^2 + síntomas en diabéticos, o una TFGe < 6 mL/min por 1.73 m^2 sin importar los síntomas (Tattersall, 2011). Las ecuaciones basadas en creatinina usualmente son adecuadas a menos que el paciente esté muy débil o desnutrido, en cuyo caso las ecuaciones basadas en cistatina pueden proporcionar un cálculo más preciso de la TFGe. No hay evidencia que muestre que iniciar la diálisis de forma más temprana (a una TFGe más alta) lleve a un mejor desenlace (Tattersall, 2011).

En ocasiones, los adultos mayores o con una enfermedad terminal, o que se oponen de forma rotunda a la diálisis por motivos personales, pueden decidir que no quieren recibirla bajo ninguna circunstancia. Los pacientes que sí desean la diálisis cuando se vuelve necesaria deben recibir educación acerca de la diálisis peritoneal (manual o automatizada) y hemodiálisis (hospitalaria o en casa:home) si es aconsejable, la hemodiálisis en casa. Cada paciente decidirá junto con su nefrólogo si la DP o la hemodiálisis es la mejor opción; esta decisión a menudo se basa en si el paciente está dispuesto a realizarse la diálisis en casa. Si un paciente que se acerca a la enfermedad renal terminal tiene insuficiencia cardiaca, el nefrólogo puede considerar el estado de insuficiencia cardiaca del paciente al aconsejar qué modalidad de diálisis es la más apropiada. Incluso entre los nefrólogos, las opiniones difieren en relación con si la diálisis peritoneal o la hemodiálisis son superiores en el contexto de la insuficiencia cardiaca. Se sabe que la extracción rápida de líquido durante la hemodiálisis puede causar aturdimiento miocárdico y que la extracción gradual de líquido durante la DP no lo genera (Burton, 2009). Sin embargo, esta tasa lenta de extracción de líquido puede no ser eficaz para tratar una sobrecarga de volumen, especialmente en los pacientes anúricos. La diálisis peritoneal para la insuficiencia cardiaca congestiva refractaria, utilizando icodextrina para optimizar la extracción osmótica de líquido, se ha asociado con un empeoramiento moderado de la hiponatremia (Kunin, 2018).

Es preferible planear un acceso peritoneal o vascular al menos 2 meses antes de requerir la diálisis, y para la hemodiálisis se prefiere una fístula o injerto a un catéter tunelizado debido a la tasa alta de infección de los catéteres. Las fístulas tienen múltiples efectos hemodinámicos (Agarwal, 2015), incluyendo aumento de la precarga y podrían poner a un paciente con una FE gravemente reducida en riesgo de empeoramiento de la insuficiencia cardiaca; en pacientes con una FE < 30%, un catéter tunelizado puede ser más seguro a pesar de su mayor tasa de infección (Roca-Tey, 2016). Sin embargo, se espera que las fístulas tengan tasas de flujo de 1 a 2 L/min; si una fístula se expande con el tiempo y desarrolla flujos > 2 L/min, o la tasa de flujo de la fístula sobrepasa 30% de gasto cardiaco, esto puede hacer que el paciente desarrolle insuficiencia cardiaca de alto gasto *de novo*, o que la empeore si es que ya lo tiene (MacRae, 2004). Sin importar si el paciente ha iniciado o no la diálisis, si parece que una fístula se ha expandido o está visiblemente aneurismática, refiera al paciente a un cirujano vascular que puede evaluar si la fístula requiere una ligadura parcial o total para estrechar u obliterar dicha fístula de alto gasto.

Bibliografía y lecturas recomendadas

Abuyassin B, Sharma K, Ayas NT, *et al.* Obstructive sleep apnea and kidney disease: a potential bidirectional relationship?. *J Clin Sleep Med.* 2015;11:915-924.

Agarwal AK. Systemic effects of hemodialysis access. *Adv Chronic Kidney Dis.* 2015; 22:459-465.

Anders HJ, Davis JM, Thurau K. Nephron protection in diabetic kidney disease. *N Engl J Med.* 2016;375:2096-2098.

Bright R. Tubular view of the morbid appearances in 100 cases connected with albuminous urine: with observations. *Guy's Hosp Rep.* 1836;1:380-400.

Burton JO, Jefferies HJ, Selby NM, *et al.* Hemodialysis-induced cardiac injury: determinants and associated outcomes. *Clin J Am Soc Nephrol.* 2009;4:914-920.

Butler J, Hamo CE, Filippatos G, *et al.* EMPEROR Trials Program. The potential role and rationale for treatment of heart failure with sodium-glucose co-transporter 2 inhibitors. *Eur J Heart Fail.* 2017;19:1390-1400.

Chan KE, Giugliano RP, Patel MR, *et al.* Nonvitamin K anticoagulant agents in patients with advanced chronic kidney disease or on dialysis with AF. *J Am Coll Cardiol.* 2016;67:2888-2899.

Desai AS, Swedberg K, McMurray JJ, *et al.* CHARM Program Investigators. Incidence and predictors of hyperkalemia in patients with heart failure: an analysis of the CHARM Program. *J Am Coll Cardiol.* 2007;50:1959-1966.

Dharia SM, Unruh ML, Brown LK. Central sleep apnea in kidney disease. *Semin Nephrol.* 2015;35:335-346.

Dubin RF, Deo R, Bansal N, *et al.* Associations of conventional echocardiographic measures with incident heart failure and mortality: the Chronic Renal Insufficiency Cohort. *Clin J Am Soc Nephrol.* 2017;12:60-68.

Faul C, Amaral AP, Oskouei B, *et al.* FGF23 induces left ventricular hypertrophy. *J Clin Invest.* 2011;121:4393-4408.

Garg N, Thomas G, Jackson G, *et al.* Cardiac resynchronization therapy in CKD: a systematic review. *Clin J Am Soc Nephrol.* 2013;8:1293-1303.

Hunt SA, Baker DW, Chin MH, *et al.* ACC/AHA guidelines for the evaluation and management of chronic heart failure in the adult: executive summary. A report of the American College of Cardiology/American Heart Association Task Force on Practice Guidelines (Committee to revise the 1995 Guidelines for the Evaluation and Management of Heart Failure). *J Am Coll Cardiol.* 2001;38:2101-2113.

Jhund PS, McMurray JJ. The neprilysin pathway in heart failure: a review and guide on the use of sacubitril/valsartan. *Heart.* 2016;102:1342-1347.

Kim HN, Januzzi JL Jr. Natriuretic peptide testing in heart failure. *Circulation.* 2011; 123:2015-2019.

Kunin M, Ganon L, Holtzman EJ, *et al.* Hyponatremia in refractory congestive heart failure patients treated with icodextrin-based peritoneal dialysis: a case series. *Nefrologia.* 2018;38:87-91.

Lim SL, Benson L, Dahlstrom U, *et al.* Association between use of long-acting nitrates and outcomes in heart failure with preserved ejection fraction. *Circ Heart Fail.* 2017;10:pii:e003534.

Lofman I, Szummer K, Dahlstrom U, *et al.* Associations with and prognostic impact of chronic kidney disease in heart failure with preserved, mid-range, and reduced ejection fraction. *Eur J Heart Fail.* 2017;19:1606-1614.

Lyons OD, Bradley TD, Chan CT. Hypervolemia and sleep apnea in kidney disease. *Semin Nephrol.* 2015;35:373-382.

MacRae JM, Pandeya S, Humen DP, *et al.* Arteriovenous fistula-associated high-output cardiac failure: a review of mechanisms. *Am J Kidney Dis.* 2004;43:e17-e22.

Marthi A, Donovan K, Haynes R, *et al.* Fibroblast Growth Factor-23 and risks of cardiovascular and noncardiovascular diseases: A meta-analysis. *J Am Soc Nephrol.* 2018, in press. doi: 10.1681/ASN.2017121334.

McMurray JJ, Packer M, Solomon SD. Neprilysin inhibition for heart failure. *N Engl J Med.* 2014;371:2336-2337.

National Kidney Foundation: KDOQI. Update of the KDOQI clinical practice guideline for hemodialysis adequacy. 2015. Available from https://www.kidney.org/sites/default/files/KDOQI-Clinical-Practice-Guideline-Hemodialysis-Update_Public-Review-Draft-FINAL_20150204.pdf. Accessed March, 2017.

Park M, Hsu CY, Go AS, *et al.* Urine kidney injury biomarkers and risks of cardiovascular disease events and all-cause death: the CRIC study. *Clin J Am Soc Nephrol.* 2017;12:761-771.

Park M, Hsu CY, Li Y, *et al.* Chronic Renal Insufficiency Cohort (CRIC) Study Group. Associations between kidney function and subclinical cardiac abnormalities in CKD. *J Am Soc Nephrol.* 2012;23:1725-1734.

Pitt B, Anker SD, Bushinsky DA, *et al.* PEARL-HF Investigators. Evaluation of the efficacy and safety of RLY5016, a polymeric potassium binder, in a double-blind, placebo-controlled study in patients with chronic heart failure (the PEARL-HF) trial. *Eur Heart J.* 2011;32:820-828.

Pitt B, Bakris GL, Bushinsky DA, *et al.* Effect of patiromer on reducing serum potassium and preventing recurrent hyperkalaemia in patients with heart failure and chronic kidney disease on RAAS inhibitors. *Eur J Heart Fail.* 2015;17:1057-1065.

Pitt B, Bushinsky DA, Kitzman DW, *et al.* for the Patiromer-204 Investigators. Evaluation of an individualized dose titration regimen of patiromer to prevent hyperkalaemia in patients with heart failure and chronic kidney disease. *ESC Heart Fail.* 2018;5:257-266.

Pitt B, Pfeffer MA, Assmann SF, *et al.* TOPCAT Investigators. Spironolactone for heart failure with preserved ejection fraction. *N Engl J Med.* 2014;370:1383-1392.

Ponikowski P, Voors AA, Anker SD, *et al.* 2016 ESC Guidelines for the diagnosis and treatment of acute and chronic heart failure: the task force for the diagnosis and treatment of acute and chronic heart failure of the European Society of Cardiology (ESC). Developed with the special contribution of the Heart Failure Association (HFA) of the ESC. *Eur J Heart Fail.* 2016;18:891-975.

Pun PH, Sheng S, Sanders G, *et al.* Prescription of guideline-recommended implantable cardioverter defibrillator and cardiac resynchronization therapy among patients hospitalized with heart failure and varying degrees of renal function. *Am J Cardiol.* 2017;119:886-892.

Rafique Z, Weir MR, Onuigbo M, *et al.* Expert panel recommendations for the identification and management of hyperkalemia and role of patiromer in patients with chronic kidney disease and heart failure. *J Manag Care Spec Pharm.* 2017;23: S10-S19.

Redfield MM, Anstrom KJ, Levine JA, *et al.* NHLBI Heart Failure Clinical Research Network. Isosorbide mononitrate in heart failure with preserved ejection fraction. *N Engl J Medicine.* 2015;373:2314-2324.

Roca-Tey R. Permanent arteriovenous fistula or catheter dialysis for heart failure patients. *J Vasc Access.* 2016;17:S23-S29.

Ronco C, McCullough P, Anker SD, *et al.* Cardio-renal syndromes: report from the consensus conference of the acute dialysis quality initiative. *Eur Heart J.* 2010;31: 703-711.

Sakaguchi Y, Shoji T, Kawabata H, *et al.* High prevalence of obstructive sleep apnea and its association with renal function among nondialysis chronic kidney disease patients in Japan: a cross-sectional study. *Clin J Am Soc Nephrol.* 2011;6:995-1000.

Scialla JJ, Xie H, Rahman M, *et al.* Chronic Renal Insufficiency Cohort (CRIC) Study Investigators. Fibroblast growth factor-23 and cardiovascular events in CKD. *J Am Soc Nephrol.* 2014;25:349-360.

Smith DH, Thorp ML, Gurwitz JH, *et al.* Chronic kidney disease and outcomes in heart failure with preserved versus reduced ejection fraction: the Cardiovascular Research Network PRESERVE Study. *Circ Cardiovasc Qual Outcomes.* 2013;6: 333-342.

Solomon SD, Zile M, Pieske B, *et al.* Prospective comparison of ARNI with ARB on Management Of heart failUre with preserved ejectioN fracTion (PARAMOUNT) Investigators. The angiotensin receptor neprilysin inhibitor LCZ696 in heart failure with preserved ejection fraction: a phase 2 double-blind randomised controlled trial. *Lancet.* 2012;380:1387-1395.

Tattersall J, Dekker F, Heimburger O, *et al.* ERBP Advisory Board. When to start dialysis: updated guidance following publication of the Initiating Dialysis Early and Late (IDEAL) study. *Nephrol Dial Transplant.* 2011;26:2082-2086.

Taylor AL, Ziesche S, Yancy C, *et al.* African-American Heart Failure Trial Investigators. Combination of isosorbide dinitrate and hydralazine in blacks with heart failure. *N Engl J Med.* 2004;351:2049-2057.

UK HARP-III Collaborative Group. Randomized multicentre pilot study of sacubitril/valsartan versus irbesartan in patients with chronic kidney disease: United Kingdom Heart and Renal Protection (HARP)-III-rationale, trial design and baseline data. *Nephrol Dial Transplant.* 2017;32:2043-2051.

Ural D, Kandemir AS, Karauzum K, *et al.* Effect of oral nitrates on all-cause mortality and hospitalization in heart failure patients with reduced ejection fraction: a propensity-matched analysis. *J Card Fail.* 2017;23:286-292.

van Kimmenade RR, Januzzi JL Jr, Bakker JA, *et al.* Renal clearance of B-type natriuretic peptide and amino terminal pro-B-type natriuretic peptide a mechanistic study in hypertensive subjects. *J Am Coll Cardiol.* 2009;53:884-890.

Voors AA, Gori M, Liu LC, *et al.* PARAMOUNT Investigators. Renal effects of the angiotensin receptor neprilysin inhibitor LCZ696 in patients with heart failure and preserved ejection fraction. *Eur J Heart Fail.* 2015;17:510-517.

Voors AA, van Veldhuisen DJ, Robertson M, *et al.* The effect of heart rate reduction with ivabradine on renal function in patients with chronic heart failure: an analysis from SHIFT. *Eur J Heart Fail.* 2014;16:426-434.

Wanner C, Inzucchi SE, Zinman B. Empagliflozin and progression of kidney disease in type 2 diabetes. *N Engl J Med.* 2016;375:1801-1802.

Wanner C, Lachin JM, Inzucchi SE, *et al.* EMPA-REG OUTCOME Investigators. Empagliflozin and clinical outcomes in patients with type 2 diabetes mellitus, established cardiovascular disease, and chronic kidney disease. *Circulation.* 2018;137:119-129.

Weir MR, Bakris GL, Bushinsky DA, *et al.* OPAL-HK Investigators. Patiromer in patients with kidney disease and hyperkalemia receiving RAAS inhibitors. *N Engl J Med.* 2015;372:211-221.

Yancy CW, Jessup M, Bozkurt B, *et al.* 2017 ACC/AHA/HFSA focused update of the 2013 ACCF/AHA guideline for the management of heart failure: a report of the American College of Cardiology/American Heart Association Task Force on Clinical Practice Guidelines and the Heart Failure Society of America. *J Am Coll Cardiol.* 2017;2017a;70:776-803.

Yancy CW, Januzzi JL Jr, Allen LA, *et al.* 2017 ACC expert consensus decision pathway for optimization of heart failure treatment: Answers to 10 pivotal issues about heart failure with reduced ejection fraction: A report of the American College of Cardiology Task Force on Expert Consensus Decision Pathways. *J Am Coll Cardiol.* 2018b;71:201-230.

Yao X, Shah ND, Sangaralingham LR, *et al.* Non-Vitamin K antagonist oral anticoagulant dosing in patients with atrial fibrillation and renal dysfunction. *J Am Coll Cardiol.* 2017;69:2779-2790.

Zamani P, Akers S, Soto-Calderon H, *et al.* Isosorbide dinitrate, with or without hydralazine, does not reduce wave reflections, left ventricular hypertrophy, or myocardial fibrosis in patients with heart failure with preserved ejection fraction. *J Am Heart Assoc.* 2017;6:pii:e004262.

Zinman B, Wanner C, Lachin JM, *et al.* EMPA-REG OUTCOME Investigators. Empagliflozin, cardiovascular outcomes, and mortality in type 2 diabetes. *N Engl J Med.* 2015;373:2117-2128.

19 Estudio y tratamiento de la hematuria

Timothy Mathew

La hematuria se define como la presencia de un número anómalo de eritrocitos en la orina, y puede ser una hemorragia visible (hematuria macroscópica) o invisible, que se detecta sólo mediante microscopia o con una tira reactiva (hematuria microscópica) (Kelly, 2009). Independientemente de que sea macroscópica o microscópica, la hematuria puede ser un signo de una enfermedad subyacente grave, como cáncer vesical u otro cáncer del urotelio, o una enfermedad parenquimatosa renal. La prevalencia de hematuria microscópica en estudios en población adulta (análisis de microscopia y con tirilla reactiva) varía de 2 a 31% (American Urological Association Guideline, 2016), aunque la prevalencia real de la hematuria microscópica aislada persistente es seguramente mucho más baja, alrededor de 0.3% (Vivante, 2011). La prevalencia de la hematuria microscópica aumenta con la edad en ambos sexos (Chadban, 2003).

CRIBADO

El cribado para detectar hematuria microscópica se realiza mediante el estudio de la orina con tira reactiva, que se describe con detalle a continuación. ¿Está justificado el cribado de la hematuria microscópica? No se ha recomendado el cribado para la detección de cánceres del aparato urinario en pacientes adultos asintomáticos, debido a la ausencia de rentabilidad percibida (Davis, 2012; Nielsen y Qaseem, 2016). Se ha propuesto el cribado en poblaciones con riesgo elevado de cáncer vesical, especialmente hombres adultos mayores (Messing, 1995); no obstante, no se ha demostrado que los casos de cáncer vesical detectados mediante cribado tengan mejor evolución que los casos que consultan habitualmente. Algunos han abogado por el tamizaje de adultos jóvenes asintomáticos en busca de hematuria utilizando tirilla reactiva, pero el argumento se basa principalmente en el cribado concomitante en busca de proteinuria que proporciona un potencial beneficio adicional (Brown, 2011). El consenso sigue siendo que no se recomienda el tamizaje oportunista o rutinario de adultos y niños en busca de hematuria ya que no resulta costo-efectivo.

DETECCIÓN DE LA HEMATURIA

La presencia de algunos eritrocitos en la orina es un hallazgo normal en adultos sanos. Sorprendentemente, en diversas guías y revisiones no hay acuerdo sobre el número de eritrocitos/campo de gran aumento (ERI/CGA) que define la hematuria microscópica, y su número varía entre 2 y 5 (Cohen y Brown, 2003; Grossfeld, 2001; Mariani, 1989). La confiabilidad de la microscopia para detectar hematuria depende del análisis de una muestra fresca inmediatamente después de su obtención. En la práctica, esto significa realizar la microscopia "en el lugar", ya que cualquier retraso al llevar la muestra al laboratorio permite que haya lisis de eritrocitos, lo que frecuentemente conduce a una subestimación de la hematuria.

Estudio con tira reactiva

El estudio de la orina con tira reactiva para detectar hematuria microscópica es el método más utilizado en la práctica clínica. La tira reactiva común está diseñada para que sea sensible a 1-2 ERI/CGA, por lo que puede sobrediagnosticar el problema. El estudio de la orina con una tira reactiva para detectar sangre y proteínas forma parte de las exploraciones médicas sistemáticas para los seguros de vida y para obtener un empleo, y cuando los hallazgos son positivos se deriva a los pacientes para su diagnóstico y tratamiento.

El estudio con tira reactiva para detectar hemoglobina se basa en la oxidación del peróxido orgánico de la tira reactiva por la actividad de la peroxidasa de la hemoglobina. Los eritrocitos intactos producen en la tira un cambio de color punteado. La hemoglobina y la mioglobina libres, cuando están presentes, producen una tinción uniforme de la tira; es bastante infrecuente la aparición de hemólisis o rabdomiólisis en pacientes a los que se realiza cribado para detectar hematuria. El análisis de orina con tira reactiva para detectar sangre puede ser falsamente negativo cuando hay una concentración urinaria elevada de vitamina C. Los resultados falsamente negativos son más frecuentes que los resultados falsamente positivos (Fraser, 1985).

Las pruebas de tira reactiva positivas para hematuria deben confirmarse (al menos una vez) mediante microscopia cuidadosa y oportuna (American Urological Association Guideline, 2016).

Microscopia de contraste de fase

El método de referencia que define la presencia de hematuria microscópica es la microscopia de contraste de fase de una muestra de orina recién obtenida de la parte media del chorro, recogida con limpieza y no centrifugada, que muestra > 2 ERI/CGA. Por lo tanto, es fundamental que la muestra no esté contaminada por residuos de infección. La microscopia de campo brillante normal puede realizar un recuento insuficiente o puede no detectar en absoluto los eritrocitos urinarios.

Eritrocitos dismórficos (acantocitos)

Cuando se utiliza microscopia de contraste de fase para contar los eritrocitos de la orina se puede obtener información útil sobre el aspecto de los eritrocitos. Por lo general, la hematuria glomerular se caracteriza por una proporción elevada de eritrocitos de forma extraña (acantocitos), distintos los unos de los otros. Por el contrario, los eritrocitos de la orina de orígenes no glomerulares se ven habitualmente como discos lisos, y todos los eritrocitos son similares entre sí. Asimismo, se debe insistir en que, para poder determinar de forma fiable la morfología de los eritrocitos, es fundamental el uso del microscopio de contraste de fase.

¿ES PERSISTENTE LA HEMATURIA MICROSCÓPICA?

La hematuria microscópica transitoria es frecuente y puede deberse a infección urinaria, ejercicio, relaciones sexuales, contaminación menstrual y traumatismo leve. Por ello, antes de realizar más estudios, se debe repetir el análisis de orina una o dos veces para confirmar que la hematuria es persistente. Si no se confirma en el análisis con tira reactiva repetido de 1 a 2 sem después, entonces no es necesario ningún estudio adicional del hallazgo inicial de hematuria. La hematuria puede persistir hasta 72 h después de un ejercicio intenso (no necesariamente deportes de contacto) y normalmente tiene origen glomerular. La hematuria microscópica relacionada con el esfuerzo es una entidad insuficientemente reconocida y se considera benigna. La hematuria microscópica puede estar producida por una infección urinaria y persistir durante varias semanas después de dicha infección. Por este motivo, debe excluirse una infección urinaria mediante urocultivo y si está presente, se debe repetir un análisis con tira reactiva para detectar hematuria 6 sem después de la erradicación de la infección.

ESTUDIO DE LA HEMATURIA MICROSCÓPICA PERSISTENTE

Cuando ya se ha establecido que la hematuria microscópica es persistente, se debe realizar lo siguiente:

1. *Anamnesis y exploración física cuidadosas.* El paciente puede recordar análisis de orina previos que permitirán clarificar durante cuánto tiempo ha estado presente esta alteración. Se deben buscar síntomas indicativos de infección urinaria. En este sentido, son importantes los antecedentes de consumo de fármacos, abuso previo de analgésicos (incluso de 20 a 30 años atrás) y exposición previa a ciclofosfamida. También, se deben determinar otros factores de riesgo conocidos de cáncer de vejiga o de cáncer de células de transición del aparato urinario, como tabaquismo y exposición a toxinas (p. ej., trabajo en industrias de cuero, colorantes o gomas). Por lo tanto, resulta adecuada una revisión cuidadosa de los fármacos que podrían producir nefritis intersticial (tabla 19-1). Normalmente, el tratamiento anticoagulante en el intervalo terapéutico no produce en sí mismo hematuria microscópica, y la experiencia previa ha demostrado que en los casos de hematuria microscópica en pacientes que toman anticoagulantes orales, se debe realizar un estudio completo.

2. *Medición de la creatinina sérica.* La función renal se debe evaluar con una medición de la creatinina sérica para estimar la tasa de filtración glomerular (TFGe).

3. *Cuantificación de la proteinuria.* Si se encuentran proteínas en la orina con la tira reactiva, se deben cuantificar mediante la determinación del cociente proteínas/creatinina en orina en una muestra puntual o en una muestra de orina de 24 h. En los pacientes con hematuria microscópica y proteinuria de grado bajo (0.3 a 2.5 g/día), la biopsia renal muestra nefropatías graves y potencialmente progresivas en 70% de los pacientes (Hall, 2004), y en otro estudio del hallazgo simultáneo de hematuria microscópica y proteinuria de grado bajo fue un mejor marcador de hemorragia glomerular en contraposición con hemorragia no glomerular que la presencia de acantocitosis y la microscopia de contraste de fase (Ohisa, 2008). En un estudio de 1 800 pacientes no diabéticos con ERC (etapas 3 a 5), la hematuria microscópica

TABLA 19-1   Causas reconocidas de hematuria microscópica

Renales
Causas glomerulares

Lesión nefrítica aguda
Enfermedad de Fabry
Esclerosis glomerular focal
Síndrome de Goodpasture
Síndrome urémico hemolítico
Púrpura de Henoch-Schönlein
Nefritis hereditaria (síndrome de Alport)
Nefropatía por inmunoglobulina A
Glomerulonefritis mesangiocapilar
Glomerulonefritis proliferativa mesangial
Poliarteritis microscópica
Otras formas de glomerulonefritis
Glomerulonefritis posinfecciosa
Lupus eritematoso sistémico
    Enfermedad de membrana basal fina (hematuria familiar benigna)
Granulomatosis de Wegener

Causas no glomerulares

Daño renal aguda (necrosis tubular aguda)
Familiar
    Enfermedad quística medular
    Nefropatía multiquística
    Poliquistosis renal
Infección
    Pielonefritis
    Tuberculosis
    Citomegalovirus
    Virus de Epstein-Barr
Nefritis intersticial
    Inducida por fármacos
        Penicilinas, cefalosporinas, diuréticos, antiinflamatorios no esteroides, inhibidores de la bomba de protones, ciclofosfamida, anticonvulsivos, analgésicos combinados
    Enfermedades sistémicas que producen nefritis intersticial
        Sarcoidosis, síndrome de Sjögren, linfoma
    Síndrome de dolor lumbar-hematuria
    Metabólicas
        Hipercalciuria
        Hiperuricosuria
    Carcinoma de células renales
    Quistes renales (simples)
    Vasculopatía
        Malformación arteriovenosa
        Embolia/trombosis de la arteria renal
        Trombosis venosa renal
        Anemia drepanocítica

(*continúa*)

TABLA 19-1	Causas reconocidas de hematuria microscópica (*Continuación*)

Extrarrenales

Hipertrofia prostática benigna
Litiasis
Trastornos de la coagulación
  Primarios
  Secundarios a anticoagulación
Endometriosis
Trastorno facticio
Cuerpos extraños
Infección: vejiga, próstata, uretra
Inflamación: inducida por fármacos o por radiación
Irritación perineal
Estenosis
Carcinoma de células de transición de vejiga/uréter
Traumatismo: catéter o lesión cerrada

Otras causas

Ejercicio
Contaminación menstrual
Relaciones sexuales

con proteinuria leve se asoció con un aumento significativo en el riesgo de enfermedad renal terminal (ERT) (Lin, 2015).

4. *Ecografía de vejiga y riñones.* En todos los pacientes con hematuria microscópica persistente se debe realizar una ecografía.

ESTUDIO DIAGNÓSTICO INICIAL

El objetivo de esta primera serie de pruebas sencillas es determinar si la hematuria microscópica tiene origen glomerular o no glomerular (fig. 19-1). En la práctica clínica esto determina si el problema es nefrológico o urológico. La sangre en la orina puede proceder de cualquier parte de los riñones y del aparato urinario, desde los glomérulos hasta la uretra. Cualquier enfermedad glomerular puede producir hematuria microscópica. La nefritis aguda se asocia por lo general a un gran número de eritrocitos y cilindros. Habitualmente, las enfermedades que se caracterizan por proteinuria intensa (p. ej., síndrome nefrótico y nefritis membranosa) se asocian con un menor número de eritrocitos. Otras causas nefrológicas frecuentes incluyen nefropatía por inmunoglobulina A (IgA), enfermedad de membrana basal fina y nefritis hereditaria. Las causas urológicas frecuentes incluyen tumores del aparato urinario, litiasis, infección urinaria y hemorragia por enfermedad prostática benigna (Ezz el Din, 1996). La figura 19-2 muestra las causas frecuentes de hematuria por edades, y en la tabla 19-1 se muestra una lista de causas más completa.

Un problema clínico para la evaluación adecuada de la hematuria microscópica ha sido el riesgo de omitir un cáncer del aparato urinario. Sin embargo, puede ser igual de importante, o incluso más, pasar por alto una enfermedad parenquimatosa renal grave cuya progresión a insuficiencia renal se puede evitar. La literatura médica sobre el abordaje de

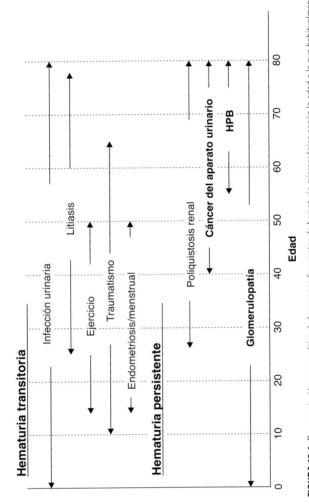

FIGURA 19-1 Representación esquemática de las causas frecuentes de hematuria microscópica según la edad a la que habitualmente se producen (*eje horizontal*). Las enfermedades más frecuentes se resaltan con un texto en negritas. HPB, hipertrofia prostática benigna.

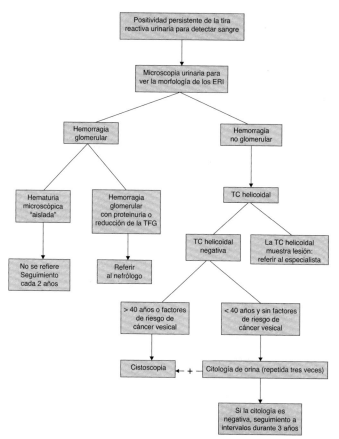

FIGURA 19-2 Algoritmo simplificado para el abordaje de la hematuria microscópica persistente. Se recomienda que se realice una ecografía a todos los pacientes en una fase temprana de la vía diagnóstica.

la hematuria microscópica está muy orientada hacia causas urológicas, como el cáncer y la litiasis, y se ha prestado poca atención a las causas parenquimatosas renales que de hecho, suponen la mayor parte de los casos, particularmente en pacientes menores de 40 años a 50 años de edad. En dos series extensas (total combinado de aproximadamente 6 000 pacientes), la incidencia de cáncer del aparato urinario en pacientes con hematuria microscópica fue aproximadamente de 5%; la inmensa mayoría de los casos eran cánceres de vejiga. La hematuria macroscópica se asoció con un riesgo de cáncer renal y del aparato urinario aproximadamente cuatro veces de 55% de los pacientes eran "normales" y "sin diagnóstico"; se hicieron pocas menciones a la probabilidad de que la mayoría de ellos tuvieran una causa nefrológica de la hemorragia urinaria (Edwards, 2006; Khadra, 2000). Por lo tanto, se debe poner en duda la opinión de algunos autores sobre que la hematuria microscópica aislada es benigna y no precisa ningún seguimiento, aunque el riesgo parece ser más nefrológico que urológico.

¿La presencia de hematuria microscópica permite predecir la enfermedad renal terminal?

A largo plazo se ha observado que la hematuria microscópica detectada mediante cribado es un factor predictivo importante de insuficiencia renal terminal y supone un aumento del riesgo de 18% durante un periodo de seguimiento de 17 años. La hematuria también amplifica el valor predictivo de la proteinuria en relación con la aparición de insuficiencia renal (Iseki, 2003). El seguimiento de una cohorte derivada por hematuria microscópica aislada mostró que 19% presentó proteinuria, hipertensión o insuficiencia renal durante un periodo de 5 años (Chow, 2004). El estudio más extenso a la fecha se realizó en 1.2 millones de reclutas en el ejército israelí, con un seguimiento de más de 20 años, de los cuales se observó que 3 690 (0.3%) presentaban hematuria microscópica aislada persistente. De aquellos con hematuria microscópica persistente, 0.7% desarrolló ERT. El riesgo de ERT, aunque bajo, era 30 veces más alto que en aquellos sin hematuria (Vivante, 2011). Por el contrario, un estudio poblacional más pequeño, al momento de una "revisión general de salud" con una edad de reclutamiento mayor (promedio, 40 años), no mostró una asociación significativa entre el hallazgo de una sola tira reactiva positiva para hematuria con ERT en el seguimiento a largo plazo (Hsu, 2009). En un estudio de 8 700 sujetos coreanos, donde la variable de estudio fue la ERC incidente, definida como una TFGe < 60 mL/min por 1.73 m^2, el riesgo relativo de ERC en aquellos con hematuria microscópica sin proteinuria fue 1.83, y estuvo aumentado más de cinco veces en aquellos con hematuria y proteinuria (Kim, 2018).

Estudio diagnóstico de un origen no glomerular o indeterminado de la hemorragia

En pacientes con hematuria microscópica persistente de origen no glomerular, sin proteinuria y con función renal normal, es fundamental determinar si hay una lesión estructural en el aparato urinario como causa de la hemorragia urinaria. El cáncer urotelial es la principal consideración.

Tomografía computarizada helicoidal

Para la detección del cáncer renal o la litiasis, la TC helicoidal (con o sin contraste), concretamente con cortes finos, ha sustituido a la pielografía intravenosa (debido a su mayor rendimiento diagnóstico) y a la ecografía (debido a la imposibilidad de detectar tumores pequeños [< 3 cm de diámetro con la ecografía]). La TC sin contraste se recomienda si se sospecha litiasis, aunque en otros casos se debe realizar a continuación una TC con contraste para obtener información completa sobre tumores y quistes. En pacientes alérgicos al medio de contraste se puede realizar una ecografía y una radiografía simple del aparato urinario, seguidas por una cistoscopia y una pielografía retrógrada.

En adultos con hematuria microscópica asintomática, concretamente en los que tienen un menor grado de hemorragia, se ha puesto en duda la necesidad de un estudio radiológico sistemático del aparato urinario superior. Recientemente, se ha enfatizado el aumento en el costo y el poco valor adicional de la detección de cáncer asociada con el uso de TC basado en guías para investigar la hematuria asintomática (Halpern, 2017; Subak y Grady, 2017). Asimismo, se ha recomendado individualizar la decisión de realizar estudios de imagen de las vías superiores, haciendo énfasis en el hecho de limitar las investigaciones a la combinación de ultrasonido y cistoscopia, incluso en aquellos > 40 años de edad, a menos que existan factores de riesgo adicionales o un conteo eritrocitario alto en la orina. Aunque el consenso está a favor de los estudios de imagen rutinarios, existe desacuerdo entre las guías de la American Urological Association, que recomiendan la TC de rutina, y las guías canadienses y alemanas, que recomiendan el ultrasonido como el método primario y definitivo de investigación (Grossfeld, 2001; Van der Molen y Hovius, 2012; Wollin, 2009).

Cistoscopia

En pacientes mayores de 40 años en los que haya aumento del riesgo de cáncer de vejiga (particularmente hombres), si el estudio radiológico diagnóstico es negativo, se recomienda una cistoscopia. En pacientes < 40 años el rendimiento diagnóstico de la cistoscopia es muy bajo, particularmente en mujeres jóvenes (Grossfeld, 2001). La cistoscopia debe realizarse a cualquier edad si hay factores de riesgo evidentes en la anamnesis, como tabaquismo intenso, consumo prolongado de analgésicos, exposición a determinados colorantes o exposición previa a ciclofosfamida.

Citología urinaria

La utilidad de la citología urinaria es bien conocida en pacientes con un estudio radiológico diagnóstico negativo. El rendimiento de la citología urinaria varía según el grado del tumor, el número de muestras analizadas y la experiencia del citopatólogo. La sensibilidad descrita de la citología urinaria ha variado desde 40 hasta 76%, pero en el cáncer de células de transición de grado bajo puede ser tan sólo de 15 a 25%. En este sentido, se puede utilizar un resultado negativo de tres muestras de orina diarias, consecutivas, de primera hora de la mañana como alternativa a la cistoscopia en pacientes con riesgo bajo de cáncer de células de transición del aparato urinario. Cualquier resultado citológico positivo obliga a una evaluación adicional mediante cistoscopia (Grossfeld, 2001).

Vigilancia y seguimiento de la hemorragia no glomerular

Si se ha seguido la ruta de investigación y no se ha encontrado ninguna causa de la hematuria microscópica no glomerular persistente, se recomienda repetir el análisis de orina, la citología y la medición de la presión arterial a los 6, 12, 24 y 36 meses. Si aparecen nuevos síntomas en cualquier momento durante el seguimiento, o si se produce hematuria macroscópica, debe derivarse rápidamente a un urólogo.

Hemorragia glomerular

Si la hematuria microscópica tiene un origen predominantemente glomerular (más de 80% de los eritrocitos tienen aspecto dismórfico), o si se ven cilindros eritrocíticos en la microscopia, o si hay proteinuria, es muy probable que el origen de la hematuria esté en el parénquima renal. En un estudio de pacientes diabéticos con hematuria microscópica, la presencia de acantocitosis fue un marcador de glomerulopatía no diabética

(Heine, 2004), aunque la nefropatía diabética sí puede producir hematuria microscópica (Zhou, 2008). En la hemorragia glomerular, el riesgo de cáncer del aparato urinario es bajo. Por lo tanto, en esta situación, por lo general no están indicados un estudio de imagen detallado y una exploración urológica salvo que el perfil de riesgo del paciente sea elevado en relación con el cáncer del aparato urinario (Wollin, 2009).

Biopsia renal y referencia al nefrólogo

En general, en pacientes con hematuria microscópica aislada no se considera que esté indicada la biopsia renal. En las series en las que se realizó biopsia, ésta fue positiva en 50% de los casos, y las alteraciones más frecuentes fueron nefropatía por IgA y enfermedad con membrana basal fina (Tiebosch, 1989; Topham, 1994). De forma similar, si la hematuria glomerular está aislada (función renal normal, sin proteinuria ni cilindros eritrocíticos, ni ningún otro signo de nefropatía), normalmente no es necesaria la referencia al especialista y el seguimiento lo puede realizar el médico general.

Seguimiento y vigilancia de la hemorragia glomerular

La repetición de las pruebas de la función renal (concentración sérica de creatinina [con TFGe], cuantificación de la proteinuria y medición de la presión arterial) está indicada 6 meses después y, posteriormente, cada 2 años, para vigilar la aparición de hipertensión (el aumento del riesgo en este grupo está bien documentado) y para asegurarse de que no está desarrollándose una lesión parenquimatosa más grave. La aparición de cualquier alteración nueva debe indicar la referencia a un nefrólogo.

Bibliografía y lecturas recomendadas

American Urological Association Guidelines. Diagnosis, evaluation and follow-up of asymptomatic microhematuria in adults. Available from http://www.auanet.org/Documents/education/clinical-guidance/Asymptomatic-Microhematuria.pdf. Accessed June 3, 2018.

Brown RS. Has the time come to include urine dipstick testing in screening asymptomatic young adults? *JAMA*. 2011;306:764-765.

Chadban SJ, Briganti EM, Kerr PG, *et al*. Prevalence of kidney damage in Australian adults: the AusDiab kidney study. *J Am Soc Nephrol*. 2003;14:S131-S138.

Chow KM, Kwan BC, Li PK, *et al*. Asymptomatic isolated microscopic hematuria: long-term follow-up. *QJM*. 2004;97:739-745.

Cohen RA, Brown RS. Clinical practice. Microscopic hematuria. *N Engl J Med*. 2003;348: 2330-2338.

Davis R, Jones JS, Barocas DA, *et al*. American Urological Association. Diagnosis, evaluation and follow up of asymptomatic hematuria in adults: AUA guideline. *J Urol*. 2012;188:2473-2481.

Edwards TJ, Dickinson AJ, Natale S, *et al*. A prospective analysis of the diagnostic yield resulting from the attendance of 4020 patients at a protocol-driven hematuria clinic. *BJU Int*. 2006;97:301-305.

Ezz el Din K, Koch WF, de Wildt MJ, *et al*. The predictive value of microscopic haematuria in patients with lower urinary tract symptoms and benign prostatic hyperplasia. *Eur Urol*. 1996;30:409-413.

Fraser CG. Urine analysis: current performance and strategies for improvement. *Br Med J (Clin Res Ed)*. 1985;291:321-323.

Grossfeld GD, Wolf JS Jr, Litwin MS, *et al.* Asymptomatic microscopic hematuria in adults: summary of AUA best practice recommendations. *Am Fam Physician.* 2001;63:1145-1154.

Hall CL, Bradley R, Kerr A, *et al.* Clinical value of renal biopsy in patients with asymptomatic microscopic hematuria with and without low-grade proteinuria. *Clin Nephrol.* 2004;62:267-272.

Halpern JA, Chughtai B, Ghomrawi H. Cost-effectiveness of common diagnostic approaches for the evaluation of asymptomatic microscopic hematuria. *JAMA Intern Med.* 2017;177:800-807.

Heine GH, Sester U, Girndt M, *et al.* Acanthocytes in the urine: useful tool to differentiate diabetic nephropathy from glomerulonephritis? *Diabetes Care.* 2004;27: 190-194.

Hsu CY, Iribarren C, McCulloch CE, *et al.* Risk factors for end-stage renal disease: 25-year follow-up. *Arch Intern Med.* 2009;169:342-350.

Iseki K, Ikemiya Y, Iseki C, *et al.* Proteinuria and the risk of developing end-stage renal disease. *Kidney Int.* 2003;63:1468-1474.

Kelly JD, Fawcett DP, Goldberg LC. Assessment and management of nonvisible haematuria in primary care. *BMJ.* 2009;338:a3021.

Khadra MH, Pickard RS, Charlton M, *et al.* A prospective analysis of 1930 patients with hematuria to evaluate current diagnostic practice. *J Urol.* 2000;163:524-527.

Kim H, Lee M, Cha MU, *et al.* Microscopic hematuria is a risk factor of incident chronic kidney disease in the Korean general population: a community-based prospective cohort study. *QJM.* 2018, in press. doi: 10.1093/qjmed/hcy054.

Lang EK, Thomas R, Davis R, *et al.* Multiphasic helical CT for the assessment of microscopic hematuria: a prospective study. *J Urol.* 2004;171:237-243.

Lin HYH, Yen CY, Lim LM, *et al.* Microscopic haematuria and clinical outcomes in patients with stage 3-5 non-diabetic chronic kidney disease. *Sci Rep.* 2015;5:15242.

Mariani AJ, Mariani MC, Macchioni C, *et al.* The significance of adult hematuria: 1,000 hematuria evaluations including a risk-benefit and cost-effectiveness analysis. *J Urol.* 1989;141:350-355.

Messing EM, Young TB, Hunt VB, *et al.* Hematuria home screening: repeat testing results. *J Urol.* 1995;154:57-61.

Nielsen M, Qaseem A; High Value Care Task Force of the American College of Physicians. Hematuria as a marker of occult urinary tract cancer: Advice for high-value care from the American College of Physicians. *Ann Intern Med.* 2016;164:488-497.

Ohisa N, Yoshida K, Matsuki R, *et al.* A comparison of urinary albumin-total protein ratio to phase-contrast microscopic examination of urine sediment for differentiating glomerular and nonglomerular bleeding. *Am J Kidney Dis.* 2008;52:235-241.

Subak LL, Grady D. Asymptomatic microscopic hematuria—rethinking the diagnostic algorithm. *JAMA Intern Med.* 2017;177:808-809.

Tiebosch AT, Frederick PM, van Breda Vriesman PJ, *et al.* Thin-basement-membrane nephropathy in adults with persistent hematuria. *N Engl J Med.* 1989;320:14-18.

Topham PS, Harper SJ, Furnss PN, *et al.* Glomerular disease as a cause of isolated microscopic hematuria. *Q J Med.* 1994;87:329-335.

Van der Molen AJ, Hovius MC. Hematuria: a problem based imaging algorithm illustrating the recent Dutch guidelines on hematuria. *AJR Am J Roentgenol.* 2012;198:1256-1265.

Vivante A, Afek A, Frenkel-Nir Y, *et al.* Persistent asymptomatic isolated microscopic hematuria in Israeli adolescents and young adults and the risk for end-stage renal disease. *JAMA.* 2011;306:729-736.

Wallis CJD, Juvet T, Lee Y, *et al.* Association between use of antithrombotic medication and hematuria-related complications. *JAMA.* 2017;318:1260-1271.

Wollin T, Laroche B, Psooy K. Canadian guidelines for the management of asymptomatic microscopic hematuria in adults. *Can Urol Assoc J.* 2009;30:77-80.

Zhou J, Chen X, Xie Y, *et al.* A differential diagnostic model of diabetic nephropathy and non-diabetic renal diseases. *Nephrol Dial Transplant.* 2008;23:1940-1945.

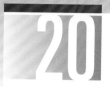

Proteinuria en rango nefrótico

**Jeroen K.J. Deegens
y Jack F.M. Wetzels**

La proteinuria en rango nefrótico se define como una excreción de proteínas > 3 a 3.5 g/día o un cociente de proteínas-creatinina en una muestra puntual de orina > 3 a 3.5 g de proteína/g de creatinina (g de proteína/10 mmol de creatinina). Varias glomerulopatías pueden producir proteinuria en rango nefrótico (tabla 20-1). Estas glomerulopatías pueden ser idiopáticas (causa desconocida) o secundarias a enfermedades sistémicas, como diabetes mellitus y lupus eritematoso sistémico (LES), o a fármacos, infecciones o tumores. Actualmente, la nefropatía diabética es la causa más frecuente de proteinuria en rango nefrótico en adultos. En adultos no diabéticos, la glomeruloesclerosis focal y segmentaria (GESF) y la nefropatía membranosa son responsables de la mayor parte de los casos.

PRESENTACIÓN CLÍNICA

Los pacientes con proteinuria en rango nefrótico, normalmente consultan con síndrome nefrótico, una constelación de síntomas caracterizada por proteinuria intensa, edema periférico, hipoalbuminemia (< 3.0 g/dL [30 g/L]) e hiperlipidemia, además con síntomas relacionados con la causa subyacente (tabla 20-1) o con las complicaciones del síndrome nefrótico. No todos los pacientes con proteinuria en rango nefrótico presentan síndrome nefrótico. La proteinuria en rango nefrótico con concentración sérica de albúmina normal o ligeramente reducida es característica de la GESF secundaria a respuestas maladaptativas. Con frecuencia, estos pacientes están asintomáticos y, habitualmente, llaman la atención del médico después de una exploración sistemática o por síntomas relacionados con insuficiencia renal crónica.

COMPLICACIONES DE LA PROTEINURIA EN RANGO NEFRÓTICO

Las complicaciones de la proteinuria en rango nefrótico se deben, principalmente, a cambios metabólicos relacionados con el síndrome nefrótico.

Edema periférico

Habitualmente el edema periférico está localizado, por la mañana, alrededor de los ojos, y en las piernas y los pies durante el día y por la tarde. En las formas más graves, el edema puede generalizarse y estar acompañado de derrame pleural o ascitis. Clásicamente se ha considerado que la formación del edema nefrótico se debe a un aumento de la retención renal de sodio, secundario a la hipovolemia intravascular por la hipoalbuminemia y la reducción de la presión oncótica plasmática. Sin embargo, este "edema por llenado insuficiente" parece estar limitado a pacientes con enfermedad de inicio agudo con cambios mínimos (ECM) y a pacientes con una albúmina sérica muy baja (< 1.0 g/dL [10 g/L]). La volemia es normal, o incluso está elevada

| **TABLA 20-1** | Glomerulopatías frecuentes asociadas con proteinuria en rango nefrótico |

Nefropatía diabética

Glomeruloesclerosis segmentaria focal
  Idiopática
  Secundaria
    Familiar/genética (mutaciones de las proteínas de los podocitos/diafragma de hendidura)
    Asociada con virus (parvovirus B19, VIH)
    Inducida por fármacos/drogas (pamidronato/alendronato, litio, heroína, interferón)
    Respuestas maladaptativas después de la pérdida de nefronas funcionantes (obesidad,
      hipertensión, agenesia renal unilateral, nefropatía por reflujo, displasia renal)
    Neoplasias malignas (linfoma)
    Nefroesclerosis debida a otras glomerulopatías (nefropatía membranosa,
      nefropatía por IgA, nefropatía diabética)

Nefropatía membranosa
  Idiopática
  Secundaria
    Neoplasias malignas (carcinomas de pulmón, mama y colon)
    Infecciones (hepatitis B y C, sífilis)
    Fármacos y agentes tóxicos (oro, penicilamina, captopril)
    Enfermedad autoinmunitaria (LES, síndrome de Sjögren, diabetes mellitus)

Enfermedad con cambios mínimos
  Idiopática
  Secundaria
    Neoplasias malignas (linfoma, leucemia)
    Fármacos (AINE)
    Atopia (hongos, polen, polvo de casa, hiedra, picaduras de abejas)
    Infecciones (sífilis, VIH, *Mycoplasma pneumoniae*)

Nefropatía por IgA
  Idiopática
  Secundaria
    Enfermedad de Schoenlein-Henoch
    Infecciosa (VIH, hepatitis B)
    Enfermedades gastrointetinales (enfermedad celiaca)
    Enfermedades autoinmunitarias (sarcoidosis, artritis reumatoide, enfermedad de
      Reiter, espondilitis, dermatitis herpetiforme)

Glomerulonefritis membranoproliferativa
  Con depósito de inmunoglobulina y C3
    Infecciones (hepatitis B y C, endocarditis)
    Crioglobulinemia mixta
    Enfermedades autoinmunitarias (LES, síndrome de Sjögren)
    Neoplasias malignas (linfoma, leucemia linfocítica crónica, carcinoma de células
      renales, relacionada con paraproteinemia)
  Con depósito de C3 dominante
    Glomerulopatía por C3
    Autoanticuerpos (factor nefrítico C3 o C4; anticuerpos antifactor H o antifactor B)
    Gamopatía monoclonal
    Mutaciones genéticas (C3, CFH, CFI, CFB, CFHR5)
    Glomerulonefritis posinfecciosa

Amiloidosis renal
  Amiloidosis AL
  Amiloidosis AA
    Infecciones crónicas
    Enfermedad inflamatoria (artritis reumatoide, espondilitis anquilosante, artropatía
      psoriásica, enfermedad de Crohn, fibrosis quística y fiebre mediterránea familiar)

Nefritis lúpica

Nota: las causas secundarias que se presentan en esta lista son ilustrativas y no pretenden ser exhaustivas.
CFB, factor B del complemento B; CFH, factor Ha del complemento; CFI, factor I del complemento; CFHR5, proteína
relacionada con el factor H del complemento; AINE, antiinflamatorios no esteroides; IgA, inmunoglobulina A; LES,
lupus eritematoso sistémico; VIH, virus de la inmunodeficiencia humana.

en la mayoría de los pacientes nefróticos adultos y la retención renal primaria de sodio contribuye a la formación del edema.

Complicaciones cardiovasculares

En pacientes con síndrome nefrótico casi siempre hay alteraciones del metabolismo lipídico y están implicados el aumento de la producción hepática de lipoproteínas y la disminución del catabolismo de los lípidos. Las alteraciones más importantes son el aumento de la concentración de colesterol unido a lipoproteínas de baja densidad (LDL), la hipertrigliceridemia y el aumento de la concentración de lipoproteína(a). Esta combinación es muy aterogénica y se asocia con un aumento de cinco a seis veces del riesgo de infarto miocárdico y a un incremento de dos a tres veces del riesgo de muerte coronaria.

Episodios tromboembólicos

Los pacientes con síndrome nefrótico tienen mayor riesgo de episodios trombóticos venosos y arteriales, especialmente en los primeros 6 a 48 meses tras la presentación. Los eventos trombóticos venosos incluyen trombosis venosa profunda y de la vena renal, así como embolia pulmonar. Las estimaciones del riesgo de presentar trombosis varían de 1.5% hasta valores tan altos como 45% cuando se incluyen pacientes con un evento trombótico clínico silencioso, como una trombosis de la vena renal. Los pacientes con nefropatía membranosa con albúmina sérica < 2.5 g/dL (25 g/L) tienen el riesgo máximo. El aumento del riesgo se debe al desequilibrio entre proteínas protrombóticas y antitrombóticas, incremento de la agregación plaquetaria y a la disminución de la actividad trombolítica.

Desnutrición proteínica

La pérdida urinaria de proteínas, la degradación renal de proteínas y la ingesta baja contribuyen a un equilibrio de nitrógeno negativo, que puede producir una reducción significativa de la masa corporal magra.

Infecciones

Antes de la introducción de los antibióticos, las infecciones eran una causa importante de muerte en pacientes con síndrome nefrótico. La susceptibilidad a las infecciones bacterianas se ha atribuido a la pérdida urinaria de inmunoglobulina G (IgG) y de complemento y a una reducción de la inmunidad celular. Los pacientes son especialmente susceptibles a las infecciones por bacterias encapsuladas, como *Streptococcus* y *Haemophilus*.

Daño renal agudo (DRA)

El daño renal agudo (DRA) es una complicación frecuente del síndrome nefrótico causada por ECM, y se observa hasta en 40% de los pacientes. Habitualmente se produce en pacientes masculinos de la tercera edad, y se asocia con proteinuria más grave. El daño renal agudo (DRA) se atribuye a reducción de la permeabilidad glomerular por lesiones de los pedicelos de los podocitos, lesión renal isquémica (como consecuencia de la disminución del volumen arterial efectivo, especialmente en adultos mayores con ateroesclerosis e hipertensión) o edema intrarrenal con retracción tubular. Aunque en el seguimiento, la tasa de filtración glomerular estimada (TFGe) es más baja en pacientes con daño renal agudo, está principalmente relacionado con la mayor edad y a que menos pacientes tienen enfermedad renal crónica persistente (Maas, 2017; Waldman, 2007).

En pacientes con síndrome nefrótico, el DRA se debe la mayor parte de las veces, al uso de fármacos, como antiinflamatorios no esteroides (AINE), inhibidores de la enzima convertidora de angiotensina (IECA) y diuréticos. En esta situación, el DRA normalmente se debe a hipovolemia e interferencia con la autorregulación renal. Otras causas menos frecuentes de DRA son nefritis tubulointersticial inducida por fármacos, trombosis bilateral de las venas renales y glomerulonefritis extracapilar superpuesta a una NM o a una nefropatía por inmunoglobulina A (IgA). En la nefropatía por IgA, una hematuria glomerular intensa puede producir DRA como consecuencia de necrosis tubular aguda inducida por hemoglobina, o a la oclusión de los túbulos por los eritrocitos.

Trastornos del metabolismo del calcio y lesiones óseas

En el síndrome nefrótico hay disminución de la concentración sérica de 25-hidroxivitamina D, por la pérdida urinaria de la proteína fijadora de vitamina D. Sin embargo, si no hay deterioro de la función renal, la concentración sérica de calcitriol libre es, habitualmente, normal. Sólo una pequeña proporción de pacientes nefróticos con función renal normal tienen concentraciones séricas bajas de calcitriol que producen hipocalcemia (concentración sérica baja de calcio ionizado o de calcio total corregido por la concentración de albúmina). Si no se tratan, estos trastornos metabólicos pueden producir hiperparatiroidismo secundario y lesiones óseas, como osteomalacia y osteítis fibrosa. En algunos pacientes pueden producirse lesiones óseas sin alteraciones del metabolismo del calcio y la vitamina D. Sigue sin conocerse el mecanismo subyacente, aunque los pacientes con una duración prolongada del síndrome nefrótico y niveles elevados de proteinuria parecen tener el riesgo máximo. La insuficiencia renal crónica y el tratamiento con corticoesteroides son otras causas de lesiones óseas en pacientes nefróticos.

PRONÓSTICO Y FACTORES PREDICTIVOS

La proteinuria es un factor de riesgo importante, y es el mejor predictor de la progresión hacia una enfermedad renal terminal (ERT), en la nefropatía diabética y en la no diabética. El riesgo se incrementa por cada g/L de aumento en la proteinuria. Otros predictores de riesgo para ERT son la función renal basal y la presión arterial (PA). El mejor predictor de un desenlace favorable es el logro de la remisión completa (< 0.2 g/día) de la proteinuria. Por lo tanto, la principal meta del tratamiento es una reducción máxima de la proteinuria, lo que a menudo puede lograrse con medidas no específicas para la enfermedad. En este sentido, puede requerirse tratamiento adicional específico para la enfermedad para lograr la remisión. Por lo tanto, los pacientes con proteinuria en el rango nefrótico deben ser evaluados de forma exhaustiva para determinar la causa subyacente.

EVALUACIÓN INICIAL

La evaluación inicial de los pacientes con proteinuria en rango nefrótico debe incluir la cuantificación de la proteinuria, la evaluación de la presencia de complicaciones y el establecimiento de la causa subyacente de la proteinuria en rango nefrótico.

Cuantificación de la proteinuria

Si se sospecha proteinuria puede realizarse el cribado con una tira reactiva. Si es positivo, se debe cuantificar la proteinuria. La proteinuria diaria se puede estimar calculando el cociente proteínas totales-creatinina en una muestra de orina de primera hora de la mañana o aleatoria. El cociente proteínas-creatinina (expresado en mg/g o g/10 mmol) se calcula dividiendo la concentración urinaria de proteínas (en mg/dL [g/L]) por la concentración urinaria de creatinina (en mg/dL [o mmol/L]); es un método sencillo y cómodo. En la mayoría de los pacientes, el cociente proteínas totales-creatinina se correlaciona muy bien con la excreción diaria de proteínas. Sin embargo, este método puede sobreestimar la proteinuria en pacientes con excreción baja de creatinina por reducción de la masa muscular (p. ej., pacientes nefróticos desnutridos o adultos mayores y mujeres, cuya excreción de creatinina es, de media, 15 a 25% menor que la de los hombres) e infraestimarla en pacientes musculosos. Por lo tanto, algunos autores consideran que es mejor el estudio en una muestra de orina de 24 h. Los autores creen que, para el seguimiento de los pacientes, es suficiente la cuantificación de la proteinuria en muestras de orina puntuales, aunque recomiendan confirmar una vez los resultados del análisis de orina en una muestra puntual en todos los pacientes, mediante la obtención de una muestra de orina de 24 h. La muestra aportará información útil adicional sobre la excreción total de creatinina y por lo tanto, sobre la masa muscular relativa; y sirve para evaluar la ingesta de sodio, además de la de proteínas, si se analiza la excreción de urea.

Evaluación de las complicaciones

Para la evaluación se deben realizar anamnesis, exploración física detalladas y estudios de laboratorio iniciales para evaluar si hay complicaciones (tabla 20-2). La mayor parte de las complicaciones pueden identificarse con facilidad. No se recomienda el cribado para detectar flebotrombosis renal asintomática porque no hay datos de su utilidad. Sin embargo, los signos de trombosis aguda de la vena renal (dolor lumbar, hematuria macroscópica o elevación significativa de la lactato deshidrogenasa [LDH] sérica) justifican una evaluación diagnóstica adicional con angiografía por tomografía computarizada (TC) helicoidal. La resonancia magnética (RM) es una alternativa adecuada, aunque los valores descritos de sensibilidad y especificidad de la RM son menores que los de la angiografía por TC. La elección también depende de la experiencia de los radiólogos locales. Por lo tanto, se debe señalar que estas técnicas radiológicas no carecen de riesgo en pacientes con insuficiencia renal. Los medios de contraste radiológico iodados se asocian con nefrotoxicidad, mientras que los medios de contraste que contienen gadolinio se asocian con riesgo de fibrosis sistémica nefrógena. Al lector se recomienda que sopese cuidadosamente los riesgos y los beneficios de cada una de las técnicas. La angiografía por TC está indicada en la sospecha de embolia pulmonar.

Establecimiento de una causa subyacente

En pacientes con diabetes mellitus insulinodependiente, la proteinuria se debe muy probablemente a nefropatía diabética. Por lo general, la nefropatía diabética se produce más de 10 años después del inicio de la diabetes tipo 2. En la diabetes tipo 1, cuyo inicio habitualmente no se conoce de forma específica, puede parecer que la nefropatía aparece

TABLA 20-2	Evaluación del paciente con proteinuria en rango nefrótico
Anamnesis	Edema, dolor lumbar, hematuria, disnea, fiebre, fármacos, infecciones, diabetes, signos de neoplasia maligna, lesiones cutáneas, antecedentes familiares, nefropatías, intervenciones urológicas o hipertensión en los antecedentes médicos
Exploración física	Edema, PA, peso, talla, piel, articulaciones, mamas, ganglios linfáticos, tacto rectal para estudiar la próstata

Pruebas de laboratorio básicas

Sangre	Hemograma completo, creatinina sérica, nitrógeno ureico sanguíneo, electrolitos séricos (sodio, potasio, calcio), albúmina sérica, función hepática, glucosa y perfil lipídico basal
Orina	Cociente proteínas-creatinina en una muestra de orina puntual, índice de selectividad por las proteínas, proteínas y creatinina en orina de 24 h, estudio del sedimento urinario para detectar cilindros eritrocíticos
Radiografía de tórax	Para buscar neoplasias malignas y derrame pleural
Ecografía renal	Para evaluar tamaño renal, presencia de dos riñones, hidronefrosis, obstrucción
Biopsia renal	Consúltese con nefrólogo
Angiografía por TC	En caso de sospecha de flebotrombosis renal o embolia pulmonar

Pruebas adicionales dependiendo de la glomerulopatía subyacente[a]

GESF	Prueba del VIH, radiografía de tórax
Nefropatía membranosa	Hepatitis B y C, antígeno prostático específico en hombres > 50 años, anticuerpos antinucleares (si son positivos, se deben medir anticuerpos anti-ADN bicatenario y C3/C4), prueba para detectar sangre oculta en heces, radiografía de tórax, mamografía en mujeres > 40 años
	Pacientes con DRA: anticuerpos antiglomerulares y plantearse repetir la biopsia renal si la DRA apareció después de la primera biopsia; excreción urinaria de α_1- o β_2-microglobulina (opcional para determinar el pronóstico en la NM primaria; fig. 20-2)
Enfermedad con cambios mínimos	VIH (en casos de sospecha clínica), radiografía de tórax
Nefropatía por IgA	VIH (en casos de sospecha clínica)
	Pacientes con DRA no precedida por hematuria macroscópica: se repite la biopsia renal si la DRA apareció después de la primera. La DRA que aparece poco después de la hematuria macroscópica se resuelve habitualmente en 1 sem. Si no hay mejoría después de 1 sem, se plantea la repetición de la biopsia renal
GNMP	Hepatitis B y C, crioglobulinas, C3 y C4, electroforesis de las proteínas séricas y urinarias, anticuerpos anti-ADN bicatenario
Nefritis lúpica	Anticuerpos antinucleares, anti-ADN bicatenario, C3 y C4
Amiloidosis AL	Electroforesis de las proteínas séricas y urinarias
Amiloidosis AA	Proteína C reactiva

[a] Pueden ser necesarias más pruebas, dependiendo de la anamnesis y la exploración física. GESF, glomeruloesclerosis segmentaria focal; GNMP, glomerulonefritis membranoproliferativa. IgA, inmunoglobulina A; DRA, daño renal agudo; NMi, nefropatía membranosa idiopática; TC, tomografía computarizada; VIH, virus de la inmunodeficiencia humana.

antes. El inicio de la proteinuria en rango nefrótico está precedido por un periodo de muchos años con microalbuminuria. Los pacientes con nefropatía diabética establecida casi siempre tienen retinopatía diabética. Por lo tanto, en pacientes diabéticos que cumplan esos criterios, normalmente no se realizará una biopsia renal.

En pacientes no diabéticos la proteinuria en rango nefrótico sin hipoalbuminemia se debe, la mayor parte de las veces a GESF secundaria. Puede sospecharse este diagnóstico por el hallazgo de riñones hipoplásicos, nefroesclerosis, hipertensión crónica u obesidad mórbida. En estos pacientes se puede posponer la biopsia renal y puede esperarse a los efectos del tratamiento.

El descubrimiento reciente de anticuerpos contra el receptor de fosfolipasa A2 (anti-PLA2R) en más de 70% de los pacientes con NM cambiará el algoritmo diagnóstico en los pacientes con síndrome nefrótico. La especificidad para el diagnóstico de NM supera 95%. Por lo tanto, se puede establecer el diagnóstico de MN ante la presencia de estos anticuerpos, sin la necesidad de una biopsia de riñón (De Vriese, 2017). En ausencia de anti-PLA2R es necesaria una biopsia renal para verificar el diagnóstico, pues la especificidad de la historia clínica y los estudios radiológicos y de laboratorio no es suficientemente elevada para justificar el uso de tratamientos intensivos específicos de enfermedad. La biopsia renal sólo se debe realizar después de consultar con un nefrólogo. Cuando se haya diagnosticado una glomerulopatía específica, puede ser necesario un estudio adicional para detectar una causa secundaria subyacente (ver tabla 20-2).

TRATAMIENTO SINTOMÁTICO DE LA PROTEINURIA EN RANGO NEFRÓTICO

El tratamiento sintomático o no específico de enfermedad tiene como objetivo reducir la proteinuria para prevenir o retrasar la progresión a ERT, así como disminuir los síntomas y las complicaciones del síndrome nefrótico (tabla 20-3).

Edema

El edema se debe a retención renal de sodio. Por lo tanto, los pacientes con edema deben reducir la ingesta de sodio con la dieta hasta 50 mmol/día (1.15 g/día). El tratamiento con diuréticos está indicado cuando haya edema grave, o edema leve que no responda a la restricción de sodio. El edema se debe revertir lentamente para evitar la hipovolemia y el DRA. Con frecuencia se necesitan dosis elevadas de diuréticos de asa para conseguir una excreción renal de sodio eficaz, porque la retención tubular excesiva de sodio y la hipoalbuminemia, que resulta en una alteración en el aporte de diuréticos unidos a la albúmina al riñón, y en la unión de la albúmina dentro de líquido tubular, vuelve al diurético inactivo.

El tratamiento inicial supone un diurético de asa una vez al día (fig. 20-1). Los pacientes deben pesarse diario y la dosis se ajusta para conseguir una pérdida de peso de 0.5 a 1 kg/día. La ausencia de diuresis significativa después de la ingestión de un diurético de asa se debe habitualmente a que hay concentraciones tubulares bajas del diurético. En este sentido, está indicado el aumento de la dosis. Los diuréticos de asa tienen una vida media corta, y la natriuresis inicial se puede ver contrarrestada por una retención ávida de sodio durante el resto del día. Por lo tanto, si la pérdida de peso es insuficiente

TABLA 20-3

Tratamiento sintomático de pacientes con proteinuria en rango nefrótico

Tratamiento	¿Qué pacientes?	Objetivo del tratamiento
Diuréticos	Pacientes con edema	Resolución del edema (ver fig. 20-1).
IECA	Pacientes con proteinuria en rango nefrótico	Proteinuria < 0.5 g/día. PA ≤ 130/80 mm Hg.
Restricción de sodio	Pacientes con síndrome nefrótico	60-80 mmol/día (1.5-2 g) de sodio al día.
	Pacientes tratados con IECA/ARA y persistencia de PA elevada o proteinuria ≥ 1 g/día	
Restricción de proteínas	Pacientes con síndrome nefrótico	0.8 (g/kg)/día.
Estatina	Pacientes con TFGe < 60 (mL/min) por 1.73 m²	La evidencia existente no apoya una meta específica de LDL. No se requiere ajustar la dosis de la estatina con base en los niveles de LDL.
	≥ 50 años	
	18-49 años con un factor de riesgo adicional. IM o revascularización coronaria, diabetes mellitus, ACV isquémico previa, o una incidencia estimada a 10 años de muerte coronaria o IM no letal >10%	
Anticoagulación profiláctica	Pacientes con nefropatía membranosa y albúmina sérica < 2.5 g/dL o pacientes con albúmina sérica < 2 g/dL y factores de riesgo adicionales de trombosis[a]	INR 2.0-3.0 con tratamiento con warfarina.
	Los pacientes con nefropatía membranosa y albúmina sérica < 3.2 g/dL no son elegibles para el tratamiento con warfarina y un riesgo calculado de ETA > 20/1 000 personas-año	Ácido acetilsalicílico.
Tratamiento con vitamina D	Pacientes con síndrome nefrótico, hipocalcemia y 25-hidroxivitamina D sérica baja	Concentraciones séricas normales de calcio y 25-hidroxivitamina D
Bifosfonato	Mujeres sin potencial reproductivo[b] y hombres < 40 años tratados con glucocorticoides con riesgo moderado o alto de fracturas osteoporóticas y	Reducción de osteopatía y fracturas.

(continúa)

TABLA 20-3 · Tratamiento sintomático de pacientes con proteinuria en rango nefrótico (*Continuación*)

Tratamiento	¿Qué pacientes?	Objetivo del tratamiento
	■ una fractura osteoporótica previa ■ un puntaje Z < −3 o pérdida ósea rápida ≥ 10% en la cadera o la columna durante 1 año, y tratamiento con glucocorticoides ≥ 7.5 mg/día por ≥ 6 meses ■ 30 años y una dosis inicial de prednisona (o equivalente) ≥ 30 mg/día y una dosis acumulada > 5 g durante el año previo Mujeres sin potencial reproductivo[b] y hombres ≥ 40 años tratados con glucocorticoides con riesgo moderado o alto de fracturas osteoporóticas: Riesgo moderado: ■ Riesgo a 10 años FRAX para fractura osteoporótica importante 10-20%[c] *o* para fractura de cadera > 1-3%[c] Alto riesgo sin importar la dosis de prednisona o la duración del tratamiento: ■ Riesgo a 10 años FRAX para fractura osteoporótica importante ≥ 20%[c] *o* para fractura de cadera ≥ 3%[c] ■ hombres ≥ 50 años de edad y mujeres posmenopáusicas con un puntaje T de DMO en la cadera o la columna ≤ −2.5 ■ dosis inicial de prednisona (o equivalente) ≥ 30 mg/día y una dosis acumulada de > 5 g en el año previo	

[a] Factores de riesgo de trombosis: episodio tromboembólico previo, reposo en cama o inmovilización prolongada, insuficiencia cardiaca congestiva.

[b] Considere el tratamiento de las mujeres con potencial reproductivo que no planean embarazarse durante el periodo de tratamiento con bifosfonato y están utilizando métodos anticonceptivos efectivos o que no son sexualmente activas.

[c] Aumente el riesgo generado con FRAX en 1.15 por fractura osteoporótica mayor y 1.2 por fractura de cadera si el tratamiento con glucocorticoides es de aproximadamente 7.5 mg/día (p. ej., si el riesgo de fractura de cadera es de 2.0%, aumente a 2.4%).

ARA, antagonista del receptor de la angiotensina; INR, índice internacional normalizado; ETA, evento trombótico arterial; EVC, enfermedad vascular cerebral; TFGe, tasa de filtración glomerular estimada; IECA, inhibidor de la enzima convertidora de la angiotensina; LDL, lipoproteínas de baja densidad; IM, infarto miocárdico.

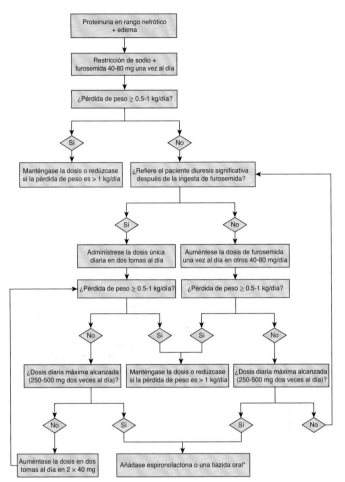

* Si no hay ningún efecto, plantéese un diurético de asa intravenoso

FIGURA 20-1 Tratamiento del edema en pacientes con proteinuria en rango nefrótico.

en pacientes que responden con una diuresis inicialmente adecuada, será más eficaz la administración dos veces al día. La dosis diaria total puede ser de hasta 500 a 1 000 mg para furosemida.

En pacientes con síndrome nefrótico grave, el tratamiento con un diurético de asa puede resultar insuficiente, debido a la retención importante de sodio en otras partes de la nefrona. La activación del canal de sodio epitelial por proteasas en la orina nefrótica parece desempeñar un papel importante en la retención de sodio. Por lo tanto, si los niveles séricos de potasio son normales, puede añadirse amilorida o triamtereno. Otras opciones incluyen la adición de un diurético tiazídico o espironolactona. Asimismo, debe reconocerse que el uso simultáneo de diuréticos de diferentes clases aumenta el riesgo de contracción de volumen y de trastornos del potasio. Por otro lado, se deben medir los electrolitos séricos, el nitrógeno ureico sanguíneo (BUN), creatinina sérica, el peso corporal y la PA una semana después de iniciar el tratamiento diurético dual y posteriormente, vigilancia estrecha.

Los pacientes que no responden al tratamiento oral se pueden beneficiar de la administración intravenosa de diuréticos de asa. Algunos autores proponen, incluso, la utilización de una mezcla de furosemida y albúmina deficiente en sal si persiste el edema generalizado grave en pacientes con hipoalbuminemia. No obstante, esta estrategia no ha demostrado ser eficaz.

Proteinuria

La reducción de la proteinuria en rango nefrótico puede prevenir la progresión a insuficiencia renal y reducir las complicaciones asociadas con síndrome nefrótico, como hipoalbuminemia, hiperlipidemia y edema. El control estricto de la PA es la medida más importante para reducir la proteinuria. Los IECA o, en caso de efectos adversos, los bloqueadores del receptor de la angiotensina (BRA) son los fármacos de preferencia porque reducen la proteinuria y retrasan la progresión de la enfermedad renal con más eficacia que otros antihipertensivos. Los IECA y los BRA actúan reduciendo la presión intraglomerular y mejorando las propiedades selectivas de tamaño de la pared capilar glomerular, fenómenos que contribuyen a la reducción de la excreción de proteínas.

Los efectos antiproteinúrico y antihipertensivo de los IECA y los BRA dependen mucho del grado de hiponatremia. Por lo tanto, se debe restringir la ingesta de sodio de 60 a 80 mmol/día (1.5 a 2 g/día). Los IECA y los BRA no se deben iniciar al mismo tiempo que el diurético de asa, porque los efectos combinados de hipovolemia intravascular y deterioro de la autorregulación aumentan el riesgo de DRA. Los IECA y los BRA se pueden introducir a dosis bajas cuando se alcance una dosis estable del diurético de asa. La dosis del IECA o del BRA se aumenta lentamente a la vez que se vigilan la PA, la función renal y el potasio sérico. Por lo tanto, debe interrumpirse el tratamiento en caso de aumento > 30% de la creatinina sérica. La hiperpotasemia leve se puede tratar primero con una dieta deficiente en potasio y con resinas fijadoras de potasio, antes de plantearse la interrupción del IECA o del BRA.

Los autores recomiendan una meta de PA $\leq$ 130/80 mm Hg y ajustar el antihipertensivo según la respuesta con respecto a la proteinuria (KDIGO, 2010). Incluso si la proteinuria no se encuentra dentro de la meta, se deben evitar la presión arterial sistólica (PAS) < 110 mm Hg y la presión arterial diastólica (PAD) < 70 mm Hg en pacientes con diabetes o enfermedad cardiovascular debido al aumento en la muerte (cardiovascular) (Bohm, 2017). Una meta de PAS $\leq$ 130 puede no ser apropiada en pacientes con presiones del pulso altas. Una PAS alta puede prevalecer sobre la PAS muy baja; por ejemplo, en un paciente con una PA de 190/70 mm Hg es prudente intentar alcanzar valores de 160/60 mm Hg. Debe reducirse la proteinuria a < 0.5 g/día, aunque esta meta es a menudo difícil de alcanzar en pacientes con síndrome nefrótico.

Si no se alcanzan los objetivos de PA y proteinuria con IECA o BRA, se debe añadir un diurético en pacientes que no estén recibiendo ya tratamiento con un diurético de asa. Si la PA y la proteinuria no están en el

objetivo, otras modalidades terapéuticas incluyen la adición de un antagonista del calcio, espironolactona o un betabloqueador. La elección en el
paciente concreto debe ser personalizada y depende de parámetros clínicos
y de laboratorio, como la morbilidad vascular previa, la concentración de
potasio y los datos de hiperaldosteronismo.

La combinación de IECA y BRA debe utilizarse con precaución (ver
cap. 14). El bloqueo dual puede producir complicaciones, como hipotensión
y síncope. Se ha propuesto que los antagonistas del calcio no dihidropiridínicos reducen la proteinuria. Sin embargo, el efecto antiproteinúrico de
los bloqueadores de los canales del calcio no dihidropiridina ha sido cuestionado (Ruggenenti, 2005). En pacientes con proteinuria se debe evitar la
monoterapia con antagonistas del calcio dihidropiridínicos. Sin embargo,
pueden utilizarse de forma segura en pacientes que tomen IECA.

Otra opción para reducir la proteinuria es el tratamiento con AINE.
Sin embargo, los AINE pueden tener efectos adversos graves, como hiperpotasemia, retención de sodio, DRA y hemorragia gastrointestinal. Por lo
tanto, somos muy reacios a utilizar AINE en estos pacientes.

Hiperlipidemia

Los pacientes con proteinuria en rango nefrótico, con o sin síndrome
nefrótico, tienen riesgo de presentar enfermedad cardiovascular. Está
indicado el tratamiento hipolipidemiante con un inhibidor de la HMG-
CoA reductasa (estatina) si se espera que la proteinuria persista durante al
menos varios meses en adultos de $\geq$ 50 años y en adultos de 18 a 49 años
con uno o más de los siguientes factores de riesgo: enfermedad coronaria conocida (IM o revascularización coronaria), diabetes mellitus, ACV
isquémico previo, o una incidencia estimada a 10 años de muerte coronaria o IM no letal > 10% (Tonelli y Wanner, 2014).

Complicaciones tromboembólicas

El síndrome nefrótico se asocia con riesgo elevado de aparición de complicaciones tromboembólicas. Los pacientes con NM tienen el riesgo más
alto de complicaciones trombóticas venosas. Las guías actuales aconsejan considerar la anticoagulación profiláctica en pacientes con NM y una
albúmina sérica < 2.5 g/dL (KDIGO, 2012). Los médicos pueden equilibrar
los riesgos y beneficios de este tratamiento utilizando una calculadora en
internet publicada por la University of North Carolina y la University of
Toronto (http://www.med.unc.edu/gntools/). Independientemente de la
causa subyacente, también parece adecuada la anticoagulación profiláctica en pacientes con hipoalbuminemia grave y otros factores de riesgo de
trombosis, como episodio tromboembólico previo, insuficiencia cardiaca
congestiva, reposo en cama prolongado o inmovilización.

El tratamiento profiláctico inicial supone una combinación de warfarina y heparina no fraccionada o heparina de bajo peso molecular (HBPM)
en dosis suficiente para obtener prolongación del tiempo de coagulación.
El tratamiento se puede suspender con heparina no fraccionada/HBPM si
el índice internacional normalizado (INR) ha estado en el objetivo (2.0 a 3.0)
en dos mediciones consecutivas. El tratamiento profiláctico se mantiene
hasta que la concentración sérica de albúmina sea > 3.0 g/dL (30 g/L) o
mientras esté presente el factor de riesgo adicional.

Datos recientes también aportan evidencia de un aumento en el riesgo de eventos trombóticos, particularmente en pacientes con NM y una albúmina sérica < 3.2 g/dL. En estos pacientes se inicia el tratamiento con ácido acetilsalicílico si es que no es elegible anticoagulación profiláctica con warfarina y el riesgo calculado de eventos trombóticos arteriales supera 20/1 000 personas-año (Hofstra y Wetzels, 2016).

La anticoagulación terapéutica con heparina/HBPM y warfarina está indicada en pacientes con flebotrombosis profunda, embolia pulmonar y flebotrombosis renal. El tratamiento con warfarina se mantiene mientras persista el síndrome nefrótico, con una duración mínima de 6 a 12 meses.

Aunque hay pocos datos, si no hay contraindicaciones se debe plantear el tratamiento trombolítico, con o sin trombectomía, en pacientes con flebotrombosis renal y datos de extensión del trombo hasta la vena cava inferior, DRA, trombosis de la vena renal contralateral, embolia pulmonar recidivante o dolor lumbar intenso.

Ingesta de proteínas con la dieta

Los pacientes con síndrome nefrótico deben evitar una dieta con una ingesta elevada de proteínas porque puede aumentar la velocidad del catabolismo proteínico y la excreción urinaria de proteínas. Por el contrario, se ha demostrado que la restricción proteínica retrasa el deterioro de la función renal en pacientes con nefropatía diabética y no diabética. Sin embargo, no está claro el nivel óptimo de ingesta de proteínas, y debe tenerse cuidado para evitar la desnutrición. Por lo tanto, en pacientes con síndrome nefrótico o proteinuria en rango nefrótico con insuficiencia renal crónica se recomienda una restricción moderada de proteínas de 0.8 (mg/kg de peso corporal)/día mientras se mantenga una ingesta calórica normal. Para un tratamiento óptimo se insiste en la recomendación de referencia a un nutriólogo.

Infección

Aunque se sabe que el síndrome nefrótico predispone a la infección bacteriana, hay pocos datos sobre la eficacia de las medidas preventivas. Para este propósito se recomienda la vacunación contra neumococo e influenza en todos los pacientes con síndrome nefrótico. Aunque no hay datos sólidos sobre la eficacia de la vacunación, un pequeño estudio de casos y controles mostró una respuesta de anticuerpo similar a la vacuna contra neumococo en niños nefróticos tratados con dosis altas de corticoesteroides *versus* niños en remisión completa, y sin aumento en la tasa de recaída (Ulinski, 2008). En pacientes con infecciones bacterianas recidivantes (erisipela, neumonía, peritonitis) se debe medir la concentración sérica de IgG total. Si la IgG sérica es < 6 g/L, puede ser útil la IgG profiláctica. Como alternativa, los pacientes con infecciones cutáneas recidivantes se pueden beneficiar de la bencilpenicilina intramuscular intermitente. A pesar de todo, el mejor consejo es estar atentos a los síntomas y signos de infección en pacientes con síndrome nefrótico para poder aplicar un tratamiento antibiótico temprano.

Daño renal agudo (DRA)

Si se produce DRA se deben interrumpir los fármacos que puedan producirla (p. ej., AINE, IECA o IRA). Los diuréticos se deben suspender en pacientes con signos de hipovolemia. Sin embargo, es más importante el tratamiento específico de la glomerulopatía subyacente para inducir la remisión de la proteinuria. Evidentemente, debe tratarse en forma adecuada a los pacientes con DRA por flebotrombosis profunda bilateral o por glomerulonefritis proliferativa extracapilar.

Trastornos de la vitamina D y del metabolismo del calcio

El tratamiento de las alteraciones de la homeostasis del calcio y de la vitamina D se dirige a prevenir la aparición de hiperparatiroidismo secundario y osteopatías, como osteomalacia, osteítis fibrosa y osteoporosis. Lamentablemente, se dispone de pocos datos que guíen el tratamiento. En pacientes con síndrome nefrótico y función renal normal, el tratamiento con 1 000 UI de vitamina D (colecalciferol o ergocalciferol) parece razonable si la deficiencia de 25-hidroxivitamina D reduce la concentración sérica de calcio ionizado o de calcio total corregido. Dependiendo de la respuesta, pueden ser necesarias dosis mayores. Antes de iniciar el tratamiento se deben excluir otras causas de hipocalcemia, como hipomagnesemia, hipoparatiroidismo y uso de fármacos reductores del calcio (bisfosfonatos, cinacalcet). La concentración sérica de calcio y de 25-hidroxivitamina D se debe seguir.

Habitualmente, el aporte de suplementos de vitamina D es insuficiente para prevenir la osteopatía en pacientes con proteinuria en rango nefrótico (con o sin síndrome nefrótico) e insuficiencia renal crónica. La retención de fosfato, que puede producirse al disminuir la función renal, interfiere con la conversión de 25-hidroxivitamina D a calcitriol por los riñones. En consecuencia, se produce hiperparatiroidismo secundario. El tratamiento supone la restricción del fosfato de la dieta y la administración de calcitriol, como se describe en el capítulo 8.

Osteoporosis inducida por glucocorticoides

Los pacientes con síndrome nefrótico precisan, con frecuencia, tratamiento prolongado con corticoesteroides para inducir la remisión de la proteinuria. El uso de corticoesteroides durante 3 meses se complica por una pérdida importante de hueso trabecular y un aumento del riesgo de fracturas vertebrales y de cadera. Las fracturas se producen con una densidad mineral ósea (DMO) mayor que en la osteoporosis posmenopáusica. La prevención y el tratamiento de la osteoporosis inducida por glucocorticoides deben comenzar temprano, porque la osteopenia es más pronunciada en los primeros 6 a 12 meses de tratamiento. Para compensar el equilibrio negativo de calcio inducido por los corticoesteroides se recomienda que todos los pacientes mantengan una ingesta de calcio de 1 000 a 1 500 mg/día y una ingesta de vitamina D de 800 UI al día. Si la ingesta con la dieta es demasiado baja deben prescribirse suplementos. La ingesta adecuada de calcio y vitamina D no es suficiente para prevenir la osteopenia en pacientes con riesgo elevado de osteoporosis inducida por glucocorticoides y bifosfonatos.

Las guías de 2017 del American College of Rheumatology para el tratamiento de la osteoporosis inducida por glucocorticoides se resumen en la tabla 20-3 (Buckley, 2017). Las recomendaciones, tomando en cuenta el riesgo predicho de fractura utilizando la herramienta FRAX (www. sheffield.ac.uk/FRAX/) con ajuste para una dosis de esteroides baja o mayor a la habitual, se basan principalmente en estudios que incluyeron mujeres posmenopáusicas, pacientes con artritis reumatoide u otras enfermedades inflamatorias (que causan pérdida ósea por sí mismas), y utilizaron la densidad mineral ósea (DMO) como la principal variable de estudio. Por lo tanto, en vista del papel de los esteroides en la osteonecrosis inducida por bifosfonatos, los autores emplearon el tratamiento profiláctico de forma más cautelosa. No se recomiendan los bifosfonatos en pacientes con una TFGe < 30 mL/min por 1.73 m², porque se desconoce su seguridad y su eficacia en este grupo de pacientes. Los bifosfonatos se deben utilizar con precaución en mujeres premenopáusicas con riesgo de quedar embarazadas, pues dichos fármacos pueden acumularse en el hueso fetal. Debe aconsejarse sobre el uso de anticonceptivos adecuados a las mujeres premenopáusicas que inicien el tratamiento con bisfosfonatos.

PRUEBAS DE LABORATORIO ESPECIALIZADAS

Dependiendo de la glomerulopatía subyacente pueden ser necesarios estudios adicionales para evaluar causas secundarias (ver tabla 20-2). También puede ser útil realizar estudios adicionales para guiar el tratamiento, al comienzo y durante el seguimiento.

Biomarcadores urinarios

Se ha demostrado que la IgG urinaria (marcador de la selectividad de tamaño glomerular) y la β_2-microglobulina (marcador de la lesión tubulointersticial) son marcadores útiles para el pronóstico. También, se ha comprobado que, en pacientes con NM idiopática y función renal normal, una excreción elevada de α_1- o β_2-microglobulina (fig. 20-2) se asocia con riesgo elevado de presentar ERT (Van der Brand, 2011). Asimismo, se han descrito otros biomarcadores urinarios para la identificación temprana del DRA, como la molécula de lesión renal 1 y la lipocalina asociada con gelatinasa neutrófila. Estos biomarcadores también tienen una correlación elevada con la actividad de la enfermedad clínica en las glomerulopatías. No obstante, aún se debe determinar su valor predictivo en la nefropatía proteinúrica (Maas, 2016; Peters, 2011).

Índice de sensibilidad

El índice de sensibilidad (IS) de la proteinuria se puede utilizar para evaluar los cambios de la permeabilidad glomerular a las proteínas. La pérdida urinaria de proteínas puede ser selectiva (lo que da lugar a pérdida de proteínas de bajo peso molecular, como la albúmina) o no selectiva (con pérdida de proteínas de mayor peso molecular, como inmunoglobulinas). La proteinuria selectiva (IS < 0.2) se ve, principalmente, en pacientes con enfermedad con cambios mínimos y en algunos pacientes con GESF y NM. En pacientes con GESF idiopática, una proteinuria selectiva predice una tasa elevada de remisión espontánea (fig. 20-3) (Deegens, 2005). El IS se calcula dividiendo el aclaramiento de IgG entre el aclaramiento de transferrina (o albúmina):

$$IS = \frac{\text{IgG urinaria} \times \text{transferrina sérica}}{\text{IgG sérica} \times \text{transferrina urinaria}}$$

Otras pruebas

En pacientes con NM, la respuesta al tratamiento puede estar guiada por las mediciones repetidas de los anticuerpos en los pacientes PLA2R positivos.

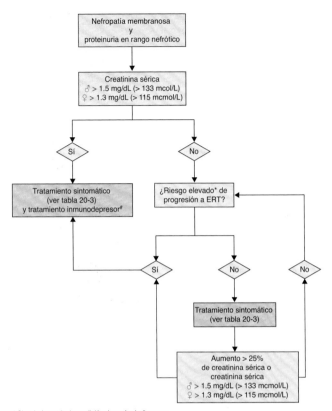

* Si es bajo, repita la medición después de 6 meses.
# Terapia inicial de 6 meses de tratamiento con esteroides y ciclofosfamida.
  Alternativa de 6 meses de inhibidor de calcineurina con esteroides de dosis baja.

FIGURA 20-2 Diagrama de flujo de diagnóstico y tratamiento en nefropatía membranosa. (Adaptada de Hofstra JM, Fervenza FC, Wetzels JF. Treatment of idiopathic membranous nephropathy. *Nat Rev Nephrol.* 2013;9:443-458.)

En la amiloidosis AL se puede seguir la respuesta al tratamiento midiendo las paraproteínas y las cadenas ligeras; en la amiloidosis AA se puede seguir la proteína C reactiva como un índice de inflamación; y en la nefritis lúpica las concentraciones de anticuerpos anti-ADN bicatenario (anti-ADNbc) y los niveles de factor del complemento C3 reflejan la actividad de la enfermedad.

TRATAMIENTO DE LAS GLOMERULOPATÍAS IDIOPÁTICAS

Todos los pacientes con proteinuria en rango nefrótico deben recibir tratamiento antiproteinúrico y sintomático, independiente de la causa subyacente, para controlar las complicaciones del síndrome nefrótico. En pacientes con glomerulopatías idiopáticas se producen remisiones espontáneas y en ocasiones, se puede esperar a que se produzcan. Por otro lado, hay pocos datos de que el tratamiento sintomático induzca la remisión de la proteinuria en rango nefrótico en pacientes con glomeru-

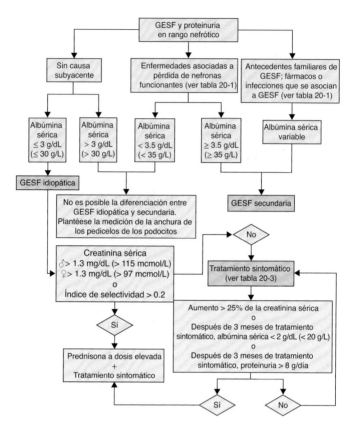

FIGURA 20-3 Diagrama de flujo del diagnóstico y el tratamiento de la glomeruloesclerosis segmentaria y focal idiopática. (Adaptada de Deegens JK, Steenbergen EJ, Wetzels JF. Review on diagnosis and treatment of focal segmental glomeruloesclerosis. *Neth J Med.* 2008;66:3-12).

lopatías idiopáticas o de que prevenga la aparición de ERT. En pacientes con riesgo elevado son necesarios tratamientos específicos de la enfermedad –habitualmente una combinación de fármacos inmunodepresores– para inducir la remisión de la proteinuria.

Nefropatía membranosa

Desde el aspecto histológico, la nefropatía membranosa (NM) se caracteriza por formación de depósitos inmunitarios subepiteliales y engrosamiento de las asas capilares glomerulares. La NM puede ser idiopática o secundaria a otras enfermedades subyacentes (tabla 20-1). El descubrimiento de anticuerpo contra antígenos en los podocitos en el suero de los pacientes con NM ha confirmado que es una enfermedad autoinmune limitada al riñón. Los antígenos identificados son el PLA2R y el dominio de trombospondina tipo 1 que contiene 7A (Beck, 2009; Tomas, 2014).

El desarrollo natural de la nefropatía membranosa es variable. La evolución de los pacientes que nunca han tenido proteinuria en rango nefrótico es buena, con tasas de supervivencia renal próximas a 100% a los 10 años. Por el contrario, casi la mitad de los pacientes con NM y proteinuria en rango nefrótico manifiestan insuficiencia renal. De los pacientes, 30 a 40% entran espontáneamente en remisión. Un porcentaje menor seguirá teniendo proteinuria en rango nefrótico sin progresión a insuficiencia renal.

El tratamiento inmunodepresor debe reservarse para los pacientes con NM idiopática que tienen mayor riesgo de ERT: pacientes con insuficiencia renal establecida (no producida por diuréticos/IECA), personas con proteinuria crónica y grave, y sujetos con concentraciones urinarias elevadas de IgG y β_2-microglobulina (ver fig. 20-2). Los pacientes con niveles altos de anticuerpos PLA2R también tienen menor probabilidad de desarrollar remisión espontánea. La prednisona en monoterapia no es eficaz. Aunque el tratamiento con ciclofosfamida ha demostrado ser efectivo, los efectos secundarios llevan a muchos médicos y pacientes a considerar terapias alternativas. Los inhibidores de la calcineurina (ICN) y el rituximab pueden ser alternativas apropiadas, aunque su eficacia no está demostrada especialmente en pacientes con altos títulos de anticuerpos (Van de Logt, 2018).

Glomeruloesclerosis focal y segmentaria

La glomeruloesclerosis focal y segmentaria (GESF) es un diagnóstico histológico que se caracteriza por lesiones cicatriciales en porciones (segmentos) de algunos (focales) glomérulos, pero no en todos. Además de la forma clásica (GESF inespecífica), recientemente se han definido otras cuatro variantes histológicas (lesión polar de la GESF, GESF colapsante, GESF perihiliar y GESF celular) de acuerdo con las características y la distribución de las lesiones en el glomérulo. Aunque estas variantes se correlacionan en cierto grado con la evolución, no se pueden utilizar para guiar el tratamiento (Deegens, 2008b).

En general, la distinción entre GESF idiopática y secundaria se puede hacer a partir de la historia clínica, las pruebas de laboratorio adicionales y los estudios radiológicos (ver tabla 20-2). La concentración sérica de albúmina aporta mucha información y con frecuencia permite diferenciar entre GESF idiopática, en la que la albúmina sérica tiende a ser baja, y GESF secundaria a respuestas maladaptativas, en la que la albúmina sérica tiende a ser más próxima a la normalidad. En caso de duda, puede ser útil la medición de la anchura de los pedicelos de los podocitos mediante microscopia electrónica (Deegens, 2008a). Las causas secundarias también incluyen mutaciones en proteínas involucradas en el mantenimiento de la función de los podocitos y de la membrana basal glomerular. Deben considerarse mutaciones genéticas subyacentes en los pacientes con antecedentes familiares de enfermedad renal y en adultos jóvenes con GESF resistente a esteroides.

En pacientes con GESF idiopática que consultan con función renal normal y proteinuria selectiva se producen remisiones espontáneas. En pacientes cuyo síndrome nefrótico se puede controlar con tratamiento sintomático, se aconseja esperar al menos 3 meses antes de iniciar el tratamiento inmunodepresor (ver fig. 20-3) (Deegens, 2008b; De Vriese, 2018). El tratamiento inmunodepresor supone la administración de prednisona 1 mg/kg/día (hasta 80 mg/día). Las tasas de remisión completa varían de 30 a 60%. En pacientes con dependencia de los esteroides o con recidivas frecuentes de la GESF idiopática, la combinación de ciclofosfamida con prednisona durante 2 a 3 meses da lugar a remisiones más estables. La CNI con prednisona a dosis bajas es eficaz en pacientes que no responden a los corticoesteroides. Si se produce una remisión, se mantiene la terapia con ICN con ciclosporina durante 1 año y, después, se reduce lentamente para prevenir una recaída. Si no hay remisión, la ciclosporina se debe interrumpir después de 6 meses. Debido al aumento del riesgo de complicaciones, como nefrotoxicidad, los autores desaconsejan el uso de ICN en pacientes con insuficiencia renal moderada o grave.

Enfermedad con cambios mínimos

La ECM se define por la falta de alteraciones glomerulares histológicas distintas al borramiento de los pedicelos de las células epiteliales en el estudio de microscopia electrónica. La mayor parte de los casos son idiopáticos. Se considera que la ECM idiopática (ECMi) es una enfermedad relativamente benigna y, de hecho, la progresión hasta ERT es muy infrecuente. El inicio de insuficiencia renal progresiva habitualmente se asocia con la aparición de lesiones de GESF; en estos casos, se desconoce si esas lesiones reflejan la progresión de la ECMi o si se pasó por alto una GESF en las biopsias previas debido a un error de muestreo. Por otro lado, se ha propuesto que en adultos no tratados, la tasa de remisión espontánea puede ser hasta de 70%, aunque puede tardar hasta 3 años en manifestarse. Por lo tanto, es probable que estos datos estén sesgados porque muchos pacientes necesitan tratamiento para controlar el síndrome nefrótico. Aun así, en los pacientes con una función renal conservada, cuyo síndrome nefrótico puede ser controlado con tratamiento sintomático, los autores aconsejan esperar al menos 3 meses antes de iniciar tratamiento inmunodepresor.

Se aconseja el tratamiento con prednisona 1 mg/kg al día (hasta 80 mg/día) si la albúmina sérica no aumenta progresivamente a ≥ 3.0 g/dL (30 g/L), si se desarrollan complicaciones de síndrome nefrótico, o si la función renal se deteriora (KDIGO, 2012). La dosis inicial se debe administrar durante un mínimo de 4 sem y puede reducirse lentamente durante un periodo de 24 sem una vez que se ha alcanzado la remisión completa.

Cerca de 50% de los pacientes presenta recaídas (Maas, 2017). La primera recaída se puede tratar con un nuevo ciclo de prednisona. En pacientes dependientes de esteroides o con frecuentes recaídas, un ciclo de 8 a 12 sem de ciclofosfamida y prednisona puede inducir remisiones más estables. El tratamiento con ICN y prednisona a dosis baja en pacientes que tienen una recaída después del tratamiento con ciclofosfamida o para pacientes con contraindicaciones a la ciclofosfamida. Las recaídas son frecuentes después de la interrupción de la ICN, y muchos pacientes necesitan tratamiento continuo con ICN para mantener la remisión (Kyrieleis, 2009). Aunque hay poca información disponible, el micofenolato mofetil (MFM) debe ser una alternativa menos nefrotóxica al tratamiento con ICN si se dosifica en forma apropiada (área bajo la curva > 50 mcg/mL) (Gellermann, 2013).

En niños, generalmente se ha considerado que la ECMi es un trastorno benigno, con finalización de las recaídas después de la pubertad. Sin embargo, un número elevado sigue teniendo recaídas hasta la edad adulta. Estos pacientes sufren con frecuencia los efectos adversos del tratamiento inmunodepresor crónico, y puede ser difícil alcanzar el equilibrio entre conseguir la remisión y los efectos adversos del tratamiento. Por lo tanto, se recomienda la referencia a un centro especializado de los pacientes con ECMi que persista hasta la edad adulta. En estos niños con efectos secundarios graves puede considerarse el tratamiento con rituximab, un anticuerpo monoclonal quimérico anti-CD20, para lograr la remisión libre de medicamentos (Ravani, 2016).

Nefropatía por inmunoglobulina A

La nefropatía por IgA se caracteriza por depósitos de IgA en el mesangio glomerular. La mayoría de los pacientes consultan con hematuria (macroscópica o microscópica) o proteinuria no nefrótica. La proteinuria en rango nefrótico es una presentación menos frecuente. Un subgrupo de pacientes con nefropatía por IgA, que consultan con síndrome nefrótico de inicio agudo y función renal conservada, tienen cambios glomerulares mínimos en la biopsia renal. Probablemente estos pacientes tengan, simultáneamente, dos enfermedades glomerulares (es decir, ECM con depósitos de IgA de significado incierto). A estos pacientes se les debe tratar como si tuvieran ECM.

La mayoría de los pacientes con nefropatía por IgA y proteinuria en rango nefrótico tienen una lesión glomerular estructural significativa en la biopsia renal, y disfunción renal progresiva. El tratamiento sintomático, que debe incluir IECA o ARA, puede reducir de forma eficaz la proteinuria y retrasar la progresión hasta ERT. La proteinuria < 0.5-1 g/día durante el seguimiento predice invariablemente una buena evolución (Berthoux, 2011).

En pacientes con TFGe > 50 mL/min por 1.73 m^2 y proteinuria persistente > 1 g/día, a pesar del tratamiento sintomático máximo, se puede ofrecer un ciclo de 6 meses de esteroides (KDIGO, 2012). Este abordaje ha sido puesto en entredicho por resultados obtenidos en el estudio STOP IgAN, que mostraron que la adición de terapia inmunosupresiva al manejo de apoyo intensivo en pacientes con proteinuria persistente $\geq$ 0.75 g/día no modificó la tasa de reducción en la TFGe, incluso a pesar de que las remisiones completas fueron significativamente más altas luego del tratamiento inmunosupresor (Rauen, 2015). Sin embargo, el estudio acumuló resultados de diferentes esquemas inmunosupresores, y no contó con el poder suficiente para detectar un efecto benéfico sobre la TFGe en el subgrupo de pacientes con TFGe > 60 mL/min por 1.73 m^2 tratados con monoterapia con esteroides a dosis altas. De hecho, en este subgrupo la proteinuria disminuyó a < 1 g/día en la mayoría de los pacientes y la tasa de remisión completa fue mucho más alta comparada con los resultados acumulados. Por lo tanto, los autores piensan que el tratamiento con esteroides, como lo recomienda la KDIGO, es aún una opción aceptable.

Recientemente se ha evaluado una nueva fórmula de budesonida (un tipo de corticoesteroide) dirigido específicamente contra la inmunidad en la mucosa intestinal (Fellstrom, 2017). El tratamiento a 9 meses con budesonida redujo significativamente la proteinuria y estabilizó la TFGe en comparación con el placebo, aunque con más efectos secundarios asociados con los corticoesteroides. Para evaluar la eficacia y los efectos secundarios de la budesonida en comparación con la prednisona se requieren más estudios. Datos de un estudio prospectivo indican que los pacientes con enfermedad más avanzada (creatinina sérica 1.5 a 2.8 g/dL; 133 a 250 µmol/L), proteinuria en rango nefrótico y rápido deterioro de la función renal (aumento > 15% de la creatinina sérica en 1 año) se pueden beneficiar del tratamiento con prednisona y ciclofosfamida, seguida por azatioprina (Ballardie, 2002). La utilidad del aceite de pescado en la nefropatía por IgA se desconoce. Podría reducir la inflamación renal y retrasar el deterioro de la función renal, aunque los datos son poco sólidos.

TRATAMIENTO DE LAS GLOMERULOPATÍAS SECUNDARIAS

Las glomerulopatías secundarias son enfermedades en las que se puede establecer la causa subyacente. El tratamiento se debe dirigir principalmente a esa causa (ver tabla 25-1). En todos los pacientes es importante el tratamiento antiproteinúrico para retrasar la progresión de la enfermedad renal.

La diabetes mellitus es la causa secundaria más importante de la proteinuria en rango nefrótico. Un control glucémico estricto, la reducción de la proteinuria y la disminución de la presión arterial son los pilares del tratamiento de la nefropatía diabética, como se describió en el capítulo 13.

Obesidad

En muchos pacientes la GESF es secundaria a hiperfiltración en las nefronas residuales, y los ejemplos típicos son el riñón hipoplásico, la nefropatía por reflujo y la hipertensión crónica. La obesidad (índice de masa corporal [IMC] > 30 kg/m^2) es un factor de riesgo de progresión a ERT en pacientes con nefropatía previa o reducción de la masa renal. Además, los pacientes obesos tienen un mayor riesgo de presentar glomerulopatía relacionada con la obesidad que, en la biopsia renal, se manifiesta por un aumento del tamaño de los glomérulos, con frecuencia con lesiones de GESF. No está clara su fisiopatología, aunque puede incluir hiperfiltración y aumento de la presión venosa renal.

La proteinuria en rango nefrótico es frecuente en la glomerulopatía relacionada con la obesidad pero, al igual que en otras causas de GESF secundaria a respuestas maladaptativas, la albúmina sérica es relativamente normal y no hay edema. La reducción de la proteinuria tiene una correlación importante con el porcentaje de reducción del peso, y pérdidas de peso pequeñas, de 5% o menos, pueden inducir una disminución de la proteinuria ≥ 30% (Morales, 2003). Sin embargo, es difícil mantener la pérdida de peso y muchos pacientes recaen. Los abordajes para la reducción de peso y los resultados de la cirugía bariátrica se describen en el capítulo 4.

Nefritis lúpica

El LES es una enfermedad inflamatoria crónica que puede afectar a muchos órganos. La mayoría de los pacientes son mujeres en edad fértil. El riñón está afectado hasta en 60% de los pacientes. La afectación renal puede producirse en cualquier momento de la evolución de la enfermedad, aunque es más probable que se produzca en el primer año tras el diagnóstico. De acuerdo con los hallazgos de la biopsia renal, la nefritis lúpica se divide en seis clases. Asimismo, puede haber proteinuria en rango nefrótico en pacientes con nefritis lúpica proliferativa focal (clase III), nefritis lúpica proliferativa difusa (clase IV) y nefritis lúpica membranosa (clase V).

La terapia de inducción consiste en una combinación de prednisona con MFM oral o ciclofosfamida intravenosa. Para la terapia de mantenimiento se utiliza MFM o azatioprina. En pacientes afroamericanos, el MFM es superior a la azatioprina. No debe usarse la ciclofosfamida como terapia de mantenimiento, ya que una duración del tratamiento > 3 meses se asocia con un aumento en el riesgo de infertilidad.

La monoterapia con prednisona puede ser suficiente en pacientes con patología de NM del LES pura, sin componente proliferativo. Sin embargo, muchos pacientes necesitan un tratamiento inmunodepresor adicional (p. ej., azatioprina o ciclofosfamida añadida a prednisona), para inducir la remisión y para permitir el uso de una menor dosis de prednisona.

A los pacientes con LES se les debe administrar hidroxicloroquina durante toda la evolución de la enfermedad, independientemente de la gravedad de la misma, y se debe mantener durante la gestación. La hidroxicloroquina puede prevenir los empeoramientos del lupus, aumentar la supervivencia a largo plazo de los pacientes con LES y ayudar a proteger frente a la lesión orgánica irreversible, la trombosis y la osteopenia (Ruiz-Irastorza, 2010). A los pacientes debe estudiarse para detectar toxicidad oftálmica relacionada con la hidroxicloroquina. Se recomienda realizar una exploración ocular inicial en todos los pacientes durante el primer año de uso, seguido de cribado anual después de los 5 años. Está indicado el tamizaje temprano en caso de una dosis diaria > 6.5 mg/kg o una dosis acumulada > 1 000 g y en pacientes con enfermedad retiniana conocida, insuficiencia renal o enfermedad hepática.

Amiloidosis

El síndrome nefrótico es una manifestación frecuente de la amiloidosis renal. Ésta se caracteriza por el depósito patológico de proteínas fibrilares en el riñón. En la amiloidosis AL, un único clon de células plasmáticas malignas produce cadenas ligeras de inmunoglobulinas monoclonales que se acumulan en el glomérulo. Aunque puede haber mieloma múltiple, el clon de células plasmáticas es con frecuencia indetectable en el estudio de la médula ósea. La terapia se dirige a suprimir o eliminar el clon de células plasmáticas. El tratamiento mielosupresor usando rescate con células progenitoras se utiliza en pacientes seleccionados. La enfermedad persistente produce con frecuencia progresión rápida hasta ERT. La amiloidosis AA es una complicación de procesos inflamatorios e infecciosos crónicos. El amiloide AA procede de la proteína del amiloide sérico A, un reactante de fase aguda que se sintetiza en el hígado. El tratamiento del proceso inflamatorio subyacente es la medida más eficaz para inducir la remisión de la proteinuria. El eprodisato, un agente dirigido a la prevención de formación de fibrias, no fue efectivo para retardar el declive en la función renal en la amiloidosis AA (Merlini, 2016).

ADULTO MAYOR CON PROTEINURIA EN RANGO NEFRÓTICO

La nefropatía diabética y la NM son las causas más frecuentes de proteinuria en rango nefrótico en adultos mayores (≥ 65 años). La presentación clínica del síndrome nefrótico no difiere de la de pacientes más jóvenes. Sin embargo, con frecuencia se atribuye erróneamente el edema a insuficiencia cardiaca o insuficiencia venosa de las extremidades inferiores. Por lo tanto, se debe estudiar a los adultos mayores con edema para detectar proteinuria. Las neoplasias malignas son una causa importante de glomerulopatía en adultos mayores. Una neoplasia maligna subyacente se encuentra en 20-25% de los adultos mayores con NM (Deegens y Wetzels, 2007). La remisión de la proteinuria se puede conseguir después del tratamiento del tumor con éxito; pueden transcurrir hasta 18 meses antes de que se vea la resolución de la proteinuria. En adultos mayores con proteinuria en rango nefrótico también está indicado el tratamiento sintomático. Parece que las complicaciones tromboembólicas son más frecuentes en ancianos con NM y síndrome nefrótico que en pacientes más jóvenes. Asimismo, debe seguirse de cerca el tratamiento sintomático porque los adultos mayores tienen mayor propensión a los efectos adversos de los antihipertensivos y los diuréticos. Los inmunodepresores son eficaces en ancianos, aunque los efectos adversos son más frecuentes. Por lo tanto, el tratamiento inmunodepresor se debe adaptar al paciente individual teniendo en cuenta las comorbilidades, la esperanza de vida y las actividades cotidianas.

ESTUDIO DE CASO

Un hombre de 53 años consultó con su médico de atención primaria por náusea, vómito y mareo. No tenía antecedentes médicos de interés, salvo hipertensión y proteinuria en un estudio sistemático de 5 años antes. Sin embargo, no se le administró tratamiento antihipertensivo. En la exploración física, la PA estaba muy elevada, 200/110 mm Hg. La altura era 170 cm y el peso 90 kg (IMC = 31.1 kg/m²). No había edema periférico. El estudio de laboratorio mostró electrolitos séricos normales, creatinina 1.4 mg/dL (124 µmol/L), albúmina 4.0 g/dL (40 g/L), colesterol-LDL 263 mg/dL (6.8 mmol/L) y SI 0.25. La proteinuria era 4.1 g/g de creatinina y la TFGe era 56 (mL/min)/1.73 m². Una ecografía mostró dos riñones de tamaño normal.

La ausencia de hipoalbuminemia y edema, a pesar de la proteinuria en rango nefrótico, era indicativa de un diagnóstico de GESF secundaria a hipertensión u obesidad; así que se pospuso la biopsia renal para esperar a que hiciera efecto el tratamiento sintomático. La PA seguía estando elevada a pesar del tratamiento con IECA y la restricción de sal. El análisis de una muestra de orina de 24 h mostró un escaso cumplimiento de la restricción de sodio en la dieta (la excreción urinaria de sodio era 200 mmol [4.6 g]/día). Por lo tanto, se añadió un diurético tiazídico que produjo una reducción significativa de la PA. Como la PA y la proteinuria no estaban en el objetivo, se añadió un bloqueador de los canales de calcio. A lo largo del año siguiente, la proteinuria disminuyó hasta < 0.2 g/día. La función renal se ha mantenido estable durante un seguimiento de más de 6 años.

ESTUDIO DE CASO

Una mujer de 45 años consultó con su médico porque se sentía cansada desde hacía 3 sem y había observado edema progresivo de las piernas. Tenía antecedentes de hipertensión, tratada correctamente con un betabloqueador. En los antecedentes familiares destacaba una hermana con LES. En la exploración física, la PA era 180/100 mm Hg, el peso 67 kg y la altura 160 cm (el IMC era 26.2 kg/m²). También, había edema con fóvea 2+ en ambas piernas, sin lesiones cutáneas. El estudio de laboratorio mostró electrolitos séricos normales, creatinina 0.9 mg/dL (80 µmol/L), BUN 10 mg/dL (3.6 mmol/L), albúmina 1.8 g/dL (18 g/L) y colesterol-LDL 275 mg/dL (7.12 mmol/L). El análisis de orina mostró proteinuria de 10.8 g/g de creatinina. Los anticuerpos anti-PLA2R fueron positivos. Los estudios adicionales para enfermedad secundaria, incluyendo hepatitis B y C, anticuerpo antinuclear y radiografía de tórax, fueron todos negativos. Por lo tanto, no se realizó biopsia renal y se estableció un diagnóstico de NM. A la paciente se le inició tratamiento con diuréticos y una dieta baja en sodio y reducida en proteínas.

Para evaluar el riesgo de progresión a insuficiencia renal se midió la excreción urinaria de β_2-microglobulina (0.36 mg/10 mmol). Este valor es indicativo de riesgo de progresión bajo, y se inició el tratamiento sintomático con un IECA, una estatina y anticoagulación profiláctica. Como la PA y la proteinuria no estaban en el objetivo, se añadió un antagonista del calcio. La excreción urinaria de β_2-microglobulina se mantuvo baja después de 6 meses de tratamiento. En el año y medio siguiente hubo un aumento progresivo de la albúmina sérica y la proteinuria empezó a disminuir. Dos años después de la presentación, se consiguió una remisión espontánea completa.

Bibliografía y lecturas recomendadas

Ballardie FW, Roberts IS. Controlled prospective trial of prednisolone and cytotoxics in progressive IgA nephropathy. *J Am Soc Nephrol.* 2002;13:142-148.

Beck LH Jr, Bonegio RG, Lambeau G, *et al.* M-type phospholipase A2 receptor as target antigen in idiopathic membranous nephropathy. *N Engl J Med.* 2009;361:11-21.

Berthoux F, Mohey H, Laurent B, *et al.* Predicting the risk for dialysis or death in IgA nephropathy. *J Am Soc Nephrol.* 2011;22:752-761.

Bohm M, Schumacher H, Teo KK, *et al.* Achieved blood pressure and cardiovascular outcomes in high-risk patients: results from ONTARGET and TRANSCEND trials. *Lancet.* 2017;389:2226-2237.

Briot K, Cortet B, Roux C, *et al.* Bone Section of the French Society for Rheumatology (SFR) and Osteoporosis Research and Information Group (GRIO). 2014 update of recommendations on the prevention and treatment of glucocorticoid-induced osteoporosis. *Joint Bone Spine.* 2014;81:493-501.

Buckley L, Guyatt G, Fink HA, *et al.* 2017 American College of Rheumatology Guideline for the prevention and treatment of glucocorticoid-induced osteoporosis. *Arthritis Rheumatol.* 2017;69:1521-1537.

Deegens JK, Assmann KJ, Steenbergen EJ, *et al.* Idiopathic focal segmental glomerulosclerosis: a favourable prognosis in untreated patients? *Neth J Med.* 2005;63:393-398.

Deegens JK, Dijkman HB, Borm GF, *et al.* Podocyte foot process effacement as a diagnostic tool in focal segmental glomerulosclerosis. *Kidney Int.* 2008a;74:1568-1576.

Deegens JK, Steenbergen EJ, Wetzels JF. Review on diagnosis and treatment of focal segmental glomerulosclerosis. *Neth J Med.* 2008b;66:3-12.

Deegens JK, Wetzels JF. Membranous nephropathy in the older adult: epidemiology, diagnosis and management. *Drugs Aging.* 2007;24:717-732.

De Vriese AS, Glassock RJ, Nath KA, *et al.* A proposal for a serology-based approach to membranous nephropathy. *J Am Soc Nephrol.* 2017;28:421-430.

De Vriese AS, Sethi S, Nath KA, *et al.* Differentiating primary, genetic, and secondary FSGS in adults: a clinicopathologic approach. *J Am Soc Nephrol.* 2018;29:759-774.

Fellstrom BC, Barratt J, Cook H, *et al.* Targeted-release budesonide versus placebo in patients with IgA nephropathy (NEFIGAN): a double-blind, randomised, placebo-controlled phase 2b trial. *Lancet.* 2017;389:2117-2127.

Gellermann J, Weber L, Pape L, *et al.* Gesellschaft für Pädiatrische Nephrologie (GPN). Mycophenolate mofetil versus cyclosporin A in children with frequently relapsing nephrotic syndrome. *J Am Soc Nephrol.* 2013;24:1689-1697.

Hofstra JM, Wetzels JF. Should aspirin be used for primary prevention of thrombotic events in patients with membranous nephropathy? *Kidney Int.* 2016;89:981-983.

Kidney Disease: Improving Global Outcomes (KDIGO) Glomerulonephritis Work Group. KDIGO clinical practice guideline for glomerulonephritis. *Kidney Int Suppl.* 2012;2:139-274.

Kyrieleis HA, Lowik MM, Pronk I, *et al.* Long-term outcome of biopsy-proven, frequently relapsing minimal-change nephrotic syndrome in children. *Clin J Am Soc Nephrol.* 2009;4:1593-1600.

Maas RJ, Deegens JK, Beukhof JR, *et al.* The clinical course of minimal change nephrotic syndrome with onset in adulthood or late adolescence: a case series. *Am J Kidney Dis.* 2017;69:637-646.

Maas RJ, van den Brand JA, Waanders F, *et al.* Kidney injury molecule-1 and neutrophil gelatinase-associated lipocalin as prognostic markers in idiopathic membranous nephropathy. *Ann Clin Biochem.* 2016;53:51-57.

Merlini G. *Phase 3 KIACTA Results, 15th International Symposium on Amyloidosis.* Uppsala, Sweden, July 3-7. 2016. Available from http://www.raredr.com/news/5-year-aa-amyloidosis. Accessed June 3, 2018.

Morales E, Valero MA, Leon M, *et al.* Beneficial effects of weight loss in overweight patients with chronic proteinuric nephropathies. *Am J Kidney Dis.* 2003;41: 319-327.

Peters HP, Waanders F, Meijer E, *et al.* High urinary excretion of kidney injury molecule-1 is an independent predictor of end-stage renal disease in patients with IgA nephropathy. *Nephrol Dial Transplant.* 2011;26:3581-3588.

Rauen T, Eitner F, Fitzner C, *et al.* STOP-IgAN Investigators. Intensive supportive care plus immunosuppression in IgA nephropathy. *N Engl J Med.* 2015;373:2225-2236.

Ravani P, Bonanni A, Rossi R, *et al.* Anti-CD20 antibodies for idiopathic nephrotic syndrome in children. *Clin J Am Soc Nephrol.* 2016;11:710-720.

Ruggenenti P, Perna A, Loriga G, *et al.* REIN-2 Study Group. Blood-pressure control for renoprotection in patients with non-diabetic chronic renal disease (REIN-2): multicentre, randomised controlled trial. *Lancet.* 2005;365:939-946.

Ruiz-Irastorza G, Ramos-Casals M, Brito-Zeron P, *et al.* Clinical efficacy and side effects of antimalarials in systemic lupus erythematosus: a systematic review. *Ann Rheum Dis.* 2010;69:20-28.

Tomas NM, Beck LH Jr, Meyer-Schwesinger C, *et al.* Thrombospondin type-1 domain-containing 7A in idiopathic membranous nephropathy. *N Engl J Med.* 2014;371: 2277-2287.

Tonelli M, Wanner C; Kidney Disease: Improving Global Outcomes Lipid Guideline Development Work Group Members. Lipid management in chronic kidney disease: synopsis of the Kidney Disease: Improving Global Outcomes 2013 clinical practice guideline. *Ann Intern Med.* 2014;160:182.

Ulinski T, Leroy S, Dubrel M, *et al.* High serological response to pneumococcal vaccine in nephrotic children at disease onset on high-dose prednisone. *Pediatr Nephrol.* 2008;23:1107-1113.

van den Brand JA, Hofstra JM, Wetzels JF. Low-molecular-weight proteins as prognostic markers in idiopathic membranous nephropathy. *Clin J Am Soc Nephrol.* 2011;6:2846-2853.

van de Logt AE, Dahan K, Rousseau A, *et al.* Immunological remission in PLA2R-antibody-associated membranous nephropathy: cyclophosphamide versus rituximab. *Kidney Int.* 2018;93:1016-1017.

Waldman M, Crew RJ, Valeri A, *et al.* Adult minimal-change disease: clinical characteristics, treatment, and outcomes. *Clin J Am Soc Nephrol.* 2007;2:445-453.

Daño renal agudo

Michael Heung y Lenar Yessayan

El daño renal agudo (DRA) es un síndrome caracterizado por un declive abrupto en la función renal, que puede ser de leve a grave. En la literatura se han empleado varias definiciones de DRA (previamente denominado insuficiencia renal aguda), pero los esfuerzos recientes han resultado en el desarrollo de una definición consensuada y un sistema de estadificación (tabla 21-2) (KDIGO, 2012).

El DRA y la enfermedad renal crónica (ERC) son ahora síndromes bien identificados e interrelacionados. Por un lado, el DRA, incluso con aparente recuperación renal, se asocia con un aumento en el riesgo de ERC futura y enfermedad renal en etapa terminal (ERT). Por otro lado, la ERC es un factor predisponente muy importante para el DRA (Chawla, 2014). Los médicos deben estar al tanto de esta relación bidireccional al tratar a los pacientes con ERC.

El DRA es una complicación común y potencialmente devastadora, que ocurre en alrededor de 20% de los pacientes adultos hospitalizados y tiene tasas de mortalidad hospitalaria que se acercan al 25% (Susantita-phong, 2013).

ABORDAJE AL DIAGNÓSTICO DIFERENCIAL DEL DRA

Un primer paso importante en el manejo del DRA es identificar las causas subyacentes, las cuales pueden a su vez definir el tratamiento. Las causas de DRA pueden dividirse en prerrenales, intrínsecas y posrenales. El DRA prerrenal es resultado de una reducción en la perfusión renal (tabla 21-2). El DRA intrínseco puede ser causado por diversas condiciones que afectan al glomérulo, los túbulos renales, el intersticio o los vasos sanguíneos (tabla 21-3). El DRA posrenal es resultado de obstrucción al flujo de la orina en los uréteres, vía de salida de la vejiga o la uretra. Los estudios clave en el DRA se resumen en la tabla 21-4. Aquí se discutirán algunos de los escenarios de DRA encontrados más comunes.

Necrosis tubular aguda

La necrosis tubular aguda (NTA) se caracteriza por daño agudo y disfunción de las células tubulares, y es la forma más común de DRA intrínseco en pacientes hospitalizados. Por lo tanto, puede ser secundaria a daño isquémico (p. ej., por hipotensión o choque, *bypass* poscardiaco o cirugía aórtica), daño nefrotóxico o daño séptico (con o sin hipotensión franca). Las nefrotoxinas exógenas comúnmente asociadas con el desarrollo de NTA incluyen aminoglucósidos, anfotericina B, cisplatino y medios de radiocontraste. Las nefrotoxinas endógenas incluyen pigmentos como la hemoglobina y la mioglobina (hemólisis y rabdomiólisis) y cadenas ligeras (nefropatía por cilindros del mieloma). En la NTA, la diuresis puede variar de < 500 mL/día hasta

TABLA 21-1 Estadificación de daño renal agudo (DRA) del Kidney Disease Improving Global Outcomes (KDIGO)

Etapa	Creatinina sérica	Diuresis
1	Aumento ≥ 0.3 mg/dL (≥ 26.5 µmol/L), *o* 1.5-1.9 veces el valor basal	< 0.5 mL/kg por h por 6-12 h
2	2.0-2.9 veces el valor basal	< 0.5 mL/kg por h por ≥ 12 h
3	≥ 3.0 veces el valor basal, *o* aumento a ≥ 4.0 mg/dL (≥ 353.6 µmol/L), *o* inicio de terapia de reemplazo renal, *o* en pacientes 18 años, reducción en la TFGe a < 35 mL/min por 1.73 m²	< 0.3 mL/kg por h por ≥ 24 h o anuria por ≥ 12 h

TABLA 21-2 Causas prerrenales de daño renal agudo

Hipovolemia
Pérdidas renales
Pérdidas gastrointestinales
Causas cutáneas
Pérdida de sangre
Pérdida de líquido al tercer espacio
- Daño tisular (p. ej., pancreatitis)
- Hipoalbuminemia (p. ej., síndrome nefrótico)

Disminución del gasto cardiaco
Insuficiencia cardiaca
Embolismo pulmonar
Infarto miocárdico
Síndrome compartimental abdominal

Vasodilatación sistémica
Sepsis
Anafilaxia
Anestésicos
Vasodilatadores

Hipoperfusión local
Obstrucción bilateral de la arteria renal (estenosis, embolismo, trombosis, disección)
Trombosis bilateral de la vena renal

Vasoconstricción arteriolar aferente
Hipercalcemia
Medicamentos (AINE, inhibidores de la calcineurina, agentes de radiocontraste, norepinefrina, anfotericina B)
Síndrome hepatorrenal

Vasodilatación arteriolar eferente
Medicamentos (inhibidores de la enzima convertidora de angiotensina, bloqueadores del receptor de angiotensina)

AINE, antiinflamatorios no esteroides.

	Causas intrínsecas de daño renal agudo

Glomerulares
GN asociada con ANCA
GN anti-MBG
GN por complejos inmunes
Nefritis por lupus
Nefritis tipo lupus (medicamentos: quinidina, metildopa, hidralazina, procainamida)
GN posinfecciosa
GN crioglobulinémica
GN membranoproliferativa
Púrpura de Henoch-Schönlein
Enfermedad de cambios mínimos (medicamentos: AINE, interferón, pamidronato)
Glomeruloesclerosis focal y segmentaria (medicamentos: interferón, pamidronato)

Vasculares
Enfermedad ateroembólica
Microangiopatía trombótica
- PTT, SUH, CID, síndrome HELLP, crisis renal por esclerodermia, hipertensión maligna
- Medicamentos: agentes antiangiogénicos (bevacizumab), inhibidores de la calcineurina, agentes quimioterapéuticos (interferón, gemcitabina, mitomicina C), inhibidores de la agregación plaquetaria (ticlopidina, clopidogrel), interferón, quinina
Vasculitis
- GN asociada con ANCA
- GN anti-GBM
- Medicamentos (+/− ANCA): cocaína (levamisol), hidralazina, infliximab, propiltiouracilo

Tubulares
Isquémica
Otra
- Pigmento hemo (rabdomiólisis, hemólisis intravascular)
- Cristales (ácido úrico, atazanavir, aciclovir, sulfonamidas, quinolona, metotrexato, ácido ascórbico, orlistat, triamtereno, purgantes de fosfato de sodio)
- Medicamentos (vancomicina, aminoglucósidos, polimixinas, tenofovir, amfotericina B, cisplatino, ifosfamida, agentes de radiocontraste), uso de canabinoides sintéticos

Intersticiales
Medicamentos (inhibidores de la bomba de protones, penicilinas, cefalosporinas, AINE, alopurinol, rifampina, mesalamina, sulfonamidas)
Infección (pielonefritis, infección viral)
Enfermedad sistémica (síndrome de Sjögren, sarcoidosis, LES, linfoma, leucemia)

ANCA, anticuerpo anticitoplasma de neutrófilo; GN, glomerulonefritis; MBG, membrana basal glomerular; AINE, antiinflamatorios no esteroideos; PTT, púrpura trombocitopénica trombótica; SUH, síndrome urémico hemolítico; CID, coagulación intravascular diseminada; HELLP, hemólisis, pruebas de función hepática elevada, plaquetas bajas.

valores normales. Los hallazgos diagnósticos comunes incluyen una gravedad específica de la orina < 1.015, osmolalidad de la orina < 450 mOsm/kg (usualmente < 350), y cilindros granulares de color café y células epiteliales tubulares en el análisis del sedimento de la orina. En pacientes oligúricos, uno puede calcular una **excreción fraccional de sodio** (EF_{Na}):

$$\left(EF_{Na} = \left[(NaOrina \times CrPlasma) \Big/ (NaPlasma \times CrOrina) \right] \times 100\% \right)$$

| **TABLA 21-4** | Estudios clave que apuntan a causas específicas de DRA |

Hallazgo de laboratorio	Posible causa de DRA
Tirilla reactiva: positiva para sangre o proteínas	Proceso inflamatorio renal
Proteinuria y tirilla reactiva negativa para proteínas	Nefropatía por cilindros del mieloma
Eritrocitos dismórficos o cilindros	Glomerulonefritis, MAT
Cilindros urinarios de leucocitos o eritrocitos	NIA
Cilindros urinarios granulares o células epiteliales renales	NTA
Cristaluria	Ácido úrico, medicamentos (ver tablas 21-3 y 23-3)
Anemia	Hemorragia, hemólisis
Anemia con formación de rouleaux	Discrasia de células plasmáticas
Eosinofilia	NIA, émbolos de colesterol, vasculitis
Anemia hemolítica microangiopática + trombocitopenia	PTT, SHU, CID
Coagulopatía	Enfermedad hepática, CID, síndrome de anticuerpos antifosfolípidos
Hipercalcemia	Malignidad, nefropatía por cilindros del mieloma, hiperparatiroidismo, enfermedad granulomatosa
Hiperfosfatemia	Rabdomiólisis y SLT; puede estar elevada en otras causas de DRA si la duración es prolongada
Creatinina fosfoquinasa elevada	Rabdomiólisis
Ácido úrico elevado	SLT, nefropatía por ácido úrico
Elevación de la brecha aniónica, brecha osmolar, o ambas	Intoxicación por etilenglicol o metanol
Aumento monoclonal en las inmunoglobulinas séricas o las cadenas ligeras libres	Mieloma, discrasias de células plasmáticas
Anticuerpo antinuclear (ANA)	Enfermedades autoinmunes
Anticuerpos anti-doble cadena anti-dsDNA Ab	Enfermedades autoinmunes, más específicos que los ANA para LES
Anticuerpos anti-Smith (anti-Sm)	Más específicos para LES
Anticuerpo anticitoplasma de neutrófilos (ANCA)	Anticuerpos C-ANCA y anti-PR3 en la GPA, P-ANCA y anti-MPO en poliangitis microscópica
Anticuerpos antimembrana basal glomerular (anti-GBM Ab) elevados	Síndrome de Goodpasture
Complemento bajo	LES, glomerulonefritis posinfecciosa, crioglobulinemia
Crioglobulinas elevadas	Hepatitis C, trastornos linfoproliferativos

MAT, microangiopatía trombótica; NIA, nefritis intersticial alérgica; NTA, necrosis tubular aguda; PTT, púrpura traombocitopénica trombótica; SUH, síndrome urémico hemolítico; CID, coagulación intravascular diseminada; SLT, síndrome de lisis tumoral; GPA, granulomatosis con poliangitis; LES, lupus eritematoso sistémico; PR3, proteinasa 3; MPO, mieloperoxidasa.

La EF_{Na} característica es > 1% y puede ayudar a diferenciar entre NTA y azotemia prerrenal, donde la EF_{Na} es < 1%, puede estar falsamente baja en la NTA secundaria a nefropatía inducida por contraste y en la nefropatía por pigmento (rabdomiólisis, hemólisis) o cuando coexiste hipoperfusión renal grave. Una EF_{Na} elevada no es específica de la NTA y puede observarse en la azotemia prerrenal inducida por diuréticos o en pacientes con ERC. La excreción fraccional de urea (EFU = [(UrOrina × CrPlasma)/(UrPlasma × CrOrina)] × 100%) es más útil que el EF_{Na} durante la terapia con diuréticos. Una EFU < 35% sugiere DRA prerrenal, una EFU > 50% indica NTA.

El tratamiento es específico de la etiología y se realiza principalmente con medidas de apoyo. Por lo tanto, se deben corregir las anormalidades hemodinámicas y suspender los agentes potencialmente nefrotóxicos. En los casos graves puede requerirse diálisis hasta que la función renal se reestablezca. La función renal se recupera habitualmente en 1 a 3 sem a partir del inicio del padecimiento. Sin embargo, algunos pacientes pueden permanecer dependientes de la diálisis hasta por 3 meses o indefinidamente.

Nefritis intersticial aguda

La nefritis intersticial aguda (NIA) se caracteriza por infiltrado leucocitario en el intersticio renal. Ésta se observa en al menos 10% de las biopsias renales con DRA, por lo tanto, su prevalencia seguramente está subestimada. Más a menudo se asocia con el uso de medicamentos y se desarrolla comúnmente de 10 a 14 días tras la exposición al fármaco (o más temprano, si el paciente estuvo previamente expuesto). Otras causas incluyen infecciones, malignidad y padecimientos inmunológicos. Los medicamentos causales más comunes incluyen betalactámicos, sulfonamidas, rifampina, fluoroquinolonas, antagonistas H_2, inhibidores de la bomba de protones, alopurinol y AINE.

El diagnóstico a menudo puede establecerse encontrando una asociación temporal entre el inicio del DRA y el uso de un medicamento causal conocido, o con la resolución del cuadro al suspender un fármaco. Los signos y síntomas son inespecíficos. La tríada clásica de fiebre, exantema y eosinofilia se observa sólo en 5% de los casos. La eosinofiluria no es ni sensible ni específica de NIA, y no debe utilizarse para diagnosticar ni descartar NIA. El examen de orina y el análisis del sedimento pueden mostrar proteinuria (que rara vez excede 2 g/día), glucosuria, leucocitos, cilindros de leucocitos y eritrocitos. La NIA inducida por medicamentos antiinflamatorios no esteroides (AINE) puede presentarse con proteinuria en rango nefrótico. La biopsia se puede considerar cuando el diagnóstico no está claro o cuando el retiro de un fármaco potencialmente causal puede afectar el tratamiento del paciente.

El beneficio de la terapia con corticoesteroides es controversial, puede considerarse en pacientes que no han respondido sólo al retiro de medicamentos. La duración del tratamiento debe ser corta y los esteroides deben reducirse y suspenderse si no se observa respuesta luego de 4 sem de terapia (Raghavan y Eknoyan, 2014).

Síndrome hepatorrenal

El síndrome hepatorrenal (SHR) es una causa funcional de DRA que se presenta en pacientes con enfermedad hepática aguda (hepatitis aguda, insuficiencia hepática fulminante) o en pacientes con cirrosis avanzada e hipertensión portal. El SHR se asocia con un mal pronóstico: no tratado, el tipo 1 (caracterizado por un rápido declive de la función renal) se relaciona con una mortalidad > 90% a los 3 meses; y el tipo 2 (caracterizado por ascitis refractaria y un declive más lento de la función renal) se asocia con una mortalidad de 30% a los 3 meses y 60% a 1 año.

La fisiología del SHR se caracteriza con vasodilatación esplácnica que resulta en una reducción en la resistencia vascular total a pesar de la vasoconstricción periférica, la activación de los sistemas renina-angiotensina y nervioso simpático, y elevación en el gasto cardiaco. La vasoconstricción renal intensa resulta en una reducción de la TFG. Los factores precipitantes incluyen infecciones bacterianas, hemorragia gastrointestinal o una paracentesis de volumen grande. Ocasionalmente, no puede identificarse un factor precipitante claro.

El SHR es un diagnóstico de exclusión. El SHR se asocia con oliguria y un sedimento urinario suave. Sin embargo, el estado no oligúrico o el sedimento urinario activo (sangre o proteínas) no excluyen el diagnóstico de SHR. Los criterios diagnósticos de SHR han sido revisados recientemente para incluir las definiciones de DRA de la KDIGO, y retirar un valor de corte fijo de la creatinina sérica (tabla 21-5).

El tratamiento ideal del SHR es el trasplante hepático. La terapia médica debe incluir albúmina (1 g/kg al día), vasopresores intravenosos (norepinefrina o vasopresina) en pacientes en estado crítico, y ya sea terlipresina (no disponible en Estados Unidos) o una combinación de midodrina y octeótrido en pacientes que no están en estado crítico. En personas con trastorno renal grave que son candidatos a trasplante o se espera que sobrevivan a un daño hepático agudo se debe considerar la diálisis.

Síndrome compartimental abdominal

El síndrome compartimental abdominal (SCA) se caracteriza por un aumento sostenido en la presión intraabdominal > 20 mm Hg con disfunción

TABLA 21-5	**Criterios diagnósticos de daño renal agudo (DRA) tipo síndrome hepatorrenal (SHR) en pacientes con cirrosis de acuerdo con las recomendaciones revisadas del International Club of Ascites**

- Diagnóstico de cirrosis y ascitis
- Diagnóstico de DRA de acuerdo con los criterios de DRA del ICA:
  Aumento en la creatinina sérica ≥ 0.3 mg/dL (≥ 26.5 μmol/L) en las primeras 48 h; o,
  Aumento de porcentaje en la creatinina ≥ 50% del basal, que se sabe, o se supone, que ha ocurrido en los 7 días previos
- Falta de respuesta luego de 2 días consecutivos del retiro de los diuréticos y expansión del volumen plasmático con albúmina de 1 g/kg de peso corporal
- Ausencia de choque
- Sin uso concurrente o reciente de medicamentos nefrotóxicos (AINE, aminoglucósidos, medio de contraste de yodo, etc.)
- Ausencia de signos macroscópicos de daño estructural renal, definido como:
  Ausencia de proteinuria (> 500 mg/día)
  Ausencia de microhematuria (> 50 eritrocitos por campo de alto poder)
  Hallazgos normales en la ultrasonografía renal

ICA, International Club of Ascites; AINE, antiinflamatorios no esteroides.

orgánica de nueva aparición. El DRA es resultado de una disminución en la presión de perfusión renal como resultado de un incremento en la presión venosa renal y congestión, reducción del gasto cardiaco y vasoconstricción renal. Las causas comunes del SCA incluyen hemorragia intraabdominal o retroperitoneal, pancreatitis, reanimación masiva con líquidos, laparoscopia y neumoperitoneo, e íleo paralítico. En pacientes en estado crítico, la incidencia de SCA puede ser tan alta como 12%. Los signos tempranos incluyen abdomen tenso, oliguria, elevación de las presiones en las vías respiratorias y dificultad para la ventilación.

La presión intraabdominal se puede estimar mediante varias formas. La presión vesical, utilizando una sonda, es el método más comúnmente utilizado. La medición se obtiene con el paciente en posición supina, y al final de la espiración y en ausencia de contracciones abdominales. De forma similar a otros estados con hipoperfusión renal, la EF_{Na} es baja en el SCA.

El manejo es con medidas de apoyo e incluye descompresión quirúrgica cuando es apropiado. Se requiere descompresión gastrointestinal si el SCA es causado por distensión intestinal. En pacientes con ascitis tensa puede requerirse paracentesis. Asimismo, puede solicitarse sedación y parálisis química (en pacientes con ventilación mecánica) para relajar los músculos abdominales y mantener una ventilación adecuada.

Obstrucción de vías urinarias

La obstrucción al flujo de orina puede darse a cualquier nivel en las vías urinarias; puede ser secundaria a obstrucción del tubo de salida de la vejiga (crecimiento prostático, fibrosis uretral), obstrucción ureteral bilateral (cálculos, masas en la vejiga, fibrosis retroperitoneal) u obstrucción ureteral unilateral en pacientes con un solo riñón funcional. La obstrucción también puede ser precipitada por alteración funcional en la vejiga causada por medicamentos (p. ej., narcóticos o agentes anticolinérgicos).

El ultrasonido es la técnica de imagen más comúnmente utilizada para diagnosticar nefropatía obstructiva. Los hallazgos incluyen dilatación de los ureteros y los sistemas pelvicaliceales. Por lo tanto, se pueden observar resultados falsos positivos en condiciones asociadas con dilatación pelvicaliceal crónica. La presencia de chorros urinarios ureterales en las imágenes con Doppler de la vejiga sugiere dilatación no obstructiva de estos sistemas (falsos positivos). Asimismo, se pueden observar resultados falsos negativos en casos de obstrucción aguda (< 24 horas), tasas bajas de flujo urinario (depleción de volumen grave o insuficiencia renal), o cuando los ureteros están atrapados por masas o tejido fibroso. La sensibilidad del ultrasonido para el diagnóstico de obstrucción puede mejorar midiendo el índice resistivo con ultrasonido Doppler a color. Un índice resistivo mayor de 0.7 refleja aumento en la resistencia vascular en la obstrucción, y discrimina de forma eficaz entre riñones obstruidos y no obstruidos.

La obstrucción de vías urinarias bajas (tubo de salida de la vejiga) se trata insertando una sonda uretral, y si ésta no pasa, colocando un catéter suprapúbico. La obstrucción de vías urinarias superiores se trata mediante la colocación de tubos de nefrostomía o la colocación de *stents* ureterales durante una cistoscopia. La nefrostomía percutánea es, en general, el tratamiento de urgencia apropiado de la obstrucción de vías urinarias superiores en el contexto de DRA. Luego de aliviar la obstrucción, el sitio exacto y la causa de la lesión obstructiva determinarán el abordaje hacia una terapia definitiva.

INFORMACIÓN PRONÓSTICA

Una vez que se ha identificado el DRA, es importante evaluar el pronóstico renal. ¿El DRA será rápidamente reversible o empeorará progresivamente? Hay varios factores que pueden ayudar a responder esta pregunta:

Criterios de estadificación y contexto clínico

La gravedad del DRA, definida de acuerdo con criterios de estadificación, se correlaciona con la mortalidad a corto y largo plazos. En un estudio multicéntrico prospectivo, el riesgo de mortalidad a 90 días estratificado de acuerdo con la etapa de la KDIGO fue de 17% en pacientes sin DRA, 20% para el DRA en etapa 1, 34% para la etapa 2 y 39% para la etapa 3 (Nisula, 2013). Otros factores con un impacto adverso sobre el DRA incluyen riesgo de rehospitalización aumentado (Bedford, 2014), desarrollar ERC (siete veces el riesgo) (Rimes-Stigare, 2015; Thakar, 2011) y progresión a ERT (22 veces el riesgo) (Ishani, 2009; Rimes-Stigare, 2015). En los pacientes en estado crítico (en la unidad de cuidados intensivos), la tasa de mortalidad con DRA grave que requieren diálisis aguda, es aproximadamente 50% (Hoste y Schurgers, 2008).

Oliguria

La oliguria ha sido utilizada como un biomarcador de daño renal durante siglos (Heberden, 1818). La medición de la diuresis ha sido incorporada en las definiciones de consenso recientes de DRA (tabla 21-1). En la definición de la KDIGO, una diuresis de menos de 0.5 mL/kg por h durante un periodo de al menos 6 h es una alternativa a la elevación de la creatinina para definir la etapa más temprana de DRA. La oliguria no siempre indica daño al tejido renal, puede ser secundaria a una reducción en la TFG (con o sin daño tubular), aumento en la reabsorción tubular (liberación osmótica y no osmótica de ADH) o por obstrucción. La oliguria profunda (< 0.3 mL/kg por h) indica una reducción en la TFG, a menos que la causa sea una obstrucción urinaria.

La oliguria en presencia de biomarcadores de daño renal usualmente indica una forma más grave de DRA. En estudios observacionales de NTA se reporta un pico más alto en la concentración de creatinina sérica (Anderson, 1977), y riesgo más alto de diálisis y mortalidad (Mandelbaum, 2013; Oh, 2013; Wald, 2006) en la NTA oligúrica en comparación con la no oligúrica.

Prueba de reto con furosemida

La furosemida, un diurético de asa, llega al espacio urinario a través de secreción activa en el túbulo proximal. Por lo tanto, se puede utilizar la diuresis en respuesta al reto con furosemida para diferenciar entre alteración en la función tubular y DRA funcional que ocurre en respuesta a un estímulo osmótico o hemodinámico. En pacientes con DRA temprano, un volumen urinario < 200 mL en las primeras 2 h luego de la administración de 1.0 a 1.5 mg/kg de furosemida ha demostrado predecir la progresión a etapa 3 de KDIGO, con una sensibilidad de 87% y una especificidad de 84% (Chawla, 2013). En un análisis secundario del estudio, el reto con furosemida superó el desempeño de biomarcadores de daño tubular renal para predecir la progresión del DRA, la necesidad de terapia de reemplazo renal y la mortalidad intra-hospitalaria (Koyner, 2015).

MOMENTO DE INICIO DE LA TERAPIA DE REEMPLAZO RENAL

El primer paso en el manejo del DRA es identificar y tratar los factores potenciales que contribuyan al problema. Más allá de esto, no existen terapias médicas demostradas para revertir el DRA establecido y el manejo de estos pacientes es de apoyo principalmente. En casos graves, esto puede incluir el inicio agudo de la diálisis. La decisión de iniciar diálisis en el DRA es clara cuando existen complicaciones que ponen en peligro la vida, como la hiperpotasemia grave, acidemia, edema pulmonar o complicaciones urémicas. El momento óptimo para iniciar la diálisis en el DRA está menos claro cuando estos factores no están presentes o no son graves.

Varios estudios unicéntricos controlados en pacientes de cirugía cardiaca y estudios observacionales de cohorte en la UCI han sugerido un beneficio en la mortalidad con la diálisis "temprana". Estos estudios varían ampliamente en su definición de diálisis "temprana", y a menudo incluyen puntos de corte arbitrarios de creatinina sérica, urea, diuresis, tiempo desde el ingreso al hospital y duración del DRA para definir diálisis "temprana".

Dos estudios prospectivos aleatorizados controlados evaluaron el impacto del inicio de la diálisis temprana, pero difirieron en sus conclusiones. Un estudio unicéntrico, el estudio Early vs. late initiation of renal replacement therapy in critically Ill patients with acute kidney injury (ELAIN) (Zarbock, 2016), mostró una mayor sobrevivencia durante los primeros 90 días en sujetos tratados con diálisis temprana, mientras que el estudio multicéntrico Artificial Kidney Initiation in Kidney Injury (AKIKI) (Gaudry, 2016) no mostró beneficio en la sobrevivencia con la diálisis temprana. Es importante destacar que los dos estudios difirieron significativamente en sus definiciones de diálisis "temprana" y "retardada" (tabla 21-6). Además, en ambos estudios una proporción significativa de los pacientes aleatorizados a diálisis tardía al final no requirieron diálisis (9% en el estudio ELAIN y 49% en el estudio AKIKI). En la actualidad, la evidencia para recomendar el inicio temprano de la diálisis en el DRA es inadecuada. Los autores esperan que los resultados de estudios aleatorizados que se están llevando a cabo proporcionen datos que ayuden a resolver este debate.

PREVENCIÓN DEL RIESGO DE DRA Y COMPLICACIONES RELACIONADAS

Por falta de terapias eficaces para el DRA no inmunológico (p. ej., NTA) establecido, se debe poner especial atención en la prevención. En la prevención primaria, las intervenciones están diseñadas para prevenir el desarrollo de DRA. En la prevención secundaria, en los pacientes que ya tienen DRA, las metas incluyen prevenir el empeoramiento, evitar complicaciones tardías e impedir la recurrencia del DRA. Asimismo, es importante destacar que las agresiones iatrogénicas pueden desempeñar un papel muy importante en el desarrollo o empeoramiento del DRA, y estudios han sugerido que una proporción significativa (hasta 20 a 40%) de los casos de DRA adquiridos en el hospital pueden haber sido prevenibles (Aitken, 2013; Fuhrman y Kellum, 2017).

	Comparación entre los estudios clínicos aleatorizados ELAIN y AKIKI analizando el momento de inicio de la terapia de reemplazo renal en pacientes con daño renal agudo

	Estudio ELAIN ($N = 231$) (Zarbock, 2016)	Estudio AKIKI ($N = 620$) (Gaudry, 2016)
Centros	1	31
Criterios de inclusión		
Etapa de DRA	KDIGO etapa 2	KDIGO etapa 3
Otros criterios	Al menos 1 de: <ul><li>Septicemia grave</li><li>Tratamiento con vasopresores</li><li>Sobrecarga de líquido refractaria</li><li>Puntaje SOFA ≥ 2</li></ul>	Al menos 1 de: <ul><li>Ventilación mecánica</li><li>Tratamiento con vasopresores</li></ul>
Biomarcador	NGAL en suero >150 ng/mL	Ninguno
Desencadenantes de diálisis		
Definición de grupo temprano	En las primeras 8 h de etapa 2 de KDIGO	En las primeras 6 h de etapa 3 de KDIGO
Definición de grupo retardado	12 h después de progresar a DRA etapa 3 de KDIGO *o* cualquiera de los siguientes desencadenantes de diálisis: <ul><li>BUN > 100 mg/dL</li><li>K > 6 mEq/L (o ambos en el ECG)</li><li>Mg > 4 mmol/L</li><li>Orina < 200 mL/24 h</li><li>Edema de órgano a pesar de los diuréticos</li></ul>	Cualquiera de los siguientes desencadenantes de diálisis: <ul><li>BUN > 112 mg/dL</li><li>K > 6 mEq/L (o 5.5 con tratamiento)</li><li>pH < 7.15 (metabólica pura o mixta)</li><li>Edema pulmonar con FiO_2 > 0.5 o O_2 > 5 L/min *u* oligo/anuria > 72 h</li></ul>
Resultados		
Mortalidad a 90 días (temprano *vs.* retardado)	39.3% *vs.* 54.7% ($p = 0.03$)	48.5% *vs.* 49.7% ($p = 0.79$)
Porcentaje de pacientes que requirieron diálisis en el grupo retardado	90.8%	51.0%

NGAL, lipocalina de neutrófilos asociada a gelatinasa; BUN, nitrógeno de la urea en sangre; K, potasio; KDIGO, Kidney Disease: Improving Global Outcomes; Mg, magnesio; SOFA, evaluación secuencial de daño orgánico.

Es importante identificar a los pacientes con riesgo alto de DRA para guiar las medidas preventivas, así como para educar a los pacientes y obtener un consentimiento informado completo. Se han desarrollado puntajes de predicción de riesgo de DRA para varias situaciones clínicas diferentes, aunque han tenido una validación externa limitada y por lo tanto no han sido ampliamente adoptadas. Aun así, existen varios factores de riesgo bien establecidos para DRA de los cuales los médicos deben estar al tanto (tabla 21-7). Además, existen algunos escenarios clínicos comunes y específicos que son particularmente susceptibles a las medidas preventivas.

TABLA 21-7	Factores de riesgo establecidos para daño renal agudo

Enfermedad renal crónica preexistente
Edad avanzada
Insuficiencia cardiaca congestiva
Diabetes mellitus
Proteinuria
Cirugía de urgencia (comparada con la cirugía electiva)
Antecedente previo de DRA

Cirugía cardiaca

Éste es uno de los contextos más estudiados en la investigación sobre la prevención del DRA. El DRA complica alrededor de 24% de los casos de cirugía cardiaca y es un factor pronóstico negativo significativo (Fuhrman y Kellum, 2017). La fisiopatología del DRA relacionado con cirugía cardiaca incluye isquemia por *bypass* cardiopulmonar, y esto es influenciado por la saturación de oxígeno en la sangre y por la capacidad de transporte de oxígeno (p. ej., hemoglobina y hemodilución). Factores adicionales incluyen la presencia de nefrotoxinas endógenas, y la hemoglobinuria por hemólisis y la mioglobinuria por rabdomiólisis, y ateroémbolos que pueden desprenderse durante la manipulación vascular. La inflamación es cada vez más reconocida como un factor patogénico, la cual puede desarrollarse por la exposición a la máquina de *bypass* cardiopulmonar o por transfusiones.

A pesar de investigación extensa en el área, actualmente no existen terapias farmacológicas demostradas para la prevención del DRA relacionado con cirugía cardiaca. Los estudios clínicos han evaluado una gran variedad de agentes, incluyendo dopamina, diuréticos de asa, N-acetilcisteína, fenoldopam y el péptido natriurético auricular. Adicionalmente, se ha comparado a la cirugía cardiaca sin necesidad de bomba con el abordaje tradicional con bomba. Desafortunadamente, ninguna de estas intervenciones ha demostrado ser benéfica en la reducción del riesgo de DRA.

En este aspecto, se ha encontrado que los abordajes basados en protocolo son benéficos para reducir el riesgo de DRA relacionado con cirugía cardiaca (Meersch, 2017). De forma interesante, estudios sugieren que contar con un abordaje protocolizado (*vs.* uno no protocolizado) parece benéfico sin importar las metas específicas del protocolo (Brienza, 2009). Estos protocolos generalmente se enfocan en los siguientes elementos:

Optimización hemodinámica

Generalmente se recomienda mantener la presión arterial para una adecuada perfusión renal. Aunque no existe evidencia sólida a este respecto, una meta habitual en cuanto a la presión arterial media es > 65 mm Hg. El uso de vasopresores puede ser necesario.

Optimización del volumen intravascular

La depleción de volumen (p. ej., estado prerrenal) y la sobrecarga de volumen (p. ej., insuficiencia cardiaca congestiva descompensada) pueden aumentar el riesgo de DRA en el contexto perioperatorio. También se ha implicado a la sobrecarga de líquido perioperatoria en la congestión venosa renal y el riesgo de DRA.

Reducción del riesgo preoperatorio de daño renal

Los pacientes con cirugía cardiaca por lo general necesitarán cateterización cardiaca preoperatoria con exposición a medio de contraste nefrotóxico. Asimismo, se aconseja permitir que pase tiempo entre la exposición al contraste y la cirugía (> 48 h) siempre que sea posible. Otras consideraciones incluyen suspender los inhibidores de la enzima convertidora de angiotensina y los bloqueadores del receptor de angiotensina en el preoperatorio.

Limitar la exposición posoperatoria a agentes nefrotóxicos

Algunos ejemplos incluyen el uso rutinario de AINE para el manejo del dolor posoperatorio, la administración profiláctica de antibióticos nefrotóxicos como los aminoglucósidos y los estudios de imagen con medio de contraste de yodo.

Observación cuidadosa

La vigilancia de la diuresis en los periodos intra y posoperatorio puede ayudar a identificar a los pacientes que están desarrollando DRA antes de las pruebas de laboratorio de rutina, y puede ayudar a guiar las intervenciones en una etapa más temprana.

Exposición a contraste de yodo (tomografía computarizada o angiografía)

Al igual que con la cirugía cardiaca, se ha realizado mucha investigación a fin de prevenir el DRA relacionado con el medio de contraste. En general, el riesgo de DRA parece haber disminuido con la transición de los medios de contraste hiperosmolares a medios más isoosmolares, y estudios recientes sugieren que el riesgo de DRA relacionado con el medio de contraste es bastante bajo en pacientes con una función renal normal o moderadamente disminuida (TFGe > 30 mL/min).

El abordaje más demostrado para reducir el riesgo de DRA relacionado con el medio de contraste es la administración de líquidos, lo que presumiblemente acelera el tránsito del contraste a través de la nefrona y por lo tanto reduce la toxicidad celular. Sin embargo, sigue la controversia en esta área, ya que un estudio reciente no demostró beneficio con la administración profiláctica de líquido (Nijssen, 2017). Asimismo, se debe tener cuidado al prescribir la administración rápida de líquido a pacientes con insuficiencia cardiaca congestiva o una sobrecarga de líquido existente. No existe consenso acerca del esquema de hidratación, pero las guías generalmente sugieren administrar un líquido isotónico al menos 1 h antes de la exposición al contraste, y continuar durante 3 a 6 h después de la exposición (KDIGO, 2012).

Otro abordaje eficaz es minimizar la cantidad de contraste utilizado. Para la cateterización cardiaca, esto puede lograrse evitando un ventriculograma izquierdo, utilizando imagenología en dos planos y realizando sólo cateterización selectiva. Para los estudios con TC, con los pacientes de alto riesgo, se debe tener una discusión con el departamento de radiología para determinar qué tan necesario es el contraste para resolver el dilema clínico. Es importante destacar que la presencia de ERC no impide automáticamente un procedimiento necesario que involucre medio de contraste. Por ejemplo, la enfermedad cardiovascular es la principal causa de muerte en pacientes con ERC, y esta población parece beneficiarse con intervenciones coronarias percutáneas. Sin embargo, los estudios han encontrado que los pacientes con ERC con síndrome coronario agudo tienen menor probabilidad de ser sometidos a una intervención, en comparación con los pacientes sin ER.

Prevención secundaria

En algunos casos puede no ser posible la prevención primaria, por ejemplo, en los pacientes que se presentan con DRA adquirido en la comunidad. Sin embargo, en estos casos, la prevención secundaria puede tener una función para evitar el empeoramiento del DRA y las complicaciones derivadas. Un paso importante para limitar la extensión del DRA es una revisión cuidadosa de los medicamentos con el fin de limitar la expansión de posibles exposiciones nefrotóxicas, así como ajustar apropiadamente la dosis de fármacos en el contexto de una alteración renal que está evolucionando. Medidas adicionales incluyen la vigilancia cercana de la función renal (creatinina sérica y diuresis), la optimización del estado hemodinámico y de volumen, y evitar la hiperglucemia. Estudios han demostrado que la implementación de estas medidas "en paquete" puede ser eficaces para prevenir un DRA más grave (Meersch, 2017).

Los pacientes que sobreviven a un episodio de DRA siguen teniendo un riesgo de complicaciones alto. Un estudio encontró que, en pacientes que se recuperaron de un DRA que requirió diálisis, el seguimiento nefrológico temprano poshospitalización se asoció con una menor mortalidad por cualquier causa (Harel, 2013). Aunque este hallazgo debe ser confirmado, los pacientes con DRA están claramente en riesgo de desenlaces renales adversos, como el desarrollo de ERC e incluso ERT. Por lo tanto, es importante el seguimiento cuidadoso de estos pacientes para vigilar la función renal e implementar las terapias apropiadas para retrasar la progresión de la ERC (Silver, 2015). Adicionalmente, quienes sobreviven a un DRA parecen tener un mayor riesgo de complicaciones cardiovasculares (Go, 2018).

CONSULTA CON NEFROLOGÍA

El DRA es algo que ocurre muy comúnmente en los pacientes hospitalizados. La mayoría de los pacientes con DRA en etapa leve (etapa 1), las etiologías comunes incluyen depleción de volumen (prerrenal) y daño mediado por toxinas (p. ej., medio de contraste de yodo, medicamentos, mioglobina por rabdomiólisis). En la mayoría de estos casos, los pacientes responderán a las medidas de apoyo y no requerirán un abordaje adicional. Sin embargo, los médicos deben estar vigilantes en los casos donde pueda requerirse una evaluación adicional, incluyendo interconsulta con el servicio de nefrología.

Etiología incierta del DRA

En ausencia de una causa evidente de DAR, o si se han descartado las causas evidentes (p. ej., falta de respuesta al reto con líquido), esto amerita mayor investigación, especialmente si la función renal continúa deteriorándose. El abordaje inicial debe incluir un examen general de orina y un ultrasonido renal. Los hallazgos en el examen de orina, como se ha descrito en este capítulo realizan un papel muy importante en delinear los diagnósticos diferenciales relevantes y dirigir el abordaje subsecuente. El ultrasonido renal puede ayudar a evaluar la cronicidad de la insuficiencia renal, si es que ésta se desconoce, y también ayuda a descartar un proceso obstructivo. La interconsulta con nefrología puede ayudar a completar el abordaje basado en estas pruebas iniciales, incluyendo casos en los que puede estar indicada una biopsia de riñón.

Sospecha de glomerulonefritis

La presencia de los hallazgos característicos del síndrome nefrítico (hipertensión, hematuria y proteinuria, DRA) ameritan una consulta urgente con nefrología para un abordaje expedito. En los casos graves (p. ej., el síndrome de glomerulonefritis progresiva rápida), la intervención oportuna puede conservar el órgano e incluso salvar la vida. Aunque las pruebas serológicas (p. ej., para lupus eritematoso sistémico, vasculitis asociada con ANCA o enfermedad antimembrana basal glomerular) pueden ser informativas, el estándar de oro para el diagnóstico, es la biopsia renal, la cual proporciona información adicional importante, como la gravedad de la enfermedad y el pronóstico renal (p. ej., el grado de cicatrización observado).

DRA moderado a grave

En los pacientes que presentan DRA etapa 2 o 3 se debe considerar consultar con nefrología. En estos casos se requiere una revisión cuidadosa de factores que pueden contribuir potencialmente al problema, con el fin de limitar cualquier daño renal e idealmente facilitar la recuperación de la función renal antes de que se requiera terapia de reemplazo renal. En pacientes con riesgo alto de progresar hacia la necesidad de terapia de restitución renal, la consulta temprana puede permitir una educación y consejo apropiados para el paciente, y puede también evitar la necesidad de iniciar diálisis aguda en una situación de urgencia.

Medidas preventivas

Ésta es, quizá, la forma menos utilizada de consulta, y sin embargo puede ser la más eficaz. A menudo se consulta a los nefrólogos después de que ya se ha desarrollado DRA, cuando las intervenciones para detener la evolución de la enfermedad son mucho más limitadas. En situaciones con riesgo alto de agresión nefrotóxica anticipada, la consulta con el especialista puede ayudar a informarse sobre las medidas óptimas con el fin de prevenir el DRA. Algunos ejemplos incluyen a pacientes con ERC avanzada que serán tratados con cateterización cardiaca o cirugía cardiovascular electiva. Como mínimo, una consulta pre-DRA puede ayudar a proporcionar un consentimiento informado completo para los pacientes y a prepararlos para potenciales complicaciones.

EDUCACIÓN DEL PACIENTE Y FAMILIARES

Considerando lo frecuentemente que puede ocurrir el DRA y lo grave que pueden ser sus consecuencias, los médicos deben sentirse cómodos aconsejando al paciente y a sus familiares sobre las expectativas con este síndrome. Aquí se discuten algunas de las preguntas más comúnmente expresadas por los pacientes con DRA grave que puede requerir diálisis aguda:

¿Qué hace la diálisis? ¿La diálisis le ayuda a los riñones?

La diálisis, también conocida como terapia de reemplazo renal, ayuda a realizar algunas de las funciones clave de los riñones, como son el aclaramiento de solutos, la homeostasia de electrolitos y el equilibrio ácido-base, y el de líquido. Sin embargo, la diálisis (hemodiálisis o diálisis peritoneal) no promueve directamente la recuperación de los riñones (excepto quizá mejorando la congestión vascular mediante la extracción de líquido). Como tal, la diálisis debe considerarse como un tratamiento de apoyo.

¿El paciente necesitará estar en diálisis permanentemente?
¿Cuál es la probabilidad de recuperación?

En general, la expectativa con el inicio de la diálisis aguda debe ser la de la recuperación eventual de la función renal, y la gran mayoría de los pacientes con DRA con función renal basal normal serán capaces de terminar con la diálisis. Sin embargo, hay varios factores a considerar. Una peor ERC basal se asocia con una menor probabilidad de recuperación. El restablecimiento es más lento a mayor edad, presumiblemente debido a una menor reserva de la función renal. Una mayor duración del DRA se correlaciona con una menor probabilidad de recuperación. Aun así, la recuperación puede presentarse semanas o meses después de la agresión inicial, e incluso después del alta hospitalaria (Pajewski, 2018). La probabilidad de recuperación puede ser menor en presencia de ciertas comorbilidades, particularmente insuficiencia cardiaca congestiva e insuficiencia hepática con hipertensión portal.

¿Hay algo que se pueda hacer para promover la recuperación del riñón?

Desafortunadamente, no existen terapias médicas probadas para revertir un DRA grave establecido.

¿Cuáles son los riesgos de la diálisis? ¿Es dolorosa?

La inserción del catéter de diálisis es ligeramente incómoda, y tiene el riesgo de dañar órganos internos y causar sangrado, así como riesgo subsecuente de infección. La diálisis en sí misma típicamente no se asocia con síntomas graves. Las complicaciones de la diálisis incluyen inestabilidad hemodinámica, como hipotensión, y menos comúnmente arritmias cardiacas.

¿Qué sucederá si el paciente elige no someterse a la diálisis?
¿O si decide suspender la diálisis más adelante?

Si no hay recuperación renal, los pacientes con DRA grave tendrán uremia progresiva y otras anormalidades bioquímicas (p. ej., hiperpotasemia, acidosis metabólica) que al final pueden causar la muerte. Si se elige un abordaje para proporcionar comodidad al paciente, los síntomas (como dolor, náusea e incluso la falta de aliento) pueden, de forma habitual, manejarse médicamente. En este caso, ayuda involucrar a un equipo de cuidados paliativos.

Bibliografía y lecturas recomendadas

Aitken E, Carruthers C, Gall L, *et al.* Acute kidney injury: outcomes and quality of care. *QJM.* 2013;106:323-332.

Anderson RJ, Linas SL, Berns AS, *et al.* Nonoliguric acute renal failure. *N Engl J Med.* 1977;296:1134-1138.

Bedford M, Stevens PE, Wheeler TW, *et al.* What is the real impact of acute kidney injury? *BMC Nephrol.* 2014;15:95.

Brienza N, Giglio MT, Marucci M, *et al.* Does perioperative hemodynamic optimization protect renal function in surgical patients? A meta-analytic study. *Crit Care Med.* 2009;37:2079-2090.

Chawla LS, Davison DL, Brasha-Mitchell E, *et al.* Development and standardization of a furosemide stress test to predict the severity of acute kidney injury. *Crit Care.* 2013;17:R207.

Chawla LS, Eggers PW, Star RA, *et al.* Acute kidney injury and chronic kidney disease as interconnected syndromes. *N Engl J Med.* 2014;371:58-66.

Fuhrman DY, Kellum JA. Epidemiology and pathophysiology of cardiac surgery-associated acute kidney injury. *Curr Opin Anaesthesiol.* 2017;30:60-65.

Gaudry S, Hajage D, Schortgen F, *et al*. AKIKI Study Group. Initiation strategies for renal-replacement therapy in the intensive care unit. *N Engl J Med*. 2016;375:122-133.

Go AS, Hsu CY, Yang J, *et al*. Acute kidney injury and risk of heart failure and athero-sclerotic events. *Clin J Am Soc Nephrol* 2018; May 17 (epub).

Harel Z, Wald R, Bargman JM, *et al*. Nephrologist follow-up improves all-cause mortal-ity of severe acute kidney injury survivors. *Kidney Int*. 2013;83:901-908.

Heberden W. Commentaries on the History and Cure of Diseases. Boston, MA: Wells and Lilly; 1818.

Hoste EA, Schurgers M. Epidemiology of acute kidney injury: how big is the problem? *Crit Care Med*. 2008;36:S146-S151.

Ishani A, Xue JL, Himmelfarb J, *et al*. Acute kidney injury increases risk of ESRD among elderly. *J Am Soc Nephrol*. 2009;20:223-228.

Kidney Disease: Improving Global Outcomes (KDIGO) Acute Kidney Injury Work-group. KDIGO clinical practice guideline for acute kidney injury. *Kidney Int Suppl*. 2012;2:1-138.

Koyner JL, Davison DL, Brasha-Mitchell E, *et al*. Furosemide stress test and biomarkers for the prediction of AKI severity. *J Am Soc Nephrol*. 2015;26:2023-2031.

Mandelbaum T, Lee J, Scott DJ, *et al*. Empirical relationships among oliguria, creatinine, mortality, and renal replacement therapy in the critically ill. *Intensive Care Med*. 2013;39:414-419.

Meersch M, Schmidt C, Hoffmeier A, *et al*. Prevention of cardiac surgery-associated AKI by implementing the KDIGO guidelines in high risk patients identified by biomarkers: the PrevAKI randomized controlled trial. *Intensive Care Med*. 2017;43:1551-1561.

Nijssen EC, Rennenberg RJ, Nelemans PJ, *et al*. Prophylactic hydration to protect renal function from intravascular iodinated contrast material in patients at high risk of contrast-induced nephropathy (AMACING): a prospective, randomised, phase 3, controlled, open-label, non-inferiority trial. *Lancet*. 2017;389:1312-1322.

Nisula S, Vaara ST, Kaukonen KM, *et al*. FINNAKI-QOL Study Group. Six-month sur-vival and quality of life of intensive care patients with acute kidney injury. *Crit Care*. 2013;17:R250.

Oh HJ, Shin DH, Lee MJ, *et al*. Urine output is associated with prognosis in patients with acute kidney injury requiring continuous renal replacement therapy. *J Crit Care*. 2013;28:379-388.

Pajewski R, Gipson P, Heung M. Predictors of post-hospitalization recovery of renal function among patients with acute kidney injury requiring dialysis. *Hemodialysis Int*. 2018;22:66-73.

Raghavan R, Eknoyan G. Acute interstitial nephritis—a reappraisal and update. *Clin Nephrol*. 2014;82:149-162.

Rimes-Stigare C, Frumento P, Bottai M, *et al*. Evolution of chronic renal impairment and long-term mortality after de novo acute kidney injury in the critically ill; a Swedish multi-centre cohort study. *Crit Care*. 2015;19:221.

Silver SA, Goldstein SL, Harel Z, *et al*. Ambulatory care after acute kidney injury: an opportunity to improve patient outcomes. *Can J Kidney Health Dis*. 2015;2:36.

Stewart J, Findlay G, Smith N, *et al*. Adding insult to injury: a review of the care of pa-tients who died in hospital with a primary diagnosis of acute kidney injury (acute renal failure). A report by the National Confidential Enquiry into Patient Outcome and Death, London. 2009. Available from http://www.ncepod.org.uk/2009aki.html. Accessed June 1, 2018.

Susantitaphong P, Cruz DN, Cerda J, *et al*. Acute Kidney Injury Advisory Group of the American Society of Nephrology. World incidence of AKI: a meta-analysis. *Clin J Am Soc Nephrol*. 2013;8:1482-1493.

Thakar CV, Christianson A, Himmelfarb J, *et al*. Acute kidney injury episodes and chronic kidney disease risk in diabetes mellitus. *Clin J Am Soc Nephrol*. 2011;6:2567-2572.

Wald R, Deshpande R, Bell CM, *et al*. Survival to discharge among patients treated with continuous renal replacement therapy. *Hemodial Int*. 2006;10:82-87.

Zarbock A, Kellum JA, Schmidt C, *et al*. Effect of early vs delayed initiation of renal replacement therapy on mortality in critically ill patients with acute kidney injury: The ELAIN randomized clinical trial. *JAMA*. 2016;315:2190-2199.

22 Anemia

Iain C. Macdougall

La anemia es una complicación frecuente de la enfermedad renal crónica (ERC); generalmente empeora a medida que disminuye la función renal y es en particular prevalente en la ERC en estadios 3 a 5. La causa más importante es una secreción anómalamente baja de eritropoyetina (EPO) por los riñones enfermos, aunque también son importantes la deficiencia de hierro, la inflamación sistémica, el hiperparatiroidismo y otras causas.

FISIOPATOLOGÍA

Eritropoyetina

La EPO es el principal regulador de la eritropoyesis. En adultos, el riñón es el principal foco de producción de EPO y el hígado hace una pequeña contribución. Dentro del riñón, los fibroblastos intersticiales peritubulares son las principales células que participan en la síntesis de eritropoyetina. La EPO actúa en la médula ósea aumentando la masa eritrocítica, principalmente mediante la prevención de la muerte de las células eritroides progenitoras mediante apoptosis.

Factor inducible por hipoxia

La hipoxia es el principal estímulo para la producción de EPO. El vínculo fundamental entre ambos es la molécula factor inducible por hipoxia (FIH). El FIH estimula la transcripción del gen de la EPO. Normalmente, el FIH está inactivo porque, cuando hay una cantidad adecuada de oxígeno en los tejidos, es inactivado continuamente por una enzima denominada prolil hidroxilasa. Sin embargo, si se produce hipoxia, la prolil hidroxilasa está inhibida, finaliza la supresión del FIH y su mayor actividad estimula la producción de EPO.

Hepcidina y ferroportina

La hepcidina es un mediador crítico de la anemia que se ve en la inflamación. La hepcidina actúa interrumpiendo la salida de hierro desde las células epiteliales del intestino (enterocitos), las células hepáticas y las células reticuloendoteliales (macrófagos). El mecanismo de dicho bloqueo es la interiorización y la posterior degradación de la **ferroportina**, un exportador de hierro presente en la membrana de estas células. Por lo tanto, cuando la concentración de hepcidina es elevada, lo que ocurre en respuesta a elevadas concentraciones séricas de hierro además en la inflamación, el hierro se absorbe mal y no se libera desde los enterocitos. La hepcidina también impide la liberación de hierro hacia la circulación desde el hígado y los focos de almacenamiento reticuloendoteliales.

Hierro

El hierro es un mineral importante para la producción de eritrocitos (ERI) y se incorpora al hemo en la fase de eritroblasto del desarrollo de los eritrocitos. Muchos pacientes con ERC tienen equilibrio de hierro negativo por un aumento de la pérdida o una disminución de su absorción. La anorexia con reducción de la ingesta puede empeorar la deficiencia de hierro, aunque también puede ser importante la reducción de la absorción intestinal de hierro por el aumento de la hepcidina inducido por la inflamación.

Inflamación

La ERC es un estado de inflamación crónica. Las citocinas proinflamatorias reducen la eritropoyesis de varias formas: son potentes estimulantes de la producción de hepcidina, inhiben directamente la producción de EPO y antagonizan la acción antiapoptósica de la EPO sobre las células progenitoras de los ERI.

PREVALENCIA DE LA ANEMIA EN LA ENFERMEDAD RENAL CRÓNICA

La prevalencia de la anemia en la ERC depende de la definición de anemia empleada. Una clasificación utilizada con frecuencia, ahora bastante obsoleta, se basa en un informe de 1968 de la Organización Mundial de la Salud, que definía la anemia como una concentración de hemoglobina (Hb) < 13 g/dL en hombres y < 12 g/dL en mujeres. En un estudio (Levin, 1996) se clasificó a los pacientes con ERC en cuatro grupos, de acuerdo con el aclaramiento de creatinina (> 50 mL/min, 35 a 49, 25 a 34 y < 25). La prevalencia de la anemia según la definición anterior, aumentaba aproximadamente 25% en pacientes con insuficiencia renal temprana hasta más de 80% en el grupo con un aclaramiento de creatinina < 25 mL/min. Datos del Third National Health and Nutrition Examination Survey (Hsu, 2002) mostraron una disminución estadística significativa de la Hb que comenzaba en hombres, cuando el aclaramiento de creatinina era < 70 mL/min y en mujeres cuando era < 50. En hombres con un aclaramiento de creatinina entre 20 y 30, la Hb era 1.4 g/dL menor que en aquellos que tenían un aclaramiento normal, mientras que la disminución en mujeres era de 1.0 g/dL.

POSIBLES EFECTOS BENEFICIOSOS DE LA CORRECCIÓN DE LA ANEMIA

Anemia moderadamente grave

No hay duda sobre los efectos beneficiosos de la corrección de la anemia grave (Hb en el intervalo de 6.0-9.0 g/dL que se veía a menudo en pacientes en diálisis antes de disponerse de EPO). La corrección de la anemia reduce la necesidad de transfusiones sanguíneas y los consiguientes riesgos de infección vírica y sensibilización inmunitaria (que podrían complicar un futuro trasplante renal). Por lo tanto, hay una gran mejoría de la tolerancia al esfuerzo, la calidad de vida y la función cognitiva, al igual que el estado cardiaco. Además, existe un aumento del riesgo de hemorragia debido a la prolongación del tiempo de pérdida de sangre cuando la Hb es < 10 g/dL. La corrección de la Hb puede reducir el tiempo de hemorragia hacia la normalidad. La mejoría probablemente se deba a una mejor localización de plaquetas funcionales en la periferia de los vasos sanguíneos con mayores concentraciones de Hb y también a un aumento de la concentración de fibrinógeno y de factor VIII.

Corrección de la anemia leve

Después de que los fármacos estimulantes de la eritropoyesis (FEE) corrigieran la anemia grave en pacientes en diálisis, la atención se centró en los efectos beneficiosos de la corrección de la anemia leve (en el intervalo de 9 a 11 g/dL) hasta niveles normales o casi normales (en el intervalo de 12 a 14). Aquí, los resultados no son tan claros y se observa un aumento del riesgo en estudios aleatorizados y controlados importantes muy divulgados.

Resultados sobre criterios de valoración cardiovasculares

Para las denominadas medidas "duras" —como mortalidad, ingresos hospitalarios y episodios cardiovasculares— hay discrepancia entre los datos observacionales y los de estudios aleatorizados y controlados. Un gran número de datos observacionales indican que la mortalidad y las complicaciones cardiovasculares se reducen con concentraciones elevadas de Hb, y esa tendencia continúa hasta concentraciones de Hb relativamente elevadas (p. ej., 13 g/dL). Sin embargo, esto contrasta con los resultados de estudios aleatorizados y controlados, que muestran en su totalidad un patrón similar. El primer estudio extenso en pacientes antes de diálisis (estudio CREATE, Drueke, 2006) no mostró ninguna diferencia en el criterio de valoración principal (criterio compuesto de ocho episodios cardiovasculares) en pacientes aleatorizados con una hemoglobina de 13 a 15 g/dL, en comparación con una hemoglobina de 10.5 a 11.5 g/dL. En el segundo estudio, CHOIR (Singh, 2006), se observó un empeoramiento significativo del criterio de valoración principal (compuesto de cuatro criterios de valoración cardiovasculares) en los pacientes aleatorizados con hemoglobina de 13.5 g/dL en comparación con pacientes a los que se aleatorizó con hemoglobina de 11.3 g/dL. En un tercer estudio denominado TREAT (Pfeffer, 2009), se administró a pacientes con ERC de causa diabética en fase de prediálisis un fármaco similar a la EPO (darbepoetina α) o un placebo hasta un objetivo de concentración de Hb de 13 g/dL. La incidencia de criterios de valoración cardiovasculares no difirió entre ambos grupos de Hb. Las transfusiones en el grupo de darbepoetin α fueron 44% más bajas en comparación con el placebo ($p < 0.001$) y una pequeña reducción de la astenia, aunque el precio fue un aumento estadísticamente significativo de los accidentes cerebrovasculares y tromboembolismo venoso.

Mejora de la calidad de vida

Datos observacionales indican que la calidad de vida aumenta de forma relativamente lineal con concentraciones de Hb normales y en el estudio aleatorizado y controlado CREATE, se observó una mejoría significativa en la calidad de vida con una hemoglobina de aproximadamente 14 g/dL, en comparación con una hemoglobina de 10 a 11 g/dL. En la mayoría de los demás estudios controlados se han visto hallazgos similares, excepto en el estudio CHOIR, donde la diferencia del aumento de la Hb entre los dos grupos fue demasiado pequeña para poder detectar una distinción significativa. En el estudio TREAT, la astenia se redujo en el grupo tratado con darbepoetina y con un objetivo de concentración de hemoglobina de 13 g/dL, en comparación con los controles.

Regresión de la hipertrofia ventricular izquierda

En estudios observacionales, en los que se midió la hipertrofia ventricular izquierda y la Hb, se observó una asociación inversa significativa entre ambos datos, incluso hasta valores de Hb casi en el intervalo de la normalidad (Cerasola, 2011). Sin embargo, en el estudio aleatorizado canadiense (Levin, 2005) no hubo diferencias en la modificación del índice de masa ventricular izquierda, durante un periodo de 24 meses, por la administración de FEE, en comparación con un grupo en que no se administraron.

Al final del estudio, la concentración de Hb en ambos grupos era de 12.7 y 11.5 g/dL, respectivamente; estos valores no son muy diferentes, lo que explica los resultados negativos. De acuerdo con estudios observacionales, en los pacientes cuya concentración de Hb disminuyó, hubo un aumento del índice de masa ventricular izquierda.

Evitación de las transfusiones

Cuando se trata la anemia leve, sigue produciéndose un efecto beneficioso en relación con las transfusiones, aunque de mucho menor magnitud que cuando se corrige la anemia grave porque, habitualmente, no es necesario administrar transfusiones cuando la Hb es > 10 g/dL. Una situación en la que se produce una reducción de las transfusiones en la corrección de la anemia leve sería cuando el paciente tenga hemorragia u otro episodio que produzca una reducción aguda de la Hb de, por ejemplo, 3 g/dL. Como el paciente comienza entonces con una mayor Hb inicial, la Hb después del episodio no disminuye hasta un valor en el que se considere necesaria la transfusión.

ABORDAJE DE LA ANEMIA EN LA ENFERMEDAD RENAL CRÓNICA

Se han publicado muchas guías detalladas sobre el diagnóstico y tratamiento del paciente con ERC o anémico. Todas son consistentes con el método simplificado de tres pasos de los autores: *a)* exclusión de otra causa para la anemia, *b)* corrección de la deficiencia de hierro, si está presente y *c)* tratamiento con FEE si la Hb sigue fuera del objetivo de intervalo deseado.

Determinación de la causa de la anemia

El primer paso es excluir otra causa de la anemia. Esto es importante en todos los estadios del ERC, aunque lo es particularmente en pacientes con ERC en estadios 1 a 3, en los que es mucho menos probable que la deficiencia de EPO sea la única causa de la anemia. Por lo tanto, un estudio diagnóstico mínimo de esta condición debe incluir la prueba para detectar hemorragia gastrointestinal (especialmente si hay deficiencia de hierro) y la medición de los factores relacionados con la producción de eritrocitos, como las concentraciones séricas de ferritina (que reflejan el metabolismo del hierro), vitamina B_{12} y folato. La concentración de proteína C-reactiva (PCR) puede ser útil para detectar alguna enfermedad inflamatoria subyacente. La concentración de 25-vitamina D baja (ver cap. 8) se ha asociado con el aumento del riesgo de anemia en pacientes con ERC, incluso después de ajustar la concentración de hormona paratiroidea (Patel, 2010); aunque es razonable recomendar que se busquen concentraciones de 25-D bajas y que se corrijan si se encuentran, en estudios intervencionistas no se ha visto que esto ayude a corregir la anemia. El hiperparatiroidismo puede producir anemia por su acción fibrótica secundaria sobre la médula ósea; debe determinarse la concentración de hormona paratiroidea sérica y corregirse en la medida de lo posible, como se describe en el capítulo 8. En algunos casos pueden estar indicados estudios para detectar hemólisis y trastornos primarios de la médula ósea. En ciertas áreas geográficas y grupos étnicos puede ser útil el cribado para detectar hemoglobinopatías con el objetivo de excluir talasemia y anemia drepanocítica. En pacientes con insuficiencia renal y anemia en los que no se haya determinado la causa de la nefropatía, debe realizarse electroforesis de las inmunoglobulinas y las proteínas del suero para excluir mieloma como causa de ambas enfermedades.

Diagnóstico de deficiencia de hierro

El método de referencia para medir los depósitos de hierro en relación con la eritropoyesis es una biopsia con aguja gruesa de la médula ósea, teñida para detectar hierro. Esto se realiza con poca frecuencia, y se utilizan varias pruebas de laboratorio en sangre para evaluar si un paciente tiene deficiencia de hierro.

Ferritina

La ferritina es una proteína ubicua que se utiliza para almacenar hierro en forma no tóxica. El hierro libre es tóxico para las células porque actúa como catalizador para la formación de radicales libres. Dentro de las células, el hierro está unido de forma segura a la ferritina. En este sentido, se puede pensar en la ferritina como en un barril para hierro, y de hecho está estructurada como una gran esfera hueca, perforada por canales a través de los cuales puede entrar el hierro. La ferritina es una molécula de almacenamiento y no un transportador de hierro. Sin embargo, algo de ferritina sale de las células y se encuentra en el suero, de modo que la concentración sérica de ferritina refleja normalmente los depósitos totales de hierro del organismo. Por lo general, la ferritina sérica es eliminada por el hígado, por lo que, cuando hay disfunción hepática, existe disminución de este mecanismo de eliminación y puede haber un marcado aumento de la concentración de ferritina sérica sin sobrecarga de hierro. La ferritina también es un reactante de fase aguda y su concentración sérica aumenta mucho en determinados cánceres, en la desnutrición y en la inflamación. Asimismo, es fácil reconocer la deficiencia de hierro si la concentración absoluta de ferritina es < 50 μg/L, aunque puede haber concentraciones de ferritina muy superiores a 100 μg/L, a pesar de haber deficiencia de hierro, si hay a la vez inflamación (la concentración de PCR puede aportar un dato sobre este diagnóstico).

Transferrina, hierro sérico y saturación de transferrina

El principal transportador de hierro en la sangre es la **transferrina**, una glucoproteína sintetizada principalmente en el hígado. Cada molécula de transferrina tiene la capacidad de transportar dos moléculas de hierro. Cuando una molécula de transferrina cargada con hierro encuentra a una célula con un receptor para la transferrina, queda anclada, y la molécula es captada hacia el interior de la célula mediante endocitosis, a través de una vesícula que se forma a su alrededor. Cuando está en el interior de la célula, la molécula de transferrina libera su hierro y se expulsa la molécula vacía.

El hierro de la sangre que no está unido a la Hb está presente en el suero unido a la transferrina. La concentración sérica de hierro normal varía de 60 a 175 μg/dL (11 a 31 μmol/L). Como medida indirecta de la transferrina sérica, habitualmente se evalúa la **capacidad total de fijación de hierro (CTFH)**, esta prueba calcula la cantidad máxima de hierro que puede transportar el suero. La CTFH refleja la transferrina, porque después de cargar la muestra de suero con hierro, el hierro mensurable es proporcional a la concentración de transferrina sérica que, ahora, está totalmente cargada aunque las unidades se expresan como hierro. Los valores normales de la CTFH son de 240 a 450 μg/dL (43.0 a 80.6 μmol/L). El índice de **saturación de transferrina** (IST) se calcula dividiendo el hierro sérico por la CTFH y es, de forma habitual, aproximadamente de 30% (intervalo de 20 a 50%).

Cuando hay una **deficiencia de hierro auténtica (o absoluta)** la concentración de hierro sérica es baja y hay elevación de la concentración de transferrina (una respuesta compensadora), lo que hace que el IST sea bajo, < 20%. La concentración de ferritina sérica también será baja. Cuando hay

deficiencia de hierro funcional, un padecimiento en el que los depósitos de hierro en el cuerpo son normales o incluso están aumentados, pero existe insuficiencia en el suministro de hierro a la médula ósea con la suficiente velocidad para cumplir con las demandas, los niveles de ferritina son normales o altos, mientras que la saturación de transferrina es baja. Esto puede ocurrir con una eritropoyesis demasiado aumentada o también ante la presencia de inflamación, cuando ocurre un **bloqueo reticuloendotelial**. En este último caso, la concentración de hepcidina es elevada, lo que reduce la densidad de ferroportina en las células reticuloendoteliales y en los eritrocitos. La densidad de ferroportina baja inhibe gravemente la entrada de hierro a la sangre desde el intestino (a través de los enterocitos) y desde el reciclado (mediado por las células reticuloendoteliales). En estos casos, el hierro sérico también será bajo; es probable que no haya una gran reducción del IST porque la inflamación puede suprimir la síntesis de transferrina, por lo que estarán reducidos la CTFH, el denominador para el cálculo del IST, y el hierro sérico, el numerador. En la inflamación, la concentración de ferritina puede ser normal o elevada, aunque haya una disminución real de los depósitos totales de hierro del organismo. Por lo tanto, la **desnutrición** o la **inflamación** aumentan la ferritina sérica, lo que hace que sea menos sensible como marcador de deficiencia de hierro, y la inflamación reduce la transferrina sérica, lo que eleva el IST para cualquier concentración determinada de hierro sérico, lo que potencialmente enmascara la deficiencia de hierro.

Se estudió la asociación del IST y la ferritina con la mortalidad en 461 pacientes masculinos evaluados por ERC y que aún no recibían diálisis en un hospital de veteranos estadounidense (Kovesdy, 2009). La mortalidad fue mínima cuando el IST era de 20 a 30% y aumentaba mucho con valores menores. La mortalidad aumentó cuando la ferritina era > 300, lo que probablemente refleje la inflamación. También se observó una mortalidad menor cuando la ferritina era > 100 y el IST era > 15%.

Contenido de hemoglobina de los reticulocitos

La prueba del contenido de hemoglobina de los reticulocitos se refleja en el hemograma automático completo estándar. La prueba mide la cantidad de Hb de los reticulocitos, que son eritrocitos recién producidos. Por lo tanto, es una medida de la disponibilidad reciente de hierro para la eritropoyesis. Esta prueba se ve menos afectada por la inflamación de la saturación de la ferritina y la transferrina. Los valores normales son de 24.5 a 31.8 pg. La deficiencia de hierro está indicada por valores de 26 pg o menores, y valores de 28 pg o menores son sugerentes de esta situación.

EFECTOS NO HEMATOLÓGICOS DEL HIERRO

El hierro tiene diversas funciones fisiológicas además del desarrollo de eritrocitos, incluyendo la función nerviosa y muscular (mioglobina), la función mitocondrial y la generación de energía. Asimismo, se ha demostrado que la corrección de la deficiencia de hierro tiene diversos efectos sobre el organismo que no parecen estar relacionados con las modificaciones de la concentración de Hb. Entre ellos, se encuentran la mejoría del rendimiento físico y la función cognitiva, la restauración de la capacidad de mantener la temperatura corporal central en respuesta al frío, y la mejoría del síndrome de las piernas inquietas y del funcionamiento de neutrófilos y macrófagos. Por otro lado, diversas bacterias necesitan hierro para desarrollarse, y el suplemento de hierro en niños desnutridos puede aumentar la incidencia de muerte por causas infecciosas (Sazawal, 2006).

APORTE DE HIERRO

Los pacientes que todavía no están en diálisis necesitan menores dosis de hierro de mantenimiento que aquellos a los que se realiza hemodiálisis. El aporte de hierro se puede realizar por vía oral o con alguno de los diversos preparados de hierro intravenosos (IV) disponibles. En estadios más avanzados de la ERC, en parte debido a la reducción de la absorción intestinal de hierro inducida por la hepcidina y en parte por un aumento en la pérdida gastrointestinal de sangre, con frecuencia es necesaria la administración de hierro por vía intravenosa. En los pacientes que también precisan un FEE, se requiere el uso de hierro IV debido al aumento de la necesidad de hierro para la eritropoyesis estimulada. El hierro oral puede ser suficiente para mantener los depósitos de hierro en algunos pacientes con ERC aunque, en diversos estudios, se ha visto que la velocidad de aumento de la Hb, así como su incremento final, son frecuentemente menores cuando se utiliza hierro oral en lugar de IV.

Hierro oral

Éste, por lo general, se administra en forma de sulfato, fumarato o gluconato ferroso, con una dosis habitual de 200 mg/día. La absorción es mayor si el hierro se administra con el estómago vacío; sin embargo, esto puede empeorar los efectos adversos, particularmente la dispepsia y el meteorismo. Otros problemas con el hierro oral son el estreñimiento y la diarrea y, por supuesto, las heces adquirirán un color negro. Como la absorción de hierro está aumentada con un pH gástrico bajo, la absorción de hierro oral es menor cuando se administran simultáneamente fármacos que aumentan el pH gástrico, como antiácidos, antihistamínicos-2 e inhibidores de la bomba de protones. Se dispone de preparados de hierro de liberación tardía que minimizan la liberación de hierro en el estómago con el objetivo de reducir la dispepsia. Recientemente han salido al mercado varias preparaciones nuevas de hierro oral, como los complejos de hierro-polisacárido (Niferex-150, Nu-Iron 150), el complejo de hierro hemínico polipéptido y el citrato férrico. El más prometedor de éstos es el citrato férrico que fue desarrollado originalmente como un fijador de fosfato, pero que se encontró que se absorbe más fácilmente que las sales de hierro ferroso y que podía generar un incremento en la ferritina sérica y en la saturación de transferrina, incluso en pacientes en hemodiálisis.

Preparados de hierro intravenosos

Los compuestos de hierro IV han estado disponibles durante varias décadas. Cuando se encontró que la administración parenteral de sales de hierro era tóxica en la década de 1930, se desarrollaron estrategias para formar complejos entre las sales de hierro y un polímero de carbohidrato para permitir la liberación lenta de hierro del complejo hierro-carbohidrato, a una tasa a la cual pudiese unirse a la transferrina. El compuesto prototipo fue el hierro dextrán, y a éste siguieron otros complejos hierro-carbohidrato como el hierro sacarosa y el gluconato férrico sódico. Las nuevas preparaciones con hierro incluyen la carboximaltosa férrica, el hierro isomaltoside-1 000 y el ferumoxitol. Estos últimos compuestos permiten administrar mayores cantidades de hierro por vía IV en una sola dosis, y pueden ser particularmente útiles en pacientes con fobia a las agujas, mal acceso venoso o que vivan lejos del hospital.

Posibles riesgos del hierro intravenoso

Los posibles riesgos del hierro IV incluyen reacciones de hipersensibilidad que, aunque infrecuentes, pueden poner en peligro la vida. Antes se observaban reacciones anafilácticas mortales con el hierro dextrán de alto peso molecular, que fue subsecuentemente retirado del mercado. Otras inquietudes en relación con el hierro IV incluyen su potencial para exacerbar el estrés oxidativo y las infecciones. Más recientemente, algunas, aunque no todas, las preparaciones de hierro IV han sido asociadas con el desarrollo de hipofosfatemia, posiblemente exacerbando la osteomalacia.

Reacciones de hipersensibilidad al hierro IV. Todas las preparaciones de hierro IV tienen el potencial de inducir reacciones de hipersensibilidad. La mayoría de estas reacciones son leves y autolimitadas, pero en ocasiones se observan reacciones más graves. Así, se pensaba que las reacciones anafilácticas previamente observadas con el hierro dextrán estaban mediadas por inmunoglobulinas, mientras que la patogénesis de las reacciones más leves que se notan en la actualidad parece deberse al hierro libre en la circulación, o a una pseudoalergia relacionada con la activación del complemento (PARAC). Uno de los principales factores en el desarrollo de las reacciones al hierro IV es la velocidad con la que se administra, y puede ser útil reducir la dosis y la tasa de administración.

Infección. El hierro es un nutriente fundamental del que depende la proliferación de muchas bacterias patógenas, como los estafilococos. El hierro también puede interferir con la capacidad fagocítica de los leucocitos. Los datos de estudios observacionales grandes han resultado contradictorios en relación con la asociación entre el hierro IV y las infecciones, ya que algunos estudios sugieren una asociación, mientras que otros no la muestran. Los datos de estudios controlados aleatorizados son escasos y son muy necesarios. De momento, el hierro intravascular no se debe administrar durante episodios de infección bacteriana o micótica aguda.

Oxidación y lesión renal. Una cantidad de hierro escapa invariablemente del portador infundido y en estudios *in vitro,* se ha visto un aumento de los marcadores séricos de oxidación después de la infusión de hierro IV. Cierta preocupación plantea un estudio de Agarwal y cols. (2004) en el que una infusión de hierro IV no sólo aumentó los marcadores sanguíneos de lesión oxidativa, sino que también produjo proteinuria transitoria y excreción en la orina de marcadores de lesión renal. Sin embargo, dos estudios controlados aleatorizados recientes no pudieron demostrar ningún efecto adverso del hierro IV sobre la progresión del daño renal (Agarwal, 2015; Macdougall, 2014).

Estrategias para la administración de hierro intravenoso

Cuando se trata a pacientes ambulatorios, se plantea el reto de la necesidad de administrar una cantidad adecuada de hierro IV de forma cómoda. En este sentido está el requerimiento de tener un acceso intravenoso, el riesgo potencial de lesionar venas que puedan ser necesarias en el futuro para un acceso vascular y la necesidad de programar citas ambulatorias, en ocasiones repetidas. Con los preparados de hierro más antiguos, la máxima cantidad recomendada en cada infusión es de 125 a 200 mg de hierro, que puede resultar satisfactoria para usarse en pacientes en hemodiálisis. Sin embargo, para los pacientes que no se dializan, la capacidad de evitar inyecciones múltiples es una ventaja clara. Los nuevos preparados de hierro IV, como ferumoxitol y carboximaltosa férrica, permiten administrar mayores cantidades de hierro con más rapidez en una sola infusión.

Cálculo del déficit de hierro inicial
Para esto se han elaborado fórmulas para calcular el déficit de hierro corporal (p. ej., Ganzoni), y por lo tanto la dosis de hierro requerida. Desafortunadamente, éstas no son del todo precisas, ya que consideran los déficits de hemoglobina y ferritina, pero no consideran las pérdidas de hierro del cuerpo. Su utilidad en la práctica clínica de rutina sigue siendo cuestionable.

Administración intravenosa de hierro
Para los productos de hierro IV hay una cantidad máxima de hierro que se puede administrar de forma segura de una sola vez y la cantidad también depende de si se administra en un bolo IV lento o en forma de infusión IV. El médico debe consultar estos límites en la información de seguridad de la ficha técnica. Para el **hierro sacarosa** las directrices actuales (siempre se debe revisar la ficha técnica más recientemente actualizada) para la infusión en Estados Unidos son 200 mg en bolo IV durante 2 a 5 min. Para el **gluconato férrico** se pueden administrar 125 mg en 10 min. En el caso del **ferumoxitol** puede infundirse una ampolla de 30 mL que contiene 510 mg de hierro elemental, durante 30 min. En relación con la **carboximaltosa** férrica, se pueden administrar hasta 1 000 mg disueltos en suero salino normal en 15 min y en una infusión única. El uso de ferumoxitol y carboximaltosa férrica puede reducir el número de sesiones del tratamiento porque pueden administrarse dosis mayores en una única infusión.

Ensayo terapéutico de hierro intravenoso
En pacientes con ERC no tratados con diálisis y con anemia, existe controversia sobre si se debe intentar primero el hierro oral, o si el hierro IV puede ser más eficaz. Muchos médicos utilizan el hierro oral y si hay falta de eficacia o intolerancia gastrointestinal (lo que puede ocurrir en hasta 30% de los pacientes) entonces utilizan el hierro IV. El estudio FIND-CKD (Macdougall, 2014) mostró que el hierro IV, con un nivel meta de ferritina de 400 a 600 mcg/L, logra un incremento mayor y más rápido en la hemoglobina en comparación con el hierro oral. La disponibilidad de los servicios para administrar hierro IV también tiene un impacto significativo al momento de elegir si usar hierro IV o no.

TRATAMIENTO CON FÁRMACOS ESTIMULANTES DE LA ERITROPOYESIS

El último abordaje escalonado para el tratamiento de la anemia de la ERC es la introducción del tratamiento con FEE. Actualmente se dispone de muchos fármacos a nivel mundial, y éstos pueden dividirse en agentes de acción corta, intermedia o prolongada. Los agentes originales (**epoetina alfa o beta**) eran agentes de acción corta, y eran fabricados de EPO humana fabricados utilizando tecnología de ADN recombinante. La principal desventaja de la epoetina era la necesidad de administrarse dos a tres veces por semana, de modo que se desarrollaron estrategias para prolongar la duración de acción de la molécula. En 2002 salió al mercado una preparación de acción intermedia con cadenas laterales de carbohidratos extra (**darbepoetina alfa; Aranesp**) y 5 años después se comercializó una forma pegilada de epoetina (**metoxi polietilenglicol epoetina beta o activador continuo del receptor de eritropoyetina [CERA; Mircera]**). Desde entonces, una vez expirada la patente de la epoetina, se han comercializado varias preparaciones "biosimilares" a la epoetina en Europa desde 2009 y subsecuentemente se han lanzado al mercado en Estados Unidos. En la práctica clínica, la epoetina usualmente se administra en forma IV o subcutánea dos a tres veces por semana (en pacientes en hemodiálisis), la darbepoetina una vez por semana o cada dos semanas y el CERA una vez al mes en la fase de mantenimiento.

Riesgos del tratamiento con fármacos estimulantes de la eritropoyesis

Ya se ha discutido la interacción de los FEE y una mayor concentración de Hb con el aumento del riesgo de enfermedad cardiovascular (estudio CHOIR) y accidente cerebrovascular (estudio TREAT). Todavía no está claro si una mayor concentración de Hb es perjudicial en sí misma, o si el responsable de esos efectos adversos es conseguir que la Hb aumente hasta concentraciones mayores utilizando tratamiento con FEE. No se conocen bien los mecanismos mediante los cuales el tratamiento con FEE puede ser perjudicial.

Deficiencia de hierro, riesgo de accidente cerebrovascular, tratamiento con fármacos estimulantes de la eritropoyesis y trombocitosis

Se sabe que la deficiencia de hierro aumenta el recuento plaquetario y el riesgo de episodios trombóticos (Keung y Owen, 2004). En algunos trabajos se ha observado que el riesgo de trombosis en la deficiencia de hierro es elevado, independientemente del recuento plaquetario. Estos dos factores pueden influir en el aumento de la mortalidad que se ve con el tratamiento con FEE en estudios aleatorizados, en los que la mortalidad se podría relacionar con una mayor dosis de FEE (Szczech, 2008). Dosis elevadas de FEE pueden aumentar el recuento plaquetario, teniendo en cuenta que la EPO y la trombopoyetina, la hormona que estimula la generación de plaquetas, están estrechamente relacionadas. Además, dosis elevadas de FEE pueden aumentar el recuento plaquetario mediante la creación de un estado de deficiencia funcional de hierro (Besarab, 2009). En un estudio observacional de muchos pacientes en diálisis hubo un aumento del riesgo de mortalidad en aquellos cuya concentración de Hb > 13 g/dL si también tenían trombocitosis (Streja, 2008). Todavía no están completamente claras las implicaciones clínicas de estos conceptos.

Otros riesgos del tratamiento con fármacos estimulantes de la eritropoyesis

El empeoramiento de la hipertensión y con poca frecuencia la encefalopatía y las convulsiones asociadas son efectos adversos conocidos del tratamiento con FEE y tienen mayor probabilidad de producirse cuando el aumento de la Hb es muy rápido. Además, hay un incremento del riesgo de flebotrombosis de acuerdo con trabajos en los que los FEE se administraron en el periodo perioperatorio. Durante muchos años ha existido controversia sobre si la terapia con FEE exacerba el crecimiento tumoral o es dañina en pacientes con malignidad; la evidencia más reciente sugiere que, mientras se sigan las guías, en particular en relación con la hemoglobina meta, el riesgo es probablemente bajo.

Objetivos de concentración de hemoglobina

Los objetivos actuales de concentración de Hb en la anemia de pacientes con ERC con prediálisis varían ligeramente entre los diferentes organismos elaboradores de guías, aunque generalmente están en el intervalo de 10 a 12 g/dL. En Estados Unidos, la Food and Drug Administration (FDA) ha insistido en que todos los fármacos similares a la EPO (conocidos como FEE) tengan una "advertencia en recuadro negro" que informe al médico y al paciente sobre los riesgos de pretender alcanzar un valor elevado de Hb con el tratamiento utilizando FEE. En años recientes, el rango de hemoglobina meta se ha vuelto más estricto en Estados Unidos que en Europa y el resto del mundo, y muchos médicos estadounidenses apuntan a una meta de hemoglobina entre 10 y 11 g/dL, en comparación con médicos en el resto del mundo, que apuntan a una meta de hemoglobina de 10 a 12 g/dL.

Recomendaciones sobre la posología de los fármacos estimulantes de la eritropoyesis

No se debe iniciar el tratamiento con FEE si hay datos de deficiencia de hierro. Una vez que se hayan rellenado los depósitos de hierro, se puede introducir el tratamiento inicial con FEE. La frecuencia de administración depende del producto utilizado (tabla 22-1). Si se aplica el tratamiento con epoetina son adecuadas dosis iniciales próximas a 2 000 UI, dos o tres veces a la semana (en ocasiones la epoetina se administra una vez a la semana). En el caso de la darbepoetina α, una dosis inicial razonable sería de 20 a 30 µg semanales (o de 40 a 60 µg cada 2 sem). El CERA se puede iniciar en una dosis de 30 a 50 µg cada 2 sem o de forma alternativa de 75 a 50 µg al mes. Normalmente no es necesario calcular las dosis según el peso corporal, aunque la documentación del producto y el resumen de sus características con frecuencia lo recomiendan.

Ajuste y vigilancia de la dosis

Es muy importante medir la Hb 2 sem después de iniciar el tratamiento con FEE, para poder evaluar el incremento de la Hb y ajustar la dosis si es

	Abordaje escalonado del tratamiento de la anemia de la enfermedad renal crónica

Exclúyanse otras causas de anemia, especialmente si TFGe > 60 mL/min

Exclúyase y trátese la deficiencia de hierro con un ensayo de hierro IV si es necesario

Si Hb sigue siendo < 10 g/L y TFGe < 60 mL/min Y no hay deficiencia de hierro, plantéese el inicio del tratamiento con FEE

- *Epoetina 2 000 unidades de 2 a 3 veces/sem o 6 000 unidades 1 vez a la sem*
- *Darbepoetina a 30 µg a la sem o de 60 a 75 µg cada 2 sem*
- *CERA de 30 a 50 µg cada 2 sem o 75 µg al mes*

Vigílese la respuesta cada 2 a 4 sem

Si la respuesta de la Hb es < 1 g/dL en las primeras 4 sem, y la Hb sigue estando debajo del objetivo, auméntese la dosis de FEE en 50%

Si no hay respuesta después de 2 meses, búsquense causas de resistencia a la EPO y plantéese el algoritmo que se muestra en la figura 22-1

Vigílese el metabolismo del hierro (ferritina, IST) cada 3 meses aproximadamente, y adminístrense suplementos si es necesario

CERA, activador continuo del receptor de la eritropoyetina; FEE, fármaco estimulante de la eritropoyesis; TFGe, tasa de filtración glomerular estimada normalizada por cada 1.73 m² de superficie corporal; Hb, hemoglobina; IV, vía intravenosa; IST, índice de saturación de transferrina.

Respuesta escasa a los FEE: estudio

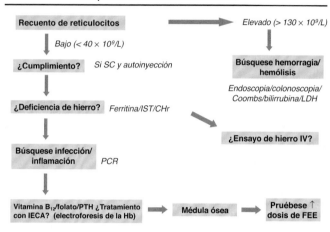

FIGURA 22-1 Algoritmo clínico propuesto para el tratamiento de una respuesta escasa al régimen con fármacos estimulantes de la eritropoyesis. CHr, contenido de hemoglobina de los reticulocitos; LDH, lactato deshidrogenasa; PCR, proteína C-reactiva; SC, vía subcutánea.

necesario. Según la indicación de la FDA, el prospecto de los FEE advierte que la velocidad de aumento de la Hb no debe superar 1 g/dL en un periodo de 2 sem. Asimismo, se debe seguir vigilando la Hb a intervalos de 2 a 4 sem hasta que la concentración se estabilice, teniendo en cuenta que esto no se producirá con una dosis determinada de FEE hasta después de 60 a 100 días. La dosis de FEE no debe aumentarse en más de una vez en un mes determinado, y en ningún caso debe incrementarse en el primer mes; aunque la Hb no haya aumentado mucho en las primeras 2 sem, el retraso del efecto de los FEE prolongado puede ser el responsable de la aparente ausencia de respuesta. Si la Hb es mayor de 12 g/dL, debe reducirse la dosis del FEE, probablemente cerca de 25% y se debe suspender la dosis si la Hb es mayor de 13 g/dL, reiniciándolo con una dosis menor cuando la Hb haya disminuido hasta ≤ 12 g/dL. La presión arterial debe medirse con frecuencia y notificarse inmediatamente un aumento mantenido de 10/5 mm Hg de sistólica/diastólica, lo que debe llevar a una evaluación de la concentración de Hb y de la dosis de FEE. Aunque las guías actuales no prescriben la vigilancia de las plaquetas, en pacientes con recuento plaquetario elevado se debe tener precaución especial cuando se administren dosis elevadas de FEE, y debe asegurarse de que se hayan repuesto por completo los depósitos de hierro.

Causas de la resistencia a los fármacos estimulantes de la eritropoyesis

Entre las causas de resistencia a los FEE están la insuficiencia de hierro, la inflamación y la infección, la hemorragia oculta y en ocasiones, una neoplasia maligna no detectada previamente. El hiperparatiroidismo suficientemente grave como para reducir la eritropoyesis se produce con mucha menor frecuencia en pacientes con ERC no tratados con diálisis que en los que sí reciben diálisis.

Resistencia a los fármacos estimulantes de la eritropoyesis

Como la curva de dosis-respuesta a los FEE tiende a alcanzar una meseta y como, por la causa que sea, las dosis de FEE elevadas se asocian con una mala evolución en estudios aleatorizados, como el estudio CHOIR (Szczech, 2008), debe evitarse la tentación de aumentar mucho la dosis de FEE. Por lo tanto, hay que asegurarse de que se han repuesto los depósitos de hierro, tal vez haciendo un ensayo con hierro IV y buscando fuentes de hemorragia oculta, inflamación o neoplasia maligna.

Aplasia eritrocítica pura y anticuerpos antieritropoyetina

Una complicación muy infrecuente del tratamiento con FEE es la inducción de anticuerpos anti-EPO que producen aplasia eritrocítica pura dependiente de transfusión. Éste fue un problema grave hace varios años con uno de los preparados de epoetina α comercializados fuera de Estados Unidos, aunque posteriormente se descubrió que se producía también con epoetina β y darbepoetina α. Los datos experimentales indicaron que esto se puede deber a la combinación de diversos factores, como la generación de adyuvantes inmunitarios producidos por lixiviados de goma en las jeringuillas utilizadas para la administración de este fármaco. Otros factores son la rotura de la cadena de almacenamiento en frío y la posible escisión o agregación de la proteína por otros factores. La causa única más importante fue la eliminación de la albúmina sérica humana de la formulación, según el mandato de la Unión Europea, después de las preocupaciones sobre la enfermedad de Creudzfelt-Jacob a finales de la década de 1990.

La sustitución de los topes de goma de los pistones de las jeringuillas de los preparados de epoetina α por topes de teflón parece haber reducido la incidencia de este trastorno, aunque no está claro el mecanismo exacto que lo desencadenó, aparentemente está relacionado con la formulación del FEE y con las condiciones de almacenamiento, y es especialmente preocupante con "copias" más baratas de productos de epoetina en partes menos desarrolladas del mundo. En el futuro es probable que se disponga de FEE de base no proteínica, que podrían ser menos inmunógenos y evitar esta complicación.

Peginesatide

El peginesatide (Hematide) era un FEE fabricado utilizando técnicas químicas más económicas en lugar de la tecnología de ADN recombinante más costosa. Luego de completar exitosamente un programa de fase 3, este producto salió al mercado en Estados Unidos con el nombre de Omontys para su uso en pacientes en diálisis. Desafortunadamente, 1 año después de ser comercializado, se observaron varias reacciones anafilácticas mortales o que pusieron en peligro la vida y el producto fue voluntariamente retirado del mercado. Una de las principales ventajas de este FEE era que no producía anticuerpos que causaban reacción cruzada con la EPO endógena o recombinante y por lo tanto nunca causaron aplasia pura de eritrocitos. De hecho, el peginesatide se ha utilizado con éxito para tratar a pacientes que han desarrollado aplasia eritrocítica pura mediada por anticuerpos e inducida por otros FEE (Macdougall, 2009).

Estabilizadores del HIF (inhibidores de la prolil hidroxilasa)

Una nueva estrategia para estimular la eritropoyesis involucra a una molécula oralmente activa que imita la hipoxia causando estabilización del factor alfa inducible por hipoxia (HIF-alfa), el principal factor de transcripción para el gen de la EPO. Por lo tanto, la administración de un estabilizador del HIF aumentará la producción endógena de EPO, incluso en la ERC dependiente de diálisis, y es eficaz para corregir la anemia (Koury y Haase, 2015; Maxwell y Eckardt, 2016). De este tipo de agentes hay cuatro que han completado su programa de fase 2 (roxadustat, daprodustat, vadadustat y molidustat) y tres de ellos están actualmente en estudios de fase 3. Además de ser oralmente activos, una de las principales ventajas de esta nueva clase de medicamentos es su capacidad para mejorar la disponibilidad de hierro, probablemente a través de un efecto sobre genes reguladores de hierro y de un efecto indirecto sobre la hepcidina. Aunque los estudios a la fecha no han despertado ninguna inquietud, estos agentes pueden potencialmente regular al alza varios cientos de otros genes y habrá que demostrar su seguridad a largo plazo (Tanaka y Eckardt, 2018).

Bibliografía y lecturas recomendadas

Agarwal R. Nonhematological benefits of iron. *Am J Nephrol*. 2007;27:565-571.

Agarwal R. Individualizing decision-making—resurrecting the doctor-patient relationship in the anemia debate. *Clin J Am Soc Nephrol*. 2010;5:1340-1346.

Agarwal R, Kusek JW, Pappas MK. A randomized trial of intravenous and oral iron in chronic kidney disease. *Kidney Int*. 2015;88:905-914.

Agarwal R, Vasavada N, Sachs NG, *et al*. Oxidative stress and renal injury with intravenous iron in patients with chronic kidney disease. *Kidney Int*. 2004;65:2279-2289.

Barraclough KA, Noble E, Leary D, *et al*. Rationale and design of the oral HEMe iron polypeptide Against Treatment with Oral Controlled Release Iron Tablets trial for the correction of anaemia in peritoneal dialysis patients (HEMATOCRIT trial). *BMC Nephrol*. 2009;10:20.

Besarab A, Hörl WH, Silverberg D. Iron metabolism, iron deficiency, thrombocytosis, and the cardiorenal anemia syndrome. *Oncologist*. 2009;14:22-33.

Cerasola G, Nardi E, Palermo A, *et al*. Epidemiology and pathophysiology of left ventricular abnormalities in chronic kidney disease: a review. *J Nephrol*. 2011;24:1-10.

Devine BJ. Gentamicin therapy. *Drug Intell Clin Pharm*. 1974;8:650-655.

Drueke TB, Locatelli F, Clyne N, *et al*. Normalization of hemoglobin level in patients with chronic kidney disease and anemia. *N Engl J Med*. 2006;355:2071-2084.

Fliser D, Haller H. Erythropoietin and treatment of non-anemic conditions—cardiovascular protection. *Semin Hematol*. 2007;44:212-217.

Hsu CY, McCulloch CE, Curhan GC. Epidemiology of anemia associated with chronic renal insufficiency among adults in the United States: results from the Third National Health and Nutrition Examination Survey. *J Am Soc Nephrol*. 2002;13:504-510.

Kalicki RM, Uehlinger DE. Red cell survival in relation to changes in the hematocrit: more important than you think. *Blood Purif*. 2008;26:355-360.

Keung YK, Owen J. Iron deficiency and thrombosis: literature review. *Clin Appl Thromb Hemost*. 2004;10:387-391.

Koury MJ, Haase VH. Anaemia in kidney disease: harnessing hypoxia responses for therapy. *Nat Rev Nephrol*. 2015;11:394-410.

Kovesdy CP, Estrada W, Ahmadzadeh S, *et al*. Association of markers of iron stores with outcomes in patients with nondialysis-dependent chronic kidney disease. *Clin J Am Soc Nephrol*. 2009;4:435-441.

Kruse A, Thijssen S, Kotanko P, *et al*. Relationship between red blood cell lifespan and inflammation. *J Am Soc Nephrol*. 2009;20:173A (Abstract).

Levin A, Djurdjev O, Thompson C, *et al.* Canadian randomized trial of hemoglobin maintenance to prevent or delay left ventricular mass growth in patients with CKD. *Am J Kidney Dis.* 2005;46:799-811.

Levin A, Singer J, Thompson CR, *et al.* Prevalent left ventricular hypertrophy in the predialysis population: identifying opportunities for intervention. *Am J Kidney Dis.* 1996;27:347-354.

Macdougall IC, Bock AH, Carrera F, *et al.* FIND-CKD Study Investigators. FIND-CKD: a randomized trial of intravenous ferric carboxymaltose versus oral iron in patients with chronic kidney disease and iron deficiency anaemia. *Nephrol Dial Transplant.* 2014;29:2075-2084.

Macdougall IC, Rossert J, Casadevall N, *et al.* A peptide-based erythropoietin-receptor agonist for pure red-cell aplasia. *N Engl J Med.* 2009;361:1848-1855.

Maxwell PH, Eckardt KU. HIF prolyl hydroxylase inhibitors for the treatment of renal anaemia and beyond. *Nat Rev Nephrol.* 2016;12:157-168.

McMahon LP, Kent AB, Kerr PG, *et al.* Maintenance of elevated versus physiological iron indices in non-anaemic patients with chronic kidney disease: a randomized controlled trial. *Nephrol Dial Transplant.* 2010;25:920-926.

Patel NM, Gutiérrez OM, Andress DL, *et al.* Vitamin D deficiency and anemia in early chronic kidney disease. *Kidney Int.* 2010;77:715-720.

Peters HP, Laarakkers CM, Swinkels DW, *et al.* Serum hepcidin-25 levels in patients with chronic kidney disease are independent of glomerular filtration rate. *Nephrol Dial Transplant.* 2010;25:848-853.

Pfeffer MA, Burdmann EA, Chen CY, *et al.* TREAT Investigators. A trial of darbepoetin alfa in type 2 diabetes and chronic kidney disease. *N Engl J Med.* 2009;361:2019-2032.

Sazawal S, Black RE, Ramsan M, *et al.* Effects of routine prophylactic supplementation with iron and folic acid on admission to hospital and mortality in preschool children in a high malaria transmission setting: community-based, randomised, placebo-controlled trial. *Lancet.* 2006;367:133-143.

Singh AK, Szczech L, Tang KL, *et al.* Correction of anemia with epoetin alfa in chronic kidney disease. *N Engl J Med.* 2006;355:2085-2098.

Stancu S, Bârsan L, Stanciu A, *et al.* Can the response to iron therapy be predicted in anemic nondialysis patients with chronic kidney disease? *Clin J Am Soc Nephrol.* 2010;5:409-416.

Streja E, Kovesdy CP, Greenland S, *et al.* Erythropoietin, iron depletion, and relative thrombocytosis: a possible explanation for hemoglobin-survival paradox in hemodialysis. *Am J Kidney Dis.* 2008;52:727-736.

Szczech LA, Barnhart HX, Inrig JK, *et al.* Secondary analysis of the CHOIR trial epoetin-alpha dose and achieved hemoglobin outcomes. *Kidney Int.* 2008;74:791-798.

Tanaka T, Eckardt KU. HIF activation against CVD in CKD: novel treatment opportunities. *Semin Nephrol.* 2018;38:267-276.

World Health Organization Technical Report Series. No. 405. Nutritional Anaemias: Report of a WHO scientific group, Geneva, 1968. Available from http://apps.who.int/iris/handle/10665/40707. Accessed June 6, 2018.

23 Dosificación de los fármacos en la enfermedad renal crónica

Gregory J. Roberti, Joseph B. Lockridge y Ali J. Olyaei

INTRODUCCIÓN

La alteración de la función renal modifica el metabolismo y la eliminación de muchos fármacos. También puede cambiar la farmacocinética de algunos medicamentos metabolizados en el hígado. Muchos tienen metabolitos farmacológicamente activos que se excretan por vía renal. Además, la enfermedad renal crónica (ERC) puede inhibir de manera inespecífica su metabolismo hepático a través del citocromo P450 (CYP). Para un grupo selecto de fármacos, la inactivación enzimática dentro de las células renales desempeña un papel importante en su metabolismo. Por estos motivos, en la ERC es necesario ajustar la dosis de muchos medicamentos, para evitar la toxicidad por fármacos y asegurar la eficacia terapéutica. En este capítulo se resumen los parámetros farmacológicos alterados por la disfunción renal y se describe una estrategia para el ajuste de dosis.

PRINCIPIOS FARMACOCINÉTICOS ALTERADOS EN LA INSUFICIENCIA RENAL

Un determinado fármaco puede llegar a múltiples compartimentos orgánicos diferentes antes de ser eliminado (fig. 23-1). Las alteraciones de la función renal pueden afectar a la biodisponibilidad, el volumen de distribución, la unión a proteínas, la biotransformación o la eliminación.

Biodisponibilidad

La biodisponibilidad de un fármaco hace referencia a la porción de la dosis que alcanza la circulación sistémica y se expresa como un porcentaje. El ritmo y la vía de administración determinan la biodisponibilidad. Un fármaco administrado por vía IV es de 100%, ya que por definición, la totalidad de la dosis llega a la circulación sistémica. Cuando se administra por vía oral, intramuscular o subcutánea, un porcentaje más pequeño de la dosis alcanza la circulación sistémica. Por ejemplo, la furosemida tiene 100% de biodisponibilidad cuando se administra por vía IV, pero sólo 50% cuando se toma por vía oral. Este hecho explica la frecuente práctica de duplicar la dosis de furosemida cuando se pasa a un paciente de la vía IV a la oral. En los pacientes con ERC, la biodisponibilidad de la furosemida oscila entre 10 y 50%.

La absorción de los fármacos puede verse alterada en pacientes con enfermedad renal por varias razones. Por ejemplo, el vómito inducido por uremia o la gastroparesia causada por los cambios neuropáticos asociados con diabetes mellitus concomitante o al envejecimiento pueden alterar la absorción oral. Los pacientes con ERC e insuficiencia cardiaca o con síndrome nefrótico presentan frecuentemente edema de la pared intestinal,

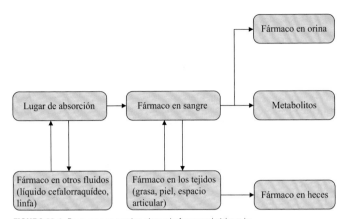

FIGURA 23-1 Factores que pueden alterar la farmacocinética y la farmacodinámica.

lo cual puede disminuir la absorción. La administración simultánea de fosfatos o resinas de unión a lípidos puede ocasionar la formación de complejos insolubles con el fármaco administrado que limitan su absorción y enlentecen la motilidad intestinal. La absorción de fármacos, como las fluoroquinolonas, se ve alterada por la administración simultánea de hierro y esto puede aumentar el riesgo de falla terapéutica.

Volumen de distribución

El volumen de distribución (Vd) de un fármaco se puede utilizar para calcular la dosis necesaria con la finalidad de conseguir una concentración sistémica deseada. El Vd no hace referencia a un compartimento anatómico específico, sino a un volumen hipotético: es una constante de proporcionalidad que relaciona la cantidad total de fármaco en el organismo y su concentración sérica. Como regla general, existe una relación inversa entre la concentración sérica y el Vd. Los edemas y la ascitis, al aumentar la cantidad total de líquido en el cuerpo, tienden a incrementar el Vd de los fármacos hidrosolubles, lo que determina una menor concentración sérica. Por el contrario, se ha demostrado que tanto la digoxina como la insulina tienen un Vd sustancialmente disminuido en los pacientes con insuficiencia renal terminal (ERT), con concentraciones séricas relativamente aumentadas para una dosis determinada.

Unión a proteínas

Aunque los fármacos circulan unidos no a proteínas, sólo la forma no unida se distribuye y es biológicamente activa. La parte de un determinado producto que está unida a proteínas plasmáticas se puede considerar como una sección de almacenamiento. La disfunción renal reduce la unión a proteínas de la mayoría de los fármacos porque los productos orgánicos de desecho bloquean los lugares de unión de las proteínas transportadoras y desplazan al medicamento. Como consecuencia, una gran proporción del fármaco circula en su forma activa, no unida. Por ejemplo, la acidosis y la urea reducen la unión del micofenolato a la albúmina, lo que conduce a un aumento en la fracción libre de micofenolato. Esto, a su vez, puede aumentar el aclaramiento de micofenolato, generando concentraciones totales más bajas. Dado que los ensayos farmacológicos estándar miden con frecuencia las concentraciones totales del fármaco (es decir, las concentraciones de medicamento unido y no unido), puede ser prudente controlar específicamente las concentraciones de la forma no unida del fármaco. Esto es particularmente importante para medicamentos con una ventana terapéutica estrecha (p. ej., la fenitoína). La mayoría de los fármacos ácidos se unen a la albúmina y la mayoría de los básicos a las proteínas no albúmina. Por lo tanto, existe un factor compensador que reduce la unión a proteínas en los pacientes con ERC: la mayoría de las proteínas no albúmina son reactantes de fase aguda y en los pacientes con ERC su concentración plasmática está elevada frecuentemente. Esto determina una unión a proteínas aumentada de ciertos fármacos alcalinos como el propranolol y la vancomicina.

Biotransformación

El hígado y el riñón se organizan en serie como un sistema de procesamiento de residuos. La biotransformación de los fármacos ocurre mayormente en el hígado, aunque células del intestino, los pulmones y el riñón también pueden contener las enzimas que producen dichas reacciones. Estas reacciones metabólicas se han dividido en dos fases: 1) las reacciones de fase 1, que son principalmente ejecutadas por el sistema CYP, desintoxican los fármacos y las sustancias naturales mediante reacciones que incluyen principalmente la oxidación, la reducción y la hidrólisis, y 2) las reacciones de biotransformación de fase 2, que actúan para transformar un medicamento primario o un metabolito de una reacción de fase 1 en un compuesto hidrosoluble que pueda ser fácilmente excretado en la orina o la bilis (Young, 2014).

Un error común es pensar que en la población con ERC es innecesario ajustar la dosis de medicamentos que se aclaran exclusivamente por metabolismo y transporte hepático. La reducción de la actividad CYP en la ERC puede aumentar la acumulación de fármaco y causar una potencial toxicidad, incluso de medicamentos que normalmente no se excretan por vía renal (Nolin, 2015). Los pacientes con ERC experimentan una actividad general reducida de las reacciones de biotransformación de fase 1 por el sistema CYP, debido a la inhibición inespecífica de las enzimas hepáticas y a una reducción en la actividad de las reacciones del CYP que, en menor medida, se llevan a cabo en el tejido renal. Se han demostrado reducciones en la actividad de la CYP3A4 de hasta 28% en pacientes con ERT (Dowling, 2003). Las reacciones de conjugación hepática de fase 2, como la glucoronidación y acetilación, también están significativamente reducidas en la ERC (Yeung, 2014).

A pesar de las alteraciones conocidas en el metabolismo de los medicamentos por el CYP causadas por la ERC, es difícil predecir qué medicamentos y en qué circunstancias clínicas la variación significativa en el aclaramiento metabólico amerita un ajuste de la dosis. En la tabla 23-1 se presentan varios grupos de enzimas CYP clínicamente importantes. Cuando se administra un segundo medicamento que se metaboliza por el mismo grupo de enzimas CYP que el primero, la biotransformación del primer fármaco por el CYP se reduce y sus niveles en sangre pueden aumentar. Un ejemplo es la amiodarona, un antiarrítmico, en un paciente que está tomando ciclosporina:

TABLA 23-1	Fármacos metabolizados por los sistemas enzimáticos P450 CYP3A4/5, CYP2C9/19 y CYP2D6	

CYP3A4/5	CYP2C9/19	CYP2D6
Amiodarona	Amiodarona	Carvedilol
Amlodipino	Amitriptilina	Desipramina
Azitromicina	Antifúngicos azólicos	Metoprolol
Cannabinoides	Celecoxib	Nortriptilina
Ciclosporina	Cimetidina	Propranolol
Claritromicina	Cloranfenicol	Timolol
Danazol	Diclofenaco	
Delavirdina	Fenitoína	
Diltiazem	Fluoxetina	
Eritromicina	Fluvastatina	
Fluconazol	Fluvoxamina	
Fluoxetina	Glibenclamida	
Fluvoxamina	Glipizida	
Indinavir	Ibuprofeno	
Itraconazol	Irbesartán	
Ketoconazol	Losartán	
Ketoconazole	Metronidazol	
Mibefradil	Omeprazol	
Miconazol	Ritonavir	
Nefazodona	Rosiglitazona	
Nelfinavir	Rosuvastatina	
Norfloxacino	Tolbutamida	
Omeprazol	Warfarina	
Propoxifeno		
Quinina		
Ritonavir		
Saquinavir		
Sertralina		
Troleandomicina		
Verapamilo		
Zafirlukast		

CYP, citocromo P.

ambos son metabolizados por la CYP3A y como resultado de la inhibición de la CYP3A por la amiodarona, los niveles plasmáticos de ciclosporina pueden aumentar considerablemente.

Las reacciones de biotransformación a menudo resultan en metabolitos inactivos, pero existen excepciones notables que pueden tener efectos no deseados en el paciente con ERC. La gliburida, un agente antidiabético, tiene metabolitos farmacológicamente activos que dependen parcialmente de la eliminación renal; éstos se acumulan en la ERC, aumentando el riesgo de hipoglucemia. La meperidina, un narcótico, es metabolizada a normeperidina, que requiere eliminación renal. Aunque la normeperidina tiene poco efecto narcótico, es un irritante del sistema nervioso central y puede acumularse en los pacientes con trastorno de la función renal, reduciendo el umbral para convulsiones. El sulfato de morfina tiene metabolismo de fase 2 para producir morfina-3-glucurónido (M3G) y morfina-6-glucurónido (M6G). Ambos metabolitos pueden acumularse en la ERC; el M3G reduce el umbral para las convulsiones y el M6G causa depresión respiratoria. Los médicos deben estar al tanto de los medicamentos con aclaramiento renal con metabolitos activos y las consecuencias de su acumulación en la ERC.

Además de las reacciones de biotransformación de fases 1 y 2 discutidas, el riñón puede por sí mismo, desempeñar un papel en el metabolismo de los medicamentos. El tema del metabolismo de la insulina por el riñón se discute en el capítulo 13. La insulina se filtra en el glomérulo y es metabolizada en el túbulo proximal. En la ERC este proceso se ve inhibido y como resultado, la insulina puede tener una duración de acción prolongada. El imipenem, un antibiótico, es metabolizado por enzimas renales llamadas peptidasas, de modo que su vida media se ve significativamente alterada en la ERC. Para una discusión más completa sobre este tema consulte Knights (2013).

Farmacogenómica

Las diferencias basadas en el genoma del metabolismo farmacológico y la nefrotoxicidad pueden ser un importante marcador para la dosificación óptima de los fármacos y para identificar subgrupos de pacientes que pueden ser particularmente resistentes o sensibles a un fármaco determinado. Por ejemplo, la variabilidad genética en la expresión de N-acetiltransferasa puede determinar importantes toxicidades farmacológicas en pacientes en tratamiento con medicamentos antituberculosos (INH), antihipertensivos (hidralazina) y antiarrítmicos (procainamida). Las variantes genéticas se denominan polimorfismos de nucleótido único (PNU). La variabilidad del genoma debida a estos múltiples PNU se denomina *polimorfismo*. Por ejemplo, se ha observado un importante polimorfismo en la glucoproteína P y en el citocromo P450 en diferentes individuos. Los polimorfismos de las isoenzimas del citocromo P y de las glucoproteínas P pueden influenciar directa o indirectamente el desarrollo de interacciones y reacciones farmacológicas adversas.

Otro ejemplo sería si existe una heterogeneidad significativa en la expresión de la enzima convertidora de angiotensina (ECA). Los polimorfismos de inserción o eliminación en genes que controlan la expresión de la ECA pueden afectar al resultado clínico tras el intento de bloqueo farmacológico del sistema renina-angiotensina-aldosterona (SRAA). Los pacientes afroamericanos e hispanos requieren mayores dosis orales de algunos fármacos inmunodepresores que otros grupos étnicos para conseguir el mismo objetivo de concentraciones plasmáticas. Estas diferencias pueden estar parcialmente relacionadas con la expresión diferente debida a polimorfismos de la glucoproteína P intestinal (el producto del gen de la resistencia múltiple a fármacos, MDR-1) y del citocromo P450-IIIA.

La Food and Drug Administration ha aprobado el análisis farmacogenómico del citocromo P450 2C9 para la individualización del tratamiento con warfarina. Los pacientes con expresión de CYP-450 2C9 baja o alta tienen, respectivamente, un mayor riesgo de hemorragias o trombosis. El conocimiento de qué variante genética está presente puede identificar a aquellos pacientes en los que probablemente se necesiten dosis mayores o menores de warfarina. En los pacientes con ERC, los estudios de micromatriz han demostrado una modulación de la expresión genética en diferentes estadios de la enfermedad renal; sin embargo, aún no está clara la utilidad de muchos de estos marcadores genéticos en la práctica clínica.

Efecto de la edad en la función renal y la dosificación de fármacos

Los procesos de envejecimiento pueden afectar a la masa muscular, a la unión a proteínas, a las funciones hepática y renal, y a las cantidades relativas de la masa intracelular frente a la grasa corporal y, por lo tanto, al volumen de distribución. Estos cambios alteran la farmacocinética y la farmacodinámica de la mayoría de los medicamentos. En ausencia de cualquier alteración patológica se produce un deterioro de la función renal asociado al envejecimiento. Entre los 30 y los 80 años de edad se produce una disminución de la longitud del riñón de entre 0.5 y 1 cm, y una reducción de 20 a 30% de su masa, con la correspondiente pérdida de función renal. En la biopsia renal se encuentra fibrosis aumentada, atrofia tubular y arterioesclerosis, así como enfermedad microvascular y reactividad vascular reducida. En el hígado se producen cambios similares con la edad; el tamaño y el flujo sanguíneo del hígado disminuyen, reduciendo el ritmo de las reacciones de biotransformación de fases 1 y 2, y alargando la vida media de los fármacos. Por lo tanto, cuando se ajusta la dosis de los medicamentos en adultos mayores, deben tenerse en cuenta más factores, además de la tasa de filtración glomerular estimada (TFGe).

Los trastornos neurocognitivos son frecuentes en la vejez. La causa es multifactorial pero, con frecuencia, los fármacos contribuyen de forma significativa. Las benzodiacepinas y otros sedantes hipnóticos se utilizan con frecuencia para el tratamiento de la ansiedad o los trastornos del sueño. Cerca de 15% de los pacientes con enfermedad renal utilizan estos fármacos, siendo su uso significativamente mayor entre las mujeres, los fumadores y los pacientes con enfermedad pulmonar obstructiva crónica (EPOC). El uso de benzodiacepinas se ha asociado con confusión aguda o crónica. En la mayoría de los pacientes, la confusión y el delirio inducidos por el fármaco dependen de la dosis. El envejecimiento y la ERC alargan la vida media plasmática de estos y otros medicamentos, y prolongan la exposición a los mismos. En la valoración de los trastornos cognitivos en adultos mayores, especialmente en pacientes con ERC, es importante revisar todos los fármacos.

Múltiples medicamentos pueden producir confusión mental; por ejemplo, es bien conocido que el litio, la digoxina, la teofilina, los esteroides (prednisona), los antagonistas H_2 (cimetidina), las benzodiacepinas, los antidepresivos (tricíclicos), los agonistas dopaminérgicos (levodopa), los sedantes (morfina, petidina), los betabloqueadores y los diuréticos aumentan el riesgo de confusión inducida por fármacos. Los medicamentos capaces de ocasionar trastornos hidroelectrolíticos pueden alterar la neurotransmisión y en pacientes con ERC, se les ha implicado en la patogénesis de la confusión y el delirio. En la tabla 23-2 se enumeran los fármacos que pueden causar alteraciones electrolíticas.

En los adultos mayores las caídas son la causa principal de traumatismo y muerte. Aproximadamente 50% de los pacientes de más de 65 años ingresados en una residencia de adultos mayores u hospitalizados sufren una caída al año. La administración de un número excesivo de fármacos (cuatro o

TABLA 23-2	Fármacos que alteran la concentración de los electrolitos y los minerales	
Alteración	**Fármaco**	**Mecanismo**
Hiponatremia	Diuréticos tiazídicos	Alteran la capacidad de dilución urinaria del conducto colector
	Inhibidores de la ECA	Estimulan la sed mediante la conversión de la angiotensina I o II
	Trimetoprima-sulfametoxazol	Bloquea los canales de sodio sensibles a amilorida en los conductos colectores
	AINE	Inhibición de prostaglandinas y potenciación del efecto de la vasopresina en el túbulo
	Inhibidores de la bomba de protones, ciclofosfamida, morfina, bartitúricos, vincristina, carbamazepina, paracetamol, inhibidores de la ECA, AINE, antipsicóticos, desmopresina, oxitocina, antidepresivos (ISRS, ATC)	Síndrome de secreción inapropiada de la hormona antidiurética
	Hexanitrato de manitol	Expansión de volumen secundaria a osmolalidad aumentada
Hipernatremia	Diuréticos de asa	Aumento del aclaramiento renal de agua
	Hexanitrato de manitol	Hipovolemia
	Amfotericina B, dexametasona, dopamina, litio, ofloxacino, orlistat, foscarnet	Diabetes insípida nefrógena
	Solución salina hipertónica (3%) o normal (0.9%), bicarbonato sódico hipertónico, antibióticos que contienen sodio (piperacilina, eritromicina)	Aporte exógeno de sodio
	Aporte exógeno de sodio	Pérdida gastrointestinal
	Fármacos catárticos osmóticos (lactulosa, sorbitol)	
Hipopotasemia	Diuréticos de asa y tiazídicos	Aumento del aporte de sodio a la nefrona distal, donde puede estimular la excreción de potasio
	Simpaticomiméticos (epinefrina, terbutalina, salbutamol), insulina, dobutamina, teofilina, aminofilina	Estimulación de la bomba de Na⁺/K⁺ ATPasa, provocando la entrada de potasio a las células
	Diuréticos osmóticos	Aumento del aporte de sodio a la nefrona distal
	Inhibidores de la anhidrasa carbónica	Bloqueo de la absorción proximal de sodio de manera que llega más a la nefrona distal
	Glucocorticoides/ mineralocorticoides	Aumenta la reabsorción de sodio en el túbulo renal distal

(continúa)

TABLA 23-2 Fármacos que alteran la concentración de los electrolitos y los minerales (*Continuación*)

Alteración	Fármaco	Mecanismo
	Penicilinas, aminopenicilinas, penicilinas resistentes a penicilinasas	Promoción de la excreción de potasio por aumento del aporte de sodio a la nefrona distal
	Aminoglucósidos (gentamicina, tobramicina, amikacina), foscarnet, cisplatino	Pérdida renal de potasio mediante la inducción de la disminución de magnesio
	Amfotericina B	Inhibición de la secreción de iones de hidrógeno por los conductos colectores
	Resinas de intercambio de cationes (poliestireno sulfonato sódico)	Intercambio de sodio por potasio en la luz intestinal
Hiperpotasemia	Citrato potásico, penicilina G, nutrición enteral y parenteral	Excesiva administración de potasio
	Espironolactona/amilorida, triamtereno, trimetoprima	Inhibición aldosterona/inhibición de la secreción de potasio
	Metoprolol, propranolol, labetalol, digoxina	Inhibición de la bomba de Na^+/K^+ ATPasa; movilización del K hacia fuera de las células
	Inhibidor de la ECA, BRA, AINE, heparina	Reducción de la síntesis y secreción de aldosterona
	Cloruro de suxametonio	Movilización del K hacia fuera de las células
Hipocalcemia	Fármacos quimioterápicos (cisplatino, 5-FU, ciclofosfamida, doxorrubicina), envenenamiento por flúor, bifosfonatos, calcitonina, amfotericina B, cimetidina, etanol	Disminución de la reabsorción ósea
	Foscarnet, fosfato, citrato, albúmina, emulsión lipídica, heparina	Quelación del calcio
	Fenitoína, fenobarbital, rifampicina, isoniazida, ketoconazol, primidona	Deficiencia de vitamina D
	Ácido acetilsalicílico, estrógeno, sulfato de magnesio, colchicina, propiltiouracilo	Secreción/acción reducida de la PTH
	Aminoglucósidos (gentamicina, tobramicina, amikacina, neomicina)	Hipomagnesemia
	Diuréticos de asa	Aumentan la excreción urinaria de calcio
Hipercalcemia	Vitamina D, vitamina A	Aumenta la absorción de calcio
	Estrógeno, tamoxifeno, diuréticos tiazídicos	Miscelánea
	Litio	Inhibición del transporte de calcio a través de las membranas celulares

(*continúa*)

TABLA 23-2	Fármacos que alteran la concentración de los electrolitos y los minerales (*Continuación*)	
Alteración	**Fármaco**	**Mecanismo**
Hipofosfatemia	Antiácidos, sucralfato, quelantes de fosfato	Reducción de la absorción intestinal
	Ácido acetilsalicílico (sobredosis), salbutamol, epinefrina, dopamina, insulina (exógena), bicarbonato sódico	Desplazamiento del fosfato hacia dentro de las células
	Paracetamol (sobredosis), diuréticos (tiazidas, de asa, osmóticos, inhibidores de la anhidrasa carbónica), corticoesteroides, teofilina, fármacos quimioterápicos	Excreción urinaria
Hiperfosfatemia	Enemas/laxantes que contienen fosfato, fosfato (oral o intravenoso exógeno)	Excesiva administración de fosfato
Hipomagnesemia	Aminoglucósidos, amfotericina B, cisplatino, ciclosporina, digoxina, diuréticos, foscarnet, metotrexato, pentamidina, polimixina B, ticarcilina	Excreción renal aumentada
Hipermagnesemia	Litio	Disminución de la excreción renal
	Enemas/laxantes/antiácidos que contienen magnesio, magnesio (oral o intravenoso exógeno)	Excesiva administración de magnesio

AINE, antiinflamatorios no esteroides; BRA, bloqueadores del receptor de la angiotensina; ATC, antidepresivos tricíclicos; ECA, enzima convertidora de angiotensina; ISRS, inhibidores selectivos de la recaptación de serotonina; K, potasio; Na, sodio; PTH, hormona paratiroidea; 5-FU, 5 fluorouracilo.

más prescripciones) aumenta el riesgo de caídas. El uso de hipnóticos sedantes constituye el factor de riesgo más importante de caídas en los adultos mayores. El personal sanitario debe identificar a los pacientes con riesgo de caída, en especial a aquellos con antecedentes de caídas. Por este motivo, se deben utilizar con precaución la eliminación demasiado agresiva de líquidos, la medicación excesiva, los fármacos que alteran la capacidad sensitiva, así como aquellos con capacidad para causar trastornos electrolíticos.

Fármacos que pueden alterar la función renal o causar daño renal
En la tabla 23-3 aparecen los fármacos que alteran significativamente la función renal o inducen daño renal. En la mayoría de los casos, el mecanismo de daño es multifactorial y la interacción entre fármacos, las enfermedades y diversos factores de riesgo participan en el daño renal. Varios fármacos pueden lesionar el riñón debido a su capacidad de causar vasoconstricción renal y, por lo tanto, disminuir el flujo sanguíneo de la porción "profunda" del riñón denominada *médula renal*. Cuando esos fármacos se administran a pacientes que ya tienen una causa hemodinámica de vasoconstricción renal, la tasa de filtración glomerular (TFG) puede

TABLA 23-3 Daño renal inducido por fármacos

Fármaco	Factores de riesgo	Fisiopatología	Prevención	Tratamiento
Aciclovir	Dosis elevada, dosis IV en bolo	Nefropatía por depósito de cristales	Evítese la infusión rápida Ajuste de dosis en la ERC, hidratación previa (con una producción de orina mantenida > 75 mL/h) y ralentización de la infusión del fármaco a lo largo de 1 o 2 h	Interrupción de la administración del fármaco si es posible, hidratación e interrupción del tratamiento con diuréticos de asa
Ácido aristolóquico (neuropatía asociada a hierbas chinas y nefropatía de los Balcanes endémica)	Utilización simultánea de vasoconstrictores como la fenfluramina/anfrepamona Variabilidad entre lotes en el contenido de toxina Sexo femenino Dosis Predisposición genética	Nefritis tubulointersticial crónica; tumores uroepiteliales	¡Evítese! Precaución con las medicinas de herbolaria que puedan contener ácido aristolóquico	Interrupción del uso corticoesteroides
Adefovir dipivoxil	≥ 30 mg/día Daño renal Disfunción tubular preexistente Duración del tratamiento	Depleción de ADN mitocondrial, degeneración tubular aguda	Ajuste de dosis por ERC	Interrupción del tratamiento si es posible

(continúa)

TABLA 23-3 Daño renal inducido por fármacos (*Continuación*)

Fármaco	Factores de riesgo	Fisiopatología	Prevención	Tratamiento
AINE	Enfermedad renal crónica, insuficiencia cardiaca, deshidratación y diuréticos	Insuficiencia renal aguda inducida hemodinámicamente que se debe a vasoconstricción por el descenso de la producción de prostaglandinas y nefropatía tubulointersticial aguda y crónica Nefritis intersticial y necrosis papilar crónicas, retención de Na, hiperpotasemia, hipertensión y edema	Evítese el uso simultáneo de diuréticos. Limitar el uso con CrS > 1.5 mg/dL (130 μmol/L). Utilizar AINE con vida media corta	Interrupción de la administración del fármaco Plantéense fármacos analgésicos alternativos
Amfotericina B	Dosis y duración, otros fármacos nefrotóxicos	Vasoconstricción aferente, disminución del flujo sanguíneo renal, lesión tubular distal, hipopotasemia, hipomagnesemia, acidosis metabólica debida a acidosis tubular, poliuria debida a diabetes insípida nefrógena	Utilización de la formulación liposómica (no contiene desoxicolato) Administración de Na (500-1 000 mL de SN 30 min antes de la administración) Análisis regulares de la concentración sérica de K, Mg y Na	Hidratación Reducción de la dosis
Aminoglucósidos (neomicina, gentamicina, tobramicina, amikacina, estreptomicina)	Concentraciones pico o valle excesivas; duración (> 7 días), nefrotoxinas concomitantes	Los aminoglucósidos se acumulan dentro del TCP e inducen necrosis tubular aguda, daño renal no oligúrico y pérdida de magnesio	Manténgase el rango terapéutico Adminístrese la dosis una vez al día, si es necesario	Reducción de dosis, disminución de frecuencia y duración del tratamiento Suplemento oral de magnesio si hay pérdida de magnesio

Fármaco			
Cidofovir	Dosis y duración, daño funcional renal leve	Apoptosis inducida en los TCP, diabetes insípida, insuficiencia renal y síndrome de Fanconi	Hidratación e interrupción del tratamiento si es posible
Cisplatino	Cloro bajo Dosis elevadas utilizadas para depleción de la médula ósea	Necrosis tubular aguda, diabetes insípida nefrógena, hipomagnesemia	Interrupción del tratamiento; administración de suplementos de magnesio según necesidad
Contrastes radiológicos	Dosis y frecuencia de administración, osmolaridad del medio de contraste	Osmolaridad elevada y vasoconstricción medular	Hidratación
CsA/tacrolimus	Dosis, edad, ERC	Nefrotoxicidad por inhibidor de la calcineurina, prostaglandinas disminuidas, vasoconstricción, TFG disminuida, colapso isquémico o cicatrización de los glomérulos, áreas focales de atrofia tubular y fibrosis intersticial (fibrosis en bandas)	Reducción de dosis
Foscarnet	Dosis y duración, alteración funcional renal leve	Nefropatía por depósito de cristales, toxicidad tubular directa, necrosis tubular aguda, diabetes insípida nefrógena	Reducción de la dosis
Fosfato sódico oral	Dosis, dosis repetida, edad, BRA e inhibidores de la ECA y ERC	Depósitos tubulares e intersticiales de fosfato cálcico	Interrupción del tratamiento Hidratación

Tratamiento (columna derecha detallada):

- **Cidofovir:** Hidratación y probenecid. En la nefropatía por virus BK, utilizar únicamente 0.25 mg/kg/sem
- **Cisplatino:** Hidratación vigorosa con diuresis forzada: 2 500 mL SN/h antes y durante varias horas después de la administración. Manitol o furosemida utilizada. Amifostina (tiofosfato). Tiosulfato
- **Contrastes radiológicos:** Hidratación antes y después de la administración. Acetilcisteína o NaHCO₃ antes y después de la administración
- **CsA/tacrolimus:** Manténgase en el rango terapéutico. Evítense los fármacos que aumentan la concentración (inhibidores del CYP3A4)
- **Foscarnet:** Infusión de 0.5-1 L de SN antes de cada dosis, ajustar por estadio de la ERC
- **Fosfato sódico oral:** Evítese si es posible; hidratación agresiva, minimizando la dosis de fosfato sódico

(continúa)

TABLA 23-3 Daño renal inducido por fármacos (*Continuación*)

Fármaco	Factores de riesgo	Fisiopatología	Prevención	Tratamiento
Ifosfamida	Utilización concomitante de cisplatino	Lesión tubular y daño mitocondrial directos, síndrome de Fanconi, diabetes insípida nefrógena, hipopotasemia	Utilización de mesna	Interrupción del tratamiento
IGIV	Producto con sacarosa, deshidratación	La acumulación de sacarosa en los TCP forma vesículas, ↑ osmolaridad y vacuolización	Evítese la administración simultánea de contrastes radiológicos Evítese la administración de productos con sacarosa	Hidratación Interrupción del tratamiento con el producto que contiene sacarosa
Indinavir	Dosis en bolo	Nefropatía por depósito de cristales, nefrolitiasis, IRA obstructiva	Hidratación Establecer un flujo de orina elevado Evitar dosis en bolo	Interrupción del tratamiento. Se requieren 6 a 8 sem antes de la normalización de la función renal
Inhibidores de la ECA	Tratamiento diurético simultáneo; AINE	Dilatación de la arteriola eferente reduciendo la TFG; mecanismo lesional desconocido	Evítese en caso de estenosis de la arteria renal bilateral	Interrupción del tratamiento
Interferón		Insuficiencia renal aguda prerrenal, nefritis tubulointersticial, microangiopatía trombótica, nefropatía glomerular membranoproliferativa		Interrupción del tratamiento

Fármaco	Factores de riesgo	Efecto renal	Tratamiento	
Litio	Daño renal, deshidratación por fiebre, vómitos, exposición, hiponatremia, diuréticos, especialmente tiazidas	Alteración funcional tubular, nefropatía tubulointersticial crónica (atrofia tubular y fibrosis intersticial) y glomeruloesclerosis progresiva	Rango terapéutico (0.6-1.2 mEq/L) Prevención de la deshidratación Evítese una dieta pobre en Na Evítense tiazidas y fármacos nefrotóxicos	Amilorida para la diabetes insípida nefrógena Reposición de líquidos Hemodiálisis (puede producirse un rebote si se interrumpe demasiado pronto)
Metotrexato	Orina ácida Dosis elevada	Precipitados en la orina e inducción de lesión tubular	Hidratación previa, alcalinización de la orina hasta pH > 7.0 (3 L de dextrosa en agua + 44-66 mEq de NaHCO$_3$ al día)	Diurético de asa Rescate con leucovorín
Sulfonamida (sulfadiazina y sulfametoxazol)	Dosis elevada durante el tratamiento de la toxoplasmosis en pacientes con sida, pH de la orina < 5.5	Nefropatía por depósito de cristales, nefrolitiasis	Ingesta de líquidos > 3 L diarios, análisis de la orina para detectar cristales; si se ven cristales, alcalinización de la orina hasta pH > 7.15	Hidratación
Tenofovir	Dosis y duración, alteración funcional renal leve, utilización de inhibidores de la ECA, ritonavir y bajo peso corporal, polimorfismos genéticos	La toxicidad renal está mediada por las células epiteliales del túbulo proximal; síndrome de Fanconi	Hidratación y ajuste de dosis	Hidratación e interrupción del tratamiento si es posible

Nota: todos los fármacos indicados en la tabla deben dosificarse teniendo en cuenta la función renal. Evítese el uso simultáneo de fármacos nefrotóxicos y diuréticos. Los factores de riesgo dependientes del paciente son, para todos los fármacos: la edad, la insuficiencia renal previa, la deshidratación y la hipovolemia, el consumo simultáneo de fármacos nefrotóxicos, la insuficiencia renal crónica, la nefropatía diabética y la insuficiencia cardiaca congestiva grave. Hidratación adecuada antes y durante el tratamiento de la insuficiencia renal aguda porque la hipovolemia es uno de los factores de riesgo más importantes. Mídase la concentración sérica de urea, creatinina y electrolitos antes de iniciar el tratamiento y contrólese cuidadosamente la función renal durante los tratamientos.

AINE, fármacos antiinflamatorios no esteroideos; BRA, bloqueadores del receptor de la angiotensina; CsS, creatinina sérica; CsA, ciclosporina A; CYP, citocromo P; ECA, enzima convertidora de angiotensina; ERC, enfermedad renal crónica; IGIV, inmunoglobulina intravenosa; IRA, insuficiencia renal aguda; IV, intravenoso; K, potasio; Mg, magnesio; Na, sodio; SN, suero salino normal; TCP, túbulo contorneado proximal; TFG, tasa de filtración glomerular.

disminuir y aumentar significativamente las concentraciones sanguíneas de urea y creatinina. Aunque suele ser reversible, se puede producir un daño isquémico permanente. La vasoconstricción renal también afecta a la capacidad renal de eliminar agua libre, pues disminuye el aporte de sodio libre a la nefrona distal. A su vez, esto puede dar lugar a hiponatremia que, en ancianos, se ha relacionado con un mayor riesgo de inestabilidad en la marcha, caídas y fracturas. Asimismo, la disminución de la llegada de sodio distal impide la eliminación de ácido y potasio.

Entre los fármacos destacados por ocasionar daño renal por vasoconstricción se encuentran los **antiinflamatorios no esteroides** (AINE) y los **medios de contraste iodados**, aunque ambos, en ocasiones, pueden producir también daño renal por otros mecanismos. Los inhibidores de la ECA y los bloqueadores del receptor de angiotensina (BRA) pueden alterar reversiblemente la función renal, porque dilatan la arteriola eferente. Esto produce una presión intraglomerular disminuida, y el plasma que entra en el glomérulo tiende solo a atravesarlo, con menor cantidad de ultrafiltrado entrando en el túbulo renal. Por esta razón, en los pacientes con ERC tratados con alguno de estos fármacos se observa con frecuencia una disminución de la TFG.

La **ciclosporina** y el **tacrolimus** pueden producir una grave e irreversible nefrotoxicidad dependiendo de la dosis. En pacientes con trasplantes no renales y nefrotoxicidad por ciclosporina y tacrolimus, la biopsia renal apunta a un daño de los vasos sanguíneos, especialmente la arteriola aferente, así como a lesión de los túbulos renales y del intersticio. Asimismo, se cree que los **aminoglucósidos**, la **amfotericina B**, los **fármacos antirretrovirales**, el **cisplatino** y el **ácido zoledrónico** inducen una nefropatía aguda mediante un daño tubular directo. Muchos fármacos antibióticos e inhibidores de la bomba de protones producen una lesión mediante la inducción de daño inflamatorio en los túbulos y el tejido circundante, la denominada nefritis intersticial. Otro mecanismo de lesión renal inducida por medicamentos consiste en la precipitación del mismo o de cristales de sus metabolitos en los túbulos renales. Esto no sólo ocasiona obstrucción del flujo de excreción tubular, sino que también puede dañar las células tubulares renales. El **aciclovir**, el **metotrexato**, el **foscarnet** y otros muchos fármacos antivirales se asocian a esa lesión.

AJUSTE DE LA DOSIS EN LA ENFERMEDAD RENAL CRÓNICA

Los cinco pasos siguientes proporcionan un sistema para los ajustes de dosis en pacientes con ERC. Por lo tanto, debe insistirse en que esta estrategia secuencial es sólo un punto de partida desde el que deben controlarse y modificarse cuidadosamente los ajustes de dosis para cada paciente concreto.

Paso 1: Obtención de los antecedentes clínicos y realización de una exploración física

Los primeros pasos para determinar la necesidad de un ajuste de dosis en cualquier paciente es obtener una historia clínica completa y detallada, y realizar una exploración física. La disfunción renal debe catalogarse como aguda o crónica y, si es posible, debe averiguarse su causa. Además, deben obtenerse los antecedentes de intolerancia a fármacos, alergias y nefrotoxicidad. Los antecedentes farmacológicos deben incluir los medicamentos pasados y actuales, los episodios de alergias a fármacos y el consumo de medicamentos sin receta, vitaminas, alimentos dietéticos y productos de herbolario (ver cap. 10). Se debe revisar y anotar el cumplimiento de los tratamientos farmacológicos prescritos.

En los pacientes con insuficiencia renal aguda la situación del volumen del paciente puede cambiar sustancialmente de un día para otro y, por eso, se debe medir cuidadosamente, porque el Vd de un fármaco puede alterarse debido a grandes cambios en la cantidad del volumen de líquido extracelular. Finalmente, el clínico debería comprobar si, además del trastorno renal, el paciente tiene insuficiencia hepática ya que la hepatopatía concomitante incluso puede requerir mayores ajustes de las dosis que afectan a un amplio rango de fármacos.

Paso 2: Evaluación de la función renal

En el capítulo 1 se describen los métodos para evaluar la función renal y no se van a repetir aquí. Sin embargo, se pueden subrayar varios principios importantes:

1. Antes de aplicar las correcciones aquí descritas para una función renal disminuida, se debe optimizar previamente la dosis según el tamaño corporal, porque el método recomendado se ajusta a la cantidad de función renal normalizada según el área de superficie corporal (ASC). En pacientes muy obesos, la farmacocinética de la mayoría de los fármacos no se ha estudiado bien (Martin, 2012). A falta de una mejor información, se puede utilizar el peso corporal ajustado (apéndice 2) para fármacos que no son liposolubles, con el objetivo de establecer la dosis inicial (antes de la reducción de dosis según la función renal) para limitar el riesgo de sobredosificación debido a un tamaño corporal muy grande del paciente.

2. La TFG suele ser ligeramente menor que el aclaramiento de creatinina (ClCr) porque este último también incluye la secreción tubular de creatinina. La magnitud en la que TFG/ClCr es < 1.0 depende de la raza (menor en afroamericanos) y también del grado de TFG. En pacientes con trastorno moderado de la función renal, TFG/ClCr está alrededor de 0.80.

3. Para una persona adulta (de mediana edad) sana, el valor normal esperado de la TFG o de la creatinina depende del ASC, y su valor medio es de 100 mL/min por 1.73 m^2 para la TFG, y alrededor de 120 mL/min por 1.73 m^2 para el ClCr (Peralta, 2011). En adultos jóvenes (personas entre 20 y 29 años), los valores normales esperados para la TFGe y el ClCr estimado (ClCre) son ligeramente más altos, alrededor de 116 y 130 mL/min por 1.73 m^2, respectivamente.

4. Los valores de TFGe/1.73 m^2 calculados mediante las ecuaciones del Modification of Diet in Renal Disease (MDRD) o de la Chronic Kidney Disease Epidemiology Collaboration (CKD-EPI) ya están normalizados a 1.73 m^2 de ASC. Las ecuaciones de Cockcroft y Gault (CG) y las ecuaciones Ix descritas en el capítulo 1 proporcionan un aclaramiento de creatinina "bruto" que no está ajustado según la superficie corporal. Este ClCr bruto puede

multiplicarse por el cociente entre la ASC real dividido entre 1.73 para calcular el ClCr/1.73 m^2, similar a la TFGe/1.73 m^2.

5. En pacientes con obesidad mórbida, las ecuaciones de CG y de Ix harán una sobreestimación del ClCr bruto. Estas ecuaciones predicen la excreción de creatinina en 24 h basándose en el peso, pero la excreción de creatinina se calcula mejor según la masa corporal magra (MCM) que por el peso. En el apéndice 2 se proporcionan las fórmulas para calcular la MCM. Ya que la proporción MCM/peso difiere en función del índice de masa corporal (IMC), la edad y el sexo, se necesitaría utilizar una ecuación de CG o Ix modificada con coeficientes de edad, sexo y masa corporal ajustados según la MCM. Esa ecuación aún no se ha validado. Mientras dicha fórmula no esté disponible, se puede calcular el ClCre mediante la fórmula de Salazar-Corcoran descrita en el apéndice 1. La TFG bruta se puede estimar en pacientes con obesidad utilizando la fórmula de la MDRD. En pacientes con obesidad, la verdadera TFG/1.73 m^2 tiende a aumentar debido a la hiperfiltración glomerular asociada con la obesidad (Levey y Kramer, 2010).

Paso 3: Determinación de la dosis de carga

Las concentraciones estables de los fármacos se alcanzan aproximadamente al cabo de cinco vidas medias. La ERC puede prolongar la vida media de un medicamento y, si no se administra una dosis de carga, la consecución de las concentraciones estables y de la eficacia terapéutica puede demorarse de forma importante. En general, la dosis de carga estándar que se administra a los pacientes con función renal normal también se debe suministrar a aquellos con insuficiencia renal, para alcanzar rápidamente las concentraciones terapéuticas del fármaco. La digoxina constituye una excepción importante a esta regla: a los pacientes con insuficiencia renal sólo se les debe administrar entre 50 y 75% de la dosis de carga inicial habitual, debido a la reducción del Vd importante de la digoxina en este contexto. La dosis de carga se puede calcular mediante la siguiente fórmula, en la cual el Vd se expresa en L/kg y Cp es la concentración plasmática deseada, expresada en mg/L:

$$\text{Dosis de carga} = \text{Vd} \times \text{Cp}$$

Paso 4: Determinación de la dosis de mantenimiento

Se pueden utilizar dos métodos para ajustar la dosis de mantenimiento en los pacientes con ERC. Uno consiste en alargar el intervalo de administración manteniendo la dosis constante, mientras que el segundo consiste en reducir la dosis, pero manteniendo sin cambio el intervalo de dosificación.

Para muchos fármacos, el etiquetado del producto recomienda las dosis de mantenimiento. Para los pacientes con función renal normal, la dosis recomendada de mantenimiento puede ajustarse o no según el tamaño corporal. Por ejemplo, una dosis de un antibiótico puede administrarse en 250 mg, dos veces al día o, en caso de infecciones graves, en 500 mg, dos veces al día. Además, el etiquetado del producto, sobre todo en fármacos antiguos, puede recomendar una reducción de dosis si el ClCr o la TFG es < 30 mL/min.

En tal caso, puede ser adecuado calcular directamente un estimado del ClCr o de la TFGe bruta para ver si se acerca a los 30 mL/min. Para un paciente de tamaño medio, la fórmula MDRD/1.73 m^2 suele ser suficiente, porque 30 mL/min/1.73 m^2 normalmente estará cerca de los 30 mL/min mientras la ASC esté entre 10 y 15% de 1.73 m^2. Sin embargo, en un paciente pequeño con una ASC de 1.4 m^2, una TFG de 30 equivaldría a una TFGe/1.73 m^2 de 37 mL/min. Por lo tanto, la reducción de dosis debería comenzar a una concentración ligeramente superior de la TFGe/1.73 m^2. Por el contrario, para un paciente de mayor tamaño con una ASC de, por ejemplo, 2.3, una TFG bruta de 30 correspondería a una TFG/1.73 m^2 de $30 \times 1.73/2.30 = 26$ y, por lo tanto, el ajuste de dosis recomendado no debería hacerse hasta que la TFGe/1.73 m^2 hubiera caído hasta aproximadamente 26 mL/min. El U.S. National Kidney Education Program (NKDEP, 2009) recomienda realizar los ajustes de dosis basándose en los valores brutos de TFG, en lugar de los normalizados, aunque esta recomendación se basa en una opinión.

Para algunos fármacos que se eliminan casi completamente por el riñón, un paso lógico es reducir la dosis 50% o duplicar el intervalo de administración cuando la TFGe/1.73 m^2 haya disminuido al 50% de su valor en un adulto sano. Mediante este método de reducción de dosis se calcula la TFGe/1.73 m^2 y se aplica el ajuste si es < 50 mL/min. También se puede realizar un ajuste más importante si la TFGe/1.73 m^2 es < 25 mL/min. Sin embargo, para que este método funcione sin el sesgo del tamaño, es importante que la dosis de mantenimiento sea previamente optimizada de acuerdo con el tamaño corporal *antes* de realizar el ajuste de dosis según la función renal. Ese método es aplicable principalmente en casos en los que la dosis del fármaco se calcula en mg/kg o en mg/m^2.

Por último, en pacientes extraordinariamente obesos, el cálculo de la dosis de carga y de la de mantenimiento está amenazado por un error potencial y hay información clínica escasa que pueda guiar al médico. Para los fármacos que se distribuyen por toda el agua del organismo, pueden utilizarse las estimaciones de la MCM, como las de Janmahasatian (ver el apéndice 2). La MCM para el paciente obeso se calcularía utilizando esa ecuación, comparándola con la MCM de un paciente de peso ideal o estándar y aumentando la dosis de forma proporcional. Para los fármacos que se distribuyen en la grasa corporal, a los pacientes obesos se les deberán administrar dosis proporcionalmente mayores. Como se especifica en el capítulo 1 y en el apéndice 1, las fórmulas de Ix y de CG infravaloran el ClCr en pacientes extremadamente obesos. Ésta es un área de investigación activa, pero hasta que se disponga de fórmulas validadas, se puede usar la de Salazar-Corcoran para calcular el ClCr. Como alternativa, las fórmulas de MDRD y CKD-EPI funcionan razonablemente bien para la obesidad, y el valor de TFGe/1.73 m^2 puede transformarse en TFG bruta multiplicándola por ASC, como se describió antes (ver también Pai, 2010).

Continúa la controversia sobre si se debe utilizar un ClCr para los cálculos de dosis de fármacos (Khanal, 2017) o si se puede utilizar la fórmula de MDRD de la manera antes descrita (Stevens y Levey, 2009). Algunos de los argumentos a favor de utilizar la fórmula de CG tienen que ver con el descenso progresivo del ClCr, relacionado con la edad, predicho por la fórmula de CG, la cual parece coincidir mejor con el aclaramiento, disminuido notablemente en la vejez, de algunos fármacos que se excretan por vía renal, como la gentamicina en adultos mayores (Spruill, 2009). Sin embargo, ese descenso escalonado relacionado con la edad de la fórmula de CG no se ha confirmado en una fórmula más reciente que predice la excreción de creatinina en 24 h (Ix, 2011). Cualquiera que sea el método de ajuste utilizado, se debe ir con precaución, especialmente en los adultos mayores, en los que la función renal y otros mecanismos del metabolismo del fármaco pueden estar disminuidos, así como en pacientes con obesidad, en los que existe el riesgo de infradosificar si se hacen los cálculos basándose en una compensación inadecuada por el tamaño corporal masivo, o debido a errores en la estimación del nivel de función renal.

Paso 5: Vigilancia de las concentraciones del fármaco
Para los fármacos con un índice terapéutico estrecho, el ajuste de la dosis o del intervalo de administración puede que no sea suficiente para evitar la toxicidad y asegurar la eficacia terapéutica. La vigilancia terapéutica del fármaco implica ajustar la dosis en función de las mediciones de concentración plasmática. Esa observación se puede realizar después de administrar una dosis de carga adecuada o tres o cuatro dosis de mantenimiento para asegurar que se han conseguido concentraciones estables. El pico de la concentración representa la concentración máxima de fármaco que se alcanza tras una fase inicial de distribución, y tiende a relacionarse con la eficacia del fármaco. El valle suele obtenerse inmediatamente antes de administrar la siguiente dosis para determinar la concentración de medicamento mínima en el organismo y, por consiguiente, el aclaramiento sistémico (tabla 23-4).

Tablas de ajuste de la dosis de fármacos
Las recomendaciones de ajuste de la dosis se enumeran en tablas organizadas según el binomio órgano-sistema y problema clínico (tablas 23-5 a 23-17). Asimismo, se ha realizado una extensa revisión de la literatura médica actual para alcanzar estas recomendaciones, pero los estudios en esta área son con frecuencia contradictorios, o se realizaron en poblaciones limitadas; las recomendaciones de ajuste de la dosis casi nunca se basan en estudios prospectivos controlados. Por lo tanto, el médico debe utilizarlas sólo como punto de partida. También deben tenerse en cuenta las enfermedades concomitantes específicas de cada paciente, su edad, el peso y el riesgo de interacciones farmacológicas, y se debe leer y aplicar con cuidado la información más reciente disponible sobre la prescripción del producto. La ficha técnica estadounidense aprobada por la Food and Drug Administration puede descargarse en la página web de la National Library of Medicine, al dailymed.nlm.nih.gov.

(*El texto continúa en la página 438*)

TABLA
23-4
Vigilancia farmacológica en la enfermedad renal crónica

Nombre del fármaco	Cuándo obtener una muestra	Rango terapéutico	Con qué frecuencia se mide la concentración
Ácido valproico (valproato semisódico)	Valle: inmediatamente antes de la siguiente dosis	40-100 µg/mL	Medición 2-4 días después de la primera dosis o si ésta se modifica
Aminoglucósidos (dosis convencional): gentamicina, tobramicina, amikacina	Valle: inmediatamente antes de la dosis Pico: 30 min después de una infusión de 30-45 min	*Gentamicina y tobramicina:* Valle: < 2 mg/L Pico: 5-8 mg/L *Amikacina:* Pico: 20-30 mg/L Valle: < 5-10 mg/L	Medición del pico y el valle con la 3ª dosis Para tratamientos < 72 h no es necesaria la medición de concentraciones. Repítase la medición de concentraciones semanalmente o si hay cambios en la función renal
Aminoglucósidos (dosificación en 24 h): gentamicina, tobramicina, amikacina	Obténgase concentración del fármaco al azar 12 h después de la administración	0.5-3 mg/L	Después de la dosis inicial. Repítase la medición de la concentración al cabo de una semana o si cambia la función renal
Carbamazepina	Valle: inmediatamente antes de administrar la dosis	4-12 µg/mL	Medición 2-4 días después de la primera dosis o si ésta se modifica
Ciclosporina	Valle: inmediatamente antes de administrar la dosis	150-400 ng/ml	Diariamente durante la primera semana; luego, semanalmente
Digoxina	12 h después de la dosis de mantenimiento	0.8-2.0 ng/mL	5-7 días después de la primera dosis en pacientes con función hepática y renal normales; 15-20 días en pacientes anéfricos
Enoxaparina	4 h después de la 2ª o 3ª dosis	0.7-1.1 anti-Xa UI/mL	Semanalmente y según se necesite
Fenitoína: fenitoína libre	Valle: inmediatamente antes de administrar la dosis	10-20 µg/mL (total) 1-2 µg/mL (libre)	5-7 días después de la primera dosis o después de un cambio de dosis

(continúa)

TABLA 23-4 Vigilancia farmacológica en la enfermedad renal crónica (*Continuación*)

Nombre del fármaco	Cuándo obtener una muestra	Rango terapéutico	Con qué frecuencia se mide la concentración
Fenobarbital	Valle: inmediatamente antes de administrar la dosis	15-40 µg/mL	Medición 2 sem después de la primera dosis o después de un cambio de dosis Medición de concentración de seguimiento en 1-2 meses
Lidocaína	8 h después de iniciar o cambiar la infusión intravenosa	1-5 µg/mL	Según se necesite
Litio	Valle: antes de la dosis matutina y al menos 12 h después de la última dosis	Aguda: 0.8-1.2 mmol/L Crónica: 0.6-0.8 mmol/L	Según se necesite
Procainamida; NAPA (*N*-acetilprocainamida), un metabolito de la procainamida	Valle: inmediatamente antes de la siguiente dosis o 12-18 h después del inicio o cambio de una infusión Obtención con muestra de procainamida	4-10 µg/mL Valle: 4 µg/mL Pico: 8 µg/mL	Según se necesite. Concentración de procainamida + NAPA: 5-30 µg/mL
Sirolimus	Valle: inmediatamente antes de la siguiente dosis	10-20 ng/dL	Semanalmente durante el primer mes, luego según se necesite
Tacrolimus	Valle: inmediatamente antes de la siguiente dosis	5-10 ng/mL	Diariamente la primera semana, luego semanalmente
Vancomicina	Valle: inmediatamente antes de la siguiente dosis Pico: 60 min después de una infusión de 60 min	Valle: 10-20 mg/L Pico: 25-40 mg/L	Con la 3ª dosis (al comienzo del tratamiento inicial o después de cada ajuste de dosis) Para tratamientos < 72 h no se necesita medir la concentración Repítase la medición de la concentración si cambia la función renal

TABLA 23-5 Dosificación de fármacos antibióticos en la enfermedad renal crónica

Fármacos	Dosis normal	% de excreción renal	Ajuste de dosis en ERC			Comentarios
			TFG 30-60	TFG 10-29	TFG 10-29	

Antibióticos aminoglucósidos

Fármacos	Dosis normal	% de excreción renal	TFG 30-60	TFG 10-29	Comentarios
Antibióticos aminoglucósidos					
Amikacina	7.5 mg/kg cada 12 h	95%	100% cada 12-24 h	100% cada 24-48 h	Nefrotóxicos. Ototóxicos. Peor toxicidad cuando hay hiperbilirrubinemia. Medición de la concentración sérica para eficacia y toxicidad. La absorción peritoneal aumenta con la inflamación. El Vd aumenta con edemas, obesidad y ascitis. Para HD: dosis después de HD, revise el nivel antes de HD
Gentamicina	1.5 mg/kg cada 8 h	95%	100% cada 12-24 h	100% cada 24-48 h	Medición de concentración. Pico: 20-30 mg/L, valle: < 5-10 mg/L (< 10 mg/L en infecciones graves)
Netilmicina	2 mg/kg cada 8 h	95%	100% cada 12-24 h	100% cada 24-48 h	Pico: 5-8 mg/L, valle: < 2 mg/L
Tobramicina	1.5 mg/kg cada 8 h	95%	100% cada 12-24 h	100% cada 24-48 h	Puede ser menos ototóxico que otros miembros del grupo. Pico: 5-8 mg/L, valle: < 2 mg/L
Antibióticos antituberculosis					Pico: 5-8 mg/L, valle: < 2 mg/L
Rifampicina	300-600 mg cada día	20%	100%	100%	Disminuye la concentración de CsA/tacrolimus. Múltiples interacciones farmacológicas
Azoles y otros antifúngicos					
Anidulafungina	100 mg	10%	100%	100%	Aumentan la concentración de CsA/tacrolimus, QT intervalo prolongado muchas interacciones medicamentosas
Caspofungina	70 mg	1%	100%	100%	Reacciones tipo disulfiram
Griseofulvina	125-250 mg cada 6 h	1%	100%	100%	Hepatotoxicicidad
Isavuconazol	372 mg (isavuconazol 200 mg) una vez al día	1%	100%	100%	

(continúa)

TABLA 23-5 Dosificación de fármacos antibióticos en la enfermedad renal crónica (*Continuación*)

Fármacos	Dosis normal	% de excreción renal	Ajuste de dosis en ERC			Comentarios
			TFG 30-60	TFG 10-29		
Itraconazol	200 mg cada 12 h	35%	100%	100%		Escasa absorción por vía oral
Ketoconazol	200-400 mg cada día	15%	100%	100%		Hepatotóxico
Micafungina	100 mg	1%	100%	100%		
Miconazol	1 200-3 600 mg al día	1%	100%	100%		
Posaconazol	300 mg VO al día	13%	100%	Evite la presentación IV		
Terbinafina	250 mg cada día	> 1%	100%	50%		Puede causar insuficiencia cardiaca congestiva
Voriconazol	4 mg/kg cada 12 h	< 2%	100%	100%		Evítese la formulación IV cuando la TFG < 50: nefrotoxicidad y riesgo de daño tubular; acumulación del disolvente en ERC grave
Cefalosporinas						Trastornos de la coagulación, elevación transitoria del BUN, exantema, síndrome tipo enfermedad del suero; convulsiones o confusión cuando se administran dosis IV más altas en la ERC grave
Cefalosporinas orales						
Cefaclor	250-500 mg tres veces al día	70%	100%	50-100%		
Cefadroxilo	500 mg-1 g dos veces al día	80%	100%	50%		
Cefalexina	250-500 mg tres veces al día	95%	100%	50-100%		Nefritis intersticial alérgica infrecuente. Puede producir hemorragias debido a biosíntesis alterada de protrombina
Cefdinir	300 mg VO dos veces al día	20%	100%	50%		

Fármaco	Dosis				Observaciones
Cefixima	200-400 mg cada 12 h	85%	100%	50-100%	
Cefpodoxima	200 mg cada 12 h	30%	100%	50-100%	
Cefradina	250-500 mg tres veces al día	100%	100%	50-100%	Nefritis intersticial alérgica infrecuente. Puede producir hemorragias debido a biosíntesis alterada de protrombina
Ceftibuteno	400 mg cada 24 h	70%	100%	50-100%	
Cefuroxima axetil	250-500 mg dos veces al día	90%	100%	50-100%	Absorción deficiente en presencia de antagonistas H$_2$. Se absorbe mejor con alimentos
Cefalosporinas IV					
Cefamandol	1-2 g IV cada 6-8 h	100%	100%	50%	
Cefazolina	1-2 g IV cada 8 h	80%	100%	50%	
Cefepima	1-2 g IV cada 8 h	85%	100%	50%	
Cefmetazol	1-2 g IV cada 8 h	85%	100%	50%	
Cefoperazona	1-2 g IV cada 12 h	20%	100%	100%	Separada de la proteína por la bilirrubina. Reducción de 50% de la dosis en caso de ictericia. Puede alargar el tiempo de protrombina
Cefotaxima	1-2 g IV cada 6-8 h	60%	100%	50%	Metabolismo activo en la ERT. Reducción de la dosis en caso de insuficiencia renal y hepática combinadas
Cefotetan	1-2 g IV cada 12 h	75%	100%	50%	
Cefoxitina	1-2 g IV cada 6 h	80%	100%	50%	Puede producir un aumento falso de la creatinina sérica mediante interferencia en la prueba
Ceftarolina					
Ceftazidima	1-2 g IV cada 8 h	70%	100%	25-50%	
Ceftazidima-avibactam					
Ceftolozana/tazobactam					
Ceftriaxona	1-2 g IV cada 24 h	50%	100%	100%	
Cefuroxima	0.75-1.5 g IV cada 8 h	90%	100%	50%	Nefritis intersticial alérgica infrecuente. Puede producir hemorragias debido a biosíntesis alterada de protrombina

(continúa)

TABLA 23-5 Dosificación de fármacos antibióticos en la enfermedad renal crónica (*Continuación*)

Fármacos	Dosis normal	% de excreción renal	Ajuste de dosis en ERC			Comentarios
			TFG 30-60	TFG 10-29		
Fármacos antifúngicos						
Anfotericina B	0.5-1.5 mg/kg por día	< 1%	100%	100%		Nefrotóxica. Reacciones asociadas a la infusión; adminístrense 250 mL de SN antes de cada dosis
Anfotericina B (en complejo lipídico)	5 mg/kg por día	< 1%	100%	100%		
Anfotericina B (dispersión coloidal)	4-6 mg/kg por día	< 1%	100%	100%		
Anfotericina B liposómica	3-5 mg/kg por día	< 1%	100%	100%		Alteración funcional hepática. Supresión medular más frecuente en pacientes azoémicos
Flucitosina	37.5 mg/kg	90%	Cada 12 h	50%		
Fluconazol	200-800 mg IV cada día o dos veces al día	70%	100%	75-100%		
Fármacos antivíricos						
Abacavir	300-600 mg al día	< 2%	100%	100%		Hipoabsorción. Neurotoxicidad en ERC grave. La formulación intravenosa puede producir insuficiencia renal si se inyecta rápidamente
Aciclovir	200-800 mg × 5 veces al día	50%	100%	25-50% (15% para IV)		
Adefovir dipivoxil	10 mg al día	45%	50%	25%		Para TFGe < 10 mL/min; cada 72 h
Amantadina	100-200 mg cada 12 h	90%	50%	25%		Evitar en caso de ERC grave
Cidofovir	5 mg/kg semanal × 2 (inducción); 5 mg/kg cada 2 semanas	90%	Evítese	Evítese		Nefrotoxicidad limitante de dosis con proteinuria, glucosuria, insuficiencia renal; nefrotoxicidad y aclaramiento renal

(continúa)

Fármaco	Dosis				Comentarios
Delavirdina	400 mg cada 8 h	5%	Sin datos	Sin datos	
Didanosina	200 mg cada 12 h (125 mg si < 60 kg)	40-69%	100%	200 cada 72 h	Pancreatitis
Efavirenz	600 mg al día	< 1%	100%	100%	
Emtricitabina	200 mg al día	100%	200 cada 48 h	200 cada 72 h	
Entecavir	0.5 mg al día	70%	50%	25%	
Famciclovir	250-500 mg VO dos o tres veces al día	60%	100%	100%	Para TFGe < 10 mL/min; cada 72 horas VVZ: 500 mg VO tres veces al día; VHS: 250 mg VO dos veces al día. Se metaboliza para generar el compuesto activo penciclovir
Foscarnet	40-80 mg IV cada 8 h	85%	50%	25%	Nefrotóxico, neurotóxico, hipocalcemia, hipofosfatemia, hipomagnesemia e hipopotasemia
Ganciclovir IV	5 mg/kg cada 12 h	95%	100%	25-50%	Granulocitopenia y trombocitopenia El ganciclovir oral SÓLO debe utilizarse para la prevención de la infección por CMV. Para la infección por CMV siempre debe utilizarse ganciclovir IV
Ganciclovir VO	1000 mg por tres veces al día	95%	100%	50%	
Harvoni/(ledipasvir/sofosbuvir)	Ledipasvir 90 mg/ sofosbuvir 400 mg una vez al día	< 1%	100%	No hay datos	
Interferones					Peginterferón alfa-2a (Pegasys) Peginterferón alfa-2b (PegIntron, Sylatron) Interferón alfa-2b (Intron A)
Dasabuvir, ombitasvir, paritaprevir y ritonavir (Viekira Pak)		< 1%	100%	100%	
Elbasvir y grazoprevir (Zepatier)	Elbasvir 50 mg/ grazoprevir 100 mg	< 1%	100%	100%	
Estavudina	30-40 mg cada 12 h	35-40%	100%	100%	

TABLA 23-5 Dosificación de fármacos antibióticos en la enfermedad renal crónica (*Continuación*)

Fármacos	Dosis normal	% de excreción renal	Ajuste de dosis en ERC			Comentarios
			TFG 30-60	TFG 10-29		
Glecaprevir/pibrentasvir (Mavyret)		< 1%	100%	100%		Medicamento de elección en HD en ERC etapas 4 y 5
Lamivudina	150 mg dos veces al día	80%	75-100%	100%		Para hepatitis B
Nelfinavir	750 mg cada 8 h	Sin datos	Sin datos	Sin datos		
Nevirapina	200 mg cada 24 h × 14 días	7-14%	Sin datos: 100%	Sin datos		
Raltegravir	400 mg dos veces al día	< 1%	100%	100%		
Ribavirina	800 mg cada 12 h	60%	50%	50%		Síndrome urémico hemolítico
Rifabutina	300 mg cada 24 h	5-14%	100%	100%		
Rimantadina	100 mg dos veces al día	25%	100%	100%		
Ritonavir	600 mg cada 12 h	3.50 %	100%	100%		Múltiples interacciones farmacológicas
Saquinavir	600 mg cada 8 h	< 4%	100%	100%		
Simeprevir	150 mg diarios	< 1%	100%	100%		
Sofosbuvir (Sovaldi)	400 mg día	< 1%	100%	No hay datos		
Sofosbuvir/velpatasvir (Epclusa)		< 1%	100%	No hay datos		
Sofosbuvir/velpatasvir/voxilaprevir (Vosevi)		< 1%	100%	No hay datos		
Telbivudina	600 mg diarios	42%	50%	25%		Para TFGE < 10 mL/min; cada 72 h

(continúa)

Fármaco	Dosis				Comentarios
Valaciclovir	500-1 000 mg cada 8 h	50%	100%	50%	Púrpura trombótica trombocitopénica/síndrome hemolítico urémico
Valganciclovir	450-900 mg VO dos veces al día	95%	75%	25-50%	
Vidarabina	Infusión de 15 mg/kg cada 24 h	50%	100%	100%	
Zalcitabina	0.75 mg cada 8 h	75%	100%	Cada 12 h	
Zanamivir	2 descargas dos veces al día × 5 días	1%	100%	100%	La biodisponibilidad a partir de la inhalación y la exposición sistémica al fármaco es escasa
Zidovudina	200 mg cada 8 h, 300 mg cada 12 h	8-25%	100%	75%	Enorme variabilidad entre pacientes. Excreción renal del metabolito
Penicilinas					
Penicilinas IV					
Ampicilina	1-2 g IV cada 6 h	60%	100%	50%	Alteraciones de la coagulación, hipersensibilidad. Convulsiones
Nafcilina	1-2 g IV cada 4 h	35%	100%	100%	
Penicilina G	2-3 millones de unidades IV cada 4 h	70%	100% cada 4-6 h	50%	Convulsiones. Falsos positivos en la prueba de proteínas en orina. Dosis máxima diaria en ERT: 6 millones de unidades
Piperacilina	3-4 g IV cada 4-6 h		100%	50%	Contenido de sodio: 1.9 mmol/g
Piperacilina/tazobactam	3.375 g IV cada 6-8 h	75-90%	100%	50%	Contenido de sodio: 1.9 mmol/g
Ticarcilina/ácido clavulánico	3.1 g IV cada 4-6 h	85%	100%	50%	Aumento de la toxicidad renal con vancomicina. Contenido de sodio: 5.2 mmol/g
Penicilinas orales					
Amoxicilina	500 mg tres veces al día	60%	100%	50%	
Ampicilina	500 mg tres veces al día	60%	100%	50%	

TABLA 23-5

Dosificación de fármacos antibióticos en la enfermedad renal crónica (*Continuación*)

Fármacos	Dosis normal	% de excreción renal	Ajuste de dosis en ERC			Comentarios
			TFG 30-60	TFG 10-29		
Dicloxacilina	250-500 mg cada 6 h	50%	100%	50%		Fotosensibilidad; rotura de tendones; los alimentos, la sonda de alimentación y los fármacos pueden reducir la absorción. Utilice con precaución con los quelantes de potasio
Penicilina V	250-500 mg cada 6 h	70%	100%	50%		
Quinolonas						
Ácido nalidíxico	1.0 g cada 6 h	Elevado	100%	Evítese		Los fármacos de este grupo se absorben mal en presencia de magnesio, calcio, aluminio y hierro. El metabolismo de la teofilina se altera. Dosis orales altas deben tratar la peritonitis DPCA
Ciprofloxacino	200-400 mg IV cada 24 h	60%	100%	50%		Mala absorción con antiácidos, sucralfato y quelantes de fosfato. Disminuye la concentración de fenitoína
Levofloxacino	500 mg cada día	70%	100%	50%		L-Isómero del ofloxacino; parece que tiene una farmacocinética y toxicidades similares
Moxifloxacino	400 mg cada día	20%	100%	100%		
Norfloxacino	400 mg cada 12 h	30%	100%	100%		Véase arriba
Ofloxacino	200-400 mg cada 12 h	70%	100%	50%		Véase arriba
Otros						
Azitromicina	250-1000 mg cada día	6%	100%	100%		No interacción farmacológica con CsA/tacrolimus
Claritromicina	500 mg dos veces al día	20%	100%	100%		
Clindamicina	150-450 mg tres veces al día	10%	100%	100%		Aumenta el riesgo de infección por *C. difficile*
Colistina IV	2.5 mg/kg tres veces al día	100%	50%	25%		

Fármaco	Dosis				Comentarios
Dalbavancina	1 500 mg × 1	33%	100%	50%	
Daptomicina	6-8 mg/kg c/24 h	50%	100%	50%	
Doripenem	500 mg IV c/8 h	71%	50%	25%	
Doxiciclina	100 mg IV/VO c/12 h	20%	100%	100%	
Eritromicina	250-500 mg cuatro veces al día	15-20%	100%	100%	Aumenta la concentración de CsA/tacrolimus
Ertapenem	1 g IV c/24 h	80%	100%	50%	
Fosfomicina			100%	100%	
Imipenem/cilastatina	250-500 mg IV cada 6 h	50%	100%	50%	Convulsiones en ERT. El aclaramiento no renal en la insuficiencia renal aguda es menor que en la crónica. Se administra con cilastatina para evitar la nefrotoxicidad del metabolito renal
Linezolide	600 mg VO/IV c/12 h	1%	100%	100%	
Meropenem	1 g IV cada 8 h	65%	100%	50%	Neuropatía periférica, elevación de los valores de las PFH, reacción disulfiram con bebidas alcohólicas
Metronidazol	500 mg IV cada 6 h	20%	100%	100%	
Minociclina	100 mg VO c/12 h	10%	100%	100%	Evite su uso en niños
Pentamidina	4 mg/kg por día	5%	100%	50%	La inhalación puede causar espasmo bronquial; la administración IV puede producir hipotensión, hipoglucemia y nefrotoxicidad
Quinupristina/dalfopristina	7.5 mg/kg	10%	100%	100%	Mialgia, artralgia, fatiga
Telavancina	10 mg/kg c/24 h	72%	75%	50%	
Tigeciclina	50 mg IV c/12 h	22%	100%	100%	Reacciones gastrointestinales adversas
Trimetoprim-sulfametoxazol	800/160 mg dos veces al día	70%	100%	25-50%	Aumenta la concentración sérica de creatinina. Puede causar hiperpotasemia
Vancomicina	1 g IV cada 12 h	90%	75-100%	50%	Nefrotóxica; ototóxica; puede prolongar el efecto bloqueante de los relajantes musculares. Pico 30, de 5-10
Vancomicina oral	125-250 mg 4 veces al día	0%	100%	100%	La vancomicina oral está indicada solo para el tratamiento de *C. difficile*

ClCr, aclaramiento de creatinina; CMV, citomegalovirus; CsA, ciclosporina A; DPCA, diálisis peritoneal continua ambulatoria; ERC, enfermedad renal crónica; ERT, enfermedad renal terminal; FK, tacrolimus; IV, intravenoso; PFH, pruebas de función hepática; TFG, tasa de filtración glomerular; SN, suero salino normal; Vd, volumen de distribución; VHS, virus del herpes simple; VO, vía oral; VVZ, virus varicela-zóster.

TABLA 23-6 Dosificación de analgésicos en la enfermedad renal crónica

Analgésicos	Dosis normal	% de excreción renal	Ajuste de dosis en ERC TFG 30-60	Ajuste de dosis en ERC TFG 10-29	Comentarios
Narcóticos y antagonistas de narcóticos					
Alfentanilo	Inducción anestésica: 8-40 g/kg	< 1%	100%	100%	Ajustar la pauta de dosificación
Butorfanol	2 mg cada 3-4 h	< 1%	100%	75%	
Codeína	30-60 mg cada 4-6 h	< 1%	100%	75%	
Fentanilo	Inducción anestésica (individualizada)	< 1%	100%	75%	
Petidina	50-100 mg cada 3-4 h	< 1%	100%	Evítese	La norpetidina, un metabolito activo, se acumula en ERC grave y puede producir convulsiones. La unión a proteínas se reduce en la ERC grave. Evítese si la TFG < 20
Metadona	2.5-5 mg cada 6-8 h	< 1%	100%	100%	
Morfina	20-25 mg cada 4 h	< 1%	100%	75%	Sensibilidad al efecto del fármaco aumentada en la ERC grave. Metabolito activo
Naloxona	2 mg IV	< 1%	100%	100%	
Pentazocina	50 mg cada 4 h	< 1%	100%	75%	
Sufentanilo	Inducción anestésica	< 1%	100%	100%	
No narcóticos					
Ácido acetilsalicílico	650 mg cada 4 h	< 1%	100%	100%	Nefrotóxico a dosis altas. Puede disminuir la TFG cuando el flujo sanguíneo renal es dependiente de prostaglandinas. Puede añadir a los síntomas urémicos otros GI y hematológicos. La unión a proteínas está disminuida en ERC grave
Paracetamol	650 mg cada 4 h	< 1%	100%	100%	La sobredosis puede ser nefrotóxica. El fármaco es el principal metabolito de la fenacetina

GI, gastrointestinal; IV, intravenoso; TFG, tasa de filtración glomerular.

TABLA 23-7 Dosificación de fármacos antihipertensivos y del sistema cardiovascular en la enfermedad renal crónica

Fármacos antihipertensivos y del sistema cardiovascular	Dosis normal	% de excreción renal	Ajuste de dosis en ERC			Comentarios
			TFG 30-60	TFG 10-29		
Bloqueadores de los canales de calcio						
Amlodipino	2.5 mg cada día	10%	100%	100%		Puede elevar la concentración de la digoxina y la ciclosporina A
Bepridil	Sin datos	Sin datos	Sin datos	Sin datos		Vasodilatador y antihipertensivo débil
Diltiazem	30 mg tres veces al día	10%	Sin datos	100%		Disfunción renal aguda. Puede empeorar la hiperpotasemia. Puede aumentar la concentración de la digoxina y la ciclosporina A
Felodipino	20 mg cada día	1%	100%	100%		Puede elevar la concentración de la digoxina
Isradipino	10 mg dos veces al día	< 5%	100%	100%		Puede elevar la concentración de la digoxina
Nicardipino	30 mg tres veces al día	< 1%	100%	100%		La insuficiencia renal crónica inhibe su metabolismo hepático. Puede elevar la concentración de la digoxina
Nifedipino XL o CC	90 mg tres veces al día	10%	100%	100%		Evítese la formulación de nifedipino de corta duración
Nimodipino	30 mg cada 8 h	10%	100%	100%		Puede reducir la presión arterial
Nisoldipino	20 mg dos veces al día	10%	100%	100%		Puede elevar los niveles de digoxina
Verapamilo	40 mg tres veces al día	10%	100%	100%		Disfunción renal aguda. Los metabolitos activos se acumulan particularmente con las formulaciones de liberación prolongada
Antagonistas del receptor de la angiotensina II						
Candesartán	16 mg cada día	33%	100%	100%		El cilexetilo de candesartán es rápido y completamente bioactivado a candesartán mediante hidrólisis del grupo éster durante la absorción desde la vía GI

(continúa)

411

TABLA 23-7 Dosificación de fármacos antihipertensivos y del sistema cardiovascular en la enfermedad renal crónica (*Continuación*)

Fármacos antihipertensivos y del sistema cardiovascular	Dosis normal	% de excreción renal	Ajuste de dosis en ERC TFG 30-60	TFG 10-29	Comentarios
Eprosartán	600 mg cada día	25%	100%	100%	La farmacocinética del eprosartán es más variable en la ERC grave. Disminución de la unión a proteínas en uremia
Irbesartán	150 mg cada día	20%	100%	100%	
Losartán	50 mg cada día	13%	100%	100%	
Valsartán	80 mg cada día	7%	100%	100%	
Telmisartán	20-80 mg cada día	< 5%	100%	100%	
β-bloqueantes					
Acebutolol	400 mg cada 24 h o dos veces al día	55%	100%	50%	Disminuye el HDL. Enmascara los síntomas de hipoglucemia, broncoespasmo, fatiga, insomnio, depresión y disfunción sexual
Atenolol	600 mg cada 24 h o dos veces al día	90%	100%	50-75%	Metabolitos activos con vida media larga
Betaxolol	25 mg cada día	100%	100%	50%	Se acumula en caso de ERC grave
Bopindolol	20 mg cada 24 h	< 10%	100%	100%	
Carteolol	1 mg cada 24 h	< 50%	100%	50%	
Carvedilol	0.5 mg cada 24 h	2%	100%	100%	La cinética es dosis dependiente. Se ha descrito que las concentraciones plasmáticas de carvedilol están elevadas en pacientes con alteración renal
Celiprodol	3.125 mg tres veces al día	10%	100%	100%	
Dilevalol	200 mg cada 24 h	< 5%	100%	100%	
Esmolol (sólo IV)	200 mg dos veces al día	10%	100%	100%	Metabolito activo retenido en insuficiencia renal
	400 mg dos veces al día				
	300 (μg/kg)/min				
	5 (μg/kg)/min				

Fármaco	Dosis					Comentarios
Labetalol	50 mg VO dos veces al día	400 mg dos veces al día	5%	100%	100%	Para administración IV: 20 mg mediante inyección IV lenta durante un periodo de 2 min. Se pueden administrar inyecciones adicionales de 40 u 80 mg a intervalos de 10 min hasta un total de 300 mg o una infusión continua a 2 mg/min
Metoprolol	50 mg dos veces al día	100 mg dos veces al día	<5%	100%	100%	
Nadolol	80 mg cada día	160 mg dos veces al día	90%	100%	25-50%	Comiéncese con intervalos prolongados y ajústese la dosis
Penbutolol	10 mg cada 24 h	40 mg cada 24 h	<10	100%	100%	
Pindolol	10 mg dos veces al día	40 mg dos veces al día	40%	100%	100%	
Propranolol	40-160 mg tres veces al día	320 mg por día	<5%	100%	100%	La biodisponibilidad puede aumentar en la ERT, y los metabolitos pueden incrementar la bilirrubina por interferencia en la prueba. Se ha descrito hipoglucemia en ERT
Sotalol	80 mg dos veces al día	160 mg dos veces al día	70%	100%	25-50%	Evítese en casos de ERC grave por el riesgo de arritmia
Timolol	10 mg dos veces al día	20 mg dos veces al día	15%	100%	100%	
Diuréticos						Hipopotasemia/hiperpotasemia (agentes ahorradores de potasio), hiperuricemia, hiperglucemia, hipomagnesemia, aumentan el colesterol sérico
Acetazolamida	125 mg tres veces al día	500 mg tres veces al día	90%	100%	50%	Puede acentuar la acidosis. Ineficaz como diurético en caso de ERC grave Puede causar efectos neurológicos secundarios en casos de ERC grave
Amilorida	5 mg cada día	10 mg cada día	50%	100%	100%	Hiperpotasemia con TFG <30 mL/min, en especial en diabéticos. Acidosis metabólica hiperclorémica.
Bumetanida	1-2 mg cada día	2-4 mg cada día	35%	100%	100%	Ototoxicidad aumentada en la ERT en combinación con aminoglucósidos. Dosis altas eficaces en ERC grave. Mialgias, ginecomastia
Clortalidona	25 mg cada 24 h	25 mg cada 24 h	50%	100%	100%	Mucho mejor fármaco para pacientes con ERC con HTA; menos eficaz cuando la TFG <30

(*continúa*)

TABLA 23-7 Dosificación de fármacos antihipertensivos y del sistema cardiovascular en la enfermedad renal crónica (*Continuación*)

Fármacos antihipertensivos y del sistema cardiovascular	Dosis normal	% de excreción renal	Ajuste de dosis en ERC			Comentarios
			TFG 30-60	TFG 10-29		
Ácido etacrínico	50 mg cada día	20%	100%	100%		Ototoxicidad aumentada en ERC grave en combinación con aminoglucósidos
Espironolactona	100 mg cada día	25%	100%	100%		Metabolitos activos con vida media prolongada
Furosemida	40-80 mg cada día	70%	100%	100%		Ototoxicidad aumentada en ERC grave, especialmente en combinación con aminoglucósidos. Dosis altas eficaces en ERC grave
Indapamida	2.5 mg cada 24 h	< 5%	100%	100%		No se cree que sea eficaz cuando la TFG < 30 mL/min
Metolazona	2.5 mg cada día	70%	100%	100%		Dosis elevadas eficaces en ERC grave. Ginecomastia, impotencia
Piretanida	6 mg cada 24 h	40-60%	100%	100%		Dosis elevadas eficaces en ERC grave. Ototoxicidad
Tiazidas	25 mg cada día	> 95%	100%	Evítese		No efectivas cuando la TFG < 30
Torasemida	5 mg dos veces al día	5-10%	100%	100%		
Triamtereno	25 mg dos veces al día	5-10%	100%	100%		Hiperpotasemia frecuente cuando la TFG <30, especialmente en pacientes diabéticos. Metabolitos activos con vida media prolongada en ERC grave. Antagonista del ácido fólico. Cristaluria en orina ácida. Puede provocar insuficiencia renal aguda
Inhibidores de la ECA						
Benazepril	10 mg cada día	20%	100%	75%		Hiperpotasemia, insuficiencia renal aguda, angioedema, erupción cutánea, tos, anemia y hepatotoxicidad. 2% de riesgo cruzado de angioedema con los BRA

Captopril	6.25-25 mg tres veces al día	100 mg tres veces al día	35%	100%	75%	Proteinuria infrecuente, síndrome nefrótico, disgeusia, granulocitopenia. Aumenta la concentración de digoxina sérica
Enalapril	5 mg cada día	20 mg dos veces al día	45%	100%	75%	El núcleo activo, enalaprilat, se forma en el hígado
Fosinopril	10 mg cada día	40 mg dos veces al día	20%	100%	100%	El núcleo activo, fosinoprilat, se forma en el hígado. Fármaco con menos probabilidades de acumularse que otros inhibidores de la ECA en caso de insuficiencia renal
Lisinopril	2.5 mg cada día	20 mg dos veces al día	80%	100%	50-75%	Análogo de la lisina, un metabolito farmacológicamente activo del enalapril
Pentopril	125 mg cada 24 h		80-90%	100%		Metabolito activo del perindopril. La eliminación de perindoprilat y sus metabolitos es, casi exclusivamente, renal. Cerca de 60% del perindropilo circulante está unido a proteínas plasmáticas, pero sólo 10-20% del perindopril lo está
Perindopril	2 mg cada 24 h		< 10%	100%	75%	
Quinapril	10 mg cada día	20 mg cada día	30%	100%	75-100%	El metabolito activo es el quinaprilat; 96% del quinaprilat se excreta por vía renal
Ramipril	2.5 mg cada día	10 mg dos veces al día	15%	100%	50-75%	El metabolito activo es ramiprilat. Los datos son para ramiprilat
Trandolapril	1-2 mg cada día	4 mg cada día	33%	100%	50-100%	
Otros						
Amrinona	5 mg/kg/min dosis diaria < 10 mg/kg	10 mg/kg/min dosis diaria < 10 mg/kg	10-40%	100%	100%	Trombocitopenia. náusea, vómito en ERT
Clonidina	0.1 mg dos o tres veces al día	1.2 mg/d	45%	100%	100%	Disfunción sexual, mareo, hipertensión portal

(continúa)

Fármacos antihipertensivos y del sistema cardiovascular	Dosis normal	% de excreción renal	Ajuste de dosis en ERC		Comentarios
			TFG 30-60	TFG 10-29	
Digoxina	0.125 mg a días alternos/cada día	0.25 mg cada día	25%	100%	100%	Disminución de la dosis de carga en 50% en caso de ERC grave. El radioinmunoensayo puede sobreestimar su concentración sérica en uremia. Aclaramiento disminuido por la amiodarona, la espironolactona, la quinidina y el verapamilo. La hipopotasemia y la hipomagnesemia aumentan la toxicidad. El Vd y el aclaramiento corporal total están disminuidos en ERC grave. Los anticuerpos inmunológicos antidigoxina pueden tratar la toxicidad grave
Dobutamina	2.5 µg/kg/min	15 µg/kg/min	10%	100%	100%	
Hidralazina	10 mg cuatro veces al día	100 mg cuatro veces al día	25%	100%	100%	Reacción similar al lupus
Midodrina	Sin datos	Sin datos	75-80%	5-10 mg cada 8 h	5-10 mg cada 8 h	Presión arterial elevada
Milrinona	0.375 µg/kg/min	0.75 µg/kg/min	100%	100%	100%	Hipotensión, vía media prolongada, inicie con dosis baja en pacientes con ERC
Minoxidil	2.5 mg dos veces al día	10 mg dos veces al día	20%	100%	100%	Derrame pericárdico, retención de líquido, hipertricosis y taquicardia
Nitroprusiato	1 µg/kg/min	10 µg/kg/min	<10%	100%	100%	Toxicidad por cianuro, evite el uso prolongado (más de 2-3 días)

BRA, bloqueadores del receptor de la angiotensina; AV, atrioventricular; ECA, enzima convertidora de angiotensina; ERC, enfermedad renal crónica; ERT, enfermedad renal terminal; HDL, lipoproteínas de alta densidad; HTA, hipertensión; IV, intravenosa; TFG, tasa de filtración glomerular; Vd, volumen de distribución; VO, vía oral.

Fármacos hipoglucemiantes	Dosis normal	% de excreción renal	Ajuste de dosis en ERC			Comentarios
			TFG > 30- 60	TFG 10- 29		
Acarbosa	25 mg tres veces al día	35%	100%	50%		Evítense todos los fármacos hipoglucemiantes orales si se realiza hemodiálisis
Acetohexamida	250 mg cada 24 h	Nada	Evítese	Evítese		Dolor abdominal, náusea y flatulencia
						Efecto diurético. Puede producir una falsa elevación de la concentración de creatinina sérica. Su metabolito activo tiene una vida media de 5 a 8 h en sujetos sanos y se elimina por el riñón.
Alogliptina	25 mg al día	70%	50%	25%		Hipoglucemia prolongada en pacientes azoémicos
Canagliflozina	100 mg al día	40%	50%	Evítese		Faringitis, cefalea
						Infecciones de vías urinarias por hongos, deshidratación y daño renal agudo (DRA)
Clorpropamina	100 mg cada 24 h	47%	50%	Evítese		Altera la eliminación de agua. Hipoglucemia prolongada en pacientes azoémicos
Dapagliflozina	10 mg al día	< 2%	50%	Evítese		Infecciones de vías urinarias por hongos, deshidratación y DRA
Exenatida	5 mcg subcutánea c/12 h	1%	100%	Evítese		N/V y diarrea
Glibornurida	12.5 mg cada 24 h	Sin datos	Sin datos	Sin datos		
Gliclazida	80 mg cada 24 h	< 20%	50-100%	Evítese		
Glipizida	5 mg cada día	5%	100%	50%		
Gliburida	2.5 mg cada día	50%	100%	Evítese		Metabolito activo
Linagliptina	5 mg al día	5%	100%	100%		Faringitis, cefalea

(continúa)

TABLA 23-8 Dosificación endocrina y metabólica en la enfermedad renal crónica (*Continuación*)

Fármacos hipoglucemiantes	Dosis normal	% de excreción renal	Ajuste de dosis en ERC TFG 30-60	Ajuste de dosis en ERC TFG 10-29	Comentarios
Liraglutida	0.6 mg al día	1%	100%	100%	N/V y diarrea
Metformina	500 mg dos veces al día	95%	100%	Evítese	Acidosis láctica, debe evitarse en pacientes con una CrS > 1.5 mg/dL (130 µmol/L)
Pioglitazona	15 mg al día	10%	100%	100%	Aumento en el riesgo de cáncer de vejiga
Repaglinida	0.5-1 mg tres veces al día				
Rosiglitazona	4 mg al día	1%	100%	100%	Aumento en el riesgo de infarto miocárdico
Saxagliptina	2.5 mg al día	75%	50%	25%	Faringitis, cefalea
Sitagliptina	100 mg al día	80%	50%	25%	Faringitis, cefalea
Tolazamida	100 mg cada 24 h	7%	100%	100%	Efectos diuréticos
Tolbutamida	1 g cada 24 h	< 1%	100%	100%	Puede alterar la eliminación de agua

Fármaco parenteral

	Dosis normal	% de excreción renal	TFG 30-60	TFG 10-29	Comentarios
Insulina	Variable	Metabolizada en el riñón	100%	75%	Dosificación guiada por la concentración sérica de glucosa El metabolismo renal de la insulina disminuye con la azoemia

Agentes antilipidémicos

	Dosis normal	% de excreción renal	TFG 30-60	TFG 10-29	Comentarios
Ácido nicotínico	1 g tres veces al día	< 1%	100%	50%	Sin datos
Atorvastatina	10 mg cada día	< 2%	100%	100%	Disfunción hepática, mialgia y rabdomiólisis con CsA/tacrolimus

Fármaco	Dosis	50%	50-100%	25-50%	
Bezafibrato	200 mg cada dos o cuatro días 400 mg cada 24 h				Sin datos
Clofibrato	500 mg dos veces al día 1 000 mg dos veces al día	40-70%	Cada 6-12 h	Cada 12-18 h	Sin datos
Colestipol	30 g al día	<1%	100%	100%	Sin datos
Colestiramina	24 g al día	<1%	100%	100%	Sin datos
Fluvastatina	80 mg al día	<1%	100%	100%	Sin datos
Gemfibrozilo	600 mg dos veces al día	<1%	100%	100%	Sin datos
Lovastatina	20 mg al día	<1%	100%	100%	Sin datos
Pravastatina	80 mg al día	<10%	100%	100%	Sin datos
Probucol	500 mg dos veces al día	<2%	100%	100%	
Rosuvastatina	5 mg diarios	10%	100%	100%	5 mg cada día; manténgase sin superar los 10 mg diarios
Simvastatina	5 mg diarios	13%	100%	100%	Sin datos
Agentes tiroideos y antitiroideos					
Metamizol	5-20 mg 3 veces al día	7	100%	100%	100%
Propiltiouracilo	100 mg tres veces al día	<10	100%	100%	100%

CrS, creatinina sérica; CsA, ciclosporina A; LL, liberación lenta.

TABLA 23-9 Dosificación de fármacos que actúan sobre el tracto gastrointestinal en la enfermedad renal crónica

	Dosis normal		% de excreción renal	Ajuste de dosis en ERC		Comentarios
Fármacos digestivos	Dosis de inicio	Dosis máxima		TFG 30-60	TFG 10-29	
Fármacos antiulcerosos						
Cimetidina	300 mg tres veces al día	800 mg tres veces al día	60%	100%	25-50%	Múltiples interacciones farmacológicas: β-bloqueadores, sulfonilurea, teofilina, warfarina; puede elevar la creatinina sérica
Cisaprida	10 mg tres veces al día	20 mg cuatro veces al día	5%	100%	100%	Evítese con antifúngicos azólicos, antibióticos macrólidos y otros inhibidores de la P450 3-4. Alarga el intervalo QT
Famotidina	20 mg dos veces al día	40 mg dos veces al día	70%	100%	25-50%	Cefalea, fatiga, trombocitopenia, alopecia
Lansoprazol	15 mg cada 24 h	30 mg dos veces al día	47%	100%	100%	Cefalea, diarrea
Metoclopramida	10 mg tres veces al día	30 mg cuatro veces al día	15%	100%	75%	Aumenta la concentración de CsA/tacrolimus. Neurotóxico
Misoprostol	100 µg dos veces al día	200 µg cuatro veces al día	< 1%	100%	100%	Diarrea, náusea, vómitos. Fármaco abortivo
Nizatidina	150 mg dos veces al día	300 mg dos veces al día	20%	100%	75%	Cefalea, fatiga, trombocitopenia, alopecia
Omeprazol	20 mg cada día	40 mg dos veces al día	< 1%	100%	100%	Cefalea, diarrea
Pantoprazol	40 mg cada día	80 mg dos veces al día	< 1%	100%	100%	Cefalea, diarrea
Rabeprazol	20 mg cada día	40 mg dos veces al día	< 1%	100%	100%	Cefalea, diarrea
Ranitidina	150 mg dos veces al día	300 mg dos veces al día	80%	100%	50-75%	Cefalea, fatiga, trombocitopenia, alopecia
Sucralfato	1 g cuatro veces al día	1 g cuatro veces al día	< 1%	100%	100%	Estreñimiento, absorción disminuida de MF

MFM, micofenolato mofetilo.

TABLA 23-10 Dosificación de fármacos neurológicos/antiepilépticos en la enfermedad renal crónica

Fármacos antiepilépticos	Dosis normal	% de excreción renal	Ajuste de dosis en ERC			Comentarios
			TFG 30-60	TFG 10-29	TFG 10-29	
Ácido valproico	7.5-15 mg/kg al día; ajústese según efectos secundarios y MTF	1%	100%	100%		Concentración plasmática: 50-150 µg/mL. Aumento de peso, hepatitis Mídase la concentración de valproato libre
Carbamazepina	2-8 mg/kg al día; ajústese según efectos secundarios y MTF	2%	100%	100%		Concentración plasmática: 4-12 µg/mL. Visión doble; retención de líquido, mielodepresión
Clonazepam	0.5 mg tres veces	2 mg tres veces al día	1%	100%	100%		Aunque no se recomienda reducción de dosis, no se ha estudiado el fármaco en pacientes con alteración de la función renal. Las recomendaciones se basan en las características conocidas del fármaco, no en datos clínicos
Etosuximida	5 mg/kg al día; ajústese según efectos secundarios y MTF	20%	100%	50%		Concentración plasmática: 40-100 µg/mL. Cefalea
Felbamato	40 mg tres veces al día	1 200 mg tres veces al día	90%	100%	50%		Anorexia, vómito, insomnio, náusea
Fenitoína	20 mg/kg diarios; ajústese según efectos secundarios y MTF	1%	100%	100%		Concentración plasmática: 10-20 µg/mL. Nistagmo Medir la concentración de fenitoína libre
Fenobarbital	20 mg/kg diarios; ajústese según efectos secundarios y MTF	1%	100%	50%		Concentración plasmática: 15-40 µg/mL. Insomnio
Gabapentina	150 mg tres veces al día	900 mg tres veces al día	77%	100%	50%		Menos efectos secundarios del SNC comparado con otros fármacos
Lamotrigina	25-50 mg diarios	150 mg diarios	1%	100%	100%		Autoinducción, principal interacción farmacológica con el valproato
Levetiracetam	500 mg dos veces al día	1 500 mg dos veces al día	66%	100%	50%		

(continúa)

TABLA 23-10 Dosificación de fármacos neurológicos/antiepilépticos en la enfermedad renal crónica (*Continuación*)

Fármacos antiepilépticos	Dosis normal	% de excreción renal	Ajuste de dosis en ERC			Comentarios
			TFG 30-60	TFG 10-29		
Oxcarbazepina	300 mg dos veces al día	600 mg dos veces al día	1%	100%	100%	Menos efecto sobre P450 comparada con carbamazepina
Primidona	50 mg	100 mg	1%	100%	100%	Concentración plasmática: 5-12 μg/mL
Tiagabina	4 mg diarios; auméntese en 4 mg diarios; medición semanal de niveles		2%	100%	100%	La dosis total diaria debe aumentarse entre 4 y 8 mg a intervalos semanales hasta que se consiga una respuesta clínica o hasta los 32 mg diarios. La dosis total diaria debe administrarse en dosis fraccionadas entre 2-4 tomas diarias
Topiramato	50 mg diarios	200 mg dos veces al día	70%	100%	50%	Metabolitos activos con vida media larga en ERT. Síndrome nefrótico
Trimetadiona	300 mg tres o cuatro veces al día	600 mg tres o cuatro veces al día	< 1%	Cada 8 h	Cada 8-12 h	Encefalopatía por acumulación de fármaco
Vigabatrina	1 g dos veces al día	2 g dos veces al día	70%	100%	50%	El fabricante recomienda que la zonisamida no se utilice en pacientes con insuficiencia renal (TFGe <50 mL/min) ya que no existe suficiente experiencia sobre la dosificación y toxicidad del fármaco. La dosis inicial debería ser de 100 mg diarios
Zonisamida	100 mg al día	100-300 mg cada día o dos veces al día	30%	100%	75%	

CsA, ciclosporina A; ERT, enfermedad renal terminal; MTF, vigilancia terapéutica del fármaco; SNC, sistema nervioso central; TFGe, tasa de filtración glomerular estimada.

TABLA 23-11 Dosificación de fármacos reumatológicos en la enfermedad renal crónica

Fármacos para la artritis y la gota	Dosis normal	% de excreción renal	Ajustes de dosis en ERC TFG 30-60	TFG 10-29	< TFG 10	Comentarios
Alopurinol	300 mg cada 24 h	30%	75%	50%		Nefritis intersticial. Raramente, cálculos de xantina. Excreción renal del metabolito activo con vida media de 25 h con función renal normal; vida media de 1 sem en pacientes con ERC grave. Dermatitis exfoliativa
Auranofina	6 mg cada 24 h	50%	50%	Evítese		Proteinuria y síndrome nefrítico
Aurotiomalato de sodio	25-50 mg	60-90%	50%	Evítese		Proteinuria de tiomalato, síndrome nefrítico, nefritis
Colchicina	Aguda: 2 mg y luego 0.5 mg cada 6 h
Crónica: 0.5-1 mg cada 24 h	5-17%	100%	50-100%		Evítese su uso prolongado si la TFG < 50 mL/min
Penicilinasa	250-1 000 mg cada 24 h	40%	100%	Evítese		Síndrome nefrótico
Probenecid	500 mg dos veces al día	< 2%	100%	Evítese		Ineficaz con TFG disminuida
Antiinflamatorios no esteroideos				Evítense		Función renal y agregación plaquetaria disminuidas, síndrome nefrótico, nefritis intersticial, hiperpotasemia, retención de sodio y riesgo elevado de cardiopatía, IAM y accidente cerebrovascular
Ácido meclofenámico	50-100 mg tres o cuatro veces al día	2-4%	100%			
Ácido mefenámico	250 mg cuatro veces al día	< 6%	100%			
Diclofenaco	25-75 mg dos veces al día	< 1%	50- 100%			
Diflunisal	250-500 mg dos veces al día	< 3%	100%	Evítese		

(continúa)

423

TABLA 23-11 Dosificación de fármacos reumatológicos en la enfermedad renal crónica (*Continuación*)

Fármacos para la artritis y la gota	Dosis normal	% de excreción renal	Ajustes de dosis en ERC		Comentarios
			TFG 30-60	TFG 10-29	
Etodolaco	200 mg dos veces al día	< 1%	100%	Evítese	
Fenilbutazona	100 mg tres o cuatro veces al día	1%	100%	Evítese	
Fenoprofeno	300-600 mg cuatro veces al día	30%	100%	Evítese	
Flurbiprofeno	100 mg dos o tres veces al día	20%	100%	Evítese	
Ibuprofeno	800 mg tres veces al día	1%	100%	Evítese	
Indometacina	25-50 mg tres veces al día	30%	100%	Evítese	
Ketoprofeno	25-75 mg tres veces al día	< 1%	100%	Evítese	
Ketorolaco	30-60 mg de carga, luego 15-30 mg cada 6 h	30-60%	100%	Evítese	Pérdida auditiva aguda en ERC grave
Nabumetona	1-2 g cada 24 h	< 1%	100%	Evítese	
Naproxeno	500 mg dos veces al día	< 1%	100%	Evítese	
Oxaprozina	1 200 mg cada 24 h	< 1%	100%	Evítese	
Piroxicam	20 mg cada 24 h	10%	100%	Evítese	
Sulindaco	200 mg dos veces al día	7%	100%	Evítese	Activa el metabolito de sulfuro en ERC grave
Tolmetina	400 mg tres veces al día	15%	100%	Evítese	

IAM, infarto agudo miocárdico; TFG, tasa de filtración glomerular.

TABLA 23-12 Dosificación de fármacos reumatológicos (biológicos) en la enfermedad renal crónica

Fármacos para la artritis y la gota	Dosis normal	% de excreción renal	Ajuste de dosis en ERC		Comentarios
			TFG 30-60	**TFG 10-29**	
Adalimumab	40 mg SC a semanas alternas	< 1%	100%	100%	Puede continuarse durante el tratamiento; puede aumentarse a 40 mg SC cada semana en pacientes que no reciben metotrexato simultáneamente. Puede causar glomerulonefritis
Anakinra	100 mg diarios SC	< 25%	100%	25%	La eliminación de anakinra se reduce significativamente en pacientes con una TFG menor a 30 mL/min
Etanercept	50 mg SC semanal	< 1%	100%	100%	Riesgo aumentado de TB y otras infecciones
Infliximab	3 mg/kg IV las semanas 0, 2 y 6, luego, cada 8 sem + metotrexato	< 1%	100%	100%	Riesgo aumentado de TB y otras infecciones
Rituximab	375 mg/m² a semanas alternas	< 1%	100%	100%	Riesgo aumentado de TB y otras infecciones

TB, tuberculosis; CrCl, aclaramiento de la creatinina; TFG, tasa de filtración glomerular; IV, intravenoso; SC, subcutáneo.

TABLA 23-13 Dosificación de sedantes en la enfermedad renal crónica

Sedantes	Dosis normal	% de excreción renal	Ajuste de dosis en ERC			Comentarios
			TFG 30-60	TFG 10-29		
Barbitúricos						
Fenobarbital	50-100 mg cada 8 o 12 h	< 1%	100%	100%		Pueden causar sedación excesiva. Osteomalacia aumentada en ERC grave. Hemoperfusión con carbón activado y hemodiálisis más eficaces que la diálisis peritoneal en caso de envenenamiento
Pentobarbital	30 mg cada 6 u 8 h	< 1%	100%	100%		Hasta un 50% del fármaco sin modificar se elimina por la orina con diuresis alcalina
Secobarbital	30-50 mg cada 6 u 8 h	< 1%	100%	50%		
Tiopental de sodio	Inducción de la anestesia (individualizado)	< 1%	100%	100%		
Benzodiacepinas						
Alprazolam	0.25-5 mg cada 8 h	< 1%	100%	100%		Pueden causar sedación excesiva y encefalopatía en ERC grave
Clonazepam	1.5 mg cada 24 h	< 1%	100%	100%		Aunque no se prevé que sea necesaria una reducción de dosis por su farmacocinética, no se ha estudiado el fármaco en pacientes con insuficiencia renal grave
Clorazepato	15-60 mg cada 24 h	< 1%	100%	100%		
Clordiazepóxido	15-100 mg cada 24 h	< 1%	100%	100%		
Diazepam	5-40 mg cada 24 h	< 1%	100%	100%		Los metabolitos activos, desmetildiazepam y oxazepam, se pueden acumular en la insuficiencia renal. Se debe reducir la dosis si se administra durante más de unos pocos días. Unión a proteínas disminuida en la uremia
Estazolam	1 mg al acostarse	< 1%	100%	100%		

Fármaco	Dosis				Comentarios
Flurazepam	15-30 mg al acostarse	< 1%	100%	100%	
Lorazepam	1-2 mg cada 8 o 12 h	< 1%	100%	100%	
Midazolam	Individualizado	< 1%	100%	100%	
Oxazepam	30-120 mg cada 24 h	< 1%	100%	100%	
Quazepam	15 mg al acostarse	< 1%	100%	100%	
Temazepam	30 mg al acostarse	< 1%	100%	100%	
Triazolam	0.25-0.5 mg al acostarse	< 1%	100%	100%	
Benzodiacepinas: antagonistas de benzodiacepinas					Pueden producir una sedación excesiva y encefalopatía en caso de ERC grave
Flumazenil	0.2 mg IV en 15 s	< 1%	100%	100%	
Otros fármacos sedantes					
Buspirona	5 mg cada 8 h	< 1%	100%	100%	
Etclorvinol	500 mg al acostarse	< 1%	100%	Evítese	Se elimina por hemoperfusión. Sedación excesiva
Haloperidol	1-2 mg cada 8 o 12 h	< 1%	100%	100%	Hipertensión, sedación excesiva
Litio carbonato	0.9-1.2 g cada 24 h	100%	100%	< 50%, contrólense las concentraciones	Nefrotóxico. Diabetes insípida nefrógena. Síndrome nefrótico. Acidosis tubular renal. Fibrosis intersticial. Toxicidad aguda cuando la concentración plasmática > 1.2 mEq/L. Se debe medir periódicamente la concentración sérica pasadas 12 h desde la dosis. La vida media no indica una acumulación tisular importante. La concentración plasmática rebota tras la diálisis. La toxicidad se aumenta por hipovolemia, AINE y diuréticos
Meprobamato	1.2-1.6 mg cada 24 h	< 1%	100%	50%	Sedación excesiva. Se potencia la excreción mediante diuresis forzada

AINE, antiinflamatorios no esteroides; IV, intravenoso; TFG, tasa de filtración glomerular.

TABLA 23-14 Dosificación de fármacos antiparkinsonianos en la enfermedad renal crónica

Fármacos antiparkinsonianos	Dosis normal	% de excreción renal	Ajuste de dosis en ERC		Comentarios
			TFG 30-60	**TFG 10-29**	
Carbidopa	1-2 comprimidos dos o tres veces al día (30-200 mg cada día)	30%	100%	100%	Requiere un ajuste de dosis cuidadoso según la respuesta clínica
Levodopa	1-2 comprimidos tres o cuatro veces al día (300-2000 mg cada día)	< 1%	100%	50-100%	Se excretan por la orina metabolitos activos e inactivos. Metabolitos activos con una vida media muy larga en caso de ERC grave
Rasagilina (inhibidor MAO-B)	1 mg cada día	< 1%	100%	100%	

MAO-B, monoaminooxidasa de tipo B.

Dosificación de antipsicóticos en la enfermedad renal crónica

Fármacos antipsicóticos	Dosis normal	% de excreción renal	Ajustes en la dosis en ERC		Comentarios
			TFG 30-60	TFG 10-29	
Fenotiazinas					Pueden aparecer hipotensión ortostática, síntomas extrapiramidales y confusión mental
Clorpromazina	300-800 mg cada 24 h	< 1%	100%	100%	
Clozapina	12.5 mg VO. 25-50 mg diarios hasta 300-450 mg al cabo de 2 sem. Máximo: 900 mg diarios	< 1%	100%	100%	
Haloperidol	1-2 mg cada 8 o 12 h	< 1%	100%	100%	Hipotensión, sedación excesiva
Loxapina	12.5-50 mg IV cada 4 o 6 h	< 1%	100%	100%	No se administra por vía IV
Olanzapina	5-10 mg al día	< 1%	100%	100%	Efectos hipotensores potenciales
Perfenazina	6-8 mg VO dos, tres o cuatro veces al día. Auméntese gradualmente hasta 64 mg diarios	< 1%	100%	100%	
Prometazina	20-100 mg cada 24 h	< 1%	100%	100%	En caso de ERC se puede producir una sedación excesiva
Quetiapina	25 mg VO dos veces al día. Auméntese en subidas de 25-50 mg dos o tres veces al día. 300-400 mg diarios el cuarto día	< 1%	100%	100%	
Risperidona	1 mg VO dos veces al día. Auméntese hasta 3 mg dos veces al día	< 1%	100%	100%	
Tioridazina	50-100 mg VO tres veces al día. Auméntese gradualmente. Máximo 800 mg al día	< 1%	100%	100%	
Tiotixeno	2 mg VO tres veces al día. Auméntese gradualmente hasta 15 mg diarios	< 1%	100%	100%	
Trifluoperazina	1-2 mg dos veces al día. Auméntese hasta no más de 6 mg	< 1%	100%	100%	
Ziprasidona	20-100 mg cada 12 h	< 1%	100%	100%	

IM, intramuscular; IV, intravenoso; TFG, tasa de filtración glomerular; VO, vía oral.

	TABLA
	23-16 Dosificación de anticoagulantes en la enfermedad renal crónica

Fármacos anticoagulantes	Dosis normal	% de excreción renal	Ajuste en la dosis en ERC			Comentarios
			TFG 30-60	**TFG 10-29**	
Ácido acetilsalicílico	81-325 mg diarios	10%	100%	100%	
Ácido tranexámico	25 mg/kg tres o cuatro veces al día	90%	50%	25%	
Alteplasa	60 mg en 1 h, luego 20 mg/h durante 2 h	< 1%	100%	100%	Activador de tipo tisular del plasminógeno (AtP)
Anistreplasa	30 U en 2 a 5 min	< 1%	100%	100%	
Apixabán	5 mg VO dos veces al día	25%	100%	50%	
Clopidogrel	75 mg al día	50%	100%	100%	Irritación gastrointestinal y propensión a hemorragia
Dabigatrán	150 mg VO dos veces al día	80%	100%	Evítese	Evalúese la actividad antifactor Xa 4 h después de la segunda dosis en pacientes con disfunción renal.
Dalteparina	100 U/kg	Sin datos	100%	Evítese	
Dipiridamol	50 mg tres veces al día	Sin datos	100%	100%	
Enoxaparina de sodio	1 mg/kg cada 12 h	8%	100%	100%	1 mg/kg cada 12 h para el tratamiento de la FTP. Evalúese la actividad antifactor Xa 4 h después de la segunda dosis en pacientes con disfunción renal. Cierta evidencia de acumulación del fármaco en insuficiencia renal
Estreptoquinasa	Dosis de carga de 250 000 U, luego 100 000 U/h	< 1%	100%	100%	

Fármaco	Dosis				Comentarios
Fondaparinux	2.5-10 mg SC	< 1%	100%	Evítese	La vida media se alarga con insuficiencia renal. Solo debe utilizarse para pacientes con TIH
Heparina	Dosis de carga de 75 U/kg; luego, 15 U/kg/h	< 1%	100%	100%	La vida media aumenta con la dosis
Iloprost	0.5-2 ng/kg/min durante 5-12 h	< 1%	100%	100%	
Plasugrel	10 mg al día	< 1%	100%	100%	Irritación GI y propensión a hemorragia. Mayor riesgo de hemorragia que el clopidogrel
Rivaroxabán	20 mg diarios	80%	100%	Evítese	
Sulfinpirazona	200 mg dos veces al día	25-50%	100%	100%	Insuficiencia renal aguda. Efecto uricosúrico con TFG baja
Ticlopidina	250 mg dos veces al día	2%	100%	100%	Disminuye la concentración de CsA. Puede ocasionar neutropenia grave y trombocitopenia
Tinzaparina sódica	175 U/kg cada 24 h	Sin datos	100%	Evítese	175 U/kg para el tratamiento de la FTP. Evalúese la actividad anti-factor Xa 4 h después de la segunda dosis en pacientes con disfunción renal. Cierta evidencia de acumulación del fármaco en insuficiencia renal
Uroquinasa	Dosis de carga de 4 400 U/kg, luego 4 400 U/kg cada h	< 1%	100%	100%	
Warfarina	5 mg al día, luego ajustar según el INR	< 1%	100%	50-100%	Contrólese el INR muy estrechamente. Comienzo a 5 mg diarios. Para normalizar el INR se puede administrar 1 mg de vitamina K IV en 30 min o 2.5-5 mg por VO

CsA, ciclosporina A; FTP, flebotrombosis profunda; INR, índice internacional normalizado; IV, intravenoso; SC, subcutáneo; TFG, tasa de filtración glomerular; TIH, trombocitopenia inducida por heparina.

TABLA 23-17 Agentes oncológicos en la enfermedad renal crónica

Medicamentos oncológicos	Dosis normal	Ajuste de la dosis en ERC			Comentarios
		TFG 30-60	TFG 10-29	TFG 10-29	
Alcaloides Vinca	No se requiere ajuste	No se requiere ajuste	No se requiere ajuste		Hipernatremia secundaria a SIADH. Mantenga una hidratación adecuada durante el tratamiento
Bleomicina	No se requiere ajuste	40-50 mL/min, reduzca la dosis en 30% 30-40 mL/min, reduzca la dosis en 40%	20-30 mL/min, reduzca la dosis en 45% 10-20 mL/min, reduzca la dosis en 55%		Dado que la toxicidad pulmonar puede limitar la dosis, repita las pruebas de función pulmonar antes de cada administración
Capecitabina (Xeloda)	No hay que reducir la dosis	Reducción de la dosis en 25%	Contraindicada. *Nota:* Se ha utilizado la reducción de dosis de 50-80% (Aymanns, 2010; Cockcroft y Gault, 1976)		
Carboplatino	No se requiere ajuste	Reduzca la dosis en 50%	Reduzca la dosis en 50%		La nefrotoxicidad a menudo se observa como hipomagnesemia (daño tubular reversible), y es más común en pacientes previamente tratados con cisplatino
Carfilzomib (Kyprolis)	Reduzca la dosis inicial 15 mg/m² diarios en el ciclo 1; 20 mg/m² en el ciclo 2, y 27 mg/m² en los ciclos 3 y posteriores	Reduzca la dosis inicial 15 mg/m² al día en el ciclo 1; 20 mg/m² en el ciclo 2, y 27 mg/m² en los ciclos 3 y posteriores	Reduzca la dosis inicial 15 mg/m² al día en el ciclo 1; 20 mg/m² en el ciclo 2, y 27 mg/m² en los ciclos 3 y posteriores		

Fármaco				
Carmustina (BiCNU)	Datos insuficientes	Datos insuficientes	Evítese	Se han reportado azotemia progresiva, aumento de la creatinina sérica e insuficiencia renal durante y después de suspender la terapia prolongada
Cetuximab	No se requiere ajuste	No se requiere ajuste	No se requiere ajuste	La nefrotoxicidad a menudo se observa como hipomagnesemia (daño tubular)
Clorambucilo (Leukeran) (Nolin, 2015)	No se requiere ajuste	No hay que ajustar la dosis	No hay que ajustar la dosis	
Cisplatino	Reduzca la dosis en 25%	Reduzca la dosis en 50%	Reduzca la dosis en 50% o considere utilizar un agente alternativo	Por recomendación del fabricante, no debe administrarse el cisplatino a ningún paciente con alteración renal preexistente. La nefrotoxicidad a menudo se observa como insuficiencia renal, acidosis tubular renal e hipomagnesemia (daño tubulointersticial)
Cladribina	No se requiere ajuste	Reduzca la dosis en 25%	Reduzca la dosis en 25%	
Clofarabina (Clolar)	50% de reducción de dosis	50% de reducción de dosis	Datos insuficientes	Hematuria, insuficiencia renal aguda de inicio rápido con proteinuria
Crizotinib	No se requiere ajuste	No se requiere ajuste	Administre 250 mg al día	
Ciclofosfamida	No se requiere ajuste	No se requiere ajuste	50% de la dosis	La nefrotoxicidad a menudo se observa como hipomagnesemia (SIADH y aumento de N/V) y cistitis hemorrágica
Citarabina (dosis alta 1-3 g/m²)	Reduzca la dosis en 40%	Reduzca la dosis en 50%	Considere agente alternativo o dosis 100-200 mg/m² al día CIV	Sólo se requieren ajustes renales en las dosis altas (1-3 g/m²) posiblemente para > 500 mg/m²
Dacarbazina (DTIC)	Datos insuficientes	Datos insuficientes	Datos insuficientes	Azotemia leve a moderada sin daño permanente

(continúa)

433

TABLA 23-17 Agentes oncológicos en la enfermedad renal crónica (*Continuación*)

Medicamentos oncológicos	Dosis normal	Ajuste de la dosis en ERC			Comentarios
		TFG 30-60	TFG 10-29		
Daunorubicina	No se requiere ajuste	No se requiere ajuste	No se requiere ajuste		Principalmente excretado por la bilis; sin embargo, por recomendación de la FDA, reducir la dosis 50% en pacientes con CrS > 3
Epirubicina	No se requiere ajuste	No se requiere ajuste	No se requiere ajuste		Principalmente excretado por la bilis; sin embargo, por recomendación de la FDA, reducir la dosis 50% en pacientes con CrS > 5
Eribulina	Reduzca la dosis a 1.1 mg/m^2 por dosis	Reduzca la dosis a 1.1 mg/m^2 por dosis	No hay datos		
Erlotinib (Tarceva) (Wagner, 2015)	Datos insuficientes	Datos insuficientes *Nota:* Suspenda si CrCl < 30 por el tratamiento	Datos insuficientes *Nota:* Suspenda si CrCl < 30 por el tratamiento		
Etopósido	Reduzca la dosis en 15%	Reduzca la dosis en 20%	Reduzca la dosis en 25%		
Estreptozocina	No se requiere ajuste	Reduzca la dosis en 25%	CrCl < 10 mL/min. Reduzca la dosis en 50%		La nefrotoxicidad puede retrasarse incluso hasta por varios años después de haber suspendido el tratamiento
Fludarabina	Reduzca la dosis a 20 mg/m^2	Reduzca la dosis a 20 mg/m^2	Evite el uso		Alrededor de 50% de cada dosis se excreta por la orina
Gefitinib (Iressa) (Walker, 2009)	No se requiere ajuste	No hay que ajustar la dosis	No hay que ajustar la dosis *Nota:* Use con precaución		No hay reporte de nefrotoxicidad *Nota:* < 4% eliminación renal

Medicamento				Observaciones
Gemcitabina	No se requiere ajuste	No se requiere ajuste	No se requiere ajuste	La nefrotoxicidad a menudo se observa como síndrome urémico hemolítico (lesiones microangiopáticas)
Hidroxiurea (Droxia) (Yeung, 2014)	Reduzca la dosis en 50% 7.5 mg/kg al día	50% reducción de dosis 7.5 mg/kg al día	50% reducción de dosis 7.5 mg/kg al día	Función tubular temporalmente alterada con elevación del ácido úrico, BUN y creatinina en suero
Ibrutinib (Imbruvica) (Zhang, 2009)	No hay que ajustar la dosis MCL: 560 mg VO diarios	No hay que ajustar la dosis MCL: 560 mg VO diarios	Datos insuficientes	Insuficiencia renal precedido de aumentos en la creatinina de 1.5-3 veces el límite superior de lo normal. *Nota:* < 1% se excreta por vía renal
Ifosfamida	Reduzca la dosis en 20%	Reduzca la dosis en 25%	Reduzca la dosis en 30%	La nefrotoxicidad a menudo se observa como síndrome de Fanconi, acidosis tubular renal, diabetes insípida nefrogénica y cistitis hemorrágica
Imatinib	No se requiere ajuste	CrCl 59-40 mL/min dosis máxima recomendada de 600 mg	CrCl 39-20 mL/min reduzca la dosis inicial en 50%; aumente según tolerancia. Dosis máxima recomendada 400 mg	18% del medicamento se excreta a través de la orina
Interferones	No se requiere ajuste	No se requiere ajuste	No se requiere ajuste	La nefrotoxicidad a menudo se observa como proteinuria (cambios mínimos y necrosis tubular)
Interleucina-2	No se requiere ajuste	No se requiere ajuste	No se requiere ajuste	La nefrotoxicidad a menudo se observa como azotemia prerrenal, azotemia por hipoperfusión renal (síndrome de fuga capilar)
Irinotecán	No se requiere ajuste	No se requiere ajuste	No se requiere ajuste	Úsese con precaución
Lenalidomida	LCM: dosis 10 mg al día SMD: dosis 5 mg al día MM: dosis 10 mg al día	LCM: dosis 10 mg al día SMD: dosis 5 mg al día MM: dosis 10 mg al día	LCM: dosis 15 mg c/48 h SMD: dosis 2.5 mg al día MM: dosis 15 mg c/48 h	Los pacientes con mieloma múltiple frecuentemente tienen insuficiencia renal. T½ y el ABC aumentan a medida que el aclaramiento de la creatinina disminuye

(continúa)

435

TABLA 23-17 Agentes oncológicos en la enfermedad renal crónica (*Continuación*)

Medicamentos oncológicos	Dosis normal	Ajuste de la dosis en ERC			Comentarios
		TFG 30-60	TFG 10-29		
Lomustina	Reduzca la dosis en 25%	Reduzca la dosis en 30%	Evite el uso		La nefrotoxicidad a menudo se observa como una nefritis intersticial crónica, lentamente progresiva, que generalmente es irreversible y puede ser inducida por un periodo prolongado de terapia
Melfalán	Reduzca la dosis en 15%	Reduzca la dosis en 25%	Reduzca la dosis en 30%		La nefrotoxicidad a menudo se observa como SIADH. Haga que el paciente mantenga una hidratación adecuada durante la terapia
Metotrexato	Reduzca la dosis en 35%	Reduzca la dosis en 50%	Evite el uso		La nefrotoxicidad a menudo se observa como insuficiencia renal no oligúrica (depósito intratubular de metotrexato). Evite la nefrotoxicidad con hidratación agresiva con solución salina, alcalinización de la orina y diuresis forzada (3 L/día)
Mitomicina	Información limitada	Información limitada	CrCl < 10 mL/min. Reduzca la dosis en 25%		SUH y PTT
Oxaliplatino	No se requiere ajuste	No se requiere ajuste	Reduzca la dosis de 85-65 mg/m^2		La nefrotoxicidad rara vez se observa como necrosis tubular aguda; sin embargo, la significancia es mucho menor que con la generación previa de platinos (cisplatino y carboplatino)

Fármaco				Toxicidad renal
Paclitaxel (Taxol)	No hay que ajustar la dosis (NKDEP, 2009) 135 o 175 mg/m²	No hay que ajustar la dosis (NKDEP, 2009) 135 o 175 mg/m²	No hay que ajustar la dosis (NKDEP, 2009) 135 o 175 mg/m²	Elevaciones leves a graves en la creatinina sérica
Panitumumab	No se requiere ajuste	No se requiere ajuste	No se requiere ajuste	La nefrotoxicidad a menudo se observa como hipomagnesemia
Pemetrexed	No se requiere ajuste	Información limitada; evite el uso	Información limitada; evite el uso	NTA
Pentostatina	Reduzca la dosis en 30%	Reduzca la dosis en 40%	Considere un agente alternativo	
Rituximab	No se requiere ajuste	No se requiere ajuste	No se requiere ajuste	SUH y PTT
Sorafenib	Reduzca la dosis a 400 mg 2 veces al día	Reduzca la dosis a 200 mg 2 veces al día	Información limitada	
Sunitinib	No se requiere ajuste	No se requiere ajuste	No se requiere ajuste	Proteinuria y síndrome nefrótico (microangiopatía trombótica renal)
Temozolomida (Temodar)	Datos insuficientes. *Nota:* Farmacocinéticos equivalentes para CrCl 36-130 mL/min	Datos insuficientes	Datos insuficientes	
Topotecán	Reduzca la dosis en 20%	Reduzca la dosis en 25%	Reduzca la dosis en 30%	
Vandetanib	Reduzca la dosis inicial a 200 mg al día	Reduzca la dosis inicial a 200 mg al día	Reduzca la dosis inicial a 200 mg al día	Aumento de la CrS y proteinuria
Vemurafenib (Zelboraf)	No hay que ajustar dosis. 960 mg VO cada 12 h *Nota:* Aclaramiento similar al de los pacientes con función renal normal	No hay que ajustar dosis. 960 mg VO cada 12 h *Nota:* Aclaramiento similar al de los pacientes con función renal normal	Datos insuficientes	

ABC, área bajo la curva; CrCl, aclaramiento de la creatinina; CrS, creatinina sérica; g, gramo; LCM, linfoma de células del manto; MM, mieloma múltiple; NTA, necrosis tubular aguda; N/V, náusea y vómito; PTT, púrpura trombocitopénica trombótica; SIADH, síndrome de secreción inapropiada de hormona antidiurética; SMD, síndrome mielodisplásico; SUH, síndrome urémico hemolítico; T1/2, vida media; TFG, tasa de filtración glomerular; U/kg/h, unidades/kilogramo/hora.

Bibliografía y lecturas recomendadas

Aronoff GR, Bennett WM, Berns JS, *et al.* Drug Prescribing in Renal Failure: Dosing Guidelines for Adults and Children. 5th ed. Philadelphia, PA: American College of Physicians-American Society of Internal Medicine; 2007.

Aymanns C, Keller F, Maus S, *et al.* Review on pharmacokinetics and pharmacodynamics and the aging kidney. *Clin J Am Soc Nephrol.* 2010;5:314-327.

Cockcroft DW, Gault MH. Prediction of creatinine clearance from serum creatinine. *Nephron.* 1976;16:31-41.

Corsonello A, Onder G, Bustacchini S, *et al.* Estimating renal function to reduce the risk of adverse drug reactions. *Drug Saf.* 2012;35:47-54.

Dowling TC, Briglia AE, Fink JC, *et al.* Characterization of hepatic cytochrome P450 3A activity in patients with end-stage renal disease. *Clin Pharmacol Ther.* 2003;73: 427-434.

Hart RG, Eikelboom JW, Ingram AJ, *et al.* Anticoagulants in atrial fibrillation patients with chronic kidney disease. *Nat Rev Nephrol.* 2012;8:569-578.

Hudson JQ, Nyman HA. Use of estimated glomerular filtration rate for drug dosing in the chronic kidney disease patient. *Curr Opin Nephrol Hypertens.* 2011;20: 482-491.

Ix JH, Wassel CL, Stevens LA, *et al.* Equations to estimate creatinine excretion rate: the CKD epidemiology collaboration. *Clin J Am Soc Nephrol.* 2011;6:184-191.

Khanal A, Peterson GM, Jose MD, *et al.* Comparison of equations for dosing of medications in renal impairment. *Nephrology (Carlton).* 2017;22:470-477.

Knights KM, Rowland A, Miners JO. Renal drug metabolism in humans: the potential for drug-endobiotic interactions involving cytochrome P450 (CYP) and UDP-glucuronosyltransferase (UGT). *Br J Clin Pharmacol.* 2013;76:587-602.

Levey AS, Kramer H. Obesity, glomerular hyperfiltration, and the surface area correction. *Am J Kidney Dis.* 2010;56:255-258.

Lindeman RD, Tobin J, Shock NW. Longitudinal studies on the rate of decline in renal function with age. *J Am Geriatr Soc.* 1985;33:278-285.

Martin JH, Saleem M, Looke D. Therapeutic drug monitoring to adjust dosing in morbid obesity—a new use for an old methodology. *Br J Clin Pharmacol.* 2012;73: 685-690.

National Kidney Disease Education Program. NKDEP's suggested approach to drug dosing, 2009. Available from https://www.niddk.nih.gov/health-information/professionals/clinical-tools-patient-education-outreach/ckd-drug-dosing-providers. Accessed June 6, 2018.

Nolin TD. A synopsis of clinical pharmacokinetic alterations in advanced CKD. *Semin Dial.* 2015;28:325–329.

Olyaei AJ, Bennett WM. Drug dosing in the elderly patients with chronic kidney disease. *Clin Geriatr Med.* 2009;25:459-527. Review.

Pai MP. Estimating the glomerular filtration rate in obese adult patients for drug dosing. *Adv Chronic Kidney Dis.* 2010;17:e53-e62.

Peralta CA, Shlipak MG, Judd S, *et al.* Detection of chronic kidney disease with creatinine, cystatin C, and urine albumin-to-creatinine ratio and association with progression to end-stage renal disease and mortality. *JAMA.* 2011;305:1545-1552.

Salazar DE, Corcoran GB. Predicting creatinine clearance and renal drug clearance in obese patients from estimated fat-free body mass. *Am J Med.* 1988;84:1053-1060.

Spruill WJ, Wade WE, Cobb HH 3rd. Continuing the use of the Cockcroft–Gault equation for drug dosing in patients with impaired renal function. *Clin Pharmacol Ther.* 2009;86:468-470.

Stevens LA, Levey AS. Use of the MDRD equation to estimate kidney function for drug dosing. *Clin Pharmacol Ther.* 2009;86:465-467.

Stevens LA, Nolin TD, Richardson MM, *et al.* Comparison of drug dosing recommendations based on measured GFR and kidney function estimating equations. *Am J Kidney Dis.* 2009;54:33-42.

Tawfic QA, Bellingham G. Postoperative pain management in patients with chronic kidney disease. *J Anaesthesiol Clin Pharmacol.* 2015;31:6-13.

Wagner LA, Tata AL, Fink JC. Patient safety issues in CKD: core curriculum 2015. *Am J Kidney Dis.* 2015;66:159-169.

Walker DB, Walker TJ, Jacobson TA. Chronic kidney disease and statins: improving cardiovascular outcomes. *Curr Atheroscler Rep.* 2009;11:301-308.

Yeung CK, Shen DD, Thummel KE, *et al.* Effects of chronic kidney disease and uremia on hepatic drug metabolism and transport. *Kidney Int.* 2014;85:522-528.

Zhang Y, Zhang L, Abraham S, *et al.* Assessment of the impact of renal impairment on systemic exposure of new molecular entities: evaluation of recent new drug applications. *Clin Pharmacol Ther.* 2009;85:305-311.

24 | Enfermedad renal crónica en niños

Agnes Trautmann y Franz Schaefer

Los niños con enfermedad renal crónica (ERC) difieren de la población adulta en las características demográficas de la enfermedad, el espectro de las patologías de base, las concurrentes y la naturaleza y gravedad de las complicaciones. Los aspectos psicosociales y éticos relacionados con el afrontamiento de la ERC, así como su tratamiento, también tienen aspectos únicos en los niños.

DEMOGRAFÍA Y ETIOLOGÍA

La prevalencia de enfermedad renal terminal (ERT) y de la terapia de reemplazo renal (TRR) en niños y adolescentes alrededor del mundo está en un rango de 18 a 100 por millón de habitantes. La incidencia anual media es de nueve pacientes por millón de niños de edad similar. Las variaciones en la incidencia pueden reflejar modificaciones en la incidencia de ERC, diferencias en el manejo pre-ERT, divergencia en la propensión a tratar a los pacientes con ERT o en el momento en el que se inicia la TRR. En muchos países, la prevalencia está aumentando debido a la combinación de una incidencia bastante estable y la mejoría en la sobrevivencia de los pacientes con TRR (Harambat, 2012).

La incidencia pediátrica es sólo 10% de la observada en adultos jóvenes y < 2% de la observada en adultos mayores. La mayoría de los datos epidemiológicos disponibles provienen de registros de ERT y la información sobre la demografía de la ERC leve a moderada en niños es limitada, pero es probable que esté en una proporción similar a la de la población adulta. En países con una prevalencia elevada de matrimonios consanguíneos, se calcula que la incidencia de la ERC en niños es siete veces mayor que en los países occidentales.

El espectro de las enfermedades renales subyacentes a la ERC pediátrica difiere mucho de la distribución en las nefropatías en adultos. Aproximadamente 60 a 70% de los pacientes nacen con alteraciones congénitas de los riñones o de las vías urinarias con un número reducido de nefronas funcionantes debido a un grado variable de hipo/displasia renal. Las uropatías obstructivas (válvulas uretrales posteriores, estenosis pieloureterales o ureterales distales) se detectan generalmente, en el periodo neonatal y se corrigen quirúrgicamente si son relevantes desde un punto de vista funcional. En estos casos, la aparición de una ERC dependerá del grado de hipo/displasia renal existente al nacer. Aproximadamente 50% de los niños nacidos con válvulas uretrales desarrollarán una ERT a lo largo de su vida.

Los trastornos renales hereditarios monogénicos constituyen otra causa principal de ERC pediátrica, representando en su conjunto otro 15 a 20% de los casos. La nefronoptisis, la poliquistosis renal, la oxalosis, la cistinosis y el síndrome de Alport se deben a defectos genéticos conocidos; los trastornos genéticos también son responsables de un alto porcentaje de niños que presentan glomeruloesclerosis focal y segmentaria, y síndrome hemolítico urémico atípico.

Otras causas incluyen la lesión renal cronificada tras episodios de isquemia (los más importantes, la asfixia perinatal y la septicemia). Por el contrario, ni siquiera los grandes registros de pacientes pediátricos incluyen cifras significativas de niños con nefropatía diabética o hipertensiva, las dos causas más frecuentes de ERC en la población adulta. Las glomerulopatías, que causan 5% de ERC, usualmente afectan a niños de mayor edad y se limitan a casos raros de nefropatía por inmunoglobulina A (IgA) o de nefritis de Henoch-Schönlein y a vasculitis sistémicas, como el lupus eritematoso y la granulomatosis de Wegener con poliangitis.

ENFERMEDADES ASOCIADAS

Debido al origen genético predominante de las nefropatías pediátricas, la ERC en niños se asocia frecuentemente con varias anomalías extrarrenales. Al parecer la prevalencia de enfermedades concomitantes graves asociadas ha aumentado en los últimos años, ya que en los programas de tratamiento de la ERC y la ERT se está aceptando a un número creciente de niños con cuadros sindrómicos graves. En el registro de la International Pediatric PD Network, 13% de los niños con ERC que comenzaban con diálisis padecían un síndrome caracterizado por una o más manifestaciones extrarrenales. Además, se observó desarrollo neurocognitivo alterado en 16% de los casos, anomalías cardiacas en 15%, oculares en 13% y auditivas en 5%.

Los trastornos del desarrollo neurológico y las alteraciones sensoriales se encuentran entre los defectos generales más incapacitantes de entre los que interfieren en la adaptación psicosocial y la integración. De 20 a 25% de los niños que se someten a una evaluación adecuada de su desarrollo neurológico, muestran un retraso de moderado a grave, el cual, generalmente no se modifica después de un trasplante renal exitoso. Por lo común, las pruebas de coeficiente intelectual (CI) en niños en edad escolar ponen de manifiesto, en lo relativo al CI verbal total y de rendimiento, una distribución del CI desplazada hacia abajo respecto a controles sanos, si bien las pruebas pueden estar sesgadas en una proporción sustancial de pacientes debido a los trastornos sensoriales asociados, como las deficiencias auditivas y visuales. Mientras que generalmente las deficiencias son más llamativas en la población con ERT, en niños con estadios 2 a 4 de ERC también se han demostrado importantes defectos neurocognitivos que afectan a las funciones de la memoria, la atención y la ejecución. Estos hallazgos preocupantes definen con claridad, la necesidad de una evaluación regular del desarrollo neurológico y de la función neurocognitiva de todos los niños con una disminución significativa de la tasa de filtración glomerular (TFG) y del desarrollo de programas de actuación, incluyendo planes educativos individualizados, para optimizar los resultados de desarrollo y educación.

EVALUACIÓN DE LA FUNCIÓN RENAL EN NIÑOS

Tasa de filtración glomerular

Cuando se evalúa e interpreta la función renal en niños es necesario tener en cuenta varios aspectos. La infancia es el periodo final de crecimiento y maduración extrauterinos. Durante esta fase, las necesidades metabólicas del organismo y la capacidad funcional del riñón experimentan profundos cambios sincronizados. Desde el nacimiento hasta la edad adulta, el peso corporal se multiplica por 20, la longitud corporal por 3 o 4 y la superficie corporal (el indicador más próximo del ritmo metabólico basal) por 8. Por convención, la TFG se normaliza al área de superficie corporal (ASC) de un adulto de tamaño medio (es decir, 1.73 m^2).

Aunque la formación de las nefronas se completa en la semana 30 de gestación, las nefronas continúan creciendo después del nacimiento en tamaño y capacidad funcional. En la vida posnatal temprana, el tamaño y la capacidad funcional de las nefronas aumentan al ASC en términos absolutos y relativos, dando lugar a una importante ganancia fisiológica en la función renal global normalizada. El cociente TFG/1.73 m^2 promedio en el neonato está entre 20 y 30 mL/min y aumenta rápidamente en los primeros meses de vida (tabla 24-1). Desde los 18 meses, el incremento de la TFG coincide exactamente con el crecimiento del ASC, dando como resultado un intervalo normal constante de TFG referida al ASC a lo largo de la infancia y la adolescencia. A partir de los 2 años se puede utilizar el sistema convencional de estadificación de la ERC (ver cap. 1), que asigna estadios de ERC de acuerdo con la TFG estimada (TFGe)/1.73 m^2 en múltiplos de 15 y 30 mL/min.

Las valoraciones periódicas de la TFG son cruciales para la estadificación y el seguimiento de la función renal en niños con ERC. En ellos, la medición directa de la TFG es una tarea complicada. Aunque aún se considera el aclaramiento de la inulina como el estándar de oro, ésta no está disponible en muchos países y los estudios formales sobre el aclaramiento estable de la inulina son difíciles de realizar en el ámbito pediátrico, debido a aspectos técnicos y éticos. Los estudios de dilución de radioisótopo en

TABLA 24-1	Tasa de filtración glomerular normal según la edad posnatal en neonatos a término y prematuros, niños y adolescentes
Edad	**TFG/1.73 m^2 media $\pm$ DE (mL/min)**
1 sem, prematuro (29-34 sem de EG)	15 $\pm$ 6
2-8 sem, prematuro (29-34 sem de EG)	29 $\pm$ 14
> 8 sem, prematuro (29-34 sem de EG)	51
1 sem, nacido a término	41 $\pm$ 15
2-8 sem, nacido a término	66 $\pm$ 25
> 8 sem, nacido a término	96 $\pm$ 22
2-12 años	133 $\pm$ 27
13-21 años, hombres	140 $\pm$ 30
13-21 años, mujeres	126 $\pm$ 22

DE, desviación estándar; EG, edad de gestación; TFG, tasa de filtración glomerular.
Adaptada de Schwartz GJ, Brion LP, Spitzer A. The use of plasma creatinine concentration for estimating glomerular filtration rate in infants, children and adolescents. *Pediatr Clin North Am.* 1987;34:571-590; Hogg RJ, Furth S, Lemley KV, *et al.* National Kidney Foundation's Kidney Disease Outcomes Quality Initiative clinical practice guidelines for chronic kidney disease in children and adolescents: evaluation, classification and stratification. *Pediatrics.* 2003;111:1416-1421.

una única inyección (p. ej., utilizando 51Cr-cromato de EDTA o 99Tc-DTPA) se han abandonado por la exposición a la radiación significativa. Recientemente, se ha validado en niños con ERC un protocolo simplificado de aclaramiento de una única inyección. Sin embargo, incluso el iohexol conlleva un pequeño riesgo de toxicidad, y la inyección y los protocolos de recolección de sangre según un esquema de horario definido no resultan triviales a la hora de establecer y llevar a cabo de forma regular los programas clínicos complicados. Por lo tanto, la utilización de esos protocolos dependerá de alternativas válidas no invasivas.

Estimaciones de la tasa de filtración glomerular basadas en creatinina

La medición directa de la TFG más utilizada en niños es el aclaramiento de creatinina endógena, medido y normalizado a 1.73 m^2 de ASC, como se describe en el capítulo 1. Las mediciones del aclaramiento de creatinina requieren que el niño sea capaz de controlar la micción. Los protocolos acortados, con recolección de orina pautadas durante 3 o 6 h en el ámbito ambulatorio, son una alternativa válida a la muestra de 24 h. El aclaramiento de creatinina representa con exactitud la TFG en pacientes con función renal normal o ligeramente disminuida. A medida que la TFG disminuye, aumenta la secreción tubular de creatinina, lo que determina una sobreestimación de la verdadera TFG. En la ERC avanzada (TFG/1.73 m^2 < 20 mL /min), las medias de los aclaramientos de creatinina y de urea son un equivalente de la TFG bien aceptado.

En la práctica clínica, la necesidad de una medición simple y rápida de la TFG ha llevado al desarrollo de ecuaciones predictivas que permiten obtener una TFGe a partir de las concentraciones de marcadores séricos. Los marcadores de TFGe más ampliamente utilizados son la creatinina, un producto del metabolismo muscular, y la cistatina C, una proteína de bajo peso molecular (13 kDa) que es un inhibidor de la cisteína proteasa.

La producción de creatinina y su consiguiente concentración sérica estable dependen intensamente de la cantidad de masa muscular relativa que a su vez está fuertemente determinada por la edad y el sexo. La concentración sérica media de creatinina aumenta gradualmente durante la infancia, desde 0.3 a 0.4 mg/dL (26 y 35 µmol/L) en la infancia precoz, hasta 1.0 mg/dL en mujeres adolescentes y 1.3 mg/dL en varones adolescentes (88-115 µmol/L, respectivamente).

Schwartz desarrolló una fórmula para calcular la TFG a partir de la creatinina sérica teniendo en cuenta los cambios del desarrollo en la producción de creatinina. De acuerdo con esta fórmula, la TFG estimada se obtiene dividiendo la talla entre la concentración sérica de creatinina multiplicada por una constante, k (Schwartz, 1987). En la ecuación original de Schwartz, k era específica de la edad y el sexo. Debido a su simplicidad y disponibilidad, esta fórmula ha sido ampliamente aceptada en el campo de la pediatría, aunque los estudios de validación han demostrado una precisión y exactitud deficientes en la fórmula original. Se tiende a sobreestimar la verdadera TFG entre 10 a 15% y los intervalos medios de confianza de 95% oscilan entre –40 y +50%.

Como la relación entre la creatinina sérica y la TFG es exponencial, con cambios muy pequeños de la concentración sérica de creatinina por debajo de una TFG de entre 50 y 60, las fórmulas predictivas basadas en la concentración de creatinina sérica son particularmente insensibles a la hora de detectar cambios de la TFG en la ERC de estadio 2. Otro problema deriva de los cambios en la metodología de laboratorio. Los valores originales para la constante k en la ecuación de Schwartz se validaron utilizando el método original de medición de la creatinina de Jaffe. En la actualidad, la mayoría de los laboratorios utilizan pruebas enzimáticas; más recientemente, se ha presentado una prueba mediante espectrofotometría de masas y dilución de isótopos frente a la que deben calibrarse actualmente todos los ensayos de creatinina. Los análisis enzimáticos como los de espectrofotometría de masas y dilución de isótopos dan sistemáticamente valores de concentración sérica de creatinina más bajos, lo que determina una sobreestimación de la TFG de 5 a 10% respecto a los valores originales de k en la ecuación de Schwartz para estimar la TFG. Para abordar esta cuestión, Schwartz (2009) validó una nueva ecuación adaptada para utilizar mediciones enzimáticas de la creatinina. La nueva fórmula de Schwartz utiliza un valor k uniforme para ambos sexos y sirve para niños de entre 1 y 16 años:

$$\text{TFG estimada} = \text{talla (cm)} \times 0.413/\text{creatinina sérica (mg/dL)}$$

Estimaciones de la tasa de filtración glomerular basadas en cistatina

En los últimos años, se ha propuesto la cistatina C como marcador sérico de la TFG. La cistatina C es producida por todas las células nucleadas a un ritmo relativamente estable. Su principal vía de eliminación es la renal: la cistatina C se filtra libremente por el glomérulo y posteriormente se metaboliza, después de reabsorberse en el túbulo proximal. Por este motivo, la concentración sérica de cistatina C aumenta de manera predecible a medida que disminuye la TFG. El cálculo de la TFGe basándose en la cistatina C, puede resultar especialmente ventajoso en niños, ya que su tasa de producción tras corregirse según el ASC, está mucho menos influida por la edad que la concentración sérica de creatinina, y los niveles séricos de cistatina son independientes de la edad y la masa muscular. Tras un descenso de aproximadamente 50% en el primer año de vida, la concentración sérica de cistatina C se mantiene estable hasta alrededor de los 50 años. Por estos motivos, parece que la cistatina C es un marcador más sensible y más fiable de la TFG que la concentración sérica de creatinina, con un incremento temprano de su concentración sérica en pacientes con ERC (tabla 24-2). Filler y Lapage (2003) desarrollaron una fórmula para predecir la TFG a partir de la concentración sérica de cistatina C en un estudio pediátrico de validación, utilizando como referencia el aclaramiento de una sola inyección de ^{99}Tc-DTPA. La sensibilidad de detección de niños con ERC en estadio 2 fue de 74% con la cistatina

TABLA 24-2 Intervalos de referencia para la cistatina C sérica	
	Intervalo de referencia (mg/L)
Lactantes prematuros	1.34-2.57
Lactantes nacidos a término	1.36-2.23
> 8 días-1 año	0.75-1.87
> 1-3 años	0.68-1.90
> 3-16 años	0.51-1.31

Tomada de Filler G, Lepage N. Should the Schwartz formula for estimation of GFR be replaced by cystatin C formula? *Pediatr Nephrol.* 2003;18:981-985.

C sérica, comparada con 46% de la creatinina sérica. Los intervalos de confianza fueron sistemáticamente más estrechos para la TFGe calculada con la cistatina C. En niños con ERC en estadios 3 a 5, el coeficiente de variación entre pacientes de la cistatina C fue significativamente menor que con la creatinina sérica, lo cual sugiere que se trata de un mejor instrumento para el seguimiento longitudinal de pacientes con ERC avanzada.

En sus estudios más recientes, Schwartz y cols. (2009) formularon una ecuación predictiva mejor ajustada de la TFG basada en la talla, la creatinina sérica, la cistatina C, el nitrógeno ureico en sangre (BUN) y el sexo. Validada frente al aclaramiento de iohexol en niños norteamericanos, esta fórmula refinada promete una mayor precisión y exactitud en la estimación de la TFG:

$$\text{TFG estimada (mL/min/1.73 m}^2) = 39.1 \, [\text{talla (m)/CrS (mg/dL)}]^{0.516}$$
$$\times \, [1.8/\text{cistatina C (mg/L)}]^{0.294}$$
$$\times \, [39/\text{BUN (mg/dL)}]^{0.169} \times [1.099]^{\text{hombre}}$$
$$\times \, [\text{talla (m)/1.4}]^{0.188}$$

La nueva fórmula es útil en el intervalo 15 a 75 mL/min de TFG/1.73 m^2, pero está pendiente de validación fuera del mismo y en grupos de pacientes que no sean norteamericanos.

Evaluación de la proteinuria

La proteinuria es un hallazgo analítico frecuente en niños. En este sentido, se puede realizar una rápida valoración semicuantitativa de la proteinuria utilizando tiras reactivas de cambio de color. La cuantificación más precisa se consigue midiendo la excreción de proteínas en muestras de 12 o 24 h mediante el método del azul de Coomassie. Sin embargo, generalmente la obtención de muestras de orina exactas es difícil en lactantes y niños pequeños. Si no es posible la obtención de las muestras de orina en momentos definidos, una alternativa válida es la determinación del cociente proteína en orina/creatinina (UPr/Cr) o el índice albúmina/creatinina (AU/Cr) como marcadores de proteinuria glomerular en cualquier muestra. Los marcadores de proteinuria tubular son el índice α1-microglobulina/creatinina, el índice β2-microglobulina/creatinina y la proteína fijadora de retinol medida en una muestra de orina al azar.

La mayoría de los niños sanos eliminan una pequeña cantidad de proteínas con su orina. La proteinuria fisiológica varía con la edad y el tamaño del niño: cuando se corrige con el ASC, el límite superior de la normalidad de excreción proteínica es de 300 mg/m^2 al día a la edad de 1 mes en recién nacidos a término, de 250 mg con 1 año, de 200 mg con 10 años y de 150 mg en la adolescencia tardía. Cualquier excreción de proteínas superior a 1.0 g/m^2 por día se denomina proteinuria "macroscópica" o "nefrótica".

El límite superior de la normalidad para el cociente UPr/Cr (en g de proteína/mg de creatinina) es 0.5 para menores de 2 años y 0.2 en niños mayores y adolescentes (Hogg, 2003). Un cociente Upr/Cr > 2.0 corresponde a una proteinuria en rango nefrótico.

La proteinuria asintomática aislada puede darse en niños como un fenómeno transitorio (p. ej., debido a fiebre, ejercicio extenuante, exposición a frío extremo, administración de adrenalina, estrés emocional, insuficiencia cardiaca congestiva, cirugía abdominal o convulsiones) o como una anomalía persistente. Por lo tanto, puede ser una enfermedad benigna (p. ej., proteinuria ortostática) o una ERC grave.

Las estimaciones sobre la prevalencia en niños de la proteinuria asintomática aislada oscilan entre 0.6 y 6%. La proteinuria ortostática supone 60% de todos los casos de proteinuria asintomática descrita en niños, con una incidencia incluso mayor en adolescentes. Los niños con proteinuria ortostática generalmente excretan < 1 g de proteínas al día (UPr/Cr < 1.0). Aunque los pacientes con proteinuria ortostática tienen un pronóstico excelente, sigue sin conocerse el pronóstico a largo plazo de los niños con proteinuria permanente aislada (Loghman-Adham, 1999).

HIPERTENSIÓN ARTERIAL

Prevalencia, causas y mecanismos

A diferencia de los adultos, la mayoría de los niños hipertensos padece una enfermedad subyacente específica e hipertensión de tipo secundario (National Heart, Lung and Blood Institute, 2005) y tienen mayor riesgo de daño a órgano blanco a largo plazo. Sin embargo, la investigación en relación con la hipertensión pediátrica representa diversos problemas, prácticos y científicos, en tres áreas principales: la medición de la presión arterial (PA), definir hipertensión y decidir acerca de la extensión de investigación posterior en el paciente hipertenso. La fisiología cardiovascular cambiante, la patología y las dimensiones corporales en la infancia añaden complejidad a cada una de estas áreas.

La enfermedad renal parenquimatosa supone, al menos, 75% de los casos pediátricos, y la enfermedad vasculorrenal, 10% adicional. Otras causas menos frecuentes de hipertensión son la coartación aórtica, la enfermedad endocrina y formas de hipertensión de herencia monogénica. La proporción de hipertensión esencial varía entre 2 y 75%, dependiendo de la región y la edad. Como en prácticamente todos los niños de edad prepuberal hay una causa subyacente identificable, la edad es un indicador sugerente de hipertensión esencial mucho más fiable que el sobrepeso (Hadtstein y Schaefer, 2007).

La hipertensión arterial es muy frecuente en niños en todos los estadios de la ERC. La prevalencia de la hipertensión está alrededor de 25 a 50% en niños con ERC en estadios 2 a 4 y se aproxima a 90% cuando se alcanza la ERT (Schaefer, 2017). La hipertrofia ventricular izquierda (HVI) está presente en hasta una tercera parte de los pacientes con ERC, y el aumento en el grosor de la íntima media de la carótida (GIM) en 42%. Ya que la PA se relaciona en niños con daño en el órgano blanco, la detección temprana y el consiguiente tratamiento pueden ayudar a una mejor supervivencia renal a largo plazo y a disminuir el riesgo de complicaciones cardiovasculares (Mitsnefes, 2003).

La hipertensión asociada con la ERC se desarrolla por una variedad de mecanismos fisiopatológicos (Hadtstein y Schaefer, 2008). La hipervolemia y la activación del sistema renina-angiotensina son ciertamente cruciales en este proceso, y la activación simpática, la disfunción endotelial y el hiperparatiroidismo crónico probablemente contribuyan a las nefropatías pediátricas al igual que lo hacen en las alteraciones renales en el adulto. Algunos fármacos como la eritropoyetina, los glucocorticoides y la ciclosporina A pueden elevar la PA dependiendo de la dosis.

Definición de la hipertensión arterial en la infancia

La definición de la hipertensión arterial en la población pediátrica es difícil. Debido a la mortalidad baja y al intervalo prolongado hasta que se producen complicaciones cardiovasculares, no existen criterios sólidos de resultados clínicos para definir los valores de corte críticos de la PA en niños. Además, durante la infancia y la adolescencia, la PA sufre un aumento fisiológico con las variaciones en la edad y el tamaño corporal. Por lo tanto, la hipertensión en la infancia se define por la distribución de la PA en la población general equivalente según la edad y el sexo. Como la PA se relaciona estrechamente con la talla corporal, independientemente de la edad, los percentiles de PA se relacionan con la edad y con la talla relativa.

En Estados Unidos (Flynn, 2017) y Europa (Lurbe, 2016) se han publicado guías específicas sobre hipertensión pediátrica. La hipertensión arterial se define como una presión arterial sistólica (PAS) o diastólica (PAD) que en al menos tres ocasiones, es superior o igual al percentil 95 para la edad, el sexo y la talla. Si los valores de PAS o PAD superan el percentil 90, pero no el 95, se denomina como presión arterial elevada persistente (antes llamada prehipertensión). Por analogía con las definiciones para los adultos, cualquier nivel de PA ≥ 120/80 mm Hg, incluso si está por debajo del percentil 90 según la edad y la talla, debe considerarse elevada. La PA elevada persistente se considera una indicación de tratamiento en niños y adolescentes con un alto riesgo de daño a los órganos objetivo, incluyendo la población con ERC (Flynn, 2017; National High Blood Pressure Education Program Working Group on High Blood Pressure in Children and Adolescents, 2004). Los valores de PA > 12 mm Hg por encima del percentil 95 definen la hipertensión de estadio 2. Los valores de corte recomendados actualmente para niños y adolescentes creciendo en el percentil 50, se presentan en las tablas 24-3 y 24-4 (en la página web de la International Pediatric Hypertension Association [http://www.iphapediatrichypertension.org] hay una tabla detallada). Los datos en relación con la normativa de PA para lactantes menores de 1 año son limitados. Sin embargo, existen rangos oscilométricos normales para lactantes de 0 a 5 años de edad (Park, 2005) y para recién nacidos (Dionne, 2012; Dionne y Flynn, 2017), los cuales se presentan en la tabla 24-5.

Los niños pueden ser hipertensos con unas cifras absolutas de PA que no parecerían altos según los criterios para los adultos. Por ejemplo, 120/75 mm Hg es una hipertensión grave de estadio 2 en un niño de 2 años, una hipertensión de estadio 1 en otro de 7 años, y prehipertensión en un niño de 11 años de talla media. Además de la edad, la talla desempeña un papel fundamental a la hora de definir una PA normal. En la figura 30-1A y B se muestran los límites superiores normales de la PAS (percentil 95) para niños y niñas según la edad y los percentiles de altura, respectivamente.

Medición de la PA en niños

Por lo general, las mediciones de la PA que, de manera intermitente, se toman en la práctica clínica, se describen como mediciones "casuales", "clínicas" o "de consultorio". Los percentiles de PA casual se han calculado de acuerdo al sexo, edad y estatura (disponibles en www.nhlbi.nih.gov).

Edad (años) (niños)	PA elevada percentil ≥ 90	Hipertensión estadio 1 percentil ≥ 95	Hipertensión estadio 2 percentil ≥ 99 +12 mm Hg
1	100/53	103/55	115/67
2	102/56	106/59	118/71
3	103/59	107/62	119/74
4	105/62	108/66	120/78
5	106/65	109/69	121/81
6	107/68	111/71	123/83
7	109/70	112/73	124/85
8	110/71	114/74	126/86
9	110/73	115/76	127/88
10	112/74	116/77	128/89
11	114/75	118/78	130/90
12	117/75	121/78	133/90
13	121/75[a]	125/75[b]	137/90[c]
14	126/77[a]	130/81[b]	142/93[c]
15	128/79[a]	132/83[b]	144/95[c]
16	129/80[a]	134/84[b]	146/96[c]
17	131/81[a]	135/85[b]	147/97[c]

Tabla 24-3. Límites de PA (mm Hg) para niños en crecimiento alrededor del percentil 50 de talla (basado en niños de peso normal)

[a] Cualquier presión arterial sistólica > 120 y diastólica > 80 se debe considerar como elevada en adolescentes ≥ 13 años de edad con ERC.
[b] Hipertensión en etapa 1: presión arterial 130/80-139/89 mm Hg en adolescentes ≥ 13 años de edad (en paralelo con las próximas guías de la American Heart Association y el American College of Cardiology sobre PA en adultos).
[c] Hipertensión en etapa 2: presión arterial ≥ 140/90 mm Hg en adolescentes ≥ 13 años de edad. Tomada de Flynn JT, Kaelber DC, Baker-Smith CM, *et al.*; Subcommittee on Screening and Management of High Blood Pressure in Children. Clinical practice guideline for screening and management of high blood pressure in children and adolescents. *Pediatrics.* 2017;140:pii:e20171904.

Sin embargo, dichas mediciones tienen una reproducibilidad bastante escasa.

La variación fisiológica diaria de la presión arterial, las imprecisiones de los aparatos y de las mediciones y la insuficiente estandarización de estas últimas comprometen la reproducibilidad de las mediciones de la PA. Además, existen diferentes tamaños de manguitos para su uso en pediatría; el ancho del manguito debe ser 40% de la longitud de la parte superior del brazo, y la longitud entre 80 y 100%. Sin embargo, es de mayor importancia la predisposición de los pacientes pediátricos a un intenso efecto de "bata blanca". Esta respuesta alterada al entorno médico ocurre en grado variable hasta en 60% de los niños. La seudohipertensión de bata blanca puede diferenciarse de la PA elevada permanente mediante la monitorización ambulatoria de la PA durante 24 h (MAPA). Esta técnica es posible en la mayoría de los niños mayores de 3 años. Los intervalos normales de la PA para las franjas diurna y nocturna están disponibles para el intervalo de edad entre los 6 y 18 años (Wühl, 2002).

Al contrario que en los adultos, los niños tienen una MAPA diurna más elevada que la PA clínica por su mayor actividad física durante el día (Hadtstein y Schaefer, 2008).

| TABLA 24-4 | Límites de PA (mm Hg) para niñas en crecimiento alrededor del percentil 50 de talla (basado en niños de peso normal) |

Edad (años) (niñas)	PA elevada percentil ≥ 90	Hipertensión estadio 1 percentil ≥ 95	Hipertensión estadio 2 percentil ≥ 99 +12 mm Hg
1	100/56	103/60	115/72
2	103/60	106/64	118/76
3	102/62	108/68	120/78
4	106/65	109/69	121/81
5	107/67	110/71	122/83
6	108/69	111/72	123/84
7	109/70	112/73	124/85
8	110/72	113/74	125/86
9	111/73	114/75	126/87
10	112/73	116/76	128/88
11	114/74	118/77	130/89
12	118/75	122/78	134/90
13	121/76[a]	124/79[b]	136/91[c]
14	122/76[a]	125/80[b]	137/92[c]
15	122/77[a]	126/81[b]	138/93[c]
16	123/77[a]	127/81[b]	139/93[c]
17	124/77[a]	127/81[b]	139/93[c]

[a] Cualquier presión arterial sistólica > 120 y diastólica > 80 se debe considerar como elevada en adolescentes con ERC.
[b] Hipertensión en etapa 1: presión arterial 130/80-139/89 mm Hg en adolescentes ≥ 13 años de edad (en paralelo con las próximas guías de la American Heart Association y el American College of Cardiology sobre PA en adultos).
[c] Hipertensión en etapa 2: presión arterial ≥ 140/90 mm Hg en adolescentes ≥ 13 años de edad.
Tomada de Flynn JT, Kaelber DC, Baker-Smith CM, et al.; Subcommittee on Screening and Management of High Blood Pressure in Children. Clinical practice guideline for screening and management of high blood pressure in children and adolescents. *Pediatrics.* 2017;140:pii:e20171904.

| TABLA 24-5 | Límites de PA (mm Hg) en lactantes después de las 2 sem de vida según la edad posmenstrual (PAS/PAD [presión arterial media]) |

Edad posmenstrual (semanas)	Percentil 50	Percentil 95	Percentil 99
44	88/50 (63)	105/68 (80)	110/73 (85)
42	85/50 (62)	98/65 (76)	102/70 (81)
40	80/50 (62)	95/65 (75)	100/70 (80)
38	77/50 (59)	92/65 (74)	97/70 (79)
36	72/50 (57)	87/65 (72)	92/70 (77)
34	70/40 (50)	85/55 (65)	90/60 (70)
32	68/40 (49)	83/55 (64)	88/60 (69)
30	65/40 (48)	80/55 (63)	85/60 (68)
28	60/38 (45)	75/50 (58)	80/54 (63)
26	55/30 (38)	72/50 (57)	77/56 (63)

Tomada de Dionne JM, Abitbol CL, Flynn JT. Hypertension in infancy: diagnosis, management and outcome. *Pediatr Nephrol.* 2012;27:17-32.

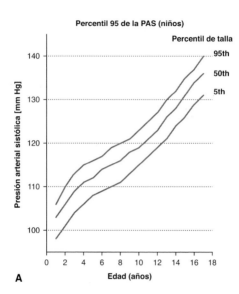

A

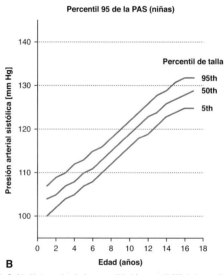

B

FIGURA 24-1 A. Límite superior de la normalidad (percentil 95) de la presión arterial sistólica (PAS) ocasional **en niños** en función de la talla relativa, expresado según los percentiles 5, 50 y 95 de la talla. La presión arterial aumenta de manera fisiológica en 30 mm Hg entre el primer año de vida y los 17 años, y difiere a cualquier edad hasta en 10 mm Hg en función del percentil de la talla. **B.** Límite superior de la normalidad (percentil 95) de la presión arterial sistólica ocasional **en niñas** en función de la talla relativa, expresado según los percentiles 5, 50 y 95 de la talla.

El descenso fisiológico nocturno de la presión arterial (fenómeno *dipping*) se desarrolla durante los patrones normales del sueño en la infancia temprana; la pérdida del *dipping* nocturno es frecuente en los niños con ERC y se asume que es un factor de riesgo cardiovascular independiente en niños, al igual que en pacientes adultos. También se ha descrito una alteración de los patrones diurnos-nocturnos de PA en adultos con ERC que también puede observarse en niños (Wühl, 2005). Estos niños tienen, con frecuencia, hipertensión nocturna aislada con PA diurna normal. En aproximadamente 10% de los niños con ERC se observa una PA ambulatoria elevada a pesar de tener una PA clínica normal; esta situación, denominada *hipertensión enmascarada,* parece tener importancia clínica, como lo evidencia la hipertrofia ventricular izquierda que se observa frecuentemente en estos pacientes (Lurbe, 2005). Como consecuencia de su mayor sensibilidad diagnóstica, la MAPA se ha convertido en una herramienta estándar para el diagnóstico y el tratamiento de la hipertensión en centros especializados en la ERC pediátrica.

Daño en órganos afectados por la hipertensión arterial infantil

Existe una suposición frecuente en medicina cardiovascular: que una PA elevada y otros factores de riesgo identificados en las poblaciones adultas sólo afectan a los adultos mayores. Sin embargo, cada vez hay más datos que sugieren que la enfermedad cardiovascular asociada con la ERC ya está presente en la infancia y se manifiesta relativamente pronto en el curso de la ERC (Schaefer, 2017). Aunque es infrecuente encontrar enfermedad cardiovascular en la población pediátrica general, la morbilidad y la mortalidad por causas cardiovasculares tienen una incidencia elevada en la ERT pediátrica. En los pacientes con ERT de menos de 19 años, la cardiopatía es responsable de 22 muertes/1 000 pacientes al año, lo que supone 16% de todas las muertes en caucásicos y 26% en afroamericanos. Esto representa un aumento del riesgo de 1 000 veces con respecto a la población general. La hipertensión puede ser un componente principal de ese riesgo, ya que entre 80 y 90% de los niños que llegan a una ERT son hipertensos o utilizan fármacos antihipertensivos.

La hipertensión arterial se ha asociado con muchos marcadores importantes de la enfermedad cardiovascular en niños. Asimismo, se ha demostrado HVI y aumento del GIM carotídeo no sólo en niños hipertensos con ERC avanzada, en quienes las alteraciones del metabolismo mineral y la hipervolemia son factores de riesgo añadidos importantes, sino también en niños con hipertensión arterial esencial temprana, e incluso en niños con hipertensión enmascarada.

Debe mencionarse que, debido a que el cribado de la PA y la enfermedad renal en la población pediátrica general es poco habitual, es frecuente la presentación inicial en forma de complicaciones graves (p. ej., insuficiencia cardiaca congestiva o encefalopatía). Aproximadamente 50% de los niños hipertensos sufre retinopatía hipertensiva en el momento del diagnóstico. La hipertensión arterial grave es particularmente frecuente en niños con nefropatía parenquimatosa.

Tratamiento de la hipertensión arterial en niños con enfermedad renal crónica

La PA se debe medir regularmente en todos los niños con ERC. Además de las mediciones esporádicas, se debe realizar una MAPA al menos una vez al año y entre 1 y 2 meses tras el cambio de terapia en los pacientes que están recibiendo tratamiento farmacológico antihipertensivo. Al igual que en las recomendaciones actuales de tratamiento antihipertensivo para adultos, debe considerarse que los niños con ERC tienen un riesgo aumentado de complicaciones cardiovasculares y se deben iniciar las intervenciones terapéuticas cuando la presión arterial alcance los niveles prehipertensivos (superando el percentil 90 según la edad y la talla). El estudio Effect of Strict Blood Pressure Control and ACE Inhibition on Progression of Chronic Renal Failure in Pediatric Patients (ESCAPE) demostró que en niños con ERC, el control intenso de la PA, esto es, buscando una meta en los niveles promedio de PA en 24 h por debajo del percentil 50, proporciona una renoprotección considerable (Wühl, 2009). El objetivo de las intervenciones debe ser conseguir una presión arterial muy por debajo del percentil 75.

En los niños con ERC se recomiendan los cambios en el estilo de vida, como aumentar el ejercicio físico, evitar la comida salada y reducir el peso en pacientes con obesidad, pero raramente son eficaces por sí solos (Hadtstein y Schaefer, 2008). Los inhibidores de la enzima convertidora de angiotensina (IECA) y los antagonistas del receptor de angiotensina (ARA) deben ser la medicación antihipertensiva de primera elección (ver a continuación la sección "Progresión de la enfermedad renal en niños") y, si se administran a las dosis adecuadas (p. ej., ramipril 6 mg/m² al día [Wühl, 2004] o candesartán 0.2 a 0.4 mg/kg al día [Schaefer, 2010]), se normalizará la PA en la mayoría de los pacientes. Si el efecto de descenso tensional es insuficiente, se debería añadir un diurético de asa (p. ej., furosemida, 2 a 4 mg/kg al día), seguido de un antagonista del calcio (p. ej., amilorida, 0.2 mg/kg al día). El momento de la administración del fármaco debe adaptarse para conseguir un control tensional óptimo durante las 24 h, verificado mediante MAPA.

EL CORAZÓN EN LA ENFERMEDAD RENAL CRÓNICA PEDIÁTRICA

La HVI es la alteración cardiaca más frecuentemente identificable en la ERC y el indicador más importante de riesgo cardiovascular, en la población general (Groothoff, 2002) y en pacientes adultos con ERT (McDonald y Craig, 2004; Parekh, 2002; Silberberg, 1989). Asimismo, se cree que la HVI contribuye al riesgo alto de muerte súbita de los niños con ERC, como consecuencia de arritmias letales derivadas de la fibrosis miocárdica y la hipertrofia celular. En un análisis transversal de más de 130 niños, se descubrió que la HVI estaba presente en un tercio de los niños con ERC en estadios 2 a 4 (Matteucci, 2006).

La masa ventricular izquierda parece aumentar a la vez que lo hace el estadio de la ERC. El estudio cardiovascular Comorbidity in Children With CKD (4C) confirmó un aumento en la prevalencia de HVI con cada etapa de ERC de 11% en la ERC etapa 3 a 48% en la ERC en etapa 5 (Schaefer, 2017). La International Pediatric Peritoneal Dialysis Network (IPPN) observó una prevalencia de 48% de HVI en más de 500 niños con DP crónica (Bakkaloglu, 2011; Borzych, 2011). Los niños en hemodiálisis parecen tener una prevalencia de HVI aún más elevada (82%) que los niños en diálisis peritoneal 68%) (Mitsnefes, 2000), posiblemente debido a un control deficiente de la PA con la hemodiálisis.

En la ERC leve a moderada, la geometría de la HVI es excéntrica en dos tercios de los casos, indicando que una hipervolemia significativa debe ser frecuente incluso en niños con ERC leve o moderada, lo que sugiere que la hipervolemia es más importante en la generación del daño que la presión arterial asociada (Schaefer, 2008). Un aumento del volumen circulante en una fase temprana de la ERC puede deberse a la hiperactivación del sistema renina-angiotensina-aldosterona y del sistema nervioso simpático. Además, se sabe que el estado urémico afecta al crecimiento y la función del ventrículo izquierdo, a través de mecanismos no hemodinámicos, incluyendo la activación regulatoria de citocinas proinflamatorias y otros circuitos autocrinos y paracrinos. Finalmente, se ha identificado que el sexo masculino y una masa corporal elevada son factores de riesgo independientes de hipertrofia cardiaca (Borzych, 2011).

Además de estos cambios morfológicos, en aproximadamente 25% de los niños con ERC leve a moderada (Chinali, 2007) se ha observado una disminución funcional latente de la función sistólica ventricular izquierda. Esta alteración sistólica era más frecuente en pacientes con HVI concéntrica y se asociaba con una TFG baja y a anemia. Recientemente se documentó una alta prevalencia de disfunción sistólica, caracterizada por una reducción en la tinción radial y circunferencial transmural del ventrículo izquierdo aunada a una leve asincronía cardiaca sistólica, utilizando la tecnología de speckle-tracking en niños con ERC. Sorprendentemente, estas anormalidades subclínicas en la mecánica del VI se observaron en presencia de una fracción de eyección normal (Chinali, 2015).

PROGRESIÓN DE LA ENFERMEDAD RENAL CRÓNICA EN NIÑOS

El curso natural de la función renal en la ERC pediátrica está determinado principalmente, por la edad y el grado de insuficiencia renal en el momento de la primera manifestación de la enfermedad. En los niños nacidos con hipoplasia renal, el incremento fisiológico temprano de la TFG se extiende comúnmente hasta los primeros 3 o 4 años de vida, como un reflejo potencial de una hipertrofia adaptativa del reducido número de nefronas funcionales. En aproximadamente 50% de los niños, esta fase de crecimiento temprana se sigue de un periodo de función renal estable o con un deterioro muy lento que generalmente dura entre 5 y 8 años (Wingen, 1997; Wühl, 2009, 2013). La pérdida de la TFG tiende a acelerarse hacia el comienzo de la pubertad, acabando, habitualmente, en ERT en la adolescencia tardía o la edad adulta temprana (Gonzalez Celedon, 2007).

No se entienden del todo las razones de esta progresión no lineal de la insuficiencia renal, y podrían incluir una capacidad insuficiente de las nefronas para adaptarse a las rápidamente crecientes necesidades metabólicas durante el brote de crecimiento puberal, a efectos renales adversos del incremento de la producción de esteroides sexuales asociado con la pubertad o a una degeneración esclerótica acelerada por un número decreciente de nefronas hiperfiltrantes.

En los niños con una hipoplasia renal muy grave, el aumento de la TFG temprana puede suavizarse y en su lugar producirse una progresión temprana hasta ERT. Alrededor de 20% de los pacientes con hipoplasia renal mantienen una TFG estable, incluso pasada la pubertad. Los estudios de seguimiento han demostrado que en estos pacientes con hipoplasia renal bilateral moderada, el deterioro progresivo de la TFG tiene lugar frecuentemente durante la tercera década de la vida.

Entre los numerosos factores que predicen la insuficiencia renal progresiva en las poblaciones adultas y en modelos animales, se ha demostrado que en niños, la hipertensión y la proteinuria también son los factores de riesgo modificables más importantes. La hipertensión arterial tiene una prevalencia de entre 20 y 80% de los niños con ERC, dependiendo del grado de disfunción renal y del trastorno renal subyacente. En el European Study for Nutritional Treatment of Chronic Renal Failure in Childhood, una PAS > 120 mm Hg se asoció con un descenso de la TFG significativo más rápido (Wingen, 1997). Recientemente, el estudio clínico prospectivo y aleatorizado ESCAPE demostró que, en niños con ERC causada por diversas patologías, los tratamientos antihipertensivos intensificados que fuerzan a la PA hacia el intervalo inferior normal (percentil < 50 para la edad) se asociaron con una mejoría en la supervivencia a largo plazo (Wühl, 2009).

La proteinuria predice la progresión de la enfermedad renal crónica en niños con hipo/displasia renal, incluso en niños con función renal normal, la proteinuria persistente de rango nefrótico es un factor de riesgo de daño renal progresivo. En los niños del estudio ESCAPE sometidos a dosis fijas de IECA, se comprobó que la proteinuria residual era predictiva de progresión de la ERC a pesar del tratamiento. Estos hallazgos proporcionan una sólida justificación para la aplicación temprana y consistente de protocolos de tratamiento a base de antagonistas del sistema renina-angiotensina (Wühl, 2009).

Por otro lado, se ha demostrado que los IECA y los ARA son seguros y eficaces en niños con ERC. El ramipril, administrado a una dosis diaria de 6 mg/m^2, normalizó la PA y disminuyó la proteinuria aproximadamente 50% en los pacientes que participaron en el estudio ESCAPE (Wühl, 2004). Resultados similares se han descrito con los ARA losartán (Ellis, 2004), valsartán (Flynn, 2008) o candesartán (Schaefer, 2010), y están en marcha estudios aleatorizados con otros ARA.

La meta del tratamiento antiproteinúrico es reducir la proteinuria tanto como sea posible, idealmente a < 300 mg/m^2 al día. Este grado de reducción en la proteinuria parece estar asociado con el máximo efecto renoprotector en estudios en adultos (Jafar, 2001; Ruggenenti, 1999).

Debe señalarse que la superioridad renoprotectora de los antagonistas del sistema renina-angiotensina sobre otros agentes antihipertensivos no se ha demostrado formalmente para la ERC pediátrica. Los datos del ItalKidRegistry no mostraron una modificación significativa de la progresión de la ERC con un tratamiento de IECA en niños con hipo/displasia renal, en comparación con los controles sin tratamiento (Ardissino, 2007). Sin embargo, no se disponía de información respecto al tipo y la dosis de los inhibidores de la ECA utilizados, ni del grado de proteinuria prevalente y en ese estudio retrospectivo el ritmo basal de progresión era muy lento. Un análisis reciente de la cohorte de estudio CkiD mostró una asociación entre el uso de IECA y un retraso en la progresión de la ERC a ERT (Abraham, 2017).

Otra observación importante del estudio ESCAPE fue la vuelta gradual de la proteinuria a pesar del tratamiento continuo con IECA. Este efecto está disociado del excelente y persistente control de la PA y puede limitar la eficacia renoprotectora a largo plazo de la monoterapia con IECA en la ERC pediátrica (Wühl, 2009).

En un análisis *post hoc* en el estudio ESCAPE, la deficiencia de vitamina D se asoció con proteinuria y una progresión más rápida de la ERC (Shroff, 2016). Un metaanálisis reciente de la cohorte del estudio 4C encontró que la acidosis metabólica grave (bicarbonato sérico < 18 mmol/L) se relacionó con una sobrevivencia renal baja (Harambat, 2017). Estas observaciones sugieren un papel causal potencial de anormalidades metabólicas y endocrinas fácilmente corregibles en la progresión de la ERC.

La aplicación de dietas con contenido proteínico bajo para un efecto protector renal potencial se ha estudiado en adultos y en niños con ERC. Un estudio aleatorizado y controlado en 200 niños con ERC tampoco mostró ningún efecto beneficioso importante de una dieta de contenido de proteínas bajo (Wingen, 1997). Mientras que la progresión de la ERC no parece estar favorablemente influida por la restricción proteínica, limitando la ingesta de proteínas, aún puede ser útil para retrasar la necesidad de TRR en la ERC en estadio 5 mediante la disminución de la carga de residuos de nitrógeno.

OSTEODISTROFIA RENAL

Consecuencias de las alteraciones óseas y del metabolismo mineral en niños

El control adecuado del metabolismo óseo y mineral es uno de los principales retos clínicos durante el tratamiento de los niños con ERC. Los estudios de seguimiento a largo plazo han demostrado claramente que la osteodistrofia renal que comienza en la infancia puede determinar alteraciones óseas permanentes en la vida adulta. En los niños, la enfermedad ósea relacionada con ERC puede manifestarse por dolor óseo, deformidades, deslizamiento epifisiario y un aumento en el riesgo de fracturas, incluyendo microfracturas.

En un estudio poblacional holandés en adultos jóvenes con ERT de inicio en la infancia, se observó un retraso grave en el crecimiento en 61%, enfermedad ósea sintomática persistente en 37%, deformidades en las extremidades en 25% y trastornos óseos incapacitantes en 18% de los adultos jóvenes supervivientes a una ERT pediátrica (Groothoff, 2003).

Cada vez hay más datos que sugieren que la alteración del metabolismo y su tratamiento afecta el metabolismo óseo y mineral, y también contribuye al desarrollo de una vasculopatía urémica calcificante como una consecuencia de la redistribución de las sales minerales desde los compartimentos del esqueleto a los de las grandes arterias y los tejidos blandos.

En general, se puede observar calcificación vascular en las arterias coronarias en pacientes adolescentes en diálisis individuales (Civilibal, 2006; Goodman, 2000) y en más de 90% de los adultos jóvenes con ERC de inicio infantil (Oh, 2002) ya pueden detectarse signos tempranos de vasculopatía, como el GIM y la rigidez de la arteria carótida, en la segunda década de la vida (Litwin, 2005; Oh, 2002; Shroff, 2007). Las alteraciones morfológicas y las funcionales son progresivas (y de forma más acentuada) en adolescentes en diálisis, aunque también se pueden ver en niños con una ERC moderada. El GIM y la rigidez de la arteria carótida se correlacionan con el grado de hiperparatiroidismo, con el producto del calcio sérico-fósforo, con la dosis acumulativa de fijadores de fosfato que contienen calcio y con los niveles plasmáticos de hormona paratiroidea (PTH) (Oh, 2002; Shroff, 2007). Los datos crecientes sugieren que la vasculopatía asociada a la ERC es una causa principal de la morbilidad y mortalidad excesiva durante la infancia y en la edad adulta temprana.

Marcadores del metabolismo óseo y mineral en niños

Hay que tener en cuenta algunas características pediátricas específicas en la evaluación e interpretación de los marcadores del metabolismo mineral en niños. La concentración sérica de fosfatos depende de la edad y el umbral renal para los fosfatos varía mucho durante la infancia. El límite superior normal de la concentración sérica de fosfato es de 2.7 mmol/L en neonatos, 2.4 mmol/L en lactantes pequeños, 2.1 y 1.9 mmol/L en niños en edad preescolar y escolar, respectivamente, y entre 1.4 y 1.9 mmol/L en adolescentes (en mediciones inglesas, los límites superiores normales son 8.4 mg/dL en neonatos, 7.45 mg/dL en lactantes pequeños, 6.5 mg/dL y 5.9 en niños en edad preescolar y escolar, respectivamente, y entre 4.35 y 5.9 mg/dL en adolescentes).

También deben tenerse en cuenta los intervalos de edad específicos para las concentraciones séricas de calcio, con valores ligeramente superiores en neonatos y en lactantes pequeños. Por lo general, el calcio sérico es normal o bajo en pacientes no tratados con ERC avanzada, manteniéndose la homeostasis del calcio mediante un incremento compensatorio de la PTH. Una vez iniciado el tratamiento con vitamina D activa y fijadores de fosfato que contienen calcio, la concentración sérica de calcio se eleva, pero sigue siendo infrecuente una hipercalcemia significativa en niños en crecimiento con ERC en estadio 4, incluso en tratamiento con calcitriol (Schmitt, 2003).

El límite superior normal del producto de la concentración sérica de calcio multiplicada por el fósforo iónico también depende de la edad. El límite superior recomendado en adultos también es aplicable en adolescentes ($55 \text{ mg}^2/\text{dL}^2$), y el límite superior normal es más alto en niños menores de 12 años ($65 \text{ mg}^2/\text{dL}^2$) e incluso más en lactantes pequeños.

Las concentraciones plasmáticas de PTH son independientes de la edad. Sin embargo, la utilidad de las mediciones de la PTH sérica intacta para predecir la histopatología del hueso es tan limitada en niños como en pacientes adultos (Gal-Moscovici y Popvtzer, 2005). El rango óptimo de concentración plasmática de PTH que permite un recambio óseo y crecimiento normales de calcificación vascular a un mínimo riesgo es objeto de debate. Las guías europeas sugieren mantener la concentración de PTH dentro del intervalo normal en todos los niños con ERC antes de iniciar la diálisis (Klaus, 2006), pero las guías estadounidenses (Kidney Disease Outcomes Quality Initiative [KDOQI]) (descritas el capítulo 8) apuestan por un permisivo hiperparatiroidismo ligero cuando la TFG desciende para evitar la osteopatía con recambio bajo.

Un estudio del IPPN encontró un riesgo marcadamente elevado de enfermedad ósea sintomática cuando la PTH superaba los 300 pg/mL y alteración en el crecimiento longitudinal a concentraciones promedio de PTH por arriba de 500 pg/mL, mientras que el riesgo de hipercalcemia aumentó a niveles por debajo de 100 pg/Ml (Borzych, 2010). Los niveles de PTH por encima de 200 pg/mL también se asociaron con un aumento en el riesgo de HVI en la cohorte IPPN (Bakkaloglu, 2011). En otro estudio, los niños con PTH dentro de un rango de dos veces el límite superior de lo normal tuvieron menos calcificación vascular en comparación con aquellos con PTH por encima de su umbral (Shroff, 2007). Los niveles de PTH también estuvieron asociados positivamente con el riesgo de fractura en niños con ERC (Denburg, 2016). Considerando toda esta evidencia de estudios observacionales grandes, el rango meta más apropiado de PTH puede ser de 100 a 200 pg/mL (Haffner y Schaefer, 2013).

Los niveles séricos de 25-hidroxivitamina D (25D) proporcionan un estimado de los depósitos corporales de vitamina D y deben ser > 30 a 40 ng/mL (75 a 100 nmol/L). El rango superior de lo normal en cuanto al nivel sérico de 25D en niños sanos es 70 ng/mL (175 nmol/L), pero esto no ha sido validado para pacientes con ERC. Se deben medir los niveles séricos de D25 si la PTH aumenta por encima del rango normal y en forma ritunaria al menos dos veces al año. La vida media de la 25D en el suero es de 3 sem.

Las mediciones de biomarcadores óseos pueden resultar útiles para evaluar el recambio óseo junto con la PTH. La fosfatasa alcalina es un marcador clásico de actividad de los osteoblastos. La fosfatasa alcalina específica de hueso (BAP) puede mejorar el análisis del recambio óseo. En niños con ERC, tanto los marcadores de formación ósea (BAP) como de resorción ósea (TRAP5b) están aumentados, mientras que se encontró que la esclerosina, un inhibidor de la formación de hueso, estuvo disminuida en comparación con controles sanos (Doyon, 2015). El tratamiento con hormona de crecimiento (GH) y el crecimiento de alcance se asocian con niveles de BAP más altos y de TRAP5b más bajos, reflejando un estado osteoanabólico.

Opciones terapéuticas

El manejo de la densidad mineral ósea en niños con ERC necesita enfocarse en tres áreas clave. Primero, mantener una homeostasia adecuada del calcio y el fósforo, con el fin de obtener una calidad ósea y un estado cardiovascular aceptables; segundo, proporcionar un crecimiento óptimo para maximizar la estatura final, y tercero, corregir todas las anormalidades metabólicas y clínicas que puedan empeorar la enfermedad ósea, el crecimiento y la enfermedad cardiovascular, esto es, la deficiencia de 25-hidroxivitamina D, la acidosis metabólica y la desnutrición.

Posiblemente, el control óptimo de la concentración sérica de fósforo sea el elemento clave para el tratamiento preventivo del metabolismo óseo y mineral. Para prevenir la hiperfosfatemia se debe recibir un asesoramiento dietético periódico por parte de un dietista pediátrico con experiencia y debe iniciarse el tratamiento farmacológico de forma temprana en el curso de la ERC. Además, es posible optimizar eficazmente la ingesta de fósforo en lactantes pequeños mediante la administración controlada de una fórmula alimentaria específicamente adaptada para las necesidades de la ERC (KDOQI Work Group, 2009). La alimentación enteral a través de una sonda nasogástrica o por gastrostomía percutánea normalmente se inicia en lactantes pequeños para asegurar una alimentación óptima. Por el contrario, los niños en edad escolar y los adolescentes, con sus preferencias normales por alimentos procesados, tienen habitualmente grandes dificultades para mantener una dieta adecuada, y la hiperfosfatemia se ve con frecuencia en la ERC en estadio 4. En las clínicas especializadas en ERC pediátrica se utilizan programas educativos avanzados con materiales adaptados por edades e incluso recursos informáticos para optimizar los comportamientos dietéticos y la utilización de los fijadores de fosfato. Pese a todo, el cumplimiento de las restricciones dietéticas sigue siendo un tema complejo en niños a partir de la lactancia.

La concentración sérica de calcio debe mantenerse en el intervalo normal y hay que tener cuidado de mantener el producto del calcio sérico-fósforo iónico dentro de la normalidad. En la ERC en estadio 5 debe evitarse que la concentración sérica de calcio esté en el intervalo superior de la normalidad, para limitar el riesgo de calcificaciones vasculares (KDOQI Work Group, 2009).

La mayoría de los niños en edad escolar y de los adolescentes necesitan una ingesta regular de fijadores de fosfato. Los que contienen calcio (carbonato de calcio, acetato de calcio) siguen siendo los fármacos de primera elección en la mayoría de las unidades pediátricas. Aunque en niños hipocalcémicos en crecimiento rápido la carga adicional de calcio es benéfica, la administración prolongada aumenta el riesgo de desarrollar hipercalcemia. Debido a su contribución a la elevación del producto calcio sérico-fósforo iónico y a su asociación con la vasculopatía urémica, incluso en poblaciones pediátricas; cada vez se están planteando más alternativas sin calcio. El sevelámero disminuye eficazmente la concentración sérica de calcio, reduce la incidencia de episodios de hipercalcemia y mejora el recambio óseo respecto al carbonato cálcico en niños (Salusky, 2005). El carbonato de sevelámero se encuentra disponible en forma de polvo, lo cual facilita su administración en lactantes alimentados por sonda, y en niños que no son capaces de deglutir cápsulas grandes. Los fijadores de fosfato basados en hierro reducen el fosfato sérico y las concentraciones de factor de crecimiento de fibroblastos (FGF)-23 y simultáneamente aumentan los depósitos séricos de hierro (Yokoyama, 2014), pero aún hay poca experiencia en la población pediátrica. Su uso en niños puede estar limitado por efectos secundarios GI (Floege, 2014). Actualmente no se recomienda la administración de carbonato de lantano en niños debido al posible riesgo de acumulación de lantano en el suero y los tejidos.

El tratamiento oral con ergocalciferol o colecalciferol se recomienda en niños con ERC. Esto es especialmente relevante en lactantes, ya que tienen más necesidades metabólicas. En niños con una función renal normal, el límite superior recomendado de ingesta diaria de vitamina es 1 000 UI para el primer año de vida y 2 000 UI para el resto de las edades. A los niños con ERC se les debe dar una dosis diaria de entre 1 000 y 2 000 UI de colecalciferol para prevenir la deficiencia de 25D (KDOQI Work Group, 2009). La dosificación específica de ergocalciferol o colecalciferol en niños con deficiencia de vitamina D se debe guiar por los niveles séricos de 25D. En caso de deficiencia grave de vitamina D (concentración de 25D < 5 ng/mL) se deben administrar 8 000 UI/día durante 4 sem, seguidas de 4 000 UI/día durante 2 meses. Alternativamente, es posible realizar un tratamiento intermitente de dosis altas: 50 000 UI una vez a la semana durante 4 sem y, posteriormente, dos veces al mes durante otros 2 meses. Mientras que la deficiencia moderada de vitamina D (5 a 15 ng/mL o 12-37 nmol/L) se debe tratar con una dosis diaria de 4 000 UI durante 3 meses, o con 50 000 UI en semanas alternas, para tratar la insuficiencia de vitamina D (16-30 ng/mL o 38-75 nmol/L) se recomienda administrar 2 000 UI diarias o 50 000 UI cada semana durante 3 meses. En niños de menos de 1 año, probablemente sea suficiente con dosis menores de vitamina D.

Si la concentración plasmática de PTH se mantiene elevada a pesar de las concentraciones séricas normales de 25D y de fosfatos, se precisa tratamiento con calcitriol o algún análogo. En la mayoría de los niños con ERC en estadios 4 y 5 se utiliza calcitriol o 1-α-hidroxivitamina D_2 para compensar la actividad reducida de la 1-α-hidroxilasa renal y para prevenir y controlar el hiperparatiroidismo secundario. La 1-α-hidroxivitamina D_2 es prácticamente la misma molécula que el calcitriol; la 1-α-hidroxivitamina D_2 es el esqueleto molecular del ergocalciferol (D_2) producido por levaduras, hidroxilado en las posiciones 25 y 1 y que por lo tanto es totalmente activo, mientras que el calcitriol es el esqueleto molecular del colecalciferol (D_3) de origen animal, hidroxilado en las mismas posiciones. La dosis de calcitriol depende de las concentraciones iniciales de PTH, calcio y fosfato. En la mayoría de los niños, una dosis inicial de 5-10 ng/kg resulta eficaz y segura. La frecuencia de los controles periódicos de las concentraciones de PTH, calcio y fosfato debe adaptarse a la dosis de vitamina D administrada. Además, existen formulaciones líquidas de calcitriol y 1-α-hidroxivitamina D_2 que pueden administrarse por vía oral. Dado que los materiales plásticos absorben las formulaciones oleosas, no deben administrarse a través de la sonda nasogástrica. El uso de calcitriol a menudo está limitado por el agravamiento de la hiperfosfatemia y la hipercalcemia.

Análogos sintéticos de la vitamina D se han desarrollado para reducir la absorción intestinal de calcio y fosfato con una acción supresora equipotente de PTH. Asimismo, se han autorizado tres esteroles diferentes en varios países: maxacalcitol, 19-nor-1.25 dihidroxivitamina D_2 (paricalcitol) y 1-α-hidroxivitamina D_2 (doxercalciferol). Sólo el paricalcitol ha sido estudiado en niños en hemodiálisis (Greenbaum, 2007; Seeherunvong, 2006), pero es frecuente su uso para indicaciones no autorizadas.

El cinacalcet, el primer fármaco calcimimético disponible comercialmente, tiene un perfil de acción único que parece muy atractivo para su utilización pediátrica; la experiencia clínica preliminar en niños con hiperparatiroidismo resistente a otros tratamientos es prometedora (Muscheites, 2008). Sin embargo, el uso de cinacalcet en pacientes con ERC prediálisis está limitado por la elevada incidencia de hipocalcemia. Por otro lado, existe una preocupación de seguridad adicional en niños y adolescentes, determinada por el hecho de que el receptor sensible al calcio se encuentra expresado de forma abundante en las placas epifisarias, si bien los estudios con animales no sugieren que tenga un impacto en el crecimiento longitudinal. Hasta ahora, el uso fuera de etiqueta es bastante común. Actualmente se están llevando a cabo estudios pediátricos enfocados en la seguridad. Todavía está por ver si el cinacalnet va a consolidarse para el tratamiento del hiperparatiroidismo secundario en niños con ERC (Alharthi, 2015).

Algunos niños con ERC pueden desarrollar hiperparatiroidismo refractario al tratamiento, requiriendo paratiroidectomía, pero la incidencia parece reducirse con el inicio temprano del tratamiento. Cabe destacar que no debe administrarse GH a los pacientes con hiperparatiroidismo descontrolado, una enfermedad de recambio óseo alto sintomática, o deslizamiento de las epífisis.

CRECIMIENTO, NUTRICIÓN Y DESARROLLO EN NIÑOS CON ENFERMEDAD RENAL CRÓNICA

Entre las complicaciones más evidentes e importantes de la ERC en la infancia se encontraban las alteraciones del crecimiento longitudinal y del desarrollo sexual. El retraso en el crecimiento y la maduración sexual pueden interferir de forma importante con la adaptación psicosocial y de hecho, así lo mencionan de manera más homogénea los adultos jóvenes supervivientes a una ERC de inicio infantil, como un factor que dificulta su integración social y su calidad de vida subjetiva.

Modelos de retraso urémico del crecimiento

El impacto de la insuficiencia renal y sus secuelas en el crecimiento longitudinal depende en gran medida de la edad en la que apareció la primera manifestación de la ERC. Aproximadamente un tercio de todo el crecimiento posnatal se produce durante los primeros 2 años de vida. Por lo tanto, cualquier circunstancia que afecte las tasas de crecimiento durante el periodo de lactancia producirá un retraso del mismo grave y rápido. La uremia no tratada durante el primer año de vida puede determinar hasta 0.5 desviaciones estándares (DE) de la talla relativa por mes (Haffner y Nissel, 2008).

Durante el periodo central de la infancia, que comienza entre los 18 y los 24 meses y se extiende hasta el comienzo de la pubertad, el efecto inhibidor del crecimiento de la ERC es más sutil y la talla relativa se pierde gradualmente durante un periodo de años en lugar de meses. En general, los patrones de crecimiento parecen estables mientras la TFG/173 m^2 se mantiene > 25 mL/min; si cae por debajo de este valor, la tasa de crecimiento disminuye desde los valores previstos según el percentil. En niños con una TFG/1.73 m^2, media < 25 mL/min desde la infancia temprana, se ha observado a los 10 años de edad, una pérdida media acumulada de 6 cm sobre la talla final predicha (Schaefer, 1996). En niños con ERC en los que la talla está aumentando de acuerdo con lo esperado según una determinada línea porcentual, pero en los que se reduce la talla absoluta, el trasplante renal exitoso frecuentemente tiene como consecuencia la rápida recuperación del crecimiento dentro del intervalo normal una vez que se recuperan las condiciones ideales de crecimiento.

El comienzo de los signos clínicos de la pubertad, así como el comienzo del brote de crecimiento puberal se producen con un desfase de hasta 2 años, dependiendo del grado de disfunción renal (Schaefer, 1990). En adolescentes con ERT, el incremento de la talla durante el brote de crecimiento puberal se disminuye hasta 50% (p. ej., desde 30 a 15 cm). Entre 30 y 50% de los niños con ERC alcanzan tallas finales por debajo del intervalo normal, si bien durante la última década se ha observado una tendencia de mejoría: el porcentaje de pacientes que crecen hasta una talla por debajo de lo normal aumentó desde 10 hasta 15% en la ERC en estadio 3, y hasta más de 50% en pacientes que llegaron a la ERT durante la infancia. La duración de la ERC, la presencia de una nefropatía congénita y el sexo masculino son los factores predictivos más importantes de una talla reducida (Haffner y Nissel, 2008).

Causas del retraso del crecimiento y del desarrollo en la enfermedad renal crónica

Durante el periodo infantil, el crecimiento depende mayoritariamente de factores nutricionales y metabólicos. Por lo general, el retraso en el crecimiento de los niños con ERC está causado por una inadecuada ingesta de nutrientes debida a anorexia y vómito frecuente. La reducción de la ingesta espontánea de energía determinada por la anorexia urémica comienza a afectar las tasas de crecimiento cuando cae por debajo de 80% del aporte dietético recomendado. La anorexia y la caquexia observadas, casi inevitablemente en los niños con ERC pueden estar o no relacionadas con un estado microinflamatorio latente similar al que se observa en los pacientes adultos (Bamgbola y Kaskel, 2003). Otros factores adicionales que contribuyen al vómito y la anorexia incluyen la acumulación de factores de saciedad circulante inadecuadamente eliminados y un retraso general del desarrollo psicomotor en el estado urémico. En niños con ERC se ha demostrado que el vaciamiento gástrico es anómalamente lento. Las pérdidas de líquido y electrolitos debidas a disfunción tubular en los trastornos renales displásicos y los episodios catabólicos relacionados con infecciones concomitantes también pueden contribuir al empeoramiento del retraso del crecimiento infantil.

La acidosis metabólica, que generalmente se produce cuando la TFG es < 50% de lo normal, contribuye por varios mecanismos al retraso del crecimiento asociado con la ERC. En los niños acidóticos con ERC se ha observado un catabolismo proteínico aumentado. Además, en el estado acidótico están disminuidas la secreción espontánea de la GH, la expresión de los receptores de la GH y del factor de crecimiento seudoinsulínico 1 (IGF-1) en los tejidos objetivo y las concentraciones séricas de IGF-1. Por lo tanto, la acidosis metabólica en la ERC induce un estado de insuficiencia de GH y de insensibilidad a su acción (Haffner y Nissel, 2008).

Independientemente de la acidosis metabólica, el eje de la somatotropina muestra una completa desregulación en el estado urémico. La concentración sérica de GH es normal o está aumentada debido a la disminución del aclaramiento metabólico, pero las tasas de secreción hipofisaria de la GH son normales o están disminuidas. La síntesis de IGF-1 inducida por la GH está afectada en la uremia como consecuencia de una activación alterada de la ruta de señalización intracelular JAK2/STAT, específica de la GH (Rabkin, 2005). Además, la acumulación de varias proteínas de unión a IGF-1 determina un exceso molar de dichas proteínas respecto al IGF circulante, lo cual ocasiona una biodisponibilidad disminuida del IGF. Por último, la secreción normal o reducida de GH en presencia de una bioactividad marcadamente reducida del IGF-1 es compatible con una activación retrógrada insuficiente del eje de la somatotropina a nivel hipotalámico e hipofisario. En resumen, estos hallazgos indican insuficiencia homeostática a múltiples niveles del sistema GH-IGF-1 en la uremia.

El eje de la gonadotropina parece estar sometido a un defecto de activación similar en la ERC. Los pacientes peripuberales con enfermedad renal avanzada o terminal tienen concentraciones normales o bajas de esteroides sexuales en presencia de unas concentraciones elevadas de gonadotropinas circulantes. Sin embargo, la elevación de las gonadotropinas se explica completamente por una disminución del aclaramiento metabólico de la hormona, mientras que el ritmo de secreción hipofisaria es bajo, posiblemente debido a la deficiente secreción de la gonadoliberina, hormona hipotalámica liberadora de gonadotropina (GnRH) asociada con un aumento del tono neurotransmisor local. Asimismo, hay activación deficitaria del sistema nervioso central, secreción predominante de isoformas menos activas de la hormona luteinizante y acumulación de factores circulantes que inhiben la liberación hipotalámica de GnRH y la liberación de testosterona de las células de Leydig. Finalmente, parece que el diálogo entre la gonadotropina y la somatotropina está alterado durante la pubertad, como evidencia el aumento atenuado de la secreción de GH en respuesta a las crecientes concentraciones de esteroides sexuales. Así pues, parece que la uremia produce un estado de resistencia endocrina múltiple, inhibiendo efectivamente el crecimiento longitudinal y el desarrollo sexual.

Entre las otras complicaciones típicas de la ERC, no parece que la anemia renal (Jabs, 1996) y el hiperparatiroidismo afecten al crecimiento y la pubertad de forma muy significativa.

El hiperparatiroidismo leve a moderado y el tratamiento con calcitriol no se asocian de forma sistemática con los ritmos de crecimiento longitudinal, mientras que el hiperparatiroidismo grave (niveles de PTH por arriba de 500 pg/mL) puede causar insuficiencia en el crecimiento (Borzych, 2010), y el hiperparatiroidismo excesivo puede ocasionalmente resultar en cese del crecimiento al destruir la arquitectura metafisaria ósea (Klaus, 2006; Mehls, 1986).

Tratamiento del retraso urémico del crecimiento

En los niños con ERC, las medidas más importantes para evitar el defecto urémico del crecimiento durante los primeros 12 a 18 meses de vida son la provisión de una ingesta de energía adecuada, la corrección de la acidosis metabólica y el mantenimiento del equilibrio hidroelectrolítico. Para alcanzar dicho objetivo, con frecuencia es necesaria la alimentación suplementaria a través de una sonda nasogástrica o mediante gastrostomía.

La ingesta calórica debe tener como objetivo proporcionar entre 80 y 100% de las necesidades diarias normales (NDN) de un niño sano. Para tener en cuenta el grado de retraso del crecimiento, la prescripción debe hacerse teniendo en cuenta la edad por talla del paciente, en lugar de la cronológica. Aumentar el aporte calórico por encima de 100% de las NDN no induce una mayor recuperación del crecimiento, sin embargo, da lugar a obesidad, con un potencial efecto a largo plazo sobre la salud cardiovascular.

El aporte proteínico debe ser de al menos 100% de las NDN, pero no debe superar 140% en pacientes con una ERC de estadios 2 y 3, o 120% en niños con ERC en estadios 4 y 5 (KDOQI Work Group, 2009). En este caso, parece recomendable evitar un aporte proteínico excesivo en la ERC progresiva para evitar la carga de fósforo y ácido en pacientes cuya función renal esté fallando. Una ingesta restringida de proteínas parece segura en lo referente al mantenimiento del crecimiento y el estado nutricional; en un estudio aleatorizado en 200 niños con ERC seguidos durante 2 años, la restricción de proteínas al nivel más bajo aceptable subjetivamente por los pacientes no afectó de manera negativa al crecimiento o a las medidas nutricionales (Wingen, 1997).

La acidosis metabólica debe tratarse de forma rigurosa mediante aporte complementario alcalino por vía oral. Además, el aporte complementario de agua y electrolitos es esencial para los niños que presentan poliuria o nefropatías con pérdida de sal. Las pérdidas de agua y electrolitos son muy comunes y normalmente se infravaloran en niños con malformaciones renales hipo y displásicas.

El concepto de la provisión de suplementos nutricionales, líquidos y electrolitos temprana y continua (cuando se ha asegurado su administración mediante nutrición enteral a través de una sonda nasogástrica o una gastrostomía percutánea cuando sea necesario) ha cambiado drásticamente el crecimiento y el desarrollo de los niños con ERC (Haffner y Nissel, 2008; Parekh, 2001; Rees, 2011). Asimismo, es posible mantener la talla y el peso dentro del intervalo normal en la mayor parte de los niños, incluso en aquellos con enfermedad avanzada o terminal. Dichas medidas también pueden abolir mayoritariamente las complicaciones secundarias de la desnutrición y de los desequilibrios de líquidos, ácido-base y electrolitos.

En la fase poslactante, la nutrición y el equilibrio hidroelectrolítico continúan siendo factores permisivos para un adecuado crecimiento longitudinal, pero raramente se puede conseguir una recuperación del crecimiento sólo mediante medidas dietéticas y suplementos alimentarios. Si la velocidad de crecimiento está por debajo de lo normal en lo relativo a la altura a pesar de una adecuada provisión de nutrientes, sales y líquidos, y si el retraso del crecimiento es inminente o la talla ya está por debajo de lo normal, el tratamiento con hormona del crecimiento recombinante (GHr) es una opción viable. La eficacia y seguridad de la GHr en niños con ERC se ha demostrado en numerosos ensayos de corta y larga duración. La administración de GHr en dosis farmacológicas (0.05 µg/kg por día subcutánea) compensa la resistencia endógena a la GH y aumenta significativamente la producción sistémica y local del IGF-1, con sólo un ligero efecto en las proteínas de unión del IGF. Esto recupera la actividad biológica normal del IGF-1 y estimula el crecimiento longitudinal. En niños con ERC prediálisis se observa cómo la velocidad de crecimiento generalmente se duplica en el primer año de tratamiento; en los subsiguientes años de terapia se mantiene la recuperación del crecimiento de forma continua, aunque menos intensa. Al cabo de 5 o 6 años de terapia, la talla estandarizada (donde –2, 0 y +2 representan los percentiles 5, 50 y 97.5 de distribución de la estatura en la población pediátrica general) aumentó desde –2.6 hasta –0.7 en un estudio estadounidense, desde –3.4 hasta –1.9 en un grupo de niños alemanes y desde –3.0 hasta –0.5 en un estudio danés.

La respuesta terapéutica a la GHr en pacientes con ERC es mejor que la que se observa en niños en diálisis o después de un trasplante renal, probablemente debido a una resistencia urémica a la GH más intensa en la ERT y a los efectos inhibidores del crecimiento de los glucocorticoides en los receptores de un aloinjerto. En pacientes de entre 9 y 10 años de edad en tratamiento con GHr y seguidos durante la pubertad hasta que alcanzaron su talla definitiva, la recuperación del crecimiento se limitó, mayoritariamente, al periodo prepuberal (Haffner, 2000). La talla final mejoró significativamente en comparación con el grupo control de no tratados, con un beneficio global atribuible a la GHr de entre 10 y 15 cm. La ganancia total de estatura se correlacionaba positivamente con la duración del tratamiento con GHr y estaba afectada negativamente por el tiempo en diálisis. Estas experiencias permiten concluir que el tratamiento con GHr debe iniciarse tan pronto como sea posible, en el periodo de prediálisis de la ERC, preferentemente antes de que se haya producido un retraso grave en el crecimiento.

Además de su excelente eficacia, el tratamiento con GHr a largo plazo tiene pocos efectos adversos. Entre éstos se incluyen la hiperinsulinemia y un ligero agravamiento ocasional del hiperparatiroidismo secundario. Los primeros informes que sugerían una incidencia aumentada de la hipertensión intracraneal, una patología de prevalencia alta en la ERC, no se han confirmado en estudios controlados. De forma similar, no hay evidencia clínica de una progresión acelerada de la insuficiencia renal secundaria a la hiperfiltración glomerular mantenida inducida por el tratamiento a largo plazo con GHr.

¿CUÁNDO DEBE INICIARSE LA DIÁLISIS EN NIÑOS Y ADOLESCENTES CON ENFERMEDAD RENAL CRÓNICA?

El inicio de la diálisis crónica en niños con ERC es una situación drástica para los pacientes y sus familias. En algunos pacientes, la urgencia para empezar la diálisis es evidente, porque las manifestaciones de la insuficiencia renal producen una morbilidad y mortalidad significativas. Una serie de signos y síntomas suponen una indicación absoluta para comenzar la diálisis. Entre éstos se encuentran las consecuencias neurológicas de la uremia (encefalopatía, confusión, convulsiones), la hipertensión arterial resistente al tratamiento, el edema pulmonar por hipervolemia que no responde a los diuréticos y la anuria. Frecuentemente, esas indicaciones absolutas están ausentes. En esos casos, la decisión de iniciar la diálisis requiere tener en cuenta varios parámetros clínicos, datos analíticos y aspectos psicológicos. Entre ésos están la aparición de episodios de hiperpotasemia, la hiperfosfatemia, la hipertensión incontrolada debida a hipervolemia, la desnutrición y el retraso del crecimiento, pero también algunas secuelas menos graves de la uremia, como astenia persistente, debilidad, disfunción cognitiva, disminución del rendimiento escolar, prurito, depresión, náusea, vómito, anorexia y ritmos alterados de sueño. Aunque, generalmente, la diálisis se necesita cuando la TFG (calculada por la media del aclaramiento de la creatinina y la urea) disminuye a 5 a 10 mL/min/1.73 m², normalmente la decisión no se basa en un número exacto, sino más bien en el estado general del paciente (Greenbaum y Schaefer, 2004).

Para retrasar la necesidad de la diálisis es posible adoptar ciertas medidas. En este caso, se pueden tratar temporalmente la acidosis metabólica, la hiperpotasemia y la hiperfosfatemia con consejos dietéticos y fármacos, pero su abordaje no siempre resulta exitoso. En lactantes y niños pequeños, la instalación de una sonda nasogástrica facilita la ingesta adecuada de los nutrientes críticos (potasio, fósforo, proteínas) y el mantenimiento de un estado de nutrición y líquidos adecuado. Con frecuencia, esto permite retrasar el comienzo de la diálisis durante un cierto tiempo. Por el contrario, los adolescentes son, por lo general, menos cumplidores con la medicación y las restricciones dietéticas y puede ser mejor un comienzo a tiempo de la diálisis. La anemia puede controlarse bien en la ERC avanzada con eritropoyetina y la administración oral o intravenosa de hierro. El retraso del crecimiento en niños con ERC se puede tratar con GHr.

La eficacia de la GHr depende, principalmente, de la función renal residual, lo que obliga a un comienzo del tratamiento apropiado. La falta de respuesta a la GH sólo se considera un argumento relativo para comenzar la diálisis, ya que la hemodiálisis y la diálisis peritoneal, como se prescriben convencionalmente, no mejoran de forma sustancial las tasas de crecimiento en niños (Greenbaum y Schaefer, 2004).

Bibliografía y lecturas recomendadas

Abraham AG, Betoko A, Fadrowski JJ, *et al.* Renin-angiotensin II-aldosterone system blockers and time to renal replacement therapy in children with CKD. *Pediatr Nephrol.* 2017;32:643-649.

Alharthi AA, Kamal NM, Abukhatwah MW, *et al.* Cinacalcet in pediatric and adolescent chronic kidney disease: a single-center experience. *Medicine* (Baltimore). 2015;94:e401.

Ardissino G, Viganò S, Testa S, *et al.* ItalKid Project. No clear evidence of ACEi efficacy on the progression of chronic kidney disease in children with hypodysplastic nephropathy–report from the ItalKid Project database. *Nephrol Dial Transplant.* 2007;22:2525-2530.

Bakkaloglu SA, Borzych D, Soo Ha I, *et al.* Cardiac geometry in children receiving chronic peritoneal dialysis: findings from the International Pediatric Peritoneal Dialysis Network (IPPN) registry. *Clin J Am Soc Nephrol.* 2011;6:1926-1933.

Bamgbola FO, Kaskel FJ. Uremic malnutrition-inflammation syndrome in chronic renal disease: a pathobiologic entity. *J Ren Nutr.* 2003;13:250-258.

Borzych D, Bakkaloglu SA, Zaritsky J, *et al.* International Pediatric Peritoneal Dialysis Network. Defining left ventricular hypertrophy in children on peritoneal dialysis. *Clin J Am Soc Nephrol.* 2011;6:1934-1943.

Borzych D, Rees L, Ha IS, *et al.* International Pediatric PD Network (IPPN). The bone and mineral disorder of children undergoing chronic peritoneal dialysis. *Kidney Int.* 2010;78:1295-1304.

Chinali M, de Simone G, Matteucci MC, *et al.* ESCAPE Trial Group. Reduced systolic myocardial function in children with chronic renal insufficiency. *J Am Soc Nephrol.* 2007;18:593-598.

Chinali M, Matteucci MC, Franceschini A, *et al.* Advanced parameters of cardiac mechanics in children with CKD: the 4C Study. *Clin J Am Soc Nephrol.* 2015;10: 1357-1363.

Civilibal M, Caliskan S, Adaletli I, *et al.* Coronary artery calcifications in children with end-stage renal disease. *Pediatr Nephrol.* 2006;21:1426-1433.

Denburg MR, Kumar J, Jemielita T, *et al.* Fracture burden and risk factors in childhood CKD: results from the CKiD Cohort Study. *J Am Soc Nephrol.* 2016;27:543-550.

Dionne JM, Abitbol CL, Flynn JT. Hypertension in infancy: diagnosis, management and outcome. *Pediatr Nephrol.* 2012;27:17-32.

Dionne JM, Flynn JT. Management of severe hypertension in the newborn. *Arch Dis Child.* 2017;102:1176-1179.

Doyon A, Fischer DC, Bayazit AK, *et al.* 4C Study Consortium. Markers of bone metabolism are affected by renal function and growth hormone therapy in children with chronic kidney disease. *PLoS One.* 2015;10:e0113482.

Doyon A, Kracht D, Bayazit AK, *et al.* Carotid artery intima-media thickness and distensibility in children and adolescents: reference values and role of body dimensions. *Hypertension.* 2013;62:550-556.

Ellis D, Moritz ML, Vats A, *et al.* Antihypertensive and renoprotective efficacy and safety of losartan: a long-term study in children with renal disorders. *Am J Hypertens.* 2004;17:928-935.

Filler G, Lepage N. Should the Schwartz formula for estimation of GFR be replaced by cystatin C formula? *Pediatr Nephrol.* 2003;18:981-985.

Floege J, Covic AC, Ketteler M, *et al.* PA21 Study Group. A phase III study of the efficacy and safety of a novel iron-based phosphate binder in dialysis patients. *Kidney Int.* 2014;86:638-647.

Flynn JT, Kaelber DC, Baker-Smith CM, *et al.* Subcommittee on Screening and Management of High Blood Pressure in Children. Clinical practice guideline for screening and management of high blood pressure in children and adolescents. *Pediatrics.* 2017;140:pii:e20171904.

Flynn JT, Meyers KEC, Neto JP, *et al.* Pediatric Valsartan Study Group. Efficacy and safety of the angiotensin receptor blocking agent valsartan in children with hypertension aged 1 to 5 years. *Hypertension.* 2008;52:222-228.

Gal-Moscovici A, Popvtzer MM. New worldwide trends in presentation of renal osteodystrophy and its relationship to parathyroid hormone levels. *Clin Nephrol.* 2005;63:284-289.

Gonzalez Celedon C, Bitsori M, Tullus K. Progression of chronic renal failure in children with dysplastic kidneys. *Pediatr Nephrol.* 2007;22:1014-1020.

Goodman WG, Goldin J, Kuizon BD, *et al.* Coronary-artery calcification in young adults with end-stage renal disease who are undergoing dialysis. *N Engl J Med.* 2000;342:1478-1483.

Greenbaum LA, Benador N, Goldstein SL, *et al.* Intravenous paricalcitol for treatment of secondary hyperparathyroidism in children on hemodialysis. *Am J Kidney Dis.* 2007;49:814-823.

Greenbaum L, Schaefer FS. The decision to initiate dialysis in children and adolescents. En: Warady BA, Schaefer FS, Fine RN, *et al.*, eds. *Pediatric Dialysis.* Dordrecht: Kluwer Academic Publishers; 2004:177-196.

Groothoff JW, Gruppen MP, Offringa M, *et al.* Mortality and causes of death of end-stage renal disease in children: a Dutch cohort study. *Kidney Int.* 2002;61: 621-629.

Groothoff JW, Offringa M, Van Eck-Smit BL, *et al.* Severe bone disease and low bone mineral density after juvenile renal failure. *Kidney Int.* 2003;63:266-275.

Hadtstein C, Schaefer F. What adult nephrologists should know about childhood pressure. *Nephrol Dial Transplant.* 2007;22:2119-2123.

Hadtstein C, Schaefer F. Hypertension in children with chronic kidney disease: pathophysiology and management. *Pediatr Nephrol.* 2008;23:363-371.

Haffner D, Nissel R. Growth and puberty in chronic kidney disease. En: Geary DF, Schaefer F, eds. *Comprehensive Pediatric Nephrology.* Philadelphia, PA: Mosby Elsevier; 2008:709-732.

Haffner D, Schaefer F. Searching the optimal PTH target range in children undergoing peritoneal dialysis: new insights from international cohort studies. *Pediatr Nephrol.* 2013;28:537-545.

Haffner D, Schaefer F, Nissel R, *et al.* Effect of growth hormone treatment on the adult height of children with chronic renal failure. German Study Group for growth hormone treatment in chronic renal failure. *N Engl J Med.* 2000;343:923-930.

Harambat J, Kunzmann K, Azukaitis K, *et al.* 4C Study Consortium. Metabolic acidosis is common and associates with disease progression in children with chronic kidney disease. *Kidney Int.* 2017;92:1507-1514.

Harambat J, van Stralen KJ, Kim JJ, *et al.* Epidemiology of chronic kidney disease in children. *Pediatr Nephrol.* 2012;27:363-373.

Hogg RJ, Furth S, Lemley KV, *et al.* National Kidney Foundation's Kidney Disease Outcomes Quality Initiative clinical practice guidelines for chronic kidney disease in children and adolescents: evaluation, classification, and stratification. *Pediatrics.* 2003;111:1416-1421.

Jabs K. The effects of recombinant human erythropoietin on growth and nutritional status. *Pediatr Nephrol.* 1996;10:324-327.

Jafar TH, Schmid CH, Landa M, *et al.* Angiotensin-converting enzyme inhibitors and progression of nondiabetic renal disease. A meta-analysis of patient-level data. *Ann Intern Med.* 2001;135: 73-87.

KDOQI Work Group. KDOQI Clinical Practice Guideline for Nutrition in children with CKD: 2008 update. Executive summary. *Am J Kidney Dis.* 2009;53: S11-S104.

Klaus G, Watson A, Edefonti A, *et al.* European Pediatric Dialysis Working Group (EPDWG). Prevention and treatment of renal osteodystrophy in children on chronic renal failure: European Guidelines. *Pediatr Nephrol.* 2006;21:151-159.

Litwin M, Wuhl E, Jourdan C, *et al.* Altered morphologic properties of large arteries in children with chronic renal failure and after renal transplantation. *J Am Soc Nephrol.* 2005;16:1494-1500.

Loghman-Adham M. Evaluating proteinuria in children. *Am Fam Physician.* 1998; 58:1145–1152,1158-1159.

Lurbe E, Agabiti-Rosei E, Cruickshank JK, *et al.* 2016 European Society of Hypertension guidelines for the management of high blood pressure in children and adolescents. *J Hypertens.* 2016;34:1887-1920.

Lurbe E, Torro I, Alvarez V, *et al.* Prevalence, persistence, and clinical significance of masked hypertension in youth. *Hypertension.* 2005;45:493-498.

Matteucci MC, Wühl E, Picca S, *et al.* ESCAPE Trial Group. Left ventricular geometry in children with mild to moderate chronic renal insufficiency. *J Am Soc Nephrol.* 2006;17:218-226.

McDonald SP, Craig JC; Australian and New Zealand Paediatric Nephrology Association. Long-term survival of children with end-stage renal disease. *N Engl J Med.* 2004;350:2654-2662.

Mehls O, Ritz E, Gilli G, *et al.* Role of hormonal disturbances in uremic growth failure. *Contrib Nephrol.* 1986;50:119-129.

Mitsnefes MM, Daniels SR, Schwartz SM, *et al.* Severe left ventricular hypertrophy in pediatric dialysis: prevalence and predictors. *Pediatr Nephrol.* 2000;14: 898-902.

Mitsnefes MM, Ho PL, McEnery PT. Hypertension and progression of chronic renal insufficiency in children: a report of the North American Pediatric Renal Transplant Cooperative Study (NAPRTCS). *J Am Soc Nephrol.* 2003;14:2618-2622.

Muscheites J, Wigger M, Drueckler E, *et al.* Cinacalcet for secondary hyperparathyroidism in children with end-stage renal disease. *Pediatr Nephrol.* 2008;23:1823-1829.

National Heart, Lung and Blood Institute. The fourth report on the diagnosis, evaluation, and treatment of high blood pressure in children and adolescents. Revised, 2005. Available from http://www.nhlbi.nih.gov/health/prof/heart/hbp/hbp_ped. pdf Accessed January 20, 2011.

National High Blood Pressure Education Program Working Group on High Blood Pressure in Children and Adolescents. The fourth report on the diagnosis, evaluation, and treatment of high blood pressure in children and adolescents. *Pediatrics.* 2004;114:555-576.

Oh J, Wunsch R, Turzer M, *et al.* Advanced coronary and carotid arteriopathy in young adults with childhood-onset chronic renal failure. *Circulation.* 2002;106:100-105.

Parekh RS, Carroll CE, Wolfe RA, *et al.* Cardiovascular mortality in children and young adults with end-stage kidney disease. *J Pediatr.* 2002;141:191-197.

Parekh RS, Flynn JT, Smoyer WE, *et al.* Improved growth in young children with severe chronic renal insufficiency who use specified nutritional therapy. *J Am Soc Nephrol.* 2001;12:2418-2426.

Park MK, Menard SW, Schoolfield J. Oscillometric blood pressure standards for children. *Pediatr Cardiol.* 2005;26:601-607.

Rabkin R, Sun DF, Chen Y, *et al.* Growth hormone resistance in uremia, a role for impaired JAK/STAT signaling. *Pediatr Nephrol.* 2005;20:313-318.

Rees L, Azocar M, Borzych D, *et al.* International Pediatric Peritoneal Dialysis Network (IPPN) registry. Growth in very young children undergoing chronic peritoneal dialysis. *J Am Soc Nephrol.* 2011;22:2303-2312.

Ruggenenti P, Perna A, Gherardi G, *et al.* Renoprotective properties of ACE-inhibition in non-diabetic nephropathies with non-nephrotic proteinuria. *Lancet.* 1999;354:359-364.

Salusky IB, Goodman WG, Sahney S, *et al.* Sevelamer controls parathyroid hormone-induced bone disease as efficiently as calcium carbonate without increasing serum calcium levels during therapy with active vitamin D sterols. *J Am Soc Nephrol.* 2005;16:2501-2508.

Schaefer F. Cardiac disease in children with mild-to-moderate chronic kidney disease. *Curr Opin Nephrol Hypertens.* 2008;17:292-297.

Schaefer F, Doyon A, Azukaitis K, *et al.* 4C Study Consortium. Cardiovascular phenotypes in children with CKD: the 4C Study. *Clin J Am Soc Nephrol.* 2017;12:19-28.

Schaefer F, Seidel C, Binding A, *et al.* Pubertal growth in chronic renal failure. *Pediatr Res.* 1990;28:5-10.

Schaefer F, van de Walle J, Zurowska A, *et al.* Candesartan in Children With Hypertension Investigators. Efficacy, safety and pharmacokinetics of candesartan cilexetil in hypertensive children from 1 to less than 6 years of age. *J Hypertens.* 2010;28:1083-1090.

Schaefer F, Wingen AM, Hennicke M, *et al.* Growth charts for prepubertal children with chronic renal failure due to congenital renal disorders. European Study Group for Nutritional Treatment of Chronic Renal Failure in Childhood. *Pediatr Nephrol.* 1996;10:288-293.

Schmitt CP, Ardissino G, Testa S, *et al.* Growth in children with chronic renal failure on intermittent versus daily calcitriol. *Pediatr Nephrol.* 2003;18:440-444.

Schwartz GJ, Brion LP, Spitzer A. The use of plasma creatinine concentration for estimating glomerular filtration rate in infants, children, and adolescents. *Pediatr Clin North Am.* 1987;34:571-590.

Schwartz GJ, Munoz A, Schneider MF, *et al.* New equations to estimate GFR in children with CKD. *J Am Soc Nephrol.* 2009;20:629-637.

Seeherunvong W, Nwobi O, Abitbol CL, *et al.* Paricalcitol versus calcitriol treatment for hyperparathyroidism in pediatric hemodialysis patients. *Pediatr Nephrol.* 2006;21:1434-1439.

Shroff R, Aitkenhead H, Costa N, *et al.* ESCAPE Trial Group. Normal 25-hydroxyvitamin D levels are associated with less proteinuria and attenuate renal failure progression in children with CKD. *J Am Soc Nephrol.* 2016;27:314-322.

Shroff RC, Donald AE, Hiorns MP, *et al.* Mineral metabolism and vascular damage in children on dialysis. *J Am Soc Nephrol.* 2007;18:2996-3003.

Silberberg JS, Barre PE, Prichard SS, *et al.* Impact of left ventricular hypertrophy on survival in end-stage renal disease. *Kidney Int.* 1989;36:286-290.

Wingen AM, Fabian-Bach C, Schaefer F, *et al.* Randomised multicentre study of a low-protein diet on the progression of chronic renal failure in children. European Study Group of Nutritional Treatment of Chronic Renal Failure in Childhood. *Lancet.* 1997;349:1117-1123.

Wühl E, Hadtstein C, Mehls O, *et al.* ESCAPE Trial Group. Ultradian but not circadian blood pressure rhythms correlate with renal dysfunction in children with chronic renal failure. *J Am Soc Nephrol.* 2005;16:746-754.

Wühl E, Mehls O, Schaefer F; ESCAPE Trial Group. Antihypertensive and antiproteinuric efficacy of ramipril in children with chronic renal failure. *Kidney Int.* 2004;66:768-776.

Wühl E, Trivelli A, Picca S, *et al.* ESCAPE Trial Group. Strict blood pressure control and renal failure progression in children. *N Engl J Med.* 2009;361:1639-1650.

Wühl E, van Stralen KJ, Verrina E, *et al.* Timing and outcome of renal replacement therapy in patients with congenital malformations of the kidney and urinary tract. *Clin J Am Soc Nephrol.* 2013;8:67-74.

Wühl E, Witte K, Soergel M, *et al.* German Working Group on Pediatric Hypertension. Distribution of 24-h ambulatory blood pressure in children: normalized reference values and role of body dimensions. *J Hypertens.* 2002;20:1995-2007.

Yokoyama K, Hirakata H, Akiba T, *et al.* Ferric citrate hydrate for the treatment of hyperphosphatemia in nondialysis-dependent CKD. *Clin J Am Soc Nephrol.* 2014;9: 543-552.

Embarazo y enfermedad renal crónica

Kavitha Vellanki y Susan Hou

Las mujeres embarazadas con enfermedad renal crónica (ERC) tienen mayor riesgo de padecer hipertensión arterial, proteinuria, preeclampsia, parto prematuro, infecciones urinarias y trombosis. La maladaptación al embarazo predispone a las mujeres embarazadas con ERC moderada a grave al riesgo de un declive progresivo en la función renal que puede ser irreversible. Esto ocurre independiente de la causa de la nefropatía subyacente, y el riesgo de una progresión rápida parece aumentar enormemente una vez que se alcanza un valor basal crítico de insuficiencia renal. Las tasas de fertilidad disminuyen con la gravedad de insuficiencia renal y, por lo tanto, la concepción es rara en mujeres que dependen de la diálisis. Por esta razón, cada centro atendía sólo a un pequeño número de mujeres embarazadas con ERC y porque el embarazo no permite aleatorización; la mayor parte de la evidencia disponible proviene de estudios de corte transversal u observacionales.

CAMBIOS RENALES DURANTE EL EMBARAZO

Durante el embarazo, el riñón sufre importantes cambios anatómicos y fisiológicos y se producen modificaciones significativas en la hemodinámica sistémica y renal (tabla 25-1). La tasa de filtración glomerular (TFG) y el flujo plasmático renal (FPR) aumentan aproximadamente 50%, y se observa un incremento de la TFG en la cuarta semana del embarazo, que alcanza su máximo en la primera mitad de la gestación, superando la TFG de las mujeres no grávidas en 40 a 60% (Davison, 1983). Estos cambios se observan incluso en mujeres con un solo riñón funcional, aunque en menor medida. No existen efectos a largo plazo en la función o estructura glomerular en las mujeres con una función renal normal, incluso con embarazos repetidos, ya que la presión intraglomerular sigue siendo la misma a pesar de los cambios drásticos en la TFG y el FPR. Aunque se considera que no siempre se presentan cambios hemodinámicos inducidos por el embarazo en las mujeres con ERC, se desconoce la extensión a la que ocurre esta maladaptación.

FERTILIDAD

La fertilidad es menor en la ERC, particularmente en los estadios más avanzados. Dado que no existe una estimación conocida del número de mujeres con ERC que están intentando embarazarse, se desconoce el estadio exacto de ERC a partir del cual disminuye la fertilidad. Sin embargo, es raro que mujeres con una concentración de creatinina sérica > 1.5 mg/dL (130 μmol/L) se queden embarazadas. Además, se piensa que la disrupción del eje hipotalámico-hipofisiario-gonadal en varios niveles, conduciendo a escalas de estrógenos bajas, es un factor muy importante que contribuye a las irregularidades menstruales y la infertilidad en la

	Cambios "adaptativos" normales durante el embarazo

Cambios estructurales en el riñón
- Aumento del tamaño del riñón en 1-1.5 cm (y hasta 30% en volumen)
- Dilatación del sistema colector, más marcado en el lado derecho

Cambios hemodinámicos sistémicos
- Aumento del gasto cardiaco y volumen plasmático del flujo renal en 40-50%
- Caída de la PAD en 9 mm Hg y PAS en 17 mm Hg (prominente en el segundo trimestre)
- Cambios hormonales: incremento de 10-20 veces en aldosterona, aumento de ocho veces en la renina y aumento de cuatro veces en la angiotensina
- Resistencia al efecto presor de la angiotensina
- Aumento en la producción de prostaciclina y óxido nítrico

Cambios hemodinámicos renales
- Aumento de la TFG y el FPR en 50% por encima de lo normal
- Disminución en la presión oncótica capilar glomerular

Cambios metabólicos
- Disminución del BUN (< 13 mg/dL [4.6 mmol/L]) y la creatinina sérica (0.4-0.5 mg/dL [35-44 mcmol/L])
- Aumento en la proteinuria pero generalmente < 300 mg/día
- Incremento en el agua corporal total de 6-8 L
- Retención neta de aprox. 900 mmol de sodio
- Disminución en la osmolalidad del plasma de 10 mOsm/L por reinicio del osmostato
- Reducción en el sodio sérico de 4-5 mmol/L
- Alcalosis respiratoria leve con caída compensadora del bicarbonato (de 18-22 mmol/L)
- Disminución en los niveles de ácido úrico séricos (2.5-4 mg/dL; 150-240 mcmol/L)
- Aumento en la excreción de glucosa que conduce a glucosuria, sin importar los niveles de glucosa en sangre

ERC avanzada. La hiperprolactinemia puede desempeñar un papel en la disminución de la fertilidad, pero los incrementos en la prolactina se presentan de forma bastante tardía a menos que la mujer esté tomando medicamentos que aumenten la prolactina.

A pesar de la disminución de la tasa de fertilidad en la ERC, los embarazos se producen con la suficiente frecuencia como para que sea necesario hablar de la anticoncepción, incluso si están en diálisis. Los métodos anticonceptivos de barrera, si se utilizan correctamente, son seguros y eficaces. El riesgo de infección asociado con los dispositivos intrauterinos (DIU) para la anticoncepción no parece ser diferente en las mujeres con ERC o las que han recibido un trasplante renal en comparación con las mujeres sanas. Sin embargo, puede haber una reducción en la eficacia de los DIU en las mujeres que toman medicamentos inmunosupresores. (Zerner 1981). Los anticonceptivos orales tienen un riesgo asociado a hipertensión arterial y trombosis en la población general y los pacientes con ERC ya tienen un mayor riesgo de ambas. Hasta el momento, sólo se dispone de datos muy limitados sobre los riesgos de la utilización de anticonceptivos orales en pacientes con ERC, con la única excepción de las pacientes con lupus, en quienes las complicaciones del embarazo son mayores que los riesgos de la utilización de anticonceptivos orales. Las pacientes con nefritis lúpica y ERC pueden utilizar, con relativa seguridad, los comprimidos de estrógenos de dosis bajas siempre que no existan antecedentes de trombosis o hipertensión arterial mal controlada.

Puesto que el embarazo en mujeres con insuficiencia renal entre moderada y grave conlleva un alto riesgo, se han hecho pocos esfuerzos para intentar revertir la infertilidad, aunque algunas mujeres han ovulado con tratamiento hormonal y han tenido hijos con ayuda de madres de alquiler.

CÁLCULO DE LA TASA DE FILTRACIÓN GLOMERULAR DURANTE EL EMBARAZO

Las fórmulas más frecuentemente utilizadas para el cálculo de la tasa de filtración glomerular (TFG) se basan en la concentración de creatinina sérica y, hasta la fecha, no se dispone de una fórmula fiable para calcular la TFG estimada (TFGe) en mujeres embarazadas. La ecuación MDRD modificada subestima la TFG en el embarazo normal, y la fórmula de Cockcroft-Gault sobreestima la TFG en 40 mL/min al compararlas con el aclaramiento de creatinina. Estudios han demostrado que, incluso en pacientes embarazadas con ERC, la ecuación MDRD subestima la TFG "real" medida utilizando aclaramiento de inulina en alrededor de 25 mL/min. La cistatina C sérica no tiene un mejor desempeño (Saxena, 2012). A pesar de sus limitaciones inherentes, el aclaramiento de creatinina (ClCr) medido en una muestra de orina de 24 h sigue siendo el análisis más práctico para estimar la TFG durante el embarazo.

HIPERTENSIÓN ARTERIAL Y PREECLAMPSIA

Hipertensión

La hipertensión es la complicación médica más común en el embarazo, y es la segunda causa principal de mortalidad materna en Estados Unidos, luego del embolismo pulmonar, representando 1% de las muertes maternas. La hipertensión en el embarazo se define como una PAS ≥ 140 mm Hg o PAD ≥ 90 mm Hg, medida en al menos dos ocasiones diferentes. La gravedad de la hipertensión durante el embarazo se clasifica como leve (PA de 140 a 149/90 a 99 mm Hg), moderada (150 a 159/100 a 109 mm Hg), y grave (> 160/110 mm Hg), y el tratamiento se considera sólo en la hipertensión grave en ausencia de condiciones comórbidas.

Preeclampsia

La preeclampsia es una enfermedad multisistémica exclusiva de la gestación humana; constituye la complicación renal del embarazo más frecuente. La Task Force on Hypertension in Pregnancy modificó los criterios diagnósticos de preeclampsia y preeclampsia grave (American College of Obstetricians and Gynecologists, 2013). Asimismo, se ha eliminado la dependencia en la proteinuria para el diagnóstico de preeclampsia. Actualmente la preeclampsia se define por la presencia de hipertensión de nuevo inicio, ya sea proteinuria o disfunción de órgano terminal, usualmente después de las 20 sem de gestación en una mujer previamente normotensa (tabla 25-2). La preeclampsia grave se define por cualquiera de las siguientes: PA ≥ 160/110 mm Hg en dos ocasiones diferentes, trombocitopenia, elevación de las enzimas hepáticas o dolor persistente en el cuadrante superior derecho o epigastrio que no se explica por diagnósticos alternativos, insuficiencia renal progresiva, edema pulmonar, o alteraciones cerebrales o visuales de inicio nuevo (tabla 25-3). La eclampsia se define como la presencia de convulsiones en una mujer con preeclampsia que no pueden ser atribuidas a otras causas.

TABLA 25-2	Criterios de la ACOG 2013 para el diagnóstico de preeclampsia
Presión arterial	PAS ≥ 140 mm Hg o PAD ≥ 90 mm Hg en dos ocasiones distintas con al menos 4 h de separación, después de las 20 sem de gestación en una paciente previamente normotensa. Si la PAS ≥ 160 mm Hg o PAD es ≥ 110 mm Hg es suficiente la confirmación en minutos.
Proteinuria	Proteinuria ≥ 0.3 g en una muestra de orina de 24 h o índice proteínas (mg/dL)/creatinina (mg/dL) ≥ 0.3. Tirilla reactiva 1+ si no se cuenta con una medición cuantitativa.

En pacientes con hipertensión de inicio nuevo sin proteinuria, el inicio de cualquiera de las siguientes es diagnóstico de preeclampsia:

Conteo plaquetario	< 100 000/microlitro
Creatinina sérica	> 1.1 mg/dL (> 100 mcmol/L) o duplicación de la creatinina sérica en ausencia de otra enfermedad renal
Transaminasas hepáticas	Al menos el doble de las concentraciones normales
Edema pulmonar	
Síntomas cerebrales o visuales	

ACOG, American College of Obstetricians and Gynecologists.

Fisiopatología. Para el desarrollo de preeclampsia, se necesita la presencia de una placenta, mas no de un feto, ya que puede aparecer también en los embarazos molares. La isquemia placentaria es un hallazgo universal. Los antecedentes personales o familiares de preeclampsia, la edad materna avanzada, un primer embarazo (o segunda gestación con un padre diferente), la presencia de más de un feto, y padecimientos médicos subyacentes como hipertensión, diabetes (usualmente con microalbuminuria), anticuerpos antifosfolípidos, obesidad y ERC, también predisponen al desarrollo de preeclampsia. En los embarazos con predisposición, se piensa que una placentación profunda alterada causa isquemia placentaria; se piensa que entonces, la placenta dañada libera factores a la circulación materna que alteran la angiogénesis e inducen preeclampsia. Esta preeclampsia es resultado de la liberación de factores circulantes por la placenta, se propuso por primera vez en 1989. La evidencia acumulada apoya esta hipótesis. Se ha establecido

TABLA 25-3	Características clínicas de la preeclampsia grave (cualquiera de estos hallazgos)

PAS ≥ 160 mm Hg o PAD ≥ 110 mm Hg en dos ocasiones con al menos 4 h de separación, mientras la paciente está en reposo (a menos que se haya iniciado medicamento antihipertensivo antes de ese momento).

Trombocitopenia: conteo plaquetario < 100 000/microlitro.

Alteración de la función hepática indicada por concentraciones sanguíneas anormalmente elevadas de enzimas hepáticas (dos veces el límite de lo normal), dolor persistente en el cuadrante superior derecho o epigastrio que no responde a los medicamentos y no puede justificarse por otros diagnósticos, o ambos.

Insuficiencia renal progresiva [creatinina sérica > 1.1 mg/dL (> 100 mcmol/L) o duplicación de la creatinina sérica en ausencia de otra enfermedad renal].

Edema pulmonar.

Alteraciones cerebrales o visuales de inicio reciente.

un desequilibrio entre factores angiogénicos y antiangiogénicos como el mecanismo patogénico central (Maynard y Karumanchi, 2011). Los factores angiogénicos incluyen factor de crecimiento endotelial vascular (VEGF) y factor de crecimiento placentario (PLGF), y los factores natiangiogénicos incluyen tirosina quinasa-1 tipo fms (sFlt-1) y endoglina soluble (sEng).

Diagnóstico y prevención. Entre los síntomas de la preeclampsia se encuentran la cefalea grave, los problemas de visión, como borrosidad o destellos delante de los ojos, dolor intenso justo por debajo de las costillas, vómitos, orina espumosa y edema repentino de la cara, las manos o los pies. La mujer gestante debe ser advertida para que busque asistencia médica inmediata cuando desarrollen cualquiera de los síntomas mencionados. El grado de proteinuria y la gravedad de la hipertensión materna son variables altamente, al igual que la edad de gestación al momento de inicio, y los síntomas pueden desarrollarse de forma tan temprana como a las 20 sem de gestación y de forma tan tardía como durante el parto, e incluso en raras ocasiones después del parto. Generalmente hay edema presente, aunque la mayoría de las mujeres embarazadas tienen edema.

El síndrome HELLP se caracteriza por anemia hemolítica microangiopática, elevación de las enzimas hepáticas (algunas veces por arriba de 1 000 UI) y recuento plaquetario bajo. El síndrome HELLP se produce en 10 a 20% de las pacientes con preeclampsia. Aunque se piensa que representa una forma grave de preeclampsia, existen dudas acerca de si puede ser una entidad distinta, ya que 15 a 20% de los casos no tienen antecedente de hipertensión o proteinuria. La preeclampsia progresa a eclampsia (convulsiones) en 2 a 3% de los casos.

Actualmente no existe una prueba de tamizaje única disponible, costo-efectiva, para preeclampsia. Varios marcadores serológicos se han propuesto, pero ninguna de estas pruebas se encuentran disponibles para la práctica clínica de rutina en la actualidad. El nivel de factores angiogénicos como el VEGF y el PLGF disminuye, y el de factores antiangiogénicos como el sFlt-1 y sEng aumenta en las mujeres que finalmente desarrollarán preeclampsia (Chaiworapongsa, 2014). Se observaron cambios similares en mujeres embarazadas con ERC que desarrollaron preeclampsia, pero no en mujeres con ERC únicamente (Masuyama, 2012). La sensibilidad y especificidad de las pruebas disponibles en la actualidad no son lo suficientemente sólidas como para utilizarlas en el tamizaje rutinario de la preeclampsia. En este sentido, se desconoce si la sensibilidad y especificidad mejoran cuando sólo se evalúa a poblaciones en riesgo. A las mujeres con riesgo de preeclampsia alto se les debe medir la función renal basal, así como la hemoglobina, conteo plaquetario, pruebas de función hepática, examen de orina y cuantificación de pinas en orina, y se deben repetir todas estas mediciones durante el segundo y tercer trimestres. Una vez que se ha establecido el diagnóstico de preeclampsia, se deben realizar pruebas de laboratorio de vigilancia al menos cada semana.

El manejo definitivo de la preeclampsia es el parto del feto y la extracción de la placenta. Cuando el feto está lo suficientemente maduro para el parto, la decisión es sencilla. Cuando el feto es inmaduro, la vigilancia cuidadosa del feto y de la madre con tratamiento de la hipertensión y prevención de convulsiones maternas son la clave. Estudios piloto que han analizado la aféresis con sulfato dextrán y aféresis con precipitación extracorpórea de LDL mediada por heparina (HELP) han mostrado resultados prometedores en el manejo de la preeclampsia (Thadhani, 2016; Winkler, 2018). Aunque algunos estudios pequeños han reportado mejores desenlaces con los esteroides a dosis altas para el síndrome HELLP, un análisis de Cochrane concluyó que no existe evidencia clara sobre un beneficio del tratamiento con esteroides en los desenlaces clínicos. La infusión continua de magnesio para prevenir la eclampsia debe llevarse a cabo con precaución en la ERC, con vigilancia frecuente de los niveles de magnesio y reduciendo la dosis de mantenimiento a 1 g/h o menos, dependiendo de la función renal.

El ácido acetilsalicílico a dosis bajas (60 a 150 mg) reduce la síntesis de tromboxano por parte de las plaquetas sin un efecto significativo en la síntesis de prostaciclina en los vasos sanguíneos. El ácido acetilsalicílico reduce el peligro de preeclampsia en pacientes con riesgo moderado y alto. Un metaanálisis de Cochrane reportó una reducción de 17% en el riesgo de preeclampsia con agentes antiplaquetarios, principalmente con el uso de ácido acetilsalicílico a dosis bajas (Duley, 2007). La U.S. Preventive Services Task Force (USPSTF) recomienda el uso de ácido acetilsalicílico a dosis baja (81 mg/día) después de las 12 sem de gestación en las mujeres con riesgo alto de desarrollar preeclampsia (LeFevre, 2014). La USPSTF define el riesgo alto como un embarazo previo con preeclampsia, gestación múltiple, hipertensión crónica, diabetes mellitus tipo 1 o 2, enfermedad renal o enfermedad autoinmune (síndrome antifosfolípido, lupus eritematoso sistémico). La mayoría de las pacientes renales embarazadas tendrán hipertensión crónica o ERC en forma basal, y por lo tanto se consideran como pacientes con alto riesgo de preeclampsia. Como profilaxis primaria se debe ofrecer ácido acetilsalicílico a dosis bajas en todas estas pacientes, a menos que exista una contraindicación definitiva.

Manejo de la hipertensión durante el embarazo

Para apoyar el uso de metas específicas de PA durante el embarazo existe poca información. Los datos en relación con los beneficios de la terapia antihipertensiva para la hipertensión leve a moderada ($\leq 160/110$ mm Hg), ya sea crónica o *de novo*, son contradictorios. Un metaanálisis de Cochrane que incluyó 49 estudios concluyó que existe evidencia insuficiente para determinar los efectos del tratamiento antihipertensivo en la hipertensión leve a moderada durante el embarazo (Abalos, 2014). El riesgo de desarrollar hipertensión grave se redujo a la mitad con el uso de medicamentos antihipertensivos, pero no hubo diferencias en los desenlaces maternos o fetales. Con la disponibilidad de muchos medicamentos antihipertensivos seguros (tabla 25-4) parece prudente tratar la hipertensión leve con una meta de PA de 140/90 mm Hg en las mujeres embarazadas hipertensas con ERC o daño a órgano terminal.

Inhibidores de la enzima convertidora de angiotensina (IECA) y antagonistas del receptor de angiotensina (ARA). Dos tipos de fármacos antihipertensivos —los inhibidores de la enzima convertidora de angiotensina (IECA) y los bloqueadores del receptor de angiotensina (BAR)— están ampliamente contraindicados durante el embarazo. Se han reportado desenlaces fetales adversos con su uso en todas las etapas del embarazo, aunque la evidencia de asociación con la exposición durante el primer trimestre es débil y contradictoria. La exposición fetal a IECA se ha relacionado con oligohidramnios, displasia renal e hipoplasia pulmonar. Problemas similares se han descrito con la exposición a los ARA durante el segundo y tercer trimestres, con insuficiencia renal crónica afectando a los lactantes supervivientes. Dado que existen

TABLA 25-4	Fármacos antihipertensivos durante el embarazo		
Fármaco	**Dosis**	**Efectos secundarios/ comentarios**	**Nivel de seguridad**
α-Metildopa	500-3 000 mg en dosis divididas	Fármaco de elección	Categoría B
Labetalol	200-1 200 mg en dosis divididas	Ampliamente utilizado, eficacia y seguridad similares a las de la metildopa	Categoría B
Otros β-bloqueadores	Variable	Informes de RCIU y bradicardia fetal	Categoría C/D
Bloqueadores de los canales de calcio	Variable	Considerado como relativamente seguro	Categoría C
Diuréticos	Variable	Puede ocasionar disminución de la expansión de volumen	Categoría B/C
Clonidina	0.1-0.8 mg en dosis divididas	Datos limitados	Categoría C
Hidralazina	30-200 mg en dosis divididas	Ampliamente utilizado, puede no ser eficaz en monoterapia	Categoría C
Minoxidil	2.5-10 mg en dosis divididas	Datos limitados	Categoría C
Espironolactona	Variable	Feminización del feto masculino en estudios animales, datos limitados en humanos	Categoría C
α-bloqueadores	Variable	Datos limitados	Categoría B/C
IECA	Contraindicados	Displasia renal, pulmones hipoplásicos	Categoría D
Antagonistas del receptor de angiotensina	Contraindicados	Insuficiencia renal anúrica neonatal	Categoría D

Categoría B, estudios en animales no muestran riesgo fetal, pero no hay información en humanos; categoría C, estudios en animales muestran riesgo fetal, pero no hay información en humanos; categoría D, evidencia positiva en humanos de riesgo fetal, pero los beneficios potenciales pueden ameritar su uso; evidencia positiva en humanos de riesgo fetal, los riesgos involucrados con el uso del medicamento en mujeres embarazadas claramente sobrepasan a los beneficios potenciales; IECA, inhibidores de la enzima convertidora de angiotensina; RCIU, retraso del crecimiento intrauterino.

múltiples opciones disponibles de tratamientos antihipertensivos seguros, deben evitarse los inhibidores de la ECA y los ARA durante el embarazo y en mujeres que están intentando concebir. Sin embargo, la exposición a IECA en el periodo inicial del primer trimestre no debe llevar a la interrupción del embarazo, ya que el riesgo absoluto de malformaciones fetales es relativamente bajo con la exposición durante el primer trimestre y las tasas de fertilidad en las pacientes con ERC son muy bajas.

Diuréticos. Respecto al uso de diuréticos durante el embarazo se ha encontrado una aversión fuerte, ya que agravan la disminución de volumen intravascular observada en la preeclampsia; sin embargo, en un metaanálisis de nueve estudios clínicos aleatorizados, en los que se incluyeron a más de 7 000 pacientes embarazadas que recibieron diuréticos, hubo una disminución en la tendencia en las mujeres tratadas a desarrollar edema, hipertensión, o ambas, y no aumentó la incidencia de acontecimientos fetales adversos (Collins, 1985). En mujeres embarazadas con ERC, en las que la hipertensión arterial está asociada con una expansión de volumen no relacionada con su embarazo, con frecuencia se necesitan diuréticos para controlar la PA. En estas pacientes se pueden utilizar los diuréticos con la precaución necesaria.

α-Metildopa. Este fármaco se ha utilizado en mujeres embarazadas desde 1960. La metildopa sólo afecta mínimamente al flujo sanguíneo uteroplacentario y a la hemodinámica fetal. Su principal efecto adverso descrito es la somnolencia, ya que actúa a nivel central disminuyendo el tono simpático. Estudios con seguimiento a largo plazo en niños expuestos a α-metildopa *in utero* no encontraron efectos adversos. No es un medicamento potente para reducir la PA y puede necesitar ser combinado con un segundo agente para un control adecuado de la PA.

Bloqueadores de los canales de calcio. Reservados en su día para el tratamiento de la hipertensión arterial resistente, en la actualidad los antagonistas del calcio se utilizan ampliamente como fármacos de primera elección para la hipertensión arterial en mujeres gestantes. El nifedipino es el más utilizado en estos casos. No se ha descrito un aumento de las anomalías congénitas. Las dudas en relación con el bloqueo neuromuscular e hipotensión grave con el uso simultáneo de nifedipino y sulfato de magnesio no fueron corroboradas en una revisión retrospectiva grande, pero se recomienda la vigilancia cuidadosa.

Bloqueadores betaadrenérgicos y labetalol. El labetalol combina el bloqueo α y β; era el bloqueador adrenérgico más ampliamente utilizado para la hipertensión durante el embarazo hasta que se le relacionó con un pequeño bloqueo adrenérgico en el recién nacido. El atenolol ha demostrado reducir el flujo sanguíneo placentario y afectar el crecimiento fetal en unos cuantos estudios pequeños.

Hidralazina. Este medicamento se ha utilizado ampliamente en el embarazo y se considera seguro durante el mismo. La hidralazina oral no es eficaz como agente único. Además, se han reportado trombocitopenia neonatal y lupus.

Tratamiento de la hipertensión arterial grave durante el embarazo
Puede presentarse hipertensión grave de inicio agudo (PAS > 160 o PAD > 110 mm Hg o ambas) durante el embarazo o en el periodo posparto temprano. Si la hipertensión grave persiste por más de 15 min, debe ser considerada como una urgencia hipertensiva (Committee on Obstetric Practice, 2015). El labetalol y la hidralazina se consideran agentes de primera línea para el tratamiento de la hipertensión grave en el embarazo (tabla 25-5).

PROTEINURIA DURANTE EL EMBARAZO

La excreción de proteínas en más de 300 mg al día se considera anormal durante el embarazo, y si se observa por primera vez después de la semana 20 de gestación, puede haber un riesgo alto de preeclampsia. La causa más frecuente del síndrome nefrótico durante el embarazo es la preeclampsia. Sólo una pequeña parte de las pacientes con preeclampsia

TABLE 25-5	Fármacos para el tratamiento de la hipertensión arterial grave durante el embarazo	
Fármacos	**Dosis**	
Hidralazina	5-10 mg en bolo IV cada 20-30 min hasta un máximo de 20 mg, luego infusión a un ritmo de 5-10 mg/h (categoría C)	
Labetalol	Dosis de carga de 20 mg IV seguida de 20-30 mg cada 20-30 min hasta un máximo de 300 mg o en un goteo a 1-2 mg/min (categoría B)	
Nifedipino LL (liberación lenta)	20 mg VO; es necesario tener cuidado con las infusiones IV simultáneas de magnesio (categoría C)	

desarrollarán proteinuria macroscópica, pero ya que la preeclampsia es tan frecuente, el subgrupo de pacientes con preeclampsia que tienen proteinuria en rango nefrótico constituye el grupo más importante de mujeres gestantes con síndrome nefrótico de nueva aparición. El aumento en la TFG y el FPR, junto con los cambios anatómicos inducidos por el embarazo, pueden conducir a un incremento en la excreción de proteínas, que generalmente se revierte después del parto. En un estudio que incluyó a 202 mujeres embarazadas sin proteinuria basal, se detectó proteinuria significativa, definida como $\geq$ 1+ proteínas en la tirilla reactiva, en 4, 11 y 11% en el primer, segundo y tercer trimestres del embarazo, respectivamente. La protenuria desapareció en todas las pacientes después del parto, y ninguna tuvo deterioro de la función renal (Osman, 2011).

Estudios en mujeres con ERC conocida han demostrado que la proteinuria grave al inicio del embarazo es un factor de riesgo muy importante para desenlaces neonatales adversos, sin importar el control de la PA. Por primera vez durante el embarazo se puede observar proteinuria, ya sea porque se detecta una enfermedad renal preexistente o por enfermedad renal de nuevo inicio. El diagnóstico definitivo puede retrasarse hasta después del embarazo, a menos que exista insuficiencia renal inexplicable o evidencia serológica de lupus o glomerulonefritis en pacientes con hipoalbuminemia grave con complicaciones importantes de síndrome nefrótico. Aunque se puede utilizar el índice proteínas/creatinina en una muestra de orina, la medición de proteínas en orina de 24 h sigue siendo el estándar de oro para la evaluación de proteinuria anormal durante el embarazo.

La limitación del consumo de sal es, teóricamente, útil si se aplica antes de que se instaure el edema. Los diuréticos a dosis bajas son seguros en el embarazo, pero con frecuencia se necesitan dosis elevadas para provocar una diuresis eficaz en el síndrome nefrótico, y no se ha demostrado la seguridad de los diuréticos a altas dosis en el embarazo.

INFECCIONES URINARIAS

La prevalencia de la bacteriuria asintomática, en pacientes embarazadas y no embarazadas, se calcula que se sitúa en 5 a 7%, pero el riesgo de desarrollar una pielonefritis aguda es 40% mayor durante el embarazo (Cunningham y Lucas, 1994). El embarazo es una de las indicaciones para el tratamiento de la bacteriuria asintomática. Si un urocultivo de cribado es negativo en un embarazo normal durante el primer trimestre, es infrecuente que la bacteriuria asintomática se desarrolle más tarde durante el embarazo. Sin embargo, en mujeres con ERC subyacente, especialmente en pacientes receptoras de un trasplante renal, la bacteriuria puede desarrollarse incluso después de un cultivo de cribado negativo.

La **pielonefritis** es una patología grave cuando se produce en una mujer embarazada y conlleva morbilidad materna y fetal. Entre las complicaciones adversas de la pielonefritis asociada con el embarazo están la insuficiencia renal aguda, el choque septicémico desencadenante de un síndrome de dificultad respiratoria aguda, el bajo peso al nacer, el parto prematuro y la rotura prematura de las membranas. Las cefalosporinas y las penicilinas, incluyendo las combinaciones con ácido clavulánico, generalmente son seguras y eficaces. El tratamiento debe ser intravenoso hasta que la paciente esté afebril y, entonces, debe continuarse durante otros 14 días. Se pueden utilizar aminoglucósidos en caso de alergia farmacológica o resistencia bacteriana, aunque conllevan un riesgo teórico de ototoxicidad. Deben evitarse la tetraciclina y las quinolonas por su teratogenicidad. En 20% de los casos tratados de pielonefritis se produce una recidiva; por lo tanto, se recomienda un tratamiento supresor con nitrofurantoína en mujeres con función renal normal, o con una cefalosporina en mujeres con función renal alterada (Jolley y Wing, 2001).

Hiperlipidemia

Los lípidos plasmáticos sufren cambios cualitativos y cuantitativos durante el embarazo, con un aumento significativo en las concentraciones totales de triglicéridos y colesterol (Potter y Nestel, 1979). Asimismo, se cree que estas alteraciones se deben a cambios en el medio hormonal. Este proceso puede exacerbarse aún más en el síndrome nefrótico. Generalmente, la hiperlipidemia no se trata hasta después de la gestación, ya que las estatinas se clasifican como de categoría X respecto al embarazo (tabla 25-4). En este sentido, se han descrito varias malformaciones congénitas con las estatinas, que van desde deformidades vertebrales hasta de las extremidades. A las mujeres en edad reproductiva con ERC que estén tomando estatinas se les debe asesorar para que abandonen el tratamiento si planean embarazarse. En pacientes embarazadas con hiperlipidemia grave o hipercolesterolemia familiar se puede plantear la inmunoadsorción para conseguir la eliminación del colesterol mediante aféresis de lipoproteínas.

Flebotrombosis

No existen directrices establecidas para la prevención de la enfermedad tromboembólica. En este caso, se puede usar AAS a bajas dosis de forma segura en pacientes embarazadas con ERC. La heparina no atraviesa la placenta y es razonable el uso de dosis bajas de heparina subcutánea en una mujer con una importante hipoalbuminemia, especialmente si se le ha prescrito reposo en cama o si tiene una nefropatía membranosa. Las mujeres con una enfermedad tromboembólica documentada deben ser completamente anticoaguladas, lo que puede conseguirse utilizando heparina subcutánea a dosis altas. Debido al aumento gestacional del aclaramiento de la heparina, pueden ser necesarias dosis elevadas para conseguir la eficacia clínica. Asimismo, se considera que las heparinas de peso molecular bajo son seguras en el embarazo, pero deben evitarse en las mujeres con ERC debido al aumento del riesgo de hemorragia por el alargamiento de su vida media plasmática. La warfarina es teratógena en el primer trimestre y atraviesa la placenta, sometiendo al feto a un riesgo de hemorragia en etapas más avanzadas del embarazo.

PROBLEMAS ESPECÍFICOS DE LOS PACIENTES CON ENFERMEDAD RENAL CRÓNICA

Deterioro rápido de la función renal

En la mayoría de la literatura disponible sobre enfermedad renal en el embarazo, la ERC se clasificó arbitrariamente en tres categorías según la creatinina sérica: leve (creatinina sérica $\leq$ 1.4 mg/dL [125 mcmol/L]), moderada (1.4 a 2.7 mg/dL [125 a 240 mcmol/L]) y disfunción renal grave ($\geq$ 2.8 mg/dL [$\geq$ 250 mcmol/L]) (Webster, 2017). Mientras que las mujeres con ERC leve tienen un mayor riesgo de preeclampsia, hipertensión y empeoramiento de la proteinuria, la función renal generalmente se conserva. En mujeres embarazadas con ERC, la insuficiencia renal puede progresar rápidamente, en especial si la creatinina sérica inicial es $\geq$ 1.4 mg/dL (125 mcmol/L) (Jones y Hayslett, 1996). Un estudio prospectivo comparó la tasa de pérdida de la función renal antes y después de la concepción en mujeres con estadios 3 a 5 con ERC. La tasa de disminución de GFR no fue significativamente diferente desde la concepción hasta después del parto, pero en los análisis de subgrupos, las mujeres que tuvieron GFR < 40 mL/min por 1.73 m^2 y 24 h de proteinuria > 1 g tuvieron un mayor riesgo de pérdida acelerada de TFG (Imbasciati, 2007). En un informe publicado recientemente que comparó los resultados en 504 embarazos en mujeres con estadios de ERC 1 a 5, con 836 embarazos en mujeres sin ERC, hubo una tendencia creciente de cambio a un peor estadio de ERC. Sólo 47 de los 504 embarazos fueron en mujeres con estadios de 3 a 5 de ERC, lo que probablemente contribuya al resultado estadísticamente insignificante (Piccoli, 2015).

Existen numerosas explicaciones posibles de un efecto adverso de la gestación sobre la progresión de la enfermedad renal, pero ninguna resulta totalmente satisfactoria. Por lo general, se atribuye el declive progresivo de la función renal en las mujeres embarazadas con ERC al aumento de la presión intraglomerular. El embarazo normal está acompañado de un aumento de la TFG, pero éste se debe, casi enteramente, a un incremento del flujo sanguíneo renal, sin ninguna elevación de la presión intraglomerular. Además, no se observa con frecuencia el aumento de la TFG asociado con embarazo en mujeres con un grado más avanzado de ERC (Cunningham, 1990). El embarazo en pacientes con ERC está acompañado, frecuentemente, de hipertensión arterial, pero en algunas mujeres se ha descrito un descenso acelerado de la función renal durante esta etapa, a pesar de tener una PA inequívocamente normal (entre 90 y 100/60 mm Hg) a lo largo del embarazo (Jungers, 1997). La proteinuria habitualmente aumenta durante la gestación. Como se cree que la proteinuria tiene, por sí misma, un efecto negativo sobre la función renal, se podría especular que un periodo de varios meses de proteinuria aumentada podría tener un efecto negativo sobre la función renal, pero no hay datos para sustentar esta hipótesis. Imbasciati (2007) reportó que una proteinuria > 1 g/24 h tenía un efecto negativo sobre la función renal sólo cuando la TFG < 40 mL/min) por 1.73 m^2, y que la proteinuria no tenía un efecto negativo significativo por sí sola.

Cualesquiera que sean los mecanismos, el embarazo ejerce efectos negativos en las pacientes que han perdido una porción crítica de la función renal antes del embarazo. Una vez se ha producido un descenso de la función renal asociado al embarazo, previsiblemente no se puede recuperar, incluso terminado el embarazo. Las mujeres que comienzan la diálisis por insuficiencia renal progresiva rápida durante el embarazo, normalmente necesitarán diálisis continua después del parto (Okundaye, 1998).

Anemia

En el embarazo normal se observa un descenso en la hemoglobina, ya que mientras la masa de eritrocitos aumenta sólo 18 a 30%, el volumen plasmático se expande 40 a 50%. En mujeres con ERC este descenso se ve más acentuado por la generación disminuida de eritropoyetina. Generalmente, se percibe una caída aguda de la hemoglobina anticipada, en las primeras semanas de gestación. Las formas de fármacos estimulantes de la eritropoyetina (FEE) actualmente disponibles están etiquetadas en el embarazo como fármacos de categoría C. Los FEE se utilizan en pacientes embarazadas en diálisis, habiéndose comunicado hasta la fecha pocos efectos negativos. Durante el embarazo, con frecuencia se necesita duplicar la dosis preexistente de eritropoyetina para compensar el descenso de hemoglobina. En un embarazo normal se necesitan, por lo general, entre 700 y 1 000 mg de hierro para mantener la demanda aumentada, y se podría esperar que los pacientes con ERC no dializados necesiten la misma cantidad de hierro. Los depósitos de hierro deben rellenarse para que la eritropoyetina pueda ejercer su efecto.

Osteopatía

No se dispone de guías para el tratamiento de la osteopatía en pacientes embarazadas con ERC. Los datos en humanos sobre la utilización de fijadores de fosfato y análogos de la vitamina D durante el embarazo son escasos, y se han descrito muy pocos efectos indeseables. Entre los fijadores de fosfato, el acetato cálcico, el sevelámero y el lantano carbonato todos son fármacos de categoría C. En este caso es preferible utilizar el acetato cálcico y el sevelámero que el lantano carbonato, ya que el lantano se ha relacionado en animales con algún grado de acumulación de lantano. De los compuestos de vitamina D activos, el calcitriol y el paricalcitol son categoría C, mientras que el doxercalciferol es categoría B; por lo tanto, se prefiere este último. No se han reportado efectos adversos con el uso de cinacalcet en el embarazo. Cinacalcet es un medicamento de categoría C, pero dada su experiencia limitada, no se recomienda de forma rutinaria.

Dieta con bajo contenido proteínico

En general se aconseja a las pacientes gestantes que realicen una ingesta rica en proteínas, incluso cuando la ingesta ideal de proteínas en el embarazo normal aún no ha sido determinada. Las dietas con contenido proteínico bajo son una importante herramienta en el tratamiento de las pacientes con ERC, y se considera que enlentecen la progresión de la ERC en pacientes seleccionadas. Las necesidades maternofetales diferentes entran en conflicto en una paciente embarazada con ERC, y se sabe muy poco sobre el cociente riesgo/beneficio de una dieta de contenido proteínico bajo en estas pacientes. Un estudio sobre 12 embarazos en 11 pacientes demostró que una dieta vegetariana suplementada y con contenido proteínico bajo era una opción segura para embarazadas con ERC, con buenos resultados maternos y fetales. La media de la duración de la gestación en el momento del parto fue de 32 sem, sólo una paciente duplicó la concentración sérica de creatinina y ninguna requirió diálisis (Piccoli, 2011). El uso de una dieta baja en proteínas probablemente debe limitarse al grupo de mujeres con alto riesgo de acelerar la progresión de la ERC.

NEFRITIS LÚPICA DURANTE EL EMBARAZO

La nefritis lúpica es una de las nefropatías más variables y peligrosas que pueden afectar a las mujeres embarazadas (Moroni y Ponticelli, 2018). A pesar de mejoras significativas en los desenlaces fetales (una reducción en la muerte fetal de 40 a 17%), la mortalidad materna es inaceptablemente elevada. Asimismo, se encontró un aumento de 20 veces en el riesgo de mortalidad materna en las pacientes con lupus, en comparación con sus contrapartes sin la enfermedad (Clowse, 2008). La norma de que la insuficiencia renal no progresa cuando la concentración de creatinina sérica es < 1.4 mg/dL (125 µmol/L) no se aplica a las mujeres con lupus. En múltiples estudios se reporta un aumento en el riesgo de un brote de lupus durante el embarazo, en los cuales se utiliza a la misma paciente no embarazada para comparación. En un estudio prospectivo multiétnico sobre pacientes embarazadas con lupus, enfermedad renal previa (remisión completa o parcial) y el CD4 basal bajo, se asociaron con un riesgo más alto de desarrollar nefritis activa durante el embarazo (Buyon, 2017).

Las pacientes con lupus con **síndrome antifosfolípidos** enfrentan un aumento todavía mayor en el riesgo de episodios tromboembólicos durante la gestación. También se ha reportado una reducción en la pérdida del embarazo de 54% con la terapia combinada con ácido acetilsalicílico a dosis baja y heparina, en comparación con sólo ácido acetilsalicílico en mujeres con síndrome antifosfolípidos (Empson, 2002). Generalmente, se prescribe ácido acetilsalicílico cuando se intenta la concepción, y heparina a dosis profiláctica (la heparina de peso molecular bajo es una alternativa segura) al momento de la confirmación de un embarazo intrauterino. El uso de inmunoglobulina G se ha asociado con desenlaces exitosos en cuanto al embarazo en estudios controlados. Las mujeres con anticuerpos anti-SSA tienen un mayor riesgo de tener un bebé con bloqueo cardiaco congénito.

El lupus de nueva aparición o el brote lúpico es una indicación de biopsia durante el embarazo si se plantea el uso de **ciclofosfamida**. La ciclofosfamida es teratógena en el primer trimestre. Existen estudios de casos de cáncer en niños expuestos a la ciclofosfamida en el útero. Cada vez son más los datos sobre los efectos teratógenos del micofenolato **mofetilo**; los efectos adversos en el feto incluyen mieolodepresión, uñas hipoplásicas, labio leporino y fisura palatina, además de anormalidades en el oído externo. No debe utilizarse el micofenolato mofetilo durante el embarazo. Asimismo, se considera que la ciclosporina, la azatioprina y la prednisona son seguras, y la primera es probablemente la más eficaz en la nefritis lúpica. El rituximab se ha utilizado en algunas mujeres embarazadas; cruza la placenta y se ha asociado con infecciones neonatales, incluyendo aquellas causadas por citomegalovirus. La fertilidad en las mujeres con nefritis por lupus es similar a la de la población general si la función renal es normal, a menos que hayan sido tratadas con dosis altas de ciclofosfamida. La fertilidad por lo general se conserva si la exposición total a ciclofosfamida es menor a 10 g.

En las mujeres con nefritis lúpica preexistente, el embarazo es más seguro si la enfermedad ha estado en remisión con < 10 mg diarios de prednisona durante 6 meses, la concentración de creatinina sérica es < 1.5 mg/dL (130 μmol/L) y la PA está bien controlada.

ENFERMEDAD RENAL CRÓNICA DIAGNOSTICADA DURANTE EL EMBARAZO

No es infrecuente que la ERC se diagnostique por primera vez durante el embarazo. Valores de creatinina sérica de 1.0 mg/dL (90 μmol/L), considerados normales en condiciones de no gestación, son motivo de preocupación en el embarazo y estas pacientes deben controlarse estrechamente. Por lo general, la biopsia renal se evita durante el embarazo por el miedo a una hemorragia por la localización de la biopsia, pero no está claro si ese riesgo existe realmente.

Si se encuentra una enfermedad causante, sea una alteración de la función renal grave o proteinuria, para la cual la probabilidad de respuesta a los esteroides sea alta, se puede intentar una prueba empírica de tratamiento con corticoesteroides, retrasando la biopsia hasta después del parto, ya que el diagnóstico definitivo sobre la causa de la nefropatía puede esperar hasta entonces. Sin embargo, generalmente está indicado hacer una biopsia renal cuando se sospecha una enfermedad renal tratable, en especial en fases iniciales del embarazo, o cuando se produce un deterioro de la función renal rápido. Si es necesaria, se puede realizar una biopsia percutánea guiada por ecografía en la posición prona habitual o con la paciente recostada sobre el lado derecho.

Para una mujer con una insuficiencia renal que se embaraza, esa gestación puede ser su última oportunidad para tener un hijo. Siempre que sea posible, el embarazo en mujeres con enfermedad renal debe planificarse e implicarse a un equipo de obstetras, nefrólogos y neonatólogos especializados en situaciones de riesgo alto en la asistencia de la paciente.

Bibliografía y lecturas recomendadas

Abalos E, Duley L, Steyn DW. Antihypertensive drug therapy for mild to moderate hypertension during pregnancy (Review). *Cochrane Database Syst Rev.* 2014;2: CD002252.

American College of Obstetricians and Gynecologists; Task Force on Hypertension in Pregnancy. Hypertension in pregnancy. Report of the American College of Obstetricians and Gynecologists' Task Force on Hypertension in Pregnancy. *Obstet Gynecol.* 2013;122:1122-1131.

Buyon JP, Kim MY, Guerra MM, *et al.* Kidney outcomes and risk factors for nephritis (flare/de novo) in a multiethnic cohort of pregnant patients with lupus. *Clin J Am Soc Nephrol.* 2017;12:940-946.

Chaiworapongsa T, Chaemsaithong P, Korzeniewski SJ, *et al.* Pre-eclampsia part 2: prediction, prevention and management. *Nat Rev Nephrol.* 2014;10:531-540.

Clowse ME, Jamison M, Myers E, *et al.* A national study of the complications of lupus in pregnancy. *Am J Obstet Gynecol.* 2008;199:127.e1-e6.

Collins R, Yusuf S, Peto R. Overview of randomized trials of diuretics in pregnancy. *Br Med J.* 1985;290:17-23.

Committee on Obstetric Practice. Committee Opinion No. 623: emergent therapy for acute-onset, severe hypertension during pregnancy and the postpartum period. *Obstet Gynecol.* 2015;125:521-525.

Cunningham FG, Cox SM, Harstad TW, *et al.* Chronic renal disease and pregnancy outcome. *Am J Obstet Gynecol.* 1990;163:453-459.

Cunningham FG, Lucas MJ. Urinary tract infections complicating pregnancy. Bailleres Clin *Obstet Gynaecol*. 1994;8:353-373.

Davison JM. The kidney in pregnancy: a review. *J R Soc Med*. 1983;76:485-501.

Duley L, Henderson-Smart DJ, Meher S, *et al*. Antiplatelet agents for preventing pre-eclampsia and its complications. *Cochrane Database Syst Rev*. 2007;CD004659.

Empson M, Lassere M, Craig JC, *et al*. Recurrent pregnancy loss with antiphospholipid antibody: a systematic review of therapeutic trials. *Obstet Gynecol*. 2002;99:135-144.

Imbasciati E, Gregorini G, Cabiddu G, *et al*. Pregnancy in CKD stages 3 to 5: fetal and maternal outcomes. *Am J Kidney Dis*. 2007;49:753-762.

Jolley JA, Wing DA. Pyelonephritis in pregnancy: an update on treatment options for optimal outcomes. Drugs. 2010;70:1643-1655.

Jones DC, Hayslett JP. Outcome of pregnancy in women with moderate or severe renal insufficiency. *N Engl J Med*. 1996;335:226-232.

Jungers P, Chauveau D, Choukroun G, *et al*. Pregnancy in women with impaired renal function. *Clin Nephrol*. 1997;47:281-288.

LeFevre ML; U.S. Preventive Services Task Force. Low-dose aspirin use for the prevention of morbidity and mortality from preeclampsia: U.S. Preventive Services Task Force recommendation statement. *Ann Intern Med*. 2014;161:819-826.

Levine RJ, Lam C, Qian C, *et al*. Soluble endoglin and other circulating antiangiogenic factors in preeclampsia. *N Engl J Med*. 2006;355:992-1005.

Masuyama H, Nobumoto E, Okimoto N, *et al*. Superimposed preeclampsia in women with chronic kidney disease. *Gynecol Obstet Invest*. 2012;74:274-281.

Maynard SE, Karumanchi SA. Angiogenic factors and preeclampsia. *Semin Nephrol*. 2011;31:33-46.

Moroni G, Ponticelli C. Important considerations in pregnant patients with lupus nephritis. Expert Rev Clin Immunol. 2018;24:1-10.

Okundaye I, Abrinko P, Hou S. Registry for pregnancy in dialysis patients. *Am J Kidney Dis*. 1998;31:766-773.

Osman O, Bakare AO, Elamin S. The prevalence of proteinuria among pregnant women as detected by semi-quantitative method: a single center experience. *Arab J Nephrol Transplant*. 2011;4:77-82.

Piccoli GB, Attini R, Vasario E, *et al*. Vegetarian supplemented low-protein diets. A safe option for pregnant CKD patients: report of 12 pregnancies in 11 patients. *Nephrol Dial Transplant*. 2011;26:196-205.

Piccoli GB, Cabiddu G, Attini R, *et al*. Risk of adverse pregnancy outcomes in women with CKD. *J Am Soc Nephrol*. 2015;26:2011-2022.

Potter JM, Nestel PJ. The hyperlipidemia of pregnancy in normal and complicated pregnancies. *Am J Obstet Gynecol*. 1979;133:165-170.

Saxena AR, Ananth Karumanchi S, Fan SL, *et al*. Correlation of cystatin-C with glomerular filtration rate by inulin clearance in pregnancy. *Hypertens Pregnancy*. 2012;31:22-30.

Thadhani R, Hagmann H, Schaarschmidt W, *et al*. Removal of soluble Fms-like tyrosine kinase-1 by dextran sulfate apheresis in preeclampsia. J Am Soc Nephrol. 2016;27:903-913.

Tsatsaris V, Goffin F, Manaut C, *et al*. Overexpression of the soluble vascular growth factor receptor in preeclamptic patients: pathophysiological consequences. *J Clin Endocrinol Metab*. 2003;88:5555-5563.

Webster P, Lightstone L, McKay DB, *et al*. Pregnancy in chronic kidney disease and kidney transplantation. *Kidney Int*. 2017;91:1047-1056.

Wiles KS, Nelson-Piercy C, Bramham K. Reproductive health and pregnancy in women with chronic kidney disease. Nat Rev Nephrol. 2018;14:165-184.

Winkler K, Contini C, König B, *et al*. Treatment of very preterm preeclampsia via heparin-mediated extracorporeal LDL-precipitation (H.E.L.P.) apheresis: the Freiburg preeclampsia H.E.L.P.-apheresis study. Pregnancy Hypertens. 2018;12:136-143.

Woudstra DM, Chandra S, Hofmeyr GJ, *et al*. Corticosteroids for HELLP (hemolysis, elevated liver enzymes, low platelets) syndrome in pregnancy. *Cochrane Database Syst Rev*. 2010:CD008148.

Zerner J, Doil KL, Drewry J, *et al*. Intrauterine contraceptive device failures in renal transplant patients. *J Reprod Med*. 1981;26:99-102.

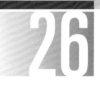

26 Tratamiento de la enfermedad renal crónica en adultos mayores

Ann M. O'Hare y Brenda R. Hemmelgarn

Las guías actuales para el tratamiento de la enfermedad renal crónica (ERC) están pensadas para su aplicación en pacientes de todas las edades. No existen guías específicas para adultos mayores con ERC. La mayoría de los nefrólogos estarán de acuerdo en que la asistencia de pacientes adultos mayores con ERC presenta retos únicos.

¿CÓMO CAMBIA LA TASA DE FILTRACIÓN GLOMERULAR CON LA EDAD?

Como se sabe, la tasa de filtración glomerular (TFG) media es más baja en adultos mayores que en personas más jóvenes (fig. 26-1). No está claro en qué medida este fenómeno representa el envejecimiento "normal" frente a una mayor prevalencia en los adultos mayores de enfermedades que se asocian a ERC en edades más avanzadas (p. ej., hipertensión arterial y diabetes). Relativamente se sabe poco sobre cómo cambia la función renal con el envejecimiento normal. Lo que se conoce procede casi en su totalidad de los estudios iniciales del Baltimore Longitudinal Study of Aging, donde se incluyó a un número pequeño de participantes a controles seriados de mediciones de aclaramiento de creatinina en la orina de 24 h a lo largo del tiempo. Entre el subgrupo de pacientes que no tenían enfermedad renal conocida ni hipertensión arterial, el aclaramiento de creatinina disminuyó una media de 0.75 mL/min al año (Lindeman, 1985). Es interesante que un pequeño número de personas experimentase con el tiempo un aumento en el aclaramiento de creatinina, lo cual sugiere que, quizá, no es inevitable un deterioro de la función renal asociado con la edad. A la hora de interpretar estos resultados es importante señalar que este estudio poblacional sólo incluyó a hombres predominantemente caucásicos y de clase media, y que pocos eran mayores de 75 años.

¿CUÁL ES LA PREVALENCIA DE UNA TASA DE FILTRACIÓN GLOMERULAR ESTIMADA BAJA EN EL ADULTO MAYOR?

En la población general, aproximadamente uno de cada tres adultos mayores de 70 años tiene una tasa de filtración glomerular estimada (TFGe) < 60 mL/min por 1.73 m^2 (Coresh, 2007). La prevalencia de ERC, definida por una TFGe por debajo de este nivel, parece ser aún mayor en poblaciones de adultos mayores que viven en residencias. Por ejemplo, en una muestra nacional de residentes de asilos canadienses ≥ 65 años, la prevalencia de una TFGe < 60 (mL/min)/1.73 m^2 era de casi 40% y de 50% entre los adultos mayores mayores de 95 años (Garg, 2004). Además, los adultos mayores suponían una importante proporción de todos los casos de ERC. En la población general se calcula que las personas mayores de 70 años suponen más de 50% de todos los casos de ERC en estadio 3 o 4 (Coresh, 2007). En una cohorte nacional de veteranos con ERC en estadio 3 o 4, más de la mitad eran mayores de 75 años (O'Hare, 2007b).

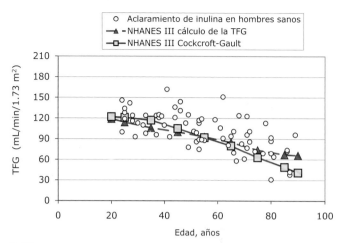

FIGURA 26-1 Valores medios de la tasa de filtración glomerular estimada según la edad en una cohorte comunitaria. (Adaptada de Coresh J, Astor BC, Greene T, *et al.* Prevalence of chronic kidney disease and decreased kidney function in the adult US population: Third National Health and Nutrition Examination Survey. *Am J Kidney Dis.* 2003;41:1-12).

¿CUÁL ES EL SIGNIFICADO CLÍNICO DE UNA TASA DE FILTRACIÓN GLOMERULAR ESTIMADA BAJA EN EL ADULTO MAYOR?

Las directrices contemporáneas definen la ERC principalmente basándose en niveles umbral fijos de TFGe y albuminuria, sin tener en cuenta la posibilidad de que se produzca un cierto deterioro de la función renal como parte del proceso normal de envejecimiento. De hecho, sigue habiendo desacuerdo dentro de la comunidad nefrológica sobre si reducciones pequeñas en la TFGe en el adulto mayor (p. ej., entre 45 y 59 mL/min por 1.73 m^2) constituyen siempre una situación de "enfermedad" (Glassock y Winearls, 2008). Ha sido difícil conciliar este debate —que es de naturaleza filosófica—, entre otros motivos que personas razonables pueden discrepar sobre qué define la enfermedad, particularmente en ausencia de un diagnóstico patológico. Para confundir más las cosas, en series de biopsias en riñones donadores sanos, la presencia de nefroesclerosis se asoció de manera importante con la edad avanzada e independiente del nivel de función renal (Rule, 2010).

Con independencia de la explicación subyacente a por qué la TFGe disminuye con la edad, está claro que el significado pronóstico de la TFGe para la muerte y para la progresión a enfermedad renal terminal (ERT) varía sustancialmente con la edad. En primer lugar porque, aunque el riesgo de mortalidad aumenta con el descenso de la TFGe en pacientes de todas las edades, el valor mínimo de TFGe por debajo del cual las tasas de mortalidad absoluta se elevan por encima de las del grupo de referencia con TFGe ≥ 60 mL/min por 1.73 m^2 es más bajo para personas mayores que para los jóvenes. Por ejemplo, en un grupo amplio de veteranos, predominantemente hombres, aquellos mayores de 65 años y con una TFGe que oscilaba entre 50 y 59 mL/min por 1.73 m^2 presentaban tasas de mortalidad similares a las de sus equivalentes por edad, pero con una TFGe ≥ 60. Sólo con

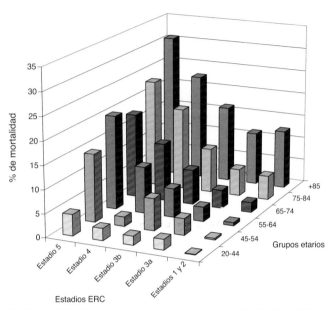

FIGURA 26-2 Tasas de mortalidad según la edad y las tasas de filtración glomerular estimada. (Tomada de Coresh J, Astor BC, Greene T, *et al.* Prevalence of chronic kidney disease and decreased kidney function in the adult US population: Third National Health and Nutrition Examination Survey. *Am J Kidney Dis.* 2003;41:1-12).

valores de TFGe < 50 mL/min por 1.73 m^2 el riesgo de muerte era superior al de su grupo de referencia (O'Hare, 2006). En una muestra comunitaria en Coventry, Inglaterra, se observó algo similar (fig. 26-2) (Raymond, 2007). Entre los pacientes adultos mayores, el valor crítico exacto de la TFGe por debajo del cual el riesgo de muerte aumenta con respecto al grupo de referencia, parece variar en diferentes poblaciones y en función del grupo de referencia seleccionado (Hallan, 2012).

La posibilidad de que existan diferencias dependientes de la edad en el riesgo de muerte relativo y absoluto entre pacientes con valores similares de TFGe tiene implicaciones clínicas y de salud pública importantes. Los mayores de 65 años con una reducción muy modesta en la TFGe (p. ej., entre 45 y 60 mL/min por 1.73 m^2) y en los que el riesgo de muerte puede no ser mayor que el de los que tienen una TFGe ≥ 60 mL/min por 1.73 m^2, que no cumplen con criterios para ERC. Así pues, un pequeño cambio en los valores de corte de la TFGe utilizados para definir la ERC puede determinar grandes diferencias en el tamaño de la población de adultos mayores definida como enferma de ERC.

En segundo lugar, aunque la TFGe es un excelente factor pronóstico de quién va a progresar hasta ERT, existen grandes diferencias en el riesgo absoluto de ERT entre los pacientes de diferentes edades con valores similares de TFGe: los pacientes adultos mayores tienen generalmente una menor probabilidad de progresar hasta una ERT que sus equivalentes más jóvenes (O'Hare, 2007b). Es probable que este fenómeno refleje una variedad de factores distintos, incluyendo un mayor riesgo competitivo de muerte, un descenso más lento de la TFGe entre los adultos mayores con ERC y diferencias según la edad en el porcentaje de inicio de la diálisis en pacientes con niveles similares de TFGe. En una muestra nacional de veteranos, aquellos con edades entre los 18 y los 44 años tenían mayor probabilidad de progresar a ERT que de morir cuando su TFGe era < 45 mL/min por 1.73 m², mientras que en aquellos entre los 75 y los 84 años, el riesgo de ERT no era superior al de muerte hasta que la TFGe era menor de 15. Entre los mayores de 85 años, la muerte era un evento más probable que la ERT, incluso con valores de TFGe < 15 (O'Hare, 2007b).

¿CÓMO CAMBIA LA EXCRECIÓN URINARIA DE ALBÚMINA CON LA EDAD?

La prevalencia de microalbuminuria y de proteinuria (o macroalbuminuria) aumenta con la edad (Coresh, 2007). Este efecto se amplifica en quienes padecen diabetes mellitus o hipertensión arterial, ambas más frecuentes en edades más avanzadas. Sin embargo, incluso en personas sin ninguna de estas dos enfermedades existe un aumento asociado con la edad en la prevalencia de albuminuria (Coresh, 2007). Aunque la prevalencia de albuminuria aumenta con la edad, este incremento resulta considerablemente superado por la creciente prevalencia de una TFGe baja. Por lo tanto, la mayoría de las personas mayores con tamizaje positivo para ERC (McCullough, 2008) tienen una TFGe baja (ERC en estadios 3 a 5). Por el contrario, la albuminuria aislada con TFGe conservada (etapas 1 y 2 de ERC) es la forma de presentación más frecuente en personas más jóvenes. De esta forma, midiendo sólo la concentración sérica de creatinina se identificará una proporción relativamente mayor de adultos mayores con ERC, mientras que muchos casos de ERC en personas más jóvenes serían pasados por alto si no se hiciera una medición simultánea de la albúmina urinaria.

¿CUÁL ES EL VALOR PRONÓSTICO DE LA ALBUMINURIA EN EL ADULTO MAYOR?

En diversas poblaciones se ha demostrado que la presencia de micro y macroalbuminuria se asocia con mortalidad, incluyendo a pacientes con y sin diabetes (Hallan, 2012; Hemmelgarn, 2010). La concentración urinaria de albúmina también parece tener un valor pronóstico en los adultos mayores y puede ser útil para identificar al subgrupo de personas con reducciones moderadas de la TFGe (p. ej., estadio 3a o entre 45 y 60 mL/min por 1.73 m²) que tiene el mayor riesgo de muerte (Hallan, 2006; O'Hare, 2010). La proteinuria también parece asociarse en adultos mayores con progresión hacia ERT, si bien los datos disponibles son limitados (Conway, 2009; Hemmelgarn, 2010).

¿EN QUÉ MEDIDA SE ASOCIA EN EL ADULTO MAYOR LA ENFERMEDAD RENAL CRÓNICA A OTRAS ENFERMEDADES CONCOMITANTES?

La carga de enfermedades concomitantes en los pacientes con ERC tiende a aumentar con la edad y es bastante importante en personas con dicha enfermedad (O'Hare 2007b; Roderick, 2009). Por ejemplo, entre los veteranos estadounidenses con una TFGe < 60 mL/min/1.73 m², 85% o más de los mayores de 65 años tenían al menos una de las siguientes enfermedades concomitantes: arteriopatía coronaria, insuficiencia cardiaca congestiva, arteriopatía periférica, hipertensión arterial o accidente cardiovascular (ACV). La proporción de pacientes con ERC y diabetes mellitus alcanzó su máximo en aquellos con edades entre los 55 y 75 años y disminuyó a partir de entonces. De hecho, la gran mayoría de adultos mayores con ERC no padecen diabetes mellitus (O'Hare, 2009). Además de con la patología cardiovascular, la ERC se asocia con una variedad de diferentes alteraciones funcionales y desenlaces adversos como los siguientes: incapacidad, insuficiencia cognitiva, mal funcionamiento de las extremidades inferiores y vulnerabilidad (Roderick, 2009; Shlipak, 2004). Muchas de las condiciones que son prevalentes en adultos mayores con enfermedad renal no están muy ligadas a su enfermedad renal subyacente, pero aun así se asocian con desenlaces adversos (Bowling, 2014). La multimorbilidad es también extremadamente común en personas mayores con enfermedad renal. Un estudio cualitativo reciente en veteranos con ERC moderada a severa encontró que la multimorbilidad era un reto significativo para el automanejo de la enfermedad renal, resaltando los retos y limitaciones potenciales de un abordaje orientado a la enfermedad en el manejo de adultos mayores complejos con enfermedad renal (Bowling, 2017).

¿SE DEBE ESTUDIAR A LOS ADULTOS MAYORES EN BUSCA DE UNA ENFERMEDAD RENAL CRÓNICA?

La mayoría de las guías de práctica clínica reconocen el tamizaje de los adultos mayores para ERC como un área de incertidumbre. Hallan (2006) estudió la precisión de varias estrategias de cribado diferentes y observó que la mayor sensibilidad y especificidad se obtenía estudiando a aquellas personas con diabetes mellitus, hipertensión arterial y edad > 55 años. Sin embargo, aunque la inclusión de la edad como un criterio de cribado mejoraba de forma importante la identificación de casos con ERC, la inmensa mayoría de los participantes mayores de 70 años identificados por cribado no iban a desarrollar una ERT. Las guías para la hipertensión arterial y la diabetes mellitus también recomiendan el cribado de la ERC, pero la pregunta es si tiene sentido hacer ese estudio en función de la edad en quienes no padecen ninguna de estas dos enfermedades.

¿CÓMO SE DEBE MEDIR LA FUNCIÓN RENAL EN ADULTOS MAYORES?

Debido a la variación de la concentración de creatinina sérica en función a la edad, la raza y el sexo, las actuales directrices de la KDIGO recomendaron que se utilice la ecuación de la Chronic Kidney Disease Epidemiology Collaboration (CKD-EPI) para estimar la TFG (ver cap. 1). Esta ecuación parece proporcionar un cálculo más preciso que la fórmula MDRD a niveles de 60 mL/min por 1.73 m^2 en adelante, en adultos mayores y en jóvenes. Sin embargo, para los adultos mayores la estimación de la TFG de esta fórmula no parecía ser más precisa que la proporcionada mediante la fórmula MDRD cuando la TFGe era < 60 mL/min por 1.73 m^2. Asimismo, se han desarrollado varias ecuaciones en poblaciones mayores, pero no se utilizan comúnmente en la práctica clínica.

¿CUÁL ES UN OBJETIVO APROPIADO DE PRESIÓN ARTERIAL EN ADULTOS MAYORES CON ENFERMEDAD RENAL CRÓNICA?

La presión arterial (PA) es un blanco potencial importante para las intervenciones que tienen como objetivo reducir el riesgo cardiovascular y retrasar la progresión de la enfermedad renal en adultos mayores y jóvenes con esta condición, y la práctica en esta área está muy influenciada por los resultados de estudios clínicos controlados aleatorizados. Sin embargo, los adultos mayores con enfermedad renal a menudo tienen otras muchas prioridades que compiten, una carga alta de otras condiciones comórbidas y una expectativa de vida limitada. Por lo tanto, una consideración importante al momento de generalizar los resultados de los estudios controlados aleatorizados al manejo de los pacientes en forma individual, debe involucrar la evaluación de la relevancia de los resultados de los estudios para esa persona en particular. Al valorar la relevancia de los resultados de los estudios para los pacientes en forma individual, se deben tomar en cuenta las preguntas que aborda el estudio en cuestión, la población estudiada, las variables seleccionadas en relación con las condiciones específicas de la situación del paciente, lo que es más importante para ellos (American Geriatrics Society Expert Panel on the Care of Older Adults, 2012; O'Hare, 2016).

Ha habido mucha controversia en años recientes acerca de las metas óptimas de PA en la población general y en los pacientes con ERC. El reporte reciente de los miembros del comité del JNC 8 recomienda que se establezca una meta de PA en los pacientes con ERC < 140/90 mm Hg. Sin embargo, las guías más recientes de la KDIGO recomiendan el uso de una meta más baja de PA < 130/80 mm Hg para los pacientes diabéticos y no diabéticos con micro o macroalbuminuria. Para los adultos mayores con enfermedad renal, las guías recomiendan ajustar la PA con consideración a la "edad, las comorbilidades y otras terapias, escalando gradualmente el tratamiento y poniendo atención en los eventos adversos relacionados con el manejo de la PA, incluyendo alteraciones en los electrolitos, deterioro agudo de la función renal, hipotensión ortostática y efectos secundarios de los medicamentos".

En general, el fundamento para tratar la PA en pacientes con ERC en cuanto a la población general es reducir la mortalidad y los eventos cardiovasculares. Ningún ensayo aleatorizado ha proporcionado pruebas convincentes de que el tratamiento para un objetivo de este tipo reduzca la progresión de la ERC o reduzca otros resultados clínicamente significativos en pacientes con ERC (Lewis, 2010). La mayoría de los ensayos que examinan el efecto de la disminución de la PA en otros resultados clínicos en adultos mayores han usado objetivos que sean sustancialmente más altos que 130 sistólicos.

El reciente estudio SPRINT ha generado un renovado interés en metas más agresivas de PA en la población general y en aquellos con ERC. Este estudio aleatorizó a adultos mayores y de mediana edad, con alto riesgo, a una meta de PA inferior a la usual < 120 *vs.* 140 mm Hg, y encontró que en los pacientes de riesgo alto sin diabetes, las tasas de eventos cardiovasculares graves letales y no letales, así como la muerte por cualquier causa, fueron menores en el grupo con tratamiento intensivo, aunque estos pacientes experimentaron tasas más altas de eventos adversos, específicamente hipotensión, síncope, anormalidades electrolíticas y daño renal agudo (SPRINT Research Group, 2015). Los resultados del SPRINT han sido difíciles de compaginar con los resultados de otros estudios grandes como el Action to Control Cardiovascular Risk in Diabetes (ACCORD, 2010), que demostró que en pacientes con diabetes tipo 2 con riesgo alto de eventos cardiovasculares, el tener como meta una PAS < 120 mm Hg, en comparación con < 140 mm Hg, no se asoció con un menor riesgo de eventos cardiovasculares graves letales y no letales. También hubo un aumento en el riesgo de eventos adversos graves atribuido al tratamiento antihipertensivo, así como tasas más altas de hipopotasemia y elevaciones en el nivel de creatinina sérico en el grupo con tratamiento intensivo.

Un problema para extrapolar los resultados del SPRINT a adultos mayores con enfermedad renal en forma individual en la práctica clínica son las diferencias en la carga relativamente baja de comorbilidad, la PA basal y el número de medicamentos antihipertensivos basales en los participantes mayores del SPRINT, en comparación con adultos mayores con ERC en el contexto clínico. Otra inquietud que se tiene es que los métodos utilizados para medir la presión arterial en el SPRINT no se utilizan de rutina en la práctica clínica (Kovesdy, 2017).

¿QUÉ FÁRMACOS DEBEN PRESCRIBIRSE PARA RALENTIZAR LA PROGRESIÓN DE LA ENFERMEDAD RENAL CRÓNICA EN EL ADULTO MAYOR?

Los inhibidores de la enzima convertidora de angiotensina (IECA) o los bloqueadores del receptor de angiotensina (BRA) están considerados fármacos de primera línea a la hora de retardar la progresión de la ERC, pues ambos reducen la proteinuria y disminuyen la PA. La KDIGO recomienda estos fármacos para pacientes con ERC proteinúrica, diabética y no diabética, con independencia de que los pacientes tengan o no hipertensión arterial. Además, basándose en recomendaciones de la KDOQI, la guía, basada en evidencia para el manejo de la PA alta en adultos de 2014, del panel del JNC 8, recomienda el uso IECA y BRA, ya sea como terapia inicial o añadida en todos los pacientes con hipertensión arterial y ERC (James, 2014). A la hora de aplicar estas recomendaciones al tratamiento de pacientes adultos mayores con ERC, es importante señalar que muchos de los estudios clave que sustentan dichas recomendaciones no incluyeron a ningún paciente de más de 70 años (O'Hare, 2009) y que existen pocos datos disponibles sobre la seguridad y la eficacia de dichos fármacos en adultos mayores. Además, la mayoría de los estudios de estas guías incluyeron únicamente a participantes con micro o macroalbuminuria.

El ensayo más extenso con una media de edad más elevada (Antihypertensive and Lipid Lowering to Prevent Heart Attack) no pudo demostrar un efecto beneficioso de los IECA sobre los problemas renales (ALLHAT Officers and Coordinators for the ALLHAT Collaborative Research Group, 2002). Los participantes con una TFGe < 60 mL/min por 1.73 m^2 tuvieron un riesgo similar de ERT, con independencia de haber recibido un IECA, un diurético tiazídico o un antagonista del calcio. Sin embargo, el estudio no requería un nivel umbral de (o ni siquiera evaluaba) la concentración de proteínas en la orina y, probablemente, incluyó un número elevado de adultos mayores sin proteinuria. En un análisis secundario, entre los participantes del estudio RENAAL (Reduction of Endpoints in Non-Insulin Dependent Diabetes Mellitus with the Angiotensin II Antagonist Losartan), aquellos que eran mayores de 65 años obtenían un beneficio similar del tratamiento con losartán, en términos de progresión a ERT, que los participantes más jóvenes (Winkelmayer, 2006).

Coincidiendo con las directrices de la American Diabetes Association, se recomienda el tratamiento con un IECA o un BRA en pacientes adultos mayores con diabetes y micro o macroalbuminuria, con independencia de hipertensión arterial y siempre que sea congruente con otros objetivos del tratamiento. Coincidiendo también con las directrices de la

KDIGO, igualmente recomendaríamos el tratamiento con estos fármacos en pacientes con ERC proteinúrica no diabética (p. ej., excreción de proteínas ≥ 200 mg diarios), independientemente de la presencia de hipertensión arterial, si es compatible con los objetivos del paciente en relación con el tratamiento. Sin embargo, basándose en los resultados del ALLHAT, se sugiere que, para los pacientes con hipertensión arterial que no presentan proteinuria (si no son diabéticos) o micro o macroalbuminuria (si son diabéticos), otros fármacos antihipertensivos pueden ser tan eficaces como los IECA o los BRA a la hora de retardar la progresión de la ERC.

Para todos los adultos mayores con ERC, se recomienda una estrategia centrada en el paciente en la cual la elección del fármaco antihipertensivo se guíe por lo que es más importante para el paciente. Entre estas estrategias, pueden incluirse factores como la facilidad de administración, la complejidad del conjunto del régimen terapéutico, la necesidad de seguimiento y los objetivos terapéuticos clínicos relevantes, que incluyen (aunque no se limitan a ella) la progresión de la nefropatía. Por ejemplo, las visitas repetidas para controlar la concentración de creatinina y de potasio sérica, como se aconseja al iniciar el tratamiento con un IECA o al hacer un cambio en la dosis, pueden ser excesivamente engorrosas para algunos pacientes adultos mayores, favoreciendo quizás el uso de un fármaco antihipertensivo que no necesite controles analíticos. Los regímenes terapéuticos más simples (p. ej., una pauta de dosificación diaria en lugar de dos o tres veces al día, la reducción del número total de fármacos) pueden ser particularmente útiles para pacientes con problemas cognitivos o quienes ya ingieren diariamente un número elevado de píldoras.

¿EXISTEN ASPECTOS ADVERSOS EN LA RESTRICCIÓN DE PROTEÍNAS O CALORÍAS EN EL ADULTO MAYOR?

La restricción proteínica leve siempre se ha considerado una forma eficaz de reducir la proteinuria y enlentecer la progresión de la ERC, si bien el estudio clínico más extenso que evaluó el efecto de una dieta con contenido proteínico bajo en la progresión de la ERC (MDRD) no consiguió demostrar ningún beneficio (ver el cap. 7 para una descripción completa de este tema). Sin embargo, basándose en la totalidad de las pruebas, la mayoría de las guías recomiendan restringir la ingesta de proteínas en los pacientes con ERC a 0.8 g/kg diarios. No obstante, esta restricción debe acometerse con cuidado en los adultos mayores, en los que dicha restricción puede asociarse con sarcopenia. La restricción proteínica puede ser más importante en el tratamiento de los pacientes con una ERC avanzada, próxima a requerir diálisis. Los resultados de un pequeño estudio prospectivo y aleatorizado sugieren que la reducción del aporte proteínico puede ser una forma eficaz de retrasar la necesidad de diálisis (Brunori, 2007).

Aunque la obesidad se asocia con un aumento del riesgo de mortalidad y morbilidad en la población general y en pacientes diabéticos, en los adultos mayores se ha demostrado una relación inversa entre el índice de masa corporal (IMC) y el riesgo de mortalidad (Oreopoulos, 2009). En algunos estudios (Hsu, 2006) se ha demostrado que el IMC se asocia con un riesgo aumentado de desarrollar ERC o ERT en la población general, pero no ha sido así en todos los estudios (Foster, 2008). Entre los adultos mayores atendidos por el sistema sanitario público en Estados Unidos (Medicare) que sufrieron un infarto agudo del miocardio, el riesgo de muerte y de ERT fue generalmente menor en pacientes con obesidad comparado con pacientes con peso normal. Sin embargo, actualmente faltan datos en poblaciones de adultos mayores más representativas (Lea, 2009).

¿QUÉ ADULTOS MAYORES CON ENFERMEDAD RENAL CRÓNICA DEBEN REFERIRSE A UN NEFRÓLOGO?

La derivación de un paciente a un nefrólogo tiene varios objetivos, entre ellos el diagnóstico de la etiología subyacente de la ERC, el tratamiento de las complicaciones y la toma de decisiones conjunta en relación con las opciones de tratamiento para la enfermedad renal avanzada. Las actuales recomendaciones sugieren que los pacientes deben enviarse a un nefrólogo cuando la TFGe desciende por debajo de 30 mL/min por 1.73 m^2. Esta recomendación se fundamenta en la incidencia elevada de complicaciones relacionadas con la ERC y en el mayor riesgo de progresión a ERT en este grupo. La importancia de la referencia al nefrólogo se ha sugerido en estudios de pacientes en diálisis que documentan que la derivación tardía a un nefrólogo se asocia con una mala calidad de asistencia pre-ERT y a una mayor mortalidad tras el comienzo de la diálisis. De manera reiterada se ha demostrado que la edad y un mayor número de patologías concomitantes son los factores asociados con una derivación tardía. Sin embargo, al igual que para todas las decisiones, el referir a los pacientes para atención nefrológica debe depender de las metas y valores del paciente, así como en el hecho de si el manejo especializado por parte de un nefrólogo cumplirá con estas metas (Campbell, 2010).

Además de la asistencia por parte de un nefrólogo, los pacientes adultos mayores con una ERC pueden beneficiarse de una **asistencia multidisciplinaria** que incluya la atención especializada por profesionales de enfermería, nutriólogos y asistentes sociales que trabajen conjuntamente para proporcionar un tratamiento global. Ahora bien, basándose en estudios clínicos aleatorizados, se ha demostrado que las clínicas de asistencia multidisciplinaria mejoran la morbilidad y la mortalidad de los pacientes con enfermedades crónicas, como la diabetes o la insuficiencia cardiaca. De hecho, estudios observacionales sugieren un beneficio en la supervivencia de los pacientes adultos mayores con ERC que reciben asistencia a través de un equipo multidisciplinario (Hemmelgarn, 2007), aunque esta observación aún debe confirmarse en estudios clínicos controlados y aleatorizados.

¿QUÉ PREPARACIÓN ES NECESARIA PARA LA HEMODIÁLISIS?

En los pacientes que deciden iniciar la hemodiálisis repetida y están listos para prepararse para esto, el acceso al torrente sanguíneo es esencial, y se prefiere una forma permanente de acceso vascular, idealmente una fístula en lugar de un injerto o un catéter venoso central, aunque varios estudios sugieren que un injerto AV puede ser una opción razonable en adultos mayores con una expectativa de vida limitada. No existe un consenso entre las guías de práctica clínica en relación con el momento óptimo para referir a un paciente para la creación de un acceso vascular. En el contexto clínico, el tiempo esperado para el inicio de la diálisis es usualmente difícil de predecir. Debido a las diferencias sistemáticas en la edad en cuanto al riesgo de muerte y las tasas de pérdida de TFG, la edad puede ser una consideración importante al momento de decidir si referir al paciente y cuándo hacerlo para la creación de un acceso vascular.

Los autores modelan el número de procedimientos innecesarios que ocurrirían por edad y nivel de TFGe utilizando diferentes niveles de umbral de TGFe para referencia para acceso vascular en un gran estudio de un grupo nacional de pacientes del U.S. Department of Veteran Affairs con una TFGe < 25 mL/min por 1.73 m² (O'Hare, 2007b). No se necesita decir que el número de intervenciones innecesarias aumentó con la edad. De hecho, entre los pacientes de entre 85 y 100 años con una TFGe < 25 mL/min por 1.73 m², la colocación de una vía de acceso vascular sólo habría sido necesaria en uno de cada seis (O'Hare, 2007a). Con frecuencia sería necesario un abordaje más dirigido, apoyándose en otros factores adicionales que predicen la progresión a ERT (p. ej., proteinuria), para identificar a los pacientes adultos mayores con una TFGe baja que se beneficiarían más probablemente de la preparación para la ERT.

¿CUÁLES SON LAS CONSIDERACIONES CLAVE PARA FACILITAR LA TOMA DE DECISIONES INFORMADA DE LOS ADULTOS MAYORES CON UNA ENFERMEDAD RENAL CRÓNICA AVANZADA?

Al considerar las opciones terapéuticas, es importante que los pacientes tengan un buen entendimiento de qué esperar con las diferentes opciones de tratamiento, y una comprensión realista de lo que estos tratamientos pueden ofrecer. Por ejemplo, la sobrevivencia promedio después de iniciar la diálisis oscila entre una mediana de 2 años para edades entre los 65 y 79 años, hasta sólo 8 meses para aquellos con 90 años o más (tabla 26-1) (Kurella, 2007). En los adultos mayores, se ha asociado el número de enfermedades concomitantes (en particular, la presencia de vasculopatía periférica), la edad creciente y el mal estado funcional con una mayor mortalidad después de comenzar la diálisis (Lamping, 2000). Entre los pacientes estadounidenses que viven en residencias, la supervivencia después del comienzo de la diálisis crónica fue < 1 año y la mayoría de los que sobrevivieron experimentaron un retroceso de su estado funcional tras comenzar la diálisis (Kurella Tamura, 2009). Varios estudios pequeños fuera de Estados Unidos sugieren que en pacientes adultos muy mayores con una gran carga de enfermedades concomitantes, la diálisis no debe asociarse con una mejora de la supervivencia comparada con el tratamiento conservador (Murtagh, 2007). Otros estudios sugieren que la diálisis puede asociarse con un beneficio en la supervivencia incluso en adultos mayores con una ERC avanzada, pero que estos individuos pasarán una proporción mucho mayor de su tiempo restante de vida en un entorno hospitalario.

Estos hallazgos, combinados con trabajos etnográficos en pacientes ambulatorios con enfermedad renal que sugieren que los pacientes en Esta-

TABLA 26-1	Supervivencia media desde el comienzo de la diálisis en adultos mayores de Estados Unidos

Edad al inicio de la diálisis (años)	Mediana de la supervivencia (RIQ),[a] en meses
65-79 años	24.9 (8.3-51.8)
80-84 años	15.6 (4.8-35.5)
85-89 años	11.6 (3.7-28.5)
≥ 90 años	8.4 (2.8-21.3)

[a]RIQ es el rango intercuartílico, es decir, el rango que comprende los dos cuartiles centrales de 50%. Adaptada de Kurella M, Covinsky K, Collins A, *et al.* Octogenarians and nonagenarians starting dialysis in the United States. *Ann Intern Med.* 2007;146:177-183.

dos Unidos pueden sentir que no tienen más remedio que iniciar la diálisis (Kaufman, 2006), han provocado que aumente el interés en el manejo conservador en años recientes, especialmente para pacientes que no se espera que les vaya bien con la diálisis. En este sentido, se sabe relativamente poco acerca del inicio de las prácticas de diálisis en Estados Unidos. En una cohorte grande de veteranos con ERC en etapa 5, seguidos durante 10 años, más de dos tercios de los pacientes iniciaron la diálisis durante el seguimiento (Wong, 2016a). En menos de 15% de ellos hubo una decisión, ya fuese explícita o implícita, de no buscar la diálisis. Como lo reportó previamente una cohorte canadiense grande (Hemmelgarn, 2012), los patrones de inicio de la diálisis fueron altamente dependientes de la edad. Aun así, sin importar la edad, la mayoría de los pacientes recibió, o se estaba preparando para recibir diálisis al final del seguimiento, incluso en el grupo de mayor edad, con porcentajes que iban de 96.2% (intervalo de confianza de 95, 94.4 a 97.4%) para aquellos < 45 años de edad a 53.3% (intervalo de confianza de 95, 50.7 a 55.9%) para los ≥ 85 años. Los resultados fueron similares luego de la estratificación por tercil de puntaje de comorbilidad.

Además de apoyar los deseos de los pacientes que están seguros de no querer iniciar diálisis, también existe la necesidad de un abordaje más centrado en el paciente para el inicio de la diálisis. Muchos de ellos desearían diálisis si ésta llegase a requerirse, pero desean diferir el inicio de la misma tanto como sea posible hasta que se sientan listos para comenzarla. Otros no están seguros de querer diálisis y no son capaces de tomar la decisión hasta que se enfrentan a ella. La información disponible de estudios sugiere que la diálisis puede ser diferida en forma segura durante periodos significativos en pacientes seguidos de cerca por un nefrólogo (Cooper, 2010). Los datos también apoyan el uso de una dieta baja en proteínas como forma para retrasar la necesidad de diálisis en pacientes con ERC avanzada (Brunori, 2007). Por falta de apoyo público de alternativas sólidas a la diálisis para pacientes con enfermedad renal avanzada en Estados Unidos, la diálisis puede a menudo ser el tratamiento predeterminado para estos pacientes (Wong, 2016b). Apoyar a los pacientes que no desean iniciar la diálisis, que quieren diferir esta decisión tanto como sea posible, y que son incapaces de tomar la decisión con relación a la diálisis hasta que se encuentran muy enfermos, seguramente requerirá de apoyo público, político y financiero para desarrollar modelos multidisciplinarios alternativos de atención médica para cumplir con las demandas de estos pacientes (Wong y O'Hare, 2017).

Dada la naturaleza compleja y difícil de las decisiones sobre el comienzo de la diálisis, se ha aceptado que dichas decisiones deben tomarse a través de un proceso iterativo y secuencial de decisión compartida en el que intervengan el médico, el paciente y su familia. Ya que puede ser casi imposible para los pacientes cómo será la experiencia de estar en diálisis, una prueba con diálisis por tiempo limitado puede ayudarle a los pacientes a comprender mejor a nivel personal cuáles son los beneficios y perjuicios para ellos. El establecer la diálisis explícitamente como una prueba y seguir de forma interactiva al paciente para conocer sus experiencias y saber si su pensamiento con relación a la diálisis ha cambiado con base a estas experiencias, puede ser particularmente útil para quienes que no están seguros de querer recibir diálisis repetida. La Renal Physicians Association (RPA) y la American Society of Nephrology han desarrollado unas guías para la práctica clínica sobre la toma de decisiones compartidas centradas en la conveniencia de la iniciación y el abandono de la diálisis (RPA, 2000). En el año 2010, la RPA editó una actualización (disponibles en www.renalmd.org). Estas guías constituyen un recurso muy valioso para dirigir la toma de decisiones sobre el inicio de la diálisis.

Bibliografía y lecturas recomendadas

ACCORD Study Group; Cushman WC, Evans GW, Byington RP, *et al.* Effects of intensive blood-pressure control in type 2 diabetes mellitus. *N Engl J Med.* 2010;362: 1575-1585.

ALLHAT Officers and Coordinators for the ALLHAT Collaborative Research Group. Major outcomes in high-risk hypertensive patients randomized to angiotensin-converting enzyme inhibitor or calcium channel blocker vs diuretic: the Antihypertensive and Lipid-Lowering Treatment to Prevent Heart Attack Trial (ALLHAT). *JAMA.* 2002;288:2981-2997.

American Geriatrics Society Expert Panel on the Care of Older Adults With Multimorbidity. Guiding principles for the care of older adults with multimorbidity: an approach for clinicians. *J Am Geriatr Soc.* 2012;60:E1-E25.

Bowling CB, Booth JN 3rd, Gutierrez OM, *et al.* Nondisease-specific problems and all-cause mortality among older adults with CKD: the REGARDS Study. *Clin J Am Soc Nephrol.* 2014;9:1737-1745.

Bowling CB, Vandenberg AE, Phillips LS, *et al.* Older patients' perspectives on managing complexity in CKD self-management. *Clin J Am Soc Nephrol.* 2017;12:635-643.

Brunori G, Viola BF, Parrinello G, *et al.* Efficacy and safety of a very-low-protein diet when postponing dialysis in the elderly: a prospective randomized multicenter controlled study. *Am J Kidney Dis.* 2007;49:569-580.

Campbell KH, Sachs GA, Hemmerich JA, *et al.* Physician referral decisions for older chronic kidney disease patients: a pilot study of geriatricians, internists, and nephrologists. *J Am Geriatr Soc.* 2010;58:392-395.

Conway B, Webster A, Ramsay G, *et al.* Predicting mortality and uptake of renal replacement therapy in patients with stage 4 chronic kidney disease. *Nephrol Dial Transplant.* 2009;24:1930-1937.

Cooper BA, Branley P, Bulfone L, *et al.* IDEAL Study. A randomized, controlled trial of early versus late initiation of dialysis. *N Engl J Med.* 2010;363:609-619.

Coresh J, Selvin E, Stevens LA, *et al.* Prevalence of chronic kidney disease in the United States. *JAMA.* 2007;298:2038-2047.

Davison S, Torgunrud C. The creation of an advance care planning process for patients with ESRD. *Am J Kidney Dis.* 2007;49:27-36.

Foster MC, Hwang SJ, Larson MG, *et al.* Overweight, obesity, and the development of stage 3 CKD: the Framingham Heart Study. *Am J Kidney Dis.* 2008;52:39-48.

Garg AX, Papaioannou A, Ferko N, *et al.* Estimating the prevalence of renal insufficiency in seniors requiring long-term care. *Kidney Int.* 2004;65:649-653.

Gill J, Malyuk R, Djurdjev O, *et al.* Use of GFR equations to adjust drug doses in an elderly multi-ethnic group—a cautionary tale. *Nephrol Dial Transplant.* 2007;22: 2894-2899.

Glassock RJ, Winearls C. An epidemic of chronic kidney disease: fact or fiction? *Nephrol Dial Transplant.* 2008;23:1117-1121.

Hallan SI, Dahl K, Oien CM, *et al.* Screening strategies for chronic kidney disease in the general population: follow-up of cross sectional health survey. *BMJ.* 2006; 333:1047.

Hallan SI, Matsushita K, Sang Y, *et al.* Chronic Kidney Disease Prognosis Consortium. Age and association of kidney measures with mortality and end-stage renal disease. *JAMA.* 2012;308:2349-2360.

Hemmelgarn BR, James MT, Manns BJ, *et al.* Alberta Kidney Disease Network. Rates of treated and untreated kidney failure in older vs younger adults. *JAMA.* 2012;307:2507-2515.

Hemmelgarn BR, Manns BJ, Lloyd A, *et al.* Alberta Kidney Disease Network. Relation between kidney function, proteinuria, and adverse outcomes. *JAMA.* 2010;303:423-429.

Hemmelgarn BR, Manns BJ, Zhang J, *et al.* Association between multidisciplinary care and survival for elderly patients with chronic kidney disease. *J Am Soc Nephrol.* 2007;18:993-999.

Hsu CY, McCulloch CE, Iribarren C, *et al.* Body mass index and risk for end-stage renal disease. *Ann Intern Med.* 2006;144:21-28.

James PA, Oparil S, Carter BL, *et al.* 2014 evidence-based guideline for the management of high blood pressure in adults: report from the panel members appointed to the Eighth Joint National Committee (JNC 8). *JAMA.* 2014;311:507-520.

Kaufman SR, Shim JK, Russ AJ. Old age, life extension, and the character of medical choice. *J Gerontol B Psychol Sci Soc Sci.* 2006;61:S175-S184.

Kovesdy CP. The ideal blood pressure target for patients with chronic kidney disease-searching for the sweet spot. *JAMA Intern Med.* 2017;177:1506-1507.

Kurella Tamura M, Covinsky KE, Chertow GM, *et al.* Functional status of elderly adults before and after initiation of dialysis. *N Engl J Med.* 2009;361:1539-1547.

Kurella M, Covinsky KE, Collins AJ, *et al.* Octogenarians and nonagenarians starting dialysis in the United States. *Ann Intern Med.* 2007;146:177-183.

Lamping DL, Constantinovici N, Roderick P, *et al.* Clinical outcomes, quality of life, and costs in the North Thames Dialysis Study of elderly people on dialysis: a prospective cohort study. *Lancet.* 2000;356:1543-1550.

Lea JP, Crenshaw DO, Onufrak SJ, *et al.* Obesity, end-stage renal disease, and survival in an elderly cohort with cardiovascular disease. *Obesity (Silver Spring).* 2009;17: 2216-2222.

Lewis JB. Blood pressure control in chronic kidney disease: is less really more? *J Am Soc Nephrol.* 2010;21:1086-1092.

Lindeman RD, Tobin J, Shock NW. Longitudinal studies on the rate of decline in renal function with age. *J Am Geriatr Soc.* 1985;33:278-285.

McCullough PA, Li S, Jurkovitz CT, *et al.* Kidney Early Evaluation Program Investigators. CKD and cardiovascular disease in screened high-risk volunteer and general populations: the Kidney Early Evaluation Program (KEEP) and National Health and Nutrition Examination Survey (NHANES) 1999-2004. *Am J Kidney Dis.* 2008;51:S38-S45.

Murtagh F, Marsh JE, Donohoe P, *et al.* Dialysis or not? A comparative survival study of patients over 75 years with chronic kidney disease stage 5. *Nephrol Dial Transplant.* 2007;22:1955-1962.

O'Hare AM, Bertenthal D, Covinsky KE, *et al.* Mortality risk stratification in chronic kidney disease: one size for all ages? *J Am Soc Nephrol.* 2006;17:846-853.

O'Hare AM, Bertenthal D, Walter LC, *et al.* When to refer patients with chronic kidney disease for vascular access surgery: should age be a consideration? *Kidney Int.* 2007a;71:555-561.

O'Hare AM, Choi AI, Bertenthal D, *et al.* Age affects outcomes in chronic kidney disease. *J Am Soc Nephrol.* 2007b;18:2758-2765.

O'Hare AM, Hailpern SM, Pavkov ME, *et al.* Prognostic implications of the urinary albumin to creatinine ratio in veterans of different ages with diabetes. *Arch Intern Med.* 2010;170:930-936.

O'Hare AM, Kaufman JS, Covinsky KE, *et al.* Current guidelines for using angiotensin-converting enzyme inhibitors and angiotensin II-receptor antagonists in chronic kidney disease: is the evidence base relevant to older adults? *Ann Intern Med.* 2009;150:717-724.

O'Hare AM, Rodriguez RA, Bowling CB. Caring for patients with kidney disease: shifting the paradigm from evidence-based medicine to patient-centered care. *Nephrol Dial Transplant.* 2016;31:368-375.

Oreopoulos A, Kalantar-Zadeh K, Sharma AM, *et al.* The obesity paradox in the elderly: potential mechanisms and clinical implications. *Clin Geriatr Med.* 2009;25: 643-659, VIII.

Raymond NT, Zehnder D, Smith SC, *et al.* Elevated relative mortality risk with mild-to-moderate chronic kidney disease decreases with age. *Nephrol Dial Transplant.* 2007;22:3214-3220.

Renal Physicians Association. RPA position on quality care at the end of life. *Clin Nephrol*. 2000;53:493-494.

Roderick PJ, Atkins RJ, Smeeth L, *et al*. CKD and mortality risk in older people: a community-based population study in the United Kingdom. *Am J Kidney Dis*. 2009;53:950-960.

Rule AD, Amer H, Cornell LD, *et al*. The association between age and nephrosclerosis on renal biopsy among healthy adults. *Ann Intern Med*. 2010;152:561-567.

Shlipak MG, Stehman-Breen C, Fried LF, *et al*. The presence of frailty in elderly persons with chronic renal insufficiency. *Am J Kidney Dis*. 2004;43:861-867.

SPRINT Research Group; Wright JT Jr, Williamson JD, Whelton PK, *et al*. A randomized trial of intensive versus standard blood-pressure control. *N Engl J Med*. 2015; 373:2103-2116.

Stevens LA, Coresh J, Feldman HI, *et al*. Evaluation of the modification of diet in renal disease study equation in a large diverse population. *J Am Soc Nephrol*. 2007;18:2749-2757.

Winkelmayer WC, Zhang Z, Shahinfar S, *et al*. Efficacy and safety of angiotensin II receptor blockade in elderly patients with diabetes. *Diabetes Care*. 2006;29:2210-2217.

Wong SP, Hebert PL, Laundry RJ, *et al*. Decisions about renal replacement therapy in patients with advanced kidney disease in the US Department of Veterans Affairs, 2000-2011. *Clin J Am Soc Nephrol*. 2016a;11:1825-1833.

Wong SPY, O'Hare AM. Making sense of prognostic information about maintenance dialysis versus conservative care for treatment of advanced kidney disease. *Nephron*. 2017;137:169-171.

Wong SP, Vig EK, Taylor JS, *et al*. Timing of initiation of maintenance dialysis: A qualitative analysis of the electronic medical records of a National Cohort of Patients From the Department of Veterans Affairs. *JAMA Intern Med*. 2016b;176:228-235.

27 | Enfermedad renal crónica en Asia

Philip Kam-Tao Li y Kai Ming Chow

La epidemia de enfermedad renal crónica (ERC) global es un importante problema de salud pública no sólo en los países ricos, sino también en Asia. Los médicos pueden beneficiarse del reconocimiento de los aspectos singulares de los pacientes asiáticos con ERC que se resumen en este capítulo (tabla 27-1).

AJUSTE DE LAS ECUACIONES PARA ESTIMAR LA TASA DE FILTRACIÓN GLOMERULAR EN ASIÁTICOS

Un cálculo preciso de la tasa de filtración glomerular (TFG) es el elemento central para la clasificación, detección y tratamiento de la ERC. La estimación de la TFG utilizando fórmulas predictivas que se basan en la concentración de creatinina sérica ha adquirido una importancia creciente en la práctica clínica. La población asiática estuvo infrarrepresentada durante el desarrollo de las dos fórmulas más ampliamente utilizadas: la ecuación del estudio de Modification of Diet in Renal Disease (MDRD) y la de la Chronic Kidney Disease-Epidemiology Collaboration (CKD-EPI). Estas dos ecuaciones sólo incluyen una variable de dos niveles para la raza: afroamericana o no afroamericana. Por esta razón hay motivos para creer que las fórmulas para estimar la TFG necesitan modificarse y validarse en pacientes asiáticos, ya que tienen una menor masa muscular corporal y un menor ritmo de producción de creatinina en comparación con los caucásicos. La creatinina se genera durante el catabolismo del músculo esquelético y, en menor medida, a partir de las proteínas de la dieta (especialmente de la carne guisada). Asimismo, una menor ingesta de carne en los indoasiáticos comparada con la de los caucásicos puede llevar a una menor excreción de creatinina y, por consiguiente, a diferentes coeficientes de predicción en dichas fórmulas.

De hecho, la fórmula MDRD o ecuaciones CKD-EPI han sido modificadas para ser utilizadas en poblaciones japonesas, coreanas y chinas con nuevos coeficientes de corrección. Se ha propuesto una ecuación con cuatro niveles de raza (afroamericana, asiática, nativa americana y latina, y blanca [caucásica] y otra), para mejorar el sesgo, por ejemplo, en sujetos chinos (Stevens, 2011). Esta ecuación es más precisa que la CKD-EPI original con dos niveles de raza, en algunas poblaciones, pero no en todas. Para superar la necesidad de un coeficiente para etnicidad, se ha propuesto el uso de cistatina C en combinación con la creatinina sérica en las ecuaciones de estimación (Teo, 2018).

MENOR TASA DE FILTRACIÓN GLOMERULAR/1.73 M² EN ASIÁTICOS

Además de las diferencias en la TFG estimada según la creatinina, la TFG/1.73 m² real medida en asiáticos parece ser menor que en las poblaciones occidentales. Los datos en personas sanas, utilizando el aclara-

TABLA 27-1	Aspectos singulares de la enfermedad renal crónica en poblaciones asiáticas
Aspecto	**Implicaciones**
Menor tasa de producción de creatinina (posiblemente a partir del músculo y de la dieta)	Las fórmulas de TFGe basadas en la creatinina necesitan ajustarse a la baja aproximadamente 20%
Menor TFG/1.73 m²	La estadificación convencional de la ERC puede no servir debido a un intervalo más bajo de TFG "sano"
Mayores tasas de hipertensión arterial, consumo de sal y tabaquismo	Mejorías potenciales debidas a la educación, la restricción de sal en la dieta y los programas para dejar de fumar
Mayores tasas de glomerulonefritis	Posible mejoría por una higiene mejor y de las infecciones relacionadas con glomerulonefritis
Mayores tasas de diabetes mellitus	Atención a la dieta y al ejercicio; se necesita una mejor detección de la diabetes y sus tratamientos
Valores basales de IMC más bajos para producir daño renal	
Bajo número de nefronas al nacer debido a una nutrición prenatal materna subóptima	Programas sociales y económicos para centrarse en la asistencia sanitaria de la madre
Bajo nivel de conciencia sobre la salud renal	Importancia adicional del tamizaje y la educación
Progresión a ERC más rápida	Causa desconocida
Mayor supervivencia una vez instaurada la ERC	Causa desconocida
Nefrotoxicidad de las medicinas herbolarias	Mejor control y regulación y mejor control de calidad de las medicinas herbolarias para evitar contaminantes y adulterantes
Nefrotoxinas ambientales	Educación e iniciativas comunitarias
Consumo de alimentos tradicionales con potencial nefrotóxico o toxicidad en pacientes con ERC (djenkol, carambolo, vesícula biliar de pescado)	Educación de los pacientes para evitar esos alimentos

ERC, enfermedad renal crónica; IMC, índice de masa corporal; TFG, tasa de filtración glomerular; TFGe, tasa de filtración glomerular estimada.

miento plasmático del ácido pentacético de dietilenotriamina (APDT) marcado con ^{99m}Tc, mostraron que los valores medios de TFG en personas chinas jóvenes y sanas (Ma, 2010) y en indios (Barai, 2005) estaban entre 104 a 110 y 81 mL/min por 1.73 m² respectivamente, ambos muy inferiores a los valores de 109 a 125 de poblaciones occidentales. Si se confirman, estos datos sugieren que los valores basales de TFG utilizados para definir la ERC en personas occidentales pueden necesitar una modificación para las poblaciones asiáticas.

CAUSAS DE LA ENFERMEDAD RENAL CRÓNICA EN LOS PAÍSES ASIÁTICOS

Hipertensión

La hipertensión arterial es una causa principal modificable de ERC. La importancia de esta enfermedad en los países asiáticos sigue siendo enorme, especialmente en aquellos de rentas bajas o medias. Asimismo, se ha calculado que la hipertensión arterial es responsable de más de una tercera parte de las muertes y de casi la quinta parte de los años de vida potencialmente perdidos en Asia Central. Para esto, hay múltiples razones. La prevalencia de la hipertensión es elevada y creciente. La información, el tratamiento y el control de la hipertensión arterial son extremadamente bajos debido en parte a los niveles de educación y alfabetismo bajos, pero también a los niveles bajos de acceso a los servicios sanitarios en los países del sur de Asia. Los datos de las encuestas nacionales sugieren un nivel bajo de información sobre la enfermedad y el tratamiento adecuado. Por ejemplo, en una encuesta en la que participaron 142 000 adultos chinos, sólo 24% de ellos sabían que eran hipertensos (Wu, 2008). El porcentaje de información sobre la hipertensión en la mayoría de los países asiáticos ha sido < 50%.

Varias hipótesis se han sugerido para explicar la elevada prevalencia de la hipertensión arterial en los países asiáticos desarrollados. Los cambios en el estilo de vida asociados con la urbanización se acompañan, frecuentemente, de la adopción de una dieta rica en sal y grasas saturadas e hidratos de carbono de baja calidad; esta explicación confirma la mayor prevalencia de hipertensión arterial en la población asiática urbana comparada con la rural. El consumo generalizado de tabaco (se estima en 50 y 60% de los hombres adultos en muchos países asiáticos) y el mayor consumo de sal en Asia también contribuyen a las elevadas tasas de hipertensión arterial. El papel de la pobreza y el origen intrauterino de la ERC también podrían formar parte del esquema. Como se describe en el capítulo 2, las evidencias epidemiológicas sustentan firmemente una relación entre la aparición de hipertensión arterial y el bajo peso al nacer debido a un crecimiento intrauterino retardado o al nacimiento prematuro. El bajo peso al nacer es un problema frecuente en los países pobres.

Resistencia a la insulina y obesidad

En las poblaciones asiáticas, las consecuencias adversas derivadas de cualquier factor de riesgo de ERC pueden empeorar. Asimismo se ha sugerido que la susceptibilidad étnica a la resistencia a la insulina hace que los valores de corte del índice de masa corporal (IMC) derivados de la población occidental generen errores cuando se utilizan en poblaciones chinas, sudasiáticas o aborígenes. Los asiáticos tienen una mayor predisposición a la resistencia a la insulina con un menor grado de obesidad que las personas de ascendencia europea. Para los chinos se considera que el valor de corte para la obesidad central es una circunferencia de cintura > 90 cm en hombres y > 80 cm en mujeres (Li, 2008). Esto contrasta con los 94 y 80 cm, respectivamente, para los európidos (personas caucásicas de origen europeo, independientemente de donde vivan) como los define el European Group for the Study of Insulin Resistance.

El impacto del IMC sobre el riñón también parece ser diferente, de modo que la definición de obesidad propuesta para los asiáticos no ha sido $\geq 30 \, kg/m^2$, sino $\geq 25 \, kg/m^2$ (Li, 2008). Los efectos nocivos de valores elevados que, generalmente, se observan en individuos con obesidad grave, se producen en la población china con niveles más bajos de IMC. En un gran estudio multiétnico de cribado poblacional, cada categoría de IMC > 25 kg/m^2 se asociaba con una razón de momios de presencia de proteinuria para los chinos progresivamente mayor, mientras que la relación entre IMC y proteinuria sólo fue significativa con niveles de IMC $\geq 30 \, kg/m^2$ entre los malayos (Ramírez, 2002). Un gran estudio poblacional de grupos ha demostrado un riesgo aumentado de enfermedad renal crónica en etapa terminal (ERCT) al nivel de corte de IMC de 25 kg/m^2 (Reynolds, 2007) en la población china. El impacto de la llamada obesidad metabólicamente sana sobre el aumento en la probabilidad de ERC también se ha confirmado en una población asiática (Jung, 2015).

Las personas asiáticas o chinas pueden tener mayores probabilidades de tener una **hipertensión arterial sensible a la sal**, especialmente aquellos con síndrome metabólico. Si es así, las estrategias de salud pública para reducir la ingesta de sal en la comida podrían tener un impacto considerable en la prevalencia de la hipertensión y la ERC en los países asiáticos.

Diabetes

Otra conexión entre la carga de la ERC y Asia es la epidemia de diabetes. Dado su ritmo de crecimiento poblacional y su tasa de urbanización, se ha calculado que, en el año 2030, India y China serán los dos países con el mayor número de personas con diabetes. Un grupo de datos de 35 millones de pacientes en China de 2010 a 2015 confirmó que el porcentaje de pacientes con ERC relacionada con la diabetes sobrepasó el porcentaje relacionado con la glomerulonefritis en residentes de zonas urbanas y rurales (Zhang, 2016). Otros cuatro países asiáticos se encuentran entre las 10 primeras poblaciones mundiales de pacientes diabéticos: Indonesia, Pakistán, Bangladesh y Filipinas. Las diferencias de origen étnico en la prevalencia de nefropatía diabética han sido un punto de interés focal en la investigación. Por ejemplo, en el United Kingdom Asian Diabetes Study (Dixon, 2006), los investigadores demostraron que, entre los pacientes con diabetes tipo 2 con presión arterial normal y sin tratar, la proporción que tenía microalbuminuria era tres veces más alta entre los sudasiáticos residentes en el Reino Unido que en el grupo europeo caucásico. La mayoría de los datos de estudios observacionales y de estudios clínicos muestran que los pacientes asiáticos con diabetes tienen más probabilidades de desarrollar ERCT que sus equivalentes caucásicos. Los retos para la diabetes en India, China y muchos otros países asiáticos incluyen la necesidad de educar a la población y a los profesionales sanitarios para tratar la diabetes de forma más eficiente.

Nefritis y toxinas

Otras causas importantes de ERC en los países asiáticos incluyen la elevada prevalencia de glomerulonefritis crónica y nefritis intersticial, reflejo de la presencia de infecciones bacterianas, víricas y parasitarias que afectan los riñones. La polución ambiental (incluyendo la contaminación del suelo por compuestos orgánicos) y la exposición profesional a productos químicos, como el plomo y el arsénico (Hsueh, 2009; Lin, 2003), también pueden desempeñar un papel importante.

Conciencia sobre la ERC y educación

La conciencia sobre la ERC es baja en muchas zonas de escasos y medianos recursos en Asia. Una encuesta reciente en 12 países, incluyendo en su mayoría países asiáticos, mostró que sólo 6% de la población general (China, Mongolia, India y Nepal) y 10% de una población de alto riesgo (Bangladesh) estaban al tanto de su estado de ERC (Ene-Iordache, 2016). El tamizaje local para ERC y sus factores de riesgo podría, por lo tanto, ser una prioridad de salud pública, antes de poder mejorar la educación. Los autores realizaron un programa de cribado denominado SHARE: Screening of Hong Kong Asymptomatic Renal Population and Evaluation (Li, 2005). En este programa se analizaron 1 200 personas asintomáticas con una edad media de 56 años. Las tasas de prevalencia de proteinuria y hematuria microscópica en esta cohorte fueron de 3 y 14%, respectivamente, y ambas aumentaban con la edad. Diez por ciento de las personas de entre 21 y 40 años de edad; 24% entre 41 y 60 años, y 33% de los mayores de 60 años, todos se consideraban sanos, tenían hipertensión arterial o anomalías urinarias asintomáticas, entre las que se incluyen proteinuria, hematuria microscópica o glucosuria (Li, 2005). Un estudio reciente de los autores sobre tamizaje de parientes de primer grado de personas con todas las etapas de ERC encontró que esos familiares están en riesgo de desarrollar ERC. Los padres, adultos mayores, obesos y familiares varones, tuvieron mayor probabilidad de desarrollar marcadores de daño renal (Li, 2017). En los parientes de primer grado de pacientes con todas las etapas de ERC, se encontró que la proteinuria tiene mayor probabilidad de ocurrir en familiares de pacientes con ERC secundaria a glomerulonefritis; un IMC alto aumenta su riesgo de hipertensión, y la glucosuria y el tabaquismo incrementan su riesgo de una TFGe más baja y uno más alto de proteinuria.

RIESGO AUMENTADO DE PROGRESIÓN

Los datos de registros han sugerido que existen, al menos, discrepancias o un exceso de riesgo de ERCT en los asiáticos. Aunque no es fácil disecar los efectos socioeconómicos de los efectos de la etnicidad, las condiciones socioeconómicas no explican por completo el aumento en el riesgo de progresión de ERC en asiáticos. Por ejemplo, el United States Renal Data System (USRDS) muestra que los asiáticos estadounidenses tienen un mayor riesgo de ERCT ajustado por edad y sexo en comparación con los caucásicos estadounidenses. En una cohorte prospectiva multiétnica de casi 300 000 adultos que se sometieron a un chequeo de salud en el norte de California entre 1964 y 1985, la tasa ajustada por edad de ERCT en los asiáticos era más de dos veces superior que la de los caucásicos (Hall, 2005). En otro estudio de cohortes realizado en Canadá, se ha confirmado recientemente que la población local de asiáticos orientales y sudasiáticos con ERC tenía mayores tasas de progresión de la misma (Barbour, 2010). La razón sigue siendo especulativa. Por este motivo es posible que las anomalías metabólicas de cualquier estadio de la ERC sean peores en los pacientes asiáticos que en los caucásicos. Lo mismo puede aplicar a la hipertensión y la proteinuria (Mathur, 2018).

MAYOR TASA DE SUPERVIVENCIA DE QUIENES TIENEN ENFERMEDAD RENAL CRÓNICA

Resulta interesante que, a pesar de que los asiáticos tienen una tasa de deterioro renal más rápida que los caucásicos, aquellos con ERC tienen una mayor supervivencia global, ya se mida antes o después del comienzo de la diálisis (Barbour, 2010; Li, 2003; Pei, 2000). Entre las posibles explicaciones pueden estar las diferencias raciales en la dieta, los factores genéticos y el menor tamaño corporal de los asiáticos.

ASPECTOS DIETÉTICOS Y FÁRMACOS EN ASIA

En los pacientes asiáticos existe la necesidad de examinar el uso de fármacos y debe hacerse siempre una detallada historia dietética porque la nefropatía tóxica aguda es bastante frecuente. Un estudio prospectivo que incluía a más de 460 000 personas de Taiwán encontró que los usuarios regulares de medicinas herbolarias tenían un aumento del riesgo de desarrollar una ERC de 25% respecto a los no usuarios (Wen, 2008). Los resultados también mostraban una creciente proporción de usuarios de medicinas herbolarias entre los que tenían una ERC más grave. Otro estudio transversal en Taiwán confirmó que la fitoterapia se asociaba independientemente con la ERC (Guh, 2007). La relación entre la medicina tradicional y la nefropatía relacionada con la fitoterapia puede explicarse por una nefrotoxicidad directa de las plantas, por interacciones fármaco-herbales, por contaminación herbal (como con los metales pesados nefrotóxicos) o por adulteración (clásicamente el paracetamol, la indometacina) y por el procesamiento y la preparación inadecuados de las hierbas.

Hierbas tóxicas

Existe una sospecha fuerte de que el uso incontrolado y la identificación errónea de las hierbas medicinales (nomenclatura inapropiada y etiquetado impreciso) son la causa subyacente de la nefropatía por ácido aristolóquico (antes conocida como nefropatía por hierbas chinas), una enfermedad caracterizada por una fibrosis intersticial renal progresiva y frecuentemente acompañada de neoplasias uroteliales. En un estudio poblacional de casos y controles, la utilización de productos herbolarios con cantidades significativas de ácido aristolóquico (incluyendo Mu Tong y fangchi) se asoció con un mayor riesgo de ERCT (Lai, 2010). La sospecha de una causa herbal en la ERC de origen desconocido se ha planteado en muchas partes de Asia, incluyendo Tailandia, India y Sri Lanka, especialmente entre la población rural. Así pues, se necesita una mejor regulación y un refuerzo de los controles de calidad de las medicinas herbolarias.

Alimentos tóxicos y suplementos alimentarios

En los países asiáticos se ha descrito la nefrotoxicidad a partir de otras fuentes ambientales y productos alimentarios. En China, la toxicidad por melanina (incluyendo el riesgo de nefrolitiasis y la lesión renal aguda) por el consumo de leche en polvo contaminada supuso una causa de preocupación, y este problema no debería reaparecer si se realizan las inspecciones y análisis apropiados (Hau, 2009). Otra fuente de nefrotoxicidad alimentaria tiene que ver con el consumo de la **vesícula biliar de peces**, clásicamente de carpa china o *Ctenopharyngodon idellus*. La vesícula biliar de los peces se consume en algunos países asiáticos como una medicina tradicional para mejorar los síntomas del reumatismo, la disminución de la agudeza visual y la impotencia. La ingesta de la vesícula cruda puede inducir una necrosis tubular aguda además de hepatotoxicidad, presumiblemente debido a la toxina sulfato de ciprinol.

Semillas de djenkol o jiringa

Las habas de djenkol o de jiringa (*Pithecellobium jiringa*) son otra delicia local tradicional consumida en países asiáticos tropicales, como Malasia e Indonesia, que se ha descrito como causante de insuficiencia renal. Estas semillas, que generalmente se consumen entre septiembre y febrero, contienen ácido djenkólico, un aminoácido que contiene azufre. La patogénesis exacta de la lesión renal es desconocida, pero parece ser la precipitación de los ácidos djenkólicos en los túbulos renales y en los uréteres, lo que produce irritación y obstrucción de las vías urinarias.

Fruta estrella

Otro alimento que causa preocupación es el carambolo (*Averrhoa carambola*), una fruta tropical que procede de Asia y que crece en países tropicales, como Taiwán, India y Tailandia. Generalmente se consume fresca (es una fruta de color verde amarillento y con cinco lóbulos de pulpa) o en zumo. Un amplio abanico de efectos neurotóxicos se ha descrito (incluyendo hipo resistente al tratamiento, vómito, alteración del nivel de consciencia y convulsiones), a veces mortales. A los pacientes con ERC se les debe informar que nunca deben ingerir carambolo o productos que lo contengan.

Bibliografía y lecturas recomendadas

Barai S, Bandopadhayaya GP, Patel CD, *et al.* Do healthy potential kidney donors in India have an average glomerular filtration rate of 81.4 ml/min? *Nephron Physiol.* 2005;101:21-26.

Barbour SJ, Er L, Djurdjev O, *et al.* Differences in progression of CKD and mortality amongst Caucasian, Oriental Asian and South Asian CKD patients. *Nephrol Dial Transplant.* 2010;25:3663-3672.

Dixon AN, Raymond NT, Mughal S, *et al.* Prevalence of microalbuminuria and hypertension in South Asians and white Europeans with type 2 diabetes: a report from the United Kingdom Asian Diabetes Study (UKADS). *Diab Vasc Dis Res.* 2006;3:22-25.

Ene-Iordache B, Perico N, Bikbov B, *et al.* Chronic kidney disease and cardiovascular risk in six regions of the world (ISN-KDDC): a cross-sectional study. *Lancet Glob Health.* 2016;4:e307-e319.

Guh JY, Chen HC, Tsai JF, *et al.* Herbal therapy is associated with the risk of CKD in adults not using analgesics in Taiwan. *Am J Kidney Dis.* 2007;49:626-633.

Hall YN, Hsu CY, Iribarren C, *et al.* The conundrum of increased burden of end-stage renal disease in Asians. *Kidney Int.* 2005;68:2310-2316.

Hau AK, Kwan TH, Li PK. Melamine toxicity and the kidney. *J Am Soc Nephrol.* 2009; 20:245-250.

Hsueh YM, Chung CJ, Shiue HS, *et al.* Urinary arsenic species and CKD in a Taiwanese population: a case-control study. *Am J Kidney Dis.* 2009;54:859-870.

Jung CH, Lee MJ, Kang YM, *et al.* The risk of chronic kidney disease in a metabolically healthy obese population. *Kidney Int.* 2015;88:843-850.

Lai MN, Lai JN, Chen PC, *et al.* Risk of kidney failure associated with consumption of herbal products containing Mu Tong or Fangchi: a population-based case-control study. *Am J Kidney Dis.* 2010;55:507-518.

Leung TK, Luk AO, So WY, *et al.* Development and validation of equations estimating glomerular filtration rates in Chinese patients with type 2 diabetes. *Kidney Int.* 2010;77:729-735.

Li PK, Chow KM, Szeto CC. Is there a survival advantage in Asian peritoneal dialysis patients? *Int J Artif Organs.* 2003;26:363-372.

Li PK, Kwan BC, Leung CB, *et al.* Hong Kong Society of Nephrology. Prevalence of silent kidney disease in Hong Kong: The Screening for Hong Kong Asymptomatic Renal Population and Evaluation (SHARE) program. *Kidney Int.* 2005;64:S36-S40.

Li PK, Kwan BC, Szeto CC, *et al.* Metabolic syndrome in peritoneal dialysis patients. *NDT Plus.* 2008;1:206-214.

Li PK, Ng JK, Cheng YL, *et al.* Hong Kong Society of Nephrology. Relatives in silent kidney disease screening (RISKS) study: a Chinese cohort study. *Nephrology (Carlton).* 2017;22:35-42.

Lin JL, Lin-Tan DT, Hsu KH, *et al.* Environmental lead exposure and progression of chronic renal diseases in patients without diabetes. *N Engl J Med.* 2003;348:277-286.

Ma YC, Zuo L, Chen L, *et al.* Distribution of measured GFR in apparently healthy Chinese adults. *Am J Kidney Dis.* 2010;56:420-421.

Mathur R, Dreyer G, Yaqoob MM, *et al*. Ethnic differences in the progression of chronic kidney disease and risk of death in a UK diabetic population: an observational cohort study. *BMJ Open*. 2018;8:e020145.

Pei YP, Greenwood CM, Chery AL, *et al*. Racial differences in survival of patients on dialysis. *Kidney Int*. 2000;58:1293-1299.

Ramirez SP, McClellan W, Port FK, *et al*. Risk factors for proteinuria in a large, multiracial, Southeast Asian population. *J Am Soc Nephrol*. 2002;13:1907-1917.

Reynolds K, Gu D, Muntner P, *et al*. Body mass index and risk of ESRD in China. *Am J Kidney Dis*. 2007;50:754-764.

Stevens LA, Claybon MA, Schmid CH, *et al*. Evaluation of the Chronic Kidney Disease Epidemiology Collaboration equation for estimating the glomerular filtration rate in multiple ethnicities. *Kidney Int*. 2011;79:555-562.

Teo BW, Zhang L, Guh JY, *et al*. Glomerular filtration rates in Asians. *Adv Chronic Kidney Dis*. 2018;25:41-48.

Wen CP, Cheng TY, Tsai MK, *et al*. All-cause mortality attributable to chronic kidney disease: a prospective cohort based on 462 293 adults in Taiwan. *Lancet*. 2008;371:2173-2182.

Wu Y, Huxley R, Li L, *et al*. China NNHS Steering Committee; China NNHS Working Group. Prevalence, awareness, treatment, and control of hypertension in China: data from the China National Nutrition and Health Survey 2002. *Circulation*. 2008;118:2679-2686.

Zhang L, Long J, Jiang W, *et al*. Trends in chronic kidney disease in China. *N Engl J Med*. 2016;375:905-906.

28 Trasplante renal anticipado

Warren L. Kupin

¿QUÉ OPCIONES DE SUSTITUCIÓN RENAL EXISTEN PARA LOS PACIENTES CON ENFERMEDAD RENAL CRÓNICA?

Las guías de la Kidney Disease Outcomes Quality Initiative (KDOQI) recomiendan que todos los pacientes con enfermedad renal crónica (ERC) en etapa 4 (tasa de filtración glomerular [TFG] de 15 a 29 mL/min) sean referidos a un nefrólogo (Inker, 2014). Con este nivel de TFG, la consulta con nefrología puede ayudar con el manejo de las complicaciones médicas de la ERC, incluyendo la optimización del equilibrio ácido-base, el metabolismo mineral y óseo, el tratamiento de la anemia y, lo más importante, comenzar el proceso de educación del paciente en relación con las diferentes opciones de terapia de reemplazo renal.

Para que los pacientes consideren, a medida que se acercan a la enfermedad renal en etapa terminal (ERT), hay cuatro opciones principales: hemodiálisis, diálisis peritoneal, trasplante renal o tratamiento conservador. Ya que la mayoría de los pacientes no iniciarán la diálisis hasta que la TFG sea < 10 mL/min, la referencia en etapa 4 de ERC le permite al paciente tener tiempo de asimilar la gravedad de la situación, y así tomar una decisión bien informada, no urgente y oportuna, sobre sus deseos en relación con la terapia de reemplazo renal. A pesar de esta recomendación de la KDOQI, casi 50% de los pacientes nunca han sido vistos por un nefrólogo antes de la necesidad urgente de iniciar la diálisis, y no están clínicamente preparados, ya que no cuentan con un acceso para la diálisis (De Coster, 2010). Estudios han demostrado que la falta de atención nefrológica en los 12 meses previos al inicio de la terapia con diálisis conduce a un aumento significativo en la morbilidad y mortalidad dentro del primer año de haber iniciado la diálisis, y a una reducción en la tasa de trasplante temprano, especialmente trasplante anticipado (Singhal, 2014).

Aunque este capítulo se enfocará principalmente en el trasplante anticipado como opción de terapia de reemplazo renal, en comparación con la hemodiálisis o la diálisis peritoneal, la cuarta opción, el manejo conservador, ha sido un área que recientemente está recibiendo más énfasis en la nefrología y en los programas de entrenamiento de atención médica primaria (Cohen, 2006). Pocos pacientes son físicamente incapaces de recibir diálisis a largo plazo, ya sea peritoneal o hemodiálisis, incluso en presencia de insuficiencia cardiaca congestiva avanzada, tumores, cirrosis o demencia. Incluso se puede realizar un trasplante renal mediante un procedimiento técnico exitoso en la mayoría de los pacientes con diálisis. Sin embargo, desde el punto de vista de la calidad de vida, los nefrólogos se enfrentan a menudo al dilema moral no de si un paciente *puede* ser dializado o someterse a trasplante, sino de si a un paciente se le *debe* ofrecer alguna de esas dos opciones.

Los pacientes con capacidad funcional mínima y que residen en asilos de manera permanente, aquellos con una neoplasia maligna y una expectativa de vida < 1 año y los que tienen una cirrosis avanzada y no son candidatos a un trasplante hepático son ejemplos de situaciones en las que puede no ser aconsejable la diálisis a largo plazo. Una vez que la TFG es < 20 mL/min, los pacientes que deciden optar por el tratamiento conservador tienen una sobrevivencia estimada de aproximadamente 2 a 4 años, y cuando la TFG disminuye a < 10 mL/min, la sobrevivencia promedio es de sólo 6 meses (Verberne, 2016). Aquí, la función del médico de atención primaria resulta esencial para ayudar a determinar si un paciente concreto es un candidato para cualquier forma de tratamiento de sustitución renal, ya que ellos han visto a los pacientes y a sus familias con una perspectiva a largo plazo.

¿POR QUÉ EL TRASPLANTE ES UNA OPCIÓN MEJOR QUE LA DIÁLISIS PARA PACIENTES CON ENFERMEDAD RENAL CRÓNICA EN ESTADIO 5?

Cualquier comparación entre las diferentes opciones de sustitución renal debe hacerse teniendo en cuenta objetivos específicamente definidos. Los dos objetivos primarios utilizados en el trasplante son la supervivencia del paciente y la calidad de vida. Una vez que un paciente desarrolla una ERT, su expectativa de vida comienza a disminuir drásticamente por un aumento importante de la enfermedad cardiovascular, incluidos el infarto del miocardio, el accidente cerebrovascular, la insuficiencia cardiaca congestiva y la vasculopatía periférica. En promedio, la expectativa de vida de los pacientes con cualquier modalidad de diálisis se reduce a sólo 30% de la expectativa de vida de una persona, de la misma edad, en la población general (National Center for Health Statistics, 2016). Como ejemplo, un paciente entre los 40 y 49 años de edad en la población general tendría una expectativa de vida de 36 años, mientras que el mismo paciente en diálisis se espera que tenga sólo 10 años de sobrevivencia adicional (tabla 28-1). Si este mismo paciente fuese sometido a un trasplante renal, su expectativa de vida sería de 26 años, representando un beneficio adicional para la vida de 16 años en comparación con permanecer en tratamiento con diálisis. A pesar del beneficio del trasplante en cuanto a la sobrevivencia, ningún paciente con trasplante renal es capaz de lograr una expectativa de vida similar a la de la población

TABLA 28-1	Años de vida restantes según el tratamiento de restitución renal			
Grupo de edad (años de edad)	Población general (años)	Diálisis (años)	Trasplante (años)	Beneficio del trasplante en comparación con la diálisis (años)
20-29	54.8	16.3	41.7	+25.4
30-39	45.3	12.8	33.8	+21
40-49	36	9.8	26.1	+16.3
50-59	27.3	7.7	19.1	+11.4
60-69	19.2	5.1	13.2	+8.1
70-79	12	3.6	9	+5.4

general, y el número de años de vida en los pacientes con trasplante renal es consistentemente 20 a 30% más bajo que en la población general.

Los pacientes con ERC y ERT tienen mayor riesgo de enfermedad cardiovascular, la cual es resultado no sólo de los factores de riesgo habituales de la población general, como son hipertensión, diabetes, tabaquismo e hiperlipidemia, sino también de numerosos factores no comunes exclusivos de la ERC, como anemia, hiperuricemia, aumento de la liberación de citocinas, acidosis, proteinuria y anormalidades en el metabolismo mineral y óseo, reflejados por niveles anormalmente altos de marcadores séricos como la hormona paratiroidea y el factor de crecimiento de fibroblastos 23 (FGF23).

Antes de iniciar la diálisis, la mayoría de los pacientes mueren por una enfermedad cardiovascular, más que por progresión hacia la diálisis. Casi todos los pacientes pasan una media de 6 años en cada uno de los estadios de la ERC y, durante ese tiempo, están expuestos a una aterogénesis acelerada. Sólo 20% de los pacientes progresa hasta la diálisis, incluso en el estadio 4 de la ERC, mientras que 46% muere por enfermedades cardiovasculares (Levin, 2003).

Una vez iniciada la diálisis, la tasa de mortalidad anual media es aproximadamente de 20%, con 50% de muertes como consecuencia de las enfermedades cardiovasculares. La mortalidad en los pacientes en diálisis es mayor a la de la población general por cáncer, diabetes, insuficiencia cardiaca congestiva, accidente cerebrovascular/ataque isquémico transitorio e infarto agudo del miocardio (National Center for Health Statistics, 2016).

En contraste, el trasplante renal se asocia con una mejoría de la supervivencia del paciente de 30 a 60%, en comparación con la diálisis, con una tasa de mortalidad anual de alrededor de 3.5%. A cualquier edad, y hasta los 80 años, los pacientes disfrutan de una ventaja significativa en la supervivencia en comparación con los que siguen en diálisis a pesar de los riesgos perioperatorios y la necesidad de estar con inmunodepresión de por vida. Este hallazgo es independiente de la raza, la causa de insuficiencia renal terminal y, de forma importante, de la presencia o ausencia de diabetes. De hecho, los pacientes diabéticos que reciben un trasplante renal experimentan 6 años adicionales de beneficio en la sobrevivencia en comparación con los pacientes no diabéticos que reciben un trasplante (Pérez-Sáez y Pascual, 2015). Estos datos apoyan el hecho de que los pacientes diabéticos con la peor sobrevivencia con diálisis a largo plazo experimentan el mayor beneficio en cuanto a la sobrevivencia con un trasplante de riñón.

El mejor grupo para una comparación con los pacientes trasplantados son los 100 000 pacientes dializados en lista de espera (Wolfe, 2009). Este grupo singular, que representa aproximadamente 25% de la población en diálisis, está formado por pacientes que han sido aceptados para un trasplante, pero siguen en diálisis por periodos variables. Ya que han sido estudiados extensamente en busca de patología cardiovascular y tumoral, y tienen una mortalidad anual marcadamente inferior, de alrededor de 7%, en comparación con el paciente en diálisis. Sin embargo, los pacientes trasplantados mantienen una ventaja de supervivencia, incluso comparada con aquellos que están en lista de espera (3.5 *vs.* 7%/años).

En resumen, el trasplante renal mejora significativamente la sobrevivencia del paciente en comparación con continuar la terapia con diálisis en todos los grupos sin importar la edad, la raza, el género o la causa de la insuficiencia renal (Davis, 2010).

¿QUÉ ES UN TRASPLANTE "ANTICIPADO"?

El trasplante anticipado se refiere específicamente al escenario clínico en el que un paciente recibe un trasplante renal antes de iniciar cualquier forma de terapia con diálisis. Antes, médicos y pacientes tenían el concepto erróneo de que primero tenían que pasar un periodo en diálisis para proceder con el trasplante. Este concepto pudo haber tenido sus raíces en dos inquietudes importantes: el apego postrasplante y la enfermedad recurrente postrasplante en el injerto.

Aproximadamente 25% de los pacientes trasplantados mostraron un patrón de seguimiento deficiente de su plan de inmunodepresión, lo que con frecuencia determina el rechazo alógeno e incluso la pérdida del trasplante (O'Grady, 2010). Los patrones demográficos han identificado un subgrupo de pacientes con un especial riesgo de incumplimiento: individuos jóvenes, pertenecientes a una minoría y con < 6 meses de diálisis antes del trasplante. La importancia del tiempo pasado en diálisis parece sugerir que el cumplimiento deficiente de estos pacientes jóvenes se debe a su falta de madurez y a que no entienden el impacto de la ERT en su mortalidad. Anteriormente, muchos especialistas en trasplante pensaban que, quizá, un periodo de entre 6 y 12 meses en diálisis para un paciente joven con alto riesgo de cumplimiento deficiente podría convencerle de ser más responsable con el tratamiento postrasplante. Aunque, teóricamente, esto tiene cierta validez social, como se discutirá en esta sección, el beneficio en supervivencia del trasplante anticipado claramente sobrepasa cualquier beneficio psicológico por asignar a diálisis a un paciente de forma intencionada, incluso por un periodo de 6 meses (Pradel, 2008).

La segunda consideración para asignar a un paciente a diálisis antes de hacerle un trasplante se centra en el riesgo de recidiva de la enfermedad en el aloinjerto. Para pacientes con glomerulopatías primarias, como la glomeruloesclerosis focal y segmentaria (GSFS), o afectación renal secundaria a enfermedades, como el lupus o las vasculitis, se estableció este concepto para conseguir que, durante la diálisis, la enfermedad se "extinguiera" y sólo después proceder con el trasplante. Aunque es cierto que a los pacientes con una enfermedad autoinmunitaria o una vasculitis no se les debe trasplantar hasta que la enfermedad esté inactiva, la mayoría de los pacientes con una ERC en estadio 5 no requieren ningún periodo de diálisis pretrasplante, y deben proceder con el trasplante (Menn-Josephy y Beck, 2015).

La United Network for Organ Sharing (UNOS), la organización independiente, no lucrativa, responsable de asignar órganos en Estados Unidos, no tiene prerrequisitos para ningún periodo de diálisis antes de un trasplante renal y apoya el trasplante anticipado.

¿EL TRASPLANTE ANTICIPADO ES MEJOR QUE UN TRASPLANTE DESPUÉS DEL COMIENZO DE LA DIÁLISIS?

El momento del trasplante renal influye significativamente en los resultados a corto y largo plazos en los receptores adultos y pediátricos. Los pacientes que reciben un trasplante anticipado tienen tasas de éxito más elevadas que quienes ya han estado en diálisis, incluso si la terapia con diálisis ha durado < 6 meses. Un trasplante anticipado disminuye las tasas de fracaso del injerto en 52% para los receptores de un donante vivo, y en 25% en el caso de un riñón procedente de un cadáver. Además, el riesgo de muerte del receptor se reduce en 31% en caso de recibir el riñón de un donante vivo, y en 16% si el riñón procede de un cadáver (Kallab, 2010). Los receptores pediátricos, en particular, se benefician de una mejoría en la sobrevivencia del injerto luego de un trasplante anticipado (Amaral, 2016).

La duración del periodo en diálisis anterior al trasplante aumenta de manera lineal el riesgo de pérdida del injerto y de muerte del paciente. Con 12 meses de diálisis previa al trasplante, el riesgo de fracaso del trasplante es 25% mayor en comparación con el del trasplante anticipado; con 2 años de diálisis, el riesgo es 37% mayor, y con 3 años de diálisis, el riesgo aumenta 43% (Nishikawa, 2002). Estos resultados son independientes de la modalidad de diálisis utilizada: hemodiálisis o diálisis peritoneal. Un único estudio ha analizado los trasplantes en paralelo procedentes del mismo donante cuando uno de los riñones fue a un donante anticipado y el otro a un paciente en diálisis. Asimismo, dado que los órganos procedían del mismo donante, esto elimina del análisis de los resultados todos los factores asociados al donante. A los 5 y 10 años de seguimiento, los pacientes con trasplantes anticipados tenían una ventaja significativa de supervivencia en comparación con los riñones del mismo donante trasplantados en receptores que llevaban en diálisis un periodo prolongado (78% frente a 63% a los 5 años, y 58% frente a 29% a los 10 años). Estos datos corroboran de manera muy sólida el efecto negativo que tiene la diálisis sobre el resultado del trasplante (Innocenti, 2007).

Incluso cuando el trasplante procede de un donante vivo, las ventajas adicionales para la supervivencia de la donación en vida se ven afectadas negativamente por la duración del periodo pasado en diálisis por el receptor, sobre todo si se aproxima o supera los 2 años. Si un riñón de un donante vivo se trasplanta de forma anticipada, la supervivencia a 3 años es de 85%, comparada con 71% si el mismo donante se usa cuando el receptor ha estado > 2 años en diálisis. Así pues, parece mucho más ventajoso que el donante vivo se decida pronto a donar de forma anticipada en lugar de esperar a que el receptor pueda obtener un riñón de la lista de donantes cadavéricos y sólo ofrecer la opción de donación si pasan 1 o 2 años sin que esté disponible ningún trasplante. Esta opción de "esperar y ver" no es infrecuente entre los donantes vivos que puedan tener reservas para someterse a la cirugía de donación y sólo quieran dar ese paso si parece que la espera por la donación a partir de un cadáver va a ser larga.

No se han identificado los mecanismos por los que la diálisis reduce el éxito del trasplante. Con la hemodiálisis se asume que existe un estado inflamatorio constante que aumenta el riesgo de pérdida del injerto mediante la activación del sistema inmunitario. En general, el medio urémico puede influir en la reactividad linfocítica, en la respuesta a la inmunodepresión y en el riesgo de complicaciones infecciosas y cardiovasculares, lo que, en conjunto, puede disminuir la función del injerto y la supervivencia del receptor. Los pacientes que reciben un trasplante después de iniciar la diálisis tienen un riesgo de rechazo 2.5 veces mayor, lo cual apunta a una explicación biológica de las diferencias en los resultados, más que a una selección de pacientes.

Un aspecto poco tratado es la supervivencia de los pacientes que pierden su aloinjerto y vuelven a entrar en diálisis. Dichos pacientes no vuelven, sencillamente, al nivel de riesgo de 20% de mortalidad de los sujetos en diálisis estándar. El riesgo de mortalidad es 78% mayor en los pacientes a quienes les falla el trasplante y vuelven a la diálisis, 93% mayor en los pacientes diabéticos y 69% mayor en los no diabéticos (Marcén y Teruel, 2008). Esto puede relacionarse con los efectos persistentes de la inmunodepresión a largo plazo, con la presencia del injerto renal, determinante de un estado inflamatorio crónico o con la persistencia de la diabetes postrasplante. Ya que el trasplante anticipado tiene tasas de supervivencia del injerto superiores al trasplante una vez iniciada la diálisis, un menor número de pacientes trasplantados de forma anticipada necesitarán volver a la diálisis y sufrir este aumento de mortalidad importante.

Desde una perspectiva psicológica, el trasplante anticipado conduce a una mejoría en la sensación de bienestar y en la percepción de una mejor salud en comparación con los pacientes trasplantados que han estado en terapia con diálisis. La depresión parece ser ocasionada por estar en diálisis, y la pérdida de una sensación de salud, que aumenta entre más tiempo dure la diálisis, permanecen aún después del trasplante (Bzoma, 2016).

Costo

Aunque no se han realizado análisis formales del costo, se considera que el trasplante anticipado es más costo-eficaz que esperar al comienzo de la diálisis para trasplantar. El punto de equilibrio económico del trasplante comparado con la diálisis es aproximadamente de 2.5 a 3 años. Aunque el año inicial del trasplante tiene un costo tres veces superior al de la diálisis, después de este periodo los gastos de mantenimiento anuales por inmunodepresión sólo suponen 30% del costo anual de la diálisis. La frecuencia anual de ingresos hospitalarios disminuye desde 2 días por año para los pacientes en diálisis hasta 0.8 días por año en los trasplantados, pasado el primer año del trasplante. Debido al costo anual elevado de la diálisis y a los gastos relacionados con las complicaciones del acceso vascular, incluidas las hospitalizaciones, el trasplante anticipado se vuelve rápidamente ventajoso.

¿CUÁNDO DEBE INCLUIRSE A UN PACIENTE EN LA LISTA DE ESPERA PARA UN TRASPLANTE ANTICIPADO?

La United Network for Organ Sharing (UNOS) actúa mediante un contrato gubernamental y es responsable del desarrollo de las políticas de trasplante, de facilitar la distribución de órganos y de recoger y analizar los datos de los trasplantes. Para los trasplantes de riñón, la UNOS ha fijado un valor de TFG < 20 mL/min como el valor meta que debe rebasar un paciente para ser incluido oficialmente en la lista de trasplantes. La TFG se puede calcular ya sea con una muestra de orina de 24 h o con una TFGe utilizando la fórmula CKD-EPI.

La justificación de este valor de TFG se basa en el ritmo de pérdida de la función renal y en el tiempo de espera estimado para recibir un órgano de un cadáver. En general, la TFG disminuye, con la mayoría de las nefropatías, una media de entre 1 y 4 mL/min al año dependiendo de muchas variables, incluyendo el control de la presión arterial y la glucosa, y del uso de medicamentos bloqueadores del sistema renina-angiotensina-aldosterona. Si comienzan con una TFG de 20 mL/min, será posible tratar de manera conservadora a los pacientes con este ritmo de deterioro durante 4 a 7 años, antes de que la TFG sea < 10 mL/min, un nivel que les sitúa en una necesidad inminente de diálisis.

En la actualidad, el tiempo medio de espera para recibir un trasplante renal de cadáver en Estados Unidos es aproximadamente de 3.5 años, y se alarga cada año. Por lo tanto, incluir en la lista a un paciente con una TFG de 20 mL/min debería conceder suficiente margen de maniobra para realizar un trasplante anticipado. Sin embargo, es obvio que esperar por un trasplante renal de cadáver es una situación impredecible y, a medida que la TFG se acerca a los 10 mL/min, es necesario crear una vía de acceso vascular en anticipación a la diálisis, incluso en pacientes en lista de espera. Además, los pacientes sensibilizados como consecuencia de una trasfusión sanguínea previa o de un embarazo, tendrán frecuentemente una espera incluso más larga, y es poco probable que se sometan a un trasplante anticipado.

Para los pacientes con uno o más potenciales donantes vivos, su referencia a un centro de trasplantes con una TFG < 20 mL/min concederá un amplio margen de tiempo para que todos los donantes candidatos puedan ser evaluados y analizados. En este caso, la fecha de la cirugía para el trasplante puede escogerse de una forma electiva a medida que la TFG se aproxime a los 15 mL/min.

¿CUÁNTOS PACIENTES RECIBEN REALMENTE UN TRASPLANTE RENAL ANTICIPADO?

A pesar de los beneficios del trasplante anticipado en la supervivencia del injerto, sólo 17% del total de trasplantes realizados en Estados Unidos son anticipados. Este porcentaje no ha cambiado de forma apreciable en los últimos 10 años. De todos los trasplantes procedentes de cadáver realizados en Estados Unidos, sólo 11% eran anticipados, mientras que con los trasplantes de donantes vivos la tasa de los anticipados aumentó hasta 31%. Como resultado, 61% de todos los trasplantes anticipados provienen de donantes vivos (Jay, 2016). En términos absolutos, el número de trasplantes anticipados en Estados Unidos ha disminuido en la última década, ya que ha habido una reducción de 15% en el número de donadores totales vivos y, aunque el número de trasplantes cadavéricos ha aumentado, esto no contrarresta la pérdida total de donadores vivos y su mayor contribución al trasplante anticipado.

Dado el mejor resultado del trasplante anticipado, es desilusionante que pocos pacientes tengan la oportunidad de beneficiarse de esta opción. Entre las razones subyacentes están el retraso en enviar al paciente a la consulta del nefrólogo, la falta de órganos disponibles y un retraso prolongado en la evaluación y la inclusión de los pacientes en la lista (Sakhuja, 2016). En Europa existe la misma situación general, donde sólo 10 a 15% de todos los trasplantes son anticipados, y la mayoría provienen de donadores vivos (Registro ERA-EDTA, 2015).

Por cada 3 meses antes del trasplante en los que un nefrólogo trata a un paciente en lugar de su médico de atención primaria, las posibilidades de recibir un trasplante anticipado aumentan en 4%. Además, si la primera vez que el paciente recibe información sobre la diálisis y el trasplante es a través de un nefrólogo, es cuatro veces más probable que reciba un trasplante anticipado.

Además del problema de la referencia tardía, hay una falta significativa de órganos cadavéricos, lo que hace que el tiempo de espera para la mayoría de los pacientes sea impredecible. El crecimiento de la lista de espera para un trasplante continúa excediendo la tasa de trasplantes, y los tiempos de espera han aumentado progresivamente. Algo que contribuye a esta falta de disponibilidad de órganos cadavéricos puede tener que ver con la política nacional actual sobre donación de órganos.

Estados Unidos tiene una ley de "Solicitud requerida" para la donación de órganos, la cual obliga a todos los médicos a preguntarle a las familias, al momento de un daño cerebral irreversible, si están de acuerdo con la donación de órganos. Esto les permite a las familias ACEPTAR en caso de que estén de acuerdo con la donación. Esta política captura alrededor de dos terceras partes de todas las donaciones de órganos potenciales, pero una proporción significativa de órganos trasplantables no son utilizados, ya que la familia lo rechaza. Por el contrario, muchos países europeos, como España, tienen una política de "presunto consentimiento" que requiere que las familias RECHACEN la donación de órganos (Bendorf, 2013). En estos países se presume de entrada que se otorga el consentimiento para la donación de órganos y, a menos que las familias específicamente intercedan, se utiliza cada donador cadavérico potencial. Las tasas de donación en países con "presunto consentimiento" exceden la tasa de donación en Estados Unidos. Por falta de una fuente apropiada de donantes cadavéricos y vivos, no se podrá mejorar la tasa de trasplantes anticipados.

Una serie de factores socioeconómicos pueden influir en que un paciente reciba un trasplante anticipado (Tong, 2014). Un análisis detallado de la base de datos de la UNOS indica que los pacientes caucásicos, aquellos con un seguro médico privado, los que tienen trabajo y los que tienen una educación superior tienen mayores probabilidades de recibir un trasplante anticipado. Existen dos explicaciones principales sobre cómo influyen estos factores demográficos sobre cuándo recibe el trasplante un paciente. En primer lugar, estas características parecen influir en la habilidad del paciente para completar a tiempo el programa de preparación del trasplante. Los pacientes con mejor formación académica y medios económicos parecen ser capaces de moverse más rápidamente a través del proceso de preparación y son incluidos en la lista de espera mucho antes. Se debe prestar especial atención a los pacientes pertenecientes a minorías y a aquellos con un nivel educativo limitado, para ayudarles a completar sus evaluaciones pretrasplante con rapidez.

La segunda razón de las diferencias raciales en los trasplantes anticipados tiene que ver con la disponibilidad de donantes vivos válidos. La mayoría de los trasplantes anticipados proceden de donantes vivos y hay una menor cantidad disponible para receptores pertenecientes a minorías por cuestiones médicas; por ejemplo, la hipertensión arterial y la diabetes mellitus tipo 2, las dos causas más frecuentes de insuficiencia renal en Estados Unidos pueden afectar a la mayoría de los hermanos, descendientes o padres de un paciente afroamericano o hispano, lo que reduce el número de donantes potenciales.

Más recientemente, el descubrimiento importante del impacto negativo de ser portador homocigoto para mutaciones en el gen de la apolipoproteína L1 sobre la TFG del donador, y el resultado del trasplante en el receptor, también limitarán el uso de órganos de donantes vivos de raza afroamericana. Si un donador vivo es portador de esta mutación, los datos han demostrado que experimentarán un mayor riesgo de ERC e incluso ERT (Newell, 2017). Por lo tanto, aunque aún no existe una política estandarizada de la UNOS, muchos centros están descalificando a donadores vivos que son homocigotos para mutaciones en la apolipoproteína L1, ya que la seguridad a largo plazo de la función renal del donador aún no se ha definido por completo.

Las tasas generales de donación de órganos cadavéricos en los grupos minoritarios también están a la zaga de su representación en la lista de espera. En la actualidad, los pacientes afroamericanos suponen 35% de la lista de espera, los hispanos 17% y los asiáticos 7%, mientras que el porcentaje de donaciones de estos mismos grupos es de 14% para los afroamericanos, 14% para los hispanos y 3% para los donantes asiáticos. Ya que los trasplantes cadavéricos se distribuyen basándose en criterios de similitud genética que, normalmente, se agrupan según el grupo étnico salvo que se aumente el conjunto de donantes, los pacientes de grupos minoritarios seguirán esperando más tiempo que los caucásicos para conseguir un buen candidato compatible, y tendrán menos probabilidades de recibir un trasplante anticipado.

¿EL SISTEMA DE ASIGNACIÓN DE TEJIDO CADAVÉRICO DE LA UNOS FAVORECE EL TRASPLANTE RENAL ANTICIPADO?

Desde diciembre de 2014 se ha dado un cambio significativo en la metodología utilizada para asignar trasplantes de riñón cadavérico en Estados Unidos (Stegall, 2017). Antes, la lista de espera se manejaba como una jerarquía relativamente estática de pacientes basada en cuánto tiempo tenían de haber sido incluidos por un centro individual de trasplante, después de haber completado su protocolo y de haber sido aprobados por el comité de trasplantes de cada centro. Los pacientes "en la parte superior de la lista" eran aquellos que habían estado esperando por más tiempo, y generalmente se les aseguraba, con unas cuantas excepciones, que recibirían el siguiente riñón cadavérico disponible. Sin embargo, esta política afectaba de forma adversa a los pacientes que no eran rápidamente referidos a un centro de trasplante, y que podían haber estado en diálisis durante años antes de ser oficialmente aceptados para trasplante por un centro especializado. Adicionalmente, esta política no tomaba en cuenta maximizar el éxito potencial para cada órgano trasplantado, ya que no había una valoración formal de las características del riñón donante.

El nuevo sistema para asignar tejido se ha desarrollado en un esfuerzo por producir un *pareo en la longevidad* para cada riñón cadavérico trasplantado. Este nuevo sistema de asignar un puntaje único calculado al riñón donante y al receptor, es un esfuerzo por trasplantar el riñón de mejor calidad al receptor y que se espera obtenga la mejor sobrevivencia, tanto del injerto como del paciente, para ese injerto en específico. Hoy en día, cada

TABLA 28-2	Variables que conforman el KDPI y EPTS

EPTS (sobrevivencia esperada postrasplante)	KDPI (índice de perfil de riñón donante)
Diabetes: sí o no	Edad
Diálisis: sí o no, duración de la diálisis	Estatura
Edad	Peso
Trasplante previo: sí o no	Etnicidad
	ACV como causa de muerte: sí o no
	Hipertensión: sí o no
	Diabetes: sí o no
	Hepatitis C: sí o no
	Creatinina sérica
	Donación después de muerte cardiaca

riñón cadavérico es clasificado por un índice de perfil de donador de riñón (KDPI), que es un valor matemático basado en la interacción de 10 variables diferentes del donador, las cuales se ha determinado que tienen una influencia significativa sobre el resultado del trasplante. Cada receptor potencial en la lista de donantes cadavéricos de la UNOS también tiene un perfil llamado sobrevivencia esperada postrasplante (EPTS), que es un puntaje matemático basado en cuatro variables en el receptor que influencian el éxito del trasplante (tabla 28-2). Los valores del KDPI y la EPTS son porcentajes de calidad en una escala inversa, de modo que un riñón donante con un KDPI de 15% sería un riñón cuyas cualidades lo colocan 15% superior de los injertos con una sobrevivencia esperada prolongada, y un receptor con una EPTS similar de 15% sería un individuo que se espera tenga un desenlace de sobrevivencia del injerto y del paciente en 15% superior. Por ley, todos los riñones con un KDPI < 20% deben asignarse a receptores con una EPTS < 20%.

Una de las variables más importantes de las EPTS es el "tiempo transcurrido en diálisis". Como se comentó previamente, entre más tiempo pase un paciente en diálisis, menor será la sobrevivencia del injerto y del paciente, de modo que las personas con trasplante anticipado tienen una oportunidad significativa de tener una EPTS cercana a, o inferior a, 20%.

Sin embargo, el tiempo que el paciente está en la lista de espera aún es un factor muy importante para determinar la clasificación de los sujetos. En este nuevo sistema, el tiempo de espera está ahora determinado por el día en el que iniciaron la diálisis y no por el día en que fueron aceptados por el centro de trasplantes. Para los receptores anticipados potenciales, el tiempo de espera es aún el día en el que fueron aceptados por el centro de trasplante o, en caso de que esté disponible la información, el día en el que la TFG se redujo a < 20 mL/min. En términos prácticos, esto significa que, desde 2014, una parte importante de los pacientes en la lista de espera ganó automáticamente muchos años extra de tiempo de espera debido a todos los años que estuvieron en diálisis antes de que fueran referidos para un trasplante, y todos los pacientes nuevos que se están atendiendo hoy, reciben tiempos de espera que se remontan al día en el que iniciaron la diálisis.

Debido a la falta de referencias, los pacientes anticipados potencialmente no tienen esta oportunidad de tener tiempos de espera prolongados, y a menudo no se les enlista hasta que la TFG es < 15 mL/min. Rara vez estarán en la lista durante 3 a 5 años antes de que necesiten iniciar la diálisis, lo cual es el tiempo promedio de espera que los volvería competitivos con los pacientes con diálisis regular para obtener un injerto cadavérico. Aunque aún es pronto para decirlo, en teoría, esta política seguramente tendrá un efecto adverso sobre la oportunidad de un trasplante anticipado de donador cadavérico.

¿EL TRASPLANTE RENAL ANTICIPADO ES TAMBIÉN BENEFICIOSO PARA LOS PACIENTES RECEPTORES DE UN TRASPLANTE COMBINADO DE RIÑÓN Y PÁNCREAS?

Los pacientes con una ERC secundaria a diabetes mellitus pueden beneficiarse de un trasplante combinado de riñón y páncreas. Esta opción está restringida, principalmente, a sujetos con diabetes tipo 1 debido a la falta de producción de insulina, que se recuperaría mediante el trasplante de páncreas. Los pacientes con diabetes tipo 2 tienen resistencia a la insulina y concentraciones basales elevadas de la misma, determinantes de un síndrome metabólico, y un trasplante de páncreas no resolvería dicha resistencia; el páncreas recién trasplantado simplemente ajustaría a la baja su propia producción de insulina, lo cual produciría un cambio global mínimo en la concentración de insulina del paciente. En Estados Unidos, 35 a 40% de los pacientes con ERT tiene diabetes, pero de este grupo, sólo 10% tiene diabetes tipo 1. Por lo tanto, la gran mayoría de las personas con diabetes que necesitan diálisis no son candidatos a un trasplante doble de riñón y páncreas.

No se puede diferenciar fácilmente a los pacientes con diabetes tipo 1 de los diabéticos tipo 2 en función de características clínicas, como la edad de inicio, la raza, los antecedentes familiares, y de cetosis o las complicaciones orgánicas finales. El método más eficaz es la medición de la producción endógena de péptido C. Los pacientes con diabetes tipo 1 tendrán una producción de péptido C ausente/indetectable, mientras que en aquéllos con diabetes de tipo 2 los niveles serán muy elevados, incluso en presencia de hiperglucemia.

Como se ha dicho, los pacientes diabéticos obtienen un beneficio de supervivencia significativo con el trasplante de riñón comparado con la diálisis. Los que reciben un trasplante combinado de riñón y páncreas tienen una supervivencia a largo plazo incluso mayor, comparada con la de los pacientes diabéticos que sólo tienen trasplante de riñón (67% frente a 46%). Los beneficios del trasplante anticipado también se aplican a los receptores de un trasplante combinado de riñón y páncreas; los pacientes trasplantados de forma anticipada tienen una tasa de pérdida de trasplante 17% menor y una tasa de mortalidad 50% menor que los receptores de un trasplante combinado que ya estaban en diálisis (Morath, 2009).

¿SE PUEDE REALIZAR UN TRASPLANTE ANTICIPADO PARA UN SEGUNDO TRASPLANTE RENAL?

El trasplante anticipado es tan importante antes de un segundo trasplante como lo es antes del primer trasplante, en relación con la sobrevivencia del injerto y del paciente. Los receptores de trasplantes repetidos representan un modelo de estudio importante, ya que elimina cualquier influencia de una referencia retrasada, pues estos pacientes ya se encuentran bajo el cuidado de un nefrólogo especialista en trasplante. Sólo 8% de los trasplantes repetidos se realiza en forma preventiva, y los donadores vivos representan 10% de este grupo, lo que contrasta con la prevalencia de 31% de donadores vivos para los trasplantes primarios. El beneficio de un trasplante anticipado con un segundo trasplante, en lo que respecta al desenlace del injerto, parece estar relacionado con cuestiones inmunológicas específicas del receptor que mejoran su capacidad para recibir un trasplante en un momento más temprano, esto es, el grado de sensibilización al HLA. Los pacientes que recibieron un trasplante anticipado tuvieron un grado mucho menos de sensibilización en comparación con aquellos que no (títulos de anticuerpos reactivos de 20 *vs.* 70%), y esto lleva a una tasa de rechazo más baja y a una mejoría en la sobrevivencia. Por consecuencia, se deben realizar todos los esfuerzos posibles de considerar el trasplante anticipado para los receptores a quienes les está fallando el trasplante primario (Girerd, 2016).

¿QUÉ HAY SOBRE EL USO DE PACIENTES HEPATITIS C+ O VIH+ PARA EXPANDIR LA RESERVA DE DONADORES?

En un esfuerzo por combatir la escasez de órganos y reducir el tiempo de espera para un trasplante, actualmente se está considerando a poblaciones específicas de pacientes que antes no estaban aprobadas para donación de órganos. Como se comentó previamente, rara vez es posible un trasplante anticipado de un donador cadavérico, y por lo tanto la mayoría de los pacientes sin donadores vivos deben esperar en diálisis durante años antes de que haya un órgano cadavérico disponible. El uso de donadores positivos para hepatitis C (VHC+) y VIH+ ha sido aprobado por la UNOS a fin de incrementar la reserva de donadores y reducir el tiempo de espera para un trasplante.

Antes del desarrollo de antivirales de acción directa (AAD) para el VHC, el implante de riñones cadavéricos VHC+ a receptores VHC− se asociaba con un incremento en la mortalidad, un mayor riesgo de enfermedad hepática, aumento en el riesgo de infección y menor sobrevivencia del injerto, en comparación con quienes recibían riñones VHC− (Abbott, 2004). En consecuencia, durante muchos años el uso de riñones VHC+ no se consideró como una opción viable como fuente de órganos para trasplante renal. Sin embargo, el éxito reciente con la nueva clase de terapia con AAD ha llevado a reconsiderar el uso de órganos VHC+ como forma para expandir la reserva de órganos donantes (Scalea, 2015).

En el caso de los pacientes que son VHC+ con replicación activa, el uso de órganos donantes VHC+ es actualmente una opción en Estados Unidos (Levitsky, 2017). Aproximadamente 2 a 3% de los donadores adultos son VHC+, lo que significa que un número considerable de órganos cadavéricos que previamente se desechaban, hoy en día se pueden utilizar en pacientes seleccionados. A quienes reciben estos órganos se les inicia terapia con AAD en varios momentos antes de la cirugía para lograr la remisión viral. Antes del desarrollo de nuevas clases de AAD, el VHC no podía ser tratado de forma efectiva después del trasplante utilizando esquemas basados en interferón, debido al riesgo significativo de rechazo humoral que resultaba con esta terapia. Las nuevas clases de AAD son esquemas libres de interferón, y actualmente se pueden utilizar muchas combinaciones de forma segura, incluso en el contexto de reducciones moderadas de la TFG. La sobrevivencia a corto y largo plazos de los pacientes con VHC+ que reciben un riñón donante VHC+ es significativamente mejor que la de aquellos que permanecen en lista de espera. Es importante destacar que, para que esta estrategia funcione, los hepatólogos deben estar conscientes de que no deben utilizar agresivamente la terapia con AAD en los pacientes en lista de espera para eliminar su viremia, ya que esto no les permitirá recibir un órgano VHC+ y de hecho prolongará sus tiempos de espera (Reese, 2015).

Llevando este concepto un paso más adelante, surgió la opción de utilizar órganos VHC+ para pacientes VHC−. Esto significaría directamente infectar a un receptor con VHC a través del órgano donador, lo que ocurre en 100% de los casos, pero luego rescatarlos iniciándoles terapia con AAD justo después del trasplante. Los pacientes elegibles potenciales para esta estrategia serían aquellos con periodos de espera particularmente prolongados para trasplante, o individuos en edades > 70 años, para quienes esperar 4 o 5 años en una lista para trasplante no sería factible. El estudio THINKER (Transplanting Hepatitis C Kidneys into Negative Kidney Recipients) demostró la seguridad y eficacia de este protocolo en pacientes con VHC genotipo 1, ya que este genotipo es especialmente sensible a la terapia con AAD (Goldberg, 2017). En una encuesta reciente, cerca de 30% de los pacientes VHC− en lista de espera estuvo de acuerdo con aceptar un riñón de un donador VHC+ (McCauley, 2018). Este abordaje único para el trasplante sigue a la espera de guías para establecer a los candidatos apropiados (Durand, 2018).

Actualmente, el trasplante de pacientes VIH+ con ERT se ha convertido en una opción viable y ampliamente aceptada. Sin embargo, los órganos donadores VIH+ no se utilizaban anteriormente y se desechaban. En 2013 se aprobó el acta HIV Organ Policy Equity (HOPE), que permite el uso de órganos VIH+ de donadores vivos y cadavéricos, específicamente para receptores VIH+ (Haidar y Singh, 2017). Los riñones VIH+ han sido utilizados exitosamente en pacientes VIH+ en Sudáfrica, con resultados comparables a los de la población no VIH+. Todos los receptores lograron alcanzar la supresión viral luego de un trasplante con terapia antirretroviral (Muller y Barday, 2018).

Con base en este éxito, incluso los donadores vivos VIH+ están siendo ahora considerados para receptores VIH+. Aunque el riesgo de ERC/ERT es más alto en estos donadores, en comparación con la población general, se determinó que 1) el riesgo es aun extremadamente bajo y 2) con el consentimiento informado apropiado, la donación VIH+ es una opción (Muzaale, 2017).

En resumen, expandir la reserva de órganos donantes utilizando donadores VHC+ y VIH+ es una opción nueva, innovadora e importante, a fin de lograr el trasplante anticipado para cohortes específicos de pacientes.

¿QUÉ HERRAMIENTAS PUEDEN UTILIZARSE PARA AYUDAR A AUMENTAR LAS TASAS DE TRASPLANTE ANTICIPADO?

Para ayudar a mejorar la tasa de trasplante anticipado y para el trasplante en general existen varias herramientas disponibles. Un grupo en Ohio (Sullivan, 2012) identificó ocho pasos secuenciales que necesitan seguirse para proceder con un trasplante renal: aptitud médica, interés en el trasplante, referencia a un centro de trasplantes, primera visita al centro, abordaje de trasplante, candidato exitoso, lista de espera o identificación de un donador vivo, y recepción del trasplante. Estudiaron si el uso de un "navegador", esto es, una persona que les ayuda a navegar a través de estos pasos, resultaría en un incremento en la tasa en la que estos pasos se completan. Sus "navegadores" eran pacientes que ellos mismos habían recibido un trasplante. Los navegadores de trasplante se reunirían una vez al mes con los pacientes (que ya estaban en diálisis). A 92 pacientes se les asignaron navegadores, y otros 75 fueron tratados de la forma habitual. Aquellos a quienes se les asignó un navegador terminaron completando el doble de pasos hacia un trasplante en comparación con los controles.

El programa Explore Transplant, diseñado por la Dra. Amy Waterman en la University of California, Los Ángeles (UCLA) (www.exploretransplant. org), "es una familia de programas educativos que aseguran que los pacientes para trasplante y los donadores vivos tomen decisiones informadas. Los recursos educativos del programa ET incluyen folletos impresos, videos, aplicaciones animadas en Internet, recursos en línea y aplicaciones que cuentan historias en video, en inglés y en español". El programa ha sido adaptado en muchas regiones, incluyendo Ontario y Canadá. Un programa educativo para el hogar puede ser más eficaz que los programas en la clínica (Rodrigue, 2008). En el Johns Hopkins Medical Center se inició un programa llamado Live Donor Champion (Garonzik-Wang, 2012), y entrenaría a un "campeón" donador vivo, que podría ser un amigo, familiar o un miembro de la comunidad, que estuviera dispuesto a capacitar al candidato a trasplante, en un papel de promoción. La eficacia de este programa aún no ha sido formalmente evaluada. Por último, se ha desarrollado una herramienta "móvil para ayudar con la decisión clínica", llamada iChoose Kidney, que calcula el beneficio relativo en cuanto a la sobrevivencia al ser tratado con diálisis *versus* trasplante, y se está evaluando su eficacia en un estudio clínico (Patzer, 2016).

¿QUÉ ES EL TURISMO DE TRASPLANTES Y CÓMO AFECTA AL TRASPLANTE ANTICIPADO?

Con los tiempos de espera actuales, unidos a las complicaciones de la diálisis a largo plazo, muchos pacientes buscan un trasplante fuera de Estados Unidos. El procedimiento mediante el que un ciudadano de un país viaja a otro para adquirir comercialmente un trasplante renal se denomina *turismo o tráfico de trasplantes*. En el año 2004, la Organización Mundial de la Salud (OMS) formuló una declaración oficial en la que prohibía la venta de órganos para trasplante. Esta declaración se fundamenta no sólo en criterios morales y éticos, sino también en las potenciales complicaciones médicas que podrían producirse con un mercado negro no controlado de trasplantes de órganos. Además, la Declaration of Istanbul on Organ Trafficking and Transplant Tourism, ratificada por 78 países en mayo de 2008 — incluyendo a la Transplantation Society, la International Society of Nephrology y la Organización Mundial de la Salud—, condena la venta de órganos y solicita a todos los países que creen organizaciones de vigilancia y persigan a los profesionales médicos que participen en este tipo de actividades (International Summit on Transplant Tourism and Organ Trafficking, 2008). A pesar de estas limitaciones, los trasplantes adquiridos comercialmente siguen estando disponibles en muchos países. Generalmente, se recluta a los donantes vivos en la comunidad local y se les paga por donar un riñón a un extranjero. Amnistía Internacional ha acusado a algunos países de usar prisioneros y ejecutar a criminales como fuente de órganos.

La calidad de los órganos del donante, la adecuada experiencia quirúrgica y la asistencia perioperatoria de esos trasplantes no está controlada ni sigue ningún estándar asistencial. No existe supervisión o recopilación de datos en estas intervenciones y ninguna organización externa puede garantizar la asistencia al donante o al receptor. Los estudios publicados indican una menor supervivencia a corto y largo plazos de los órganos adquiridos comercialmente (Jafar, 2009). De manera anecdótica, se ha descrito la exposición inadvertida a agentes infecciosos graves potencialmente, como tuberculosis, hepatitis B, hepatitis C y VIH.

El turismo de trasplante es especialmente atractivo para los pacientes estadounidenses que no cuentan con donadores vivos y que aún no están en diálisis, y a quienes se les informa que el tiempo de espera para un trasplante cadavérico puede tomar entre 3 y 5 años. El tiempo de espera prolongado muy probablemente significará que necesitarán iniciar la diálisis antes de que esté disponible un órgano para trasplante. El temor a iniciar la diálisis es un gran estímulo para que los pacientes, que tienen los medios económicos, busquen un trasplante anticipado en otro sitio.

Todos los oficiales de salud deben tener absolutamente clara la ilegalidad del turismo de trasplante y los riesgos potenciales para la vida a los que un paciente puede estarse arriesgando al intentar proceder con esta opción.

CONCLUSIONES

- El trasplante de riñón ofrece mejores tasas de supervivencia del paciente en comparación con la hemodiálisis o la diálisis peritoneal, independientemente de las enfermedades concomitantes.
- Los trasplantes anticipados se acompañan de tasas de supervivencia del trasplante y del paciente significativamente mayores respecto a las de los pacientes trasplantados después de comenzar la diálisis.
- A pesar de los beneficios de los trasplantes anticipados, se trata de una opción infrautilizada que sólo representa 17% de todos los trasplantes, y la mayoría provienen de donadores vivos.
- El médico de atención primaria puede ayudar a mejorar el número de trasplantes anticipados, asegurando la referencia temprana al nefrólogo, y los nefrólogos a su vez deben asegurarse de que los pacientes con una TFG < 20 mL/min sean enviados a un centro de trasplantes.
- Los médicos de atención primaria también pueden animar a sus pacientes y a sus familiares sanos a participar en la donación de órganos, lo que podría aumentar la tasa de trasplantes anticipados.

Bibliografía y lecturas recomendadas

Abbott KC, Lentine KL, Bucci JR, *et al.* The impact of transplantation with deceased donor hepatitis c-positive kidneys on survival in wait-listed long-term dialysis patients. *Am J Transplant.* 2004;4:2032-2037.

Amaral S, Sayed BA, Kutner N, *et al.* Preemptive kidney transplantation is associated with survival benefits among pediatric patients with end-stage renal disease. *Kidney Int.* 2016;90:1100-1108.

Bendorf A, Pussell BA, Kelly PJ, *et al.* Socioeconomic, demographic and policy comparisons of living and deceased kidney transplantation rates across 53 countries. *Nephrology (Carlton).* 2013;18:633-640.

Bzoma B, Walerzak A, Dębska-Slizien A, *et al.* Psychological well-being in patients after preemptive kidney transplantation. *Transplant Proc.* 2016;48:1515-1518.

Cohen LM, Moss AH, Weisbord SD, *et al.* Renal palliative care. *J Palliat Med.* 2006; 9:977-992.

Davis CL. Preemptive transplantation and the transplant first initiative. *Curr Opinion Nephrol Hypertens.* 2010;19:592-597.

De Coster C, McLaughlin K, Noseworthy TW. Criteria for referring patients with renal disease for nephrology consultation: a review of the literature. *J Nephrol.* 2010;23:399-407.

Durand CM, Bowring MG, Brown DM, *et al.* Direct-acting antiviral prophylaxis in kidney transplantation from hepatitis C virus-infected donors to noninfected recipients: an open-label nonrandomized trial. *Ann Intern Med.* 2018;168:533-540.

ERA-EDTA Registry. ERA-EDTA Registry Annual Report 2013. Amsterdam, The Netherlands: Academic Medical Center, Department of Medical Informatics; 2015.

Garonzik-Wang JM, Berger JC, Ros RL, *et al.* Live donor champion: finding live kidney donors by separating the advocate from the patient. *Transplantation.* 2012; 93:1147-1150.

Girerd S, Girerd N, Aarnink A, *et al.* Temporal trend and time-varying effect of preemptive second kidney transplantation on graft survival: A 30-year single-center cohort study. *Transplant Proc.* 2016;48:2663-2668.

Goldberg DS, Abt PL, Blumberg EA, *et al.* Trial of transplantation of HCV-infected kidneys into uninfected recipients. *N Engl J Med.* 2017;376:2394-2395.

Haidar G, Singh N. The Times, They are a-Changing: HOPE for HIV-to-HIV organ transplantation. *Transplantation.* 2017;101:1987-1995.

Helmick RA, Jay CL, Price BA, *et al.* Identifying barriers to preemptive kidney transplantation in a living donor transplant cohort. *Transplant Direct.* 2018;4:e356.

Inker LA, Astor BC, Fox CH, *et al.* KDOQI US commentary on the 2012 KDIGO clinical practice guideline for the evaluation and management of CKD. *Am J Kidney Dis.* 2014;63:713-735.

Innocenti GR, Wadei HM, Prieto M, *et al.* Preemptive living donor kidney transplantation: do the benefits extend to all recipients? *Transplantation.* 2007;83:144-149.

International Summit on Transplant Tourism and Organ Trafficking. The declaration of Istanbul on organ trafficking and transplant tourism. *Clin J Am Soc Nephrol.* 2008;3:1227-1231.

Jafar TH. Organ trafficking: global solutions for a global problem. *Am J Kidney Dis.* 2009;54:1145-1157.

Jay CL, Dean PG, Helmick RA, *et al.* Reassessing preemptive kidney transplantation in the United States: Are we making progress? *Transplantation.* 2016;100: 1120-1127.

Kallab S, Bassil N, Esposito L, *et al.* Indications for and barriers to preemptive kidney transplantation: a review. *Transplant Proc.* 2010;42:782-784.

Kidney Disease: Improving Global Outcomes (KDIGO). KDIGO clinical practice guidelines for the prevention, diagnosis, evaluation, and treatment of hepatitis C in chronic kidney disease. *Kidney Int Suppl.* 2008:S1-S99.

Levin A. Clinical epidemiology of cardiovascular disease in chronic kidney disease prior to dialysis. *Semin Dial.* 2003;16:101-105.

Levitsky J, Formica RN, Bloom RD, *et al.* The American Society of Transplantation Consensus Conference on the use of hepatitis C viremic donors in solid organ transplantation. *Am J Transplant.* 2017;17:2790-2802.

Marcén R, Teruel JL. Patient outcomes after kidney allograft loss. *Transplant Rev (Orlando).* 2008;22:62-72.

McCauley M, Mussell A, Goldberg D, *et al.* Race, risk, and willingness of end-stage renal disease patients without hepatitis C (HCV) to accept an HCV-infected kidney transplant. *Transplantation.* 2018;102:e163-e170.

Menn-Josephy H, Beck LH Jr. Recurrent glomerular disease in the kidney allograft. *Front Biosci (Elite Ed)*. 2015;7:135-148.

Morath C, Schmied BM, Mehrabi A, *et al.* Simultaneous kidney-pancreas transplant in type 1 diabetes. *Clin Transplant*. 2009;23:115-120.

Muller E, Barday Z. HIV-positive kidney donor selection for HIV-positive transplant recipients. *J Am Soc Nephrol*. 2018;29:1090-1095.

Muzaale AD, Althoff KN, Sperati CJ, *et al.* Risk of end-stage renal disease in HIV-positive potential live kidney donors. *Am J Transplant*. 2017;17:1823-1832.

National Center for Health Statistics. Table 7. Life expectancy at selected ages, by race, Hispanic origin, race for non-Hispanic population, and sex: United States, 2013. *National Vital Statistics Reports*. 2016;64:30.

Newell KA, Formica RN, Gill JS, *et al.* Integrating APOL1 gene variants into renal transplantation: considerations arising from the American Society of Transplantation Expert Conference. *Am J Transplant*. 2017;17:901-911.

Nishikawa K, Terasaki PI. Outcome of preemptive transplantation versus waiting time on dialysis. *Clin Transpl*. 2002;367-377.

O'Grady JG, Asderakis A, Bradley R, *et al.* Multidisciplinary insights into optimizing adherence after solid organ transplantation. *Transplantation*. 2010;89:627-632.

Patzer RE, Basu M, Mohan S, *et al.* A randomized controlled trial of a mobile clinical decision aid to improve access to kidney transplantation: iChoose Kidney. *Kidney Int Rep*. 2016;1:34-42.

Pérez-Sáez MJ, Pascual J. Kidney transplantation in the diabetic patient. *J Clin Med*. 2015;4:1269-1280.

Pradel FG, Jain R, Mullins CD, *et al.* A survey on nephrologists' views on preemptive transplantation. *Clin J Am Soc Nephrol*. 2008;3:1837-1845.

Reese PP, Abt PL, Blumberg EA, *et al.* Transplanting hepatitis C–positive kidneys. *N Engl J Med*. 2015;373:303-305.

Rodrigue JR, Cornell DL, Kaplan B, *et al.* A randomized trial of a home-based educational approach to increase live donor kidney transplantation: effects in blacks and whites. *Am J Kidney Dis*. 2008;51:663-670.

Sakhuja A, Naik A, Amer H, *et al.* Underutilization of timely kidney transplants in those with living donors. *Am J Transplant*. 2016;16:1007-1014.

Scalea JR, Barth RN, Munivenkatappa R, *et al.* Shorter waitlist times and improved graft survivals are observed in patients who accept hepatitis C virus+ renal allografts. *Transplantation*. 2015;99:1192-1196.

Singhal R, Hux JE, Alibhai SM, *et al.* Inadequate predialysis care and mortality after initiation of renal replacement therapy. *Kidney Int*. 2014;86:399-406.

Stegall MD, Stock P, Andreoni K, *et al.* Why do we have the kidney allocation system we have today? A history of the 2014 kidney allocation system. *Hum Immunol*. 2017;78:4-8.

Sullivan C, Leon JB, Sayre SS, *et al.* Impact of navigators on completion of steps in the kidney transplant process: a randomized, controlled trial. *Clin J Am Soc Nephrol*. 2012;7:1639-1645.

Tong A, Hanson CS, Chapman JR, *et al.* The preferences and perspectives of nephrologists on patients' access to kidney transplantation: a systematic review. *Transplantation*. 2014;98:682-691.

Verberne WR, Geers AB, Jellema WT, *et al.* Comparative survival among older adults with advanced kidney disease managed conservatively versus with dialysis. *Clin J Am Soc Nephrol*. 2016;11:633-640.

Wolfe RA, McCullough KP, Leichtman AB. Predictability of survival models for waiting list and transplant patients: calculating LYFT. *Am J Transplant*. 2009;9:1523-1527.

Preparación para la diálisis

James E. Tattersall y John T. Daugirdas

OBJETIVOS EN LAS FASES TERMINALES DE LA ENFERMEDAD RENAL CRÓNICA

En la tabla 29-1 se resume el conjunto de acciones necesarias en la enfermedad renal crónica (ERC) avanzada. El principal objetivo es evitar, o al menos retrasar, la progresión de la enfermedad. Aunque es preferible iniciar las "tácticas dilatorias" en una fase más temprana de la ERC, éstas son, incluso, más importantes en los estadios avanzados. Asimismo, es más probable que los pacientes sean colaboradores con respecto al tratamiento durante estas fases tardías, una vez que han experimentado síntomas y cuando se plantea la diálisis. Por lo tanto, retrasar o prevenir la ERC requiere un diagnóstico y un tratamiento adecuados de sus causas, así como el tratamiento de los factores determinantes, como infecciones, inflamación, hipertensión arterial e hiperglucemia. Estas medidas deberían haberse iniciado mucho antes de que el paciente alcance los estadios 4 a 5 de la ERC, pero en la práctica muchos pacientes no inician (o no se les facilita) este tratamiento hasta esas fases (Sprangers, 2006). Los padecimientos subyacentes que más comúnmente requieren diálisis a largo plazo (enfermedad renal por hipertensión, diabetes o enfermedad vascular) son prevenibles potencialmente. El objetivo debe ser que ningún paciente jamás llegue a requerir diálisis para un padecimiento prevenible.

El segundo objetivo del tratamiento es controlar las complicaciones de la ERC. Esto se traduce en un tratamiento no basado en la diálisis que se centrará en la hipervolemia, la hipertensión, las alteraciones del equilibrio acidobásico, la anemia, el metabolismo óseo y la nutrición. El tercer objetivo es prevenir o reducir las enfermedades concomitantes. Esto implica medidas para reducir el riesgo cardiovascular. El cuarto objetivo es prepararse para la posibilidad de que la ERC progrese hasta que la función renal ya no sea capaz de mantener una vida sin síntomas, incluso con todos los tratamientos adecuados no basados en la diálisis. Entonces, se requerirán tratamientos paliativos, diálisis o trasplante anticipado. Este plan B será necesario si fracasan nuestros esfuerzos para evitar la progresión. El plan implicará la elección de la estrategia más adecuada para el paciente a medida que disminuye la función renal. Una planificación eficaz requiere el conocimiento del ritmo de progresión de la ERC una vez que se hayan aplicado todas las tácticas dilatorias.

QUÉ PUEDE ESPERAR EL PACIENTE DE LA DIÁLISIS

Normalmente, se inicia la diálisis cuando ya no pueden controlarse los síntomas urémicos con otros medios, y no hay una probabilidad realista de mejoría en la función renal. En este caso, el paciente puede esperar que la diálisis mejore sus síntomas urémicos. Esta mejoría puede ser

TABLA 29-1	Acciones necesarias en la enfermedad renal crónica avanzada
Acción	**Resultado esperado**
Educar al paciente sobre las opciones de diálisis	El paciente realiza una decisión informada sobre el tipo de diálisis con al menos 6 meses de antelación sobre la fecha estimada de comienzo. El paciente comienza la diálisis con su modalidad de elección. Cuando corresponde, se incluye al paciente en la lista de espera de trasplante antes de iniciar la diálisis
Controlar la presión arterial y la hipervolemia. Puede requerir dosis altas de diuréticos de asa. Sospechar hipervolemia cuando la presión arterial no responda a los fármacos antihipertensivos	Presión arterial inferior a 135/80 (130/80 si hay proteinuria). Evitar los signos y síntomas de hipervolemia o hipotensión
Buscar y tratar las causas y los factores contribuyentes de la ERC. Puede ser necesaria una biopsia renal para realizar el diagnóstico	Retrasar o invertir el deterioro de la función renal tratando la causa subyacente
Controlar la anemia. Si es necesario, administrar hierro intravenoso y fármacos estimulantes de la eritropoyesis	Mantener la hemoglobina > 10 g/dL. Evitar los síntomas de la anemia
Proporcionar asesoramiento dietético y supervisar la nutrición	Mantener un estado nutricional adecuado, especialmente de las proteínas. Mantener el potasio sérico en niveles seguros
Prescribir IECA/ARA si es necesario y evaluar su impacto	Especialmente si hay proteinuria o si la función renal desciende rápidamente (> 5 mL/min/año). Pueden ser contraproducentes en la ERC avanzada
Prescribir bicarbonato sódico si es necesario	Mantener la concentración sérica de bicarbonato sódico dentro del intervalo normal. Puede retrasar la necesidad de diálisis
Evitar canular las venas de los brazos	Conservar las venas de los brazos para que puedan utilizarse para una fístula AV
Evitar los fármacos y los medios de contraste nefrotóxicos	Manténgase la función renal
Planificar y crear una vía de acceso si es necesario. Puede llevar varios meses preparar una fístula funcionante	Establecer un acceso de diálisis adecuado y apropiado antes de que se necesite la diálisis. Para la hemodiálisis, debe ser una fístula siempre que sea posible
Controlar el metabolismo óseo y mineral, especialmente la concentración de fosfato sérica	Concentración de calcio sérica dentro del intervalo normal, hormona paratiroidea < 10 veces el límite superior de la normalidad, fosfato sérico < 1.5 mmol/L (4.64 mg/dL)
Controlar la concentración de potasio sérica mediante control dietético y fármacos, si se necesitan	Mantener la concentración de potasio sérica dentro de los límites normales
Vigilar la progresión de la ERC, calcular la fecha en que se necesitará comenzar la diálisis y hacerlo en el momento adecuado	Comenzar la diálisis mientras el paciente está aun relativamente asintomático o sin morbilidad asociada con la ERC significativa. Evitar la muerte o el ingreso urgente por uremia. Evitar el comienzo no planificado de la diálisis

BRA, bloqueador del receptor de angiotensina; AV, arteriovenosa; ECA, enzima convertidora de angiotensina; ERC, enfermedad renal crónica.

insignificante al principio y, desde el punto de vista del paciente, no compensa la carga del tratamiento con diálisis. Ocasionalmente, un paciente asintomático puede comenzar la diálisis para evitar anormalidades que ponen en peligro la vida, como hiperpotasemia o acidosis. En estos casos, el paciente está optando por la diálisis para un beneficio a largo plazo y reducción del riesgo, en lugar de por un beneficio inmediato a la salud.

Es posible que la diálisis no sea capaz de evitar el desarrollo o la progresión de los síntomas debidos a otras enfermedades diferentes a la ERC o a las concomitantes asociadas. Los pacientes dializados tienen un riesgo mayor de ciertos problemas de salud (p. ej., infecciones, enfermedades cardiovasculares) (Sarnak y Levey, 1999). Por lo general, estos pacientes aún necesitan continuar con el tratamiento de la ERC no basado en la diálisis, lo que comprende las restricciones dietéticas. Incluso cuando se trata con diálisis, la función renal residual ayuda a mantener la salud y mejora el resultado (Lee, 2017). Por lo tanto, una vez que comience la diálisis, los pacientes continuarán con los tratamientos orientados a preservar la función del riñón y a retrasar la progresión de la ERC.

Normalmente, los tratamientos de diálisis no producen dolor u otros síntomas molestos. Los pacientes tratados con hemodiálisis pueden notar síntomas de hipotensión hacia el final del tratamiento, y pueden sentirse adormilados durante varias horas después de la diálisis. Cuando aparecen, los síntomas ocasionados por la diálisis son, generalmente, leves y manejables. Probablemente, los pacientes más jóvenes y en mejores condiciones se considerarán más perjudicados por las limitaciones prácticas impuestas por la dieta y la diálisis que por los síntomas. Una persona joven tratada con diálisis y sin enfermedades concomitantes significativas puede mantenerse en un estado de salud plenamente funcional y laboral durante algunas décadas. Para la persona joven y empleada, la diálisis probablemente suponga importantes retos prácticos. Idealmente, este paciente se tratará con un trasplante, ya sea anticipado (como se explica en el capítulo 28) o lo antes posible una vez iniciada diálisis, y antes de que adquiera enfermedades concomitantes significativas. Los adultos mayores y con una mala función física es muy probable que se vean más afectados por los síntomas concomitantes de la diálisis. Las limitaciones prácticas provocadas por la diálisis las tolera mejor una persona jubilada que una que está trabajando.

OBJETIVOS DE LA EDUCACIÓN DEL PACIENTE

Desde el punto de vista del paciente, las dificultades relacionadas con el comienzo de la diálisis pueden reducirse con una preparación anticipada. Esta preparación comprende una oportuna provisión de información, el acceso a personas con conocimientos sobre la diálisis y a ayudas prácticas. Con frecuencia, esta provisión de información se proporciona mediante un proceso formal que implica visitas a domicilio, entrega de literatura médica relevante, presentaciones audiovisuales, charlas y talleres prácticos. Por lo general, esta preparación la proporciona el centro o la organización que realizará la diálisis. La fase de educación del paciente precisa un tiempo sustancial que, normalmente, oscila entre unas pocas semanas y varios meses (Ravani, 2003).

Los pacientes seguramente se volverán sintomáticos a medida que la función renal se deteriora cerca de un punto donde se empieza a considerar la diálisis. Es más probable que los pacientes comprendan y consideren la información de forma más eficaz en una etapa más temprana de su enfermedad renal, mientras que aún están asintomáticos. Por otro lado, no hay mucho caso en proporcionar información muy detallada sobre un tratamiento que puede o no llegar a ser necesario en el futuro distante. El momento óptimo para proporcionarle al paciente la información estará determinado por la etapa de vida del paciente y la tasa de progresión esperada de la enfermedad renal.

Los pacientes más jóvenes y con pocas enfermedades concomitantes probablemente encontrarán más difícil adaptarse a una enfermedad crónica. Éstos son más propensos a entrar en un estado de negación que puede interferir con el tratamiento para retrasar o prevenir la progresión de la ERC. El impacto psicológico de los efectos adversos incapacitantes se reduce al aumentar el periodo de información y al proporcionar tanta información sobre el efecto adverso como sea posible. Por este motivo, los pacientes más mayores y con múltiples enfermedades concomitantes necesitan comenzar su preparación para la diálisis cuando alcanzan el estadio 4 de la ERC (tasa de filtración glomerular [TFG] < 30) y mucho antes de que lleguen al estadio 5. A los pacientes más jóvenes sin enfermedades concomitantes se les debe proporcionar información general sobre la diálisis y el apoyo psicológico necesario tan pronto se les diagnostique la ERC, para educarles sobre los beneficios del cumplimiento de las medidas que pueden ayudar a retardar la progresión.

Los adultos mayores con una ERC avanzada pueden tener limitaciones cognitivas (aproximadamente 20% de los pacientes en una muestra) (Murray, 2008). Por este motivo, es importante que esto se reconozca en seguida en el proceso de preparación, ya que puede tener una causa reversible. Las limitaciones cognitivas pueden reducir la aplicabilidad de los tratamientos de autocuidado o la capacidad del paciente para elegir la estrategia apropiada cuando la función renal disminuye hasta niveles mínimos.

OPCIONES

Entre las elecciones que debe hacer el paciente se encuentran el trasplante anticipado, la diálisis o los cuidados terminales (tabla 29-2). Si se escoge la diálisis, aún hay que tomar otras decisiones: autocuidado o asistencia por parte de un profesional, tratamiento domiciliario o en una unidad de diálisis ambulatoria. Los autocuidados domiciliarios se pueden utilizar para realizar hemodiálisis (de 3 a 6 días o noches por semana) o diálisis peritoneal (generalmente diálisis peritoneal automatizada nocturna). La diálisis en una unidad ambulatoria se hace normalmente en forma de hemodiálisis, bien tres veces a la semana durante el día o, si está disponible, tres noches por semana o en noches alternas.

La diálisis realizada por profesionales sanitarios tiene la ventaja de que asumen la responsabilidad de administrar y controlar el tratamiento, aliviando parte de la carga del paciente. Por el contrario, esta asistencia profesional puede ser relativamente inflexible y menos adaptable a las necesidades individuales del paciente. Éste debe estar disponible para recibir el tratamiento en un horario y un lugar concretos en función de la agenda del profesional sanitario. Por lo general, hay escasez de profesionales capaces de proporcionar dicha asistencia. Además, la asistencia profesional es costosa y puede no estar disponible para los tratamientos domiciliarios.

TABLA
29-2

Algunas opciones frecuentes de tratamiento de restitución renal

Modalidad	Descripción	Ventajas	Desventajas
Trasplante anticipado	Trasplante a partir de donante vivo o cadavérico, antes de que se necesite la diálisis	Véase el capítulo 28	Véase el capítulo 28
Hemodiálisis domiciliaria	3-6 veces/sem, durante el día o por la noche. Por lo general con la ayuda de un familiar o cuidador; raramente, por un profesional sanitario pagado	Cuando se realiza más de 3 veces/sem, o cuando se hacen tratamientos de 8-10 h, 3-3.5 noches por semana, los datos sugieren que se obtiene una mejor calidad de vida y un mejor control de la concentración de fosfato, la presión arterial y la anemia; también puede disminuir la hipertrofia ventricular izquierda	La vivienda se convierte en un hospital; agotamiento del compañero; en algunos sistemas domiciliarios se necesita modificar el sistema de agua de la vivienda; eliminación de los residuos; costosa
Diálisis peritoneal domiciliaria	Cicladora automática, con la mayor parte de los intercambios durante la noche	Independencia, relativa simplicidad	Es necesario proporcionar grandes volúmenes de líquido de diálisis peritoneal; exposición a grandes cantidades de glucosa
Hemodiálisis nocturna hospitalaria	Tres tratamientos nocturnos de 8-10 h a la semana (o, raramente, en noches alternas) realizados en la unidad de diálisis (ya sea con personal de ayuda o por uno mismo)	Aumento importante del tiempo de diálisis semanal con mejor control de la concentración de fosfato, la presión arterial y la anemia. No hace falta convertir el domicilio en una clínica. El tiempo de la diálisis se utiliza para dormir	Se abandona el domicilio las noches de diálisis; desplazamiento al centro de diálisis; programación relativamente inflexible
Hemodiálisis hospitalaria convencional	Ya sea con ayuda de personal (lo habitual) o por uno mismo	Tiempo de diálisis corto. El personal sanitario realiza todo el trabajo	Desplazamiento hasta el centro de diálisis; programación relativamente inflexible. Puede ser una cantidad de diálisis inadecuada
Diálisis retrasada	Dieta muy baja en proteínas más cetoanálogos y control estricto de los líquidos	Puede funcionar para retrasar la diálisis hasta cerca de un año en adultos mayores con pocas enfermedades concomitantes (no insuficiencia cardiaca ni diabetes mellitus)	Precio alto de los cetoanálogos
Cuidados paliativos	Tratamiento conservador sin diálisis	Bueno para pacientes en los que no se espera que la diálisis prolongue la vida significativamente o en aquellos en los que haya enfermedades concomitantes muy importantes	Puede reducir potencialmente la expectativa de vida

Normalmente, la diálisis autocontrolada la realiza y controla el propio paciente o su familia. En ella, el paciente acude a la unidad de nefrología a intervalos relativamente infrecuentes (1 a 6 meses), pero recibe ayuda de un equipo asistencial comunitario formado por un especialista clínico y por personal técnico (Suri, 2006), que puede ofrecerle asistencia telefónica o visitarle, según sea necesario (Lindley, 2006). La ubicación y los horarios de la diálisis autocontrolada pueden ser más flexibles que en la asistencia proporcionada por un profesional. Por este motivo, es más probable que la diálisis autocontrolada consiga la rehabilitación completa del paciente y es más compatible con la actividad laboral a tiempo completo. Con la diálisis autocontrolada se puede optimizar el tratamiento según las necesidades individuales del paciente, y éste puede conseguir mejores resultados y una mayor calidad de vida (Loos-Ayay, 2008). La diálisis puede realizarse de forma más confiable, segura y eficaz por el paciente que por un profesional que deba atender a muchos pacientes de forma simultánea. El autocuidado es muy apropiado para la diálisis domiciliaria.

La diálisis domiciliaria (Marshall y Chan, 2016) es, en general, mucho más cómoda para el paciente, ya que se realiza en un entorno familiar cómodo y le permite participar en actividades familiares durante el tratamiento. Normalmente, la diálisis peritoneal automatizada se realiza con autocuidado y en el domicilio. Los esquemas más eficaces de diálisis son mucho más fáciles de realizar en el domicilio y raramente se ofertan en una unidad de diálisis ambulatoria. Aunque la diálisis domiciliaria se suele realizar como un tratamiento controlado por el propio paciente, los pacientes delicados o con limitaciones cognitivas todavía pueden recibir la diálisis a domicilio de manos de un profesional sanitario que acuda con una frecuencia regular (Olivier, 2007). Un tratamiento de hemodiálisis administrado más de tres veces a la semana se ha asociado con una mejoría de la supervivencia y una reducción de la mortalidad (Suri, 2006). También se ha publicado que las sesiones largas de diálisis nocturna con una frecuencia de 3.5 veces por semana (cada 2 sem) presentan mejores resultados (Tang, 2011).

Escoger qué modalidad de diálisis preferirá un paciente requiere que éste tenga una considerable cantidad de información sobre los diversos tipos de tratamiento disponibles. Cualquiera que sea la estrategia elegida, será necesaria cierta planificación y preparación para asegurarse de que cada fase pueda realizarse de forma electiva y en el momento apropiado. En el caso de un adulto mayor con ERC y otras múltiples patologías, la función física y la expectativa de vida pueden verse reducidas por las otras patologías y no mejorar con la diálisis (Kurella Tamura, 2009). Por lo tanto, es menos probable que estos pacientes puedan manejarse con la diálisis autocontrolada y es más probable que padezcan los efectos adversos de la diálisis. Para algunos de estos pacientes puede ser apropiada una opción de cuidados terminales que no incluya la diálisis.

Una preparación adecuada probablemente suavizará el impacto práctico y psicológico del inicio de la diálisis o de la elección de una vía terminal (Berzoff, 2008). La preparación adecuada para la diálisis se asocia con un mejor resultado a largo plazo (Devins, 2005). Si a los pacientes con una funcionalidad elevada se les proporcionan una preparación adecuada y todas las opciones estratégicas, es relativamente más probable que elijan la diálisis autocontrolada (Goovaerts, 2005; Manns, 2005), mientras que los pacientes con importantes enfermedades concomitantes optarán por unos cuidados terminales que no impliquen diálisis (Murtagh, 2007b). La proporción de personas que escogen estas opciones puede considerarse como una medida de la calidad de la preparación. La decisión sobre la mejor diálisis o sobre los cuidados terminales es muy difícil para el paciente, y no hay datos consistentes para guiarla. Ésta debe estar influida por el pronóstico médico individual del paciente, por sus circunstancias sociales y por sus prioridades. Por estos motivos, es preferible o esencial que sean los propios pacientes quienes tomen la decisión y que estén plenamente informados. Cuando los pacientes tienen una limitación cognitiva o son incapaces, por cualquier otro motivo, de decidir sobre la estrategia, es necesaria la opinión de la familia o de otras personas que tengan una estrecha relación con el paciente. Asimismo, puede haber importantes decisiones éticas cuando se toman las decisiones por el paciente (Davison y Holley, 2008).

ACCESO PARA LA DIÁLISIS: NECESIDAD DE UNA PREPARACIÓN ANTICIPADA

La hemodiálisis requiere el acceso a una arteria o a una vena principal. La mejor forma de conseguirlo es mediante la creación quirúrgica de una fístula arteriovenosa (AV) en el antebrazo o el codo. Esto hace que las venas conectadas se distiendan y que sus paredes se hipertrofien (arterializadas). Para realizarlo, se pueden insertar agujas en las venas arterializadas para permitir que el equipo de hemodiálisis tenga acceso a la sangre. La creación de la fístula requiere planificación mediante el mapeo radiológico de los vasos del brazo. Una vez creada la fístula, pueden necesitarse hasta 2 meses para que se complete la arterialización antes de que se pueda utilizar la fístula. En general, el proceso desde que se planifica una fístula utilizable hasta que esté creada puede requerir varios meses, e incluso puede ser más prolongado cuando se necesitan varios intentos o cirugía reparadora debido a la coexistencia de vasculopatía.

Si el paciente tiene que comenzar la hemodiálisis sin tener una fístula funcionante, será necesario crear una forma de acceso alternativa que no requiera el proceso de arterialización prolongado. En este caso, las alternativas son un catéter venoso central tunelizado o un injerto AV. El resultado en los pacientes tratados con hemodiálisis es significativamente mejor cuando se utiliza una fístula que si se recurre a un catéter venoso central o a un injerto AV (Ethier, 2008). Por lo tanto, un objetivo medible de la preparación de la diálisis es intentar que todos los pacientes que están planificando entrar en hemodiálisis comiencen con una fístula funcionante. Si el paciente ha optado por la hemodiálisis, el proceso de creación de una fístula debe comenzarse entre los 6 y 12 meses antes de la fecha en que la diálisis será necesaria probablemente.

La diálisis peritoneal (Saxena y West, 2006) requiere el acceso a la cavidad peritoneal a través de un catéter tunelado. En tal caso, es más probable que este catéter funcione correctamente si se inserta al menos 1 sem antes de su primera utilización. Este tiempo permite que se selle el conducto tunelizado, de forma que se evitan las fugas o la infección.

Los problemas con el acceso para la diálisis son una causa importante de los síntomas y de la mala salud relacionados directamente con la diálisis. Un acceso que funciona mal puede impedir una diálisis adecuada, lo que permite que los síntomas y complicaciones de la ERC se desarrollen o progresen. Las infecciones de la vía de acceso causan una morbilidad y mortalidad significativas y pueden ser difíciles de tratar. Una infección en un injerto AV o en un catéter venoso empleados para el acceso de hemodiálisis da lugar, frecuentemente, a una septicemia, y puede complicarse con una endocarditis. La infección del catéter de la diálisis peritoneal puede causar una peritonitis. Cuando el acceso lleva material artificial, como en el caso de los injertos y catéteres, normalmente es necesario retirar la vía de acceso para poder controlar la infección. Muchas de las infecciones de la vía de acceso se producen durante la inserción. La infección es más probable si el acceso se crea en condiciones de urgencia o si el paciente está urémico.

Evitar dañar las venas de los brazos

Como se ha explicado, un paciente con ERC grave probablemente requiera un acceso AV para la hemodiálisis. Incluso si ha escogido el tratamiento conservador o la diálisis peritoneal, es posible que sea necesario un periodo de hemodiálisis. La creación exitosa de la fístula precisa que las venas de brazo estén intactas, algo que debe conseguirse a toda costa. Por ese motivo, debe evitarse la canulación de las venas del brazo. Cuando ésta es inevitable, se pueden usar las pequeñas venas del dorso de la mano. Como último recurso, se puede utilizar la gran vena cefálica de la fosa antecubital.

Preparación innecesaria frente a preparación incompleta

Cuando se está preparando a los pacientes en estadio 4 para la diálisis mediante un programa estructurado de educación prediálisis y con la creación de una fístula AV, se enfrenta un problema de desequilibrio. Si un gran número de pacientes se someten a esta educación y entrenamiento, y a la creación de la fístula AV, pero su ERC no progresa, o si esos pacientes fallecen por otras causas antes de necesitar la diálisis, se podría hablar de una *preparación innecesaria*. Por el contrario, atrasar el entrenamiento y la creación de la fístula AV hasta que la necesidad de diálisis sea más segura tiene el riesgo de estar obligados a comenzar con un paciente preparado de manera incompleta. Demoulin (2011) estudió este asunto en 386 pacientes con ERC en estadio 4 (TFGe media de, aproximadamente, 23 mL/min) que se estaban tratando en una clínica belga. La decisión sobre cuándo colocar una fístula AV se dejó en manos de los nefrólogos encargados del tratamiento de acuerdo con su estimación sobre el ritmo de progresión hacia la diálisis. Asimismo, se descubrió que casi 6% de las fístulas eran innecesarias, ya que esos pacientes nunca progresaron hasta la diálisis, la mayoría porque fallecieron por otras causas, y también que otro 6% de los sujetos aún no habían entrado en diálisis al final del periodo de seguimiento. Sin embargo, sólo se habían realizado las fístulas AV en la mitad de los pacientes cuya ERC progresó hasta necesitar hemodiálisis. En este caso, se concluyó que quizá sería preferible una realización más temprana de la fístula AV, pero entonces se llevarían a cabo en un mayor porcentaje de pacientes que podrían no necesitar diálisis.

Otra consideración adicional a la hora de planificar la diálisis en un adulto mayor es la dificultad de crear una fístula funcionante. Múltiples intervenciones vasculares pueden necesitarse, especialmente cuando hay una vasculopatía importante. Además, debe tenerse en cuenta el creciente riesgo operatorio de estos pacientes y su mayor probabilidad de fallecer por causas no renales antes de que necesiten la diálisis. La diálisis peritoneal asistida puede ser una opción más adecuada en muchos de estos pacientes.

CUIDADOS TERMINALES SIN DIÁLISIS

Para un paciente con ERC con una mala situación física y una expectativa de vida < 1 año, la diálisis sólo proporcionará unos pocos meses de vida adicionales, pero con una peor calidad de vida (Germain y Cohen, 2008). En este caso, un paciente puede pensar que la diálisis no merece la pena. El paciente puede continuar los tratamientos sin diálisis y recibir cuidados paliativos adicionales. Por lo general, es mucho más probable que los sujetos que reciben cuidados paliativos sin diálisis mueran en su domicilio (Smith, 2003), lo cual se considera una ventaja por algunos de ellos (Ratner, 2001).

Los cuidados paliativos en la ERC tienen el objetivo de controlar los síntomas, maximizar la calidad de vida y proporcionar ayuda práctica y psicológica (Burns y Carson, 2007). Asimismo, es probable que, durante los últimos meses de vida, se necesite el apoyo específico de equipos de cuidados terminales integrados en la comunidad. Allí donde no existan equipos de cuidados paliativos específicos para la ERC pueden adaptarse los procedimientos paliativos de los pacientes oncológicos. En comparación con el cáncer, la ERC tiene efectos prácticos y psicológicos similares. El paciente con ERC terminal estará anoréxico y somnoliento y tendrá síntomas de prurito y disnea. Comparada con el cáncer, es mucho menos probable que la ERC produzca dolor (Murtagh, 2007a).

Guía de cuidados paliativos de la Renal Physicians Association

En el año 2002, la American Society of Nephrology (ASN) y la Renal Physicians Association (RPA) publicaron unas directrices conjuntas de toma de decisiones para un comienzo y una finalización adecuados de la diálisis (RPA, 2000, 2010). Las recomendaciones se centran en nueve áreas: toma de decisiones conjunta, consentimiento informado para el rechazo, estimación del pronóstico, resolución de conflictos, voluntades anticipadas, interrupción/abandono de la diálisis, pacientes con situaciones especiales, prueba de la diálisis por tiempo limitado, diálisis anterior e instauración de los cuidados paliativos. En octubre de 2010 se publicó una segunda edición actualizada de estas directrices. Este documento se puede conseguir en la página web de la RPA (www.renalmd.org).

EVITAR LOS AGENTES DE CONTRASTES NEFROTÓXICOS

Los pacientes que se están preparando para la diálisis son, con frecuencia, adultos mayores con una vasculopatía importante. Durante la preparación para la diálisis, puede ser necesario valorar el sistema arterial con vistas a un potencial trasplante o a una vía de acceso para la hemodiálisis. Estas valoraciones deben minimizar el uso de contrastes radiológicos nefrotóxicos siempre que sea posible, ya que el riñón que está deteriorado es inusualmente sensible a las agresiones tóxicas o hemodinámicas. La planeación de la vía de acceso vascular para la hemodiálisis puede hacerse usando sólo ecografía. Alternativamente, se pueden utilizar con éxito cantidades muy pequeñas de contraste radiológico para el mapeo vascular (Won, 2010), o puede intentarse una flebografía con CO_2 (Heye, 2010).

UTILIZACIÓN DE INHIBIDORES DE LA ENZIMA CONVERTIDORA DE ANGIOTENSINA Y ANTAGONISTAS DEL RECEPTOR DE ANGIOTENSINA

Los inhibidores de la enzima convertidora de angiotensina (IECA) o los antagonistas del receptor de angiotensina (ARA) son normalmente beneficiosos para los pacientes con ERC. En general, un buen control de la presión arterial utilizando IECA/ARA tiene el potencial de reducir sustancialmente el ritmo de deterioro de la función renal. Sin embargo, el uso de los IECA/ARA puede producir un descenso agudo de la TFG mediante mecanismos hemodinámicos, habitualmente hasta 20%, y la hiperpotasemia es más frecuente.

En el paciente que está a punto de necesitar diálisis, este descenso de la TFG producido por el tratamiento con los IECA/ARA puede ser contraproducente. Un paciente típico, cuya TFGe esté cayendo a un ritmo de 4 mL/min por año y la TFGe sea de 24 mL/min, necesitará previsiblemente la diálisis en un plazo de 4 años (cuando TFGe = 8 mL/min). Con el tratamiento con los IECA/ARA puede haber una caída inmediata de la TFG hasta 20 mL/min pero, a partir de entonces, se espera que el deterioro se produzca a un ritmo más lento, por ejemplo de 2 mL/min al año. En tal caso, la diálisis no sería necesaria hasta después de 6 años, y el tratamiento con los IECA/ARA la habría retrasado otros 2 años.

Si, por el contrario, se inicia el tratamiento con los IECA/ARA cuando la TFGe es de 10 mL/min, un deterioro de 20% de la TFG causado por los fármacos acercaría mucho a los pacientes a valores de TFGe con los que normalmente se necesita comenzar la diálisis. Así pues, un valor mínimo de la TFG habitual por debajo del cual puede ser contraproducente comenzar el tratamiento con los IECA/ARA podría estar alrededor de los 12 mL/min. También se ha sugerido que interrumpir el tratamiento con los IECA/ARA en la ERC avanzada puede resultar beneficioso. El incremento agudo de la TFG resultante podría, en ciertas circunstancias, aportar un tiempo valioso para la preparación de la diálisis, si se pueden controlar los problemas cardiovasculares y la hipertensión arterial con otros fármacos alternativos. En este sentido, se ha descrito una mejoría progresiva de la TFG en un grupo seleccionado de pacientes cuyo tratamiento con los IECA/ARA se interrumpió (Onuigbo, 2009).

Manejo de líquidos

Las anormalidades en la homeostasia de la sal y el agua son parte del síndrome urémico en la ERC avanzada. La sobrecarga de líquido contribuye a la hipertensión, enfermedad cardiovascular, y potencialmente deteriora la función renal, incluso cuando el paciente está asintomático (Hung, 2015). Cuando hay insuficiencia cardiaca asociada, el edema periférico y, especialmente, el edema pulmonar resultan síntomas inquietantes y hospitalizaciones. Los pacientes con insuficiencia cardiaca pueden necesitar ser mantenidos en un estado relativamente deshidratado para evitar el edema pulmonar. Por otro lado, la deshidratación puede causar síntomas y contribuir al declive de la función renal (Khan, 2016). Por estos motivos se requiere un manejo cuidadoso del estado de líquido, usualmente controlado por la modificación de la dieta y dosis variables de diuréticos. Esto es evaluado mediante una valoración clínica regular del estado de líquido. Estas evaluaciones pueden mejorarse con medidas objetivas, como la bioimpedancia.

Hiperpotasemia

Los pacientes con una ERC en estadios 4 a 5 tienen riesgo de desarrollar hiperpotasemia. El riesgo se incrementa con la utilización de diuréticos ahorradores de potasio, IECA, antagonistas de la angiotensina II y antagonistas de la aldosterona. Asimismo, es probable que estos fármacos se prescriban (y generalmente sean beneficiosos) en la ERC para tratar la cardiopatía y la hipertensión arterial, y para retrasar el deterioro de la función renal. La utilización de antiinflamatorios no esteroides y trimetoprima puede empeorar la hiperpotasemia y, en los pacientes con ERC y con problemas en la concentración de potasio, deben utilizarse fármacos alternativos. Los pacientes diabéticos dependientes de insulina tienen un riesgo de hiperpotasemia particularmente elevado si no se administra en todo momento la insulina adecuada. Como se mencionó en los capítulos 5 y 11, una concentración de potasio sérica > 5.5 mmol/L se asocia a riesgo de mortalidad a corto plazo aumentado significativamente.

La capacidad del riñón para excretar potasio está disminuida en la ERC avanzada, pero generalmente, cualquier tendencia a un aumento del potasio sérico puede controlarse o prevenirse, con una dieta pobre en potasio, mediante una reducción de la dosis o con la interrupción del tratamiento con fármacos que pueden aumentar la concentración de potasio sérico. Una concentración sérica de potasio aumentada de forma crónica (> 5.5 mmol/L) puede ser una indicación para comenzar la diálisis. El potasio sérico tiende a elevarse inexorablemente en las fases tardías de la ERC, especialmente cuando hay acidosis metabólica y desnutrición. Normalmente, la diálisis se iniciaría antes de que esto ocurra.

Una elevación aguda de la concentración de potasio sérica (o cuando el potasio sea > 6.5 mmol/L) puede producir parálisis con debilidad de los músculos respiratorios, arritmias cardiacas y muerte, lo que la convierte en una urgencia médica. Esa concentración elevada se considera particularmente peligrosa cuando hay cambios en el electrocardiograma (p. ej., ondas T en tienda de campaña, segmentos ST deprimidos, arritmias). Es probable que la causa sea un deterioro agudo de la función renal (el riñón en progresión crónica tiene una reserva funcional muy pequeña y una mayor propensión a sufrir una lesión aguda o los efectos adversos de los fármacos) o una ingesta excesiva de potasio en la dieta. La elevación aguda de la concentración sérica de potasio también puede deberse a una pérdida de potasio del espacio intracelular cuando las bombas de potasio de la superficie celular se quedan sin energía. Esto puede ocurrir en situaciones de alteración metabólica, como la cetoacidosis diabética, la hipoglucemia o la acidosis.

Generalmente, las elevaciones agudas de la concentración de potasio sérico se tratan con diálisis. Esa concentración descenderá de manera significativa unos minutos después del inicio de la sesión de diálisis. Sin embargo, el paciente hiperpotasémico tendrá un riesgo significativo de muerte durante el tiempo que se necesita para organizar la diálisis (por lo común, algunas horas, en función de la disponibilidad de los equipos y del personal). En esta situación se necesitan otros métodos para disminuir el potasio sérico (tabla 29-3). La administración intravenosa de calcio protege contra algunos de los efectos agudos de la hiperpotasemia sin reducir realmente el potasio; por lo tanto, tiene un comienzo de acción casi inme-

TABLA 29-3   Tratamientos utilizados para la hiperpotasemia

Tratamiento	Comienzo del efecto	Duración del efecto	Mecanismo
10 mL de solución IV de gluconato de calcio al 10% durante 10 min	1-3 min	30-60 min; se puede repetir	Antagoniza los efectos del potasio en el miocardio No disminuye la concentración de potasio sérica
Salbutamol mediante nebulizador, 10-20 mg en 4 mL de solución salina a lo largo de 20-30 min	Inmediato	2-4 h	Estimula la entrada del potasio en las células
Insulina, 10 unidades + 50 mL de solución IV de dextrosa al 50%, durante 20-30 min	15-60 min	4-6 h	Estimula la entrada del potasio en las células
Enema de 30 g de sulfonato poliestirénico de sodio (o calcio)	2 h	Varias horas	Atrapa el potasio en el colon y lo cambia por sodio (o calcio)
Administración por vía oral de 15 g de sulfonato poliestirénico de sodio (o calcio), 3-4 veces al día	4 h	Continuo	Atrapa el potasio en el colon y lo cambia por sodio (o calcio)

IV, intravenoso.

diato. Por lo tanto, hay tendencia a utilizarla como tratamiento inicial de la hiperpotasemia con alteraciones electrocardiográficas. El tratamiento con betabloqueadores inhalados o en infusión y administración intravenosa de glucosa más insulina, solas o combinadas, puede reducir rápidamente la concentración de potasio sérica al dirigirlo hacia el interior de las células. Estos tratamientos no eliminan el potasio del organismo y sus efectos duran unas pocas horas (Mahoney, 2005; Putcha y Allon, 2007).

Las resinas quelantes de potasio (p. ej., el sulfonato poliestireno de sodio o el sulfonato poliestireno de calcio) intercambian el potasio por sodio o calcio y aumentan así, de manera eficaz, la excreción de potasio en el colon. Éstos se pueden administrar por vía oral o rectal. La vía rectal tiene una acción más rápida, con un inicio al cabo de 2 h. Una dosis por vía oral reducirá la concentración de potasio a partir de 4 h. En ambos casos se puede mantener la eliminación de potasio con dosis repetidas. Las resinas producen estreñimiento y, raramente, perforación colónica. Su comienzo de acción, relativamente lento, limita su utilidad en una situación aguda, pero pueden resultar útiles cuando no hay diálisis disponible o es probable que ésta se retrase, o cuando la elevación del potasio pueda ser temporal (p. ej., debido a una trasgresión dietética) o pueda resolverse por otros métodos. Las resinas de unión a potasio se suelen usar junto con otros tratamientos con una acción más rápida y breve (Watson, 2010).

El patirómero es un nuevo polímero no absorbible diseñado para fijar y remover potasio, principalmente en el colon, reduciendo por lo tanto los niveles de potasio en pacientes con hiperpotasemia (Li, 2016). A diferencia de otras resinas de fijación disponibles, el patirómero no libera ningún otro electrolito en intercambio por el potasio. Por lo tanto, se requiere más experiencia con este fármaco para determinar su papel en el manejo de la ERC.

Asimismo, tiene el potencial de ser una alternativa o un complemento para la diálisis en el tratamiento de la hiperpotasemia. El patirómero actualmente no está aprobado para el tratamiento de la hiperpotasemia aguda en Estados Unidos, ya que su inicio de acción es moderadamente retardado. Un agente alternativo, el ciclosilicato de zirconio y sodio, puede tener un inicio de acción más rápido (Meaney, 2017). La furosemida intravenosa puede reducir rápidamente la concentración de potasio sérica, siempre que exista suficiente reserva de función renal y se pueda mantener la hidratación del paciente. En la ERC puede ser necesaria una dosis elevada (entre 200 y 500 mg). Si el paciente sufre hipovolemia, se debe administrar líquido rápidamente por vía intravenosa (p. ej., suero salino al 0.9%) para diluir el potasio sérico y restaurar algo la función renal. La administración de líquido debe hacerse con una estricta supervisión para evitar una hipervolemia. En este caso, se debe corregir cualquier causa metabólica de la hiperpotasemia. Para resolver la acidosis se puede administrar bicarbonato de sodio intravenoso.

Acidosis metabólica

Como se ha comentado en el capítulo 11, los pacientes con ERC en estadios 4 a 5 tienen riesgo de desarrollar acidosis metabólica. Asimismo, se ha demostrado que una concentración sérica de bicarbonato por debajo del límite inferior del intervalo normal contribuye a la desnutrición en el estado urémico y puede aumentar los peligros de la hiperpotasemia. El bicarbonato bajo se puede corregir de forma sencilla y barata con bicarbonato oral, entre 2 y 4 g al día. También se ha demostrado que esto mejora la nutrición y ralentiza el deterioro de la función renal. Aunque, a pesar del bicarbonato oral, la acidosis persistente se considera una indicación para comenzar la diálisis, es una razón infrecuente para abandonar el tratamiento conservador. Generalmente, estos pacientes tienen importantes problemas de hipervolemia, lo que constituye la auténtica razón para abandonar el tratamiento conservador.

Pericarditis urémica, hemorragia y neuropatía/encefalopatía

En este caso, existen razones poco habituales, pero muy importantes, para comenzar la diálisis en un paciente con ERC. La pericarditis urémica es una serositis por acumulación de toxinas urémicas. Su presentación clínica puede ser bastante sutil, de modo que a los pacientes que comienzan con síntomas de insuficiencia cardiaca aguda y dilatación cardiaca en la radiografía siempre se les debe realizar una ecocardiografía para descartar un derrame pericárdico. En esta situación se puede producir una muerte súbita si no se tratan los derrames importantes. Por lo general, la pericarditis se resuelve en unas pocas semanas o días una vez iniciada una diálisis adecuada. A veces puede ser necesario drenar un derrame pericárdico importante para prevenir o tratar un taponamiento cardiaco (Gunukula y Spodick, 2001). La uremia alarga el tiempo de hemorragia, probablemente debido a una inhibición de la función plaquetaria. En pacientes con hemorragias no explicadas y prolongación del tiempo de hemorragia, el tratamiento con diálisis suele resolver el problema. La anemia con una Hb < 10 g/dL también puede contribuir. La uremia puede ocasionar una neuropatía periférica aguda que suele manifestarse como una polineuropatía con parestesias y aumento de la sensación de dolor y debilidad en las extremidades. La uremia puede dar lugar a una encefalopatía que, en su forma más grave, puede manifestarse como convulsiones y, de manera crónica, como deficiencia cognitiva, calambres musculares, temblor y asterixis.

La encefalopatía urémica es un diagnóstico por exclusión; antes se deben descartar otras causas, especialmente el accidente cerebrovascular y la hemorragia cerebral, que se producen con mayor frecuencia en la ERC.

COMIENZO TEMPRANO FRENTE A COMIENZO TARDÍO DE LA DIÁLISIS

En este momento surge la siguiente pregunta: ¿es mejor empezar la diálisis de forma temprana o tardía en el curso de la ERC? Algunos estudios observacionales han sugerido que el denominado comienzo temprano de la diálisis determina una mejor supervivencia, aunque un análisis observacional de gran tamaño reciente ha sugerido justo lo contrario (Klausner, 2009; Wright, 2010). Cuando se trata de contestar esta pregunta sólo con estudios observacionales, la confusión por la indicación (comenzar la diálisis antes en los pacientes más enfermos) y el sesgo del tiempo de demora (poniendo en marcha el reloj del resultado en el momento de la diálisis para pacientes con un comienzo en fase temprana y tardía de la ERC) son problemas irresolubles. La pregunta ha sido parcialmente contestada por el estudio aleatorizado IDEAL (Initiation of Dialisis Early and Late) (Cooper, 2010). En éste se asignó de forma aleatoria a los pacientes con una TFGe de entre 10 a 14 mL/min a comenzar la diálisis de inmediato o a retrasarla hasta que la TFGe/1.73 m^2 disminuyera hasta < 7 mL/min o se presentaran síntomas urémicos. La mortalidad fue similar en los grupos de inicio temprano y tardío, lo que sugiere que no hay beneficio en comenzar de forma temprana. La mayoría de los pacientes en el grupo de comienzo tardío comenzó la diálisis a causa de los síntomas cuando la TFGe/1.73 m^2 aún era > 7 mL/min. La diferencia de la TFGe/1.73 m^2 entre los dos grupos era sólo de 2.2 mL/min, pero el grupo de comienzo tardío inició la diálisis una media de 6 meses más tarde que su contrapartida de inicio temprano (Cooper, 2010). Los resultados de este estudio sugieren que retrasar el comienzo de la diálisis hasta que el paciente desarrolle los síntomas puede resultar seguro siempre que exista supervisión clínica y preparación adecuadas, y destacan el hecho de que, generalmente, los síntomas de tipo urémico aparecen mientras la TFGe es > 7 mL/min.

La decisión de iniciar la diálisis

Un estudio reciente ha demostrado que una proporción significativa de pacientes tratados con hemodiálisis a largo plazo tienen suficiente función renal para detener la diálisis, aunque no está claro si esto se debe a una recuperación posterior de la función renal o al iniciar diálisis innecesariamente (Fernández-Lucas, 2012; Letachowicz, 2016). La hemodiálisis con eliminación de líquidos por ultrafiltración se usa a menudo para controlar la presión arterial y puede reducir la producción de orina, lo que potencialmente enmascara la función renal que de otro modo podría controlar la uremia. La diálisis innecesaria se puede evitar retrasando la diálisis hasta el punto en que todos los esfuerzos para preservar la función renal hayan resultado inútiles y el paciente ya esté comenzando a experimentar síntomas.

La decisión sobre cuándo (o si) debe iniciarse la diálisis se toma conjuntamente entre el paciente y los médicos, basándose en la estimación de los riesgos, beneficios y desventajas de la diálisis desde el punto de vista del paciente. La causa, los antecedentes y los antecedentes familiares de la enfermedad renal del paciente son importantes aquí, ya que informan la probabilidad de una mayor progresión. Si el deterioro continuo de la función renal es inevitable, hay poca ventaja en retrasar la diálisis más allá del punto en que aparecen los síntomas por primera vez.

TABLA 29-4	Indicaciones para iniciar la diálisis

- Anorexia, náusea, vómito, especialmente si hay pérdida de peso
- Incapacidad para controlar la hipervolemia a pesar de dosis elevadas de diuréticos de asa y restricción del aporte de sodio
- Concentración de potasio sérica > 6.5 mmol/L, especialmente si hay cambios en la onda T del ECG
- Imposibilidad de controlar la presión arterial
- Incapacidad de mantener la concentración sérica de bicarbonato dentro del intervalo normal a pesar de la administración oral de bicarbonato
- TFGe < 7 mL/min
- Indicaciones de urgencia:
  Pericarditis urémica
  Hemorragia urémica
  Encefalopatía urémica

ECG, electrocardiograma; TFGe, tasa de filtración glomerular estimada.

Existen varias ventajas al involucrar al paciente con su tratamiento (autocuidado), idealmente en el hogar (Morfín, 2018). En este sentido, es más probable que el paciente se cuide y lleve mejor los cambios en su estilo de vida requeridos por la diálisis si es que no están lidiando también con síntomas significativos.

Las indicaciones clínicas para iniciar la diálisis incluyen síntomas de uremia no explicados de otra forma (fatiga, anorexia y pérdida de peso). Las indicaciones para la diálisis se muestran en la tabla 29-4. Lo más común es que el paciente observe un cambio en su nivel de energía, aunque se debe excluir la presencia de anemia que pueda ser responsable de este hecho. La mejor evidencia objetiva de anorexia es la pérdida de peso no explicable de otra forma. En pacientes con insuficiencia cardiaca resistente a diuréticos, la diálisis puede ser útil para controlar la sobrecarga de líquido, especialmente para evitar hospitalizaciones por edema pulmonar, incluso cuando la creatinina sérica es relativamente baja.

Comienzo progresivo

En la mayoría de los casos la función renal no está completamente perdida cuando se inicia la diálisis. La función renal residual puede ser considerada, permitiéndole al paciente iniciar con una dosis relativamente baja de diálisis, aumentando gradualmente a medida que la función renal se deteriora. Esta diálisis en aumento puede incluir hemodiálisis menos frecuentes y más cortas cuando haya una función renal residual adecuada (Nolph, 1998). De esta forma, la diálisis inicialmente se requiere para aumentar la función renal. Esta diálisis a dosis bajas puede ser mejor tolerada por el paciente y permitir más tiempo para que éste se ajuste al tratamiento.

Con base en las mediciones de la urea, la diálisis estándar es equivalente a un aclaramiento renal de urea (KrU) de 5 mL/min por 1.17 m². Con el abordaje en incremento, se ha propuesto mantener un aclaramiento adecuado, comenzando con hemodiálisis una vez por semana, aumentando a dos veces por semana cuando la KrU cae a 4 mL/min por 1.73 m² y tres veces por semana cuando la KrU está por debajo de 2 mL/ min por 1.73 m² (Casino y Basile, 2017).

Un estudio observacional reciente comparó a 351 pacientes en hemodiálisis en incremento a dos veces por semana en Estados Unidos, con 8 000 pacientes pareados con diálisis convencional tres veces por semana. La función renal residual se conservó mejor en el grupo de terapia en aumento. El grupo en incremento tuvo una tasa de mortalidad similar al grupo convencional, excepto en aquellos con la función renal residual más baja (Obi, 2016). La diálisis en incremento se utiliza comúnmente en la diálisis peritoneal (Ankawi, 2016).

Las desventajas potenciales de la diálisis en incremento incluyen dificultades prácticas para medir la función renal y la preocupación de que el paciente se acostumbre a tiempos de diálisis más cortos y esté menos dispuesto a aceptar un aumento del tiempo de diálisis cuando la función renal residual disminuya.

Retraso de la diálisis en el adulto mayor mediante tratamiento conservador y una dieta muy pobre en proteínas

El tratamiento conservador no es, necesariamente, un sinónimo de los cuidados paliativos, sino que puede verse como una forma para retrasar el comienzo de la diálisis. Brunori (2007) asignó de forma aleatoria a pacientes > 70 años y una TFGe/1.73 m^2 de entre 5 y 7 mL/min (muestra de 24 h, promedio de los aclaramientos de la creatinina y la urea) a diálisis o a una dieta muy baja en proteínas (Brunori, 2007). En este estudio piloto existía un importante número de criterios de exclusión: pacientes con una fracción de eyección cardiaca < 30%, pacientes con proteinuria > 3 g/día, todos los pacientes diabéticos; con antecedentes de insuficiencia cardiaca y con síntomas urémicos. La dieta contenía 0.3 g/kg por día de proteína suplementada con cetoanálogos. La supervivencia fue un poco mayor en el grupo de pacientes tratados de manera conservadora y las tasas de hospitalización fueron marcadamente menores respecto a las de los pacientes dializados. La mayoría de los pacientes en tratamiento conservador (aunque no todos) necesitaron finalmente la diálisis durante el periodo de seguimiento. La mediana del tiempo ganado sin diálisis fue de cerca de 1 año.

ESTUDIO DE CASO 29-1

PACIENTE ADULTO MAYOR CON MÚLTIPLES ENFERMEDADES CONCOMITANTES REFERIDO TARDE

El paciente, de 78 años, vivía solo y tenía diabetes, hipertensión e isquemia coronaria diagnosticadas hacía muchos años. A pesar de ello, permaneció razonablemente bien, cuidando de sí mismo e independiente, hasta hace 1 año. El paciente refiere disnea de esfuerzo y edema en los tobillos. La exploración reveló hipertensión arterial, ERC en estadio 3, anemia moderada (Hb 10 g/dL) y un ventrículo izquierdo hipertrofiado disfuncional. También se le diagnosticó insuficiencia cardiaca y se le trató con un diurético de asa y un ARA, e ingresó en una residencia. A lo largo de los meses siguientes, su concentración de creatinina sérica aumentó y su presión arterial disminuyó. El edema de los tobillos persistió, a pesar de los diuréticos. Sus síntomas se atribuyeron a la insuficiencia cardiaca y el empeoramiento de su ERC al diurético y al ARA. Entonces, se le redujo la dosis del primero y se interrumpió el tratamiento con el segundo. Cuando se habló de la ERC con el paciente, éste afirmó que no quería diálisis.

Recientemente, su situación clínica se ha deteriorado. Ya no es capaz de andar sin ayuda debido a la disnea y la debilidad, y tiene una ERC en estadio 5. La anemia ha empeorado (Hb 8.5 g/dL). Desde la residencia ha sido trasladado a una unidad de nefrología en un hospital cercano. Al ingresar estaba confuso y era incapaz de contestar las preguntas sobre sus síntomas y antecedentes clínicos; tenía disnea de reposo, y presentaba un edema bilateral muy intenso en las piernas, indicativo de edema pulmonar.

El bicarbonato sérico estaba bajo; el fosfato y la hormona paratiroidea estaban elevados. Tras consultar con su familia se insertó un catéter venoso central y se comenzó la diálisis ese día.

Aspectos prácticos del caso 29-1

Al ver por primera vez a un paciente cuando ya presenta ERC en estadio 5, se le coloca en una posición complicada al departamento de nefrología. Es posible que los tratamientos sin diálisis hubieran sido capaces de corregir la hipervolemia, la anemia, la acidosis y otras alteraciones metabólicas, pero no hay suficiente tiempo para hacer todo esto. Las únicas opciones en este estadio avanzado son la diálisis o la muerte. El paciente había dicho que no quería diálisis, pero no está claro si la decisión se había tomado estando adecuadamente informado.

Desde el principio, es posible que la ERC del paciente haya estado contribuyendo a su sintomatología y a su mala función física. La cardiopatía está fuertemente asociada a la ERC. La instauración de un tratamiento sin diálisis adecuado para la ERC en un estadio más temprano de la enfermedad (p. ej., hace 1 año) podría haber eliminado sus síntomas, mejorado la función cardiovascular y restaurado su independencia. La ERC del paciente no era grave hace un año. Con un tratamiento adecuado con el objetivo de detener la progresión de la ERC se podrían haber evitado el deterioro de la ERC y la posible necesidad de diálisis.

ESTUDIO DE CASO 29-2

PACIENTE AULTO MAYOR CON ENFERMEDAD RENAL CRÓNICA Y MÚLTIPLES ENFERMEDADES CONCOMITANTES, TRATAMIENTO ÓPTIMO

El paciente, de 78 años, tiene una cardiopatía isquémica, artritis, diabetes y ERC en estadio 3; refiere disnea y falta de energía, y tiene un moderado edema bilateral de tobillos. La presión arterial es 182/93 mm Hg; tiene anemia moderada (Hb 10 g/dL), y ha comenzado el tratamiento con un ARA y un diurético de asa. Tras aumentar la dosis del diurético, la TFGe/1.73 m^2 cae desde 50 a 35 mL/min, la presión arterial desciende a 132/80 y el edema desaparece. La anemia se mantiene y se le trata con hierro y un fármaco estimulante de la eritropoyesis.

Tres meses después, la hemoglobina ha subido a 12 g/dL, la TFGe/1.73 m^2 es de 30 mL/min, la presión arterial y la hipervolemia se mantienen bien controladas. Su tratamiento se considera óptimo por parte del personal médico con experiencia en diabetes, nefrología y cardiología. La movilidad del paciente sigue siendo mala por la debilidad y el dolor articular.

Tres meses más tarde, sin que haya cambios en el tratamiento, los síntomas del paciente siguen inalterados, pero su TFGe/1.73 m^2 ha caído a 25 mL/min. Con el actual nivel de función renal del paciente, parece improbable que sus síntomas estén directamente asociados con su ERC y puede que no mejoren con la diálisis. Por otro lado, asumiendo que la ERC continuará progresando al mismo ritmo, se calcula que se hará sintomática en 6 a 12 meses, salvo que se inicie antes la diálisis. El paciente comienza a hablar con un equipo nefrológico multidisciplinario sobre las opciones, incluyendo la diálisis.

Aspectos prácticos del caso 29-2

La ERC en estadio 3 es frecuente en personas mayores con patología cardiovascular y diabetes. Aquí, la prioridad es comenzar el tratamiento con el objetivo de retrasar la progresión de la ERC y tratar sus efectos, especialmente la anemia, la hipervolemia y la hipertensión arterial. Estos tratamientos para la ERC no suponen un problema con la medicación de la diabetes o de la cardiopatía. Con un tratamiento óptimo, la ERC en estadios 3 a 4 debería ser asintomática, y es una expectativa razonable que no progrese o, al menos, que lo haga tan lentamente que la necesidad de diálisis pueda retrasarse significativamente. En los adultos mayores con otras patologías múltiples, la necesidad de diálisis se puede retrasar más que su duración de vida esperada. Tras varios meses de tratamiento óptimo, si la ERC progresa, es posible predecir cuándo va a necesitar la diálisis y puede comenzarse el proceso de preparación. En esta fase, el paciente aún está estable y tiene tiempo para valorar todas las opciones.

PERSONA JOVEN CON ENFERMEDAD RENAL CRÓNICA

Paciente joven, de 28 años de edad, al que se le diagnostica una poliquistosis renal durante el estudio por presentar una hematuria no dolorosa. La media de la presión arterial es 139/88 mm Hg y la concentración de creatinina sérica es normal. No tiene signos ni síntomas anómalos más allá de la hematuria y de los riñones palpables.

Aspectos prácticos del caso 29-3

Los pacientes más jóvenes y asintomáticos tendrán problemas para aceptar el diagnóstico de una enfermedad crónica. No es probable que sigan el tratamiento de forma estricta. Los beneficios para su salud a largo plazo es improbable que sean una prioridad para una persona joven. Asimismo, es posible que la negación dé lugar a un mal pronóstico. En el caso de una ERC en fase temprana existe la expectativa de un excelente pronóstico con un tratamiento adecuado. Al paciente se le debe dar toda la información, incluyendo la referente a la diálisis, pero ofreciéndole la expectativa de evitarla o retrasarla si se cumple el tratamiento de forma regular. También se debe ofrecer apoyo psicológico y un seguimiento cercano. En este caso en particular, es necesario tratar y controlar la presión arterial.

Bibliografía y lecturas recomendadas

Ankawi GA, Woodcock NI, Jain AK, *et al*. The use of incremental peritoneal dialysis in a large contemporary peritoneal dialysis program. *Can J Kidney Health Dis.* 2016;3:2054358116679131.

Berzoff J, Swantkowski J, Cohen LM. Developing a renal supportive care team from the voices of patients, families, and palliative care staff. *Palliat Support Care.* 2008;6:133-139.

Brunori G, Viola BF, Parrinello G, *et al*. Efficacy and safety of a very–low-protein diet when postponing dialysis in the elderly: a prospective randomized multicenter controlled study. *Am J Kidney Dis.* 2007;49:569-580.

Burns A, Carson R. Maximum conservative management: a worthwhile treatment for elderly patients with renal failure who choose not to undergo dialysis. *J Palliat Med.* 2007;10:1245-1247.

Casino FG, Basile C. The variable target model: a paradigm shift in the incremental haemodialysis prescription. *Nephrol Dial Transplant.* 2017;32:182-190.

Cooper BA, Branley P, Bulfone L, *et al*. IDEAL Study. A randomized, controlled trial of early versus late initiation of dialysis. *N Engl J Med.* 2010;363:609-619.

Davison SN, Holley JL. Ethical issues in the care of vulnerable chronic kidney disease patients: the elderly, cognitively impaired, and those from different cultural backgrounds. *Adv Chronic Kidney Dis.* 2008;15:177-185.

Demoulin N, Beguin C, Labriola L, *et al*. Preparing renal replacement therapy in stage 4 CKD patients referred to nephrologists: a difficult balance between futility and insufficiency. A cohort study of 386 patients followed in Brussels. *Nephrol Dial Transplant.* 2011;26:220-226.

Devins GM, Mendelssohn DC, Barré PE, *et al.* Predialysis psychoeducational inter-vention extends survival in CKD: a 20-year follow-up. *Am J Kidney Dis.* 2005;46: 1088-1098.

Ethier J, Mendelssohn DC, Elder SJ, *et al.* Vascular access use and outcomes: an international perspective from the dialysis outcomes and practice patterns study. *Nephrol Dial Transplant.* 2008;23:3219-3226.

Fernández-Lucas M, Teruel-Briones JL, Gomis A, *et al.* Recovery of renal function in patients receiving haemodialysis treatment. *Nefrologia.* 2012;32:166-171.

Germain MJ, Cohen LM. Maintaining quality of life at the end of life in the end-stage renal disease population. *Adv Chronic Kidney Dis.* 2008;15:133-139.

Goovaerts T, Jadoul M, Goffin E. Influence of a pre-dialysis education programme (PDEP) on the mode of renal replacement therapy. *Nephrol Dial Transplant.* 2005;20:1842-1847.

Gunukula SR, Spodick DH. Pericardial disease in renal patients. *Semin Nephrol.* 2001;21:52-56.

Heye S, Fourneau I, Maleux G, *et al.* Preoperative mapping for haemodialysis access surgery with CO_2 venography of the upper limb. *Eur J Vasc Endovasc Surg.* 2010;39:340-345.

Hung SC, Lai YS, Kuo KL, *et al.* Volume overload and adverse outcomes in chronic kid-ney disease: clinical observational and animal studies. *J Am Heart Assoc.* 2015;4:pii: e001918.

Khan YH, Sarriff A, Adnan AS, *et al.* Chronic kidney disease, fluid overload and diuret-ics: A complicated triangle. *PLoS One.* 2016;11:e0159335.

Klausner D, Wright S, Williams M, *et al.* Survivability of early and late start dialysis initiation. *J Am Soc Nephrol.* 2009;20:25A [abst].

Kurella Tamura M, Covinsky KE, Chertow GM, *et al.* Functional status of elderly adults before and after initiation of dialysis. *N Engl J Med.* 2009;361:1539-1547.

Lee MJ, Park JT, Park KS, *et al.* Prognostic value of residual urine volume, GFR by 24-hour urine collection, and eGFR in patients receiving dialysis. *Clin J Am Soc Nephrol.* 2017;12:426-434.

Letachowicz K, Madziarska K, Letachowicz W, *et al.* The possibility of renal function recovery in chronic hemodialysis patients should not be overlooked: single center experience. *Hemodial Int.* 2016;20:E12-E14.

Li L, Harrison SD, Cope MJ, *et al.* Mechanism of action and pharmacology of patiromer, a nonabsorbed cross-linked polymer that lowers serum potassium concentration in patients With hyperkalemia. *J Cardiovasc Pharmacol Ther.* 2016;21:456-465.

Lindley EJ, Thomas N, Hanna L, *et al.* Pre-dialysis education and patient choice. *J Ren Care.* 2006;32:214-220.

Loos-Ayav C, Frimat L, Kessler M, *et al.* Changes in health-related quality of life in patients of self-care vs. in-center dialysis during the first year. *Qual Life Res.* 2008;17:1-9.

Mahoney BA, Smith WA, Lo DS, *et al.* Emergency interventions for hyperkalaemia. *Cochrane Database Syst Rev.* 2005:CD003235.

Manns BJ, Taub K, Vanderstraeten C, *et al.* The impact of education on chronic kidney disease patients' plans to initiate dialysis with self-care dialysis: a randomized trial. *Kidney Int.* 2005;68:1777-1783.

Marshall MR, Chan CT, eds; on behalf of the Global Forum for Home Hemodialysis. *Implementing Hemodialysis in the Home. A Practical Manual.* Indianapolis, IN: In-ternational Society for Hemodialysis; 2016. Available from www.ishd.org

Meaney CJ, Beccari MV, Yang Y, *et al.* Systematic review and meta-analysis of patiromer and sodium zirconium cyclosilicate: A new armamentarium for the treatment of hyperkalemia. *Pharmacotherapy.* 2017;37:401-411.

Morfín JA, Yang A, Wang E, *et al.* Transitional dialysis care units: A new approach to increase home dialysis modality uptake and patient outcomes. *Semin Dial.* 2018;31:82-87.

Murray AM. Cognitive impairment in the aging dialysis and chronic kidney disease populations: an occult burden. *Adv Chronic Kidney Dis.* 2008;15:123-132.

Murtagh FE, Addington-Hall JM, Edmonds PM, *et al.* Symptoms in advanced renal disease: a cross-sectional survey of symptom prevalence in stage 5 chronic kidney disease managed without dialysis. *J Palliat Med.* 2007a;10:1266-1276.

Murtagh FE, Marsh JE, Donohoe P, *et al.* Dialysis or not? A comparative survival study of patients over 75 years with chronic kidney disease stage 5. *Nephrol Dial Transplant.* 2007b;22:1955-1962.

Nolph KD. Rationale for early incremental dialysis with continuous ambulatory peritoneal dialysis. *Nephrol Dial Transplant.* 1998;13:117-119.

Obi Y, Streja E, Rhee CM, *et al.* Incremental hemodialysis, residual kidney function, and mortality risk in incident dialysis patients: A cohort study. *Am J Kidney Dis.* 2016;68:256-265.

Oliver MJ, Quinn RR, Richardson EP, *et al.* Home care assistance and the utilization of peritoneal dialysis. *Kidney Int.* 2007;71:673-678.

Onuigbo MA. Does concurrent renin–angiotensin–aldosterone blockade in (older) chronic kidney disease patients play a role in the acute renal failure epidemic in US hospitalized patients?—Three cases of severe acute renal failure encountered in a northwestern Wisconsin nephrology practice. *Hemodial Int.* 2009;13: S24-S29.

Putcha N, Allon M. Management of hyperkalemia in dialysis patients. *Semin Dial.* 2007;20:431-439.

Ratner E, Norlander L, McSteen K. Death at home following a targeted advance-care planning process at home: the kitchen table discussion. *J Am Geriatr Soc.* 2001;49:778-781.

Ravani P, Marinangeli G, Tancredi M, *et al.* Multidisciplinary chronic kidney disease management improves survival on dialysis. *J Nephrol.* 2003;16:870-877.

Renal Physicians Association. RPA position on quality care at the end of life. *Clin Nephrol.* 2000;53:493-494.

Renal Physicians Association. *Shared Decision-Making in the Appropriate Initiation of and Withdrawal From Dialysis. Clinical Practice Guideline.* 2nd ed. Rockville, MD: RPA; 2010.

Sarnak MJ, Levey AS. "Epidemiology of cardiac disease" in dialysis patients: uremia-related risk factors. *Semin Dial.* 1999;12:69-76.

Saxena R, West C. Peritoneal dialysis: a primary care perspective. *J Am Board Fam Med.* 2006;19:380-389.

Smith C, Da Silva-Gane M, Chandna S, *et al.* Choosing not to dialyse: evaluation of planned non-dialytic management in a cohort of patients with end-stage renal failure. *Nephron Clin Pract.* 2003;95:c40-c46.

Sprangers B, Evenepoel P, Vanrenterghem Y. Late referral of patients with chronic kidney disease: no time to waste. *Mayo Clin Proc.* 2006;81:1487-1494.

Suri RS, Nesrallah GE, Mainra R, *et al.* Daily hemodialysis: a systematic review. *Clin J Am Soc Nephrol.* 2006;1:33-42.

Tang HL, Wong JH, Poon CK, *et al.* One year experience of nocturnal home haemodialysis with an alternate night schedule in Hong Kong. *Nephrology (Carlton).* 2011;16:57-62.

Watson M, Abbott KC, Yuan CM. Damned if you do, damned if you don't: potassium binding resins in hyperkalemia. *Clin J Am Soc Nephrol.* 2010;5:1723-1726.

Won YD, Lee JY, Shin YS, *et al.* Small dose contrast venography as venous mapping in predialysis patients. *J Vasc Access.* 2010;11:122-127.

Wright S, Klausner D, Baird B, *et al.* Timing of dialysis initiation and survival in ESRD. *Clin J Am Soc Nephrol.* 2010;5:1828-1835.

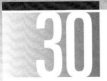

Herramientas y recursos en Internet

Timothy T. Yau, Sandeep S. Soman y Jerry Yee

INTRODUCCIÓN

La detección y tratamiento de la enfermedad renal crónica (ERC) requiere la aplicación de un plan de acción clínico o de intervenciones clínicas según el estadio en que se encuentra y las enfermedades concomitantes para una posible mejora de los resultados. Para optimizar los tratamientos específicos según el estadio de la ERC pueden ser útiles los recursos que ayuden en la implementación de estos abordajes. Éstos se han recogido y agrupado como varios "juegos de herramientas" (*tool kit*) para la ERC y en múltiples páginas web y aplicaciones para teléfonos inteligentes dedicadas a la asistencia de la ERC. Asimismo, existen recursos similares para los practicantes de la nefrología en la práctica académica y en la no académica, y también para el paciente motivado, para ayudar a estar actualizado en lo que respecta a la ERC y a sus condiciones relacionadas.

JUEGOS DE HERRAMIENTAS PARA LA ENFERMEDAD RENAL CRÓNICA

Generalmente consisten en compendios de las recomendaciones nacionales o internacionales de práctica clínica (GPC) específicas para la ERC, basadas en evidencias. En la tabla 30-1 se comparan brevemente cada una de ellas.

Renal Physicians Association's Advanced Chronic Kidney Disease Patient Management Tool Kit

Este recurso, www.renalmd.org/page/CKDToolkit, orientado al tratamiento clínico de los estadios 4 a 5 de la ERC, fue compilado por la Renal Physicians Association (RPA) de Estados Unidos; incorpora las GPC para la ERC de la RPA y está disponible como documento en forma impresa, digitalizada en un CD-ROM o en formato digital (PDF). Este juego de herramientas se sometió a prueba sobre la marcha entre 2004 y 2005, y fue perfeccionado técnicamente con la ayuda del Center for Clinical Health Policy Research del Duke University's Center. Las GPC basadas en evidencias se complementan con herramientas de aplicación revisadas por especialistas, así como materiales educativos en diapositivas, con descripción del tratamiento clínico óptimo de los pacientes con ERC a un nivel educativo adecuado para los nefrólogos y los médicos de atención primaria implicados.

Esta herramienta se divide en cinco secciones principales: "Introduction" (Introducción), "Guide to Tool Selection" (Guía para la selección de herramientas), "Assessment Tools" (Herramientas de valoración), "Implementation of Physician and Patient Tools" (Herramientas de aplicación para el médico y los pacientes) y "Evaluation Tools" (Herramientas de evaluación). En la sección "Guide to Tool Selection" (Guía para la selección de herramientas) algunas

TABLA 30-1 Comparativa entre las herramientas educativas y de tratamiento práctico en la enfermedad renal crónica

Juego de herramientas	Destinatarios	Formato	Disponibilidad en la red	CD-ROM	Herramientas de oficina	Costo
Renal Physician's Association (RPA) Advanced Chronic Kidney Disease (CKD) Patient Management (Toolkit)	Nefrólogos	Carpeta de anillas	Sí	Sí	Varias	Gratis para los miembros de la RPA
Kidney Health Australia: Chronic Kidney Disease (CKD) Management in General Practice, v. 3	Médicos generales	Manual de 56 páginas	Sí	No	No	Gratuito
Michigan Quality Initiative Consortium (MQIC) CKD Guidelines	Médicos generales	1 página	Sí	No	No	Gratuito
British Columbia Guidelines and Protocols: Identification, Evaluation and Management of Patients with CKD	Nefrólogos	19 páginas	Sí	No	Limitadas	Gratuito
Henry Ford: —CKD Clinical Practice Recommendations for Primary Care Physicians & Health Care Providers: A Collaborative Approach— (Pocketbook)	Internistas Médicos de familia Auxiliares médicos Profesionales diplomados de enfermería Nefrólogos	76 páginas	Sí	No	No	Gratuito (web)

544

aplicaciones recomendadas para los nefrólogos son diferentes de las recomendadas para los médicos no nefrólogos. Sin embargo, los métodos de valoración práctica y evaluación no se diferencian entre los grupos de usuarios a los que se dirigen. La sección de herramientas para el médico proporciona material educativo para el médico, por ejemplo una tarjeta de plan de acción de identificación de la ERC, un póster de pared, una regla deslizante de valores de TFG, un diagrama de la ERC con señalizadores y adhesivos, y modelos de cartas para referir a los pacientes y posconsulta. Esta sección también incluye modelos y algoritmos para la recopilación de datos y el tratamiento. Estos últimos se diferencian ligeramente de los que facilitan las recomendaciones de práctica clínica de la National Kidney Foundation Kidney Disease Outcomes Quality Initiative (NKF KDOQI)™ en lo referente a diseño y alcance.

Un componente esencial de la sección de herramientas de aplicación para los pacientes es un diario que les ayuda a alcanzar sus objetivos. En él, se presenta una sección con una lista de fármacos útiles junto a diagramas del riñón que educan a los pacientes sobre su enfermedad y abordan la necesidad de proteger los futuros sitios de acceso vascular. También se incorpora un modelo de "pasaporte de acceso vascular" que puede reproducirse fácilmente para documentación del registro histórico de la anatomía, construcción y revisión del acceso vascular. Otra sección describe una estrategia general para desarrollar los centros clínicos para la ERC o potenciar los ya existentes. La singular sección de "Herramientas de evaluación" contiene subsecciones de identificación y tratamiento de pacientes. Ello facilita la realización de iniciativas de calidad continuas que ayudan al usuario a preparar diagramas generalizadores eficientes con modelos impresos u hojas de cálculo preformateadas de Microsoft Excel; estas últimas disponibles en la sección de "Herramientas de aplicación para el médico".

The U.S. National Kidney Foundation's CKDinform Toolbox

La National Kidney Foundation (NKF) de Estados Unidos está dedicada a la promoción de la concientización, prevención y tratamiento de la enfermedad renal para profesionales de la salud, pacientes y familiares, y para individuos en riesgo (www.kidney.org). La NKF ha desarrollado el programa ***CKDinform*** (www.kidney.org/CKDinform), el cual es una colección de recursos basados en evidencia para médicos de atención primaria. Esta "herramienta" ha sido creada con el objetivo de permitirle a los médicos identificar la *enfermedad renal crónica* (ERC) en una etapa temprana y desarrollar protocolos de tratamiento para retrasar su progresión.

La NKF también cuenta con varias aplicaciones que pueden ser descargadas del sitio www.kidney.org/apps. Estas aplicaciones pueden ayudar a calcular la TFGe, evaluar el riesgo relativo para enfermedad renal, ayudar a vigilar y referir a pacientes con ERC, apoyar con el manejo después de un trasplante y con el manejo nutricional.

Kidney Health Australia Handbook

Este folleto de 56 páginas (kidney.org.au/health-professionals/prevent/chronic-kidney-disease-management-handbook) enfoca sus recomendaciones para el diagnóstico y tratamiento de la ERC ya que están orientadas hacia los médicos generales. El manual proporciona la evidencia más reciente y recomendaciones para la detección y manejo de la ERC; contiene consejos detallados para el tamizaje de la ERC, así como para la evaluación de la proteinuria y la hematuria, indicaciones para la referencia al nefrólogo, planes de actuación para cada estadio de la ERC, estrategias para el uso de los inhibidores de la enzima convertidora de la angiotensina (IECA) y los antagonistas del receptor de la angiotensina (ARA), y un análisis de cómo tratar a un paciente en un centro clínico asistencial interdisciplinario. El manual fue actualizado por última vez en 2015 y sigue estando disponible en línea y en versión impresa. CKD Go! es una aplicación gratuita que permite ver un plan de acción clínica personalizado para ERC basado en la TFGe y en el índice albúmina en orina a creatinina del individuo en cuestión. La aplicación es compatible con teléfonos inteligentes y puede descargarse en http://kidney.org.au/health-professionals/detect/calculator-andtools/ckd-go.

The Michigan Quality Initiative Consortium Set of Clinical Actions Plans

Este grupo ha estandarizado sus diversos planes de actuación clínica, incluyendo el de la ERC, en documentos manejables de una sola página. Las guías de ERC, actualizadas por última vez en noviembre de 2016, resaltan los principios del tamizaje para ERC y las recomendaciones para referencia y manejo en la ERC en etapas 1 a 5 (www.mqic.org/pdf/mqic_diagnosis_and_management_of_adults_with_chronic_kidney_disease_cpg.pdf).

The British Columbia Guidelines and Protocols Advisory Committee

Este grupo ha publicado un documento que cumple muchas de las funciones de un juego de herramientas. Está escrito como una serie de recomendaciones clínicas con algoritmos complementarios y herramientas de tratamiento de los pacientes. Las recomendaciones son claras y están sustentadas por datos clínicos (www2.gov.bc.ca/gov/content/health/practitioner-professional-resources/bcguidelines/chronic-kidney-disease).

Henry Ford Healthcare System Booklet

Este libro de 73 páginas proporciona una herramienta para médicos de atención primaria, enfermeras y médicos especializados. *Chronic Kidney Disease (CKD): Clinical Practice Recommendations for Primary Care Providers and Healthcare Providers-A Collaborative Approach* es accesible desde dentro de la historia clínica electrónica de esta organización asistencial y también está disponible como un documento en PDF de descarga gratuita. El libro es un minimanual de educación sobre la ERC para nefrólogos en formación y médicos internistas y de familia del personal del Henry Ford Health System. Este texto no incluye ningún material para la educación de pacientes.

Este manual de bolsillo está dividido inicialmente en secciones sobre la identificación de la ERC, su estadificación y progresión, y la referencia al nefrólogo. Posteriormente, se contempla la ERC como un entramado patológico complejo, con secciones dedicadas a la nefropatía diabética, a las complicaciones de la ERC y a información sobre nutrición y los procedimientos de vacunaciones en estos pacientes. Cada sección se organiza comenzando por la explicación del problema que trata, la justificación del tratamiento específico y dirigido, y los métodos paso a paso que permiten alcanzar los objetivos marcados. Las secciones incluyen un resumen de puntos clave, tablas y algoritmos derivados de las guías de práctica clínica y recomendaciones de la Kidney Disease Outcomes Quality Initiative (KDOQI)/Kidney Disease Improving Global Outcomes (KDIGO). Las tablas y los algoritmos pueden utilizarse rápidamente para proporcionar respuestas a problemas relacionados con la ERC y luego se puede revisar la información contextual de fondo. También hay un plan de acción detallado, una sección de problemas relacionados con los medicamentos para la ERC, y una lista de elementos detallada y categorizada de parámetros que deben vigilarse en las personas afectadas. Un pequeño apartado detalla la utilización de fármacos que resultan familiares para los nefrólogos, pero no necesariamente para los médicos de atención primaria, por ejemplo, el paricalcitol, las vitaminas de formulación renal, los fármacos estimulantes de la eritropoyesis y los estimulantes intravenosos de producción de hemoglobina. El manual se acompaña de un desplegable con información estratificada por estadios de la ERC sobre su evaluación y tratamiento. El listado de bibliografía sirve de indicación para aquellos usuarios que desean una información más detallada (ghsrenal.com/ckd/HFHS_CKD_GUIDELINES_V7.0.pdf).

Actualizaciones a herramientas y recursos en Internet

Aunque la mayoría de estos juegos de herramientas se actualizan periódicamente, no pueden mantener el ritmo del avance del conocimiento médico. En pacientes con ERC, los niveles óptimos de hemoglobina y presión arterial en la ERC, la utilidad de las estatinas en pacientes con concentraciones de colesterol casi normales y el cociente riesgo: beneficio de la utilización de un tratamiento del doble bloqueo del sistema renina-angiotensina-aldosterona (IECA + ARA u otras combinaciones) para retrasar la progresión de la ERC o reducir la proteinuria, son áreas que evolucionan de forma relativamente rápida. El desarrollo de cualquier plan de acción crítica para el paciente requiere comparaciones estrictas de los algoritmos y las pautas con la base actual de evidencia de la literatura médica.

HERRAMIENTAS EDUCATIVAS PARA EL NEFRÓLOGO

Existen varios recursos en Internet enfocados en la práctica de la nefrología que pueden consultarse libremente. Permanecer actualizado con libros de texto y publicaciones en revistas requiere tiempo y esfuerzo. Aunque no son reemplazos para las publicaciones en revistas o los cursos de educación médica continua, estas páginas de Internet están diseñadas para proporcionar acceso a información importante y promover la discusión entre colegas.

UKidney

UKidney (ukidney.com) proporciona herramientas educativas para el estudio y la práctica de la nefrología, manejo de la hipertensión y el trasplante renal. Ukidney ofrece varios recursos que abarcan nefrología general, hipertensión, trasplante renal, toxicología y nefropatología en su página de Internet. Este sitio cuenta con contribuciones educativas esenciales de líderes de opinión importantes en nefrología, y constantemente es actualizada y mantenida por el Dr. Jordan Weinstein. El registro es gratuito, pero se requiere para tener acceso a algunas secciones del contenido. Los recursos incluyen los siguientes, cada uno de los cuales puede accederse por separado:

- Presentaciones en diapositivas de diversos temas en nefrología, separados por categorías.
- Enlaces multimedia a videos sobre nefrología general, trasplante renal, tecnologías dialíticas y patología renal.
- Un archivo de artículos clave de alto impacto en nefrología, elegidos por varios contribuyentes, como lecturas recomendadas

para aquellos que se entrenan o que practican la nefrología. Los artículos están ordenados por categoría, e incluyen enlaces a PubMed, revistas, *abstracts* y sección de comentarios.

■ Una sección sobre toxicología, escrita en colaboración con el Extracorporeal Treatments in Poisoning Workgroup (EXTRIP).

■ Enlaces a las guías de la KDIGO, calculadoras para TFGe y muchos recursos externos más.

NephJC

El NephJC (www.nephjc.com) es una revista de nefrología en línea que utiliza Twitter para discutir los estudios, la investigación en ciencia básica, las guías clínicas y editoriales en el campo de la nefrología. El acceso a la página de Internet es libre. La participación en la discusión sólo requiere una cuenta de Twitter para poder participar, con el #nephJC. Las reuniones se llevan a cabo en línea dos veces al mes, y son moderadas por uno de los fundadores del NephJC. Un comité de selección elige artículos de alto impacto. Una semana antes del chat, se publica en la página un resumen del artículo. Estos resúmenes funcionan como páginas de inicio para el chat. También, se invita a expertos en la materia o a los autores del artículo a participar. El chat es sincrónico, y permite una conversación en tiempo real similar a una reunión en persona. Luego de que se termina el chat, se postea un resumen resaltando los puntos importantes de la discusión, y se archiva el artículo para futura referencia. Para aquellos que no pueden conectarse al chat, los estudios que se discuten se archivan para futura referencia y revisión.

Comunidades de la American Society of Nephrology

Como beneficio para sus miembros, la American Society of Nephrology (ASN) creó la plataforma en línea Comunidades de la ASN (community.asn-online.org/home), donde sus miembros pueden colaborar y discutir temas importantes con compañeros y colegas. Los chats se organizan por temas (p. ej., daño renal agudo, glomerulonefritis, etc.) y son moderados por expertos en la materia reconocidos a nivel internacional. Se pueden postear preguntas clínicas o sobre ciencia, y los miembros pueden ver y responder a las preguntas en tiempo real o a través de correos electrónicos. Las respuestas pueden ser hechas públicas a un grupo entero de participantes, o darse de forma privada a un individuo.

SITIOS DE INFORMACIÓN GENERAL PARA EL PACIENTE SOBRE ENFERMEDADES CARDIOVASCULARES, DIABETES E HIPERTENSIÓN ARTERIAL

En los estadios iniciales de la ERC, los problemas a los que se enfrentan los pacientes incluyen aspectos generales relacionados con el mantenimiento de un peso óptimo, el seguimiento de una dieta saludable, el control de la glucemia, si es diabético, y el de la presión arterial, si es hipertenso. En este contexto, el paciente no necesariamente se va a limitar a la información disponible en los portales de Internet que se ocupan de la ERC.

Heart Hub for Patients

La American Heart Association patrocina esta página web, que contiene información interesante sobre el colesterol, la diabetes, la hipertensión arterial y la dieta (www.hearthub.org).

American Diabetes Association

La ADA tiene diversos recursos y publicaciones disponibles para los pacientes en su portal (www.diabetes.org), como, por ejemplo, un foro de su comunidad.

Recursos relacionados con los National Institutes of Health

El National Heart and Lung Blood Institute (NHLBI) ha preparado un conjunto de materiales educativos y tutoriales para los pacientes (www.nhlbi. nih.gov/health-topics/education-and-awareness). Esto incluye recursos del National Diabetes Education Program (NDEP), National High Blood Pressure Education Program (JNC8), y también información específica para el paciente.

OTROS SITIOS WEB INFORMATIVOS

Relacionados con los National Institutes of Health

La oferta para los pacientes del National Kidney Disease Education Program (NKDEP) (http://nkdep.nih.gov) se centra en la ERC e incluye información específica sobre el cribado y la nutrición. Muchos de los sitios web patrocinados por los National Institutes of Health (NIH) incluyen materiales en español también.

National Kidney Foundation

El material que ofrece a los pacientes la NKF (www.kidney.org) contiene una serie de folletos que describen múltiples problemas frecuentes a los que se enfrentan los pacientes con ERC. Casi todos estos folletos son gratuitos. Asimismo, tienen especial valor los folletos que resumen la donación de órganos y tejidos, el apoyo familiar al donante y el cuidado de niños y adolescentes. Otros folletos hablan sobre la educación a los pacientes en relación al reembolso de Medicare para aquellos con ERC4 según el Acta Medicare Improvements for Patients and Providers (MIPPA).

American Association of Kidney Patients

La AAKP (www.aakp.org) tiene un programa activo de pacientes de gran alcance, que incluye revistas y boletines periódicos, un índice por estado de los grupos de apoyo a los pacientes y reuniones educativas periódicas que se celebran a todo lo largo de Estados Unidos.

Medical Education Institute (homedialysis.org)

Esta página web fue creada por la organización sin ánimo de lucro Medical Education Institute con el objetivo de promocionar los tratamientos de diálisis domiciliaria. Entre los recursos disponibles se encuentra un listado de los centros en Estados Unidos que ofrecen diálisis domiciliaria en cualquier área geográfica. También puede ser una herramienta que permite conocer los diferentes tipos de equipo e insumos necesarios para establecer terapias en casa.

International Society for Hemodialysis

Bajo la tutela de la International Society for Hemodialysis (www.ishd.org/home-hd-toolkit), esta útil página de Internet, al igual que homedialysis. org, cuenta con recursos para pacientes y médicos interesados en la terapia con hemodiálisis en casa. Tienen disponible una herramienta modular en forma de un manual muy completo, de 282 páginas, revisado por expertos, *Implementing Hemodialysis in the Home: a Practical Manual*, disponible para su descarga inmediata en formato PDF. Los módulos no sólo incluyen contenido dirigido a la atención del paciente, sino también a cuestiones infraestructurales y psicosociales. No se requiere membresía de la International Society for Hemodialysis para tener acceso a este material.

Sitios para pacientes con un alto nivel de información
Uno de los problemas de los pacientes nefrópatas con nivel educativo alto que buscan información es que la mayoría de los materiales que encuentran en los portales de Internet de las sociedades médicas y gubernamentales se han preparado para que sirvan a la audiencia más amplia posible y, por consiguiente, están a un nivel relativamente bajo. Estos pacientes que buscan una información más avanzada pueden verse desorientados al buscar información más detallada sobre su enfermedad concreta en bases de datos como Medline. Aunque el paciente "buscador" tenga una buena formación, puede resultarle difícil evaluar directamente múltiples artículos de investigación, especialmente en áreas en las que no existe un consenso claro.

UptoDate para pacientes
Un sitio potencialmente valioso para esos pacientes con un nivel de información tan alto es un portal de Internet (www.uptodate.com/contents/table-of-contents/patienteducation/kidneys-and-urinary-system) perteneciente a Wolters Kluwer que analiza las enfermedades renales (esta página web la creó un nefrólogo) así como temas de otras especialidades médicas en áreas de problemas encontrados frecuentemente. La ventaja de esta página es que un experto en cada una de estas áreas de problemas actualiza la información cada 3 o 6 meses. El material dirigido a los pacientes que está disponible de forma gratuita es básico. En las páginas de revisión de temas desarrolladas para médicos, también accesibles a los pacientes, existe información mucho más detallada. Para esta sección se requiere una suscripción de pago que puede ser semanal o mensual.

Páginas de Internet misceláneas enfocadas a médicos y enfermeras
KDOQI (www.kdoqi.org)
Acceso libre a través de la página y también mediante el *American Journal of Kidney Diseases* con acceso libre (ajkd.org/content/kdoqiguidelines).

KDIGO (www.kdigo.org)
Acceso libre a las guías de la KDIGO, incluyendo aquellas relacionadas con la ERC y al tratamiento de la presión arterial elevada y la diabetes en pacientes renales; se encuentra disponible a través de su página.

Nephrology Self-Assessment Program (NephSAP, www.asn-online.org/education/nephsap)
Autoevaluación de la ASN estructurada en preguntas clínicas o viñetas. Gratuita para miembros de la ASN.

Kidney Self-Assessment Program (KSAP, www.asn-online.org/ education/ksap)

Autoevaluación para miembros de la ASN que ofrece educación médica continua y mantenimiento de la certificación (MDC). Herramienta útil para becarios que se están preparando para la certificación, o para médicos practicantes que buscan recertificarse o renovar. También cuenta con cuatro módulos disponibles.

American Nephrology Nurses Association (ANNA, www.annanurse.org)

Este sitio ofrece acceso a sesiones grabadas de su reunión anual, así como artículos en el *Nephrology Nursing Journal.*

European Dialysis and Transplant Nurses Association (EDTNA/ERCA, www.edtnaerca.org)

EDTNA ha desarrollado una guía de bolsillo, Managing stages 4 & 5 CDK-A Guide to Clinical Practice, publicada en el año 2008 y se encuentra disponible en siete idiomas.

Bibliografía y lecturas recomendadas

Graham-Brown MPM, Oates T. Social media in medicine: a game changer? *Nephrol Dial Transplant.* 2017;32:1806-1808.

Miller EA, West DM. Characteristics associated with use of public and private Web sites as sources of health care information: results from a national survey. *Med Care.* 2007;45:245-251.

Patwardhan MB, Matchar DB, Samsa GP, *et al.* Utility of the advanced chronic kidney disease patient management tools: case studies. *Am J Med Qual.* 2008;23:105-114.

Sparks MA, Topf JM. NephMadness after 5 years: a recap and game plan for the future. *Am J Kidney Dis.* 2018;71:299-301. doi: https://doi.org/10.1053/j.ajkd.2017.12.001.

Watson AJ, Bell AG, Kvedar JC, *et al.* Reevaluating the digital divide: current lack of Internet use is not a barrier to adoption of novel health information technology. *Diabetes Care.* 2008;31:433-435.

Wilkinson I. Effects of a chronic kidney disease domain in the Quality and Outcomes Framework. *Br J Renal Med.* 2007;12:22-23. Available from http://www.bjrm.co.uk/journal_search_results.aspx?JournalID=2&sw=0&yrFrom=2007&yrTo=2007&sa=wilkinson&ef=False&notw=0&alw=True.

Woods M, Rosenberg ME. Educational tools: thinking outside the box. *Clin J Am Soc Nephrol.* 2016;11:518-526.

Yee J. Chronic kidney disease—a disease domain complex. *Geriatrics.* 2008;63:30-37.

Yee J, Krol GD. *Chronic Kidney Disease (CKD): Clinical Practice Recommendations for Primary Care Physicians & Healthcare Providers—A Collaborative Approach.* 7th ed. Detroit, MI: Henry Ford Health System; 2016. Available from http://ghsrenal.com/ckd/HFHS_CKD_GUIDELINES_V7.0.pdf.

31 Guías internacionales para enfermedad renal crónica, enfermedades cardiovasculares y diabetes

Jonathan C. Craig y Allison Tong

Las guías de práctica clínica sobre la detección y manejo de las etapas tempranas de la enfermedad renal crónica (ERC) cubren ampliamente la identificación de los pacientes que tienen riesgo de desarrollar una ERC, los métodos de diagnóstico, la derivación al tratamiento especializado y la terapéutica para prevenir la progresión de la enfermedad. Asimismo, algunas guías, dedicadas principalmente a las enfermedades cardiovasculares, la diabetes y la hipertensión, proporcionan recomendaciones acerca de la prevención primaria y secundaria de la ERC. En este capítulo se estudian las principales organizaciones que elaboran guías a nivel global sobre la ERC, las enfermedades cardiovasculares, la diabetes y la hipertensión. En el caso de las guías para la ERC publicadas en 2010, se resumen las características de la organización que las edita, sus métodos de desarrollo y sus recomendaciones sobre lo que se considera son las áreas clave para el médico general (tabla 31-1). De las guías relacionadas principalmente con las enfermedades cardiovasculares, la diabetes y la hipertensión, se han sintetizado las recomendaciones en relación con la ERC en los estadios 1 a 4 (tabla 31-2). La asistencia clínica de los pacientes en diálisis o que han recibido un trasplante renal no se cubre en este capítulo.

Las recomendaciones proporcionadas en las tablas 31-1 y 31-2 están resumidas a partir de las guías originales. A los lectores se les proporcionan los enlaces de Internet (consultados en junio de 2018) y las fuentes de las revistas de las guías originales para que puedan acceder al documento completo de las guías. El lector debe saber que casi todas las guías se actualizan periódicamente. Estas tablas incluyen organizaciones seleccionadas que publican guías reconocidas internacionalmente (y no todas las guías a nivel mundial). Las recomendaciones de las guías pueden ayudar a informar la toma de decisiones clínicas, pero los profesionales de la salud deben considerar el contexto en el que ejercen su práctica y las circunstancias individuales del paciente, sus preferencias y sus metas.

PRINCIPALES ORGANIZACIONES QUE DESARROLLAN GUÍAS PARA EL DIAGNÓSTICO Y TRATAMIENTO DE LA ENFERMEDAD RENAL CRÓNICA

Las principales organizaciones que han publicado guías que se ocupan de la ERC incluyen grupos que publican guías generales y los que se especializan más en el riñón: la Canadian Society of Nephrology (CSN), las

European Renal Best Practice Guidelines (ERBP), la Kidney Health Australia-Caring for Australasians with Renal Impairment (KHA-CARI), Kidney Disease Improving Global Outcomes (KDIGO), el National Institute for Health and Clinical Excellence (NICE), National Kidney Foundation-Kidney Disease Outcomes Quality Initiative (NKF KDOQI), la Scottish Intercollegiate Guidelines Network (SIGN), y la United Kingdom Renal Association (ver tabla 31-1).

Canadian Society of Nephrology

La CSN es una sociedad de médicos y científicos especializados en la asistencia de personas con enfermedad renal y en la investigación relacionada con el riñón y las nefropatías; ha publicado guías sobre ERC, diálisis peritoneal, hemodiálisis, anemia y trasplante renal, a las cuales se puede tener acceso a través del siguiente enlace: www.csnscn.ca/committees/clinical-practice-guidelines/library. En 2010, la CSN publicó un comentario sobre las guías de práctica clínica de la KDIGO de 2009 para el diagnóstico, evaluación y tratamiento de la ERC y los trastornos minerales y óseos (Manns, 2010).

Página web: www.csnscn.ca.

European Renal Best Practice (ERBP)

La European Renal Association-European Dialysis and Transplant Association (ERA-EDTA) es una organización profesional con base en el Reino Unido/Europa enfocada en el avance de la ciencia médica y el trabajo clínico en las áreas de nefrología, diálisis, trasplante renal, hipertensión y otros temas relacionados. La ERBP es una rama de la ERA-EDTA responsable de publicar guías. Las guías de la ERBP cubren nefrología clínica (incluyendo ERC, diabetes, anemia) y han publicado recientemente guías sobre el manejo de pacientes mayores con ERC. La ERBP también ha apoyado las guías de práctica clínica de la KDIGO de 2009 para el diagnóstico, la evaluación y el tratamiento de la ERC y los trastornos minerales y óseos, y ha publicado un comentario (Goldsmith, 2010).

Página web: www.european-renal-best-practice.org

Kidney Health Australia-Caring for Australasians with Renal Impairment (KHA-CARI)

La KHA-CARI comenzó en 1999 a desarrollar, publicar e implementar guías de práctica clínica basadas en evidencia para mejorar la atención médica de niños y adultos con enfermedad renal. Las guías cubren ERC, diálisis (hemodiálisis y diálisis peritoneal) y trasplante renal. Las guías más recientes de la KHA-CARI sobre ERC temprana fueron publicadas en 2013 y comprenden 18 subtemas incluyendo diagnóstico, clasificación y estadificación de la ERC, educación, progresión de la enfermedad, enfermedad cardiovascular, diabetes, estilo de vida y nutrición, y atención multidisciplinaria. Los pacientes y sus familiares estuvieron involucrados en el desarrollo de las guías (Tong, 2012), lo que ayudó a asegurar que abordaran sus prioridades y preferencias. La KHA-CARI también ha publicado comentarios sobre las guías de la KDIGO sobre el manejo de lípidos, presión arterial y anemia en la ERC.

Página web: www.cari.org.au

TABLA 31-1 Guías desarrolladas por organizaciones sobre riñón (publicadas de 2010 a la fecha)

Organización	European Renal Best Practice (ERBP)	Kidney Health Australia-Caring for Australasians with Renal Impairment (KHA-CARI)	Kidney Disease Improving Global Outcomes (KDIGO)	National Institute for Health and Care Excellence (NICE)	National Kidney Foundation-Kidney Disease Outcomes Quality Initiative (NKF KDOQI)	U.K. Renal Association
Características						
Nombre de la(s) guía(s) (ERC) y año de publicación	Manejo de pacientes mayores con ERC etapa 3b o superior Manejo de pacientes con diabetes y ERC etapa 3b o superior (2015)	ERC temprana (2013)	Evaluación y manejo de la ERC (2012) Manejo de la presión arterial en ERC (2012) Anemia en ERC (2012) Lípidos en ERC (2013)	ERC en adultos: evaluación y manejo (publicada en 2014, actualizada en 2015) Manejo de la hiperfosfatemia (2013) Manejo de la anemia (2015) ECV: evaluación y reducción de riesgo (publicada en 2014, actualizada en 2016).	Diabetes (2012) Nutrición en ERC (2010)	ERC-trastornos óseos y minerales (2015) Planeación, inicio y retiro de la terapia de reemplazo renal (2014)
Organización/ gobierno	European Renal Association-European Dialysis and Transplant Association (ERA-EDTA)	Kidney Health Australia	Independiente	Departamento de salud	National Kidney Foundation	U.K. Renal Association

Región	Europa	Australia, Nueva Zelanda	Internacional	Inglaterra	Estados Unidos	Reino Unido
Dirigida a	Profesionales de la salud	Profesionales de la salud, pacientes	Profesionales de la salud	Profesionales de la salud en atención primaria y secundaria, pacientes y cuidadores, organizaciones y prestadores de servicios	Profesionales de la salud	Profesionales de la salud y atención social
Proceso de desarrollo de guías						
Miembros del grupo de trabajo	Multidisciplinario	Multidisciplinario, pacientes/cuidadores	Multidisciplinario	Multidisciplinario	Multidisciplinario	Multidisciplinario, pacientes/cuidadores
Soporte de métodos	Equipo de soporte de métodos	Equipo editorial	Grupo de revisión de evidencia	Grupo de revisión de evidencia (especialista en información, revisor sistemático, economista)	Grupo de revisión de evidencia	NR
Base de evidencia	Revisión sistemática de la literatura	Revisión sistemática de la literatura	Revisión sistemática de la literatura	Revisión sistemática de la literatura	Revisión sistemática de la literatura	Revisión sistemática de la literatura
Nivel de evidencia	GRADO	GRADO	GRADO		GRADO	GRADO
Grado de recomendación	GRADO	GRADO	GRADO	NR	GRADO	GRADO
Revisión de guías	NR	Revisión de expertos, consulta pública	Revisión de expertos, consulta pública	Pública, consulta con accionistas		Revisión pública

(continúa)

TABLA 31-1 Guías desarrolladas por organizaciones sobre riñón (publicadas de 2010 a la fecha) (*Continuación*)

Organización	European Renal Best Practice (ERBP)	Kidney Health Australia-Caring for Australasians with Renal Impairment (KHA-CARI)	Kidney Disease Improving Global Outcomes (KDIGO)	National Institute for Health and Care Excellence (NICE)	National Kidney Foundation-Kidney Disease Outcomes Quality Initiative (NKF KDOQI)	U.K. Renal Association
Resumen de detección de recomendaciones						
A quién evaluar	NR	Diabetes Hipertensión ECV Obesidad Factores de riesgo en el estilo de vida (tabaquismo) Aborígenes e isleños de las islas Torres Strait Antecedentes familiares	NR	Diabetes Hipertensión ECV Daño renal agudo Enfermedad estructural de la vía renal, cálculos renales, hipertrofia prostática Enfermedades multisistémicas con potencial involucro renal Antecedentes familiares Detección oportunista de hematuria o proteinuria	NR	NR

Proteinuria/PCR; albuminuria/ACR; hematuria	NR	IACO en la primera micción (o en una muestra al azar); con IACO positivo repetir 1-2 veces en un periodo de 3 meses	En orden de importancia (se prefiere una muestra por la mañana temprano): IAC, IPC, análisis con tirilla reactiva para proteínas totales con lectura automatizada, análisis con tirilla reactiva para proteínas totales con lectura manual	Se prefiere el IAC al IPC. Un IAC 3-70 mg/mmol debe confirmarse con una muestra subsecuente por la mañana temprano Para hematuria, utilice tirillas reactivas en lugar de microscopia de la orina (evaluar si 1+ o más)	NR	NR
Función renal: evaluación de la TFG	Use la TFGe que corrige por diferencias en la generación de creatinina (adultos mayores) Se recomienda una medición formal si se requiere una estimación más precisa. La Cr-Cis CKD-EPI puede ser una alternativa aceptable (adultos mayores)	TFGe	TFG y creatinina sérica (inicial) Use la cistatina C o el aclaramiento para confirmación	TFGe (CKD-EPI), estimación de la TFG basada en cistatina C al momento del diagnóstico inicial para confirmar/descartar ERC en personas con TFGe creatinina 45-59 mL/min por 1.73 m² por 90 días, sin proteinuria	NR	NR

(continúa)

TABLA 31-1 Guías desarrolladas por organizaciones sobre riñón (publicadas de 2010 a la fecha) (*Continuación*)

Organización	European Renal Best Practice (ERBP)	Kidney Health Australia-Caring for Australasians with Renal Impairment (KHA-CARI)	Kidney Disease Improving Global Outcomes (KDIGO)	National Institute for Health and Care Excellence (NICE)	National Kidney Foundation-Kidney Disease Outcomes Quality Initiative (NKF KDOQI)	U.K. Renal Association
Clasificación	NR	Etapas de función renal 1-5 y etapa de daño renal basada en la TFG y daño renal sin importar el diagnóstico subyacente	Basada en la causa, TFG (G1-G5) y albuminuria (A1-A3)	Consulte la KDIGO (uso de categorías de TFG e IAC) Aumento del IAC y reducción de la TFG combinadas multiplican el riesgo de desenlaces adversos	ERC etapas 1-5	NR
Manejo Presión arterial: meta	Desaconsejan utilizar metas más bajas de presión arterial en pacientes con diabetes y ERC en etapa 3b o mayor (TFGe < 45 mL/min por 1.73 m²) en comparación con la población general	≤ 140/90 ≤ 130/80 en personas con micro o macroalbuminuria (IACO) > 3.5 mg/mmol en mujeres; IACO > 2.5 mg/mmol en hombres ≤ 130/80 en todas las personas con	140/90 EUA < 30 mg; 130/80 EUA ≥ 30 mg	140/90 mm Hg En personas con un IAC ≥ 70 mg/mmol, busque un valor menor a 130/80	NR	NR

Hipertensión: terapia de primera línea (IECA, BAR)					NR
En pacientes con diabetes y ERC etapa 3b o mayor (TFGe < 45 mL/min por 1.73 m²) pero sin proteinuria, se pueden utilizar por igual todos los medicamentos hipotensores para reducir la presión arterial	Enfermedad renal no diabética: IECA o BAR (primera línea), se debe evitar la combinación	BAR o IECA (diabéticos c/EUA 30-300 mg/24 h)	IECA o BAR para personas con ERC y diabetes e IAC ≥ 3 mg/mmol, hipertensión e IAC ≥ 30 mg/mmol, IAC ≥ 70 mg/mmol: evite la combinación	No recomienda utilizar un IECA/BAR para la prevención primaria de la enfermedad renal diabética en pacientes normotensos-normoalbuminúricos con diabetes	
ERC etapa 3b o mayor (TFGe < 45 mL/min por 1.73 m² o en diálisis) con diabetes que tienen alguna indicación cardiovascular (insuficiencia cardiaca, cardiopatía isquémica): tratados con un IECA a dosis máxima tolerada	Enfermedad renal diabética: IECA o BAR como primera línea, evite la terapia combinada	BRA o IECA (EUA > 300 mg/24 h)	Consulte las guías de hipertensión de la NICE	Utilice un IECA o BAR en pacientes normotensos con diabetes y niveles de albuminuria > 30 mg/g con alto riesgo de enfermedad renal diabética o su progresión	
Evidencia insuficiente para justificar el inicio de un BAR en adultos con ERC en etapa 3b o mayor y diabetes con alguna indicación cardiovascular (insuficiencia cardiaca, cardiopatía isquémica) pero intolerancia a los IECA					
No se recomienda la terapia combinada					

(continúa)

TABLA 31-1 Guías desarrolladas por organizaciones sobre riñón (publicadas de 2010 a la fecha) (*Continuación*)

Organización	European Renal Best Practice (ERBP)	Kidney Health Australia-Caring for Australasians with Renal Impairment (KHA-CARI)	Kidney Disease Improving Global Outcomes (KDIGO)	National Institute for Health and Care Excellence (NICE)	National Kidney Foundation-Kidney Disease Outcomes Quality Initiative (NKF KDOQI)	U.K. Renal Association
Hipertensión: terapia de segunda línea (p. ej., bloqueadores de los canales de calcio, diuréticos, betabloqueadores)	Inicie con un agente betabloqueador selectivo como prevención primaria en pacientes con diabetes y ERC etapa 3b o mayor, y luego continúelo cuando se tolere Prescriba betabloqueadores lipofílicos en lugar de hidrofílicos en pacientes con diabetes y ERC etapa 3b o mayor (TFGe < 45 mL/min)	Enfermedad renal diabética: los betabloqueadores, bloqueadores de los canales de calcio y diuréticos tiazídicos son apropiados	NR	NR	NR	NR

| Dislipidemia: estatinas | Inicie una estatina en pacientes con diabetes y ERC etapas 3b y 4. Los fibratos pueden reemplazar a las estatinas en pacientes con ERC etapa 3b que no toleran las estatinas | Terapia con estatinas (con o sin ezetimibe) para reducir el riesgo de eventos ateroescleróticos | ≥ 50 años de edad con TFGe < 60 mL/min por 1.73 m² tratar con estatina o combinación de estatina/ezetimibe ≥ 50 años de edad con ERC y TFGe 60 mL/min por 1.73 m² trate con estatina 18-49 años, use estatina en pacientes con uno o más de los siguientes: enfermedad coronaria, diabetes, AVC isquémica previa, incidencia estimada a 10 años de muerte coronaria o IM no letal | Ofrezca atorvastatina 20 mg para prevención primaria o secundaria de ACV. Aumente la dosis en caso de que no se logre una reducción > 40% en el colesterol no HDL y la TFGe sea 30 mL/min por 1.73 m² o más. Consulte con un nefrólogo el uso de dosis más altas | Utilice medicamentos para reducir el LDL-C, como las estatinas o la combinación estatina/ezetimibe, para reducir el riesgo de eventos ateroescleróticos graves en pacientes con diabetes y ERC | NR |

(continúa)

TABLA 31-1

Guías desarrolladas por organizaciones sobre riñón (publicadas de 2010 a la fecha) (*Continuación*)

Organización	European Renal Best Practice (ERBP)	Kidney Health Australia-Caring for Australasians with Renal Impairment (KHA-CARI)	Kidney Disease Improving Global Outcomes (KDIGO)	National Institute for Health and Care Excellence (NICE)	National Kidney Foundation-Kidney Disease Outcomes Quality Initiative (NKF KDOQI)	U.K. Renal Association
Terapia antiplaquetaria: ácido acetilsalicílico	No agregue inhibidores de la glucoproteína Iib/IIIa al manejo estándar para reducir la muerte, infarto miocárdico o la necesidad de revascularización coronaria en pacientes con diabetes y ERC etapa 3b o mayor y síndromes coronarios agudos (SCA) o intervención de arterias coronarias de alto riesgo Inicie ácido acetilsalicílico como prevención secundaria, a menos que exista una contraindicación, efectos secundarios o intolerancia Inicie ácido acetilsalicílico como prevención primaria sólo en pacientes sin factores de riesgo	No se recomiendan de rutina, ya que el riesgo/beneficio para la prevención primaria de ECV en pacientes con ERC temprana es incierto	Ofrezca tratamiento con agentes antiplaquetarios a los pacientes en riesgo de eventos ateroescleróticos	Ofrezca medicamentos antiplaquetarios para la prevención secundaria de ACV	NR	NR

Dieta y nutrición: reducción de sal, restricción de proteínas, potasio, fosfato	Supervisión por un nutriólogo				NR
	Intervención individualizada sobre la dieta con un nutriólogo calificado. Proteínas normales en la dieta 0.75-1 g/kg al día con ingesta calórica adecuada. No se recomienda la dieta baja en proteínas (≤0.6 g/kg al día). Restrinja la ingesta de sodio a 100 mmol/día. Sin restricción de fosfato en la dieta. A los pacientes con hiperpotasemia persistente se les puede restringir la ingesta de potasio en la dieta con el apoyo de un nutriólogo. Las dietas ricas en polifenoles pueden retrasar la progresión de la nefropatía diabética. Se recomienda la dieta mediterránea y un alto contenido de fibra	Restricción de proteínas (0.8 g/kg al día) para TFG <30 mL/min por 1.73 m². Evite la ingesta elevada de proteínas (>1.3 g/kg al día) en adultos con ERC en riesgo de progresión. Reduzca la ingesta de sal a <90 mmol. Se recomienda el consejo de expertos en nutrición (sal, fosfato, potasio, proteínas)	Ofrezca consejo nutricional sobre la ingesta de potasio, fosfato, sal y calorías. No ofrezca dietas bajas en proteínas (ingesta de proteínas <0.6-0.8 g/kg al día) a personas con ERC	Terapia médica nutricional proporcionada por un nutriólogo certificado. En ausencia de diabetes, si no está en diálisis, con una TFGe <50 mL/min por 1.73 m², dieta con control de las proteínas proporcionando 0.6-0.8 g/kg al día. Ingesta baja de proteínas 0.3-0.5 g/kg al día para TFGe <20 mL/min por 1.73 m². Nefropatía diabética 0.8-0.9 g/kg al día. ERC etapas 3-5, 10-12 mg de fósforo por gramo de proteína. Ingesta de sodio <2.4 g. Ingesta de potasio <2.4 g	

(continúa)

563

| | TABLA 31-1 | Guías desarrolladas por organizaciones sobre riñón (publicadas de 2010 a la fecha) (*Continuación*) |

Organización	European Renal Best Practice (ERBP)	Kidney Health Australia-Caring for Australasians with Renal Impairment (KHA-CARI)	Kidney Disease Improving Global Outcomes (KDIGO)	National Institute for Health and Care Excellence (NICE)	National Kidney Foundation-Kidney Disease Outcomes Quality Initiative (NKF KDOQI)	U.K. Renal Association
Diabetes: control de la glucosa	No recomiendan un control glucémico más estricto si esto resulta en episodios de hipoglucemia graves Estrechar el control glucémico con la intención de reducir la HbA$_{1c}$ cuando los valores son > 8.5% (69 mmol/mol) Utilice la HbA$_{1c}$ como referencia de rutina para evaluar el control glucémico a largo plazo en pacientes con ERC etapa 3b o mayor (TFGe < 45 mL/min por 1.73 m^2)	En pacientes con diabetes mellitus busque lograr una HbA$_{1c}$ < 7.0%	Meta de HbA$_{1c}$ < 7%	NR	Hemoglobina A1c (HbA$_{1c}$) meta de 7.0% No trate para lograr una meta de HbA$_{1c}$ < 7.0% en pacientes con riesgo de hipoglucemia La HbA$_{1c}$ meta debe ser mayor de 7.0% en individuos con comorbilidades o una expectativa de vida limitada y riesgo de hipoglucemia	NR

Anemia: hierro, FEE, transfusión de eritrocitos	NR			
	Consulte la KDIGO	Diagnostique anemia cuando la concentración de Hb es < 13.0 g/dL (hombres) y <12.0 g/dL (mujeres) Hierro: pacientes en terapia con FEE que no están recibiendo suplemento de hierro: prueba con hierro IV FEE: concentración de Hb < 10.0 g/dL: el inicio de FEE es individualizado, y se basa en la tasa de reducción en la concentración de Hb, la respuesta previa a la terapia con hierro, el riesgo de requerir una transfusión y los síntomas No deben usarse FEE para mantener una concentración de Hb > 11.5 g/dL	Ofrezca FEE a las personas con anemia de la ERC con posibilidad de beneficiarse en términos de calidad de vida y función física Usualmente no se recomienda la corrección con FEE a niveles normales de Hb en personas con anemia de la ERC Ofrezca terapia con hierro a las personas con anemia de la ERC con deficiencia de hierro y que no están recibiendo terapia con FEE, antes de discutir la terapia con FEE Ofrezca terapia con hierro a las personas con anemia de la ERC con deficiencia de hierro y que ya están recibiendo terapia con FEE	Administración de hierro oral o IV si la ferritina sérica es < 100 ng/mL y la saturación de transferrina es < 20% NR

(continúa)

Organización	European Renal Best Practice (ERBP)	Kidney Health Australia-Caring for Australasians with Renal Impairment (KHA-CARI)	Kidney Disease Improving Global Outcomes (KDIGO)	National Institute for Health and Care Excellence (NICE)	National Kidney Foundation-Kidney Disease Outcomes Quality Initiative (NKF KDOQI)	U.K. Renal Association
Enfermedad ósea	NR	La deficiencia y la insuficiencia de vitamina D pueden corregirse utilizando las estrategias recomendadas para la población general	No se prescriben vitamina D o bifosfonatos a menos que esté clínicamente indicado	Ofrezca bifosfonatos si está indicado para la prevención y el tratamiento de la osteoporosis en personas con TFG ≥ 30 mL/min por 1.73 m^2. No se debe ofrecer como rutina la vitamina D. Ofrezca colecalciferol o ergocalciferol para tratar la deficiencia de vitamina D en personas con ERC y deficiencia de vitamina D	Suplementación de vitamina D para mantener niveles adecuados de vitamina D si el nivel sérico de 25-hidroxivitamina D < 30 ng/mL. Luego de iniciar la terapia con vitamina D, el uso de terapia con colecalciferol o ergocalciferol debe estar coordinado con los niveles séricos de calcio y fósforo	Se debe mantener el calcio sérico, ajustado por concentración de albúmina, dentro del rango de referencia normal (2.2 y 2.5 mmol/L). Se debe mantener el fosfato sérico entre 0.9 y 1.5 mmol/L en los pacientes con ERC etapas 3b-5

Acidosis metabólica	NR	Suplemento de bicarbonato oral para concentraciones de bicarbonato sérico < 22 mmol/L a menos que esté contraindicado	Considere la administración de bicarbonato de sodio por vía oral GFR < 30 mL/min por 1.73 m², con una concentración sérica de bicarbonato < 20 mmol/L	Si la deficiencia de vitamina D se ha corregido y los síntomas de ERC: enfermedad ósea y mineral persisten, ofrezca alfacalciferol o calcitriol a las personas con TFG < 30 mL/min por 1.73 m²	NR
Apoyo psicosocial: información, educación, consejo sobre el estilo de vida	Educación exhaustiva y estructurada sobre los factores de riesgo y el impacto psicosocial	Los pacientes con ERC progresiva deben tener acceso a consejo, educación y atención psicosocial	Proporcione información y educación de acuerdo con la gravedad de la ERC, sus complicaciones y el riesgo de progresión Facilite la toma de decisiones informada con relación al tratamiento Ofrezca acceso a apoyo psicosocial según se requiera	Educación y consejo con relación al automanejo	NR

(continúa)

		Kidney Health Australia-Caring for Australasians with Renal Impairment (KHA-CARI)			**National Kidney Foundation-Kidney Disease Outcomes Quality Initiative (NKF KDOQI)**	
Organización	**European Renal Best Practice (ERBP)**		**Kidney Disease Improving Global Outcomes (KDIGO)**	**National Institute for Health and Care Excellence (NICE)**		**U.K. Renal Association**
Modificación del estilo de vida: tabaquismo, control de peso, ejercicio	Ejercicio físico adicional para pacientes con ERC etapa 3b o mayor (TFGe < 45 mL/min) El ejercicio debe ofrecerse de forma estructurada e individualizada para evitar eventos adversos (adultos mayores)	Ejercicio regular Dejar de fumar Minimizar el consumo de bebidas carbonatadas Beber líquidos con moderación Mantener un peso saludable	Actividad física compatible con la salud CV y la tolerancia, control de peso (IMC 20-25)	Ejercicio Lograr un peso saludable Dejar de fumar	Aumentar la frecuencia o duración de la actividad física según se tolere	NR

TABLA 31-1 Guías desarrolladas por organizaciones sobre riñón (publicadas de 2010 a la fecha) (*Continuación*)

Referencia					
NR	ERC etapas 4-5 TFG < 30 mL/min por 1.73 m² Albuminuria persistente significativa Reducción consistente en la TFGe de < 60 mL/min por 1.73 m² respecto al nivel basal Hematuria glomerular con macroalbiminuria; ERC e hipertensión que no puede ser tratada a la meta deseada con al menos tres medicamentos	ERC etapas 4-5 TFG < 30 mL/min por 1.73 m² Albuminuria persistente significativa (IAC ≥ 300 mg/g o IAC ≥ 300 mg/24 h) Cilindros de eritrocitos en orina ERC e hipertensión refractaria al tratamiento con cuatro o más medicamentos antihipertensivos. Anormalidades persistentes en el potasio sérico Nefrolitiasis extensa recurrente Enfermedad renal hereditaria	ERC etapas 4-5 TFG < 30 mL/min por 1.73 m² IAC ≥ 70 mmol a menos que sea causado por diabetes y ya esté apropiadamente tratado IAC ≥ 30 mg/mmol o más con hematuria Reducción sostenida en la TFG de 25% o más, y un cambio en la categoría de TFG Reducción en la TFG de ≥ 15 mL/min por 1.73 m² en un periodo de 12 meses Hipertensión no controlada a pesar del uso de al menos cuatro medicamentos antihipertensivos Causas genéticas raras de ERC conocidas o sospechadas Sospecha de estenosis de la arteria renal	NR	ERC etapas 4-5 TFG < 30 mL/min por 1.73 m² Al menos 1 año antes de una terapia de reemplazo renal anticipada

BAR, bloqueador del receptor de angiotensina; C, colesterol; C-Cis, creatinina-cistatina; ECV, enfermedad cardiovascular; ERC, enfermedad renal crónica; EUA, excreción urinaria de albúmina; FEE, fármacos estimulantes de eritropoyetina; Hb, hemoglobina; IAC, índice albúmina-creatinina; IACO, índice albúmina-creatinina en orina; IECA, inhibidor de la enzima convertidora de angiotensina; IM, infarto del miocardio; IPC, índice proteínas-creatinina; IV, intravenoso; LDL, lipoproteína de baja densidad; NR, no hay recomendación/sugerencia sobre este tema; TGFe, tasa de filtración glomerular estimada; UK, Reino Unido.

TABLA 31-2 Guías relacionadas sobre enfermedad cardiovascular, hipertensión y diabetes

Organización que publica la guía	Guía y año de publicación	País/región	Fuente	Recomendaciones y sugerencias relacionadas con ERC (ERC etapas 1-4)
Enfermedad Cardiovascular e hipertensión				
American College of Physicians and American Academy of Family Physicians	Tratamiento farmacológico de la hipertensión en adultos de 60 años o más a metas de presión arterial altas *vs.* bajas	Estados Unidos	*Ann Intern Med.* 2017;166:430-437.	Una meta de PAS menor a 140 mm Hg es una meta razonable para algunos pacientes con aumento de riesgo cardiovascular (incluyendo ERC)
Eighth Joint National Committee (JNC 8)	Guía basada en evidencia para el manejo de la presión arterial alta en adultos (2014)	Estados Unidos	*JAMA.* 2014;311: 507-520.	Para pacientes de 18 años o más con ERC, inicie tratamiento farmacológico para reducir la PA a una PAS ≥ 40 mm Hg o PAD ≥ 90 mm Hg, y trate a una PAS meta < 140 mm Hg y una PAD meta < 90 mm Hg En la población de 18 años o más con ERC, el tratamiento antihipertensivo inicial (o complementario) debe incluir un IECA o BAR para mejorar los desenlaces renales. Esto aplica a los pacientes con ERC con hipertensión, sin importar la raza o el estado de diabetes
European Society of Cardiology in collaboration with the European Association for the Study of Diabetes	Guías europeas sobre prevención de la enfermedad cardiovascular en la práctica clínica (2016)	Europa	*Eur Heart J.* 2016; 37:2315-2381.	No hay consenso sobre qué medición de la función renal (p. ej., qué fórmula, y si es basada en creatinina o cistatina) predice mejor la ECV La terapia con estatinas tiene un efecto benéfico sobre los resultados de ECV en la ERC, y en algunos estudios retrasa la tasa de pérdida de la función renal Los IECA y BAR son particularmente eficaces en la reducción de la HVI, reduciendo la microalbuminuria y proteinuria, conservando la función renal y retardando la ERT

Hypertension Canada	Diagnóstico, valoración del riesgo, prevención y tratamiento de la hipertensión en adultos (2017)	Canadá	*Can J Cardiol.* 2017;33:557-576.	Para pacientes con ERC no diabética, la PA meta es < 140/90 mm Hg
				Para pacientes con hipertensión y ERC proteinúrica (proteínas > 500 mg/24 h o índice albúmina/creatinina > 30 mg/mmol), la terapia inicial debe ser con un IECA o un BAR si existe intolerancia a los IECA
				No se recomienda la combinación de IECA y BAR para los pacientes con ERC no proteinúrica
Sociedades Británicas Conjuntas[a]	Recomendaciones de consenso para la prevención de la enfermedad cardiovascular (2014)	Reino Unido	*JBS3 Heart.* 2014; 100:ii1-ii67.	En adultos con ERC etapas 3-5, con o sin diabetes, debe tratarse la PA para mantener una PAS < 140 mm Hg y una PAD < 90 mm Hg
				En adultos con ERC, con o sin diabetes, en quienes la excreción urinaria de albúmina supera los 30 mg/día (equivalente a un IAC de 3 mg/mmol), estas metas deben reducirse a una PAS < 130 mm Hg y una PAD < 80 mm Hg
				Todos los agentes antihipertensivos son eficaces en adultos con ERC etapas 3-5
				Se deben incluir IECA o BAR en el esquema antihipertensivo, particularmente en personas con albuminuria > 30 mg/día (equivalente a un IAC de 3 mg/mmol)
				En adultos con ERC etapas 3-5 se debe considerar la terapia hipolipemiante con estatinas en todos los pacientes
				No se recomienda el uso rutinario de ácido acetilsalicílico para la prevención primaria de ERC

(continúa)

TABLA 31-2 Guías relacionadas sobre enfermedad cardiovascular, hipertensión y diabetes (*Continuación*)

Organización que publica la guía	Guía y año de publicación	País/región	Fuente	Recomendaciones y sugerencias relacionadas con ERC (ERC etapas 1-4)
National Heart Foundation of Australia	Guía para el diagnóstico y manejo de la hipertensión en adultos (2016)	Australia	www. heartfoundation. org.au/images/ uploads/ publications/ PRO-167_ Hypertension-guideline-2016_ WEB.pdf	Se recomienda cualquier agente antihipertensivo de primera línea para reducir la presión arterial en los pacientes con hipertensión y ERC En presencia de micro o macroalbuminuria se debe considerar un IECA o un BAR como terapia de primera línea En pacientes con ERC se debe iniciar la terapia antihipertensiva en aquellos con PAS consistentemente > 140/90 mm Hg, y se deben tratar a una presión meta de < 140/90 mm Hg No se recomienda el bloqueo doble del sistema renina-angiotensina en pacientes con ERC Buscar una PAS < 120 mm Hg ha mostrado ser benéfico y bien tolerado Se recomienda vigilancia cercana de los pacientes tratados a una PAS meta de < 120 mm Hg para identificar efectos adversos relacionados con el tratamiento, incluyendo hipotensión, síncope, alteraciones en los electrolitos y daño renal agudo Los antagonistas de la aldosterona deben ser utilizados con precaución
Ministerio de Salud de Singapur	Tamizaje de enfermedad cardiovascular y factores de riesgo	Singapur	www.moh.gov.sg	En pacientes con riesgo de ERC, se recomienda el tamizaje basal en busca de factores de riesgo para EVC y enfermedad arterial coronaria, y también cuando los pacientes presentan síntomas de enfermedad renal

Diabetes

Organización	Guía	País	Referencia	Recomendaciones
American Association of Clinical Endocrinologists and American College of Endocrinology	Guías de práctica clínica para el desarrollo de un plan de tratamiento exhaustivo para diabetes mellitus (2015)	EUA	*Endocr Pract.* 2015;21(Suppl 1): 1-87.	Se debe realizar una evaluación anual de la creatinina sérica para determinar la TFGe y la TEA en orina, a fin de identificar, estadificar y vigilar la progresión de la nefropatía diabética
American Diabetes Association	Estándares de manejo médico en diabetes (2017)	EUA	https://professional.diabetes.org/content/clinical-practice-recommendations	Al menos una vez al año, evaluar la albúmina urinaria (p. ej., la TEA en orina en una muestra al azar) y la TFGe en pacientes con diabetes tipo 1 con duración de ≥ 5 años, en todos los pacientes con diabetes tipo 2, y en todos los pacientes con hipertensión comórbida Optimizar el control de la glucosa para reducir el riesgo o retrasar la progresión de la enfermedad renal diabética La actividad física puede incrementar de forma aguda la excreción urinaria de albúmina. Sin embargo, no hay evidencia de que el ejercicio intenso aumente la tasa de progresión de la enfermedad renal diabética, y parece ser que no hay necesidad de establecer restricciones específicas en cuanto al ejercicio para las personas con enfermedad renal diabética
Diabetes Canada	Guías de práctica clínica para la prevención y el manejo de la diabetes (2013)	Canadá	*Can J Diabetes.* 2013;37:A3-A13.	En adultos debe realizarse el tamizaje para ERC en diabetes utilizando el IAC en una muestra de orina al azar, y un nivel de creatinina sérico convertido a TFGe. El tamizaje debe comenzar al momento del diagnóstico de diabetes en individuos con diabetes tipo 2, y 5 años después del diagnóstico en adultos con diabetes tipo 1, y posteriormente repetirlo cada año. Se debe establecer el diagnóstico de ERC en pacientes con un IAC en muestra de orina al azar ≥ 2.0 mg/mmol o una TFGe < 60 mL/min en al menos dos de tres muestras durante un periodo de 3 meses *(continúa)*

Guías relacionadas sobre enfermedad cardiovascular, hipertensión y diabetes (*Continuación*)

Organización que publica la guía	Guía y año de publicación	País/región	Fuente	Recomendaciones y sugerencias relacionadas con ERC (ERC etapas 1-4)
European Society of Cardiology in collaboration with the European Association for the Study of Diabetes	Guías europeas para la prevención de enfermedad cardiovascular en la práctica clínica (2016)	Europa	*Eur Heart J.* 2016; 37:2315-2381.	Se deben evitar la metformina, acarbosa y la mayoría de las sulfonilureas en la ERC etapas 3-4, en tanto que en su lugar se puede utilizar la terapia con insulina y pioglitazona según se requiera
	Guías de la ESC sobre diabetes, prediabetes y enfermedades cardiovasculares, desarrolladas en colaboración con la EASD (2013)		*Eur Heart J.* 2013; 34:3035-3037.	
International Diabetes Federation	Guía global para diabetes tipo 2 (2012)	Internacional	www.idf. org/e-library/ guidelines/79-global-guideline-for-type-2-diabetes. html	Evalúe la función renal con una prueba de orina en busca de microalbuminuria, medición de la creatinina sérica y cálculo de la TFGe Se prefiere un IAC en una muestra de orina temprano por la mañana (una muestra al azar también es aceptable) La ERC se diagnostica con base en una elevación en la albúmina/proteína en orina o una reducción de la TFGe ($<$ 60 mL/min por 1.73 m^2) calculada con la fórmula MDRD y utilizando un ensayo de creatinina estandarizado Vigilancia de la función renal y utilice la metformina con precaución si la TFGe $<$ 45 mL/min por 1.73 m^2

Ministerio de Salud de Singapur	Diabetes mellitus (2014)	Singapur	www.moh.gov.sg	Realice pruebas anuales para evaluar la excreción urinaria de albúmina iniciando al momento del diagnóstico
				Mida la creatinina sérica al menos una vez al año en todos los adultos con diabetes. Se debe utilizar la creatinina sérica para estimar la TFG y estadificar el nivel de ERC en caso de estar presente
				Estime la función renal con la fórmula de modificaciones en la dieta en la enfermedad renal (MDRD) cuando la TFGe esté por debajo de 60 mL/min por 1.73 m^2

[a]Sociedades Británicas Conjuntas: British Cardiovascular Society, Association of British Clinical Diabetologists, British Association for Nursing in Cardiovascular Care, British Heart Foundation, British Hypertension Society, British Renal Society, Diabetes UK, HEART UK, Renal Association, Stroke Association. ARA, bloqueador del receptor de angiotensina; ECV, enfermedad cardiovascular; ERC, enfermedad renal crónica; ERT, enfermedad renal terminal; EUA, Estados Unidos de América; HVI, hipertrofia ventricular izquierda; IAC, índice albúmina-creatinina; IECA, inhibidor de la enzima convertidora de angiotensina; PA, presión arterial; PAD, presión arterial diastólica; PAS, presión arterial sistólica; TEA, tasa de excreción de albúmina.

Kidney Disease Improving Global Outcomes

La KDIGO es una organización internacional que desarrolla e implementa guías de práctica clínica basadas en evidencia sobre enfermedad renal. Originalmente fue establecida en 2003 por la U.S. National Kidney Foundation, y en 2013 se convirtió en una fundación independiente, no lucrativa, gobernada por un comité ejecutivo internacional. A la fecha, la KDIGO ha publicado nueve guías de práctica clínica. La KDIGO también realiza conferencias sobre controversias para juntar a líderes de opinión a fin de discutir y debatir temas relacionados con la nefrología. Las guías de la KDIGO sobre ERC abordan temas que incluyen anemia, presión arterial, evaluación y manejo, alteraciones minerales y óseas, hepatitis C, y lípidos. En 2012, la KDIGO publicó las guías de práctica clínica para la evaluación y manejo de la ERC. Estas guías están publicadas en *Kidney International* en forma de suplemento.

Página web: www.kdigo.org

National Institute for Health and Care Excellence

El NICE proporciona guía y consejo, a nivel nacional, para mejorar la atención médica y social en el Reino Unido. Las guías son para médicos generales, el gobierno local, profesionales en salud pública y miembros del público en general. El NICE ha publicado guías sobre ERC, específicamente sobre el manejo de la hiperfosfatemia (ERC etapa 4/5), la evaluación y manejo de la ERC en adultos, y el manejo de la anemia.

Página web: www.nice.org.uk

National Kidney Foundation — Kidney Disease Outcomes Quality Initiative

La National Kidney Foundation publica guías a través de la NKF KDOQI para todas las etapas de ERC y sus complicaciones relacionadas, las cuales abarcan temas como anemia, metabolismo óseo, enfermedad cardiovascular, diabetes, clasificación de la ERC y nutrición. Las guías de práctica clínica de la KDOQI de 2002 sobre enfermedad renal: evaluación, clasificación y estratificación, han sido reemplazadas por las guías de práctica clínica de la KDOQI de 2012 para la evaluación y el manejo de la enfermedad renal crónica. La KDOQI ha publicado varios comentarios sobre las guías de la KDIGO, incluyendo evaluación y manejo de la ERC (2012); presión arterial (2012), y anemia (2012). Actualmente se encuentran colaborando con la U.S. Academy of Nutrition and Dietetics para actualizar las guías de práctica clínica de la KDOQI sobre nutrición en ERC.

Página web: www.kidney.org

Scottish Intercollegiate Guidelines Network

La SIGN fue creada en 1993 para desarrollar guías de práctica clínica basadas en evidencia actual. La SIGN incluye a profesionales de la salud de todas las especialidades médicas. En 2018, la SIGN publicó una guía sobre el diagnóstico y manejo de la ERC, y contiene recomendaciones acerca de cómo diagnosticar ERC, cómo retardar la progresión de la ERC, cómo reducir el riesgo de enfermedad cardiovascular, cómo manejar las complicaciones de la ERC, y sobre cómo proporcionar apoyo psicosocial y mejorar la calidad de vida de los pacientes con ERC.

Página web: www.sign.ac.uk

U.K. Renal Association

La Renal Association es una organización profesional de nefrólogos (y otros especialistas en nefrología) y científicos que investigan sobre el riñón con sede en el Reino Unido. La U.K. Renal Association estableció el Comité de Guías de Práctica Clínica para preparar guías para el manejo de pacientes con enfermedad renal. El proceso para el desarrollo de las guías ha sido acreditado por la NICE en el Reino Unido. Las guías acreditadas actuales incluyen ERC-trastornos minerales y óseos, planeación, inicio y retiro de la terapia de restitución renal, manejo posoperatorio en el paciente con trasplante renal y acceso vascular para hemodiálisis.

Página web: www.renal.org

GUÍAS SOBRE ENFERMEDADES CARDIOVASCULARES, HIPERTENSIÓN Y DIABETES QUE TRATAN DE TEMAS RELACIONADOS CON LA ENFERMEDAD RENAL CRÓNICA

Las guías centradas principalmente en las enfermedades cardiovasculares, la diabetes y la hipertensión contienen recomendaciones referentes a pacientes con riesgo de ERC o han sido diagnosticados con esta enfermedad. La tabla 31-2 ofrece una visión general de algunas de ellas. En lo que se refiere a los temas de la ERC, casi siempre aplican los siguientes principios generales:

Enfermedades cardiovasculares

A los pacientes con ERC se les identifica como con riesgo alto de enfermedades cardiovasculares y mortalidad cardiovascular. Asimismo, se proporcionan recomendaciones sobre el cribado de pacientes con estas enfermedades utilizando la tasa de filtración glomerular estimada (TFGe) y el cociente albúmina-creatinina.

Hipertensión

Las guías sobre la hipertensión proporcionan recomendaciones sobre los niveles mínimos de inicio y los objetivos terapéuticos del tratamiento farmacológico para las personas con ERC. Los niveles mínimos de inicio del tratamiento en pacientes con ERC oscilan entre una presión arterial sistólica de entre < 125 y 140 mm Hg y una presión arterial diastólica de entre < 75 y 90 mm Hg, dependiendo del valor de la proteinuria y otras circunstancias clínicas.

Diabetes

A los pacientes con diabetes se les debe evaluar en busca de una ERC por medio de la medición de la proteinuria y el cálculo de la TFGe. Asimismo, se recomienda controlar la glucemia para reducir el riesgo de nefropatía diabética o retardar su progresión. También se recomiendan los inhibidores de la enzima convertidora de angiotensina (IECA) y los bloqueadores del receptor de angiotensina (BRA) para optimizar el control de la presión arterial.

Bibliografía y lecturas recomendadas

Goldsmith DJ, Covic A, Fouque D, *et al*. Endorsement of the Kidney Disease Improving Global Outcomes (KDIGO) Chronic Kidney Disease-Mineral and Bone Disorder (CKD-MBD) Guidelines: a European Renal Best Practice (ERBP) commentary statement. *Nephrol Dial Transplant*. 2010;25:3823-3831.

Manns BJ, Hodsman A, Zimmerman DL, *et al*. Canadian Society of Nephrology commentary on the 2009 KDIGO clinical practice guideline for the diagnosis, evaluation, and treatment of CKD-mineral and bone disorder (CKD-MBD). *Am J Kidney Dis*. 2010;55:800-812.

Tong A, Lopez-Vargas P, Howell M, *et al*. Consumer involvement in topic and outcome selection in the development of clinical practice guidelines. *Health Expect*. 2012;15:410-423.

Más ecuaciones para estimar la tasa de filtración glomerular y la tasa de excreción de creatinina diaria esperada

John T. Daugirdas

CONJUNTO DE ECUACIONES DE LA CHRONIC KIDNEY DISEASE EPIDEMIOLOGY COLLABORATION (CKD-EPI) PARA CALCULAR LA TASA DE FILTRACIÓN GLOMERULAR ESTIMADA (TFGE)

Nota: *previsto para su uso con la creatinina sérica (CrS) expresada en un mg/dL. Para convertir la CrS de μmol/L a mg/dL, se multiplica por 0.0113.*

Mujeres afroamericanas
Si CrS ≤ 0.7

$$\text{TFGe}/1.73\ m^2 = 166 \times (\text{CrS}/0.7)^{-0.329} \times 0.993^{\text{ edad}}$$

Si CrS > 0.7

$$\text{TFGe}/1.73\ m^2 = 166 \times (\text{CrS}/0.7)^{-1.209} \times 0.993^{\text{ edad}}$$

Hombres afroamericanos
Si CrS ≤ 0.9

$$\text{TFGe}/1.73\ m^2 = 163 \times (\text{CrS}/0.9)^{-0.411} \times 0.993^{\text{ edad}}$$

Si CrS > 0.9

$$\text{TFGe}/1.73\ m^2 = 163 \times (\text{CrS}/0.9)^{-1.209} \times 0.993^{\text{ edad}}$$

Mujeres caucásicas (o de otra raza)
Si CrS ≤ 0.7

$$\text{TFGe}/1.73\ m^2 = 144 \times (\text{CrS}/0.7)^{-0.329} \times 0.993^{\text{ edad}}$$

Si CrS > 0.7

$$\text{TFGe}/1.73\ m^2 = 144 \times (\text{CrS}/0.7)^{-1.209} \times 0.993^{\text{ edad}}$$

Hombres caucásicos (o de otra raza)
Si CrS ≤ 0.9

$$\text{TFGe}/1.73\ m^2 = 141 \times (\text{CrS}/0.9)^{-0.411} \times 0.993^{\text{edad}}$$

Si CrS > 0.9

$$\text{TFGe}/1.73\ m^2 = 141 \times (\text{CrS}/0.9)^{-1.209} \times 0.993^{\text{edad}}$$

TASA DE EXCRECIÓN DE CREATININA ESPERADA EN 24 H

La figura A1-1 muestra de forma gráfica la excreción de creatinina esperada en 24 h de un hombre y una mujer de diferentes edades en función del peso corporal. Siempre que se obtiene una muestra de orina de 24 h, la cantidad recuperada se puede comparar con estos valores. Las estimaciones se obtuvieron de una ecuación publicada por Ix y cols. (2011).

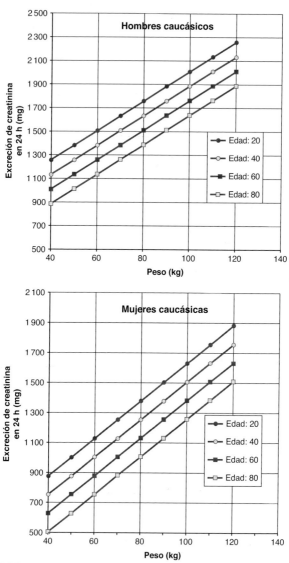

FIGURA A1-1 Tasa de excreción de creatinina esperada en 24 h según la ecuación de Ix y cols. (2011).

ECUACIÓN DE SALAZAR-CORCORAN

La ecuación de Salazar-Corcoran puede usarse para estimar el aclaramiento de creatinina (no normalizada respecto al área superficial corporal) en personas obesas. La ecuación es la siguiente:

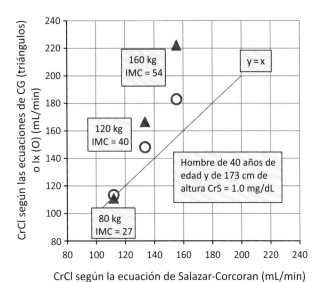

CrCl según la ecuación de Salazar-Corcoran (mL/min)

FIGURA A1-2 Diferencias entre tres ecuaciones para la estimación del aclaramiento de creatinina en tres hombres de 40 años de edad, todos ellos con una creatinina sérica de 1.0 mg/dL (88.4 μmol/L) y todos de la misma altura, pero con un peso de 80, 120 y 160 kg. Las ecuaciones de Cockcroft y Gault (CG) y de Ix tienden a sobreestimar el aclaramiento de creatinina en pacientes muy obesos.

Hombres:

$$\text{ClCr} = \frac{(137 - \text{edad})\,[(0.285\ \text{peso}) + (12.1\ \text{altura}^2)]}{51\ \text{CrS}}$$

Mujeres:

$$\text{ClCr} = \frac{(146 - \text{edad})\,[(0.287\ \text{peso}) + (9.74\ \text{altura}^2)]}{60\ \text{CrS}}$$

donde peso = peso corporal real en kg y altura = altura en metros. CrS = creatinina sérica en mg/dL.

Como se muestra en la figura A1-2, a medida que aumenta el índice de masa corporal (IMC), en relación con el aclaramiento estimado con la ecuación de Corcoran-Salazar, las estimaciones según la ecuación de Cockcroft y Gault (*triángulos sólidos*) son inusualmente elevadas, hasta valores no fisiológicos. Esta sobreestimación se corrige parcialmente, aunque no por completo, si se utiliza la ecuación de Ix.

Bibliografía y lecturas recomendadas

Cockcroft DW, Gault MH. Prediction of creatinine clearance from serum creatinine. *Nephron.* 1976;16:31-41.

Ix JH, Wassel CL, Stevens LA, *et al.* Equations to estimate creatinine excretion rate: the CKD Epidemiology Collaboration. *Clin J Am Soc Nephrol.* 2011;6:184–191.

Levey AS, Stevens LA, Schmid CH, *et al.* CKD-EPI (Chronic Kidney Disease Epidemiology Collaboration). A new equation to estimate glomerular filtration rate. *Ann Intern Med.* 2009;150:604-612.

Salazar DE, Corcoran GB. Predicting creatinine clearance and renal drug clearance in obese patients from estimated fat-free body mass. *Am J Med.* 1988;84:1053-1060.

Peso corporal ideal, peso corporal magro, mediana del peso estándar y peso corporal ajustado

John T. Daugirdas

ECUACIONES PARA DETERMINAR EL PESO IDEAL (KG)

Método de Devine (1974)
Hombres: 50 + 2.3 kg por cada 2.5 cm por encima de 152 cm
Mujeres: 45.5 + 2.3 kg por cada 2.5 cm por encima de 152 cm

Método de Robinson (1983)
Hombres: 52 + 1.9 kg por cada 2.5 cm por encima de los 152 cm
Mujeres: 49 + 1.7 kg por cada 2.5 cm por encima de los 152 cm

PESO CORPORAL AJUSTADO (KG)

Habitualmente se usan dos métodos para calcular el peso corporal ajustado. El primero, que es el que utiliza la Kidney Disease Outcomes Quality Initiative (KDOQI) para hacer las recomendaciones sobre la ingesta de calorías y proteínas, es:

$$PCaj = PCse + (PCest - PCse) \times 0.25$$

donde PCse es el peso corporal real sin edema y PCest es la mediana del peso estándar. La mediana del peso corporal estándar depende de la com-

TABLA A2-1 Complexión determinada por la anchura del codo (cm)

Edad (años)	Complexión		
	Pequeña	**Media**	**Grande**
Hombres			
18 a 24	≤ 6.6	> 6.6 y < 7.7	≥ 7.7
25 a 34	≤ 6.7	> 6.7 y < 7.9	≥ 7.9
35 a 44	≤ 6.7	> 6.7 y < 8.0	≥ 8.0
45 a 54	≤ 6.7	> 6.7 y < 8.1	≥ 8.1
55 a 64	≤ 6.7	> 6.7 y < 8.1	≥ 8.1
65 a 74	≤ 6.7	> 6.7 y < 8.1	≥ 8.1
Mujeres			
18 a 24	≤ 5.6	> 5.6 y < 6.5	≥ 6.5
25 a 34	≤ 5.7	> 5.7 y < 6.8	≥ 6.8
35 a 44	≤ 5.7	> 5.7 y < 7.1	≥ 7.1
45 a 54	≤ 5.7	> 5.7 y < 7.2	≥ 7.2
55 a 64	≤ 5.8	> 5.8 y < 7.2	≥ 7.2
65 a 74	≤ 5.8	> 5.8 y < 7.2	≥ 7.2

Derivado de los datos de los estudios National Health and Nutrition Examination Surveys (NHANES) 1 y NHANES 2, realizados en la población estadounidense.
Datos tomados de Frisancho AR. New standards of weight and body composition by frame size and height for assessment of nutritional status of adults and the elderly. *Am J Clin Nutr.* 1984;40:808-819.

TABLA A2-2 Mediana del peso estándar para hombres y mujeres de Estados Unidos según la edad, la altura y la complexión (utilizada para calcular el peso corporal ajustado)

Altura		Mediana del peso estándar (kg)						Comparación peso corporal ideal (kg) Robinson
		Edad: 25 a 54			Edad: 55 a 74			
		Complexión[a]						
pulgadas	cm	P	M	G	P	M	G	
Hombres								
62	157	64	68	82	61	68	77	55.8
63	160	61	71	83	62	70	80	57.7
64	163	66	71	84	63	71	77	59.6
65	165	66	74	84	70	72	79	61.5
66	168	67	75	84	68	74	80	63.4
67	170	71	77	84	69	78	85	65.3
68	173	71	78	86	70	78	83	67.2
69	175	74	78	89	75	77	84	69.1
70	178	75	81	87	76	80	87	71
71	180	76	81	91	69	84	84	72.9
72	183	74	84	91	76	81	90	74.8
73	185	79	85	93	78	88	88	76.7
74	188	80	88	92	77	95	89	78.6
Mujeres								
58	147	52	63	86	54	57	78	45.6
59	150	53	66	78	55	62	78	47.3
60	152	53	60	87	54	62	78	49
61	155	54	61	81	56	64	79	50.7
62	157	55	61	81	58	64	82	52.4
63	160	55	62	83	58	65	80	54.1
64	163	57	62	79	60	66	77	55.8
65	165	60	63	81	60	67	80	57.5
66	168	58	63	75	68	66	82	59.2
67	170	59	65	80	61	72	80	60.9
68	173	62	67	76	61	70	79	62.6
69	175	63	68	79	62	72	85	64.3
70	178	64	70	76	63	73	85	66

[a]Complexión definida según lo indicado en la tabla A2-1. P, pequeña; M, mediana; G, grande. Datos de la mediana del peso estándar derivados de los datos combinados en los estudios National Health and Nutrition Examination Surveys (NHANES) 1 y NHANES 2 (Frisancho AR. New standards of weight and body composition by frame size and height for assessment of nutritional status of adults and the elderly. *Am J Clin Nutr.* 1984;40:808-819). Peso corporal ideal calculado según la ecuación de Robinson JD, Lupkiewicz SM, Palenik L,*et al.* Determination of ideal body weight for drug dosage calculations. *Am J Hosp Pharm.* 1983;40:1016-1019.

plexión, que a su vez se puede determinar a partir de la anchura del codo medida en cm (tabla A2-1). Una vez que se ha categorizado la complexión como pequeña (P), media (M) o grande (G), se puede utilizar la tabla A2-2 para determinar la mediana del peso corporal estándar. En la tabla se ha añadido para comparar el peso corporal ideal calculado con la ecuación de Robinson.

Otra versión que se utiliza con frecuencia para la posología de los fármacos es:

$$\text{Peso corporal ajustado} = \text{PCI} + 0.4 \times (\text{PCse} - \text{PCI})$$

donde PCI = peso corporal ideal calculado según las ecuaciones de Devine o Robinson, como se describió antes.

ECUACIONES PARA CALCULAR EL PESO CORPORAL MAGRO (KG)

Janmahasatian (2005):

Hombres: $9.270 \times \text{peso (kg)}/(6.680 + 216 \times \text{índice de masa corporal [IMC]})$
Mujeres: $9.270 \times \text{peso (kg)}/(8.780 + 244 \times \text{IMC})$

Bibliografía y lecturas recomendadas

Devine BJ. Gentamicin therapy. *Drug Intell Clin Pharm*. 1974;8:650-655.

Frisancho AR. New standards of weight and body composition by frame size and height for assessment of nutritional status of adults and the elderly. *Am J Clin Nutr*. 1984;40:808-819.

Hallynck TH, Soep HH, Thomis JA, *et al*. Should clearance be normalised to body surface or to lean body mass? *Br J Clin Pharmacol*. 1981;11:523-526.

Hume R. Prediction of lean body mass from height and weight. *J Clin Pathol*. 1966; 19:389-391.

Janmahasatian S, Duffull SB, Ash S, *et al*. Quantification of lean bodyweight. *Clin Pharmacokinet*. 2005;44:1051-1065.

Mitchell SJ, Kirkpatrick CM, Le Couteur DG. Estimation of lean body mass in older community-dwelling men. *Br J Clin Pharmacol*. 2010;69:118-127.

Pai MP. Estimating the glomerular filtration rate in obese adult patients for drug dosing. *Adv Chronic Kidney Dis*. 2010;17:e53-e62.

Pai MP, Paloucek FP. The origin of the "ideal" body weight equations. *Ann Pharmacother*. 2000;34:1066-1069.

Robinson JD, Lupkiewicz SM, Palenik L, *et al*. Determination of ideal body weight for drug dosage calculations. *Am J Hosp Pharm*. 1983;40:1016-1019.

ÍNDICE ALFABÉTICO DE MATERIAS

Nota: los números de página seguidos de una *f* y *t* indican figuras y tablas, respectivamente.